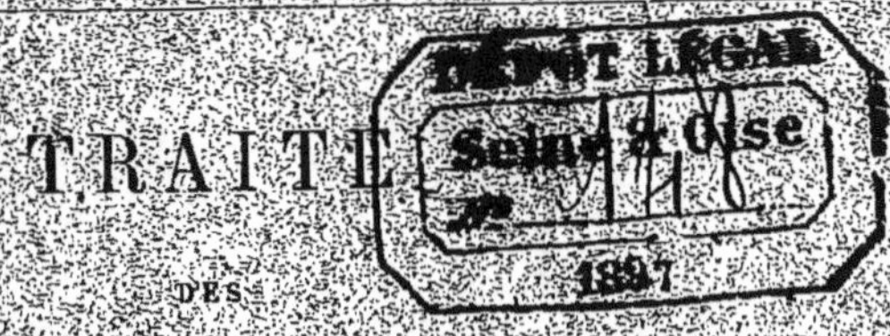

TRAITÉ DES MALADIES MENTALES

PAR

LE DR. H. DAGONET

AVEC LA COLLABORATION

DE

J. DAGONET
Médecin-adjoint de l'Asile Sainte-Anne

G. DUHAMEL
Médecin-directeur d'une Maison de santé

OUVRAGE CONTENANT
42 PHOTOGRAVURES EN COULEUR
Et une carte des Asiles d'aliénés

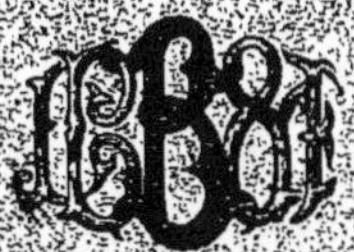

PARIS
LIBRAIRIE J.-B. BAILLIÈRE ET FILS
19, rue Hautefeuille, près du boulevard Saint-Germain

1894

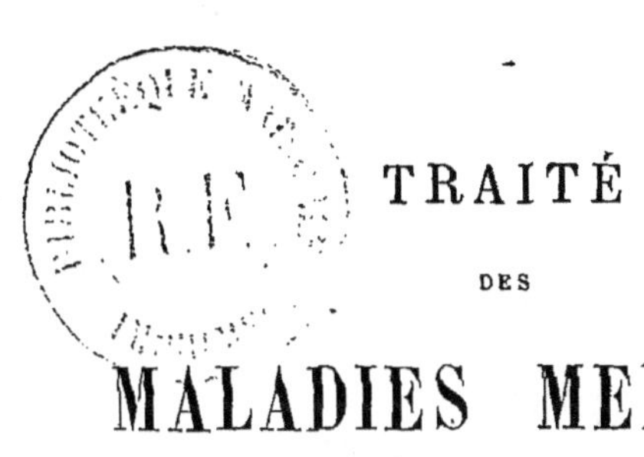

TRAITÉ

DES

MALADIES MENTALES

PRINCIPAUX TRAVAUX DU Dr H. DAGONET

Remarques médico-légales sur le nommé T. F. (*Ann. méd.-psych.*, 1848.)
Observation d'un aliéné processif arrivant à la démence. (*Ann. méd.-psych.* 1849.)
Considérations médico-légales sur l'aliénation mentale. (*Thèse de Paris*, 1849.)
L'hydrothérapie appliquée au traitement des aliénés stupides. (*Ann. méd.-psych.*, 1850.)
Sur la pathogénie de la folie. (*Gaz. méd. de Strasbourg*, 1850.)
De quelques données scientifiques nouvelles en aliénation mentale. (*Gaz. méd. de Strasbourg*, 1850.)
Lettres de Vienne. (*Gaz. méd. de Strasbourg*, 1851.)
Rapports médicaux sur l'asile de Stéphansfeld. (*Gaz. méd. de Strasbourg*, 1851, 1852, 1853, 1854, 1856, 1858, 1860.)
Influence de la situation morale dans la chloroformisation. (*Gaz. méd. de Strasbourg*, 1852.)
Le choléra à l'asile de Stéphansfeld. (*Gaz. méd. de Strasbourg*, 1854.)
La section de psychiâtrie au Congrès de Göttingen. (*Gaz. méd. de Strasbourg*, 1854.)
Statistique sur l'aliénation mentale dans le Bas-Rhin. (*Gaz. méd. de Strasbourg*, 1855.)
Rapport médico-légal sur la nommée Albrecht de Rohr (lypémanie démonomaniaque avec impulsions homicide.) (*Ann. méd.-psych.*, 1858.)
Folie consécutive à un traumatisme crânien. Rapport médico-légal sur la fille Ott. (en collab. avec le Dr d'Eggs.) (*Ann. méd.-psych.*, 1858.)
Notice statistique sur l'aliénation dans le Bas-Rhin. (*Gaz. méd. de Strasbourg*, 1859.)
Lypémanie religieuse et ambitieuse. (*Arch. clin. des mal. mentales de Baillarger*, 1861.)
De la paralysie générale. (*Gaz. méd. de Strasbourg*, 1862.)
Rapport médico-légal sur le nommé Lintz, inculpé d'assassinat. (*Ann. méd.-psych.*, 1863.)
Les établissements d'aliénés. (*Ann. méd.-psych.*, 1863.)
Note sur le couchage des aliénés gâteux. (*Ann. méd.-psych.*, 1864.)
Rapport médico-légal sur le nommé Frainier, inculpé d'assassinat. (*Ann. méd.-psych.*, 1864.)
Expertises médico-légales en matière d'aliénation mentale, par Mittermaïer et H. Dagonet. (*Ann. méd.-psych.*, 1865, 1866, 1867 et 1868.)
Loi de juin 1838. (*Ann. méd.-psych.*, 1865.)
Asiles d'aliénés. (Mémoire présenté au Congrès de Rouen, 1865.)
Rapport médico-légal sur le nommé Seiler, accusé d'incendie volontaire, avec note complémentaire. (*Ann. méd.-psych.*, 1866.)
Rapport médico-légal sur le nommé Pisser, accusé d'assassinat. (*Ann. méd.-psych.*, 1867).
Les aliénés dangereux. (*Ann. méd.-psych.*, 1869.)
Folie lucide avec impulsions homicides. (*J. de méd. ment. de Delasiauve*, 1869.)
Folie impulsive, (*Ann. méd.-psych.*, 1870.)
Folie ambitieuse. (*Ann. méd.-psych.*, 1871.)
De la stupeur dans les maladies mentales, 1872.
L'alcoolisme, 1873.
Analyse du mémoire du Dr Cyon, sur les asiles d'aliénés. (*Ann. méd.-psych.*, 1874).
Folie morale et intellectuelle. (*Ann. méd.-psych.* 1877.)
Réorganisation du service des aliénés, du dépt de la Seine. (*Ann. méd.-psych.*, 1878.)
Conscience et aliénation mentale. (*Ann. méd.-psych.*, 1881).
Réformes à introduire dans la loi de 1838. (*Ann. méd.-psych.*, 1882.)
Asile d'aliénés de Dobran (Bohême). (*Ann. méd.-psych.*, 1885.)
Aliénation mentale méconnue. (*Ann. méd.-psych.*, 1889.)
Du rêve et du délire alcoolique. (*Ann. méd.-psych.*, 1889.)
Etude clinique sur le délire des persécutions. (*Ann. méd.-psych.*, 1890.)
Les dégénérés psychiques. (*Ann. méd.-psych.*, 1891.)

Corbeil. — Imprimerie Éd. Crété.

TRAITÉ

DES

MALADIES MENTALES

PAR

LE Dr H. DAGONET

AVEC LA COLLABORATION

DE

J. DAGONET
Médecin-adjoint de l'Asile Sainte-Anne

G. DUHAMEL
Médecin-directeur d'une Maison de santé.

OUVRAGE CONTENANT

42 PHOTOGRAVURES EN COULEUR

Et une carte des Asiles d'aliénés

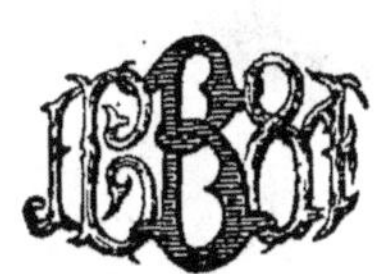

PARIS

LIBRAIRIE J.-B. BAILLIÈRE ET FILS

19, rue Hautefeuille, près du boulevard Saint-Germain

1894

PRÉFACE

Le *Traité des maladies mentales* que nous soumettons à l'appréciation de nos lecteurs, est le résultat d'une longue expérience, acquise dans les grands établissements d'aliénés de Stéphansfeld (Bas-Rhin) de 1850-1867 et de Sainte-Anne (Paris) de 1867 à 1888, où nous avons été successivement médecin en chef.

La première édition de ce Traité, qui a été publiée en 1862, « constituait, a dit le Dr Rousseau (1), le premier inventaire de la science psychiatrique, dont il constatait les richesses en même temps qu'il en signalait les imperfections ».

La seconde édition a nécessité de nombreuses additions.

La publication actuelle nous a obligé à un remaniement considérable, elle est donc en quelque sorte une œuvre nouvelle.

Un Traité, qui a pour objet l'enseignement des maladies mentales, et qui est destiné aux praticiens et aux élèves, ne doit pas seulement contenir des recherches personnelles; il doit surtout résumer d'une manière aussi exacte que possible les données scientifiques que le lecteur tient à acquérir. Dans ce but, nous avons puisé à un grand nombre de sources d'information et dans les travaux récemment publiés de J. Falret, Motet, Bouchereau, Christian, Ritti, B. Ball, Bourneville, Paul Garnier, Féré, Séglas, Chaslin, etc. en France; de Schüle, Krafft-Ebing, Mendel, Wernicke, Tuczek, Kræpelin, Hack-Tuke, J. Morel, etc. à l'étranger.

Nous nous sommes assuré, pour reviser notre œuvre, du concours de deux médecins versés dans la pratique des maladies mentales, le Dr Jules Dagonet, médecin-adjoint de l'asile Sainte-Anne et le Dr G. Duhamel, ancien interne des Asiles d'aliénés de la Seine, médecin directeur d'une maison de santé.

(1) Rousseau, *Ann. méd.-psych.*, 1862, p. 711.

Les troubles psychiques qui caractérisent l'aliénation mentale sont aussi nombreux et aussi variables que les manifestations de la pensée; ils reconnaissent les causes les plus diverses: on comprend dès lors qu'ils se prêtent difficilement à un classement méthodique. Pourtant il existe, au point de vue clinique, des groupes symptomatologiques admis par la plupart des aliénistes. Baillarger (après Esquirol), et le Congrès des médecins aliénistes de 1889 ont généralement adopté ces groupes comme base de *classification* : c'est aussi la méthode que nous avons cru devoir suivre pour la description des formes principales que présente l'aliénation mentale.

La *symptomatologie générale* a dû nécessairement recevoir un développement assez considérable, en rapport avec les progrès que l'étude de l'aliénation mentale a réalisés. Les troubles de la *personnalité*, si bien étudiés par Paul Janet, par le professeur Ribot, par les Drs Cotard et Séglas, et d'autres, ont fait l'objet d'une analyse particulière. Les idées, les sentiments, la volonté, le caractère se transforment profondément chez l'aliéné. Quelques malades ont conscience de cette transformation, surtout au début de leur affection, ils s'étonnent alors de ce qui se passe en eux, ils cherchent à se l'expliquer. Mais à mesure que la maladie progresse, que le trouble se généralise, la conscience de cette nouvelle situation disparaît à son tour, les erreurs des sens et les conceptions délirantes les plus singulières sont aveuglément acceptées.

Nous avons consacré un important chapitre aux *délires systématisés chroniques*, désignés ordinairement sous le nom de *Paranoïa* par les auteurs allemands. Le type de ces délires est représenté par le délire des persécutions, décrit par Lasègue. Nous retrouverons les systèmes délirants et les idées fixes dans la paralysie générale, dans plusieurs psychoses, etc. Ils ne sont donc pas spéciaux à telle ou telle forme, mais ils représentent seulement une des grandes lignes du tableau symptomatologique. La marche chronique est un des principaux caractères de ce groupe de délires. Le système délirant germe dans la conscience de l'individu et devient, suivant le terrain, dépressif ou expansif.

La *dégénérescence*, dont la théorie a été admirablement établie par J.-B. Morel, est étudiée dans un chapitre spécial. Elle caractérise certaines formes vésaniques anormales ; mais il faut se garder d'en étendre outre mesure les limites, comme l'ont fait certains auteurs qui rangent sous cette étiquette les états psycho-pathiques les plus variables, et toute forme d'aliénation qui rentre malaisément dans les cadres ordinairement adoptés. C'est là, d'après nous, une source fâcheuse de confusion.

Nous étudions ensuite les *formes secondaires* (folies névrosiques, infectieuses et toxiques). L'*alcoolisme* méritait, par son importance pathologique, la place qui lui a été donnée.

« Les excès alcooliques entraînent fréquemment la *paralysie générale* » (1). L'*anatomie pathologique de cette dernière affection* a été exposée avec le plus grand soin par le Dr J. Dagonet ; ce chapitre résume les travaux récents de Tuczek et de Schütz. La disparition progressive des fibres nerveuses encéphaliques dans la paralysie générale doit être actuellement considérée comme une lésion en système, comparable à la dégénérescence des cordons latéraux et postérieurs de la moelle. C'est avec les lésions interstitielles, découvertes par Rokitansky, le fait caractéristique de l'anatomie pathologique de cette affection.

Nous avons jugé utile pour le médecin praticien, souvent appelé à donner un avis dans les circonstances les plus graves, d'ajouter à notre Traité un chapitre de *Médecine légale*, où se trouvent condensées les connaissances nécessaires pour l'expertise.

A la description des diverses formes d'aliénation, nous avons joint des *photographies* représentant un certain nombre de types d'aliénés. La physionomie reproduit souvent avec fidélité les émotions qui agitent l'esprit ; ces portraits serviront à rendre plus saisissante et plus claire la description des manifestations extérieures des vésanies.

Enfin le Dr A. Giraud, médecin directeur de l'asile de Saint-Yon, près Rouen, a bien voulu se charger de reviser et de compléter le chapitre *Administration*. Ce chapitre est un guide

(1) H. Dagonet, *Gaz. méd. de Strasbourg*, 20 juillet 1851.

administratif indispensable à ceux qui s'intéressent au fonctionnement et à la gestion des établissements d'aliénés publics et privés ; le lecteur y trouvera clairement exposés, avec tous les commentaires désirables, les lois et les règlements qu'il lui importe de connaître.

Nous espérons que ce Traité recevra du public médical un favorable accueil; nous souhaitons, surtout, qu'il puisse contribuer à fixer l'attention des médecins sur les affections mentales, dont l'étude, quelque peu dédaignée autrefois, est devenue de jour en jour plus importante et plus nécessaire. On comprend mieux aujourd'hui l'intérêt profond de cette étude. Nous en avons pour preuve les importants travaux publiés par un grand nombre de savants aliénistes, Baillarger, Meynert, Westphal, Flechsig, Hitzig et tant d'autres. Une intelligence supérieure qui tout à coup s'obscurcit, un désordre, puis une déchéance souvent irrémédiable frappant les cerveaux en apparence les mieux organisés, quel spectacle est plus saisissant et plus triste, quel sujet plus digne des méditations et des recherches du philosophe et du médecin?

Janvier 1894.

H. DAGONET,

Médecin honoraire de l'Asile Sainte-Anne,
Ex-professeur agrégé de la Faculté de médecine
de Strasbourg.

TRAITÉ

DES

MALADIES MENTALES

LIVRE PREMIER

PATHOLOGIE GÉNÉRALE

CHAPITRE PREMIER

HISTORIQUE

L'aliénation mentale a été observée à toutes les époques; les traditions les plus anciennes, l'histoire, nous en donnent la preuve. Nous voulons exposer ici, brièvement, les phases diverses par lesquelles a passé la science des maladies mentales, depuis ses confuses origines jusqu'à la période actuelle.

L'histoire de la folie est, on le comprend, celle des croyances superstitieuses des premières civilisations, puis celle des doctrines et des systèmes philosophiques qui se sont succédé. Le médecin est d'abord un prêtre : le traitement consiste en prières, en cérémonies religieuses, en exorcismes.

La folie dans l'antiquité. — Les Égyptiens avaient élevé un temple à Isis, puissante pour guérir : la maladie est un effet de la colère des dieux, dont il faut adoucir le courroux, acheter le pardon.

Dans l'ancienne Grèce, les chefs renommés pour leur sagesse et leur bravoure passaient pour être les fils des dieux, et ils avaient le pouvoir de guérir les maladies, ils savaient apaiser les divinités irritées, et cette science, ils la transmettaient à leurs descendants.

Le berger Mélampe guérit les filles de Prœtus, roi d'Argos, frappées de folie par Junon dont elles avaient insulté la statue. Hésiode raconte que leur peau se couvrit d'une lèpre, qu'elles se crurent transformées en vaches, et poussaient des mugissements. Les femmes d'Argos,

(1) Sprengel, *Hist. de la médecine*, traduit par Jourdan, t. V, p. 94.

atteintes tour à tour d'une folie semblable, les suivaient dans les bois; Mélampe les en délivra au moyen de l'ellébore et de purifications religieuses.

Nous retrouvons plus tard d'autres exemples de folie épidémique; de nos jours même on en peut observer. Telle a été la curieuse affection (possession démoniaque) que l'on a vue éclater il y a quelques années dans un village de la Haute-Savoie, à Morzine, et dont le Dr Constant nous a laissé une intéressante relation.

Les Hébreux connaissaient l'épilepsie, dont les accès étaient expliqués par la possession démoniaque. Salomon pratiquait l'exorcisme, et chassait par ses conjurations les esprits impurs qui avaient pris possession du corps des malades.

Les philosophes qui vivaient aux IVe et Ve siècles avant Jésus-Christ, Pythagore, Anaxagore, Démocrite, etc., arrachèrent peu à peu aux mains des prêtres les notions médicales que la tradition avait conservées, et qui constituèrent dès lors une branche de la médecine; mais celle-ci fut bientôt confondue avec la philosophie, la physique, la métaphysique, et elle ne tarda pas à devenir elle-même un mélange bizarre, à peu près inintelligible.

Ainsi Pythagore admettait que le principe de la vie résidait dans la chaleur; l'âme des animaux était à ses yeux une émanation de l'âme générale du monde qui avait son siège dans l'éther, l'air. Il reconnaissait deux parties dans l'âme, l'âme raisonnable, φρένες, placée dans le cerveau, l'autre non raisonnable, θύμος, placée dans le cœur.

Empédocle, l'un des plus illustres représentants de l'école pythagoricienne, enseignait que tout était animé dans la nature qui était remplie de divinités; que, par conséquent, l'âme de l'homme était identique à celle des dieux et même à celle des végétaux, puisqu'elles émanent toutes indistinctement de l'âme générale du monde.

Anaxagore serait, d'après Aristote, l'un des premiers qui soutint le dogme de l'immortalité de l'âme; celle-ci, comme celle des animaux, comme celle des végétaux, n'était pour lui qu'une émanation de l'âme générale de l'univers; la mort consistait dans la séparation du corps et de l'âme.

Avec Démocrite apparaît la doctrine des atomes; ils peuplent l'univers, sont doués de forces particulières et animés d'un mouvement continuel; l'âme répandue dans tout le corps est chargée de chasser ou de retenir les particules atomiques, qui se rendent d'elles-mêmes, en vertu de la force d'assimilation, vers les organes dont les éléments correspondent aux leurs.

Le don de prophétiser est dû à des atomes de nature divine, doués d'intelligence et probablement émanés d'autres âmes ou de démons, dont les uns sont bons et les autres mauvais.

Pendant le sommeil, les organes des sens sont inactifs et leur communication avec l'âme du monde semble alors être interrompue ; à l'instant du réveil celle-ci pénètre de nouveau les organes, qui, mis dès lors en contact avec l'âme de l'univers, recouvrent leurs facultés.

Avec Hippocrate, 400 avant Jésus-Christ, apparaît enfin le premier corps de doctrine médicale. Cet illustre génie, privé des ressources que les sciences modernes ont créées, n'en a pas moins coordonné un ensemble de vérités et de déductions fondées sur l'observation exacte.

Il existe toutefois, dans les œuvres hippocratiques (1), des principes qui ne reposent que sur des hypothèses gratuites, qui n'ont aucun rapport avec l'observation des faits, et qui ne sont d'ailleurs qu'une reproduction des idées émises par les anciens philosophes ; tels la croyance aux jours critiques, aux effets des nombres, particulièrement du nombre septénaire ; enfin Hippocrate attribuait à un pouvoir occulte, divin, l'origine de toutes les maladies (2).

L'aliénation mentale reconnaissait pour lui trois causes principales : la bile, la pituite et le souffle ou les esprits. Il faisait constituer le traitement uniquement dans la purgation.

Les philosophes qui suivent Hippocrate, quittent la route tracée par le médecin de Cos ; ils laissent de côté l'observation, qui est en médecine la base la plus solide, et se livrent à la dialectique et aux spéculations les frivoles. On entasse les unes sur les autres les discussions les plus subtiles et les hypothèses les plus déraisonnables.

Platon admettait, comme Pythagore et ses disciples, deux âmes distinctes ayant chacune un siège différent. L'une, l'âme raisonnable, était placée dans la tête ; l'autre, l'âme sensible, d'où dérivaient les passions, avait pour siège le cœur. L'air ambiant contenait un principe subtil, l'éther, qui se rendait par des voies particulières jusqu'au cœur pour lui communiquer le mouvement.

Pour trouver quelques notions exactes sur l'aliénation mentale, il faut arriver au commencement du christianisme, et se transporter à Rome.

Celse, qui vivait sous le règne de Tibère, étudie assez longuement l'aliénation (3). Il établit trois genres de délire, *insania* : l'un aigu, accompagné de fièvre ; une seconde espèce caractérisée par de la tristesse ; enfin une troisième espèce qui a pour symptômes les vains fantômes qui assiègent l'esprit du malade, c'est-à-dire les hallucinations et le délire de l'intelligence. On voit déjà, dans cette distinction, les éléments d'une observation pratique.

Il donne des conseils sur les moyens à employer pour rectifier les

(1) Hippocrate, *Œuvres complètes*, trad. Littré. Paris, 1839-1861.

(2) *Dict. des sciences méd.* en 60 vol., t. X, p. 110.

(3) Celse, *De re medica*, cur. P. Fouquier et F. S. Ratier. Paris, 1823.

fausses croyances des aliénés et sur l'emploi alternatif de la bienveillance et de la sévérité. Il recommande, en outre, les exercices du corps, comme l'un des moyens les plus efficaces pour combattre les maladies de l'âme.

Arétée, de Cappadoce, vers la fin du Ier siècle de notre ère, est l'un des auteurs anciens qui se sont occupés d'une manière plus directe des différentes parties de la médecine mentale. Il donne de la manie une description assez exacte; il fait des remarques sur la disposition de cette maladie aux rechutes, sur l'excitation cérébrale qui la constitue et l'exaltation qu'elle imprime dans quelques circonstances aux facultés intellectuelles. Il distingue l'hypochondrie de la mélancolie. Il décrit une variété de délire qu'on observait à cette époque, et qui était analogue à la folie des flagellants. Ces malades, dont parle Arétée, se fustigeaient avec violence dans le dessein de se rendre agréables aux dieux; le son de la flûte avait surtout le privilège de les rendre à la raison.

Cælius Aurelianus, qui naquit peu de temps avant Galien, résume les caractères qui distinguent le délire placé sous la dépendance de la fièvre de celui qui caractérise la folie; il expose d'une manière remarquable les principaux symptômes de la manie; il fait connaître quelques-uns des signes physiques que l'on peut remarquer dans les diverses espèces d'aliénation; enfin il donne quelques indications sur l'emploi du traitement moral.

La description de l'aliénation par Arétée, le traitement de cette maladie formulé par Cælius Aurelianus sont, bien certainement, le dernier mot de l'ancienne médecine sur les affections mentales.

Galien (150 ap. J.-C.) (1), recherche dans l'humorisme la cause prochaine de la manie. Il distingue plusieurs espèces de mélancolies : une mélancolie nerveuse dépendant des maladies du cerveau, une autre occasionnée par le mauvais état des viscères du bas-ventre, etc. Le transport de la pituite dans la substance cérébrale détermine la mélancolie ; quand c'est la bile noire qui abonde dans la tête, elle donne lieu à la fureur, au délire maniaque. Il considère du reste le cerveau comme étant à la fois le foyer des mouvements volontaires, de l'intelligence, du sentiment et de la mémoire.

La science rétrograde, dès ce moment, et la médecine ne trouve bientôt plus qu'une longue période d'ignorance et de barbarie.

« Pendant seize siècles, dit Pinel, Galien exerce un empire absolu, une sorte de culte superstitieux sur presque tous les hommes qui se sont occupés de médecine en Europe, en Asie, en Afrique. »

Mais, au lieu de continuer ses travaux anatomiques sur le système nerveux, ses successeurs s'attachent de préférence à ses vues théori-

(1) Galien, *Œuvres anatomiques, physiologiques et médicales*, trad. par Daremberg. Paris, 1854-1859.

ques et négligent les faits pratiques contenus dans ses livres ; et l'on vit pendant tout ce temps ce code systématique, dans lequel était enfermée la science des maladies, régner sans conteste, sans que personne osât s'élever contre les doctrines du médecin de Pergame.

Après Galien, ce ne sont plus que discussions humoristiques, hypothèses absurdes sur les ferments, l'âcreté des humeurs, le bouillonnement des esprits, la bile noire, la bile jaune, etc.

La médecine arabe, telle qu'elle fut cultivée après Mahomet (622 de l'ère chrétienne) ne fut, elle aussi, qu'un mélange de vaines théories et d'une polypharmacie des plus empiriques. Les Arabes, sans admettre les idées superstitieuses qui régnaient déjà dans l'Occident, s'abandonnèrent à d'autres croyances non moins absurdes et plus en rapport avec leur goût pour le merveilleux. La médecine, jointe à l'astrologie, à la croyance aux amulettes, aux talismans, devint chez eux la source des idées les plus singulières. Possesseurs de remèdes aromatiques et actifs des Indes, ils s'occupèrent de les préparer sous les formes les plus nombreuses et les plus bizarres. Ils ont été quelquefois de bons observateurs ; on leur doit la description de la variole dont les ravages désolèrent plusieurs contrées, de la rougeole, de l'éléphantiasis, du zona ; mais ils se sont peu occupés de médecine mentale. Cependant ils ont décrit l'hypochondrie sous le nom de *mirachia*, ils ont aussi parlé d'une sorte de mélancolie. Abenzoar cite l'exemple d'une femme atteinte de mélancolie qui avait l'idée fixe qu'elle était morte.

La folie au moyen âge. — C'est surtout pendant le moyen âge qu'on voit surgir les doctrines les plus étranges, les plus contraires à l'esprit d'observation, et qui ont eu pour conséquences un effrayant développement de folies religieuses.

« La croyance aux démons, dit Flemming, domine pendant plusieurs siècles toutes les imaginations ; les couvents qui couvrirent l'Europe entière contribuèrent à la propager, et les moines, qui prêchaient la crainte du diable, y croyaient réellement eux-mêmes, et le craignaient plus que les autres. On comprend, dès lors, comment l'observation des maladies mentales, non seulement fut séparée de la médecine, mais soustraite aux méditations des savants. Il n'y avait rien de commun entre le corps et l'âme malade.

» Il ne s'agissait plus de remède à appliquer, mais de purifications, de macérations, d'exorcismes. C'est pourquoi les médecins du moyen âge ne font aucune mention, dans leurs écrits, des maladies mentales, ou du moins n'en parlent que d'une manière superficielle (1). »

C'est à cette époque aussi que se développent, avec la plus grande

(1) C. Fr. Flemming, *Pathologie und Therapie der Psychosen*. Berlin, 1859.

intensité, les épidémies intellectuelles et convulsives dont Calmeil nous a retracé l'histoire (1).

Vers la fin du XIVe siècle, on voit déjà régner une épidémie de démonolâtrie qui s'étend particulièrement dans la Haute-Allemagne. Dans le pays que baigne le Rhin, de Mayence à Cologne, quarante et une femmes, convaincues d'être possédées du démon, furent condamnées au supplice du feu.

Dans le seul district de Côme, en Lombardie, où le diable régnait en maître, on fit périr, sur les bûchers préparés par les soins des frères de Saint-Dominique, plus de mille personnes, presque toutes femmes, qui avouaient hautement avoir un commerce charnel avec le diable (2). Dans le Languedoc, en 1577, près de 400 démonolâtres sont condamnés par le sénat de Toulouse à être brûlés vifs (3). On voit, au commencement du XVIIe siècle, cette folie épidémique se répandre dans vingt-sept paroisses de notre pays qui forment aujourd'hui le département des Basses-Pyrénées. Les prisons se remplissent, les bûchers s'allument, et ces malheureux malades, roués de coups, livrés aux plus horribles supplices, ne sentent même pas la douleur à laquelle ils succombent; ils affirment encore, au milieu des tortures, savourer des jouissances inexprimables que la présence et le contact du diable peuvent seuls leur procurer.

Quelques couvents sont envahis par cette hystéro-démonopathie, particulièrement le couvent des ursulines de Loudun ; rien de plus curieux que la relation des singulières convulsions observées chez ces sortes de malades. On les voyait marcher pliées en deux, la tête appuyée contre les talons ; elles restaient des jours entiers immobiles et affectant les poses les plus extraordinaires ; en même temps, elles faisaient entendre des cris, des hurlements qui n'avaient rien d'humain et qui les faisaient comparer à des bêtes féroces.

On comprend tout ce que pouvait avoir de pernicieux un spectacle pareil sur l'esprit de personnes nerveuses, impressionnables, dominées par les mêmes croyances superstitieuses, et surtout lorsque ces personnes étaient placées dans des conditions identiques d'existence, assujetties aux mêmes pratiques religieuses, aux mêmes règles de la vie claustrale. On sait que c'est en effet, dans de semblables circonstances, que l'on observe l'influence puissante de l'imitation et la transmission d'une personne à d'autres, comme par une sorte de contagion, des mêmes accidents nerveux hystériformes. Il existe là un fait d'observation dont l'explication peut nous échapper, mais qui n'est pas moins incontestable : c'est l'influence de certaines person-

(1) Calmeil, *De la folie considérée sous le point de vue pathologique, philosophique, historique et judiciaire*. Paris, 1845.

(2) Calmeil, *Ibid.*, t. Ier, p. 219.

(3) Calmeil, *Ibid.*, t. Ier, p. 280.

nes les unes sur les autres pour produire, à un moment donné, des effets identiques d'éréthisme nerveux et d'excitation cérébrale.

Comme le remarque d'ailleurs le Dr Lagardelle (1), les idées théologiques de l'époque dominaient alors la plupart des sciences naturelles. Les interprétations religieuses et surnaturelles venaient remplacer l'observation scientifique, même lorsqu'il ne s'agissait que de questions purement pathologiques.

Les philosophes, les théologues et les médecins des xve et xvie siècles sont tous unanimes dans leur croyance à la sorcellerie ; Bodin, Boquet, Ambroise Paré (2), Fernel, entraînés par les idées du siècle, admettent sans contrôle toutes les interprétations surnaturelles dans les questions de pathologie cérébrale ; et ce n'est qu'à la Renaissance que les esprits, mieux éclairés, commencent à douter de ces principes qu'on avait érigés en vérités de premier ordre.

La folie au XVIe et au XVIIe siècle. — A la fin du xvie siècle, les jurisconsultes Alciat, Montaigne, Leloyet, etc., osent enfin affirmer que la démonolâtrie est une maladie qui n'a rien de divin ou de diabolique.

Au xviie siècle, l'esprit humain semble se régénérer sous le souffle puissant des idées nouvelles, et surtout sous l'influence des conceptions admirables et des brillantes découvertes des Bacon, des Descartes, des Leibnitz, etc.

Les idées philosophiques produisent bientôt d'immenses résultats et impriment aux sciences médicales, en particulier, un élan considérable. La pathologie mentale commence enfin elle-même à s'asseoir sur des bases plus solides (3).

Traitement des aliénés aux différentes époques. — On doit se demander quel a été, à ces diverses époques, le sort réservé aux individus atteints d'aliénation mentale ; quels soins leur ont été donnés ; si des mesures particulières ont été prises à leur égard. Nous ne possédons sous ce rapport que des données tout à fait incertaines.

Si l'on consulte les anciens auteurs, on peut croire qu'il a dû exister, même dans les temps les plus reculés, des endroits où ont été réunis les aliénés. M. le docteur Bonnet fait remarquer, avec raison, qu'il y a lieu de penser, d'après les détails fournis par Soranus et son fervent disciple Cælius, qu'il y avait au ier siècle de notre ère des endroits où les fous étaient réunis ; ces auteurs n'auraient pu décrire pareillement la maladie, et laisser des préceptes aussi pratiques, si l'expérience n'était venue à leur aide (4).

Les idées les plus erronées et souvent les plus superstitieuses, nous

(1) Lagardelle, *Folie ambitieuse*, 1870.
(2) A. Paré, *Œuvres complètes*, édit. Malgaigne. Paris, 1840.
(3) Lagardelle, *op. cit.*
(4) Bonnet, *Revue rétrosp.* (*Ann. méd. psych.*, 1863, p. 25).

l'avons vu, avaient cours sur la folie; l'aliéné était considéré tantôt comme un objet de vénération, tantôt comme un objet de répulsion; il devait naturellement subir les conséquences funestes de ces fausses croyances. Jusqu'au commencement de notre siècle, lorsqu'il devenait une cause de trouble pour la société, on ne savait que le jeter dans des cachots infects.

L'opinion que la folie venait des dieux était, ainsi que le remarque Esquirol, populaire dans les temps anciens. Aux deux extrémités de l'Égypte il y avait des temples dédiés à Saturne, où les monomaniaques se rendaient en foule, et où des prêtres secondaient la guérison de ces malades. « Jamais peut-être, dit Pinel, on n'a déployé dans ce but, à un plus haut degré, toutes les ressources industrieuses des arts, les objets de pompe et de magnificence, les plaisirs des sens, l'ascendant puissant et les prestiges du culte (1). »

« Avec le christianisme, ajoute Esquirol, le délire des fous changea de caractère; ils ne se montraient plus couronnés de fleurs, se disant inspirés des dieux; ils devinrent plus malheureux. Frappés de terreur, ils s'enfonçaient dans les lieux solitaires, errant sur les tombeaux, et criant qu'ils étaient au pouvoir du démon. On ne les regardait plus comme les favoris des dieux, on les traita comme des victimes de la puissance des esprits malfaisants. Il y eut des lieux consacrés au culte qui acquirent une grande célébrité pour la guérison des possédés. Telle est la singulière colonie établie de temps immémorial à Gheel, en Belgique, où l'on se rendait, même encore dans les derniers temps, pour obtenir la guérison des insensés par l'intercession de la sainte Nymphea. »

En 1207 ou 1209, fut fondé, à Paris, le couvent pour la rédemption des captifs. Saint Mathurin, patron de ce couvent, jouissait longtemps avant cette époque d'une grande renommée pour la guérison de ces malades.

Le docteur Haldat a publié un mémoire sur la guérison des aliénés opérée de tout temps par les curés de la paroisse de Bonnet, village des Vosges. De tout temps aussi on a conduit, dans l'église de Castel-Sarrazin, petite ville du Haut-Languedoc, des fous pour y être exorcisés et guéris par les desservants de cette église. Autrefois, à Besançon, la fête du Saint-Suaire était célèbre par le concours nombreux d'aliénés, sous le titre de monomaniaques, qu'on amenait de très loin pour être guéris, dans l'idée que le démon ne pouvait manquer d'être chassé du corps des possédés par cette cérémonie religieuse.

Les documents qui précèdent ne nous font pas savoir, dit Esquirol, si les fous étaient enfermés; ils ne nous apprennent pas comment ces malheureux étaient logés, servis et traités. Ce n'est qu'en Orient qu'on découvre la première notion sur la séquestration des aliénés.

(1) Esquirol, *Des maladies mentales*. Paris, 1838, t. II, p. 433.

D'après Léon l'Africain, qui donne la nomenclature des divers hôpitaux existant dans la ville de Fez, pendant le VIIe siècle, il y avait, dans cette ville, un quartier spécial pour les fous, qui étaient enchaînés. Il ne reste d'autres traces, à cet égard, ni dans les temps antiques ni dans les temps modernes, et ce n'est que vers le commencement du XVIIe siècle qu'on s'occupe de ces infortunés d'une manière particulière. En 1657, on comptait dans les Petites-Maisons de Paris quarante-quatre fous déclarés incurables, retenus dans autant de cellules. Un arrêt du parlement de Paris, du 7 septembre 1660, ordonne que l'Hôpital Général serait pourvu d'un lieu pour renfermer les fous et les folles.

« Dans beaucoup de provinces, les aliénés étaient placés dans des maisons religieuses, souvent confondus avec des libertins et des mauvais sujets ; plusieurs congrégations religieuses tenaient de véritables pensionnats de fous, etc. (1). »

Les administrations hospitalières étaient alors uniquement composées de personnes attachées aux congrégations religieuses ; ce n'est que plus tard, au fur et à mesure que l'administration gouvernementale se développe, qu'on voit l'administration hospitalière faire elle-même des progrès. Ainsi, en 1606, le gouvernement central pose dans une ordonnance, certains principes pour remédier à divers abus qui s'étaient établis dans les corporations religieuses.

L'Angleterre, d'après Krafft-Ebing, serait le premier pays où l'on ait essayé le traitement des aliénés dans des asiles spéciaux. L'asile de Saint-Lukes fut créé à Londres vers le milieu du XVIIIe siècle et le succès de cet établissement décida les quakers à fonder pour leurs coreligionnaires une maison de retraite à York.

Les établissements consacrés au traitement des aliénés sont, en définitive, des institutions qui datent des temps modernes ; jusque-là les aliénés avaient été, comme nous l'avons dit, séquestrés dans des infirmeries, confondus avec toutes espèces d'individus, souvent des malfaiteurs et des libertins incarcérés pour diverses raisons ; quelques-uns se trouvaient recueillis dans des corporations religieuses ; le plus grand nombre, livrés à eux-mêmes, erraient dans les villes et les campagnes, exposés à toutes les causes préjudiciables à leur santé, qui venaient abréger leur existence.

Cet état de choses si regrettable ne devait pas tarder à se modifier sous l'influence des découvertes et des progrès scientifiques qui se produisirent au XVIIIe siècle. L'étude des maladies mentales devait recevoir, elle aussi, une impulsion nouvelle et plus rationnelle.

Lorry, en 1765 (2), s'attache surtout à rapporter des faits rares et curieux, mais il confond dans une même description l'hystérie, l'hypo-

(1) Esquirol, t. II, p. 432 et suiv.
(2) Lorry, *De melancholia et morbis melancholicis*. Paris, 1765.

chondrie et la mélancolie. Tout un volume est consacré au traitement de ces maladies.

Vers la même époque, Cullen vient imprimer aux travaux sur l'aliénation une direction plus rationnelle. Ses recherches tendent à découvrir la cause prochaine de la folie, il l'attribue à une inégalité d'excitation dans les différentes parties du cerveau.

La folie au temps de Pinel et d'Esquirol. — C'est à Pinel, médecin de Bicêtre, et à son illustre disciple Esquirol, que la science de l'aliénation mentale est redevable de l'impulsion considérable et des progrès remarquables qu'elle a réalisés depuis le commencement de ce siècle.

Pinel n'a point recherché la cause intime du délire dans l'aliénation ; il se borne à dire que ce délire a un caractère essentiellement nerveux ; il s'est appliqué à résumer les symptômes caractéristiques de la folie et les causes qui peuvent contribuer à son développement : mais ce qui entourera son nom d'une gloire impérissable, ce sont les principes du traitement des aliénés, qu'il s'empresse de proclamer et d'appliquer. Depuis quinze cents ans, les malheureux, atteints d'aliénation, étaient enchaînés dans de sombres et humides cachots, exposés à la brutalité des gardiens chargés de leur surveillance. Grâce à ses efforts énergiques les chaînes tombent, et les malades ne tardent pas à reprendre leurs droits à l'humanité et à tirer le plus grand profit des soins qui leur sont donnés. Pinel, en proscrivant les violences et les mauvais traitements mis jusqu'alors en usage, pose en même temps en principe l'influence incontestable du traitement moral.

Broussais voulut, en 1828, appliquer sa doctrine de l'irritation à l'examen de la folie (1). Il combattit Pinel avec ardeur, et tous ceux qui ne voyaient dans cette maladie qu'un état nerveux. Pour cet esprit éminent et systématique, le délire résultait, chez les aliénés, d'un état inflammatoire plus ou moins aigu de l'organe cérébral. Cette théorie devait avoir pour conséquence fâcheuse l'abus des émissions sanguines.

Pinel et Esquirol peuvent être considérés comme les créateurs de la science mentale dans les temps modernes. Leurs doctrines règnent sans conteste depuis le commencement de ce siècle et, comme le fait remarquer J. Falret (2), elles ont servi de guide à trois générations uniquement occupées à en perfectionner les détails sans chercher à ébranler les bases sur lesquelles elles reposent.

La classification de Pinel comprenant la manie, la mélancolie et la démence, étaient des formes universellement admises ; Esquirol y ajoute la monomanie, caractérisée par un délire partiel, limité ; elle est devenue depuis l'une de ses créations les plus contestées ; il décrit les

(1) Broussais, *De l'irritation de la folie*, 2e édition. Paris, 1829.

(2) J. Falret, *Congrès international*, 1891, et *Études cliniques sur les maladies mentales et nerveuses*. Paris, 1889.

symptômes généraux de la folie, sépare les hallucinations des illusions qui sont dues à une interprétation absolument erronée d'une perception réelle. Son livre, écrit avec une clarté et un esprit d'observation remarquables, a imprimé à l'étude des maladies mentales l'impulsion la plus heureuse.

Époque contemporaine. — C'est alors qu'on voit surgir, tant en France qu'à l'étranger, une pléiade de médecins qui se distinguent par leurs recherches sur l'aliénation mentale : des progrès importants ne tardent pas à se produire.

La *paralysie générale* est créée par Esquirol, Bayle, Delaye et Calmeil (1822 à 1826) ; elle n'est plus considérée comme une complication de certaines formes d'aliénation mentale étudiées par Esquirol sous les noms de *monomanie*, de *démence aiguë* ; elle devient une espèce nosologique à part, ayant ses caractères, son évolution, son pronostic, sa lésion anatomique, rattachée par Bayle à une méningite chronique, par Delaye et Calmeil à une phlegmasie chronique du cerveau et désignée par ces auteurs sous le nom de *périencéphalite chronique*.

La création de la paralysie générale constitue, selon J. Falret, la découverte la plus importante du siècle dans la médecine mentale.

B.-A. Morel crée plus tard, en 1860, une nouvelle classification des maladies mentales (1). « Il croit, dit J. Cotard, avoir trouvé dans l'étiologie la vraie caractéristique des espèces nosologiques. La détermination du groupe des *héréditaires* est peut-être son plus beau titre de gloire. Il a démontré que certaines conditions d'hérédité produisent des dégénérescences (2) caractérisées par différents stigmates dans l'ordre physique et moral. Ces dégénérescences imprimeraient à la folie qui se développe aisément sur ce terrain, des caractères et une évolution propres ». Cette classification étiologique, adoptée par quelques médecins, a été le point de depart de modifications importantes dans la médecine mentale.

Lasègue vient vers la même époque créer un type caractéristique, le *délire des persécutions*, signalant une catégorie d'aliénés, comprise jusqu'alors dans le groupe des mélancolies et des monomanies d'Esquirol. A ce type, il assigne comme signes principaux les troubles de la sensibilité générale, les hallucinations de l'ouïe et les idées fixes de persécution, nettement systématisées.

La figure de Baillarger domine au milieu de ces médecins illustres ; non seulement il enrichit la science par des découvertes importantes, mais il fait pendant plus de vingt ans à la Salpêtrière un cours des maladies mentales, suivi par de nombreux auditeurs avides de s'ins-

(1) Morel, *Traité des dégénérescences physiques, intellectuelles et morales de l'espèce humaine*, Paris, 1857, et *Traité des maladies mentales*. Paris, 1860.

(2) J. Cotard, art. Folie, in *Dictionn. encyclop. de méd.*, p. 301, et *Études sur les maladies cérébrales et mentales*. Paris, 1891.

truire dans une branche de la médecine que l'enseignement officiel semblait ignorer. Il est enfin le fondateur de la Société et des *Annales médico-psychologiques*. Ses recherches sur l'aliénation mentale sont nombreuses; on lui doit des études sur la structure de la couche corticale des circonvolutions cérébrales, sur la mélancolie avec stupeur, sur la folie circulaire, les hallucinations et les causes qui les produisent, l'influence sur leur production de l'état intermédiaire à la veille et au sommeil, d'importants travaux sur la paralysie générale, sur le crétinisme, etc.

« Ses écrits, dit le Dr Bouchereau (1), son enseignement marquent une époque brillante dans l'histoire de l'aliénation mentale; il a été un des maîtres qui ont le plus honoré la psychiatrie; ses idées jouissaient à l'étranger d'une autorité incontestable. »

Le même mouvement se produisait en Allemagne. L'excellent travail de Lasègue nous a fait connaître les idées principales qui régnèrent à cette époque et qui devinrent le point de départ des deux écoles allemandes dont nous parlerons plus loin. Heinroth, un des meilleurs élèves de Pinel, a été le représentant le plus distingué de l'école psychologique allemande. Il s'écarte des classifications adoptées par Pinel et Esquirol; le principe fondamental qu'il admet repose sur la forme que présente le trouble psychique, l'exaltation, la dépression ou l'état mixte, de là les hypersthénies, les asthénies, les hyper-asthénies et suivant que l'âme, l'esprit ou la volonté sont atteintes, les *Gemüth, Geistes, Willens-Störungen* (2).

Jacoby, le vigoureux partisan de l'école somatique allemande, dans son ardeur à chercher des lésions chez les aliénés, devint, on peut le dire, le fondateur de la folie sympathique. Il cherche, en effet, des lésions extracéphaliques pour justifier l'explosion de la folie, qui devient ainsi une simple manifestation des maladies organiques; ses doctrines, dit le professeur Ball (3), représentées par le traité classique de Griesinger, sont généralement adoptées en Allemagne.

L'ouvrage de Griesinger eut un retentissement considérable; la première édition parut en 1845, la seconde en 1861. Il fut traduit en français par le Dr Doumic en 1864 et annoté par Baillarger. Il résume toutes les données scientifiques qui avaient cours en Allemagne. L'auteur est spiritualiste, mais sa psychologie repose essentiellement sur l'observation clinique; son livre est une œuvre de science profonde et de haute philosophie.

Il divise en trois groupes les troubles qu'il appelle *troubles élémentaires des maladies mentales*. Il les examine suivant qu'ils atteignent les trois facultés primordiales, l'intelligence, la sensibilité et la volonté,

(1) Bouchereau, *Notice nécrologique sur M. Baillarger*.
(2) Parchappe, *Dict. des sc. méd.*, t. III, p. 29.
(3) Ball, *Leçons sur les maladies mentales*, p. 20.

facultés principales d'où dérivent les manifestations de l'ordre moral et intellectuel. Mais, après avoir étudié à part ces troubles élémentaires considérés en eux-mêmes, il admet les groupes symptomatologiques par lesquels s'exprime d'habitude l'aliénation mentale et qui en constituent dès lors des types caractéristiques. Il donne une description remarquable des formes particulières admises par les auteurs — la mélancolie, l'hypochondrie, la manie, la monomanie, la démence, la paralysie générale, etc.

Nous retrouvons en Belgique un des médecins les plus distingués, qui ont également exercé au commencement et au milieu de ce siècle une très grande influence et dont Brierre de Boismont a résumé dans une intéressante étude la vie et les écrits (1).

Guislain fut, comme Pinel, un réformateur ; le traitement des aliénés belges en était resté aux errements d'autrefois, ces malheureux ne trouvaient dans la plupart des établissements où ils étaient enfermés que cachots, chaînes et tourments : nulle part ne leur étaient prodigués les soins médicaux. Les difficultés à cette époque étaient grandes, car les corporations puissantes qui avaient les aliénés sous leur garde, convaincues qu'elles étaient immuables, ne voulaient ni changer leurs habitudes ni se soumettre à une surveillance légale.

Ces obstacles, dit Brierre de Boismont, n'eurent aucune influence sur Guislain ; grâce à ses efforts, le sort des aliénés est considérablement amélioré ; il introduit parmi eux le régime de la loi et il élève dans sa ville natale un asile, qui porte son nom.

Ce médecin éminent présentait de remarquables aptitudes comme professeur ; son enseignement solide, marqué d'un cachet propre, sa parole facile, colorée, persuasive, captivaient au plus haut point l'attention de son auditoire. Il publie enfin un *Traité sur l'aliénation mentale* dans lequel il déploie ses rares qualités d'observateur. Il avait formé pour désigner les maladies mentales le mot *phrénopathies*, et caractérisait ainsi les espèces d'aliénation : mélancolie *phrénalgie*, manie *hyperphrénie*, extase *phrénoplexie*, délire *idéophrénie*, démence *aphrénie*.

Ces types élémentaires, en se combinant entre eux, donnaient les formes composées, binaires, ternaires, quaternaires ; les polyphrénopathies, les polymélancolies, qui pouvaient à leur tour se subdiviser à l'infini. Cette classification était compliquée, difficile à comprendre pour l'étude des variétés, mais Guislain s'était attaché à l'indiquer plutôt qu'à la suivre.

Nous avons rapidement passé en revue les hommes qui ont le plus puissamment contribué aux progrès de la science des maladies mentales ; nous retrouverons dans le cours de cet ouvrage beaucoup d'autres auteurs qui ont publié sur l'aliénation mentale d'importantes études.

(1) Brierre de Boismont, *Joseph Guislain.* Paris, 1867.

CHAPITRE II

PHYSIOLOGIE PATHOLOGIQUE ET PATHOGÉNIE DES MALADIES MENTALES.

On a cherché, de tout temps, à expliquer la cause intime et, en quelque sorte, la raison organique des manifestations délirantes qui caractérisent la folie. La difficulté de rattacher les phénomènes d'un ordre purement intellectuel aux conditions morbides, et souvent l'impossibilité de constater la lésion matérielle d'où dépendent ces troubles, ont donné lieu à des recherches nombreuses et à des opinions divergentes.

Sous ce rapport, deux tendances extrêmes se sont produites dans la science ; elles ont eu un retentissement considérable, particulièrement en Allemagne. Les deux écoles qui les représentent, ont été désignées sous le nom, l'une d'*école spiritualiste*, l'autre d'*école somatique* ou *matérialiste*. Elles peuvent encore diviser aujourd'hui les personnes qui sont étrangères à l'étude de la médecine, et qui s'occupent d'aliénation mentale à un point de vue philosophique plutôt que médical.

École spiritualiste. — L'école *spiritualiste* ou *psychologique* a son origine dans la doctrine de Stahl. Ce philosophe admettait, on le sait, en dehors de la matière organisée, un principe supérieur de développement et de conservation, sans lequel tout composé organique devait immédiatement se décomposer. Ce principe supérieur n'est autre que l'âme, chargée de réagir contre la corruption inhérente à la matière. Si le désordre s'établit dans les organes de l'économie, c'est parce que l'âme vient elle-même à être troublée par la désobéissance de l'homme à la mission qu'il a reçue, et par son entraînement vers une tendance contraire aux principes sur lesquels repose la morale.

Ce système, qui porte encore le nom d'*animisme*, admet que l'âme est le principe de la vie et la cause unique des phénomènes qui s'accomplissent dans le corps ; c'est elle qui crée l'embryon et qui a la suprême direction des diverses fonctions de l'économie.

Un des représentants de cette école, Heinroth, exagérant encore cette abstraction métaphysique pour ce qui concernait la folie, soutenait que l'aliénation n'était qu'une maladie de l'âme, et qu'elle était engendrée par le vice et la dépravation. Les lésions cérébrales que l'on rencontrait, dans quelques cas, étaient, suivant lui, l'effet et non la cause de ce fâcheux état de l'âme.

Cette théorie, sur laquelle nous n'avons pas à insister, faisait dépendre la folie de la moralité même de l'individu. Elle jetait une sorte de défaveur sur ceux qui étaient atteints d'aliénation ; enfin elle était en contradiction directe avec l'observation des faits. On voit en effet, et Esquirol en a fait la remarque, les hommes doués des sentiments les plus honnêtes et les plus moraux, frappés fort souvent de cette maladie ; d'autres fois, au contraire, les criminels les plus endurcis et les hommes d'une perversité notoire en sont exempts.

D'autres spiritualistes n'arrivent pas cependant jusqu'à cette conséquence ; loin d'adopter les conclusions de Heinroth, ils les condamnent de la manière la plus formelle.

Suivant Ideler, la sensibilité morale est le point de départ de la folie. L'homme a des penchants ou des tendances dont le but est de stimuler son activité. Tous ces penchants ont une force d'expansion égale, et, pour ainsi dire, illimitée. S'ils se développent également, parallèlement, l'homme conserve son calme, son repos et le bonheur qui leur est attaché ; mais si l'un des penchants vient à prédominer, s'il s'exagère outre mesure, il se transforme en une véritable passion qui exerce son empire sur nos idées, notre jugement, nos sentiments et qui entraîne bientôt le passage de l'état normal, de l'état de santé à celui d'aliénation.

On ne saurait nier que cette théorie ne repose sur des faits d'une observation plus exacte. En effet, nous le verrons plus loin, les impressions morales, les passions, les chagrins, les soucis de toutes sortes ont une influence considérable, une prédominance marquée sur les diverses causes qui peuvent développer l'aliénation mentale; mais c'est en déterminant une action directe, matérielle, sur le système nerveux, sur les parties qui servent à l'expression même des facultés, qu'elles produisent le trouble de l'intelligence, et non pas en détruisant cet heureux équilibre des penchants, des instincts, des passions qui n'existe même pas chez l'homme le mieux favorisé sous ce rapport; car c'est justement la prédominance de telles ou telles dispositions morales ou instinctives qui constitue la diversité du caractère et de l'esprit, nécessaire à la vie de relation.

École somatique. — L'*école somatique* tombe dans l'excès opposé ; elle rejette très loin de semblables théories. Pour elle, la source unique des maladies mentales est non seulement dans l'organe cérébral, mais encore dans les différents viscères de l'économie.

Suivant Jacoby, le représentant le plus distingué de cette école, les maladies improprement appelées psychiques ou mentales ne sont que les symptômes d'une affection somatique ou organique dont le siège doit être recherché dans la lésion de tel ou tel organe, ou plutôt de tel ou tel appareil organique. D'après cette théorie, chaque organe a pour ainsi dire sa signification psychique, morale. Son développement plus ou moins exagéré donnerait lieu à telle ou telle disposition de l'âme, et sa lésion produirait en conséquence telle ou telle forme de troubles intellectuels.

On comprend quel appui ont apporté à cette théorie les données de la physiologie ; on voit, en effet, certaines dispositions organiques, certaines lésions viscérales devenir une cause puissante du développement de l'une ou l'autre des diverses formes d'aliénation ; mais on doit considérer qu'il n'y a souvent dans ces faits qu'une cause déterminante dont l'action serait insuffisante, s'il n'existait déjà une prédisposition particulière.

Folie considérée comme un trouble des centres nerveux. — On a beaucoup discuté pour savoir si l'aliénation était une maladie de l'âme, de l'esprit, ou une maladie du corps. On a dit : l'aliéné n'est qu'un homme qui se trompe, ou que la passion égare. On s'est fondé, pour soutenir une semblable opinion, sur les arguments suivants : on ne trouve pas de lésion cérébrale chez un grand nombre d'aliénés ; dans la plupart des cas, la folie serait d'origine purement morale ; un grand chagrin, une grande peine auraient suffi pour la déterminer ; enfin on la guérirait souvent par un traitement purement moral.

Les moyens moraux employés, tels que le raisonnement, l'appel aux sentiments, ne s'adressent en effet qu'à l'esprit et restent impuissants pour reconstituer un cerveau malade dans son état normal.

Ces raisonnements se sauraient évidemment prévaloir contre l'observation rigoureuse et scientifique des faits.

Sans doute l'aliéné est un homme qui se trompe et que la passion égare, mais c'est plus que cela ; c'est un malade dont l'affection présente un ensemble de phénomènes morbides avec des caractères variables, multiples, complexes, que nous tâcherons de résumer avec les détails nécessaires.

La folie, d'après Griesinger, est l'état de l'esprit dans lequel l'appréciation vraie des faits, qui se succèdent dans la conscience, n'est plus possible. Comme dans les émotions, le *moi* ne conserve plus le calme nécessaire pour distinguer ces faits ; une juste appréciation et une saine délibération ne sont plus possibles. La perte du libre arbitre est la conséquence de cet état et le fait essentiel de la folie (1).

Si la folie, dit le docteur Renaudin (2), n'était autre chose qu'une maladie morale, affectant exclusivement l'élément moral de notre existence, comment établirions-nous une distinction entre les erreurs de l'aliéné et tant d'erreurs analogues qui ont cours dans le

(1) Prosper Despine, *De la folie au point de vue philosophique ou plus spécialement psychologique*, p. 998, 1875.

(2) Renaudin, *Rapport sur l'asile de Fains*, 1844, p. 7.

monde. Les superstitions diffèrent cependant du délire religieux ; l'ambition, l'orgueil ne sont pas le délire ambitieux, et la perversion morale des criminels n'est pas celle des aliénés. La manifestation psychique ne suffit donc pas à elle seule pour caractériser l'aliénation mentale.

« Quelque opinion que l'on professe touchant la nature essentielle de l'esprit et touchant son indépendance de la matière, il est unanimement admis, dit Maudsley, que les manifestations de l'esprit se font par le système nerveux et sont affectées par la condition des parties de ce système qui y contribuent. Si ces parties sont en santé, les manifestations sont elles-mêmes saines ; si les organes sont malades, ses manifestations sont maladives. L'insanité est, en fait, un dérangement du cerveau produisant un dérangement de l'esprit, ou, pour en définir la nature avec plus de détail, c'est un trouble des centres nerveux, organes spéciaux de l'esprit, produisant un désordre de l'intelligence, du sentiment ou de l'action, soit ensemble, soit séparément, à un degré et d'une espèce suffisants pour rendre l'individu incapable des relations ordinaires de la vie. »

« De nombreux faits, ajoute l'auteur que nous citons, autorisent la science mentale inductive à poser comme généralisation, qu'un état de conscience peut être modifié expérimentalement par les agents qui modifient la constitution moléculaire des parties du système nerveux servant aux manifestations de la conscience. Qu'on voie, par exemple, comment le hachich ou l'opium modifie, à un degré remarquable, les conceptions relatives à l'espace, au temps, etc. (1). » Quelle que soit la cause qui a présidé au développement de l'aliénation, elle a d'abord porté son action sur l'organe de la pensée. Le trouble qui en résulte, dynamique dans un grand nombre de circonstances, ne tarde pas, s'il persiste, à déterminer des lésions organiques définitives et facilement appréciables, après la mort, à nos moyens d'investigation.

Le cerveau est l'organe de la pensée, c'est un fait que confirment d'une manière incontestable l'observation clinique et les données scientifiques les plus certaines.

« L'étude de l'âme isolée du cerveau comme l'étude du cerveau, abstraction faite de l'âme, sont des prétentions dont la réalisation est impossible. » (Buchez.)

Les anatomistes sont loin de regarder le cerveau comme un organe unique et comme une sorte de table rase dépourvue de toute disposition spéciale où l'on pourrait mettre tout ce qu'on voudrait. Loin de là, au contraire, on le considère en général comme une collection d'organes multiples, doués chacun d'aptitudes spéciales.

J'ai été, dès le début, ajoute le docteur Buchez, et je suis encore

(1) Maudsley, *Crime et folie*, 1874, p. 14 et 15.

opposé à ce qu'on appelait la doctrine de Gall; j'ai pensé, et j'ose le dire avec la majorité des médecins, que la cranioscopie était une erreur sinon un charlatanisme; j'ai trouvé que la nomenclature des facultés et des aptitudes imaginées par ce docteur était absurde, au point de vue philosophique; qu'elle n'était nullement justifiée et parfaitement incomplète. Mais autre chose est l'idée générale, qui d'ailleurs n'est pas de Gall. De celle-là on peut affirmer qu'elle est rigoureusement exacte. Le cerveau est une collection de petits organismes spéciaux, ou d'aptitudes multiples; mais quel est le nombre, quelle est la nature de ces aptitudes?

Quant au nombre, Charles Bonnet disait que chaque filet nerveux ou plutôt chaque trajet nerveux était une aptitude spéciale; cela serait possible; rien ne le prouve, rien ne le nie. Quant à la nature des aptitudes, les opinions sont nombreuses et variées; mais j'ose dire qu'il n'y en a aucune qui soit acceptée, ou même un peu probable; il faut donc avouer notre ignorance (1).

Quoi qu'il en soit, le cerveau subit diverses modifications en rapport avec le développement des facultés; ce résultat, on l'observe dans l'échelle animale aussi bien que chez l'enfant à mesure qu'il devient homme. Quelques physiologistes semblent même croire que le cerveau peut encore se développer à un âge avancé, chez ceux surtout qui se livrent à l'étude.

« Ce n'est pas seulement la masse du cerveau, dit Onimus, qui différencie les animaux entre eux, et l'homme intelligent de l'idiot; mais plus on s'élève dans la classe des êtres, plus les cellules nerveuses cérébrales et les cellules corticales deviennent nombreuses, plus les circonvolutions deviennent fréquentes, pour offrir une surface plus grande à la substance grise, c'est-à-dire à la partie du cerveau composée de cellules. Longet a constaté que, chez l'idiot, on trouvait toujours les circonvolutions cérébrales moins profondes, et la substance grise moins considérable que chez l'homme d'intelligence ordinaire. S'il est vrai que le poids du cerveau soit réellement en rapport avec le plus ou moins d'intelligence des individus, il est surtout nécessaire, à ce point de vue, de considérer l'épaisseur et l'étendue de la substance grise, c'est-à-dire la quantité de cellules nerveuses que renferme le cerveau (2). »

Structure de l'écorce cérébrale. — La structure de l'écorce cérébrale (3) a été l'objet des investigations de nombreux auteurs, et l'on retrouve ici les mêmes vues théoriques qui ont été appliquées aux autres régions du système nerveux : ainsi l'on a admis que le cylindre-axe des cellules cérébrales restait simple sans se ramifier et Boll

(1) Bonnet, *Ann. médico-psych.*, 1864, p. 16.
(2) Dr Onimus, *Philosophie positive*, 1868, p. 355.
(3) J. Dagonet, *Les nouvelles recherches sur les éléments nerveux*. Paris, 1893.

reprenait l'idée de Gerlach d'un réseau formé par les prolongements protoplasmiques des cellules, d'où partaient les fibres à myéline.

Golgi montra que les faits qu'il avait découverts à l'aide de sa méthode pouvaient être constatés également dans l'écorce cérébrale. On y observe aussi l'absence d'anastomoses entre les prolongements protoplasmiques, et l'on voit le cylindre-axe émettre des collatérales. D'après Flechsig, ces collatérales ont une gaine de myéline.

Les travaux importants de Ramon y Cajal, His, Kölliker, Retzius, etc., ont augmenté beaucoup nos connaissances histologiques sur le cortex cérébral.

Substance grise. — La distinction des couches corticales, telle que l'a établie Meynert, peut être conservée.

Meynert décrivait les cinq couches suivantes : la couche granuleuse, la couche des petites cellules pyramidales, la couche des petites cellules irrégulières, la couche des cellules fusiformes. Ramon y Cajal réunit les deux couches profondes sous le nom de *couche des éléments polymorphes*, et admet par suite quatre couches. On peut simplifier encore et ne décrire que trois couches : 1° la couche granuleuse moléculaire ; 2° la couche des cellules pyramidales ; 3° la couche des éléments polymorphes, en confondant dans une même couche la couche des petites cellules pyramidales et celle des grandes cellules pyramidales. Ces deux couches, en effet, se délimitent fort mal, leurs cellules présentent de nombreuses transitions et ne diffèrent que par leurs dimensions.

I. *Couche moléculaire.* — Cette couche, la plus superficielle, a reçu des interprétations bien différentes. Henle et Wagner en faisaient une masse fluide des cellules nerveuses, Virchow de la névroglie. C'est Kuppfer qui lui a donné le nom de *substance moléculaire* (1). Cette couche, qui est finement granuleuse et qui présente quelques noyaux, comprend les fines fibrilles à myéline décrites par Remak, Kölliker, Exner et d'autres auteurs. Ces fibrilles étaient considérées par eux comme formant la couche la plus externe, mais Golgi et Martinotti ont décrit au-dessus de ces fibrilles, et directement au-dessous de la pie-mère, une autre couche sans fibrilles, qui a été admise par Retzius (2). Dans cette couche sans fibrilles se trouvent des cellules de névroglie coniques, ramifiées, qui envoient à la pie-mère des prolongements en forme de boutons. Entre les cellules de névroglie, on voit les dendrites des cellules nerveuses pyramidales, qui arrivent jusqu'à la pie-mère, et nous avons dit déjà que Golgi pensait qu'elles s'y fixaient par des extrémités triangulaires, d'où son opinion sur le rôle purement nutritif des dendrites.

En ce qui concerne les fibres à myéline horizontales et superficielles,

(1) Meynert, *Stricker's Handbuch*.
(2) Retzius, *Verhandl. d. biol. Ver.* Stockholm, 1891.

Martinotti a montré deux faits d'une grande importance : presque toutes ces fibres se ramifient comme si elles étaient la terminaison de cylindres, et quelques-unes de ces fibres se coudent pour devenir verticales, et elles se continuent avec le prolongement cylindraxile ascendant de certaines cellules pyramidales.

Ramon y Cajal (1) fait remarquer la disproportion qui existe entre le grand nombre des fibres tangentielles et le petit nombre des prolongements cylindraxiles ascendants. Cajal a pensé par suite que beaucoup de noyaux, considérés comme névrogliques, pouvaient être mal imprégnés par la méthode de Golgi, et qu'il s'agissait probablement de cellules nerveuses, origine des fibres tangentielles.

Ses soupçons se confirmèrent chez les petits mammifères et il constata plusieurs types de cellules nerveuses dont le cylindre-axe émettait de nombreuses collatérales et se terminait par une arborisation horizontale.

« *Toutes ces fibres autochtones*, dit Ramon y Cajal, forment avec les *fibres ascendantes* qui proviennent des couches inférieures un riche plexus. Les ramifications terminales des dendrites des cellules pyramidales passent entre les mailles de ce plexus. Ces dendrites sont hérissées également de saillies épineuses, et il se produit là un contact transversal nerveux, semblable à celui qui été décrit dans le cervelet, entre les fibres des myélocytes et les dendrites des cellules de Purkinje. »

II. *Zone des cellules pyramidales.* — Elle est la réunion des deux couches : celle des petites cellules pyramidales, la plus superficielle, dont les cellules ont en moyenne de 10 à 12 μ, et celle des grandes cellules pyramidales, qui mesurent de 20 à 30 μ. Toutes ces cellules présentent les mêmes caractères : ce sont les cellules dont la fonction est la plus élevée, les *cellules psychiques*, qui se simplifient quand on descend l'échelle animale. Leur extrémité supérieure se prolonge pour former l'*expansion primordiale* d'où se détachent des expansions latérales.

L'expansion *primordiale* qui se développe avant les autres prolongements, se dirige en haut et se décompose, d'après Cajal, en un splendide panache de rameaux protoplasmiques. Ces rameaux se terminent librement dans toute l'épaisseur de la zone moléculaire, et partout où il y a des arborisations nerveuses terminales. Retzius a confirmé ces faits chez les fœtus humains. Ramon y Cajal montre que chez certains animaux le panache part directement du corps de la cellule nerveuse ; il s'élève d'autant plus que l'animal appartient à une classe plus élevée. La réunion de tous les panaches, ajoute-t-il, forme un *plexus protoplasmique* très serré, qui donne à cette région un aspect fine-

(1) Ramon y Cajal, Leçons faites à l'Université de Barcelone (*Rev. de ciencias med.* 1892).

ment réticulé, lorsque l'on examine des préparations colorées au carmin.

Les expansions *secondaires* partent des parties latérales de la cellule pyramidale, à angle droit ou à angle aigu, pour se terminer après quelques divisions dichotomiques comme les expansions *basilaires* qui se détachent de la base de la cellule nerveuse, à la manière des racines, pour se diriger vers les parties inférieures.

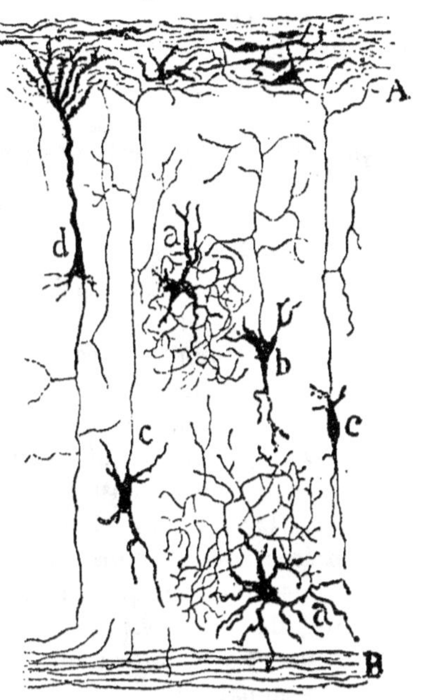

Fig. 1. — Coupe de la substance grise corticale du cerveau (*).

Le *cylindre-axe* (fig. 1) part de la base de la cellule ou d'une expansion protoplasmique pour se diriger vers la substance blanche. Il émet dans son trajet 6 à 10 *collatérales* fines et extraordinairement longues, qui possèdent une gaine de myéline et ont des étranglements annulaires de Ranvier. Les collatérales, d'après la description de Ramon y Cajal, sont horizontales ou obliques, et se dichotomisent deux ou trois fois ; les plus fines se terminent par un renflement. Arrivé à la substance blanche, le cylindre-axe se bifurque en donnant *deux* tubes nerveux.

Les prolongements cylindraxiles des cellules pyramidales se continuent, comme on le sait, avec les fibres de projection, mais il faut ajouter qu'un grand nombre de leurs branches de bifurcation vont dans le corps calleux.

III. *Couche des cellules polymorphes.* — Cette couche, la quatrième d'après l'ordre adopté par Ramon y Cajal, est caractérisée, dit cet auteur, par l'absence d'orientation des cellules qui sont ovoïdes, fusiformes, triangulaires ou polygonales. Le *cylindre-axe* de beaucoup de ces cellules donne trois à quatre collatérales, descend vers la substance blanche, se coude ou se bifurque en T, donnant aussi une ou deux fibres nerveuses.

On observe dans cette couche des *cellules à cylindre-axe ramifié* et court du type de Golgi, mais elles sont en petit nombre ; les ramifications de leur cylindre-axe forment une arborisation étendue qui enlace les autres cellules.

(*) A, couche moléculaire; B, substance blanche; *a*, cellules à cylindre axe court, constituant une arborisation étendue; *b*, cellule à cylindre-axe ascendant, qui n'atteint pas la couche moléculaire; *c*, cellule à cylindre-axe ascendant, ramifié dans la couche moléculaire; *d*, petite cellule pyramidale.

D'autres cellules (*c*) ont été décrites par Martinotti (1). Ces cellules ont un *cylindre-axe ascendant;* elles sont fusiformes ou triangulaires, présentant des dendrites ascendantes et descendantes. Leur cylindre-axe part souvent d'un prolongement protoplasmique, monte vers la couche moléculaire et donne deux ou trois branches, d'autres fois il s'arrête à la couche des petites cellules pyramidales (*d*).

On trouve donc dans le cortex cérébral les trois types suivants de cellules :

Cellules de Golgi à cylindre court et ramifié ;

Cellules à cylindre long ou de Deiters ;

Cellules à cylindre-axe multiple.

Substance blanche. — La substance blanche, on le sait, ne contient pas de cellules nerveuses, mais des fibres. Ramon y Cajal décrit quatre sortes de fibres nerveuses : 1° les fibres de projection ; 2° les fibres calleuses ou commissurales ; 3° les fibres d'association ; 4° les fibres terminales ou centripètes.

Les travaux d'anatomie pathologique ont mis en lumière le trajet des *fibres de projection* qui viennent de toutes les régions du cortex, se réunissent dans la capsule interne pour aller former les pédoncules cérébraux. Cajal dit que chez les petits mammifères la plupart de ces fibres présentent une bifurcation au niveau du corps calleux ; d'autres fibres conservent leur individualité et vont se terminer autour des dendrites des cellules motrices de la moelle. Suivant Kölliker, ces fibres agissent avec une grande intensité sur la moelle.

D'après Monakow les fibres de projection proviennent des grandes cellules pyramidales, mais il est probable aussi qu'un certain nombre de cellules polymorphes leur donnent également naissance.

Les *fibres commissurales* traversent la commissure antérieure et le corps calleux. D'après Cajal, elles ont une gaine de myéline d'une grande délicatesse et sont si fines qu'on pourrait les prendre pour des collatérales. Ces fibres calleuses émettent quelques branches collatérales qui se détachent à angle droit et se perdent dans la substance grise.

Le corps calleux contient donc en dehors des collatérales ou des branches de bifurcation, qui viennent des fibres de projection et des fibres d'association, des fibres nerveuses directes, les fibres commissurales ou du corps calleux. Les petites cellules pyramidales leur donnent naissance et ces fibres se terminent par arborisation à la manière des collatérales. La fibre du corps calleux, dit Ramon y Cajal, ne met pas seulement en relation des régions symétriques, c'est un système d'association plus complexe, car plusieurs territoires différents peuvent être mis en relation par les collatérales.

(1) Martinotti, *Internat. Monatsschrift f. Anat. und Phys.*, vol. VII, 1890.

Les *fibres d'association* constituent la majeure partie de la substance blanche, elles se mêlent aux fibres de projection et aux fibres du corps calleux. Elles prennent leur origine des cellules nerveuses situées dans la zone des cellules pyramidales et dans la couche des cellules polymorphes. Cajal dit qu'elles se bifurquent en T et qu'elles se terminent en enlaçant les éléments polymorphes et les grandes cellules pyramidales : elles mettent ainsi en relation des cellules de territoires différents.

Les fibres d'association émettent de nombreuses collatérales ascendantes et ramifiées, qui vont dans les différentes couches du cortex et jusqu'à la couche moléculaire, tandis que d'autres branches pénètrent dans la substance blanche ou dans les couches grises profondes et se terminent par une arborisation libre. A côté des fibres d'association, qui se terminent dans la substance grise, il est d'autres fibres arborisées *centripètes* qui partent du cervelet, de la moelle, etc., et qui se résolvent dans le cortex.

« En résumé, dans le cerveau, dit Ramon y Cajal, on ne peut délimiter les cellules qui sont mêlées les unes aux autres, ni affirmer leurs fonctions sensitive, motrice ou commissurale. Le courant par contact se fait des dendrites vers le cylindre-axe, l'impulsion nerveuse part probablement de la couche moléculaire où l'excitation se diffuse, puis il se répand sur les panaches des cellules pyramidales. Les panaches de ces cellules reçoivent des courants : 1° des cellules autochtones de la couche moléculaire ; 2° des cellules fusiformes à cylindre-axe ascendant ; 3° des cellules pyramidales d'association (fibres arborisées et collatérales) ; 4° des cellules cérébelleuses et médullaires ; 5° des cellules de l'hémisphère opposé. »

Phénomènes psycho-moteurs. — Les facultés intellectuelles ont leur siège dans les cellules de l'écorce cérébrale. L'anatomie comparée fournit des données précieuses. Elle montre que les lobes cérébraux subissent un accroissement de volume au fur et à mesure que l'intelligence se développe. Les expériences physiologiques, dit Vulpian, conduisent à des résultats bien plus nets. Un animal auquel on enlève les lobes cérébraux, perd immédiatement les facultés intellectuelles qui lui sont départies.

Les observations pathologiques ne sont pas moins démonstratives ; elles font voir que c'est bien la substance grise du cerveau qui est la partie véritablement active de ce centre nerveux, comme l'appelaient déjà Willis et Vieussens, et que c'est dans cette substance grise qu'ont lieu tous les processus intellectuels, comme le disent Foville, Parchappe, et comme le pensent tous les physiologistes actuels. En effet, tandis que certaines lésions du cervelet, des couches optiques, des corps striés, enfin des masses médullaires blanches des hémisphères, ne déterminent d'ordinaire aucun trouble permanent et bien accentué des fonctions intellectuelles, au contraire les altérations de la substance grise, des circonvolutions, ou bien les excitations de cet substance engendrent nécessairement un affaiblissement ou une exaltation de ces fonctions, suivant la nature de l'altération, et la période à laquelle elle est arrivée; c'est ainsi qu'on peut expliquer les effets des méningo-encéphalites diffuses ou ceux des simples méningites. Le foyer d'activité cérébrale étant ainsi reconnu, il n'est pas permis de douter que ce soit là, également, le point de départ de la démence et de la manie (1).

C'est dans la substance grise, d'après M. Luys (2), que viennent aboutir les impressions sensorielles, celles qui sont produites par les sens externes, comme celles qui sont fournies par les viscères et les organes de l'intérieur, en un mot les impressions externes, et les impressions internes.

Ces impressions, suivant cet auteur, sont transmises à la couche optique, et celle-ci, par un système de fibres, les transmet uniformément à la substance corticale des circonvolutions cérébrales, siège des facultés tant affectives qu'intellectuelles. »

« L'appareil psychique, dit Cotard (3), n'est pas seulement sentant, il est agissant et son activité, bien qu'intimement liée aux impressions qu'il reçoit, n'est pas entièrement dépourvue de spontanéité.

» Chaque centre nerveux vit de sa vie propre et, dans une certaine mesure, indépendante. Les centres moteurs peuvent, à ce titre, être considérés comme créateurs d'une énergie psychique qui prend ses racines dans la vie organique de ces centres et qui n'est pas absolument subordonnée aux influences provenant des autres centres corticaux.

» L'indépendance relative des centres moteurs et sensoriels se manifeste tout particulièrement dans les états pathologiques. Les faits d'aphasie démontrent que chacun d'eux peut être affecté dans ses fonctions sans que les autres le soient au même degré. »

C'est surtout l'anatomie pathologique qui a montré l'importance de l'écorce cérébrale au point de vue des facultés psychiques. L'étude des centres psycho-moteurs et celle de l'aphasie ont été des plus précieuses. On sait que Broca a placé le centre du langage dans la troisième circonvolution frontale gauche. Les recherches des auteurs, celles de Wernicke, en confirmant ce fait, ont établi plusieurs variétés d'aphasie sensorielle avec des centres différents.

Le centre de Broca est celui de l'*aphasie motrice*, de l'articulation des

(1) Vulpian, cité par Littré, *Phil. posit.*, nov. et déc. 1867, p. 338, 339 et suiv.

(2) Luys, *Recherches sur le système nerveux cérébro-spinal, sa structure, ses fonctions et ses maladies*. Paris, 1863.

(3) Cotard, *Congrès international de médecine mentale*, 1889, et *Études sur les maladies cérébrales et mentales*. Paris, 1891.

mots; la *surdité verbale* (incapacité où se trouve le malade de comprendre le langage) est localisée par Wernicke dans la première circonvolution temporale; la *cécité verbale* (alexie, impossibilité de lire) a son centre dans le lobule pariétal inférieur au-dessus du pli courbe, et l'*agraphie* (impossibilité d'écrire) siège dans la deuxième circonvolution frontale.

Cette multiplicité des centres se comprend, lorsque l'on étudie le langage, fonction essentiellement complexe, qui a besoin des organes de la vue et de l'ouïe. Nous nous permettons de rappeler ces faits à cause de leur importance en pathologie mentale et du rôle joué par les centres du langage dans le délire des aliénés.

En définitive, l'homme intellectuel et l'homme matériel disposent chacun d'un système nerveux distinct, l'un encéphalique, l'autre ganglionnaire; la moelle vertébrale paraît être l'organe intermédiaire entre la vie intellectuelle et la vie organique. La substance corticale du cerveau, constituée par une infinité de cellules nerveuses reliées entre elles, a pour rôle de transformer les sensations en perceptions, et de présider aux diverses opérations de la vie intellectuelle. Mais comment se fait cette mystérieuse transformation? Que se passe-t-il, en définitive, dans le cerveau, lorsque la pensée vient à se manifester, lorsque sous l'influence de certaines émotions on la voit s'exalter, se suspendre, présenter en un mot les états les plus variables?

Le Dr Luys a exposé ailleurs (1) des considérations pleines d'intérêt sur les phénomènes réflexes dans les manifestations de la vie intellectuelle, phénomènes qui constituent bien certainement l'un des caractères les plus ordinaires de l'aliénation mentale. Ces actions réflexes, comparables aux manifestations similaires dont la moelle épinière est le siège, s'exercent d'une façon automatique et la plupart du temps en dehors de la volonté et de la *personnalité consciente*. Mais il existe, entre la moelle et le cerveau, cette différence que les actions réflexes spinales nécessitent chaque fois pour se produire une nouvelle excitation périphérique; tandis que, au contraire, les actions réflexes cérébrales une fois développées peuvent se répéter *motu proprio*, par suite de cette propriété qu'ont les éléments nerveux d'emmagasiner en quelque sorte l'impression sensorielle qui, elle-même, a dû passer à travers différents foyers de renforcement.

« Les opérations de l'esprit, ajoute M. Luys, se maintiennent aussi fixes, aussi étincelantes dans nos réserves intellectuelles que les impressions sensorielles qui ont mis notre sensibilité en émoi. Les richesses accumulées de l'intellect deviennent, comme les impressions sensorielles dans le domaine des phénomènes psychiques, des forces vives latentes, des foyers autogéniques toujours actifs qui suscitent les opé-

(1) Luys, *Études de physiologie et de pathologie cérébrales : Des affections réflexes du cerveau*. Paris, 1874.

rations de l'esprit, provoquent des souvenirs anciens, les associent de mille manières aux incitations récentes et deviennent ainsi par leur succession, leur *réviviscence* incessante, les agents les plus efficaces de l'activité que nous dépensons tous les jours.

» On peut donc dire qu'en raison même de cette persistance des impressions extérieures dans l'intimité des éléments nerveux, le passé de nos impressions, de nos émotions, des opérations de notre esprit se relie par mille et un chaînons à notre activité récente, etc...

» Dans les conditions morbides de l'activité nerveuse, cette curieuse propriété qu'ont les éléments nerveux de retenir les impressions sensorielles qui les ont une fois ébranlés et de persister à la suite dans une sorte d'éréthisme *cataleptiforme*, se révèle parfois avec des modalités plus ou moins accusées. C'est ainsi qu'on trouve, cités par les différents auteurs, de nombreux exemples de la persistance morbide plus ou moins prolongée d'une impression sensorielle. »

Mais comment expliquer cette singulière propriété qu'aurait la matière nerveuse de conserver, de retenir les faits d'un ordre purement intellectuel et moral pour les adapter au besoin aux nouvelles conditions de la vie intellectuelle ? C'est là un problème qui restera bien difficile à résoudre.

« La théorie organique des substrata, des empreintes laissées dans le cerveau par chaque acte, dit le Dr Despine (1), est généralement adoptée par les psychologues anglais, qui croient expliquer tous les actes de l'esprit par l'activité moléculaire du cerveau. En attribuant à la matière organique une faculté conservatrice que l'on a toujours attribuée à l'esprit, les psychologues ont-ils accompli un progrès ? Ont-ils donné, comme ils le supposent, une explication de la mémoire ? Nous ne le pensons pas. Vouloir expliquer des facultés, des pouvoirs, nous paraît être une prétention qui ne peut pas aboutir. Nous n'avons qu'à les constater. Tout au plus pouvons-nous trouver les conditions physiologiques dans lesquelles s'exercent ces facultés, mais les facultés elles-mêmes ne s'expliquent pas, elles ont été données par la nature aux êtres qui les possèdent, et cela au moyen de certaines conditions organiques, parce qu'elles sont nécessaires au but pour lequel ils ont été créés, etc. »

Le Dr Vedié (2) a développé quelques considérations intéressantes que nous résumerons d'une manière succincte.

La faculté d'être ému, dit-il, d'éprouver des sentiments, des passions, en un mot, l'*émotion*, a sa source soit dans les impressions agréables ou désagréables qui viennent du dehors et sont transmises

(1) Prosper Despine, *De la folie au point de vue philosoph. ou psych.*, 1875, p. 21.

(2) Vedié, *Influence des causes morales sur le système nerveux* (*Ann. médico-psych.*, janvier 1874).

par les sens, soit, au contraire, dans une cause véritablement interne qui résulte, par exemple, des opérations de l'esprit, de la conscience, de l'imagination, du réveil de certains souvenirs, etc. Dans les deux cas un ébranlement du système nerveux central se propage aux différentes parties de l'être tout entier, retentissant plus particulièrement, suivant les circonstances, sur certaines parties; c'est cet ébranlement que l'on désigne sous le nom d'émotion.

On mesure l'intensité de l'émotion aux perturbations produites dans les diverses fonctions de l'économie, changement de coloration du visage, larmes, oppression, étouffement, palpitations, etc.

La sensation, déterminant la perception qui en donne l'idée, phénomène intellectuel, et l'émotion sont liées entre elles à tel point qu'on ne peut séparer ces deux opérations que pour les besoins de l'étude; aussi, tout en trouvant excellente la division de nos facultés en intelligence, sensibilité morale et activité, on doit reconnaître que l'une d'elles ne peut entrer en jeu sans mettre quelque peu en mouvement les deux autres. En définitive ces trois facultés primordiales sont intimement liées entre elles, l'émotion est le *trait d'union entre l'idée et la détermination*, c'est-à-dire entre la perception d'une impression et la réaction du sujet pour ou contre l'objet qui a causé l'impression.

L'observation et les progrès de la physiologie moderne sont arrivés à démontrer que les opérations de l'âme ne réagissent pas sur le corps dans quelques cas seulement, mais dans tous les cas sans exception ; c'est-à-dire que les idées, les émotions et les déterminations s'accompagnent invariablement d'une modification organique. Toute la pathologie des causes morales de la folie est là.

Le système cérébro-spinal est évidemment l'instrument des modifications psychiques ; mais l'observation prouve, en outre, que le grand sympathique aussi peut être influencé, ce qui s'explique par les connexions anatomiques de ces deux divisions du système nerveux, les modifications psychiques peuvent retentir sur les fonctions de l'organisme humain.

Ce retentissement organique des causes morales, une fois produit, devient un fait purement physiologique, et dès lors soumis à toutes les variations individuelles : c'est-à-dire que chez l'un, telle cause morale agira de préférence sur l'estomac, par suite d'une prédisposition quelconque; chez un autre sur les fonctions du foie, chez tel autre sur la nutrition en général, ou bien sur le cœur, les fonctions génératrices, etc.

Émotions. — Leur influence. — L'émotion, en se répétant, peut arriver à dominer la volonté, de là la passion ; l'individu devient passif. Les émotions peuvent être bonnes ou mauvaises : les premières exercent une influence heureuse sur l'organisme, les autres une influence funeste. Ce n'est qu'exceptionnellement qu'une émotion agréable produit des effets fâcheux : la règle, c'est qu'il n'y a rien de meilleur pour stimuler toutes les fonctions que des émotions agréables (1).

Non seulement il faut admettre des degrés dans l'intensité de l'émotion, dans sa durée plus ou moins longue, mais on observe encore différentes émotions correspondant plus ou moins à différents groupes d'idées ou de phénomènes intellectuels.

Bain, par exemple (2), reconnaît sous ce rapport les variétés suivantes :

1° Le genre d'émotion qui résulte de la surprise, de l'étonnement, dans lequel l'expression musculaire est fortement développée ; le jeu de la physionomie, la gesticulation et la parole sont prédominants.

2° L'émotion de la terreur, qui excite quelquefois une trépidation convulsive de tout le système nerveux, accompagnée d'un état de souffrance plus ou moins considérable.

On peut rencontrer diverses formes d'aliénation qui affectent particulièrement ce caractère. Dans l'alcoolisme, par exemple, l'expression de la terreur est dans certains cas portée au plus haut degré. L'individu, dont les sens restent fermés au monde extérieur, étranger à ce qui se passe autour de lui, le regard fixe, la figure injectée, ne semble plus soumis qu'aux incitations intérieures que provoque chez lui la frayeur.

Le même sentiment caractérise l'état panophobique, anxieux, que l'on a encore désigné sous le nom de pneumo-mélancolie, et que l'on observe dans cette forme remarquable d'aliénation où le délire ne semble apparaître que comme un phénomène secondaire, accessoire et fugitif. Mais, le plus souvent, le délire émotif entraîne le trouble intellectuel, pour se compliquer et se combiner avec lui de diverses manières. La crainte de l'enfer, de la damnation éternelle nous présente, dans une variété de la mélancolie religieuse, cette association de la perversion de l'intelligence en rapport avec la perversion du sentiment.

3° Le groupe des émotions tendres constitue un ordre bien marqué. Les émotions de tendresse agissent puissamment sur les régions glandulaires. Elles deviennent de plus en plus vives au fur et à mesure que l'enfant se développe, elles sont la source des attachements humains, etc.

Cette sorte d'émotivité se retrouve, avec une exagération maladive, dans certains états névropathiques, chez les hystériques, par exemple. On la rencontre encore au début de la plupart des formes d'aliénation mentale. Au fur et à mesure que les facultés intellectuelles baissent, que le système cérébro-spinal perd de son énergie, de son activité,

(1) Vedié, *op. cit.*

(2) Bain, *The senses and the intellect.*, cité par Littré, *Philos.*, déc. 1867, p. 350.

cette sensibilité anormale devient ce qu'on a appellé la *sensiblerie*. C'est ce qu'on remarque chez les individus qui ont été frappés d'apoplexie, dans certaines formes de paralysie générale, de démence, chez les vieillards, etc.

Les travaux de l'intelligence donnent lieu aussi à un certain genre d'émotion qu'il serait intéressant d'étudier : telles sont les jouissances intellectuelles qui peuvent être portées jusqu'à l'enthousiasme et même à un véritable état d'extase.

Nous ne poursuivrons pas davantage cette étude ; nous n'avons d'autre but que de chercher à démontrer que les principaux phénomènes, dans l'ordre intellectuel, correspondent à un genre particulier d'émotions, que les uns ne sauraient se produire indépendamment des autres, et que toute atteinte portée d'un côté a, d'un autre côté, son retentissement. Nous aurons plus loin l'occasion de revenir sur ce sujet.

La physiologie du sentiment, dit Littré, ne saurait être différente de celle de l'intellect. Pas plus qu'il n'y a d'organes spéciaux dans le cerveau pour diverses fonctions intellectuelles, de même il faut renoncer à chercher des organes pour les affections et les passions. L'office des cellules nerveuses est de transformer les idées et les impressions, de les associer dans une commune activité, dans cette région périphérique où puisent les nerfs, dans ce centre où ce qu'ils puisent est élaboré (1).

Il en est de même chez les aliénés où l'on retrouve l'idée délirante associée à la perversion de la sensibilité morale et à l'anomalie des sentiments qui en est l'expression. Le délire émotif peut se manifester d'une manière isolée, en apparence, et avec une intensité plus ou moins grande ; mais, par suite du retentissement qu'il apporte du côté de l'intelligence, il est inséparable du trouble plus ou moins marqué des facultés intellectuelles.

Influence du physique sur le moral. — Quoi qu'il en soit, ce que nous apprend la connaissance la plus superficielle de nous-mêmes, ce que nous démontre l'expérience de chaque jour, c'est l'action puissante que les organes exercent sur les facultés morales et intellectuelles, et réciproquement l'influence qu'exercent la pensée et les affections morales sur l'organisme.

On désigne, sous le nom générique de *sympathies*, ces influences réciproques des organes les uns sur les autres, qui sont dues aux irradiations du système nerveux.

Qu'un organe important vienne à s'enflammer, et l'on voit aussitôt l'ouïe, la vue, acquérir une remarquable susceptibilité ; les facultés elles-mêmes, sous l'influence de l'état fébrile, peuvent éprouver une excitation comparable à celle que détermine l'ivresse.

(1) Littré, *Philos. pos.*, déc. 1867, p. 357.

On a prétendu avec raison, et l'observation le prouve, que le développement excessif, l'hypertrophie de certains organes pouvait donner à nos facultés une direction particulière, et c'est à ce point de vue qu'on a pu dire que les différents viscères avaient leur signification psychique.

L'exagération fonctionnelle détermine, par exemple, des impressions instinctives, des appétences, des passions qui exercent sur les facultés, sur l'attention, sur le jugement, sur la volonté, une influence plus ou moins considérable. L'homme, a dit un illustre philosophe, est une intelligence servie par des organes ; on pourrait affirmer, avec autant de raison, que l'intelligence est le plus souvent sous la domination des organes eux-mêmes.

Les affections du cœur déterminent chez ceux qui en sont atteints une sensibilité exagérée ; elles les rendent souvent incapables de se maîtriser, de conserver leur calme et leur sang-froid.

Les affections chroniques de l'estomac, des intestins, impriment au caractère une sorte de tristesse, de mélancolie, une digestion laborieuse alourdit la pensée ; la faim l'exalte, et pousse aux derniers excès.

Les organes génitaux, dans les deux sexes, ont une influence qui a été signalée de tout temps. A l'époque de la puberté, lorsque les fonctions de la génération commencent à s'établir, il se fait une modification de l'organisme tout entier, une excitation particulière des facultés morales et intellectuelles. Que cette transformation soit empêchée par la castration, comme cela est encore en usage chez quelques peuples de l'Orient, et l'on voit l'individu conserver les caractères de l'enfance. Le castrat reste imberbe, sa voix est celle de l'enfant, il est lâche. Quel plus remarquable exemple de l'empire que l'organisme exerce sur les facultés morales et intellectuelles ! C'est un fait d'observation vulgaire que celui de l'influence de la menstruation sur la disposition morale. Le Dr Berthier nous a fourni un grand nombre d'exemples (1), et l'on peut dire que l'utérus est jusqu'à un certain point le régulateur de la santé chez la femme.

L'habitude de l'onanisme amène peu à peu la perversion morale ; c'est chez les individus adonnés à ces tristes excès, qu'on rencontre les infamies qu'on a désignées sous les noms de *pédérastie* et de *sodomie*, etc.

Certaines maladies générales, la chlorose, quelques névroses, donnent lieu à une sorte de bizarrerie, à de l'irritabilité. L'hystérie est surtout caractérisée par une disposition morale particulière ; les hystériques sont mobiles, d'une imagination inquiète ; elles rient ou pleurent pour les motifs les plus futiles ; elles ont enfin une propension particulière à commettre des actes nuisibles.

(1) Berthier, *Névroses menstruelles*. Paris, 1874.

De tous les organes, le cerveau est le plus sensible à l'influence de la circulation. La quantité du sang, sa composition agissent sur les phénomènes intellectuels. La réplétion des vaisseaux empêche les idées de se succéder avec rapidité et amène l'assoupissement. L'appauvrissement du sang occasionne différentes névroses, souvent des hallucinations et du délire. Si l'on comprime les carotides, le patient éprouve un étourdissement qui le fait tomber sans connaissance. Sur une tête d'animal séparée du tronc, on voit la vie et la chaleur revenir, lorsqu'on injecte du sang oxygéné et défibriné ; les paupières se soulèvent, les narines s'entr'ouvrent, la sensibilité renaît, les yeux s'animent, regardent et se meuvent dans leur orbite ; les fonctions cérébrales reviennent et persistent aussi longtemps que l'on pratique l'injection du sang artériel. C'est ce qui résulte des expériences de Brown-Séquard (1).

Suivant les tempéraments, les dispositions morales et intellectuelles diffèrent. Le tempérament nerveux comporte une sensibilité excessive, des passions mobiles qui peuvent aller jusqu'à l'exaltation. Le tempérament lymphatique s'accompagne d'une sorte de paresse intellectuelle, d'une imagination languissante, souvent aussi d'un jugement précis. Le tempérament sanguin a pour caractère la vigueur physique et morale, la franchise et le courage. Chez les personnes de tempérament bilieux, on remarque une disposition à l'hypochondrie, à la tristesse, au suicide même, enfin un caractère opiniâtre, qu'un rien blesse et irrite (2).

Influence du moral sur le physique. — Les sensations qui proviennent des différentes parties du corps, comme celles qui proviennent des sens, exercent donc sur la disposition d'esprit et d'abord sur la sensibilité morale une influence incontestable ; mais la pensée, les sentiments, les impressions morales ont une action bien autrement puissante sur nos organes.

Comment nier aussi, dit Buchez, l'influence exercée sur le cerveau, tantôt par des phénomènes intellectuels, tantôt, au contraire, par des phénomènes d'ordre moral ? Les idées mêmes ont une influence évidente sur le développement du cerveau. Les études entreprises par Serres donnent cette conclusion générale : à mesure que la civilisation s'élève, c'est-à-dire que la masse des idées, le nombre et la complication des relations et la somme des raisonnements s'accroissent, les parties antérieures et supérieures du crâne, la partie cérébrale, en un mot, se développe. Le trou auriculaire semble reculer et se porter en arrière, le sphénoïde s'élargit, etc.

« Le mouvement des idées a donc une action sur le cerveau et le développe. Et comment n'en serait-il pas ainsi ? Pourquoi le cerveau

(1) Onimus, *Philosophie.*
(2) Ch. Létourneau, *Pathologie morale.*

échapperait-il à la loi commune qui préside à la nutrition, à savoir que là où il y a activité, la circulation, la nutrition et le volume augmentent (1). »

L'action de réfléchir, de combiner des idées, d'éprouver des émotions, produit entre autres phénomènes, dit le Dr Vedié (2), une sorte de fatigue indéfinissable, de malaise, de douleur même, qui se concentre surtout dans la tête, dans le cerveau.

On a remarqué aussi qu'un travail intellectuel s'accompagne toujours, au bout d'un certain temps, d'une sensation très nette de faim ou d'un besoin d'excitants, ce qui indique la déperdition de force nerveuse.

Lorsque les phénomènes psychiques sont en activité, il se fait un afflux de sang plus considérable dans les artères cérébrales. Ce résultat, bien connu depuis longtemps, fait pressentir une élévation de température, et des échanges nutritifs plus nombreux dans le tissu nerveux.

Le professeur Gavarret a donné sur ce sujet (3) d'intéressants détails : Langlois et Cowper, puis Brown-Séquard, ont établi, le premier par le raisonnement, les autres par des expériences qui sont demeurées célèbres, que le sang artériel entretient les fonctions du système nerveux, et que son absence entraîne l'abolition des fonctions cérébro-spinales. D'un autre côté, l'exhalation d'acide carbonique et la température du corps éprouvent une élévation appréciable, dans le cas d'activité mentale.

La chaleur, d'après Burdach, augmente par l'effet de l'espérance, de la joie, de la colère et de toutes les passions excitantes.

Martin a vu la température monter de 35°,5 à 37°,5 dans un violent accès de colère.

Lombard a fait des expériences analogues.

Enfin Byasson a démontré que le travail cérébral, aussi bien que le travail musculaire, s'accompagne d'une production d'urée plus abondante, ce qui prouve une production de calorique plus grande que dans l'état normal. Il est donc suffisamment établi que les manifestations de l'esprit, de l'âme, s'accompagnent d'un travail du système nerveux, et même que ce travail peut être mesuré par la production des combustions qui se passent dans le tissu cérébro-spinal.

Les effets physiologiques, produits par les causes morales sur le grand sympathique, sont incontestables. Les changements de coloration du visage, les troubles divers produits dans tous les organes, sous l'influence des causes morales vives, révèlent l'action des phéno-

(1) Buchez, *Ann. méd.-psych.*, 1854, p. 166.

(2) Vedié, *op. cit.*

(3) Gavarret, *Physique biologique : les Phénomènes physiques de la vie*. Paris, 1869.

mènes psychiques sur les vaso-moteurs, et prouvent évidemment que l'ébranlement du système cérébro-spinal se communique au grand sympathique.

Les divers sentiments qui agitent l'âme, se manifestent au dehors par les expressions que prennent le visage, le regard, la physionomie, par l'attitude, les gestes, le froncement de la peau du front, le sourire, le grincement des dents, les mouvements des ailes du nez, la contraction des poings, l'abaissement des paupières, leur élévation, en un mot par toutes les modifications que subissent la voix, le rire, les pleurs, les soupirs, les cris, les gémissements, etc. (1).

Les organes de la digestion, l'estomac, les intestins sont soumis à cette influence morale ; ils cessent d'agir sur les aliments qu'ils contiennent, dès que l'individu vient à éprouver des impressions violentes.

On sait que des causes purement nerveuses peuvent déterminer des vomissements, des indigestions et même l'ictère. Les organes de la génération sont soumis plus directement à l'influence de l'imagination ; l'idée seule d'un objet aimable suffit pour déterminer l'excitation génitale. Les émotions morales ont sur les organes de la circulation une action puissante ; le rhythme cardiaque est modifié ; le sang est plus rapidement lancé vers le cerveau ou au contraire, la circulation est ralentie.

C'est sur le cœur que l'émotion retentit d'abord ; aussi dans le langage vulgaire a-t-on l'habitude de désigner, comme n'ayant pas de cœur, celui que rien ne vient émouvoir. C'est pourquoi, dit Jessen, le cœur a été considéré comme le siège de la sensibilité morale, à tel point que l'on confond, dans presque toutes les langues, cœur et faculté de sentir.

Gratiolet racontait qu'un médecin, préoccupé de certaines sensations du côté du cœur, examinait fréquemment son pouls. Au bout de quelque temps apparurent des troubles graves de la circulation ; on lui prescrivit de ne plus faire cet examen ; cette précaution suffit pour amener la guérison. Il se rendait malade lui-même.

Il est arrivé, maintes fois, qu'on a combattu les constipations les plus opiniâtres au moyen de pilules de mie de pain. Les malades dont l'imagination était frappée au sujet de l'efficacité de ces pilules, mettaient eux-mêmes en action, à l'heure indiquée, les muscles chargés de la défécation.

Bucknill (2) cite un exemple remarquable et qu'il a pu vérifier, lui-même, de l'influence de l'imagination sur l'organisme.

Une dame voit la porte en fer d'un établissement se refermer brusquement sur un enfant auquel elle s'intéressait particulièrement, elle s'imagina aussitôt qu'il avait dû avoir la cheville brisée, ce qui n'était

(1) Jessen, *Versuch einer wissenschaftl. Begrundung der Psychologie.* Berlin, 1855.
(2) Bucknill, *op. cit. : Mélanc. hyp.*

pas. Cette pensée lui causa une émotion violente, et chose remarquable, elle sentit presque aussitôt à la cheville correspondante une douleur si violente, que le retour chez elle lui fut extrêmement pénible ; en arrivant, le pied était enflé, et elle fut obligée de garder le lit pendant plusieurs jours.

« Si une émotion puissante, ajoute Bucknill, peut avoir une semblable action sur une partie limitée, on comprend qu'une idée fixe, chez quelques hypochondriaques, puisse à elle seule déterminer l'affection qui est précisément l'objet de toutes leurs craintes. Sous l'influence des émotions, les sécrétions peuvent s'altérer, le lait d'une nourrice peut être supprimé ou devenir impropre à l'alimentation de l'enfant. »

Quoi qu'il en soit, les passions, les sentiments ont une influence considérable, non seulement sur l'activité intellectuelle, mais encore sur l'organisme tout entier. « La joie, dit Jessen, donne aux idées une vivacité plus grande, elle rend communicatif : elle imprime à la circulation une activité plus grande; elle colore la peau et les joues, augmente le sentiment de la force et de la puissance musculaire, facilite la digestion, etc. La colère a sur l'organisme des effets plus violents, elle précipite les mouvements du cœur; elle provoque des mouvements en quelque sorte réflexes des muscles, la fermeture du poing, le froncement des sourcils, le grincement des dents, le tremblement des membres; elle exagère le sentiment de la force, à tel point, que l'individu en colère s'élance sans crainte à travers tous les obstacles.

» L'homme triste, souffrant, recherche la solitude, et sa pensée se maintient dans une sorte d'uniformité; il n'y a plus chez lui ni abondance ni variété dans les idées. La circulation du sang est entravée, le pouls se ralentit, les extrémités se refroidissent, le visage devient pâle, terne, les mouvements nonchalants. L'individu n'a plus le sentiment de sa force, il a une tendance singulière à rester dans l'indifférence et l'immobilité; des troubles divers de la respiration, de l'hématose, de la digestion ne tardent pas à apparaître; il en est de même pour la peur, etc. (1). » Nous n'analyserons pas davantage les effets des passions expansives et des passions dépressives; c'est une étude qui ne saurait avoir ici sa place; on trouvera des développements intéressants dans différents ouvrages de psychologie et de physiologie, ceux de Renaudin, de Jessen, de Béclard, etc.

L'excitation morale détermine surtout l'influence la plus remarquable sur les facultés intellectuelles, soit en les excitant, soit en les suspendant. On peut citer, sous ce rapport, le fait de Rouget de l'Isle assistant chez le maire de Strasbourg, à un dîner, qui fut égayé par la présence des deux aimables filles de Dietrich, et pendant lequel on dégusta des vins fins. Dietrich exprima à son convive le regret qu'il n'y eût

(1) Jessen, *op. cit.*

pas un chant de guerre national, au lieu de la *Carmagnole* et du *Ça ira;* puis il engagea le jeune sous-lieutenant à composer un hymne patriotique. Rouget de l'Isle rentre chez lui, il prend son violon, et trouve sous les premiers coups d'archet les notes inspirées de la *Marseillaise.* « Les paroles, racontait-il, me venaient avec l'air, l'air avec les paroles. Mon émotion était à son comble ; mes cheveux se hérissaient. J'étais agité d'une fièvre ardente ; une abondante sueur ruisselait de mon corps; je m'attendrissais, et des larmes me coupaient la voix (1). »

Des troubles graves du système nerveux, des paralysies, des convulsions ont pu se produire sous l'influence de certaines idées, de certaines émotions. Le Dr Russell Reynolds (2) rapporte quelques cas de paralysie provoqués par des idées et des sentiments. Les symptômes qui, d'après l'auteur, pouvaient résister pendant un temps très long à toutes sortes de traitement, disparaissaient complètement en même temps que la disposition morale qui les avait fait naître.

Les troubles psychiques ont quelquefois déterminé des phénomènes morbides, et il n'est pas rare non plus de voir ceux-ci, lorsqu'ils existaient, prendre alors une intensité plus grande. Dans quelques circonstances le médecin, en dissipant l'état hypochondriaque, a fait disparaître du même coup des symptômes d'une incontestable gravité. De pareils cas, qui peuvent se terminer d'une manière funeste, ne doivent donc pas être considérés à la légère, mais il faut au contraire leur accorder la plus grande attention, et les traiter par des moyens moraux en même temps que thérapeutiques et hygiéniques.

Contagion morale. — Non seulement les impressions morales peuvent exercer leur action sur nos organes, mais on voit encore cette influence se propager d'un individu à plusieurs autres. On ne saurait nier l'empire que quelques personnes peuvent avoir sur les autres. L'action de rire, de bâiller, peut s'étendre avec un irrésistible entraînement à toute une assemblée.

C'est à ce fait que se rattache l'influence de l'imitation comme cause d'épidémies convulsives, dont quelques auteurs nous ont rapporté des faits si extraordinaires.

On connaît les nombreux exemples de contagion hystérique; la littérature médicale abonde en faits de ce genre. Aux époques de grande excitation religieuse et de fanatisme, les maladies convulsives ont pu s'étendre et se constituer en épidémies; on peut citer aussi des cas de propagation dans des localités limitées où il n'y avait pas eu d'ailleurs d'exaltation religieuse, si propice à la contagion convulsive.

J.-F.-C. Hecker (3) raconte que, dans une filature anglaise, une ou-

(1) Charles Létourneau, *Physiologie des passions*, 2e édition, 1877.
(2) Russell Reynolds, *Gaz. méd. de Paris*, 20 nov. 1869.
(3) Hecker, *Tanzwuth*, 1832, et *Mémoire sur la chorée épidémique du moyen âge*, trad. par F. Dubois (*Ann. d'hygiène*, 1834, t. XII, p. 373).

vrière avait jeté une souris sur le sein de l'une de ses compagnes; celle-ci tomba dans de violentes convulsions; le troisième jour six, et le quatrième jour vingt-quatre femmes furent atteintes de convulsions analogues.

Dans un autre cas, cité par Hecker, la vue de contorsions désordonnées chez une hystérique détermina, chez quatorze femmes, des convulsions plus ou moins violentes. Toutes ces malades, de dix-huit à vingt-cinq ans, souffraient déjà de crampes d'estomac, paralysie, insomnie, spasmes, contractures, etc.

Il existe dans ce cas une prédisposition manifeste à l'extension, par imitation, des accès convulsifs, dans l'âge des malades, et dans des affections nerveuses antérieures. De même la prédisposition due à l'excitation religieuse peut influer sur le système nerveux de plusieurs individus. C'est ce qu'on a pu observer dans les épidémies de convulsionnaires, qui firent tant de bruit à Paris, en 1731. Là encore un accès convulsif isolé fut le début de l'épidémie qui survint ultérieurement. Cette épidémie se manifesta surtout sous une forme convulsive, ayant tous les caractères de l'hystérie, affectant principalement les femmes.

Le spectacle des affections convulsives hystériques ne développe pas seulement, chez les personnes qui en sont témoins, des accidents hystériques, mais, en règle générale, les mêmes phénomènes convulsifs. Parmi les singularités nombreuses des accès hystériques sporadiques, se manifeste quelquefois une tendance prononcée à danser, aussi on comprendra facilement les épidémies des siècles précédents, la danse de Saint-Jean, de Saint-Wit, le tarentisme, les convulsions dansantes des *camp-meetings* méthodistes pour rappeler la danse de David devant l'arche, etc.

La vue habituelle de certaines personnes amène à reproduire peu à peu leurs attitudes et leurs gestes. Les tics sont contagieux : les qualités, les défauts se transmettent, les pensées elles-mêmes se modifient.

Comment expliquer ces mystérieuses influences et cette réciprocité d'action des uns sur les autres ?

Le Dr Vedié, dont nous avons rapporté les intéressantes considérations, fait remarquer que les impressions morales ont pu avoir, dans quelques circonstances, non seulement des effets pathologiques, mais aussi des effets thérapeutiques. Leur influence sur les vaso-moteurs, reconnue par les physiologistes modernes, peut expliquer, dit-il, tous ces cas de guérison et même de maladies spontanées qui étonnent si fréquemment les gens du monde et quelques médecins. Du moment que l'on admet cette action, on peut facilement comprendre le rôle que l'imagination et l'émotion jouent, pour ainsi dire, incessamment dans la santé, rôle observé de tout temps.

Ces causes, quand elles n'ont rien d'exagéré, ne font à l'état normal que stimuler les fonctions de l'organisme ; lorsqu'elles sont très vives, qu'elles amènent une excitation trop intense du système nerveux, elles peuvent déterminer des troubles variés dans l'économie. L'émotion n'est pas en effet, comme nous l'avons vu, un phénomène purement intellectuel ou moral, mais elle produit un ébranlement organique variable, suivant son intensité. Elle peut rendre malade, elle peut produire dans tous les cas les symptômes les plus divers, elle peut avoir sur l'économie, par l'intermédiaire des vaso-moteurs, un retentissement qui dépasse de beaucoup la puissance des moyens thérapeutiques les plus énergiques. Les historiens en ont rapporté des exemples des plus remarquables et tout le monde connaît l'histoire du fils de Cyrus.

Il serait facile de multiplier les exemples de cette sorte, mais nous ne chercherons pas à en trouver l'explication. La science est encore impuissante et ne peut nous donner de solution satisfaisante. Il nous suffira donc de constater que le cerveau subit les impressions les plus variables, soit qu'elles proviennent des différentes parties de notre organisme, soit au contraire qu'elles viennent du monde extérieur.

De même qu'une trop vive lumière, qu'une détonation trop forte peuvent produire des troubles plus ou moins graves des organes de la vue et de l'ouïe, de même pour le cerveau, des émotions violentes peuvent avoir pour conséquence des troubles nombreux, différentes névroses, ou l'une des formes par lesquelles s'exprime l'aliénation mentale.

Importance de l'étude clinique des maladies mentales. — L'anatomie pathologique fera de grands progrès et les recherches d'observateurs consciencieux permettront d'arriver à la connaissance d'altérations qui pourront être regardées comme des lésions caractéristiques de certaines formes d'aliénation mentale. Mais, dans l'état actuel de la science, il faut nous borner à l'étude véritablement clinique des phénomènes morbides que présente l'aliénation mentale et des différents aspects sous lesquels elle se manifeste : comme nous le faisons pour d'autres névroses, l'épilepsie, l'hystérie, la chorée, etc., qui ne nous sont connues que par les troubles qu'elles apportent dans l'économie, sans qu'il soit possible d'apprécier, d'une manière exacte, le rapport qui existe entre la cause et l'effet.

« Pour ce qui concerne l'anatomie pathologique, dit Sandras, nous devons avouer d'abord que nous ne croyons pas qu'il y ait, dans les fonctions, des désordres graves et prolongés durant la vie, sans qu'il y ait eu des modifications dans la manière d'être, de sentir, de vivre des organes. Mais nous croyons aussi que toutes ces modifications fonctionnelles peuvent avoir existé, sans qu'on trouve dans les organes morts la preuve, la démonstration, la présence réelle de lésions graves et constantes. En effet, n'est-il pas une foule d'états morbides, asthmes, palpitations, névralgies, intoxications diverses, que la médecine peut dans un grand nombre de circonstances heureusement modifier? Et dans un autre ordre d'idées, ne sait-on pas qu'il existe des relations sympathiques qui unissent mystérieusement les appareils organiques entre eux, et qui donnent lieu à des influences réciproques des uns à l'égard des autres?... »

Certes, il n'est pas douteux que l'aliénation mentale n'ait sa raison d'être dans une modification pathologique de l'organe cérébral. C'est par cet organe que s'expriment les manifestations de l'intelligence et de la conscience, et, comme le dit Esquirol, si l'on raisonne par lui, c'est évidemment par lui que l'on déraisonne. Mais quand même il serait possible de démontrer, dans tous les cas de folie, la preuve anatomique de la lésion cérébrale correspondant à telle ou telle variété d'aliénation, cette preuve n'aurait en définitive qu'une importance médiocre pour le traitement dont l'expérience nous a tracé les principales indications.

S'il est donc impossible, dans un grand nombre de circonstances, d'apprécier la nature des modifications cérébrales lorsque la raison vient à être troublée, il est du moins possible d'étudier ces désordres eux-mêmes, d'en suivre la marche et les conséquences pathologiques qui en résultent.

C'est cette étude qui fera l'objet des considérations que nous nous proposons de développer.

CHAPITRE III

SYMPTOMATOLOGIE GÉNÉRALE.

Il nous paraît indispensable, avant d'aborder l'étude des différentes formes d'aliénation mentale, d'analyser les symptômes principaux que présentent ces affections, d'étudier tour à tour les éléments qui les constituent. Elles se rattachent, en effet, à une foule de conditions morbides, et comme l'a dit justement un professeur distingué, Griesinger, on peut être mélancolique avec huit ou dix maladies cérébrables différentes, et dément avec une vingtaine.

Une première question se présente, elle est au fond plus spécieuse que pratique, mais on la voit posée à chaque instant, et nous devons par conséquent l'examiner rapidement : c'est celle de savoir s'il existe entre la folie et la raison une ligne de démarcation qui permette de dire : ici commence l'une et là finit l'autre. Évidemment cette limite n'existe pas; entre la folie et la raison, comme pour la santé et la maladie, on observe les nuances les plus variables et les degrés les plus nombreux; en un mot, on peut rencontrer des situations intermédiaires, en présence desquelles le médecin le plus expérimenté reste dans l'indécision, et pour lesquelles il lui faut apporter la plus grande réserve. L'existence de ces cas, sortes de gradations entre l'état de santé et l'état de maladie mentale n'est, comme l'observe Sir Henry Holland, qu'un aspect de cette loi de continuité qui se retrouve si persistante et si générale dans toutes les parties de la création (1).

On sait, en effet, que les conditions les plus diverses peuvent imprimer à la disposition morale et intellectuelle de l'individu des modifications profondes et momentanées.

L'ignorance, la crédulité, les préjugés, la superstition, la croyance aux sortilèges, au spiritisme, aux influences magnétiques, certaines passions violentes, l'amour, la haine, la colère, la vengeance, la jalousie, le fanatisme peuvent entraîner l'homme aux actions les plus déraisonnables; elles peuvent entraver la liberté morale, et, dans ce cas alors, il devient difficile de décider si la folie existe déjà, ou si la raison persiste encore.

Comme l'a fort bien remarqué Leuret, l'idée absurde, l'idée fixe,

(1) Bucknill, *Psychological med.*, ch. v.

l'idée fausse ne suffit pas pour caractériser l'aliénation mentale : en effet, dit ce médecin, il circule de par le monde une foule d'idées absurdes, et, d'autre part, on trouve chez des individus parfaitement aliénés, dans leurs écrits comme dans leurs paroles, les idées les plus sensées et les raisonnements les plus logiques. La folie n'a donc pas de marque caractéristique, elle ne saurait se distinguer par un caractère unique, par une idée fixe, par un acte extravagant isolé; loin de là, elle est un ensemble pathologique qui reconnaît des causes spéciales, qui a ses symptômes multiples, sa marche, ses formes et ses différentes périodes. Les idées délirantes que l'on rencontre chez les aliénés, ainsi que le fait justement remarquer Brierre de Boismont, diffèrent essentiellement des idées fausses que l'on peut remarquer chez des individus bien portants, en ce sens qu'elles tiennent à un état pathologique qu'il est ordinairement facile de nettement caractériser; elles sont d'ailleurs en opposition avec la manière d'être et les opinions antérieures de l'individu ; enfin, elles se rattachent à un ensemble de symptômes très variables, qu'il importe au plus haut degré, pour le médecin, de bien connaître. C'est cette étude générale que nous nous proposons de résumer.

Nous diviserons les symptômes de l'aliénation mentale en deux grands groupes, les symptômes *psychiques* et les symptômes *physiques*.

Dans le *premier* groupe, nous aurons à examiner : les troubles de l'intelligence, ceux de la sensibilité morale, des sentiments affectifs, enfin les troubles psycho-moteurs, c'est-à-dire les perturbations de la volonté et des actes chez les aliénés.

Dans le *second* groupe se rangent les troubles des fonctions de relation, sensibilité physique, motilité, parole et écriture, et ceux des fonctions végétatives (Digestion, sécrétions, menstruation, circulation, respiration, tempérament, nutrition générale).

Nous plaçons les troubles du sommeil parmi ceux de l'intelligence à cause des rêves morbides et des cauchemars, dont la valeur séméiologique est considérable.

ARTICLE 1er

SYMPTOMES PSYCHIQUES.

Dans les symptômes psychiques, nous étudierons : 1° les troubles de l'intelligence; 2° les troubles de la sensibilité morale; 3° les troubles psycho-moteurs.

§ 1er. — TROUBLES DE L'INTELLIGENCE.

Les troubles de l'intelligence se subdivisent en : 1° modifications de l'activité intellectuelle (excitation et dépression) ; 2° modifications du fonctionnement intellectuel (perturbations de la mémoire, de l'imagination, de la marche des idées, de leur association, de leur mobilité, etc., perturbations du jugement, délires; troubles du sommeil, rêves morbides; troubles de la perception, illusions, hallucinations, erreurs de personnalité; modifications de la conscience).

I. — Modifications de l'activité intellectuelle.

Augmentation de l'activité intellectuelle. — La surexcitation des facultés, leur activité exagérée, se rencontre non seulement dans certaines formes d'aliénation, et particulièrement dans les formes extatiques, etc., mais elle est le caractère habituel et saillant de la période prodromique des diverses variétés de la folie. En même temps que les idées deviennent surabondantes, et que l'imagination présente une sorte d'exubérance, on voit diminuer la solidité du jugement. Quelques malades, pendant cette période de simple surexcitation, peuvent présenter à l'observation des aptitudes dont ils n'avaient donné jusqu'alors aucune espèce de preuves; quelques-uns parlent et écrivent en vers, d'autres sont comme inspirés, et expriment leurs prophéties dans un langage quelquefois empreint d'une véritable éloquence.

Les idées et les conceptions sont d'autant plus vastes et plus sublimes que l'éréthisme nerveux est plus profond et plus énergique. Or, il est des cas d'excitabilité, provoqués par un état pathologique spécial, où ce phénomène singulier s'exagère; tels sont l'hystérie, la catalepsie, l'extase, etc.

Les formes d'aliénation mentale qui détachent l'esprit des faits extérieurs, pour le concentrer dans un même ordre de sentiments et de phénomènes intérieurs, peuvent augmenter la puissance intellectuelle. Sous l'influence de cette excitation morbide imprimée aux fonctions de l'intelligence, on voit apparaître tout à coup des souvenirs qui semblaient depuis longtemps effacés de la mémoire, et que l'on ne supposait pas avoir dû faire sur l'esprit une impression aussi profonde. Il semble, pour nous servir d'une heureuse expression de Ch. Nodier, que les rayons, si divergents et si éparpillés de l'intelligence malade, se resserrent tout à coup en faisceau, comme ceux du soleil dans une lentille, et prêtent alors aux discours du pauvre aliéné tant d'éclat, qu'il est permis de douter qu'il ait jamais été plus savant, plus clair, et plus persuasif, dans l'entière jouissance de sa raison (1).

« L'augmentation de l'activité intellectuelle, dit Parchappe, se rencontre fréquemment dans la folie, elle est un des caractères les plus saillants de cette maladie, dans la période aiguë. Les annales de la science, ajoute le même auteur, contiennent un certain nombre de

(1) Ch. Nodier, *Jean-François les Bas-bleus* (*Ann. méd. psych.*, 1846).

faits authentiques, qui ont contribué à consacrer le préjugé d'une augmentation surnaturelle des facultés intellectuelles, et qui expliquent jusqu'à un certain point comment l'amour du merveilleux, chez les observateurs crédules, exagérant et dénaturant des faits analogues, a pu accréditer les incroyables récits dont fourmille l'histoire des sectes religieuses à toutes les époques, et plus particulièrement l'histoire de la possession diabolique au moyen âge (1). »

Lorsque la folie revêt un caractère intermittent, il n'est pas rare de voir l'excitation intellectuelle précéder de quelques jours le développement de l'accès. On assiste alors à ce curieux spectacle d'individus qui sortent peu à peu de leur état d'indifférence, de torpeur ou de sombre préoccupation, et qui deviennent gais, pétulants, communicatifs, spirituels même; puis l'excitation, en continuant à suivre sa marche progressive, se transforme insensiblement en un désordre plus ou moins profond.

C'est ainsi que l'on voit, surtout au début de la manie aiguë, des jeunes filles qui ont reçu l'éducation la plus convenable, dont la conduite a toujours été irréprochable, révéler tout à coup, dans leur délire, des idées et des souvenirs dont on aurait difficilement soupçonné l'existence chez elles.

Dépression ou diminution de l'activité psychique. — Contrairement aux phénomènes que nous venons d'exposer, il arrive dans certaines affections mentales (états mélancoliques) que le fonctionnement intellectuel soit ralenti; cette inertie intellectuelle se traduit au dehors par une lenteur des mouvements ou même une immobilité plus ou moins complète. Nous reviendrons sur ce sujet et nous aurons à le traiter avec détails dans l'étude de la mélancolie.

II. — Modifications du fonctionnement intellectuel.

Mémoire. — Il n'est pas rare d'observer chez les aliénés l'augmentation de la mémoire; le cerveau peut, en effet, conserver en dépôt des impressions qui seraient toujours restées latentes si la folie n'était venue, à un certain moment, en provoquer la manifestation. Cette excitation imprimée à la mémoire a pu donner lieu parfois à des phénomènes intellectuels surprenants, et qui, pour le public peu habitué à l'observation psychologique, rentraient dans le domaine des faits mystérieux. Elle permet aussi à certains malades de conserver la trace des sensations, des illusions étranges qu'ils ont ressenties pendant le cours de leur affection. Quand l'aliéné vient à guérir, on le voit presque toujours se souvenir des circonstances qui ont présidé au développement de la psychose; il conserve le souvenir

(1) Parchappe, *Symptomatologie de la folie.*

de ses hallucinations, des idées qui le préoccupaient, et cela d'autant mieux qu'il recouvre d'une manière plus complète l'exercice normal de ses facultés. Les malades, dit Georget, se rappellent alors parfaitement les bons ou les mauvais procédés dont ils ont été l'objet, et quand ce souvenir est tout à fait exact, on peut compter sur une guérison durable.

L'affaiblissement de la mémoire, la perte plus ou moins partielle de cette faculté se rencontre, on le sait, sous l'influence de lésions cérébrales diverses que nous n'avons pas ici à passer en revue, et qui ne tardent pas d'ailleurs à amener peu à peu l'affaiblissement consécutif des autres facultés ; telle est, par exemple, l'affection que l'on a désignée sous le nom d'amnésie verbale.

Cette difficulté de trouver les mots, les expressions pour rendre la pensée, est particulièrement l'un des premiers signes de l'abaissement des facultés chez les vieillards.

Imagination. — L'imagination joue un rôle essentiel dans la plupart des manifestations qui caractérisent la folie ; elle est la source la plus commune des sensations erronées et des illusions dont quelques malades sont le jouet continuel. Le maniaque, qui ne prête aucune attention aux phénomènes qui se passent autour de lui, en altère bien vite la véritable signification. Le mélancolique, dont l'esprit reste sans cesse absorbé dans les mêmes préoccupations, ne prend des objets qui frappent ses yeux, des paroles qui retentissent à ses oreilles, que ce qui peut lui servir à augmenter encore la tristesse de ses pensées. L'un et l'autre s'assimilent, grâce à leur imagination surexcitée, ce qu'ils entendent autour d'eux ; mais cette assimilation se fait d'une manière vicieuse et n'aboutit, en définitive, qu'à donner au délire un nouvel aliment. Pour rendre compte des sensations qu'ils éprouvent, on voit les aliénés faire appel aux explications les plus étranges; ils admettent les théories les plus absurdes, ils parlent de magnétisme, d'électricité, de machinations impossibles, de francs-maçons qui se servent de tubes et de canaux souterrains ; de persécuteurs qui opèrent à des distances énormes, qui ont le pouvoir d'arrêter la circulation de leur sang, de le faire refluer vers le cœur, d'agir sur leur esprit, sur leur volonté, etc.

Le docteur Raciborski a signalé (1) ce pouvoir remarquable que l'imagination peut exercer sur certaines fonctions, et particulièrement sur les fonctions de la menstruation. Il a cité des faits curieux où la peur d'être enceinte avait suffi pour amener une suppression de la menstruation, qui venait elle-même confirmer les craintes éprouvées à cet égard. « La peur excessive de devenir enceinte, ajoute l'auteur que nous citons, n'est pas la seule chose capable de provoquer l'amé-

(1) Raciborski, *Traité de la menstruation*. Paris, 1868.

norrhée. Une trop grande concentration des idées vers la maternité, l'immense désir d'avoir des enfants, peut aussi agir d'une manière réflexe sur les nerfs vaso-moteurs des ovaires, et occasionner une suspension plus ou moins longue de la menstruation. Les exemples de grossesses dites nerveuses ne sont pas rares.

Association des idées. — Cette association est réglée, à l'état normal par le libre jeu des facultés, perception, mémoire, jugement, etc. ; une idée se rattache à la précédente par un lien plus ou moins logique ; une sensation qui vient à se produire éveille aussitôt des idées qui sont en rapport avec elle. Cette association des idées est dirigée par la volonté, de telle sorte que les unes sont accueillies, les autres repoussées de la conscience.

« Le fait de la production subjective des idées, dit Griesinger, est un des faits les plus généraux de la vie intellectuelle : les idées s'appellent les unes les autres aussi bien par le sens qu'elle renferment que par l'analyse des images sensoriales qui les accompagnent. Ce dernier fait s'observe notamment chez les maniaques ; ces individus trouvent avec une rapidité extrême, et débitent de même de longues séries de mots *consonnants*, qui le plus souvent ne se rattachent les uns aux autres par aucun sens (1). »

Quoi qu'il en soit, on rencontre chez les aliénés, au point de vue de l'association des idées, des signes qui méritent de fixer l'attention. Tantôt le cours des idées se ralentit, la pensée semble s'arrêter, l'individu peut répéter pendant des heures entières la même phrase, les mêmes mots ; il semble que rien n'arrive plus à la conscience; en un mot, l'activité intellectuelle est frappée d'inertie. C'est ce que l'on observe à la suite d'une vive frayeur, d'une profonde douleur, dans certaines formes de mélancolie, dans la stupeur, etc. Cet état diffère essentiellement, comme nous le verrons plus loin, de celui qu'on rencontre dans la démence, où la répétition des mêmes mots, des mêmes phrases, tient à l'usure même des organes chargés de présider aux fonctions intellectuelles, à la rareté des idées, à l'uniformité des conceptions et à une sorte de pouvoir réflexe et d'habitude organique.

Ce que l'on remarque, surtout chez les aliénés, c'est que le lien qui unit les idées entre elles, leur enchaînement logique, naturel, est tantôt interrompu, pour ainsi dire brisé; tantôt, au contraire, on le voit se manifester d'une manière vicieuse, uniforme, véritablement fatale. Toutes les pensées, toutes les préoccupations viennent alors se ranger dans le même ordre, s'enrouler dans le même cercle, tournant toujours autour du même point dont rien ne peut les détacher. Dans un cas on a l'incohérence, dans l'autre on a les idées fixes ou encore le délire systématisé.

(1) Griesinger, *Malad. ment.*, trad. par Doumic. Paris, 1864, p. 24.

Incohérence. — L'incohérence se montre dans deux formes principales d'aliénation : la manie et la démence. Le défaut de liaison entre les idées, et quelquefois même entre les éléments qui concourent à la formation de la pensée, présente toutes les nuances possibles et tous les degrés variables, suivant la nature de l'affection, son ancienneté, etc.

Il n'est pas toujours facile de constater l'existence de ce symptôme. Il est des malades dont la conversation est suivie, mais dont les écrits sont absolument incohérents. S'ils se dominent assez pour imprimer dans la conversation, à leurs facultés, une direction momentanément normale, ils ne le peuvent déjà plus quand ils sont abandonnés à eux-mêmes, et les divagations qui remplissent leurs écrits témoignent suffisamment qu'il leur est difficile de conserver la possession d'eux-mêmes. On comprend combien, dans ce cas, il importe de ne pas se borner à une conversation avec les aliénés, mais de les faire écrire, en les laissant autant que possible livrés à leurs propres forces.

Il est aussi une cause d'erreur que l'on doit soigneusement éviter, quand on cherche à constater ce signe ; l'incohérence peut être seulement apparente chez quelques aliénés et ne pas exister en réalité. Il est des individus dont les paroles et les écrits sont empreints d'une telle singularité, qu'à un examen superficiel on les croirait privés de toute liaison ; il n'en est plus de même, si l'on prête à ce sujet une attention suffisante. On peut alors découvrir sous le langage emprunté et sous l'expression métaphorique dans lesquels leur pensée s'enveloppe, un raisonnement parfaitement logique et un ordre d'idées auquel on eût été loin de s'attendre.

Leur langage bizarre tient seulement à l'originalité, à l'étrangeté de leurs conceptions.

Le défaut d'enchaînement naturel des idées peut être très général, s'étendre indistinctement à tous les objets, ou bien se montrer seulement dans un ordre spécial d'idées et pour une seule série d'objets. Dans ce dernier cas, on voit l'incohérence se produire, tout à coup, sous l'influence de conditions spéciales, par suite du réveil de souvenirs irritants et d'impressions pénibles qui viennent jouer, véritablement, le rôle de cause provocante. Ainsi l'on peut observer des malades dont la conversation est suivie, qui font preuve dans leurs réponses de beaucoup d'intelligence et de présence d'esprit, qui offrent pour les travaux auxquels ils sont employés des aptitudes remarquables, et ces mêmes malades, pour peu qu'on vienne réveiller chez eux une impression douloureuse, qu'on touche la corde sensible, on les voit aussitôt s'exprimer avec une volubilité et une incohérence extraordinaires, et débiter une foule de paroles qui n'ont plus entre elles aucune espèce de rapport.

Un aliéné cité par Morel (1) se montre, au début d'une conversation, l'homme le plus calme et le plus raisonnable ; si l'on continue à causer avec lui, il s'anime peu à peu, son œil devient brillant, les traits de sa face prennent une expression impossible à décrire, et bientôt l'ensemble de ses paroles, de ses idées, de ses gestes, de toute sa physionomie résume le maniaque dans l'état du plus violent paroxysme.

Non seulement ce défaut d'association peut avoir un caractère plus ou moins marqué de généralité, mais il peut encore offrir des degrés variables d'intensité.

A un premier degré, c'est une *simple mobilité des idées*. Le malade saute brusquement d'un sujet à un autre ; il ne peut suivre le fil d'une conversation, l'approfondir, l'épuiser en quelque sorte. Il n'est plus le maître de diriger, de fixer convenablement son attention ; en un mot, il est superficiel, et toutes ses phrases sont écourtées.

Ce fait a son importance, il doit être soigneusement constaté. Si l'on se borne, par exemple, à poser des questions détachées, sans chercher à en provoquer les développements naturels, il est à peu près certain que la situation mentale échappera à l'appréciation de l'observateur.

La mobilité des idées se remarque particulièrement comme symptôme initial des diverses formes d'aliénation, principalement de la manie.

Dans quelques circonstances elle apparaît comme un phénomène de transition, dans le cas par exemple de transformation d'une espèce dans l'autre. Enfin, elle est le signe précurseur du retour des accès de manie intermittente. Quelquefois aussi elle est le symptôme caractéristique, prédominant, d'un état mental d'autant plus grave qu'il repose sur des éléments en apparence vagues et mal déterminés, et qui affecte presque toujours une marche chronique.

L'incohérence peut être seulement incomplète, en ce sens que le malade laisse son attention s'égarer facilement, et qu'il ne peut de lui-même lui imprimer une direction suffisamment prolongée. Il saisit la portée des questions qu'on lui adresse, mais, en laissant son esprit s'arrêter successivement à une série d'idées accessoires, il a bientôt perdu de vue le sujet principal de la conversation. On peut, en le rappelant à lui-même, obtenir une réponse satisfaisante.

A un *degré plus élevé*, l'incohérence représente assez bien une sorte de déroulement, de déchaînement furieux des idées, qui sont violemment chassées les unes à la suite des autres, sans que l'individu puisse réprimer cette singulière manifestation. C'est là un état d'automatisme véritable. On dirait une horloge privée de son balancier et dont les rouages se déroulent brusquement. Quelques malades ont réellement

(1) Morel, t. II, p. 372.

la conscience de l'impuissance où ils sont d'arrêter ce désordre effrayant; leur figure bouleversée a quelque chose d'étonné, et plus tard ils conservent parfaitement le souvenir de cette étrange situation.

Cette forme d'incohérence s'accompagne d'une volubilité extraordinaire. L'individu ne trouve plus quelquefois les expressions suffisantes pour rendre sa pensée, et dès lors il est difficile d'en saisir la signification. Non seulement les phrases ne se suivent plus, mais les mots eux-mêmes viennent se placer les uns à côté des autres, sans ordre et sans but.

L'incohérence des idées peut tenir à des conditions tout opposées, tantôt à l'affaiblissement même des organes préposés à l'exercice des fonctions intellectuelles, tantôt à une véritable surexcitation imprimée à ces mêmes organes et à l'impossibilité dans laquelle se trouve le malade d'en régler et d'en modérer le mouvement. Dans ce dernier cas, la multiplicité des impressions et les illusions nombreuses dont il est l'objet, ne lui laissent plus le temps de se reconnaître, de classer avec ordre tant d'éléments épars, de juger enfin le caractère des sensations, la valeur des idées, et la nature des images qui viennent l'assaillir en foule.

C'est surtout, nous l'avons dit, chez les maniaques, à la période aiguë de leur maladie, qu'on observe l'incohérence avec ses signes les mieux tranchés. Tout indique chez eux une évidente surexcitation. Les circonstances les plus insignifiantes, la vue d'un objet, une parole, le moindre bruit, éveillent aussitôt une série de pensées, de souvenirs, d'impressions qui n'ont entre eux ni rapport, ni liaison, qui apparaissent et qui s'entre-croisent à mesure que les objets eux-mêmes viennent accidentellement frapper les regards de l'individu.

Lorsque l'incohérence est portée au plus haut degré, lorsque ce ne sont plus les idées ni les phrases, mais les mots eux-mêmes qui s'échappent sans liaison entre eux, il est rare qu'elle ne dépende pas alors de la faiblesse même des organes de l'intelligence. C'est ce qu'on remarque dans la forme chronique de la manie, dans la démence et à une période avancée de la paralysie générale.

Chez ces malades, les impressions deviennent confuses, la mémoire n'est plus apte à recueillir le moindre souvenir, l'attention fait complètement défaut, et l'association des idées devient impossible, faute des éléments les plus nécessaires à son accomplissement.

Cette forme d'*incohérence, par affaiblissement intellectuel*, a des caractères tranchés qui la distinguent nettement de celle que nous avons décrite plus haut. Ce n'est plus un état qui s'accompagne de mouvements passionnés, d'une réaction énergique, d'une succession rapide d'émotions, en rapport avec l'agitation, la loquacité, l'intempérance de langage, etc. Loin de là, on observe une sorte d'inertie et d'indifférence, la physionomie exprime l'hébétude et l'engourdissement, on rencontre enfin les signes caractéristiques d'une déchéance intellectuelle plus ou moins avancée.

A ce dernier point de vue, on pourrait reconnaître deux sortes d'incohérence : l'une de forme *active*, offrant ordinairement des chances de guérison ; l'autre de forme *passive*, nécessairement incurable.

Lorsqu'elle se manifeste au début de l'aliénation mentale, elle n'a rien de particulièrement défavorable ; mais lorsqu'elle survient plus tard, longtemps après la manifestation de la folie, elle est alors un signe fâcheux qui indique déjà le passage de l'affection mentale à un état chronique, et un commencement d'affaiblissement incurable.

Idées fixes. — Les idées, au lieu de se manifester, comme nous l'avons dit, sans ordre et sans suite, présentent chez d'autres aliénés un phénomène tout à fait contraire ; leur association se fait d'une manière particulièrement vicieuse. On les voit alors affecter entre elles le même caractère, présenter la même physionomie, s'enchaîner toutes dans le même ordre, s'enfermer dans une espèce de cercle dont rien ne peut plus les faire sortir.

Dans ce cas, elles ont presque toujours pour origine des impressions douloureuses, des sensations pénibles ; elles donnent lieu à des sentiments de haine et de méfiance, à des accusations perfides, et à ce désir de vengeance qui caractérisent une catégorie de malades souvent dangereux.

On désigne sous le nom d'*idées fixes*, les préoccupations qui naissent dans ces conditions d'impressionnabilité exagérée et de souffrance morale.

L'idée fixe ne saurait être à elle seule, on le comprend, un caractère absolu d'aliénation mentale ; on peut la rencontrer chez les personnes qui jouissent de la plénitude de leurs facultés et de l'intégrité de leur raison, non seulement lorsqu'elles sont dominées par une passion violente, mais encore chez celles-là mêmes qui se font remarquer par une grande sensibilité, et dont l'imagination ardente devient, par suite, un obstacle naturel à la solidité du jugement. On voit alors une pensée habituelle, un simple soupçon revêtir une sorte de fixité, et se rapprocher singulièrement des idées maladives que l'on observe chez les aliénés. Si absurde qu'elle puisse être, l'idée fixe, comme l'a fait justement remarquer Leuret, ne suffit pas pour caractériser la folie. Il n'est pas difficile, ajoute cet auteur, de réunir un certain nombre d'absurdités qui circulent çà et là dans le monde soi-disant raisonnable, et même dans le monde des savants (1).

Comme le fait remarquer d'autre part Griesinger, les idées fixes, chez les aliénés, se distinguent des idées fausses des individus en état

(1) Leuret, *Fragments psychologiques sur la folie*. Paris, 1834.

de santé, par une foule de points essentiels ; elles se rattachent à un ensemble psychologique morbide, elles sont très souvent en opposition avec les opinions antérieures de l'individu, celui-ci ne peut pas s'en défaire à volonté ; elles résistent au témoignage des sens et de l'intelligence. Elles sont dues à un trouble cérébral qui se manifeste encore par d'autres symptômes, insomnie, hallucinations, phénomènes paralytiques, etc. On voit, par là, combien est superficielle et fausse la comparaison qu'on a voulu établir entre les erreurs, le *délire* de certaines époques tout entières, croyance aux sorciers, aux enchanteurs, et les maladies mentales (1).

Chez un individu prédisposé, doué d'un caractère sensible, et surtout à la suite d'une impression profonde, la pensée peut se présenter à l'esprit d'une manière importune, ne plus le quitter, l'obséder, dominer toutes ses conceptions ; mais tant qu'il conserve la libre direction de ses actes et de sa volonté, il n'y a pas encore de délire. Dans ce cas cependant, dit Parchappe, la limite qui sépare la raison de la folie est difficile à déterminer pour l'observateur et facile à franchir pour le malade. L'idée fixe, ajoute Marcé, peut donc ne pas franchir les limites de la folie ; mais dans la majorité des cas elle en est le premier degré (2).

Dans l'aliénation mentale, les idées fixes sont bien véritablement le résultat de l'exercice involontaire des facultés, et de l'impossibilité dans laquelle les malades se trouvent de réagir contre les impressions pénibles qui viennent les assiéger, et contre les sentiments dépressifs qui en sont la conséquence.

Elles tiennent à cette disposition d'esprit que présentent la plupart d'entre eux, qui les pousse sans cesse à trouver autour d'eux l'explication des phénomènes étranges dont ils sont l'objet. Nous verrons plus loin que si elles ont quelquefois pour origine des illusions, ou plutôt des hallucinations, il arrive souvent aussi qu'elles revêtent des caractères tels qu'il n'est plus guère possible de les distinguer des fausses sensations elles-mêmes.

Ce phénomène pathologique présente une intensité variable ; quelques malades sont, sous ce rapport, d'une telle susceptibilité, que les moindres circonstances prennent à leurs yeux une importance extraordinaire et une signification à laquelle on était loin de s'attendre. Ajoutons que, chez quelques personnes nerveuses et impressionnables, une émotion violente a été souvent le point de départ d'une idée fixe, qui en est comme la continuation et qui forme plus tard le signe caractéristique du délire. Une jeune fille assiste au triste spectacle d'une exécution capitale ; elle voit la tête du supplicié tomber dans une espèce de tonneau ; depuis ce moment, elle a sans cesse devant les

(1) Griesinger, *op. cit.*, p. 83.
(2) Marcé, *Traité pratique des mal. mentales*. Paris, 1862, p. 356.

yeux cet horrible spectacle, elle est poursuivie par la pensée que son dernier jour est près d'arriver ; elle répète sans cesse qu'on fera tomber sa tête dans le fatal tonneau. C'est surtout dans la lypémanie qu'on voit se manifester, au plus haut degré, cette association vicieuse des idées. L'un redoute l'approche d'ennemis imaginaires, conjurés pour sa perte ; l'autre se dit damné, et se reproche les fautes les plus légères comme des crimes impardonnables. Une jeune fille éprouve dans ses sentiments d'amour une déception cruelle : bientôt son esprit s'exalte, sa conscience s'alarme, elle se reproche amèrement d'avoir reçu les assiduités de celui qu'elle se plaisait à appeler autrefois son fiancé. Elle cherche, dans un excès de dévotion, des consolations qui jettent au contraire son âme dans un trouble plus profond. « Je suis damnée, s'écrie-t-elle, un enfer éternel pour mes péchés !... Il n'y a plus de Sauveur, plus de ciel, plus de paradis pour moi ! »

Ténacité des idées fixes. — Quand une fois l'idée est devenue une sorte d'explication des phénomènes dont la raison d'être ne peut se trouver dans les faits d'ordre habituel, quand elle s'est emparée de l'esprit des malades, elle s'y attache avec une ténacité extrême ; rien ne peut plus la faire disparaître, quels que soient les moyens employés et les efforts tentés en vue d'en démontrer l'absurdité et la fausseté. Ce caractère est d'une grande importance en matière de traitement, puisque, surtout à la période croissante de l'affection, toute discussion, tout raisonnement avec le malade reste absolument sans succès. L'intimidation, à cette même période, ne saurait arriver à un résultat plus favorable ; dans quelques circonstances elle peut avoir, au contraire, des inconvénients sérieux. On épuise en vain toute sa logique, on se fatigue inutilement, sans autre bénéfice que d'exagérer encore l'irritabilité du malade, qui puise un élément nouveau d'excitation dans le fait même de la discussion, il semble s'assimiler et faire tourner au profit de son délire tout ce qu'il peut rencontrer en lui comme autour de lui, dans son intelligence, dans son éducation, en un mot dans les circonstances particulières au milieu desquelles il se trouve placé.

C'est surtout quand l'affection est arrivée à son maximum d'intensité qu'on voit ce phénomène prendre un véritable caractère d'irrésistibilité, et s'emparer d'autant plus de l'esprit de l'individu, que l'idée est elle-même plus absurde. Une jeune fille s'imagine, malgré les observations qu'on peut lui faire à ce sujet, qu'elle est transformée en chenille. Un autre malade, atteint de lypémanie chronique, doué d'une constitution robuste, et d'ailleurs fort intelligent, se met parfois à pousser des cris affreux, en fixant d'un regard épouvanté le trou d'une serrure ; lorsqu'on lui demande l'explication d'une semblable terreur, il répond qu'on va lui infliger l'horrible supplice de traverser le trou de cette serrure. Si on lui démontre l'absurdité d'une pareille croyance, il répond qu'il le sait bien, mais que c'est plus fort que lui; quoi qu'il fasse, il ne peut se débarrasser de cette affreuse pensée.

L'idée fixe peut se manifester tout à coup, d'une manière subite, à la suite par exemple d'une émotion violente qui a elle-même déterminé l'explosion du délire. Mais le plus souvent elle se développe lentement, progressivement, consécutivement à des impressions douloureuses répétées; elle est très souvent aussi la conséquence d'un phénomène pathologique extrêmement remarquable, que nous décrirons sous le nom d'hallucination; dans ce cas elle donne à l'affection mentale un caractère particulier de ténacité.

Elle a, d'ailleurs, avec l'hallucination, des points de contact remarquables; comme celle-ci, elle prend sa source dans des conditions spéciales de délire restreint et systématisé, et elle paraît reposer sur le même état de dépression ou d'exaltation de la sensibilité morale. Le malade, quels que soient ses efforts, ne peut, surtout à la période croissante de son affection, éloigner ni l'une ni l'autre de son esprit; et lors même que sa raison et sa conscience pourraient encore lui démontrer la fausseté des sensations qu'il éprouve, il reste dans l'impuissance absolue de réagir contre elles; il en subit fatalement l'influence et se laisse passivement diriger par elles. Seulement, dans l'hallucination, les idées prennent un corps, une forme matérielle; elles se transforment en véritables sensations; et, sous ce rapport, elles impressionnent peut-être davantage le malade. Nous reviendrons à l'occasion sur ces différentes particularités; nous devons nous borner à faire remarquer qu'il existe probablement, dans les deux cas, une même disposition morbide du cerveau.

L'idée fixe, rare dans la démence et la paralysie générale, se rencontre surtout, avec les caractères qui lui sont propres, dans la lypémanie, et dans les délires systématisés.

On peut aussi l'observer, mais avec des caractères moins tranchés, dans quelques variétés de la stupidité. Elle n'est le plus souvent que l'expression la plus accentuée d'un état de dépression avec exaltation de la sensibilité morale : elle est comme le reflet des angoisses poignantes qui tourmentent le malade, ou de ses désirs ardents et de ses espérances ambitieuses.

Un aliéné souffre-t-il de l'estomac : sous l'empire des douleurs qu'il ressent, il conçoit l'idée fixe qu'on l'a empoisonné, qu'on a mêlé de l'arsenic à ses aliments, etc. Cet autre a pris son gendre en profonde aversion; il n'a pas de plus grand désir que d'en être débarrassé, et bientôt il a l'entière conviction que ce dernier est allé mourir de la fièvre jaune à la Martinique. La vue même de ce gendre ne fait que l'irriter, sans lui ôter un seul moment son idée fixe.

Il serait superflu de multiplier les exemples de ce genre; ils suffisent pour démontrer tout ce qu'il y a d'impraticable à attaquer de front de semblables croyances. Il est donc préférable d'employer des moyens détournés pour tâcher de vaincre l'erreur et l'obstination dans lesquelles le malade s'entretient.

Un malade, cité par Leuret, refuse obstinément de manger, persuadé que le démon a répandu sur ses aliments une influence diabolique ; il suffit qu'un prêtre fasse le simulacre de les bénir pour qu'il les prenne aussitôt.

Il est à remarquer que c'est surtout dans les cas de folie religieuse que l'idée fixe pousse ceux qui en sont atteints aux actes les plus regrettables. On voit alors quelques malades faire preuve d'une inconcevable énergie : ils se laissent mourir de faim, exercent sur eux-mêmes, ou sur les personnes qui leur sont les plus chères, des actes d'une extraordinaire violence.

Idées obsédantes. — A côté des idées fixes, se rangent les idées obsédantes; ce sont, dit Schüle, des idées (mots isolés ou phrases entières) qui apparaissent brusquement dans la conscience sans l'intervention de la volonté, interrompant ainsi la marche des autres idées ; elles s'imposent à l'attention du malade puis disparaissent d'elles-mêmes...

On peut admettre que, pour les idées obsédantes les plus caractéristiques et les plus nettes, la conscience reste presque toujours lucide. Non seulement le malade perçoit ce trouble, mais il y réfléchit ensuite ; il cherche tous les moyens de pouvoir dominer cette force étrangère ; cette préoccupation démontre que l'idée obsédante lui est étrangère et pénible ; celle-ci est donc le contraire de l'idée délirante, avec laquelle le malade s'identifie.

Plus tard, lorsque la conscience vient à s'obscurcir, la séparation disparaît et l'idée obsédante devient un délire véritable.

Parfois ces idées étranges, ces tics intellectuels, sont d'un genre tout à fait inoffensif, par exemple, le *besoin obsédant* de compter, de lire les mots aperçus, les noms de rue, les enseignes, etc.

Schüle fait encore remarquer que les idées obsédantes peuvent se présenter isolément, d'une façon passagère, dans beaucoup de psychoses reposant sur une constitution nerveuse affaiblie, dans les psychoses hystériques et dans certaines mélancolies, dans celles surtout qui sont particulièrement caractérisées par l'inquiétude, l'angoisse (1).

Les idées obsédantes peuvent prendre un caractère de fixité, et, dans ces cas défavorables, il arrive trop fréquemment qu'elles finissent par être acceptées de la conscience, et se transforment ainsi en véritables idées délirantes.

Elles peuvent entraîner après elles des hallucinations, comme l'a

(1) Schüle, p. 413 et suiv.

fait justement observer le Dr Séglas dans une communication à la Société médico-psychologique (1), d'autre part l'hallucination peut revêtir primitivement le caractère de l'obsession (hallucination obsédante).

Les impulsions, qui sont liées aux idées obsédantes par des liens étroits, seront étudiées dans le troisième groupe, qui comprend les troubles psycho-moteurs.

Troubles de la volonté. — Plus j'observe les aliénés, dit Baillarger, plus j'acquiers la conviction que c'est dans l'exercice involontaire des facultés qu'il faut chercher le point de départ de tous les délires. Dès que l'excitation cérébrale survient, ils deviennent incapables de diriger leurs idées; elles s'imposent à eux, ils sont forcés de les subir (2).

La volonté, dit Lélut, est ce qu'il y a de personnel, de réellement humain dans l'homme. Il faut, dans l'appréciation de ses actes, tenir autant de compte du sentiment que de l'idée, de la passion que du jugement; la psychologie doit faire une grande place aux affections, aux penchants, aux instincts même où la volonté va puiser les éléments de ses déterminations (3).

Comme le fait remarquer Littré, la volonté, en se perfectionnant, finit par intervenir dans la direction de nos principales facultés. C'est ainsi qu'elle commande à la mémoire de se souvenir, au jugement de comparer; qu'elle modère les écarts et les excès de l'imagination; qu'elle soumet, en un mot, à l'empire de la raison, les tendances instinctives et les sensations exagérées (4).

C'est cette volonté réfléchie, ce pouvoir dirigeant que nous voyons disparaître plus ou moins complètement chez les aliénés, suivant les formes différentes d'aliénation mentale.

Il existe, sous ce rapport, une distinction importante à établir. Dans un grand nombre de cas, la sensibilité morale est profondément modifiée, les sentiments sont pervertis; on comprend alors que les déterminations viennent refléter cette perversion profonde que la maladie a produite. Les circonstances les plus insignifiantes provoquent des mouvements passionnés, qui, en s'ajoutant aux convictions et aux idées délirantes, contribuent à donner à leurs actes un véritable caractère d'irrésistibilité.

C'est ainsi que le lypémaniaque poursuit avec une étonnante préméditation le but insensé vers lequel l'entraînent ses souffrances morales. L'aliéné ambitieux, l'air dédaigneux, l'attitude hautaine,

(1) J. Séglas, *Obsession hallucinatoire et hallucination obsédante* (*Annales méd. psych.*, 1892.)
(2) Baillarger, *Ann. méd. psych.*, 1856, p. 55.
(3) Lélut, *Ibid.*, 1844, p. 160.
(4) Littré, *Revue philos.*, 1868, p. 351.

dans la persuasion qu'il possède un pouvoir sans bornes, frappe aveuglément celui qui refuse de se soumettre à son impérieuse domination. Le maniaque peut agir, lui aussi, sous l'influence d'idées préconçues; il peut se croire un instant capable de planer dans les airs, et se précipiter par une fenêtre. Dans toutes ces circonstances, le malade agit sous l'empire de mobiles déterminés, ses actes sont volontaires; ils ont leur raison d'être dans les sentiments, les passions, les angoisses qui faussent l'intelligence et obscurcissent la conscience.

Mais il existe bien réellement des circonstances où le malade est dominé par une véritable puissance, par une impulsion à laquelle il ne peut résister et qui l'entraîne, malgré lui, malgré ses efforts les plus énergiques, à des actes extrêmement fâcheux. C'est ce que nous étudierons plus tard sous le nom d'impulsions irrésistibles.

Les troubles de la volonté présentent d'ailleurs, chez les aliénés, les particularités les plus remarquables.

Certaines formes de manie peuvent avoir pour caractère prédominant un affaiblissement spécial de la volonté; telle est, par exemple, la manie sans délire que l'on a encore désignée sous le nom de *folie morale* (*moral insanity*). Les malades qui en sont atteints ne peuvent se conduire d'une manière raisonnable qu'à la condition d'être placés sous une surveillance et une direction particulières. S'ils sont livrés à eux-mêmes, ils ne tardent pas à commettre les actes les plus déraisonnables ; ils se laissent aller à toutes les mauvaises tendances que leur volonté est impuissante à dominer. Dans ce cas, le délire des actes est plus apparent que le trouble même des facultés intellectuelles.

On observe aussi des individus qui sont devenus tout à fait incapables de diriger leur volonté dans une sphère déterminée d'idées et de sentiments.

Quelques lypémaniaques, dit Esquirol, n'ont plus de volonté ; s'ils veulent, ils sont impuissants pour exécuter; après avoir lutté, combattu contre un désir qui les presse, ils restent sans action. « Vos conseils sont très bons, disait un ancien magistrat à son médecin; je voudrais suivre vos avis, mais faites que je puisse vouloir, de ce vouloir qui détermine et exécute; je sais ce que je dois faire, mais la force m'abandonne lorsque je devrais agir. »

Il est en effet une forme de lypémanie particulièrement caractérisée par la prostration des facultés, portée quelquefois au plus haut degré. Le défaut d'initiative et d'énergie est poussé chez quelques malades à un tel point, qu'on les voit négliger jusqu'à la satisfaction de leurs besoins les plus impérieux.

L'histoire des anomalies de la volonté, que l'on peut observer dans l'aliénation mentale, exigerait de nombreux développements; cette étude a été faite par plusieurs auteurs, tant en France qu'à l'étranger.

Sous ce rapport, on peut rencontrer les degrés les plus variables, depuis l'annihilation la plus complète jusqu'à l'exagération la plus inconcevable. Dans la démence, la volonté s'éteint comme les autres forces intellectuelles. Dans la stupeur, l'oppression de cette faculté peut aller jusqu'à un état de paralysie véritable, mais temporaire. Dans certaines formes de délire partiel, l'exagération de la volonté se manifeste par une obstination des plus dangereuses, quelquefois pour le malade lui-même; dans quelques cas de manie, elle s'exprime par des désirs violents et un impérieux besoin d'agir, de se mouvoir.

L'*attention*, cette faculté qui mesure en quelque sorte la puissance de la volonté, présente naturellement un trouble correspondant chez les aliénés. « Ils ne jouissent plus, dit Esquirol, de la faculté de fixer, de diriger leur attention; cette privation est la cause primitive de leurs erreurs. Chez le maniaque, les impressions sont si fugitives et si nombreuses, les idées si abondantes, qu'il ne peut porter assez son attention sur chaque objet, sur chaque idée. Chez le monomaniaque, cette faculté est tellement concentrée, qu'elle ne se porte plus sur les objets environnants, sur les idées accessoires. Qu'une impression forte, inattendue, fixe un instant l'attention de ces malades, l'on ne tarde pas à voir l'aliéné devenir raisonnable. »

On peut dire que la lésion de cette faculté est un signe précieux pour la détermination de la nature et de l'intensité du trouble intellectuel. A mesure que la convalescence s'établit, on voit l'attention reprendre chaque jour une forme nouvelle, en même temps que l'exercice de toutes les facultés redevient normal.

Troubles du jugement : délire. — Les états d'aliénation mentale ont tous pour caractère commun, un trouble des facultés intellectuelles et morales qu'on désigne sous le nom de délire.

Nous devons ici nous arrêter un instant sur cette dernière dénomination. Le délire et l'aliénation mentale sont deux choses qui doivent rester parfaitement distinctes, l'un n'est qu'un symptôme, mais un symptôme comprenant dans sa généralité une foule d'affections fort différentes entre elles; l'autre désigne une classe de maladies spéciales.

Il n'est pas de médecin d'asile d'aliénés qui n'ait vu entrer dans des services consacrés au traitement de l'aliénation mentale, des malades atteints d'une affection aiguë, dont le délire plus ou moins violent venait masquer les symptômes caractéristiques.

Il y a là une cause de confusion sur laquelle il suffit d'appeler l'attention. Nous n'insisterons pas sur la définition donnée par les auteurs à cette expression de délire. On s'accorde généralement à lui donner pour étymologie deux mots latins, *de lira*, hors du sillon, de la voie tracée par la raison humaine.

L'homme dans le délire ne s'appartient plus; sa volonté n'est plus libre, il n'a plus la conscience de ses actes, ses jugements sont entachés d'erreurs, et ses idées ne peuvent plus s'enchaîner d'après les lois qui déterminent leur association normale.

On a voulu multiplier à l'infini les différentes variétés que présente le délire, on en a admis, pour ainsi dire, autant d'espèces que de causes qui viennent le produire. Ach. Foville se borne à distinguer deux sortes de délire : le *délire non vésanique* que l'on voit apparaître dans les affections autres que la folie, et le *délire vésanique*, celui qui caractérise l'aliénation mentale (1).

Nous croyons qu'on peut, comme l'a fait Londe, distinguer les trois catégories suivantes :

1° Le délire qui caractérise les différentes formes d'aliénation mentale ;

2° Celui qui accompagne un grand nombre d'affections aiguës et qui se complique toujours d'un état fébrile plus ou moins intense ;

3° Enfin, celui qui est seulement accidentel et causé par l'ingestion de substances toxiques.

Le délire chez les *aliénés*, celui qui fera l'objet de notre étude, présente bien certainement des caractères spéciaux. Rarement il survient d'une manière brusque ; d'habitude il se développe lentement, avec des signes prodromiques qui en annoncent l'invasion plus ou moins longtemps à l'avance. L'individu devient irritable, son caractère change, on observe des bizarreries dans sa conduite, dans sa manière d'être, dans ses idées ; la volonté devient impuissante, on remarque de singulières aberrations du côté des facultés morales et de la conscience, une perversion des sentiments, enfin les troubles intellectuels s'accusent de plus en plus, pendant que les autres fonctions de l'économie s'accomplissent d'une manière à peu près normale.

Ainsi que le fait remarquer Ach. Foville, le délire peut s'étendre à toutes les facultés, ce qui arrive dans la généralité des cas ; mais il peut être aussi, plus rarement, limité à l'une de ces facultés. Ce que l'on observe le plus ordinairement, c'est la prédominance du délire sur l'une ou l'autre des facultés ; en un mot, la perversion d'une fonction peut ne pas réagir, ou réagit quelquefois d'une manière insignifiante sur les autres fonctions. C'est ainsi qu'on observe des hallucinations et des illusions, chez des malades qui, d'ailleurs, possèdent toute leur raison et qui ont l'entière conscience des sensations erronées qu'ils éprouvent. Nous rapporterons plus loin des exemples de ce que l'on a désigné sous le nom d'hallucinations compatibles avec la raison.

La même chose, ajoute l'auteur dont nous résumons les idées, peut arriver pour la pensée seule. Il est des malades qui n'éprouvent ni

(1) Ach. Foville, art. Délire, *Nouv. Dict. de méd. et de chir. prat.* Paris, 1869, t. XI.

hallucinations ni illusions, qui ne commettent pas d'actes extravagants, mais dont l'esprit est assailli de conceptions délirantes dont ils ne peuvent se débarrasser ; au dehors, rien ne révèle ces sortes d'aberrations intellectuelles, ces individus se conduisent raisonnablement out en ayant la conscience de cette fâcheuse disposition ; c'est le *délire intellectuel.*

Il en est de même pour les actes, pour la volonté. Les auteurs les plus autorisés, Pinel, Esquirol, Georget, Pritchard, etc., ont décrit des cas où le délire ne se manifeste que par des actes absurdes, sans lésion du jugement et avec la conservation de la conscience ; le délire est alors limité à la volonté. Nous reviendrons sur ce sujet, lorsque nous parlerons de la folie impulsive.

« Mais si le délire, comme le fait justement observer Ach. Foville, peut être quelquefois borné à l'une des opérations élémentaires de l'entendement, on doit ajouter que cet isolement est très rare et presque toujours temporaire ; et, en effet, les diverses facultés sont unies entre elles d'une manière tellement intime, il existe entre elles une telle solidarité, que dans l'immense majorité des cas, la perversion des facultés, loin de rester limitée et indépendante, se généralise en s'étendant des unes aux autres, tantôt dès le début, tantôt après un temps plus ou moins long.

» En résumé, le délire peut être quelquefois borné à une seule faculté, ou à un certain nombre d'entre elles, et alors, tantôt une partie seulement des opérations est troublée, les autres restant normales, ce qui constitue un délire partiel, tantôt le trouble est étendu à toutes les opérations, ce qui constitue un délire général. Chez l'aliéné le délire est souvent partiel, et, lors même qu'il est le plus diffus, il n'exerce pas sur toutes les facultés mentales une domination aussi exclusive ; le maniaque lui-même, à la période la plus aiguë de sa maladie, est encore capable, à certains égards, de penser, d'agir, de répondre d'une manière à peu près raisonnable. »

Le *délire fébrile* se manifeste, au contraire, dans des conditions toutes différentes et avec des caractères qui, en général, ne permettent guère de le méconnaître. Il survient peu de temps après la cause qui l'a déterminé. Il s'accompagne d'un état fébrile plus ou moins considérable ; on observe la chaleur, la sécheresse de la peau, la fréquence du pouls, la perte d'appétit, l'altération plus ou moins marquée du mouvement, l'élévation de la température en rapport avec la maladie elle-même.

Ce délire, ordinairement de courte durée, suit nécessairement les phases de l'affection organique qui le tient sous sa dépendance, et dont une observation attentive fait reconnaître les caractères principaux. Nous nous bornerons à présenter à ce sujet de très courtes observations.

Le délire fébrile accompagne l'inflammation franche et plus ou moins aiguë des enveloppes du cerveau, la méningite. L'excitation intellectuelle qu'elle détermine, au début de la première période, fait bientôt suite à une agitation excessive, désordonnée, *ataxique*, pour faire place à l'état adynamique et comateux qui caractérise la période suivante.

La méningite tuberculeuse, dont on connaît la marche insidieuse, pourrait être confondue, surtout chez l'adulte, avec la folie, si l'on n'avait pas, comme symptômes concomitants, une céphalalgie souvent intense, la fréquence du pouls, les frissons, les exacerbations fébriles à certains moments de la journée, enfin les troubles du côté de la respiration.

Parmi les maladies graves dans lesquelles on observe le délire, on doit citer la fièvre typhoïde ; il est inutile de mentionner ici l'altération profonde des traits et les autres symptômes qui viennent la caractériser ; il suffit de rappeler qu'elle peut être une source d'erreurs, et qu'il est arrivé plus d'une fois de placer, dans les services d'aliénés, des malades atteints de fièvre typhoïde.

Nous verrons plus tard que des troubles intellectuels peuvent se manifester dans la convalescence de la fièvre typhoïde; qu'ils se montrent alors comme une forme transitoire d'aliénation qui ne tarde pas elle-même à disparaître au fur et à mesure que l'individu reprend ses forces.

La pneumonie grave chez les ivrognes, le rhumatisme articulaire aigu dans quelques cas, s'accompagnent d'un délire plus ou moins intense; mais l'état fébrile et les autres signes suffisent, avec un peu d'attention, pour la distinguer des manifestations délirantes que l'on observe dans l'aliénation mentale.

Quant au délire déterminé par l'*ingestion de substances toxiques*, il présente des phénomènes variables suivant la substance même qui a été ingérée. Il est nécessairement de courte durée, et se dissipe en même temps que disparaît la cause qui l'a fait naître. Nous ne pouvons que renvoyer, pour cette description, aux ouvrages spéciaux de pathologie et de toxicologie.

Les pertes sanguines, le jeûne prolongé, une grande fatigue, les températures extrêmes déterminent quelquefois une excitation cérébrale avec manifestations délirantes, qui peuvent se prolonger tant que persiste la cause qui vient les produire.

En définitive, ces diverses espèces de délire diffèrent surtout par leur courte durée, de l'aliénation mentale proprement dite. Ce sont des accidents passagers qui reconnaissent des causes spéciales, accidentelles, souvent une prédisposition particulière ; il suffit de les signaler pour empêcher, sous ce rapport, des erreurs fâcheuses.

Rêves. — Troubles du sommeil. — Le sommeil est presque constamment troublé dans les diverses formes d'aliénation. Dans leur période prodromique, il est agité par des rêves incessants dans les formes aiguës, l'insomnie est un symptôme qui ne fait presque jamais défaut. Il est surprenant de voir les aliénés, les maniaques surtout, résister pendant des semaines entières à la privation de sommeil. C'est un signe favorable de voir le sommeil redevenir meilleur chez un malade qui vient d'être atteint d'un accès aigu de manie ou de mélancolie.

Des *rêves* d'une nature et d'un caractère particuliers sont fréquemment observés comme symptômes précurseurs de la folie ; on en rencontre d'ailleurs de semblables dans la période prodromique de certaines affections telles que la fièvre typhoïde, la méningite. Ils accompagnent souvent aussi des états aigus d'aliénation. Le sommeil des aliénés donne parfois des indications précieuses ; Esquirol dit avoir passé bien des nuits à écouter ses malades, agités par des rêves, et qui lui révélaient, en dormant, l'objet de leur délire.

La nature et le caractère des rêves sont le plus souvent en rapport avec la nature du délire ; dans la mélancolie, ils sont tristes, laissent une impression profonde et pénible ; dans la paralysie générale, dans le délire systématisé ambitieux, ils sont gais et riants ; dans la manie, on les trouve étranges, incohérents ; dans la démence enfin ils sont rares et ne laissent en général aucune trace dans le souvenir. Chez les alcooliques, nous le verrons plus loin, les hallucinations se produisent au moment même où ils sont sur le point de s'assoupir ; ils se réveillent en proie aux plus violentes angoisses et cet incessant tourment les jette dans un nouvel état de surexcitation.

Les cauchemars peuvent persister quand les principaux symptômes du délire alcoolique ont déjà eux-mêmes disparu. Il y a là une indication pour le médecin qui ne doit pas croire à la guérison tant que cette disposition particulière existe. Les auteurs ont aussi justement remarqué que les désordres de la folie se sont quelquefois reproduits pendant le sommeil sous forme de rêves, longtemps même après la guérison.

Le *délire alcoolique* n'est pas un délire, mais un rêve, telle est la proposition développée par Lasègue (1).

On ne doit pas accepter cette comparaison telle quelle est formulée, car il existe une différence capitale entre ces deux états. Dans le rêve, il y a une suppression absolue des mouvements volontaires ; dans l'alcoolisme aigu les actes, au contraire, sont en rapport avec le délire. Lasègue a voulu montrer ainsi que, chez l'alcoolique, contrairement à ce qui se passe en général chez les aliénés, le délire n'était que la continuation du rêve. Le rêve, dit-il, est une hallucination visuelle à

(1) Lasègue, *Arch. génér. de méd.*, novembre 1881.

tableaux mobiles, variables, se succédant rapidement, sans transition, et dans laquelle le dormeur qui a perdu la conscience de sa personnalité, participant aux scènes qui se déploient devant lui avec la rapidité changeante d'un kaléidoscope, va, vient, s'agite et franchit en un instant des espaces sans limites, pour se retrouver à son réveil à son point de départ. L'ouïe ne prend généralement aucune part à cette hallucination, ou, si elle en prend une, elle est toujours très secondaire. Tout autre est le délire hallucinatoire de l'aliéné dans lequel c'est l'ouïe, au contraire, qui joue, en général, le principal rôle. Chez l'aliéné, le sommeil est suspensif du délire, comme il est suspensif des mouvements involontaires chez le choréique ; lorsqu'il rêve, c'est en dehors des sujets ordinaires des divagations du jour que son imagination se meut. Il n'en est pas de même chez l'alcoolique. La première caractéristique au contraire de son délire, c'est qu'il est identique à son état de rêve. Aucun délire alcoolique n'éclate brusquement ; chez tous les sujets qui se trouvent dans cet état, le délire semble toujours avoir été préparé par des rêves de durée variable.

Toute crise de *delirium tremens* se décompose, en effet, en trois temps : 1° période de délire exclusivement nocturne avec retour à la santé mentale pendant le jour ; 2° période de délire diurne, avec prédominance la nuit ; 3° convalescence. Le délire nocturne peut constituer, à lui seul, toute la crise et se continuer ainsi pendant une série de nuits, sans aller au delà. L'intoxication, dans ce cas, a été limitée à son minimum. Lorsque le délire de jour survient, il se manifeste au réveil, et continue, non seulement au point de vue psychique, mais au point de vue matériel, les rêves dont il n'est qu'une sorte d'épanouissement. Le passage du délire dormant au délire éveillé s'opère sans transition. Le sommeil chloroformique, ajoute Lasègue, les divers sommeils toxiques sont connus par leurs principaux caractères distinctifs. Il fallait faire une place à part parmi ces sommeils pathologiques au sommeil alcoolique.

Il existe encore un état que l'on a appelé *rêve prolongé*.

Le professeur Ball a écrit sur ce sujet d'intéressantes considérations : « Le caractère essentiel, le pivot du rêve, dit-il, c'est l'hallucination. Le rêveur est toujours un halluciné et les hallucinations du rêve ont une netteté de contours, une précision de détails qui ne se rencontrent que bien rarement, à l'état de veille, même chez les aliénés les plus endurcis. »

Dans le rêve, le jugement étant suspendu, les faits les plus étranges se déroulent devant nous sans exciter la moindre surprise. Un autre caractère du rêve, ajoute l'auteur, c'est l'oblitération du sens moral. Carpenter raconte qu'un de ses amis, profondément religieux, était vivement affligé des rêves qui occupaient ses nuits. Il commettait des faux, des assassinats, sans éprouver le moindre remords de conscience ; son unique chagrin était la crainte d'être pendu.

M. Ball rapporte l'observation d'un rêve qui avait duré dix jours pleins ; le réveil s'était fait graduellement, la raison avait repris peu à peu son empire. Ce singulier état physiologique, suivant lui, serait loin d'être exceptionnel et il connaît pour sa part nombre de personnes qui en sont plus ou moins victimes.

Il ajoute que cette question a depuis longtemps attiré l'attention des auteurs. Carpenter, dans son intéressant ouvrage sur la physiologie mentale, rapporte l'observation d'une dame chez qui les souvenirs du rêve se mêlaient d'une façon tellement intime aux impressions de la veille, que jamais elle n'osait affirmer un fait quelconque, craignant toujours de l'avoir rêvé.

« Il existe, dit Ball, de nombreuses analogies entre le rêve et la folie, et le premier de ces deux états peut précéder ou préparer le second. Certains cas de folie ne sembleraient être que des rêves longtemps continués.

» Souvent ces rêves se traduisent en actes chez les alcooliques, et plus souvent encore chez les épileptiques. Si l'on ne doit pas conclure, avec Moreau (de Tours), à l'identité du rêve et de la folie, on doit cependant admettre que certaines formes de la folie empruntent le masque du rêve et répondent, selon toute probabilité, à des conditions fort analogues de la circulation cérébrale (1). »

En dehors de l'alcoolisme, *certaines affections nerveuses empruntent au rêve leurs caractères principaux.*

L'extase, la catalepsie, le somnambulisme, provoqué ou non, appartiennent véritablement, au point de vue des manifestations délirantes. à la famille des rêves.

« On observe chez beaucoup d'hystériques, dit le Dr Schüle, des états pathologiques de l'idéation ; un développement excessif de l'imagination qui prime les autres fonctions intellectuelles, enfin une grande disposition aux idées obsédantes. On constate des idées brusques et extravagantes, des illusions, des hallucinations, des rêves, que la personne fait tout en étant éveillée et qui sont reproduits au gré de sa volonté. Tous ces phénomènes, isolés ou réunis, déterminent souvent des erreurs monstrueuses dans l'appréciation du temps ; les malades prétendent être des personnages historiques du temps actuel ou des siècles passés et sont tantôt l'un ou l'autre de ces personnages, tantôt tous ces personnages à la fois ; elles croient vivre successivement dans différents pays ou dans plusieurs pays à la fois. Dans leur mémoire, les jours deviennent des années. Il est plus particulièrement remarquable de voir les hystériques admettre comme réelles des souffrances qu'elles ont imaginées de toutes pièces ou qu'elles ont observées chez d'autres personnes, et elles arrivent ainsi à souffrir réellement (2). »

(1) Ball, *Morphinomanie*, p. 149 et 150.
(2) Schüle, trad. Dagonet et Duhamel, p. 225 et suiv.

Mais c'est surtout, nous l'avons dit, dans les accès d'alcoolisme que le délire hallucinatoire prend réellement les caractères d'un véritable cauchemar.

Hallucinations.

Définition. — Le terme d'*hallucination* n'a pris une signification précise que depuis Esquirol, qui l'a définie : un phénomène psychique ou cérébral qui s'accomplit indépendamment des sens, et qui consiste en des sensations que le malade croit éprouver, bien qu'aucun agent extérieur n'agisse matériellement sur ses sens. « Un homme qui a la conviction intime d'une sensation actuellement perçue, alors que nul objet extérieur propre à exciter cette sensation n'est à portée des sens, est dans un état d'hallucination (1). » On l'a définie aussi, plus brièvement, une perception sans objet, alors que l'illusion est l'interprétation erronée d'une sensation réellement perçue. La distinction paraît simple, elle est cependant loin d'être dans tous les cas facile à établir.

Avant de décrire ce trouble élémentaire si important, et les formes variées qu'il affecte, il nous faut exposer les différentes théories de l'hallucination, c'est-à-dire les hypothèses plus ou moins séduisantes proposées successivement par un grand nombre d'auteurs. Nous n'examinerons que les quatre théories principales suivantes :

a) *Théorie psychique pure.* — L'hallucination consiste en un phénomène purement psychique. C'est, dit Lélut, une idée qui se projette au dehors. Delasiauve en fait « une idée sensible, susceptible, par la vivacité que lui communique une cause physique ou morale, de représenter pour la conscience la réalité objective ». Esquirol avait le premier proposé cette explication purement psychologique.

On ne saurait mettre en doute, comme le fait très justement remarquer M. Motet, que, dans certaines circonstances, l'exercice spontané, involontaire de la mémoire, de l'imagination vivement frappée la veille, ne suffise, dans des conditions particulières d'ébranlement cérébral et de fatigue, pour déterminer un trouble hallucinatoire plus ou moins passager. Le fait suivant, observé par Andral sur lui-même, en est un exemple remarquable : « Au début de ses études anatomiques, dans sa chambre, un matin, en se levant, il eut la perception nette et distincte du cadavre d'un enfant à demi rongé par les vers, qui la veille, dans une salle de dissection, l'avait vivement impressionné; il sentait son odeur infecte; il le voyait de la manière la plus précise ; et quoique la réflexion lui démontrât l'impossibilité du fait, cette double hallucination se prolongea pendant un quart d'heure (2). »

(1) Esquirol, t. Ier, p. 80.

(2) Motet, *Dict. de méd. et de chir. prat.* Paris, 1873, t. XVII, p. 160, art. HALLUCINATIONS.

b) La *théorie périphérique* ou sensorielle, au contraire, place le siège de l'hallucination dans les organes des sens, les nerfs ou les ganglions cérébraux. Foville (1829) l'a défendue en France, puis Luys (1), qui attribue aux couches optiques le rôle de condenser dans leur substance grise les impressions périphériques, qui vont ensuite s'irradier dans les différentes régions de la substance corticale du cerveau. M. le Dr Ritti, dans un excellent travail, s'est appuyé sur ces données, et il admet que le processus hallucinatoire est dû à une activité spontanée des cellules des couches optiques et à l'irradiation de cette activité sur les cellules de la substance corticale qui mettent en œuvre les matériaux erronés avec la même logique que s'ils étaient réels (2).

c) La *théorie psycho-sensorielle*, ou théorie mixte, est celle de Baillarger, qui considère l'hallucination comme un phénomène toujours pathologique, lié à l'exercice involontaire de la mémoire et de l'imagination, à la suspension des impressions externes, à l'excitation interne des appareils sensoriaux.

d) Une *quatrième théorie* est proposée par le professeur Tamburini, pour qui « la cause fondamentale de l'hallucination est un état d'excitation des centres sensoriels corticaux, c'est-à-dire des points de l'écorce cérébrale où se perçoivent les impressions reçues par l'intermédiaire des différents organes, et où sont déposées les images mnémoniques sensibles (3). Cette explication est également adoptée par Krafft-Ebing (4), qui définit l'hallucination une excitation centrifuge produite dans un centre sensoriel, et ne voit guère qu'une différence de degré entre la reproduction d'une image sensorielle et une hallucination ; il ajoute cependant : « Il faut, pour que l'hallucination se produise, qu'il s'agisse de personnes à tempérament nerveux, extrêmement excitables, à peine normales ; il est nécessaire d'admettre des modifications de l'excitabilité dans le cerveau sensoriel. »

Il nous paraît hors de doute que l'hallucination soit un phénomène psycho-sensoriel, et pour une variété spéciale d'hallucinations, appelées par Baillarger *hallucinations psychiques* et *pseudo-hallucinations* par Hagen, nous sommes très disposé à admettre l'explication proposée par le Dr J. Séglas, qui les qualifie de *psycho-motrices*. Ce sont des hallucinations du sens musculaire de la parole. Nous reviendrons d'ailleurs sur ce point.

La double influence de l'organe sensoriel et de l'intelligence dans la production de ces phénomènes est mise en évidence par une série de faits. Des hallucinations de la vue se dédoublent sous l'influence

(1) Luys. *Recherches sur le système nerveux cérébro-spinal*. Paris, 1865.
(2) Ritti, *Théorie physiologique de l'hallucination*. Paris, 1874.
(3) Tamburini, *Revue scientifique*, 1881.
(4) Krafft-Ebing, *Traité de Psychiatrie*.

d'un strabisme artificiel, alors qu'elles étaient simples dans la disposition normale des yeux; elles sont dédoublées également par l'interposition d'un prisme. Les hallucinations peuvent aussi être *unilatérales* et coïncider dans ce cas avec des lésions également unilatérales de l'œil ou de l'oreille; le professeur Ball cite des cas d'hallucinations unilatérales de l'ouïe, coïncidant avec une otite moyenne. Schüle (1878) cite un malade qui voyait un chien noir avec l'œil droit, en même temps se produisaient des phénomènes congestifs intenses du côté gauche de la tête.

Le Dr Mabille a publié l'observation d'une femme mélancolique avec des hallucinations de l'oreille droite, et qui présentait un corps étranger dans le conduit auditif externe. Dès qu'on eut enlevé ce corps étranger, les hallucinations cessèrent.

Féré a aussi publié une observation d'hallucination unilatérale de l'ouïe, coïncidant avec un zona du trijumeau.

Les hallucinations unilatérales sont un symptôme peu fréquent, elles passent souvent inaperçues et il faut une certaine attention pour en constater l'existence. Elles pourraient s'expliquer par l'excitation de l'écorce cérébrale transmise soit par une lésion encéphalique, soit par une lésion des organes sensoriels ou des nerfs conducteurs dont l'irritation retentirait jusque sur le centre cortical; nous avons dit que Tamburini place le siège des hallucinations dans les divers centres de l'écorce cérébrale. Mais dans certains cas l'action d'une lésion périphérique de l'organe sensoriel ne saurait être mise en doute.

« Quand l'hallucination unilatérale (1) est nette et constante, elle doit faire penser à une lésion sensorielle ou à une lésion cérébrale. Dans le premier cas, il est parfois facile de porter le diagnostic en examinant le sens affecté. Dans le second cas on pourra ne trouver que des lésions fonctionnelles du sens atteint; mais alors on aura des troubles moteurs et sensitifs plus ou moins généralisés et le diagnostic de lésion cérébrale en foyer pourra être porté. Le pronostic varie dans es deux groupes de faits. Les lésions sensorielles sont parfois curables et le traitement périphérique doit être institué. Les lésions cérébrales en foyer ne le sont généralement pas, l'hallucination unilatérale peut donc servir à faire poser un diagnostic plus précis, à établir un pronostic plus ou moins grave, et enfin à dicter, dans certains cas, un traitement curatif. »

La participation de l'intelligence dans la production des hallucinations est aussi évidente : tout d'abord, notons que la destruction même totale de l'organe sensoriel périphérique n'empêche pas les hallucinations; ainsi un aliéné, dont parle Calmeil, voyait auprès du mur de sa cellule des femmes auxquelles il adressait tantôt des compliments et

(1) Toulouse, analysé par J. Morel, *Bulletin de la Société de médecine mentale de Belgique*, 1892, p. 356.

tantôt des injures ; à l'autopsie, on constata l'atrophie des deux nerfs optiques. Par contre, la destruction des facultés intellectuelles met fin aux hallucinations, comme il arrive dans la démence. Certaines personnes peuvent avoir à volonté des hallucinations ; ces cas sont rares, mais il en existe des observations qui paraissent parfaitement dignes de foi. Enfin on a signalé de véritables *épidémies* d'hallucinations chez des individus vivant de la même vie morale, ayant les mêmes préoccupations.

Quant aux hallucinations psychiques, que le Dr Séglas appelle *psycho-motrices*, elles ne semblent pas venir d'un organe sensoriel ; les malades qui présentent ce mode spécial d'hallucinations n'entendent pas des voix ; ils « entendent la pensée, ils ont une conversation intérieure ; des idées se transmettent d'une autre âme à leur âme sans l'intervention de la parole ». Elles ont été souvent confondues avec des hallucinations de l'ouïe. On en trouve une description souvent très complète dans les écrits des auteurs mystiques. Nous les étudierons plus loin, lorsque nous examinerons les diverses sortes d'hallucinations.

Caractères généraux des hallucinations. — Une des premières questions à poser est la suivante : dans quelles circonstances se produisent les hallucinations ? Et il semble possible d'admettre, avec Krafft-Ebing, que ce trouble coïncide avec des états déterminant une exagération fonctionnelle des centres sensoriels cérébraux. On les observe ainsi, dit cet auteur : 1° dans l'aliénation mentale ; 2° dans les délires fébriles ; 3° dans les maladies nerveuses caractérisées par une exagération de l'excitabilité nerveuse centrale, telles que l'hystérie, l'épilepsie, la chorée ; 4° dans les constitutions névropathiques ; 5° dans les intoxications par certaines substances qui exagèrent l'excitabilité des centres sensoriels cérébraux (belladone, opium, haschisch, hyoscyamine), comme la strychnine exagère l'excitabilité des centres spinaux ; 6° dans les états d'anémie du système nerveux (délires sensoriels par insomnie, par fatigues psychiques ou corporelles, par inanition, après des maladies graves, des hémorrhagies abondantes ; l'onanisme agit de même). Dans cette catégorie rentrent les hallucinations et les délires sensoriels de naufragés, des voyageurs errant dans le désert, des anachorètes de jadis.

La production de ces troubles est favorisée par les états émotifs tels que la crainte, l'horreur, les remords, le mal du pays, etc... ; elle l'est également par le défaut d'excitations sensorielles venues de l'extérieur.

Il existe souvent un rapport intime entre l'hallucination et les préoccupations habituelles des malades, et les croyances religieuses ont toujours eu la plus grande influence sur la nature des hallucinations. Les apparitions diaboliques, si fréquentes dans les siècles passés, sont devenues très rares ; les incubes et les succubes du moyen âge sont remplacés par les francs-maçons, la police ; et les différentes applications de l'électricité, le télégraphe, le phonographe, le téléphone, d'une part, le magnétisme, l'hypnotisme, la suggestion, d'autre part, jouent un rôle important dans les délires sensoriels observés de nos jours.

L'hallucination n'est jamais qu'une réminiscence, c'est-à-dire qu'elle ne peut reproduire qu'une sensation autrefois perçue et consciente. Un sourd-muet ne saurait avoir d'hallucinations de l'ouïe ; un aveugle-né n'a pas d'hallucinations visuelles. Bien plus, on peut affirmer qu'un homme n'ayant jamais lu de description du diable, n'ayant jamais vu une image le représentant, ne pourra pas l'apercevoir sous la forme d'une vision. Au moyen âge, tous les possédés décrivaient Satan de la même façon, d'après les attributs qu'on avait alors coutume de lui reconnaître.

Un des caractères assurément les plus remarquables de l'hallucination, c'est la croyance inébranlable du malade dans la réalité extérieure des objets qu'il pense avoir devant les yeux, des voix qu'il s'imagine entendre à ses oreilles. Virchow l'explique en disant : « Entre la vision objective, qui est la vision proprement dite et qui suppose nécessairement un organe de la vue, et la vision subjective, c'est-à-dire l'hallucination ou la reproduction par l'esprit d'une image antérieurement perçue, il n'y a pas cette différence que l'une soit réelle et l'autre ne le soit pas. Toutes deux sont également réelles; elles sont produites l'une et l'autre par l'éréthisme des organes sensoriels ; mais leur rapport avec l'actualité extérieure, objective, diffère essentiellement dans les deux cas, puisque dans un cas il y a perception véritable de la réalité extérieure, tandis que, dans le fait de l'hallucination, c'est l'individu qui crée sa propre sensation. Mais la sensation objective et la sensation subjective ont une même réalité intérieure, c'est-à-dire l'excitation des parties nerveuses qui président aux fonctions de la sensibilité. Aussi l'halluciné attache-t-il à ses visions subjectives la même foi, la même croyance qu'à la vue objective ».

Comme le dit le Dr Christian (1), au point de vue subjectif, l'hallucination et la sensation sont absolument identiques, et l'on conçoit aisément que certains auteurs aient voulu identifier la représentation mentale et l'hallucination.

Il est cependant impossible d'admettre que celle-ci ne soit rien autre chose que le plus haut degré de la représentation mentale. En effet, la représentation d'une image, d'un son, même très intense, ne comporte pas le caractère d'extériorité que nous avons noté dans l'hallucination; et d'autre part certains aliénés savent fort bien distinguer cette reproduction volontaire d'une image d'avec leurs hallucinations.

(1) Christian, art. Hallucinations du *Dictionn. encycl. des sciences médicales.*

L'hallucination, en effet, est preque toujours involontaire. Baillarger ne croit pas à la possibilité qu'auraient eue certaines personnes de reproduire à volonté leurs hallucinations. Brierre de Boismont et Michéa en ont cependant rapporté des exemples remarquables et qu'il nous semble difficile d'écarter.

Causes directes ; causes prédisposantes des hallucinations. — Les causes directes des hallucinations sont les traumatismes des organes sensoriels, la prolongation d'une impression sensorielle ou sa répétition incessante, sa vivacité exagérée. On sait que le choc du globe oculaire ou sa compression produisent des impressions lumineuses, des phosphènes ; le passage d'un courant électrique dans les oreilles donne une sensation sonore ; l'électricité par frottement détermine une odeur de phosphore dans les nerfs olfactifs. Quant aux causes occasionnelles des hallucinations, nous avons signalé, d'après Krafft-Ebing, tous les états capables de déterminer une exagération fonctionnelle des centres sensoriels cérébraux, certains états émotifs (la terreur, le remords), ainsi que la concentration de l'esprit sur certaines idées, en même temps que l'absence d'excitations sensorielles venues de l'extérieur.

D'autres causes, très nombreuses, détérminent l'apparition de ce phénomène ; mettons en première ligne les intoxications, dont la plus fréquente de beaucoup est l'intoxication alcoolique. Les températures excessives, le froid ou la chaleur extrêmes produisent des hallucinations. On a décrit sous le nom de *calenture* un délire sensoriel particulier observé parfois chez les navigateurs dans les régions équinoxiales (la mer se transforme en prairies, en jardins, en forêts aux arbres splendides).

Camille Douls, le jeune et intrépide explorateur qui fut assassiné dans un voyage au Sahara occidental, raconte que lors de sa première exploration dans cette région, il éprouva lui-même certaines hallucinations de la vue et de l'ouïe, fréquentes parmi les peuplades du Sahara. « Je me vis seul entre le ciel et la terre sur cette plaine resplendissante ; puis, dans le lointain, j'entendis des voix douces et mélodieuses qui étaient à mes oreilles ce qu'était à mes yeux la surface éblouissante du désert. J'entendais ce qu'un Maure eût appelé des voix célestes, je voyais ce qu'il eût pris pour un désert du paradis. Pendant tout le temps que dura cette vision, le sentiment de la perception avait complètement disparu... Un Maure, surprenant mon regard d'halluciné qui fixait l'horizon sans voir, me frappa sur l'épaule en criant : « Réveille-toi, réveille-toi ! tu as le *ralgue*, tu vas « devenir fou (1) ».

Le froid produit des troubles analogues. Le Dr Druss rapporte qu'il en éprouva l'influence pendant un voyage qu'il fit en 1814 ; il quittait

(1) C. Douls, *Cinq mois chez les Maures nomades du Sahara occidental*, in *Tour du Monde*, 1888.

son corps d'armée pour rejoindre sa famille ; à peine avait-il fait une lieue, par un froid très intense, que son corps lui sembla d'une légèreté extrême ; puis ses yeux se fermaient malgré lui, et il voyait alors une foule d'images agréables : il voyait devant lui des ruisseaux, des arbres, des parterres de fleurs, etc.

L'obscurité est favorable aux hallucinations de la vue ; c'est ainsi que certains aliénés se plaignent de ne pouvoir, pendant le jour, abaisser les paupières sans apercevoir aussitôt des spectres, des fantômes. Quelques hallucinés peuvent être délivrés de leurs visions si on a la précaution de les soustraire à cette influence de l'obscurité.

Dans la période intermédiaire entre la veille et le sommeil, il se produit assez souvent des hallucinations spéciales, dites hypnagogiques, (de ὕπνος, sommeil, et ἀγωγεύς, conducteur), qui affectent ordinairement la vue, quelquefois l'ouïe, le toucher, le goût et l'odorat. Elles ont été bien étudiées par Baillarger et plus tard par Maury.

Le plus souvent elles sont rudimentaires (formes indéterminées, points brillants ou obscurs ; mots isolés ou phrases très courtes ; odeurs ou saveurs désagréables).

Les hallucinations peuvent-elles être compatibles avec l'intégrité des facultés mentales? — La réponse affirmative à cette question a été donnée depuis longtemps, en particulier par Brierre de Boismont (1). Bien des personnes, intelligentes et instruites, peuvent se rendre compte de l'erreur, et corriger leurs hallucinations par la réflexion et le contrôle des autres sens. Mais l'hallucination, même acceptée sans discussion, ne prouve pas la folie ; des hommes éminents ont cru fermement à la réalité objective des sons ou des images hallucinatoires, qui pourtant possédaient à n'en pas douter la libre direction de leur intelligence ; il suffit de citer les noms de Socrate, de Mahomet, de Luther. Amédée Thierry (2) raconte que Napoléon voyait dans les circonstances graves et décisives une étoile brillante qui lui ordonnait de marcher en avant, et qui lui présageait, croyait-il, un triomphe certain.

Différentes sortes d'hallucinations. — Nous étudierons tour à tour les hallucinations de l'ouïe, de la vue, du goût, de l'odorat, du toucher, du sens génital, de la sensibilité générale, enfin les hallucinations psychiques de Baillarger, psycho-motrices du Dr Séglas.

Hallucinations de l'ouïe. — Tous les sens peuvent être affectés d'hallucinations, mais les hallucinations de l'ouïe sont assurément les plus fréquentes. Leur intensité est très variable ; tantôt le malade ne perçoit que des bourdonnements, des sons de cloches, des bruits de pas ; tantôt ce sont des voix confuses, des chuchotements paraissant venir d'un endroit éloigné ; tantôt enfin ce sont des mots articulés ;

(1) Brierre de Boismont, *Des hallucinations*, 1862.
(2) A. Thierry, *Communic. à l'Ac. des sc. morales*, avril 1846.

et dans ce dernier cas, que de variétés encore ! L'un entendra des monosyllabes, un mot isolé ; l'autre des phrases courtes, souvent impératives, enfin certains malades écoutent constamment plusieurs voix parfaitement distinctes qui leur parlent, qui se répondent et tiennent ainsi de véritables conversations durant des heures entières.

Nous avons dit, déjà, que la surdité n'était pas un obstacle à la production des hallucinations auditives; et il n'est pas rare d'observer des malades qui, tout en étant complètement sourds, se plaignent d'entendre sans cesse des voix qui les tourmentent, les menacent, les injurient, etc.

Les voix paraissent provenir de toutes sortes de direction, d'un lieu éloigné (du ciel même), d'un mur, d'une maison voisine ; certains malades se plaignent d'entendre parler dans leur ventre, dans leur poitrine. Calmeil cite l'observation d'une femme hystérique, qui croyait qu'une chienne s'était introduite dans son abdomen et y avait mis bas : elle entendait aboyer sans cesse la mère et les petits.

Les hallucinations de l'ouïe peuvent, comme celles de la vue, être unilatérales.

Hallucinations de la vue. — Les hallucinations de la vue sont les plus fréquentes après celles de l'ouïe, avec lesquelles, d'ailleurs, elles sont souvent associées. On les rencontre surtout dans les intoxications, les délires fébriles, les névroses, le délire par inanition. Ce sont des flammes, des bandes lumineuses, des fantômes indistincts ; ou bien au contraire des figures vivement colorées et aux contours précis. Elles peuvent ne se montrer que d'un seul côté. L'image se dédouble si l'on détruit le parallélisme des axes oculaires par une pression exercée sur l'un des yeux. B. Ball cite, d'après le Dr Pick (de Prague), le fait plus curieux encore d'un malade qui présentait des hallucinations hémiopiques : il ne voyait que la moitié des images fantastiques qui venaient se placer devant ses yeux (1).

Hallucinations de l'odorat et du goût. — Ces hallucinations se distinguent souvent avec peine des illusions. Elles sont assez fréquentes dans les diverses formes de l'aliénation, particulièrement dans le délire mélancolique, où les malades prétendent sentir des odeurs fétides de cadavre en décomposition ; ils se plaignent d'avoir dans la bouche une saveur affreuse, et accusent les personnes qui les entourent de leur avoir introduit dans l'estomac du phosphore, de l'arsenic, du soufre, etc...

Hallucinations du toucher. — On peut diviser ces hallucinations en deux classes: suivant qu'elles se rattachent à des hyperesthésies, les malades se sentent frappés, pincés, brûlés par une substance corrosive, ils sentent des rats courir sur leur corps — ou à des anesthé-

(1) Ball, *Leçons sur les maladies mentales*. Paris, 1883.

sies; des aliénés se plaignent aussi d'être transformés en théières, leurs os sont en verre et le moindre choc peut les briser. Dans ce dernier cas, il arrive souvent que le sentiment de la personnalité soit perverti ou aboli. Esquirol parle d'une femme qui présentait une anesthésie presque complète de toute la surface du corps, et qui croyait que le diable avait emporté son corps.

Hallucinations du sens génital. — Fréquentes surtout chez les femmes, ces hallucinations consistent en fausses sensations génitales : les malades se plaignent d'avoir subi des attouchements obcènes, d'avoir été violées. M. Ball cite l'observation d'une dame qui, soumise à l'action du chloroforme pour une extraction dentaire, reprocha à son réveil à son mari d'avoir eu des rapports intimes avec elle en présence de plusieurs témoins ; et cette conviction persista durant plusieurs mois.

Hallucinations de la sensibilité générale, du sens musculaire. — Ces troubles de la sensibilité générale sont les plus importants à étudier, car ils sont souvent le point de départ des aberrations les plus étranges et des actes les plus déraisonnables. Certains aliénés prétendent, sous l'influence d'anesthésies ou d'hyperesthésies profondes, que certaines parties de leur corps sont devenues plus grosses, plus lourdes, qu'ils ne peuvent plus les remuer; d'autres se croient devenus très légers, et s'imaginent qu'ils peuvent voler comme les oiseaux. C'est ainsi qu'autrefois, principalement au XIVe et au XVe siècle, de nombreux exemples de lycanthropie (folie lupine et canine) ont été observés en Europe ; ces aliénés s'imaginaient que leur corps était couvert de poils, qu'ils avaient des dents, des pattes de loup ou de chien. Esquirol rapporte que les moines d'un couvent d'Allemagne se croyaient métamorphosés en chats, et qu'à certaines heures de la journée, ils couraient et sautaient autour de leur couvent, en miaulant. Bouillaud a observé des hémiplégiques qui croyaient sentir dans leur lit une personne étrangère, un cadavre étendu le long de leur propre corps.

Les hallucinations dues aux troubles du tonus musculaire exercent une influence considérable sur les modifications du sentiment de la personnalité. Elles ont été étudiées par Solbrig, Schüle et différents auteurs. C'est dans l'excitation hallucinatoire des nerfs sensitifs partant des muscles et apportant à l'écorce cérébrale de fausses sensations de mouvements qu'il faut chercher l'explication de bien des phénomènes morbides étranges. Nous ne saurions admettre cependant, avec le Dr A. Cramer (de Fribourg-en-Brisgau) que l'excitation hallucinatoire d'une partie d'un nerf sensitif dans le territoire du groupe musculaire de la parole, puisse expliquer la production des idées obsédantes (1).

Hallucinations psychiques, psycho-motrices. — Baillarger a dé-

(1) Cramer, *Hallucinations du sens musculaire*. Fribourg-en-Brisgau, 1889.

signé, sous le nom d'*hallucinations psychiques*, une classe particulière d'hallucinations dans lesquelles l'élément sensoriel semble avoir disparu : il ne s'agit plus de voix entendues par les malades ; ceux-ci disent qu'ils entendent non pas la voix, mais la pensée ; c'est une « conversation d'âme à âme » sans le secours de la parole. Ces phénomènes tout particuliers avaient été confondus longtemps avec les hallucinations de l'ouïe, et Baillarger a eu le mérite de les en séparer nettement. Plusieurs auteurs en ont cherché l'explication dans une hallucination de la fonction du langage (1).

Le Dr Séglas en a fait un trouble psycho-moteur (2) ; nous résumerons ici brièvement les points principaux de son excellente étude. Ces hallucinés n'entendent pas des voix, ils les comprennent, « ils sentent parler » ; une malade de Leuret (3) disait qu'elle « entendait les pensées », mais qu'elle préférait entendre parler. Donc, dans ces hallucinations de voix dépourvues de son, le centre auditif est inactif ; le centre visuel l'est également, il n'existe pas ici d'hallucinations verbales visuelles. Ces malades ont pourtant la perception de certains mots ou même de certaines phrases ; il faut donc que ce soit le centre moteur d'articulation qui donne naissance à ce phénomène.

On connait les hallucinations psycho-motrices communes : les amputés peuvent ressentir des sensations de mouvements se passant dans le membre qu'ils ont perdu (4) et l'origine de ces fausses sensations doit être rapportée aux centres où sont emmagasinées les images motrices des parties amputées. Parmi les éléments constitutifs du langage intérieur figurent les représentations mentales des mouvements d'articulation, et ces images motrices peuvent être aussi importantes que les images auditives et visuelles ; certaines personnes pendant la réflexion, parlent mentalement leur pensée au lieu de l'entendre ou de la lire. Les hallucinations psycho-motrices sont dues à l'état d'éréthisme fonctionnel du centre moteur d'articulation et les malades perçoivent leurs voix au moyen des images motrices d'articulation.

Le Dr Séglas cite à l'appui de sa manière de voir plusieurs observations du plus grand intérêt ; il range les hallucinations verbales motrices dans trois classes :

1° L'hallucination verbale motrice sans mouvements correspondants de l'articulation verbale ;

2° L'hallucination accompagnée d'un commencement de mouvements d'articulation, mais sans que les mots soient prononcés ;

(1) E. Fournié, *Physiologie du système nerveux*, 1872.

(2) J. Séglas, *L'hallucination dans ses rapports avec la fonction du langage, les hallucinations psycho-motrices* (*Progrès médical*, 15 et 25 août 1888), et *Des troubles du langage chez les aliénés*. Paris, 1892.

(3) Leuret, *Fragments psychologiques*, p. 115.

(4) Weir-Mitchell, *Injuries of nerves*, 1878.

3° L'hallucination accompagnée de la prononciation complète des mots, et qui est une véritable impulsion verbale.

Il fait remarquer avec raison que l'élément moteur qu'elles renferment en fait une cause puissante de dédoublement de la personnalité.

Hallucinations combinées. — Les hallucinations peuvent porter à la fois sur plusieurs sens. Elles sont même parfois généralisées.

M. Lélut cite l'observation suivante (1) :

Un vieillard, revenant d'une promenade, se croit d'abord poursuivi par huit ou dix individus; cette hallucination de la vue s'accompagne presque aussitôt d'hallucinations de l'ouïe; il entend distinctement la voix des personnes qui le poursuivent; puis surviennent de fausses sensations du toucher; ses persécuteurs le touchent, le poussent; il s'y joint enfin des hallucinations de l'odorat et du goût : l'haleine de ces individus est infecte, elle lui empoisonne le nez et la bouche.

Les hallucinations de la vue et de l'ouïe sont très fréquemment associées. Elles se combinent aussi avec des hallucinations de la sensibilité générale : un malade entend, par exemple une voix qui crie : Enlevez ! — et aussitôt il ressent une « grande secousse électrique » par tout le corps, son cœur se met à bondir, son estomac se retourne, le sang reflue vers le cerveau; tout cela, dit le malade, s'effectue à l'aide d'une machine mystérieuse (2).

Diagnostic des hallucinations. — L'halluciné raconte en général volontiers ses fausses sensations, pourtant certains aliénés les dissimulent : dans ce cas, on sera mis en éveil par leur aspect habituel, leurs attitudes, par certains actes anormaux ; par exemple, ils sont ordinairement tristes, concentrés, ils écoutent attentivement, l'oreille tendue dans une certaine direction, la respiration presque suspendue ; ils restent les yeux attachés longtemps sur un même point, indifférents à tout ce qui les entoure ; ils se bouchent les oreilles avec du coton, des morceaux de drap, ou bien ils se couvrent les yeux, s'abritent sous de vastes chapeaux, se promènent toujours, quelque temps qu'il fasse, avec un parapluie ouvert au-dessus de leur tête. Dans le cas d'hallucinations psycho-motrices, on les voit remuant les lèvres sans parler à haute voix ; quelques-uns compriment de leur deux mains leur ventre ou leur poitrine pour faire cesser les « voix muettes » qui partent de ces régions de leur corps ; d'autres s'introduisent dans la bouche des cailloux, des morceaux de citron, etc., pour empêcher les mouvements involontaires d'articulation (3).

Le mutisme, le refus d'aliments sont très fréquemment causés par des hallucinations non avouées par les malades.

(1) Lélut, *Le démon de Socrate*, 1re édit., p. 282.
(2) Ritti, *loc. cit.*, p. 58 et 60.
(3) Séglas, *Troubles du langage chez les aliénés*, p. 135 et suiv.

Pronostic des hallucinations. — Ces fausses sensations sont un symptôme fugace dans les affections fébriles, les intoxications, les névroses ; elles présentent dans d'autres cas une ténacité extrême. On peut dire, d'une façon générale, que plus elles sont fixes dans leur forme, plus le pronostic est grave ; il est au contraire plus favorable si les hallucinations sont rudimentaires, changeantes, et si leur apparition a été soudaine. On doit leur accorder l'attention la plus minutieuse à cause des actes qu'elles peuvent faire accomplir aux aliénés : les voix, les hallucinations visuelles poussent trop souvent ces malheureux à se mutiler, à tuer ou à se suicider, et rendent indispensable une surveillance de tous les instants ; encore est-il extrêmement difficile de s'opposer aux actes violents qui sont accomplis le plus souvent avec une rapidité qui déjoue toutes les mesures de prudence.

Traitement des hallucinations. — Le traitement est avant tout celui de la forme d'aliénation mentale à laquelle se rattachent les hallucinations, chaque cas présente des conditions spéciales. Quant aux médications successivement préconisées, les narcotiques, le haschisch, la belladone, les émissions sanguines, les moxas, l'électrisation (Métivié, Baillarger) employés surtout contre les hallucinations de l'ouïe, elles ont pu donner quelques succès, mais n'ont pas des résultats constamment avantageux.

Le traitement moral, l'isolement dans un milieu nouveau, exercera une influence utile ; on doit s'efforcer d'écarter de l'esprit du malade ses préoccupations habituelles et chercher à calmer, autant qu'il est possible, ses inquiétudes et son irritation.

Illusions.

L'illusion se distingue de l'hallucination en ce qu'elle a pour origine une impression sensorielle produite par un objet réel ; le jugement porté sur cette impression véritable est erroné ; le témoignage des sens est vrai, la conclusion qui en est tirée est fausse.

L'esprit, chez les individus normaux, rectifie l'illusion, soit que celle-ci soit due à un phénomène physique (un bâton plongé en partie dans l'eau paraît courbé, un objet se détachant sur un fond noir semble plus gros qu'il ne l'est en réalité, etc.) soit qu'il faille la rattacher à la lésion d'un appareil sensoriel (un choc transmis au nerf optique donne une impression lumineuse, l'inflammation de la trompe d'Eustache ou de l'oreille moyenne provoque des bourdonnements, des battements sonores).

Chez les aliénés, au contraire, l'esprit se trompe sur la nature et le caractère de l'impression ressentie. « La condition nécessaire pour que l'impression sensorielle devienne une erreur de l'esprit, a dit Maury, c'est que l'esprit soit sous l'empire d'un sentiment qui lui enlève son libre et complet exercice (1). » L'illusion peut être même acceptée comme vraie, dans ces conditions, par des individus jouissant de la plénitude de leurs facultés, mais se trouvant momentanément sous l'influence d'un défaut d'attention ou d'un état moral tel que la peur, ou la colère ; les croyances superstitieuses agissent de même.

L'illusion est produite par une appréciation défectueuse chez les petits enfants, et chez les individus débilités ; dans ce dernier cas, le souvenir est infidèle, la faculté de reproduction amoindrie, et l'on prend pour identiques des objets simplement analogues.

Dans beaucoup d'affections mentales, les illusions jouent un rôle très important ; tout ce qui entoure les malades prend pour eux une physionomie spéciale, en rapport avec les désirs, les passions, les craintes, les angoisses qui les dominent. Le mélancolique croit entendre, dans les paroles les plus insignifiantes prononcées auprès de lui, des accusations qui redoublent ses terreurs ; il voit dans le journal des insinuations à son adresse, des menaces de châtiment. Les illusions sont extrêmement fréquentes dans la manie.

Esquirol les a divisés en illusions internes ou ganglionnaires, et externes ou sensorielles.

Illusions sensorielles. — Elles sont en rapport avec tous les sens, mais les plus nombreuses se rattachent à l'ouïe et à la vue. Les malades interprètent tous les bruits qu'ils entendent dans le sens de leurs préoccupations délirantes. « Je suis un être réprouvé des hommes et de la création entière, écrit un lypémaniaque ; il n'y a qu'une voix dans la nature pour le répéter. Quand tout le monde est d'accord — et je l'entends, — il n'est plus possible de douter ; *les oiseaux eux-mêmes me le disent tous les jours.* »

D'autres ramassent tous les objets brillants, qui deviennent pour eux de l'or, des diamants, des perles ; ils se trompent sur les personnes, prétendent reconnaître dans des étrangers des parents ou des amis.

Sous l'influence d'une indisposition passagère, d'un embarras gastrique, certains aliénés affirment sentir dans leurs aliments la présence de l'arsenic, du phosphore, etc.

Chez d'autres, la perversion des sens est telle qu'ils trouvent un goût et une odeur agréables aux matières les plus répugnantes.

Illusions internes ou ganglionnaires. — Les fausses sensations qui ont leur origine dans les viscères sont extrêmement nombreuses et variées ; les souffrances que les malades peuvent éprouver dans les différents viscères sont interprétées de la façon la plus étrange : une céphalalgie leur fait penser que leur cerveau est remplacé par un bloc de glace, par du mercure. Des mélancoliques hypochondriaques s'ima-

(1) Maury, *Ann. méd. psych.*, 1856, p. 424.

ginent que leurs poumons sont remplis de poussières dangereuses, et font pour les expulser des efforts inouïs. Une loueuse de chaises d'une église de Paris, citée par Leuret, était atteinte d'une péritonite chronique, et elle expliquait les douleurs ressenties dans la cavité abdominale par la présence de plusieurs évêques qui tenaient dans son ventre un concile: elle les sentait marcher et gesticuler.

Les affections de l'utérus et de ses annexes peuvent être le point de départ d'illusions qui sont souvent de nature érotique ; certaines femmes s'imaginent ainsi qu'elles sont enceintes, d'autres croient qu'elles ont dans l'utérus un loup qui les ronge, etc.

Il n'est pas toujours aisé de distinguer les illusions des hallucinations, mais cette distinction mérite cependant d'être conservée ; car si elle ne repose pas sur des caractères réellement scientifiques, elle est dans la pratique d'une très grande utilité.

En *résumé*, les illusions ont pour cause une action matérielle produite sur les sens, et qui devient elle-même l'objet d'une fausse perception. Deux conditions sont nécessaires pour leur production, dit Leuret, une grande préoccupation de l'esprit, et une sensation. L'esprit, absorbé par une série d'idées plus ou moins circonscrites, devient incapable d'une attention suffisante pour distinguer la valeur de la sensation ; le malade interprète faussement, et dans le sens de son délire, les phénomènes qui se passent hors de lui. Les illusions ont un caractère essentiellement psychologique ; elles sont la conséquence directe du trouble mental ; dans un certain nombre de cas, elles fournissent des indications spéciales pour le traitement. En général, elles n'ajoutent pas de gravité au pronostic de l'affection mentale, à moins qu'elles ne dépendent d'une lésion organique qui vient compliquer l'état mental, telle qu'une phthisie pulmonaire, un cancer de l'estomac, etc.

Troubles de la conscience.

L'expression de *conscience* est réservée par la plupart des auteurs à la connaissance intime de nous-mêmes, des opérations morales et intellectuelles qui se passent en nous. Elle fixe en les réfléchissant les phénomènes de la vie intime, de manière à permettre à la mémoire d'en conserver le souvenir.

L'appréciation juste, réfléchie, le sentiment intime de nous-mêmes varie non seulement dans l'état de maladie, mais encore dans l'état de santé, suivant certaines conditions psychologiques sous l'influence desquelles nous pouvons être momentanément placés. La passion est une de ces conditions, elle nous enlève l'appréciation exacte des faits qui se passent en nous et hors de nous ; nos jugements sont par suite entachés d'erreur ; les impulsions qui nous dominent alors deviennent violentes, nos déterminations sont en rapport avec ce nouvel état de la conscience. C'est là un fait d'observation commune sur lequel il nous paraît inutile d'insister.

Sous le nom de *cérébration inconsciente*, d'*automatisme cérébral*, d'*inconscience*, le Dr Ritti a décrit les cas où le cerveau, sans l'intervention de la volonté, de la conscience, produit des actes semblables à ceux que le *moi* combine et commande.

Cet automatisme cérébral peut s'observer dans l'état de santé sous l'influence d'une excitation cérébrale particulière ; un mathématicien n'a pu malgré tous ses efforts résoudre un problème, il s'endort et trouve tout à coup, à son réveil, la solution du problème si ardemment cherchée.

Mais cet automatisme se manifeste d'habitude sous l'influence de conditions pathologiques (1).

Les rêves, suivant la remarque du professeur Ball, nous offrent un exemple d'un travail absolument inconscient de l'esprit. D'après le témoignage unanime de tous les auteurs, le somnambulisme se présente à nous comme la réalisation la plus complète de l'automatisme cérébral. Le somnambule semble avoir complètement perdu la conscience de ses actes, ce qui ne l'empêche pas de vaquer avec régularité à ses occupations ordinaires et même de se livrer avec succès à des travaux intellectuels (2).

L'automatisme cérébral, le travail cérébral inconscient peut se rencontrer dans les affections mentales et nerveuses les plus diverses.

L'accès d'alcoolisme aigu peut déterminer la perte absolue de la conscience, sous l'influence d'une sorte d'état congestif, comme on l'observe à la suite d'attaques épileptiques ou épileptiformes. On voit alors le malade perdre tout à coup la conscience de ses actes ; il marche, va, vient, se livre à des actes étranges dont il ne saurait évidemment être responsable ; une fois la crise terminée, il ne se rappelle plus ce qui vient de se passer, l'amnésie est complète.

Cette perte plus ou moins complète de la conscience se rencontre encore dans d'autres affections mentales, dans certaines formes de stupeur. « J'étais, nous dit un de nos malades, atteint d'accès de stupeur, dans l'état d'un homme qui a beaucoup veillé. Je marchais sans avoir conscience de la route que je parcourais, quoique conservant l'intelligence nécessaire pour ne pas heurter les passants et éviter les voitures. »

Dans les différentes formes d'aliénation mentale, les troubles de la conscience sont en rapport avec les désordres qui envahissent les autres facultés. C'est là une règle générale qui souffre peu d'exceptions, mais dans quelques cas exceptionnels, on peut observer l'automatisme cérébral se produisant alors que la conscience est intacte : l'individu assiste, comme un spectateur étonné, à l'exercice désor-

(1) Ritti, *Ann. méd. psych.*, 1879.
(2) Ball, *Leçons sur les maladies mentales*, p. 44 et suiv.

donné de ses facultés, qu'il ne peut empêcher; lui-même réclame une protection contre l'irrésistible entraînement qui par suite le domine et contre lequel il se sent incapable de lutter.

Chez le maniaque comme chez le plus grand nombre des aliénés, si la perception intime de soi-même n'est pas entièrement abolie, elle est, en général, extrêmement confuse.

Les hallucinés n'ont plus, d'habitude, la conscience des fausses sensations qui les obsèdent; ils croient fermement à leur réalité et c'est la raison pour laquelle ils se laissent aveuglément diriger par elles. Quelques-uns cependant conservent l'appréciation exacte du phénomène étrange auxquel ils sont sujets et ils cherchent à en donner une explication plus ou moins satisfaisante. Un de nos malades nous explique, par exemple, que l'image qu'il perçoit est créée par son cerveau et ensuite réfléchie par l'œil lui-même.

Dans les diverses formes de la mélancolie, la conscience n'est pas absente, mais elle est profondément modifiée; l'individu voit, juge et comprend les choses autrement qu'il ne le faisait auparavant et il refuse de croire à l'existence d'une maladie.

Le délire de persécution est remarquable sous ce rapport; il est impossible de convaincre celui qui en est atteint de l'erreur profonde dans laquelle il se trouve sur les choses et les personnes et de l'impossibilité des persécutions dont il se plaint; sa conviction est absolue de ce côté, elle le pousse à des actes qu'il prémédite, qu'il accomplit sans la moindre hésitation et au sujet desquels il ne manifeste ensuite aucune espèce de regret. Quelques persécutés analysent toutes les sensations qu'ils prétendent éprouver et ils ne comprennent pas qu'on les ait transformés en une sorte de machine vivante et réduits à un véritable état d'automatisme.

La recherche du degré de conscience que l'aliéné peut conserver et, par conséquent du degré de responsabilité qu'il peut avoir encourue, est, on le comprend, d'une appréciation difficile; car, nous l'avons dit, l'individu peut conserver la conscience plus ou moins nette de la situation pénible dans laquelle il se trouve et, comme le dit Albert Lemoine, il est des aliénés qui ont si bien la conscience du trouble qui les atteint, qu'ils disent: « Je sens que ma pensée m'échappe, je ne puis la retenir (1). »

Sentiment de la personnalité.

Le sentiment de la personnalité se rattache essentiellement à la conscience.

« Le sentiment intime, dit Piorry, celui de la personnalité, n'est autre chose que la conscience que nous avons de notre propre exis-

(1) A. Lemoine, *l'Aliéné suivant la philosophie*, p. 290 à 293.

tence; c'est le jugement que nous portons sur nos sensations, puisque les sensations seules peuvent nous fournir la preuve de notre existence.

» Dans le langage vulgaire comme dans la langue médicale, ajoute-t-il, on se sert le plus fréquemment du mot sentiment comme désignant l'expression qu'éprouve le *moi*, la part que l'âme y prend (1). »

Suivant Ribot (2), on entend généralement dans le langage psychologique par *personne*, l'individu qui a une conscience claire de lui-même et agit en conséquence; c'est la forme la plus haute de l'individualité; ce que l'on doit admettre, c'est qu'elle est toujours liée à l'activité du système nerveux, en particulier à celle du cerveau; elle a, en conséquence, même au point de vue physiologique, ses interruptions, ses intermittences, comme par exemple, dans la période du sommeil et du réveil.

On peut distinguer, suivant Ribot, une personnalité *physique*, *affective* et *intellectuelle*.

La première n'est rien de plus que l'ensemble des sensations organiques venant de tous les tissus, de tous les organes, de tous les mouvements, en un mot de tous les états du corps, sorte de sensorium où ils sont représentés à un degré et sous une forme quelconque. Cette personnalité physique varie comme eux et ses variations comportent tous les degrés possibles, du simple malaise à la métamorphose totale de l'individu.

La sensibilité générale, n'ayant qu'une valeur psychique assez faible, ne produit que des désordres partiels, sauf les cas où l'altération est totale. L'exaltation des fonctions vitales détermine un état de bien-être tout physique d'abord, qui se propage dans l'organisation nerveuse entière et suscite une foule de sentiments agréables, alors on voit tout en rose. Un état de malaise et d'impuissance a pour conséquence les sentiments pénibles ou déprimants, on voit tout en noir.

Dans l'un et l'autre cas, la personnalité n'est pas transformée au sens absolu, elle l'est relativement. L'individu est changé, n'est plus le même. Si les causes physiques qui suscitent ce changement, au lieu d'être transitoires, deviennent permanentes, il se forme une nouvelle habitude physique et mentale qui, en s'augmentant, amène une transformation plus ou moins complète. Sur ce fond tout physique peuvent se greffer, sous l'influence de conditions spéciales, des conceptions délirantes; l'un se croit empoisonné, l'autre en possession du démon; c'est une nouvelle étape vers la dissolution du *moi*.

Comme exemples de cette transformation due à des causes physiques, on peut citer les sujets qui se disent insensibles, *retranchés du monde extérieur*; ceux qui, dans certains troubles de la sensibilité musculaire, *jouissent de la légèreté de leur corps*, se sentent suspendus

(1) Piorry, *Dict. des sc. méd.*, t. L, p. 130.

(2) Ribot, *Les maladies de la personnalité*, 1888.

en l'air, croient pouvoir voler; ou bien ont un sentiment de pesanteur dans tout le corps, dans quelques membres, dans un seul membre qui paraît volumineux et lourd; ou bien encore le malade se sent plus petit ou beaucoup plus grand qu'il ne l'est en réalité.

Dans ces cas la première conscience organique normale disparaît pour faire place à une nouvelle conscience organique anormale, et le souvenir de l'ancienne conscience peut persister chez le malade.

La *personnalité affective* comprend naturellement, d'après Ribot, tout ce qui se rapporte à la sensibilité affective, dont les aberrations deviennent une source si féconde de la folie.

Dans les états connus sous les noms d'*hypochondrie*, *lypémanie*, *mélancolie* (avec toutes ses formes), on trouve les altérations de la personnalité affective qui comportent tous les degrés possibles y compris la métamorphose complète.

« Les malades, dit J. Falret (1), deviennent insensibles à tout, ils n'ont plus d'affection, ni pour leurs parents, ni pour leurs enfants; la mort même des personnes qui leur étaient chères, les laisse absolument froids et indifférents. Ils ne peuvent pleurer et rien ne les émeut en dehors de leurs propres souffrances. »

La contre-partie de ces altérations partielles du *moi*, ajoute Ribot, se rencontre dans les cas où il s'exalte, s'amplifie, dépasse sans mesure son ton normal. On en trouve des exemples au début de la paralysie générale, dans certains ca sde manie, dans la période d'excitation de la folie circulaire. Le malade éprouve alors un sentiment de bien-être physique et moral, un besoin d'activité exubérante, qui se traduit en discours, en projets, en entreprises, en voyages incessants et vains.

La *personnalité intellectuelle* comprend particulièrement les troubles intellectuels dont l'hallucination serait la base; on observe dans cette catégorie, dit l'auteur dont nous résumons le travail, certains états de conscience que le *moi* ne considère pas comme siens, qu'il objective, qu'il place en dehors de lui et à qui il finit par attribuer une existence indépendante de la sienne.

Les faits de double conscience, dont nous parlerons plus loin, rentrent dans cette catégorie.

Esquiros dit avoir rencontré dans un établissement d'aliénés un prêtre qui après avoir appliqué trop ardemment son intelligence au mystère de la Sainte Trinité se figurait lui-même être en trois personnes et voulait qu'on lui servît à table trois couverts, trois plats, trois serviettes (2).

Dans certaines formes de folie anxieuse, cet état, dit Griesinger (3), peut grandir au point qu'il paraît au malade que le monde réel est

(1) Falret, *Études sur les maladies mentales*. Paris, 1889.
(2) Esquiros, *Revue des Deux Mondes*, 1845, p. 107.
(3) Griesinger, *Traité des mal. ment.*, p. 265.

complètement évanoui, détruit et qu'il ne reste plus qu'un monde imaginaire où il est inquiet de se trouver.

Les troubles de la personnalité sont nombreux dans l'aliénation mentale; ils ont fait l'objet d'importants travaux depuis quelque temps; nous les passerons rapidement en revue.

Dédoublement de la personnalité. — Sous le nom de *dédoublement de la personnalité*, on a décrit la transformation plus ou moins brusque et d'une durée variable de l'état psychique normal; il se forme une personnalité nouvelle, présentant des caractères variables, mais différents (souvent contraires) de ceux qui distinguaient la personnalité normale. Ce sont des espèces d'accès donnant lieu surtout à une mémoire nouvelle, conservant seulement le souvenir des faits produits pendant les accès qui se développent successivement.

Cette disposition singulière se manifeste surtout sous l'influence d'accidents hystériques; on l'a encore désignée sous le nom d'état hystéro-somnambulique. C'est une alternance de vie normale et de vie morbide dont le patient n'a ni souvenir ni conscience.

Ferrus avait déjà appelé l'attention sur ces faits remarquables; il cite entre autres observations, celle d'une malade dont le mari, avocat distingué, exposait ainsi l'état pathologique :

Plus j'observe, dit-il, l'étrange maladie de ma pauvre femme, plus ces phénomènes de double existence qu'elle produit en elle m'étonnent. A-t-elle recouvré ses sens, elle ignore ce qui s'est passé dans ses accès; retombe-t-elle malade, elle se le rappelle avec une fidélité surprenante. Dans ces moments, les sens sont sont comme changés. Elle entend certaines personnes et non d'autres. Dans ce qu'elle fait et dit, tout est enchaîné, rationnel; elle reprend, aux accès suivants, les choses dont elle s'est occupée dans les accès passés, ordonne les détails du ménage, pourvoit aux repas et à ses petits comptes sans commettre la moindre erreur. Comme les intervalles de bien et de mal se succèdent avec une grande rapidité, elle se réveille faisant des choses qu'elle ne s'explique pas, tant la pensée qui la dirige en maladie est sans rapport avec son état de santé... A un premier degré, il faut une grande attention pour découvrir les symptômes de l'état nerveux; si ce degré augmente un peu, la malade s'anime, gesticule, parle avec force, elle a les traits convulsés; est-il plus considérable encore, l'isolement arrive, elle n'entend et ne voit plus personne, cause avec elle-même, développe un texte, récite, court, chante, crie, pleure, rit; enfin, si les phénomènes s'élèvent à un point suprême, ses discours deviennent incohérents, elle confond les objets, perd l'usage de tel ou tel sens, etc...

Si cette affection, dit Ferrus, se rapproche par quelques particularités du somnambulisme ordinaire dans lequel on voit, une fois le mal passé, l'oubli de ce qui vient d'arriver, et la continuation d'un accès à l'autre, de la chaîne des mêmes actes et des mêmes idées, elle doit en être distinguée, sous d'autres rapports non moins importants, et elle mérite de figurer dans une catégorie spéciale.

Les accidents se déclarent en effet, pendant que la malade est éveillée et sous forme d'attaques nerveuses. Celles-ci sont elles-mêmes signalées par divers phénomènes précurseurs : un malaise général, des inquiétudes vagues dans les membres, de la céphalalgie, des vertiges, de la tristesse, des pleurs, des envies de rire involontaires, des bâillements, des pandiculations, de l'engourdissement, des syncopes, de l'agitation et des mouvements convulsifs.

La durée varie beaucoup, tantôt restreinte à une demi-heure ou une heure, tantôt s'étendant à des semaines entières ; les accès enfin se multiplient assez souvent, au point de revenir tous les jours et même plusieurs fois dans les vingt-quatre heures (1).

Depuis, l'attention a été particulièrement appelée sur ce sujet et des médecins ont publié des observations très remarquables de ce dédoublement de la conscience.

Le Dr Azam (2) ne pense pas qu'on doive assimiler à un accès de somnambulisme ce qu'il appelle la *période seconde* de cette névrose dans laquelle, suivant lui, les malades présentent toutes les apparences de la vie ordinaire, avec une intelligence plus grande, et qui constitue une personnalité nouvelle et complète.

Suivant le Dr Tuke (3), il y a entre cet état qu'il considère comme un somnambulisme spontané et l'hypnotisme, des affinités qui tendent à les rapprocher intimement; on peut observer des deux côtés l'inconscience plus ou moins complète, le contrôle volontaire sur les pensées et les actions est suspendu; on constate enfin, soit une exaltation, soit une dépression de la sensibilité générale et des sens spéciaux (4).

Le Dr Georges Guinon a publié un travail intéressant à ce sujet. Il existe, suivant lui (5), chez quelques hystériques, une phase particulière de la maladie caractérisée par le dédoublement de la personnalité. Dans cette phase, la personne paraît être dans l'état normal, vivant de la vie ordinaire, sans la moindre apparence d'automatisme véritable ni de délire; la ressemblance avec l'état normal est singulièrement accentuée chez ces sortes de malades, au point qu'il est quelquefois fort difficile de s'apercevoir que l'on a affaire à une deuxième personne. Le phénomène d'amnésie d'un état dans l'autre constitue, suivant lui, le caractère distinctif du dédoublement de la personnalité. Il est un autre caractère qui permet d'affirmer l'origine hystérique, c'est le sommeil qui marque le retour et la fin de l'*état nouveau* et qui n'est autre chose qu'une attaque de sommeil hystérique; sommeil

(1) Ferrus, *Névroses extraordinaires* (*Ann. med. psych.*, oct. 1857, p. 607).
(2) Azam, *Hypnotisme, double conscience.* Paris, 1887.
(3) Hack Tuke, *Le corps et l'esprit.* Paris, 1886.
(4) Tuke, *Ann. méd. psych.*, 1883, p. 410.
(5) Guinon, *Progrès méd.* 12 mars et 30 juillet, 1892.

plus ou moins prolongé, durant parfois seulement quelques minutes.

Nous devons ajouter que les prodromes qui annoncent le retour des accès que nous avons résumés plus haut sont variables, mais toujours identiques à eux-mêmes ; ils rappellent le plus souvent quelques-uns des accidents qui caractérisent l'hystérie : douleurs à la nuque, aux tempes, battements de cœur, frissons dans différentes parties du corps, etc...

La guérison s'est montrée dans certains cas; dans d'autres circonstances, on a observé le passage à l'état chronique, les périodes anormales, pathologiques, sont devenues l'état habituel, la transformation est devenue définitive, et le trouble mental est resté l'état normal.

Sous le nom de double personnalité, de dualité de la conscience, on a compris les faits qui se rapportent à la conservation de la conscience au milieu du trouble intellectuel le plus complet; on les observe dans quelques cas exceptionnels chez les aliénés.

Cette dissociation des fonctions nerveuses se remarque même sous l'influence de quelques narcotiques. En associant la morphine et le chloroforme, dit M. A. Dastre (1), on voit persister la conscience, tandis que la perception a disparu; le sujet a conservé le sentiment de lui-même et du monde extérieur, il voit, il entend, il juge, il répond avec convenance aux questions qu'on lui pose, il obéit avec docilité aux ordres qu'on lui donne, en un mot, il assiste comme un témoin indifférent à l'opération qu'il subit.

Sous l'influence du haschich, on peut observer le fait curieux de la conservation plus ou moins entière de la conscience au milieu du désordre des autres facultés. Le Dr Gerdy raconte qu'après avoir pris lui-même du haschich, alors qu'il était interne dans un hôpital, il a conservé le souvenir de l'effroyable stupeur dans lequel était plongé son *moi* raisonnant en voyant le dévergondage d'idées de son *moi* déraisonnant et l'horrible crainte qu'il avait de ne pas voir cesser un pareil état (2).

Chez les aliénés, les troubles de la conscience suivent généralement les désordres qui envahissent les autres facultés. Mais il existe des cas où l'on observe, au milieu du trouble mental, la conservation très nette de la conscience. L'individu assiste comme un spectateur étonné, quelquefois effrayé, au désordre de ses facultés qu'il ne peut empêcher.

Il existe dans quelques cas un véritable état de double personnalité, l'une s'étonnant des sensations bizarres éprouvées par l'autre et les jugeant d'une manière exacte.

M. X... est un malade instruit, intelligent; il a été attaché à la rédaction d'un journal important. Il est atteint d'un délire de persécution et ce qu'il y a

(1) A. Dastre, *Revue des Deux Mondes*, 1880, p. 864 et suiv.
(2) *Société de médecine*, séance du 22 févr. 1879.

de remarquable chez lui, c'est qu'il étudie les sensations anormales qu'il éprouve; il fait à ce sujet les observations les plus judicieuses: « *Son moi*, dit-il, est passif et reste comme spectateur. »

Une dame, citée par Luys, disait: « Il y a en moi deux personnes, deux volontés et ces deux volontés se contre-balancent et me font rester en place. Je demeure immobile, stupide et j'ai le sentiment d'une lutte incessante qui s'opère en moi et de la situation pénible et ridicule qui en résulte. »

Un malade cité par le Dr Krishaber, s'exprime ainsi : « Une idée des plus étranges m'obsède et s'empare de moi, celle de me croire double. Je sens un *moi* qui pense et un *moi* qui exécute; je me sens plongé dans un rêve profond, je ne sais pas si je suis le *moi* qui pense ou le *moi* qui exécute (1). »

M. Séglas résume sous ce rapport une observation intéressante (2).

M. M..., comptable, est halluciné, les voix reproduisent sa pensée, elles prononcent ce qu'il lit, comme si quelqu'un lisait à haute voix à côté de lui. Il a conscience de la nature subjective de ces phénomènes, il dit lui-même que ce sont des hallucinations, cela le fatigue et il voudrait bien guérir.

Baillarger cite aussi l'observation curieuse à ce point de vue d'un malade atteint de mélancolie anxieuse. « Ma pensée, disait-il, gît, il me semble, à la poitrine, à l'estomac; je suis porté à croire qu'il y a chez moi une double pensée (3). »

C'est surtout au début de certaines formes mélancoliques, comme l'observe J. Falret, de celles où le délire porte sur l'état des facultés morales et affectives, que l'on remarque la conservation plus ou moins complète de la conscience en présence des phénomènes morbides qui envahissent de plus en plus la vie psychique. « Les malades sentent, comprennent que tout est changé en eux, ils se désolent de ne plus apercevoir les choses à travers le même prisme qu'autrefois. Ils ont honte, même horreur de leur propre personne, ils regrettent leur intelligence évanouie, leurs sentiments éteints, ils prétendent qu'ils n'ont plus d'affection pour leurs parents, ni même pour leurs enfants (4).

Un malade que nous avons soigné et qui a fini par guérir présentait à un haut degré cette conservation de la conscience au milieu des obsessions les plus étranges et des actes impulsifs les plus fâcheux. « Je suis disait-il, un misérable, obligé de céder aux tentations les plus abominables. »

En définitive, cette double personnalité, cette dualité de deux personnes différentes chez le même individu, l'une conservant presque intégralement les caractères de la personnalité normale, l'autre pré-

(1) Krishaber, *Névropathie cérébro-cardiaque*, 1873, p. 142.
(2) Séglas, *Ann. méd. psych.*, 1889, p. 31.
(3) Baillarger, *Ann. méd. psych.*, 1856, p. 54.
(4) J. Falret, *Folie morale* (*Ann. méd. psych.*, 1889, p. 13), et *Étude sur les maladies mentales et nerveuses*. Paris, 1889.

sentant les signes d'une personnalité toute autre, anormale, pathologique, se rencontre au début d'un certain nombre d'affections mentales.

Elle ne tarde pas à disparaître au fur et à mesure que la maladie fait elle-même des progrès. Elle peut aussi être la caractéristique d'un trouble mental particulier et durer aussi longtemps que lui sans que le pronostic soit autrement aggravé.

Le Dr Jaffé(1) cite le cas d'un nommé D... militaire, âgé de cinquante-trois ans qui reçut plusieurs coups à la tête; bientôt des signes évidents d'aliénation mentale se manifestèrent. Il prétendait qu'il y avait en lui deux personnes, l'une à gauche, le mauvais D..., l'autre à droite, le bon D... Il tenta une fois de se suicider pour tuer le mauvais D... habitant la partie gauche de son corps. Le malade tomba peu à peu en démence. L'autopsie révéla une différence considérable entre les deux moitiés du cerveau; à gauche, les circonvolutions frontales sont très atrophiées, ainsi que le corps strié et les couches optiques; la couche corticale est très amincie et à la surface gauche de la grande faux se trouve une lamelle osseuse, longue d'un demi-centimètre et large d'un quart.

Il est évident, ajoute le Dr Jaffé, que le siège unilatéral de ces lésions a été, sinon l'unique, du moins la cause essentielle du délire de la double personnalité; l'individu était différent de chaque côté; il se sentait double.

Transformations de la personnalité. — Nous ne nous étendrons pas sur les diverses transformations que la personnalité peut subir; nous les retrouverons dans quelques-unes des formes d'aliénation mentale que nous passerons en revue.

Sous le nom de *zoanthropie*, on a décrit l'une des transformations les plus curieuses de la personnalité. Le malade prétend alors n'être plus une personne humaine, mais être changé en un animal, en chien, en loup, etc.

« Cette étrange folie, dit Esquirol, a été observée dès la plus haute antiquité, elle a été décrite par Aétius et par les Arabes; elle s'est montrée en France depuis le XVe siècle. L'on a donné le nom de *loups-garous* aux *lycanthropes*; ces malheureux fuient leurs semblables, vivent dans les bois, dans les cimetières, dans les ruines, courent dans les campagnes pendant la nuit en poussant des hurlements, etc... On appelait *cynanthropes* ceux qui se croyaient changés en chiens. Dom Calmet rapporte que, dans un couvent d'Allemagne, les religieuses se crurent changées en chats, et qu'à une heure fixe de la journée, elles couraient dans tout le couvent en miaulant à qui mieux mieux (2). »

Ces aberrations dont on ne trouve plus à notre époque que de rares exemples étaient fréquentes au moyen âge où les idées superstitieuses, la croyance à la sorcellerie, à la possession, régnaient sans conteste;

(1) Dr Jaffé, *Arch. für Psychiatrie*, 1870.
(2) Esquirol, t. Ier, p. 521.

elles sont une preuve du rôle considérable que l'imagination vivement impressionnée jouait dans la détermination du délire. Calmeil (1), nous en a laissé une description remarquable.

Les hallucinations et les illusions chez quelques mélancoliques peuvent être le point de départ de l'idée fixe qui fait croire aux malades qu'ils sont changés en tel ou tel animal.

Griesinger (2) cite l'exemple d'une jeune mélancolique qu'il a observée; elle vit un jour une tête de cochon sortir de son miroir et s'avancer vers elle, à partir de ce moment, elle crut pendant longtemps qu'elle était changée en cochon.

Il n'est pas rare, dit Griesinger, de voir quelques mélancoliques se figurer qu'ils ont perdu leur propre responsabilité et qu'ils sont métamorphosés, de là le nom donné à cette affection de *mélancolie métamorphosée*. Nous avons parlé plus haut des idées qu'engendrent les anesthésies générales ou partielles, les malades s'imaginent qu'ils n'ont plus de tête, que leur corps est de beurre, leurs jambes de cire ou de verre.

Des faits plus intéressants encore au point de vue psychologique et pathologique sont ceux où le malade croit avoir changé de sexe. Ce délire n'appartient pas d'une façon spéciale à la mélancolie, il peut se développer dans le cours de toute autre affection mentale. Nous pourrions citer l'exemple d'une malade traitée à Sainte-Anne, atteinte de délire ambitieux et qui s'imagine être un homme, le prince impérial. Ce délire d'interversion sexuelle, paraît tenir dans beaucoup de cas, suivant Griesinger (3), à une affection des organes génitaux qui supprime les sensations sexuelles.

Perte de la personnalité. — La perte de la personnalité est également un fait remarquable que l'on observe dans quelques formes d'aliénation mentale ; particulièrement dans l'hypochondrie, dans la paralysie générale et dans la mélancolie anxieuse.

Cette perte peut être partielle ; l'individu affirme que telle ou telle partie de son corps n'existe plus, est transformée en un objet inerte, en bois, en carton, etc.. ; ou bien la totalité de son corps n'existe plus, ce n'est qu'une machine inerte dont il ne sent plus rien : il cherche à en donner la preuve en se mutilant.

Si le délire en se généralisant, si l'affaiblissement de l'intelligence et l'imagination pervertie contribuent à donner au malade cette croyance bizarre, on ne saurait nier en pareil cas l'intervention importante des troubles de la sensibilité générale. La science renferme de curieux exemples de cet affaiblissement progressif du sentiment de

(1) Calmeil, *De la folie considérée sous le point de vue pathologique, philosophique, historique et judiciaire*. Paris, 1845.
(2) Griesinger, *Mal. ment.*, p. 271.
(3) Griesinger, *op. cit.*, p. 289.

la personnalité ; on peut l'observer sans que l'intelligence soit elle-même diminuée d'une manière correspondante.

Esquirol cite déjà l'observation d'une jeune fille qu'il soignait à Charenton ; elle était persuadée qu'elle n'avait plus de corps ; elle allait sans cesse comme une personne égarée à la recherche de son corps, elle le demandait pendant la visite et répétait continuellement : « Je n'ai plus de corps. Que vais-je devenir? Rendez-moi mon corps ! »

Le siège et les causes des anomalies de la sensibilité générale qui semblent présider au développement de ce délire sont difficiles à comprendre ; elles peuvent être liées à une sorte d'analgésie, il peut se faire aussi que certaines modifications obscures de la sensibilité musculaire donnent naissance à ces conceptions délirantes.

Les faits d'aliénés se croyant morts et ne reconnaissant pas leur corps comme leur appartenant sont assez nombreux.

Esquirol parle d'une femme qui croyait que le diable avait emporté son corps; la surface de la peau était complètement insensible.

Il en était de même dans le fait suivant de Foville : Un soldat se croyait mort depuis la bataille d'Austerlitz, où il avait été gravement blessé. Quand on lui demandait des nouvelles de sa santé, il répondait : « Vous voulez savoir comment va le père Lambert? mais il n'y a plus de père Lambert, un boulet de canon l'a emporté à Austerlitz ! Ce que vous voyez là ce n'est pas lui, c'est une mauvaise machine qu'ils ont faite à sa ressemblance. » En parlant de lui-même, il ne disait jamais *moi*, mais toujours *cela*. La peau était insensible et souvent il tombait dans un état complet d'immobilité et d'insensibilité, qui durait plusieurs jours.

Griesinger pense que les altérations profondes de la sensibilité générale constituent les éléments les plus importants de cette forme de délire; aussi faut-il apporter un soin tout particulier dans la recherche de ces anomalies, parce qu'elles peuvent quelquefois fournir des indications pour la thérapeutique (1).

Griesinger fait encore remarquer un phénomène remarquable chez quelques aliénés, une sorte d'anesthésie psychique, d'absence de l'acte intellectuel le plus intime, de la sensation. On entend des mélancoliques se plaindre à ce sujet. « Je vois, j'entends, je ressens, disent les malades, mais je ne peux percevoir la sensation, c'est comme s'il y avait un mur entre moi et le monde extérieur. »

Séglas a publié (2) une intéressante observation dans laquelle on voit les idées de négation et la perte de la personnalité reposer sur les *troubles de la sensibilité générale* et les *troubles psycho-moteurs*.

La malade dont il s'agit disait ne plus sentir la nourriture descendre dans son estomac, un prêtre lui avait pris son cœur; elle n'a plus de langue, plus

(1) Griesinger, *op. cit.*, p. 92 et 93.
(2) Séglas, *Archives de neurologie*, 1891, p. 26.

de luette, plus d'amygdales. Elle n'a plus de sentiment, plus de mémoire, plus de pensée. On lui a tout pris, elle n'est plus qu'une bête. Les prêtres lui parlent intérieurement sans qu'elle les entende par l'oreille. « Je ne les entends pas, dit-elle, je les sens parler, » les voix intérieures viennent du ventre, de l'estomac, de la tête, du dos, de la gorge et surtout de la langue, etc...

J. Cotard (1) a donné le nom de *délire des négations* à certaines formes d'aliénation mentale caractérisée par des idées délirantes hypochondriaques d'une nature spéciale ; les malades qui en sont atteints croient que certains de leurs organes ont disparu ou bien qu'ils sont métamorphosés. Ces idées reposent sur des altérations profondes de la sensibilité générale et viscérale, ce sont des anesthésies ou des dysesthésies corporelles. Le malade interprète d'une manière délirante les sensations anormales qu'il ressent ; les sensations qui le renseignent sur la forme de son corps sont modifiées ou ont disparu ; s'il se plaint de ne plus avoir de cerveau, de cœur, c'est que les sensations internes correspondant à ces viscères sont supprimées. Comme le dit Schüle, la sensibilité générale est le résultat de la solidarité d'action des nerfs sensibles et chaque nerf sensible peut, par suite, être considéré comme possédant une certaine fonction psychique.

« La sensibilité générale et viscérale est-elle complètement modifiée, le malade devient une autre personne ; il peut y avoir même une dissolution, une perte complète de la personnalité (2). »

En *résumé*, le sentiment de la personnalité subit chez un grand nombre d'aliénés une transformation souvent profonde. La conscience ne perçoit plus de la même manière les impressions que leur propre organisme leur transmet, et aussi celles qui proviennent du monde extérieur ; les objets et les choses ont pour eux une signification toute contraire à celle qu'ils leur donnaient autrefois ; de là des déterminations qu'on ne pourrait expliquer autrement. Nous retrouverons ces troubles de la personnalité dans certaines formes de mélancolie, dans le délire des persécutions et dans la paralysie générale.

§ 2. — TROUBLES DE LA SENSIBILITÉ MORALE.

Dans toutes les formes d'aliénation mentale on trouve constamment une perturbation plus ou moins profonde de la sensibilité morale. Ce sont les impressions morales, a dit Esquirol, qui, dans la grande généralité des cas, provoquent la folie.

Presque toujours des émotions douloureuses plus ou moins prolongées ont précédé l'invasion du délire, et c'est une souffrance morale qui en caractérise la période d'incubation.

Les changements de caractère sont très importants à noter, ils existent dès le début de l'affection mentale ; tantôt les traits saillants

(1) Cotard, *Études sur les maladies cérébrales*. Paris, 1891.

(2) J. Dagonet, *Bulletin de la Société de médecine mentale de Belgique*, 1891.

du caractère sont exagérés, comme il arrive souvent dans la mélancolie; tantôt on observe une transformation complète, dans la manie par exemple. Dans la période prodromique de la paralysie générale, on constate cette modification longtemps avant l'apparition des symptômes moteurs et du délire ambitieux; le malade (auquel on attribue encore, dans son entourage, la pleine possession de ses facultés) s'adonne souvent à des excès, que l'on considère plus tard comme la cause de la paralysie générale, alors qu'ils en étaient seulement les premiers symptômes; sa moralité a baissé, il n'a plus le sentiment de l'honneur, il triche au jeu; il se livre à une débauche crapuleuse, bien que ses aptitudes génésiques soient diminuées.

L'examen du caractère de l'aliéné, à la période de convalescence, et après la guérison, est d'un grand intérêt pratique et scientifique. Dans les folies intermittentes, en même temps que l'intelligence se retrouve plus nette dans les premiers jours de la période de lucidité, le caractère devient plus rassis, plus conciliant. Le médecin peut en profiter pour obtenir des concessions d'autant plus utiles que le retour de l'accès est prévu et que l'intervalle lucide ne tardera pas à prendre fin.

Les variations du caractère peuvent, en tous cas, permettre au médecin de prévoir, quelquefois de très loin, la probabilité d'une maladie fâcheuse.

Les aliénés sont ordinairement d'une impressionnabilité très grande: sous l'influence du délire, leurs affections se modifient peu à peu, ils prennent en aversion les personnes qu'ils chérissaient le plus, ou du moins s'ils n'ont pas pour elles les marques d'un profond mépris, ils ne leur témoignent plus qu'une indifférence complète.

« Quelques-uns, dit Esquirol, semblent cependant faire exception à cette loi générale, et conservent une sorte d'affection pour leurs parents et amis; mais cette tendresse, qui est quelquefois excessive, existe sans confiance, sans abandon pour les personnes qui, avant la maladie, dirigeaient les idées, les actions des malades. Ce mélancolique adore son épouse, mais il est sourd à ses avis, à ses prières; ce fils immolerait sa vie pour son père, mais il ne fera rien par déférence pour ses conseils, dès qu'ils auront son délire pour objet.

» Cette perversion morale, ajoute Esquirol, est si constante, qu'elle me paraît un caractère essentiel de l'aliénation mentale. Il est des aliénés dont le délire est à peine sensible; il n'en est point dont les passions, les affections morales ne soient désordonnées, perverties ou anéanties (1). »

La perversion morale, nous le verrons plus tard, caractérise particulièrement certaines formes d'aliénation mentale. Telles sont les folies religieuses, le trouble moral que nous décrirons sous le nom de *folie*

(1) Esquirol, t. II, p. 16.

impulsive, et la plupart des cas de manie aiguë et chronique. Les malades sont alors poussés à des actes de méchanceté ou de malveillante espièglerie : comme l'a fait observer Esquirol, ils se plaisent à faire le mal; ils injurient, calomnient; ils rient du mal qu'ils font et de celui qu'ils voient faire.

Belhomme a justement fait remarquer que l'état névropathique ou un simple trouble du système nerveux suffisait pour produire, surtout chez les individus prédisposés à la folie, des phénomènes de perversion des facultés intellectuelles, morales ou instinctives. C'est ce que l'on observe par exemple chez quelques jeunes filles à l'époque de la menstruation, pendant la puberté.

Michéa (1) a cherché à établir la distinction entre la perversion maladive et la perversité morale. Cette distinction peut certainement présenter, dans quelques cas, les plus grandes difficultés. L'auteur que nous citons résume sous ce rapport quelques caractères généraux. Il importe, suivant lui, de comparer les habitudes présentes de l'individu avec les habitudes antérieures ; c'est là une première règle qui doit guider l'expert dans l'appréciation des faits. Les circonstances étiologiques sont importantes à noter; tels sont les troubles nerveux, qui contribuent pour une part si grande dans la production du délire.

Quoi qu'il en soit, comme le dit Esquirol, le retour des affections morales dans leurs justes bornes, les larmes de la sensibilité, le besoin d'épancher son cœur, de se retrouver avec les siens, de reprendre ses habitudes, sont des signes certains de guérison.

« La diminution du délire n'est un signe positif de guérison que lorsque les aliénés reviennent à leurs premières affections (2). »

L'irritabilité est un caractère essentiel de toutes les formes d'aliénation, surtout à leur période aiguë.

On voit alors les malades subir avec la plus grande facilité les émotions de toutes sortes. Qu'on vienne, par exemple, à heurter maladroitement leurs conceptions délirantes, et l'on provoque aussitôt chez eux une source intarissable d'impressions douloureuses. Une opposition malveillante, systématique, les jette infailiblement dans la disposition d'esprit la plus regrettable. Si, au contraire, on les écoute avec bienveillance, si l'on prend intérêt à leur situation pénible, on arrive presque toujours à captiver peu à peu leur confiance et à les soumettre insensiblement au traitement que leur maladie réclame.

La colère, la fureur, constitue aujourd'hui chez les aliénés un état véritablement exceptionnel. Elle était autrefois un symptôme habituel et caractéristique des maladies mentales. Ce symptôme a disparu depuis que les maladies sont devenues l'objet d'un traitement humain et rationnel.

(1) Michéa, *Ann. méd. psych.*, 1852, p. 440.
(2) Esquirol, t. Ier, p. 16.

On observe surtout les accès de fureur les plus intenses dans quelques cas de manie aiguë, et particulièrement à la suite d'attaques d'épilepsie. Ces accès se produisent souvent d'une manière périodique; rarement ils font explosion tout à coup. Ils ont leur période d'incubation, d'augmentation et de décroissance. Presque toujours ils sont annoncés par des prodromes qui permettent de placer les malades à temps dans les conditions nécessaires de surveillance.

Chez les aliénés en proie à la fureur, les forces physiques sont pour ainsi dire décuplées. Ce qui les rend ainsi redoutables, dit Esquirol, c'est que le sentiment de leur force est soustrait au calcul de la raison. Plusieurs même ont la conviction qu'ils possèdent une force surnaturelle, indomptable, et lorsqu'ils en font usage, ils sont d'autant plus dangereux, qu'une idée de supériorité les domine, ou qu'ils ont moins d'intelligence (1).

Il n'est pas rare de voir l'accès de fureur suivi d'un état d'affaissement et de prostration plus ou moins considérable, qui, dans quelques cas, peut se transformer en un état de stupeur ou de démence confirmée.

Toutes les passions peuvent prendre, chez les aliénés, un développement extraordinaire. Elles ont une énergie plus ou moins en rapport avec la forme même du délire.

Les passions expansives, celles qui expriment le contentement, le bien-être, la satisfaction de soi-même constituent, par leur exagération, le caractère spécial du délire ambitieux (monomanie d'Esquirol), et de la paralysie générale à ses deux premières périodes. Ces malades se montrent d'une gaieté excessive, quelques-uns prétendent jouir d'une félicité sans bornes.

Au contraire, les passions dépressives, celles qui expriment la crainte, le chagrin, la frayeur, se rencontrent dans les diverses variétés de la mélancolie, et dans une forme spéciale que nous décrirons sous le nom de stupidité.

Les malades, devenus soupçonneux, sombres, taciturnes, évitent avec soin ceux qui les approchent; ils voient dans ceux qui les entourent des persécuteurs; quelquefois ils ne peuvent ni comprendre ni expliquer le motif de leurs angoisses et de leurs terreurs.

Les hypochondriaques sont absorbés par le souci de leur santé. Ils se concentrent en eux-mêmes; leur impressionnabilité morbide se traduit chez eux par un grand nombre de sensations douloureuses.

Un rien les incommode; la lumière, le moindre bruit leur fait pousser des cris effroyables. Ils sentent une griffe de fer qui les déchire, un fer rouge qui les brûle. Un hypochondriaque, cité par Leuret, prétend que la langue n'a point de termes pour exprimer ce qu'il res-

(1) Esquirol, t. Ier, p. 153.

sent : « C'est, dit-il, comme un vase qui se remplit goutte à goutte, et dont toutes les gouttes sont des torrents de maux (1). »

Chez les maniaques, au contraire, les passions présentent une remarquable instabilité ; elles se succèdent les unes aux autres avec une mobilité que rien n'explique. Le malade passe sans transition de la joie la plus vive à toutes les manifestations de la douleur la plus profonde ; il ne garde aucune mesure dans les sentiments de haine, de vengeance qui l'animent tout à coup, et qui font brusquement place aux expressions contraires d'une amitié sans bornes.

Les imbéciles ont des désirs impérieux, des penchants pervers ; ils volent pour satisfaire leur gloutonnerie, pour se procurer des objets insignifiants.

Dans la démence, les malades n'ont plus ni désirs, ni aversions, ni haine, ni tendresse ; indifférents à tout, rien ne les touche (2)...

En *résumé*, chez les aliénés les passions reposent sur des motifs bizarres, chimériques, et qui témoignent de l'affaiblissement de leur volonté. Dans l'état de raison, entre le mouvement impulsif passionnel et la détermination, intervient la conscience, cette lumière de l'âme, et l'acte commis engage nécessairement la responsabilité de celui qui l'a commis. Chez l'aliéné, la conscience déviée ou complètement absente, suivant la forme même du délire, ne vient pas faire obstacle à l'accomplissement de déterminations regrettables, c'est là une règle générale, un principe absolument vrai dans la généralité des cas. On sait, par exemple, que les individus atteints de paralysie générale, au début de leur maladie, donnent à toutes leurs passions, sans la moindre retenue, la plus entière satisfaction ; leurs penchant ont un caractère d'irrésistibilité qui témoigne, chez eux, d'une absence complète de libre arbitre ; mais c'est là surtout le point de vue médico-légal sur lequel nous n'avons pas à insister.

§ 3. — TROUBLES PSYCHO-MOTEURS.

Chez les aliénés tout atteste la lésion profonde que subit la volonté ; nous avons vu quelle part il faut attribuer à la modification pathologique de la volonté dans la production des idées obsédantes. Lorsque l'on étudie les actes des aliénés, on est frappé de la diminution ou de l'exagération morbide de la volonté impulsive. Dans les délires mélancoliques, par exemple, on observe souvent une immobilité, une apathie absolues ; il semble que toute volonté soit abolie, que le mélancolique uniquement absorbé par ses idées de culpabilité, par la crainte des châtiments, soit incapable d'accomplir spontanément un acte quelconque. Puis, tout à coup, sous l'influence de l'angoisse devenue intolérable, ce même malade se dresse, se tord les bras, se

(1) Leuret, *Fragm.*, *psych.*, p. 392.
(2) Esquirol, *Op. cit.*

précipite sur les personnes qui l'entourent, saisit et brise les objets qui se trouvent à sa portée, cherche à se précipiter par une fenêtre, etc. (*raptus mélancolique*).

Il faut distinguer les actes et *mouvements impulsifs* proprement dits, et les *impulsions pathologiques durables*. Dans la *première* classe se rangent, par exemple, les actes de violence commis par les épileptiques; il s'agit là d'une simple décharge motrice inconsciente, ne laissant aucune trace dans les souvenirs du malade. Dans la *seconde* classe, nous trouvons les impulsions irrésistibles se reproduisant sans cesse sous la même forme, et cela pendant un temps plus ou moins long (impulsions au suicide, à l'homicide, au vol, etc.).

L'impulsion est tantôt un phénomène qui semble indépendant de tout autre fait intellectuel, tantôt une conséquence manifeste des hallucinations et des conceptions délirantes.

Épilepsie. — Chez les *épileptiques*, l'excitation a la plus grande tendance à se transformer en un délire violent, impulsif, en quelque sorte vertigineux, sous l'influence duquel le malade peut se porter à des actes extrêmement redoutables. Ce qui caractérise cette espèce de manie impulsive, c'est que les individus ne conservent plus le souvenir du trouble dans lequel ils se sont trouvés et des actes auxquels ils ont été portés; cet égarement est le plus souvent momentané, de courte durée; dans quelques cas exceptionnels il peut durer plusieurs jours.

La science renferme sous ce rapport les exemples les plus remarquables.

Un malade cité par J. Falret est pris pendant trois jours de plusieurs attaques. Tout à coup il se lève de son lit, descend dans la cour où il rencontre le fils de son frère, âgé de dix ans, et la fille d'un de ses parents à laquelle il était attaché, âgée de onze ans. Le petit garçon lui demande s'il ne désirait pas manger, le malade ne répondit pas, mais les frappa; les enfants s'enfuirent. Il les poursuivit, s'empara de la jeune fille, la renversa, et prenant une hachette qui se trouvait par terre, il lui fractura le crâne en plusieurs endroits. Les voisins accoururent, et après une longue résistance, ils parvinrent à le dominer...

Trois jours après la raison lui revint; il n'avait conservé aucun souvenir de ce qui était arrivé.

Les impulsions violentes non motivées, qui surviennent à la suite des attaques d'épilepsie, sont fréquentes; on pourrait en citer un grand nombre d'exemples, il n'y a pas lieu de s'arrêter à ce sujet. Ce qui est plus rare chez les épileptiques, c'est l'impulsion persistante, non passagère, se manifestant en même temps que la conservation de la conscience et l'exercice normal des facultés intellectuelles. Il n'en existe dans la science que de rares exemples. Gall a rapporté qu'un paysan, âgé de vingt-sept ans, sujet à des attaques d'épilepsie, éprouvait depuis deux ans un penchant irrésistible au meurtre. Dès qu'il sentait l'approche de cet état, il demandait des chaînes, avertissait sa mère de se sauver; il était abattu pendant l'accès; il avait la conscience que le meurtre est un crime; il se faisait délier après l'accès et se trouvait heureux de n'avoir pas tué (1).

Hystérie. — On retrouve, chez quelques *hystériques*, des faits à peu près semblables, mais sans la redoutable violence que l'on observe d'habitude chez les épileptiques.

On sait que l'hystérie imprime au caractère de celle qui en est atteinte une disposition particulière, que J. Falret a parfaitement fait ressortir. « Tout est contraste chez ces malades, a dit cet auteur; elles passent sans transition du rire aux larmes, leur amour se transforme brusquement en haine. Leur sensibilité est des plus étranges; froides en face des grandes douleurs, elles sont bouleversées jusqu'au point d'éprouver des crises nerveuses sous l'influence de simples contrariétés. Mais un fait caractéristique chez elles, c'est l'esprit de duplicité et de mensonge. Ces malades sont de véritables comédiennes, elles n'ont pas de plus grand plaisir que de tromper et d'induire en erreur, de toutes les façons, les personnes avec lesquelles elles se trouvent en rapport. Elles exagèrent jusqu'à leurs mouvements convulsifs, elles affichent des sentiments qu'elles n'ont pas, elles inventent mille ruses, mille histoires mensongères. En un mot la vie des hystériques n'est qu'un perpétuel mensonge (2). »

Briquet nous a rapporté, à cet égard, les faits les plus étranges. Une dame très connue dans le grand monde s'arrêtait au milieu d'une conversation pour répéter plusieurs fois « *petit cochon* » et elle se servait quelquefois d'autres expressions plus grossières.

Landouzy fait connaître l'explication que donnent ces malades d'un langage si peu en harmonie avec leurs habitudes, à savoir que plus ces expressions leur paraissent grossières et révoltantes, et plus elles sont tourmentées de la crainte de les proférer. Cette préoccupation devient parfois si vive, qu'elles ne peuvent plus la dominer,

Les cris qui simulent l'aboiement, les hurlements des chiens, les miaulements des chats, les rugissements, le glapissement, le gloussement des poules, ceux qui expriment la surprise, la terreur, le désespoir, le rire inextinguible, etc., sont autant de phénomènes impulsifs que l'on rencontre habituellement chez les hystériques, et que l'on peut voir se propager avec une remarquable intensité. Ils ont, dit Briquet, la propriété de se communiquer, et si l'un d'eux se produit dans une maison où vivent en commun un certain nombre de femmes,

(1) Legrand du Saulle, *Op. cit.*, p. 410.
(2) J. Falret, *Ann. médico-psych.*, 1866, p. 407, et *Études sur les maladies mentales et nerveuses*. Paris, 1889.

il est à peu près certain que le spasme gagnera plusieurs d'entre elles par la voie de l'imitation.

L'intimidation, les moyens moraux constituent souvent le meilleur traitement, et parviennent le plus facilement à diminuer la fréquence et l'intensité de ces bizarres symptômes (1).

Grossesse. — La grossesse imprime, on le sait, sur l'organisme, une modification plus ou moins profonde qui peut avoir son retentissement sur le système nerveux. Lorsqu'il s'y joint un état de chloro-anémie et une prédisposition héréditaire, il n'est pas rare alors de voir survenir chez quelques femmes enceintes des accidents névropathiques variables et une disposition morale particulière. A un premier degré on rencontre de simples bizarreries de caractère, une exagération de la sensibilité, des caprices inusités, mais le libre arbitre n'a pas disparu et la raison persiste tout entière. A un degré plus avancé ces symptômes sont plus accentués, les tendances instinctives sont plus prononcées et on peut voir se manifester des impulsions qui dominent la volonté des malades et les entraînent à des actes nuisibles, au vol, à l'incendie, etc.

Il existe des cas, dit le docteur Legrand du Saulle, où des impulsions irrésistibles apparaissent pendant la grossesse, et les auteurs qui en ont observé les ont rangées sous la dénomination de *monomanies instinctives*, *impulsives*.

Marc, par exemple, cite le fait d'une dame riche, appartenant à la classe élevée de la société qui, étant enceinte, déroba une volaille chez un rotisseur : elle n'avait eu d'autre but que d'apaiser le vif appétit que l'odeur et la vue de ce mets avaient réveillé en elle.

Une autre femme enceinte, présentant une prédisposition héréditaire fâcheuse, avait de temps à autre des accès de tristesse et tombait dans une sorte d'idiotisme ; elle était accusée d'avoir cherché à empoisonner son mari. Aucun motif ne l'avait forcé à commettre ce crime, elle en avouait tous les détails, déclarant qu'elle avait formé ce funeste projet sous l'influence d'une impulsion irrésistible. Le jury rendit un verdict d'acquittement (2).

État puerpéral. — On connaît la perversion des sentiments qui caractérise quelquefois la folie puerpérale proprement dite (3). Les impulsions homicides s'observent dans la manie comme dans la mélancolie des nouvelles accouchées.

Pendant l'acte même de l'accouchement, dit Griesinger, il survient parfois une grande agitation et des accès de manie. On a même vu des cas où chaque douleur était accompagnée de violents accès de fureur ; ces manifestations délirantes sont le résultat de la douleur,

(1) Briquet, *Traité de l'Hystérie*, p. 321.
(2) Legrand du Saulle, *Op. cit.* p. 562.
(3) Voir *Folie puerpérale*, chap. *Folies secondaires*

de la surexcitation très vive de tout le système nerveux, et aussi d'états congestifs évidents. Les accès se manifestent plus encore par une haine profonde de la mère pour son enfant, haine qui peut aller jusqu'au meurtre ; ils sont essentiellement transitoires, ils ne durent que quelques heures, un jour, et méritent toute l'attention du médecin, surtout au point de vue médico-légal (1).

Impulsions dans l'aliénation mentale. — Les impulsions irrésistibles motivées ou non, constituent un des phénomènes les plus communs des diverses formes d'aliénation ; on les observe principalement à la période prodromique de la folie. Elles peuvent se montrer, ainsi que nous en avons fait la remarque, comme une conséquence logique et directe des idées maladives et des hallucinations qui dominent l'individu, ou comme un symptôme isolé, indépendant des autres signes qui caractérisent le trouble mental.

J. Falret rapporte l'exemple de deux femmes atteintes de manie qui, contrairement à leur disposition normale, sont poussées au vol pendant toute la durée de leur agitation ; elles volent pour le plaisir de voler, sans besoin, sans utilité pour elles.

Pinel cite l'exemple d'un malheureux qui, pendant son accès maniaque, n'avait qu'un désir, celui d'égorger le surveillant de l'hospice, pour lequel il avait la plus sincère affection ; et il avouait que cet irrésistible penchant le réduisait au désespoir, au point de le porter à attenter à sa vie.

Les impulsions au vol sont une des tendances caractéristiques de la *paralysie générale*, elles portent alors l'empreinte de l'affaiblissement intellectuel. Les vols commis par les paralytiques, dit le docteur Sauze, ont cela de particulier qu'en général ils sont sans importance. Les malades prennent au hasard, sans discernement, sans précaution, et pour satisfaire une tentation qui les saisit tout à coup.

Les *déments* volent également par une sorte de distraction, ils prennent les cuillers et les fourchettes des personnes chez lesquelles ils dînent, leur poche est le réceptacle des choses les plus disparates.

Les impulsions peuvent être aussi d'une nature beaucoup plus grave ; chez quelques aliénés on les voit se manifester à la période prodromique de leur affection, et avant que le trouble mental soit nettement accusé. Un paralytique, par exemple, au début de sa maladie, est dominé par l'idée d'étrangler un enfant pour lequel il éprouve la plus vive affection, et, pour se soustraire à cette obsession, il ne trouve d'autre moyen que de se sauver loin de chez lui ; puis, quelques jours après, le délire ambitieux caractéristique de la paralysie se manifeste dans tout son développement, le malade est riche, il a des chevaux, des équipages, il va changer la forme du gouvernement, marier les prêtres, etc.

(1) Griesinger, *Mal. ment.*, p. 242.

Chez la plupart des aliénés, mais surtout dans la démence, comme chez les individus atteints de débilité mentale, les malades font preuve de l'imprévoyance la plus grande ; ils ne se rendent aucun compte de la moralité de leurs actes, et sont incapables de calculer les conséquences de leurs impulsions.

ARTICLE II

SIGNES PHYSIQUES

Troubles de la sensibilité. — Ils se divisent en deux classes, l'une correspondant à la sensibilité spéciale, l'autre à la sensibilité générale.

L'exagération et la diminution de la sensibilité, l'hyperesthésie et l'anesthésie s'observent dans les différents territoires sensibles. Du côté de la peau, on rencontre plus fréquemment l'anesthésie, qui frappe à la fois la sensibilité tactile (stupeur, retard des sensations) et la sensibilité à la température et à la douleur. Il est fréquent de constater une insensibilité plus ou moins complète chez de nombreux malades dans le cas de contusions, de plaies, de fractures, d'opérations chirurgicales ; on a même pu voir une absence totale de douleurs, pendant l'accouchement, chez des femmes atteintes de manie chronique. Peut-être cette espèce d'insensibilité, cette absence de l'élément douleur est-elle une condition favorable à la cicatrisation des plaies, qui se fait en général assez rapidement.

Quelques aliénés sont insensibles au froid, à la chaleur ; ils peuvent fixer pendant des heures entières la lumière du soleil sans en être nullement incommodés. Ce phénomène peut aussi s'expliquer par l'accoutumance que donne la répétition de certains actes.

Il est aussi, sous ce rapport, une distinction importante à faire. Quelques aliénés, des lypémaniaques, des extatiques paraissent absolument insensibles et ne réagissent sous l'influence d'aucune espèce de stimulants. Ces malades sont seulement placés sous l'action d'un état nerveux qui les prive de toute spontanéité. Ils sentent la douleur, mais il leur est impossible de révéler, par aucune manifestation extérieure, les souffrances qu'ils endurent. Cette apparente insensibilité peut même tenir à des idées fixes particulières : ainsi certains mélancoliques croient devoir supporter avec résignation les épreuves qui leur sont infligées.

Les idiots, dit Esquirol, sont quelquefois de la plus grande insensibilité physique, quoique jouissant de leurs sens. On a vu de ces malheureux se mordre, se déchirer, s'épiler. Une idiote qui, avec ses doigts et ses ongles, avait percé sa joue, finit par la déchirer jusqu'à la commissure des lèvres sans paraître souffrir ; une autre accouche sans se douter de ce qui arrive.

Ces infortunés, lorsqu'ils sont malades ne se plaignent point; ils restent couchés, roulés sur eux-mêmes, sans témoigner la moindre souffrance, sans qu'on puisse deviner les causes et le siège du mal. Ils succombent sans qu'on ait pu les secourir (1).

L'hyperesthésie cutanée se rencontre dans les folies toxiques, dans la manie, dans certains délires systématisés; on voit alors le moindre contact produire une réaction énergique, violente même, et tout à fait inattendue. Dans certains cas, les impressions les plus insignifiantes, douloureusement ressenties par le malade, sont interprétées d'une façon délirante, et attribuées à de graves sévices de la part de l'entourage.

La sensibilité électrique est généralement diminuée. Le Dr Séglas a signalé l'augmentation de la résistance électrique comme un symptôme constant dans la mélancolie et particulièrement dans les formes de mélancolie avec stupeur. La sensibilité à l'aimant est le plus souvent augmentée, comme dans les névropathies. Du côté des sens spéciaux, notons l'exagération, et beaucoup plus souvent la diminution des sensations gustatives, et les perversions du goût, si fréquentes chez les mélancoliques; mêmes troubles de l'olfaction. M. Aug. Voisin (2) a montré que l'hémianosmie marquait souvent la période initiale de la paralysie générale.

La vue et l'ouïe sont le siège de phénomènes analogues; la sensibilité auditive et optique est exagérée au plus haut degré dans la manie aiguë; là, toutes les impressions venues du dehors sont ressenties douloureusement, et déterminent des réactions violentes ; d'où résulte la nécessité de l'isolement de ces malades dans une chambre tout à fait calme et assez obscure. La méthode de Polli permet seulement la lumière colorée, et de préférence la lumière bleue ; des cellules construites conformément à ce principe ont été installées dans différents asiles, en particulier dans ceux de la Seine. D'après notre expérience, la condition réellement favorable et qu'il faut rechercher, c'est une demi-obscurité dans la pièce où l'on doit maintenir le malade atteint de manie aiguë. Dans les formes dépressives, ces deux modes de sensibilité sont diminués.

Troubles de la motilité. — Les signes tirés du mouvement sont nombreux et importants chez les aliénés. Le mouvement, qui est la manifestation extérieure la plus apparente de l'exercice de la volonté, indique très bien, chez eux, comment et de quelle manière la volonté est lésée.

Les mouvements, chez les maniaques, sont ordinairement sans ordre et sans but; ces malades éprouvent un irrésistible besoin de s'agiter, de courir, de sauter; cette incessante mobilité peut aller

(1) Esquirol, t. II, p. 338.
(2) Aug. Voisin, *Traité de la paralysie générale*. Paris, 1879.

jusqu'à l'agitation la plus extraordinaire. Les gestes et les actes trahissent le désordre profond de l'état psychique : les cris, les rires et les sanglots, les chants et les injures s'entremêlent; les muscles de la face, ceux de la bouche surtout, sont agités souvent de tressaillements convulsifs.

Les mouvements du lypémaniaque, tout au contraire, sont d'une remarquable lenteur par suite de la difficulté qu'il éprouve à réunir ses idées, à manifester sa volonté, et aussi par l'effet des angoisses et des terreurs qui l'étreignent et l'immobilisent.

Nous verrons que la démence et la paralysie générale à un degré avancé présentent, entre autres symptômes, l'affaiblissement progressif de la motilité, la gêne de certains mouvements, de ceux par exemple qui accomplissent les actes de précision. A mesure que les troubles de la motilité viennent à s'aggraver, chez les paralytiques, on voit la déglutition devenir plus difficile ; et les malades finissent, faute de pouvoir avaler, par mourir littéralement de faim, ou meurent tout à coup, suffoqués par l'introduction dans le larynx d'un morceau de viande ou de pain.

La contraction permanente des muscles s'observe particulièrement aux extrémités inférieures ; elle est souvent une conséquence de la position vicieuse que prennent quelques aliénés, faute de soins intelligents, et de l'habitude qu'ils conservent de rester accroupis, soit dans leur lit, soit par terre. Cette difformité s'observe particulièrement chez les malades atteints de stupeur.

La contraction des muscles de la région antérieure du cou empêche les malades de relever la tête; dans quelques cas elle a pu déterminer l'ulcération de la région antérieure de la poitrine, par suite de la pression exercée par le menton sur le sternum.

On observe de l'atrophie musculaire dans les démences secondaires, dans les cas de stupeur de longue durée, dans la paralysie générale.

Troubles de la motilité de l'iris. — L'attention des observateurs s'est portée, depuis quelques années, sur les anomalies qu'on remarque assez fréquemment du côté de la pupille.

La contraction de la pupille est due à l'action du nerf oculo-moteur commun ; la dilatation s'exerce, au contraire, au moyen de filets fournis par le grand sympathique. Si l'on détruit l'influence de la troisième paire, la pupille sera nécessairement dilatée ; elle se contractera, au contraire, si, la troisième paire restant intacte, on paralyse l'influence du grand sympathique.

Des considérations physiologiques de Budge, il résulte que, des deux antagonistes de l'iris, le nerf oculo-moteur développe plus de force nerveuse, et peut être mis en activité par une excitation beaucoup moins forte que le nerf sympathique qui anime le muscle dilatateur de l'iris.

« Il existe dans la moelle, dit Poincaré (1), une région qui intervient dans l'innervation vaso-motrice de la tête et du cou, par l'intermédiaire du sympathique, région étendue de la sixième cervicale à la cinquième dorsale. Cette même région intervient dans les mouvements de l'iris, et par conséquent dans le dosage de la lumière qui vient frapper la rétine, puisque tel est le but principal de ce diaphragme. Il y dans l'iris des fibres circulaires qui obéissent au nerf moteur oculaire commun, et par suite au cerveau ; qui resserrent la pupille lorsqu'on excite ce nerf, et qui la laissent se dilater lorsque le nerf est détruit ou comprimé. Il y a en outre des fibres radiées qui obéissent à des fibres ciliaires émanant du sympathique cervical, et qui ont pour office de dilater activement la pupille. Aussi, quand on coupe le sympathique, cet orifice se resserre, parce qu'on paralyse les fibres radiées ou dilatatrices, et qu'on détruit l'antagonisme des fibres circulaires ou resserrantes. Mais quand on électrise le sympathique, il se dilate d'une manière active, parce qu'on exagère l'action des fibres radiées. C'est pour son action sur les fibres rayonnées, comme pour son action vaso-motrice, que Budge et Waller ont donné à cette région de la moelle le nom de *cilio-spinale.* »

Les fibres du sympathique, qui déterminent la dilatation de la pupille, ont leur centre dans la moelle allongée, d'après Salkowski. De là elles descendent dans la moelle cervicale et Cl. Bernard a montré qu'elles passaient par les deux premiers nerfs dorsaux, par les rami communicantes, pour aller au sympathique cervical ; elles entourent ensuite l'artère carotide, vont au ganglion de Gasser et à l'œil.

La contraction exagérée des pupilles semble prouver une irritation cérébrale, ou bien la paralysie du nerf sympathique. On observe le myosis dans le *tabes dorsalis*, et dans les cas de lésion de la moelle épinière, de la région sous-cervicale, par exemple (2).

La dilatation se manifeste dans des circonstances opposées, quand par exemple il existe une irritation du nerf sympathique, ou enfin, et cela paraît être le cas chez les aliénés, quand le nerf oculo-moteur a perdu son action. On observe la dilatation des pupilles dans la colère, la frayeur, dans l'épilepsie, etc. Aussitôt après la mort, la pupille devient beaucoup plus étroite que pendant la vie ; puis, à mesure que les nerfs perdent leur irritabilité, la pupille ne tarde pas à prendre une dilatation exagérée. Ce dernier effet, dont la durée est variable, paraît se rattacher à l'irritabilité elle-même, plus longtemps persistante, du nerf sympathique.

Les troubles de la motilité de l'iris et l'inégalité pupillaire s'observent aussi bien chez les personnes qui jouissent de leur raison que

(1) Poincaré, *Leçons sur la physiologie du système nerveux*. Paris, 1873-1874.

(2) On peut trouver, sur ce sujet, des considérations très intéressantes dans *Allgem. Zeitschr. f. Psychiatr.*, 1853, p. 544.

chez les aliénés, et dépendent, nous venons de le voir, de circonstances pathologiques variables. Cependant, pour l'aliénation mentale, l'observation a fait reconnaître quelques particularités intéressantes à signaler. Ce symptôme peut se rencontrer dans toutes les formes de la folie et ne doit pas être considéré comme un signe absolument défavorable; cependant on le constate beaucoup plus fréquemment dans les cas chroniques.

La dilatation a été observée dans la manie, elle peut alterner avec la contraction exagérée des pupilles, dans quelques formes aiguës et dans la mélancolie.

La dilatation inégale des pupilles et l'immobilité des pupilles se rencontre surtout dans les formes chroniques de l'aliénation mentale, dans celles qui tendent à se compliquer de paralysie, et particulièrement dans la paralysie générale; cette dilatation inégale est portée quelquefois à un degré considérable.

Moreau a constaté que l'orifice pupillaire gauche est plus souvent dilaté que le droit; il a trouvé la proportion de vingt-quatre fois à droite sur trente-quatre à gauche.

Le rétrécissement exagéré des pupilles dans la manie serait, suivant Griesinger, un symptôme grave qui annoncerait généralement le passage à la démence paralytique.

Nous n'insisterons pas davantage sur les troubles de la vue, que l'on peut encore rencontrer chez les aliénés, et les données fournies par l'ophthalmoscopie. Il nous suffit d'indiquer que ces troubles s'observent surtout avec des signes particuliers dans l'alcoolisme, et spécialement dans les accès d'alcoolisme aigu. Ils sont rares, et ne se présentent qu'à titre de complication dans les autres formes d'aliénation mentale.

Digestion. — Les troubles de la digestion se présentent fréquemment dans l'aliénation mentale, particulièrement à la période de développement de cette affection. D'après Flemming, les troubles digestifs sont alors tellement fréquents, que les cas dans lesquels on ne les rencontrerait pas, devraient être regardés comme de véritables exceptions. Il est nécessaire, dans le traitement de l'aliénation, de prendre en grande considération les anomalies qui se produisent de ce côté, et de diriger ses efforts en vue de rétablir l'activité normale de cette fonction importante.

Lorsque l'aliénation mentale revêt un caractère périodique, lorsqu'elle se montre sous forme d'accès intermittents, presque toujours on observe, comme signe prodromique, un embarras gastrique qui vient annoncer à l'avance le retour du trouble mental.

Pinel, frappé de cette particularité, qui se remarque surtout dans la manie périodique, avait émis l'opinion que le siège fondamental de la maladie doit être presque toujours recherché dans la région de l'estomac, et que les accès de folie s'irradient, de ce point central, comme par une sorte de rayonnement.

Tant que l'affection est à sa période aiguë, on observe une altération plus ou moins considérable de la nutrition ; les individus peuvent être d'une grande voracité, et, malgré cela, ils restent dans un état d'excessive maigreur. Ajoutons qu'il existe ordinairement une constipation difficile à combattre. Quand, au contraire, l'affection tend à la guérison, on voit la maigreur faire place peu à peu à un embonpoint plus ou moins prononcé. Lorsque l'obésité vient à se manifester, et que l'état mental ne présente aucune amélioration, c'est presque toujours alors, ainsi que l'a fait remarquer Esquirol, un signe de fâcheux augure.

Quelques aliénés, sous l'influence des idées fixes qui les dominent, des craintes d'empoisonnement auxquelles ils sont en proie, repoussent avec obstination les aliments qui leur sont offerts. Ce refus de manger, en même temps qu'il les affaiblit, donne à leur délire une intensité nouvelle ; il faut donc les soustraire aux conséquences funestes de leur obstination, et les forcer, autant que possible, à se nourrir, si l'on ne veut pas voir leur santé gravement compromise. Dans tous les cas, il faut tenir grand compte de l'état des organes digestifs.

Sécrétions. — Les sécrétions cutanées sont le plus souvent diminuées ; chez un grand nombre de lypémaniaques, la peau prend une teinte spéciale, de couleur terreuse ; elle devient terne, sèche, de couleur bistre ; quelques malades exhalent même une odeur particulière qu'on a comparée aux émanations qui s'échappent du corps de certaines personnes au moment de l'agonie. Il faut en chercher surtout la cause dans la malpropreté des aliénés, et aussi dans la fétidité fréquente de l'haleine.

Sécrétion urinaire. — Des recherches patientes ont été faites en vue de reconnaître les anomalies que peut présenter la sécrétion urinaire, dans les différentes formes de l'aliénation mentale.

Dans les formes dépressives, d'une façon générale, et en particulier dans les mélancolies, on constate une diminution de la diurèse et un abaissement du chiffre de l'urée et des chlorures ; il y a augmentation de l'urée, des chlorures et des phosphates dans la paralysie générale et dans la manie. On a noté également l'acétonurie dans la paralysie générale.

Sécrétion salivaire. — Dans la mélancolie, cette sécrétion est diminuée, comme celle de l'urine, comme celle de la sueur ; la bouche est sèche : il n'est cependant pas rare d'observer, chez des mélancoliques, une véritable sialorrhée : la salive s'écoule sans cesse de la bouche entr'ouverte, mouillant abondamment les vêtements, l'oreiller du malade. Dans la manie aiguë, la salivation est toujours abondante, les malades crachent continuellement autour d'eux (ptyalisme).

Menstruation. — La suppression des règles, qu'elle soit cause ou effet de l'aliénation mentale, se rencontre très fréquemment chez les femmes aliénées, surtout à la période de développement de la maladie.

Un signe favorable qui vient faire présager une guérison prochaine, c'est le retour de la menstruation après une interruption plus ou moins prolongée. Ici se présente une question : celle de savoir si c'est au rétablissement même de cette fonction qu'est due la diminution de l'irritation cérébrale, ou si, au contraire, c'est à l'amélioration survenue dans l'état mental qu'il faut attribuer le retour de la menstruation.

Sans aucun doute, l'exercice régulier de cette importante fonction a des rapports tellement intimes avec les centres nerveux, qu'on peut affirmer qu'il n'est pas une femme qui n'éprouve des accidents névropathiques, lorsque les règles viennent à se supprimer. Mais on ne doit pas moins reconnaître que, chez les aliénées, les médicaments les plus actifs restent sous ce rapport presque toujours sans résultat, et que la menstruation se montre rarement avant qu'il se soit passé un temps variable, nécessaire à la diminution de l'excitation cérébrale ; nous reviendrons plus tard sur ce sujet.

Ce qu'il importe de signaler, dès à présent, c'est qu'une médication trop énergique doit être bannie en pareille circonstance, et qu'il est souvent préférable de se borner alors à l'emploi de préparations toniques et ferrugineuses.

Circulation, pouls. — Le pouls est soumis chez les aliénés à des variations très nombreuses, non seulement suivant le moment où on l'observe, mais encore suivant la forme, la nature de la maladie, et suivant les idées et les émotions accidentellement prédominantes.

D'après Jacoby, un pouls fréquent, précipité, ne peut être donné comme un signe caractéristique de la manie ; car, dit-il, si chez quelques individus, il est fort et précipité dans la période d'accroissement de quelques accès, il n'en est plus ainsi dans d'autres accès arrivés chez le même individu ; chez d'autres, enfin, il est plus fort dans la rémission que dans l'exacerbation.

Malgré ces variations, si difficiles à ramener à un prototype, Jacobi attachait une grande importance aux recherches sur la circulation ; il pensait que, pour chaque cas isolé, l'étude de l'état du pouls a une grande signification.

Leuret et Mitivié ont établi l'ordre suivant, eu égard à la fréquence du pouls : hallucinations, manie, monomanie, démence.

Le docteur Carle (1) croit avoir reconnu que le pouls est plus fréquent dans l'aliénation aiguë que dans l'aliénation chronique, et que la loi générale, d'après laquelle la fréquence du pouls diminue en raison de l'âge, n'existe pas chez les aliénés.

(1) Carle, *Gaz. méd.*, 1842.

Le docteur Lisle a étudié la fréquence du pouls chez les aliénés paralytiques (1), et il a noté : 1° que dans la paralysie commençante le pouls est un peu plus fréquent que dans l'état normal ; 2° qu'il augmente de fréquence quand la diarrhée s'ajoute aux autres symptômes ; 3° enfin, qu'il diminue de fréquence dans la dernière période.

Les battements du cœur peuvent être énergiques, tumultueux, ils dépendent alors, non d'une lésion organique, mais de l'état nerveux lui-même ; ils augmentent ou diminuent suivant l'exacerbation même de cet état. Les affections du cœur ne sont pas, du reste, absolument rares chez les aliénés : elles se présentent chez eux, suivant Guislain, dans le vingtième environ des cas.

On s'est demandé si le *sang*, dans les différentes formes d'aliénation, éprouvait une modification particulière. Deux médecins allemands Hitorf et Erlenmeyer, ont fait à ce sujet des recherches spéciales. Il ne nous paraît pas qu'ils soient arrivés à des résultats concluants.

D'après ces auteurs le sang offrirait, dans la manie, une diminution dans le chiffre des globules et une augmentation de la sérosité, tandis que le docteur Michea a constaté, au contraire, que, dans la moitié des cas de manie aiguë ou chronique, les principaux éléments du sang restent dans leur proportion normale. On peut dire, d'une manière générale, que les affections chroniques, la démence, par exemple, s'accompagnent d'une diminution du nombre des globules.

On observe certains états anémiques, dans la paralysie générale, caractérisés par une diminution du nombre des globules et de l'hémoglobine, et de même chez un grand nombre de femmes, surtout à la période aiguë de la manie, un état de chloro-anémie. L'hématose semble aussi profondément entravée dans quelques formes de mélancolie et surtout celles qui se compliquent d'une sorte d'immobilité et de stupeur ; les mouvements respiratoires sont incomplets et notablement affaiblis.

Température. — La folie, a dit Esquirol, est une affection sans fièvre. Il existe cependant, dans certains cas, de l'élévation de température ; dans la manie aiguë il y a une excitation physique et intellectuelle considérable, et la majorité des auteurs ont considéré la paralysie générale comme une inflammation chronique du cerveau et des méninges. Meyer a cherché en 1858 à établir le caractère fébrile de cette affection, comme Mickle (2) l'a fait plus tard. On note au contraire un abaissement thermique (jusqu'à 35° C.) dans les états mélancoliques. Enfin, des recherches récentes ont montré qu'il pouvait se produire des différences de température entre l'une et l'autre moitié du corps, particulièrement chez les maniaques agités.

Physionomie. — Guislain a désigné, sous le nom de *masque de*

(1) Lisle, *Gaz. méd.* 1838.
(2) Mickle, *Journal of mental science*, 1872.

l'aliénation, cet ensemble de phénomènes qui donne à la physionomie du malade une expression significative, et qui varie naturellement suivant l'espèce même d'aliénation. Les photographies d'aliénés, que nous publions dans cet ouvrage, font parfaitement reconnaître ces différentes expressions.

L'étude de la physionomie n'est pas, dit Esquirol, un objet de futile curiosité, elle sert à démêler le caractère des idées et des

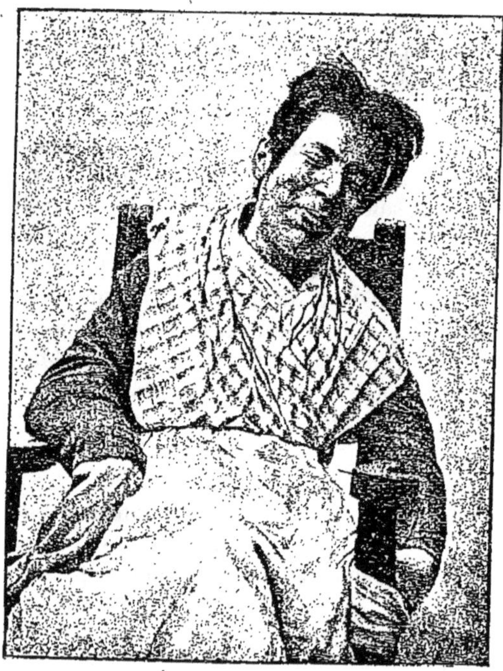

Fig. 2. — Expression de la physionomie pendant la maladie ; délire maniaque ; agitation à peu près constante, incohérence absolue ; gâtisme.

impulsions qui prédominent, elle met sur la voie du diagnostic de la maladie elle-même.

En effet, nous remarquerons chez les maniaques (fig. 2) le teint coloré, la physionomie animée, les yeux brillants et vifs, souvent hagards, les traits mobiles et les muscles de la face agités de mouvements spasmodiques.

Chez le mélancolique, au contraire, les traits sont contractés, les yeux ternes, enfoncés dans les orbites, donnent à la physionomie un cachet particulier. Ils révèlent la souffrance morale, la méfiance, la tristesse, l'inquiétude, et souvent le découragement.

Dans la stupeur, le regard est fixe, immobile, comme étonné. La figure exprime une sorte d'hébétude.

Chez le dément les traits sont relâchés, et la face bouffie dénote une expression d'insignifiance en rapport avec l'affaiblissement intellectuel.

Lorsque la convalescence tend à se reproduire, on voit bientôt une sorte de bien-être se peindre sur la physionomie ; le regard n'a plus rien d'étrange, la figure reprend de la fraîcheur et un teint plus naturel (fig. 3). C'est là un signe précieux qui annonce une guérison prochaine.

Langage. — Les troubles du langage décèlent, dans bien des cas, le

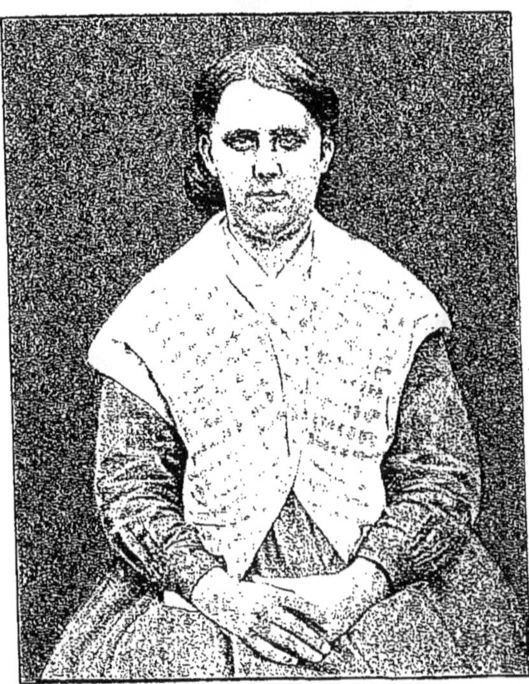

Fig. 3. — La même malade, après sa guérison. (Collection du Dr Malfilâtre.)

degré et le caractère même du trouble mental. Chez le maniaque, nous l'avons dit, les mots, les phrases s'échappent sans ordre et sans suite, quelquefois avec une extraordinaire rapidité. Les déments, chez lesquels les idées deviennent de plus en plus rares et restreintes, répètent pendant plusieurs heures les mêmes phrases.

Chez les idiots, la parole est certainement le signe le plus en rapport avec leur capacité intellectuelle : elle indique chez eux le caractère et le degré de l'arrêt de développement intellectuel dont ils sont atteints.

Ainsi à un plus faible degré, l'idiot n'a qu'un vocabulaire restreint, ses phrases sont plus ou moins courtes. A un degré plus avancé, ce sont des mots incomplets, des monosyllabes qu'il articule ; enfin, à un dernier degré, il n'y a plus ni phrases, ni mots, ni monosyllabes, ce ne sont que des cris absolument inintelligibles.

Quelques aliénés conservent un mutisme obstiné, qui n'a parfois d'autre raison que les craintes imaginaires, les idées fixes, les hallucinations qui les dominent. Un malade, par exemple, est forcé, par suite de moyens d'intimidation employés, de rompre le silence opiniâtre qu'il garde depuis plusieurs semaines ; lorsqu'on lui demande une explication à ce sujet, il répond que la manifestation de ses opinions lui ayant attiré des persécutions, il s'était décidé, dans l'intérêt de sa propre sécurité, à garder le silence.

Dans cette sorte de mutisme, dit Guislain, l'expression des yeux est souvent pleine d'intelligence, et les malades peuvent écrire des lettres sensées et qui ne font nullement soupçonner leur état de folie. Le mutisme doit être considéré, dans le plus grand nombre des cas, comme un caprice maladif.

Cependant, dans l'affection qu'on a désignée sous le nom de stupidité, il tient souvent à l'état d'inertie dans lequel se trouvent les fonctions mentales.

Signalons enfin l'aphasie, due presque toujours à un processus de ramollissement encéphalique, et qui peut venir compliquer une psychose déjà existante, de même qu'un aphasique peut devenir aliéné.

Écriture. — Il en est de même de l'écriture ; elle offre chez les aliénés des particularités intéressantes à connaître et des différences très tranchées suivant les genres de folie.

Dans la manie, l'écriture est presque toujours hâtive, courant de haut en bas, très difficile à lire, illisible même, et offrant des lacunes de lettres, de mots, de sens.

Quelquefois les écrits sont remplis de paraphes, de ratures, ce qui se remarque surtout dans l'excitation maniaque qui précède beaucoup de folies.

Dans les délires systématisés, les écrits sont souvent remplis de lettres majuscules, de signes mystérieux, au commencement, au milieu, à la fin des mots ; ceux-ci sont très fréquemment soulignés. C'est une *idée*, un *passage*.

La démence et la paralysie générale se reconnaissent au tremblement de l'écriture, à l'inégalité des signes, à l'oubli des mots, des lettres, à la répétition fatigante de la même expression, à l'incohérence des idées, etc.

Mais si le caractère des lettres des aliénés peut fournir des documents utiles sur leur maladie, il ne faut pas oublier qu'ils sont également capables d'écrire des lettres pleines de sens, spirituelles, exprimant les meilleurs sentiments, dans le cours même de leur maladie, et qui font un singulier contraste avec leur état mental (1).

(1) Voy. Marcé, *De la valeur des écrits des aliénés au point de vue de la séméiologie et de la médecine légale* (*Ann. d'hyg.* 1864, 2e série, t. XXI, p. 379, avec 2 pl.) ; —

Troubles trophiques. — Signalons la fréquence chez les aliénés des troubles trophiques de la peau, la pigmentation, la mélanodermie, les altérations des dents, etc.

La fragilité des os et l'ostéomalacie ont été observées assez souvent, et nous avons parlé déjà des altérations musculaires. D'autres troubles plus importants sont les eschares et les hématomes de l'oreille : nous insisterons particulièrement sur ces derniers.

Othématome ou tumeur sanguine de l'oreille. — Une des affections les plus singulières et que l'on observe spécialement chez les aliénés est la tumeur sanguine de l'oreille, désignée encore sous le nom d'*hématome auriculaire*. Ferrus a, l'un des premiers, appelé l'attention à ce sujet (1) ; depuis, d'autres observateurs en ont fait l'objet de leurs études. Cette tumeur consiste dans un épanchement de sang qui se produit lentement d'ordinaire, et qui a lieu non sous la peau, comme le fait remarquer A. Foville (2), mais sous le périchondre détaché du cartilage. Elle a son siège à la face externe du pavillon de l'oreille, dans la fosse naviculaire ; elle s'étend de là dans toute l'oreille, le lobule excepté. Elle présente une coloration bleuâtre ; elle est molle, fluctuante et plus ou moins volumineuse. De la grosseur d'une fève au début, elle va peu à peu en s'agrandissant, jusqu'à atteindre le volume d'un gros œuf de pigeon. Elle est ordinairement indolente et ne s'accompagne que rarement d'inflammation. Arrivée à son plus haut degré, elle reste stationnaire huit, quinze jours et plus, puis le sang épanché dans la cavité finit par se résorber.

Si l'on ouvre cette tumeur pendant sa période de développement, il s'en écoule un sang liquide et noirâtre : au bout de quelques jours, la poche se remplit de nouveau, en dépit des moyens employés pour empêcher cette transsudation.

Lorsque le liquide vient à se résorber, le gonflement diminue, tandis que la peau qui double le cartilage se rétracte et s'épaissit ; il en résulte une déformation remarquable de la partie de l'oreille qui en est le siège. Le périchondre ainsi détaché, dit Ach. Foville, revient sur lui-même et entraîne, dans son retrait, les autres portions du pavillon, ce qui explique les déformations consécutives à ce genre de tumeurs, le ratatinement qui ne s'observe qu'à la partie supérieure du pavillon de l'oreille et jamais au lobule. Voici comment l'auteur que nous venons de citer explique l'épaississement consécutif du pavillon de l'oreille.

Le périchondre, périoste du cartilage, est chargé de sécréter le car-

Brierre de Boismont, *Union médicale*, 16 février 1864, p. 289 ; — Tardieu, *Étude médico-légale sur la folie*. Paris, 1872, avec 15 fac-similés d'écriture d'aliénés ; — Séglas, *Le langage des aliénés*.

(1) Ferrus, *Gazette des hôpitaux*, 1838.

(2) Foville, *Hématome du pavillon de l'oreille* (*Ann. méd.-psych.*, juill. 1859).

tilage, comme le périoste sécrète l'os. Séparé du cartilage, il devra évidemment continuer son travail de sécrétion normale et produire une couche cartilagineuse de nouvelle formation, ce qui rend compte de l'épaississement du cartilage, lequel se produit, soit sous forme d'une couche unie, soit sous celle d'îlots indépendants, plus ou moins éloignés les uns des autres.

L'anatomie pathologique de l'hématome auriculaire a, en effet, démontré que la tumeur consistait dans une poche produite par le décollement de la peau doublée du périchondre; ce décollement n'a lieu que sur la partie concave du cartilage. Les parois postérieures et antérieures de la cavité hémorrhagique sont formées par un tissu membraneux, qui ne présente au microscope aucune trace d'organisation, et qui résulte d'une couche de sang déposé à la surface; entre ces deux fausses membranes, on trouve un cartilage de nouvelle formation qui, au microscope, présente les mêmes caractères que le fibro-cartilage de l'oreille. De là cet épaississement qui produit la déformation de l'oreille chez tous les malades atteints de cette affection (1). Pour le Dr Vallon (2) l'épanchement sanguin serait d'abord intra-périchondrique pour devenir ensuite sous-cutané.

Les causes qui favorisent le développement de cette tumeur sont encore assez obscures. Leidesdorff (3), Gudden, etc. (4), pensent que l'hématome auriculaire est le résultat de violences extérieures, telles que froissements, écrasement de l'oreille, et que dans tous les cas le traumatisme joue le rôle de cause occasionnelle.

Cette opinion trop absolue n'est pas acceptée par tous les médecins; elle nous paraît souvent en contradiction avec l'observation des faits.

Brown-Séquard (5) fait justement remarquer que, dans des maisons où les aliénés sont soignés avec la plus grande sollicitude, on a pu voir l'hématome croître progressivement sans qu'il y ait eu un traumatisme appréciable. De plus, il existe des observations prouvant que des individus atteints d'affections cérébrales et non aliénés ont présenté des hématomes. Nous ajouterons que le développement même et la marche lentement progressive de cette affection ne peuvent s'accorder avec l'opinion qui la ferait dépendre d'un épanchement sanguin qui se manifesterait brusquement dans la paroi de l'oreille. Il faut admettre de toute nécessité une cause plus générale.

Suivant Brown-Séquard, l'expérimentation sur les animaux prouve que les hémorrhagies de l'oreille peuvent être le résultat de lésions nerveuses, de la section de racines nerveuses, de l'hémisection de la

(1) Leubuscher et Fischer, *Allgm. Zeitschr. f. Psych.*
(2) Vallon, Journal l'*Encéphale*, 1881.
(3) Leidesdorff, *Path. et Thér. des maladies psych.*, 1860.
(4) Gudden, *Allgm. Zeitsch. f. Psych.* XVIIe vol.
(5) Brown-Séquard, *Comptes rendus et Mémoires de la Société de biologie*, séance du 7 oct. 1871.

moelle ou seulement la piqûre de la moelle ou du cerveau en avant des tubercules quadrijumeaux.

Yung et Leubuscher reconnaissent, comme cause principale du développement de cette maladie, l'hyperhémie passive de l'oreille, avec paralysie des nerfs vasculaires de l'oreille et de la tête. Ach. Foville pense, également qu'elle résulte d'un trouble général de la circulation céphalique; qu'elle tient à une stase sanguine qui s'étend des capillaires du cerveau à ceux de l'oreille.

Ces tumeurs, quoique de beaucoup plus fréquentes chez les aliénés, ont été observées dans quelques autres circonstances, avec des altérations des parois vasculaires ou du milieu sanguin. Carville a vu, chez une femme hémophilique, un hématome double de l'oreille qui était survenu en dehors de tout traumatisme (1). Yung a fait la même observation chez un homme dont l'oreille avait été gelée.

Il n'en est pas moins vrai qu'il existe chez les lutteurs de profession des othématomes traumatiques, comme beaucoup d'auteurs et Jarjavay en ont rapporté des exemples; mais chez les aliénés il faut admettre qu'il s'agit de troubles vaso-moteurs et trophiques. Les traumatismes les plus légers, une simple pression suffisent, dans ce cas, à produire l'othématome.

Chez les aliénés, l'hématome auriculaire, plus fréquent chez les hommes, se montre surtout dans les cas chroniques et incurables de l'aliénation mentale, dans la démence, la stupeur tendant à la démence, la paralysie générale, etc. Il est par conséquent un symptôme de fâcheux augure. Cependant il peut se manifester dans quelques formes de folie aiguë, susceptibles de guérison. Nous l'avons observé, entre autres, chez une jeune fille atteinte de manie aiguë, et qui s'est parfaitement rétablie.

Le traitement est simplement palliatif. On doit se borner à quelques onctions de vaseline ou à des applications de compresses imbibées d'extrait de Saturne; il faut dans tous les cas protéger la tumeur sanguine et éviter toute violence extérieure. L'épanchement se résorbe de lui-même après un certain temps d'évolution de la maladie; l'incision de la tumeur ne doit être pratiquée que dans des circonstances exceptionnelles, car presque toujours elle est suivie d'inflammation douloureuse, quelquefois même de nécrose des cartilages.

(1) Cité par Bouchard, *Thèse d'agrégation.*

CHAPITRE IV

ÉTIOLOGIE DES MALADIES MENTALES

L'étude des causes de l'aliénation mentale présente des difficultés nombreuses, et, jusqu'à un certain point, une obscurité qu'il n'est n'est pas toujours facile de faire disparaître. « Moins on connaît l'essence d'une maladie, dit Flemming (1), plus on lui assigne de causes. » Il en est ainsi pour l'aliénation. On a remonté la série des siècles; on a fouillé les souvenirs historiques et les traditions des temps les plus reculés pour enrichir, outre mesure et hors de propos, l'étiologie des maladies mentales.

On a recueilli minutieusement tout ce qui, dans des cas individuels, a pu ou a dû contribuer à leur développement. Ce qu'il importerait de connaître, c'est le rapport des éléments étiologiques avec le trouble de la fonction psychique, c'est la démonstration de leur connexion réciproque. Cette démonstration restera sans doute encore longtemps un problème difficile à résoudre. Pour l'aliénation, comme pour un grand nombre d'autres états pathologiques, il est à peu près impossible, dans l'état actuel de la science, de connaître la nature intime, et d'apprécier le mode d'action des différentes causes qui en ont favorisé le développement.

Essentiellement complexe dans son origine, comme dans ses manifestations, l'aliénation mentale peut être la conséquence des conditions les plus diverses et quelquefois les plus opposées. Tantôt simple névrose, on la voit survenir à la suite d'émotions vives, prolongées, ordinairement pénibles. Elle peut, dans d'autres cas, laisser des traces de son passage sur le cerveau, mais il n'en est pas moins difficile alors d'en préciser exactement le siège anatomique.

L'aliénation est quelquefois une affection purement symptomatique; elle est, dans ce cas, une conséquence directe d'altérations cérébrales, d'hémorrhagies, de tumeurs, d'exostoses, d'une irritation des méninges, etc.; toutes conditions matérielles, quelquefois diathésiques, qui peuvent donner lieu aux manifestations délirantes les plus diverses.

Dans d'autres cas, elle constitue une affection purement sympathique.

(1) Flemming, *Psychosen*. Berlin, 1859.

Le désordre des facultés se manifeste comme une conséquence naturelle du trouble même qui est venu atteindre les autres fonctions de l'économie, et entraver le jeu régulier d'appareils organiques plus ou moins éloignés du système cérébral.

Cette relation sympathique, quoique la science ne puisse encore l'expliquer d'une manière satisfaisante, n'en existe pas moins; elle nous donne la raison de l'influence réciproque de nos organes sur l'intelligence, et de celle-ci sur l'organisme tout entier. Des individus deviennent tristes, inquiets, découragés, tombent même dans un état de profonde mélancolie, par le seul fait d'une simple congestion du foie. Il a suffi d'une irritation intestinale, de la suppression d'un écoulement physiologique, pour déterminer une impressionnabilité morbide, et, consécutivement, un trouble particulier des facultés intellectuelles.

Guislain, et plusieurs auteurs après lui, ont cherché à séparer les délires symptomatiques de ce que l'on appelle l'*aliénation mentale vraie essentielle* (1). Cette distinction théoriquement importante, et qui doit être maintenue dans le cas où cela est possible, est, en pratique, à peu près impossible à conserver : une même forme d'aliénation mentale peut être produite par les causes les plus diverses, organiques ou morales; il importe en tout cas de connaître ces causes, lorsqu'il s'agit de fixer le pronostic et d'indiquer le traitement.

On comprend donc combien il est nécessaire d'étudier l'homme devenu aliéné, dans son ensemble, dans sa constitution morale, aussi bien que dans sa constitution physique, de scruter ses antécédents, et de peser toutes les circonstances qui le concernent. Après cette étude seulement, il est possible de trouver les indications thérapeutiques qui doivent être suivies.

Nous devons insister sur ce fait important : c'est que le plus souvent il n'existe pas une action unique, une seule et même cause pathogénique. Presque toujours les causes sont multiples; elles se combinent entre elles pour arriver au développement du délire; et s'il est possible de les isoler, quand il s'agit de les étudier, il n'y a plus lieu de les envisager séparément chez l'individu devenu aliéné, et de faire abstraction de l'élément moral ou des conditions organiques qui se seraient montrées, comme phénomène précurseur ou concomitant de l'affection mentale.

Dans l'étude qui va suivre, nous jetterons un coup d'œil rapide sur les *causes générales*; nous examinerons ensuite avec les détails nécessaires les *causes spéciales*.

Les premières résultent, on le sait, d'une influence étrangère à la famille et à l'individu; les secondes, au contraire, dépendent d'in-

(1) Guislain, *Leçons sur les phrénopathies*, t. II, 131.

fluences essentiellement individuelles; celles-ci se subdivisent en *causes héréditaires*, en *causes morales* et en *causes physiques*.

§ 1er. — CAUSES GÉNÉRALES.

Civilisation. — Les auteurs sont à peu près unanimes pour placer la civilisation en tête des causes générales de la folie. L'aliénation mentale est bien réellement une maladie particulière aux peuples civilisés. Au rapport de Alex. de Humboldt, on ne rencontrerait pas de véritables aliénés parmi les nations nomades et à demi sauvages de l'Afrique et de l'Asie. Au Caire, d'après Spengler, on compterait seulement, sur une population de 300000 âmes, 75 aliénés dans l'établissement de cette ville, et encore il en est qui appartiennent aux contrées avoisinantes. Moreau (de Tours) dit qu'il existe en Orient un nombre d'aliénés bien moins grand qu'en Europe; il n'en a pas rencontré un seul dans la Nubie.

Un missionnaire a transmis à Guislain quelques renseignements sur les aliénés de la Palestine; les recherches qu'il a faites à ce sujet n'ont abouti qu'à lui faire découvrir deux aliénés à Alexandrie, et deux à Jérusalem. Alexandrie compte 50000 habitants. Jérusalem en compte 20000. Un autre missionnaire, le Père de Smet, a rencontré des idiots, mais peu d'aliénés proprement dits, parmi les peuplades sauvages de l'Amérique.

Le docteur Williams, qui a résidé en Chine pendant douze ans, a constaté que l'aliénation mentale y est une maladie très rare (1).

La civilisation est, en effet, liée aux progrès mêmes des sciences, de l'industrie; elle multiplie les besoins, elle tend à surexiter la sensibilité morale, à exalter les facultés intellectuelles, et à développer une impressionnabilité exagérée qu'on ne rencontre pas chez les peuples qui se distinguent par l'uniformité de leurs mœurs et l'invariabilité de leur constitution morale et politique.

Esquirol avait déjà fait la juste remarque que la civilisation multiplie les moyens de sentir, qu'elle fait vivre quelques individus trop et trop vite, et qu'elle imprime par conséquent, à l'activité cérébrale un développement excessif.

Agglomération de la population. — Les grands centres de population fournissent, toutes proportions gardées, un nombre d'aliénés plus considérable que les localités où la population est disséminée; ainsi les villes en renferment, relativement, une proportion plus grande que les campagnes. L'influence de l'agglomération semble ne pas se borner aux grands centres de population : elle s'exerce en quelque sorte à distance, on la voit diminuer ou augmenter à mesure qu'on s'éloigne de l'agglomération.

(1) Guislain, *Phrénopathies*, t. II, p. 9.

M. Delisle a particulièrement constaté ce fait pour le *suicide*, dont la fréquence augmente ou diminue à mesure qu'on se rapproche de Paris ou qu'on s'en éloigne. Cette même observation s'appliquerait à d'autres centres importants de population en France. Ainsi la ville de Strasbourg, dont la population est d'environ 76 000 âmes, présente la proportion de 1 aliéné sur 594 habitants ; cette proportion est seulement de 1 sur 702 pour le reste de l'arrondissement (1). Le Dr Renaudin a trouvé, pour la population totale du département de la Meurthe, un aliéné sur 1 468 habitants ; dans ce nombre, la ville de Nancy figure pour la proportion de 1 aliéné sur 500 habitants (2).

Idées régnantes. — Les idées régnantes d'une époque, d'une contrée, l'agitation politique, religieuse, non seulement favorisent le développement de l'aliénation, mais lui impriment encore un cachet particulier. Les croyances superstitieuses dominant dans certains pays, la surexcitation des passions qui en résulte, ont produit toutes ces folies épidémiques, qui ont régné à diverses époques.

Il y a peu d'années que l'on vit, sous l'influence des prédications des apôtres du méthodisme, surgir en Suède une véritable épidémie intellectuelle. Depuis longtemps les esprits avaient été fanatisés par des exercices d'une dévotion ardente. Une jeune fille, exaltée par de fréquentes lectures de la Bible, tombe dans un état d'extase, et cet accident devient aussitôt le point de départ d'une épidémie qui se propage de proche en proche avec une incroyable rapidité (1833-1842) ; nous avons vu de nos jours ce phénomène se reproduire, à Morzines, commune de la Savoie.

Il n'est pas rare en Amérique, particulièrement à la suite de ces grandes réunions qui ont pour motif des pratiques et des exhortations religieuses, de voir éclater un grand nombre de folies présentant un caractère épidémique.

Enfin, pour montrer l'influence des idées régnantes sur le développement et sur la forme particulière du délire, on peut citer les exemples de lypémanie religieuse qui ont été observés à la naissance du christianisme; les folies érotiques et chevaleresques qu'on vit naître à l'époque des croisades ; les cas si nombreux de démonomanie que multipliait la crédulité superstitieuse du moyen âge, etc.

Éducation. — Une éducation mauvaise, mal dirigée ou trop précoce, en développant les organes de l'intelligence à une période de la vie où le corps n'a pas encore pris son entier développement, peut être une cause générale, prédisposant d'une manière plus ou moins puissante à l'aliénation mentale. Les excès d'études, surtout la lecture de mauvais livres, d'ouvrages romanesques, viennent, à un âge peu avancé, surexciter certaines passions ; elles les développent

(1) Dagonet, *Statistique sur les aliénés du Bas-Rhin*, Strasbourg, 1854.
(2) Renaudin, *Notice administrative et médicale sur Maréville.*

outre mesure, exaltent l'imagination, et, en pervertissant le sens moral, elles impriment à l'intelligence une direction fâcheuse. De là ces excentricités, ces bizarreries qui conduisent tôt ou tard à une vie désordonnée et à une des formes d'aliénation.

Un autre vice de l'éducation, d'après Félix Voisin, un des plus capables de fausser l'entendement et de multiplier les conditions favorables au développement de l'aliénation, c'est de raisonner avec les enfants, de produire chez eux un développement prématuré, et par une illusion, malheureusement trop commune chez les parents, de croire qu'on peut créer à volonté des hommes supérieurs. « La nature, dit J.-J. Rousseau, veut que les enfants soient enfants avant d'être hommes; si nous voulons pervertir cet ordre, nous produirons des fruits précoces qui n'auront ni maturité ni saveur, et ne tarderont pas à se corrompre; nous aurons de jeunes docteurs et de vieux enfants. »

Guislain croit même devoir admettre, comme une vérité incontestable, l'influence que la découverte de l'imprimerie a exercée sur la fréquence des maladies mentales. « C'est, dit-il, par la lettre imprimée qu'on suscite chez les peuples des désirs et des colères, qu'on sème le mécontentement, qu'on verse dans le cœur le poison de l'envie et de la haine. »

Si une éducation molle et efféminée peut rendre, plus tard, l'homme incapable de résister aux orages dont la vie est traversée, et faire succomber sa raison sous le poids des préoccupations, des chagrins et des revers, un système contraire d'éducation est souvent suivi des résultats les plus affligeants. « Nous croyons, avec Pinel, qu'une sévérité outrée, que des reproches pour les plus légères fautes, que des duretés exercées avec emportement, que les menaces, les coups, etc., exaspèrent les enfants, irritent la jeunesse, détruisent l'influence des parents, produisent des penchants pervers et même la folie, surtout si cette dureté est l'effet des caprices ou de l'immoralité des parents. Ce système de sévérité est moins à craindre aujourd'hui que celui de condescendance dont nous avons parlé plus haut, principalement dans la classe aisée et riche. » (Esquirol.)

Sexe. — La considération des sexes, comme cause prédisposante générale, fournit des résultats variables, suivant les différents pays. D'après l'opinion d'Esquirol, on trouve un plus grand nombre de femmes aliénées dans les pays où certains vices d'éducation donnent aux jeunes personnes une activité précoce.

Sur un chiffre de 1584 malades du département du Bas-Rhin, traitées à l'établissement de Stéphansfeld, de 1835 à 1858, nous avons trouvé 814 hommes et 770 femmes; en d'autres termes, les hommes ont offert la proportion de 51 p. 100 et les femmes de 49 p. 100.

Cette proportion est à peu près celle qui a été admise dans la *Statis-*

tique de la France (1). Or, dit l'auteur de cette *Statistique*, comme il existe plus de femmes que d'hommes dans la population de toute la France, on peut conclure avec une grande probabilité, que la folie est une maladie à laquelle l'homme est plus prédisposé que la femme.

Nous acceptons volontiers cette conclusion, toutefois avec cette réserve que l'homme présente surtout une prédisposition aux formes graves de la folie symptomatique, à la démence, à la paralysie générale, etc., qui ont leur raison d'être dans une lésion plus ou moins étendue de l'organe cérébral; tandis que la femme offre une plus grande prédisposition aux formes dites essentielles de l'aliénation mentale, telles que la manie, la lypémanie, etc.

Ajoutons encore cette remarque que nous avons déjà faite : à savoir que dans les départements qui se font remarquer par d'importantes agglomérations de population, le département de la Seine, par exemple, on trouve pour l'aliénation une supériorité numérique du sexe féminin. Cette différence tient, en grande partie, aux conditions défavorables auxquelles sont exposées les femmes qui séjournent dans les grandes villes.

« D'une part, ainsi que le fait observer le docteur Renaudin (2), la substitution de la vie industrielle aux travaux agricoles vient exercer ses funestes effets ; de l'autre l'immoralité est plus fréquente dans les grandes villes. Aussi voit-on surgir chez les femmes un cortège protéiforme de maladies nerveuses qui, autrefois, étaient parfaitement inconnues. L'aliénation devient chaque jour plus fréquente. Le mariage est trop souvent un marché qui n'est pas à la portée de tout le monde ; beaucoup d'hommes sont contraints, par calcul, à rester célibataires, et nous ne devons pas être étonnés si les causes de séduction se multiplient avec l'exagération industrielle. Aussi combien de situations ne voit-on pas se dénouer par la dépravation ou par la folie ? »

Age. — L'aliénation est une affection qui se développe spécialement à la période moyenne de la vie, à cette époque où l'homme est entré dans le plein et entier exercice de ses facultés, alors que commencent pour lui les soucis de toutes sortes, les luttes et les passions qui agitent l'existence.

L'aliénation mentale, à part les cas d'imbécillité et d'idiotie, est un fait exceptionnel avant l'âge de la puberté ; on en rencontre seulement de rares exemples dans l'enfance. A partir de la puberté on observe, aux différentes périodes de la vie, les proportions suivantes que nous avons relevées sur un nombre considérable de malades, et qui sont à peu près celles constatées par la plupart des médecins aliénistes :

De 15 à 20 ans	7 sur 100 aliénés,	ou 1 sur 14	
De 20 à 30 —	21 —	1 —	5

(1) *Statistique de la France*. Strasbourg, 1857.
(2) Renaudin, *Compte rendu de la Société de Nancy*, 1858.

De 30 à 40 ans...........	29 sur 100 aliénés ou	1 — 3
De 40 à 50 —	24	—	1 — 4
De 50 à 60 —	11	—	1 — 9
Après 60 ans.............	7	—	1 — 14

C'est donc à l'âge moyen de la vie, entre trente et quarante ans, que les affections mentales sont le plus fréquentes. Il résulte d'un relevé fait dans tous les établissements d'aliénés, en Angleterre, que c'est de trente à cinquante ans qu'on y compte le plus d'aliénés.

Tandis qu'on observe chez les femmes des proportions à peu près égales pour les âges de 20 à 30, de 30 à 40, et de 40 à 50 ans, il existe au contraire, sous ce rapport, des différences essentielles chez l'homme. Ainsi l'on voit chez celui-ci la fréquence de la maladie se doubler, en passant de la période de 20 à 30 à celle de 30 à 40 ans. C'est en effet à cette dernière période que l'homme se heurte aux difficultés que les hasards de la vie sèment à chaque instant sous ses pas, tandis que pour la femme l'heure de la lutte a sonné depuis longtemps déjà.

Esquirol avait admis que la disposition à l'aliénation mentale, au lieu de décroître à l'âge de retour, ne peut qu'augmenter à cette époque de la vie. Cette opinion a été combattue par la plupart des médecins qui ont fait, à ce sujet, des recherches statistiques. « Une autre considération, ajoute Guislain (1), infirmerait plus ou moins l'assertion du célèbre médecin français : c'est que de 40 à 60 ans, il y a plus de personnes qui ont éprouvé des récidives que de 20 à 40 ans. A l'âge de retour, ce sont donc plus souvent des individus ayant déjà été aliénés qui reviennent dans les établissements. »

Si l'on examine la forme de l'aliénation mentale, dans ses rapports avec les différentes périodes de la vie, on trouve les résultats suivants : la manie a été plus fréquente, dans les deux sexes de l'âge de 20 à 40 ans ; la lypémanie a été observée avec un excédent très notable chez les femmes, de l'âge de 40 à 50 ans ; la démence dans les deux sexes a son chiffre le plus élevé entre 40 et 50 ans, mais, bien plus commune chez les hommes, elle apparait aussi chez eux plus fréquemment entre 30 et 40 ans. Les habitudes alcooliques, sur lesquelles nous aurons à revenir plus tard, ne sont pas sans doute étrangères à ce fait.

Guislain fait remarquer que la folie homicide s'annonce à un âge très jeune. Il a noté aussi différents cas de suicide chez les enfants.

« Ce qui frappe le plus, dit Brierre de Boismont, dans la plupart des histoires de suicide commis par des *enfants*, c'est la futilité des motifs qui semblent les avoir poussés au suicide. Un enfant de neuf ans se tua de chagrin d'avoir perdu un oiseau qu'il aimait, un autre de douze ans, cité par Falret, se pend de dépit de n'être que le douzième de sa classe (2). »

(1) Guislain, *Phrénopathies*, p. 107.
(2) Brierre de Boismont, *Ann. méd. psych.*, p. 80. 1855.

Delasiauve a signalé quelques symptômes qui appartiennent particulièrement à la folie du jeune âge. Ainsi l'on observe, surtout chez les enfants, une tendance à la stupeur extatique ; des alternatives d'extase et d'agitation turbulente; l'attitude guindée, quelquefois grotesque des malades; le rire niais, convulsif; la fréquence des hallucinations; l'insomnie opiniâtre; l'amaigrissement; la pâleur du visage, la tête douloureuse, le pouls ralenti. L'hérédité, les coups, les chutes sur la tête, les convulsions et l'onanisme, telles sont les causes plus particulièrement observées de la folie du jeune âge (1).

L'on aussi observé la tendance à mettre le feu, chez de très jeunes aliénés.

« Les enfants, dit Kraepelin, sont obligés de s'assimiler rapidement une grande quantité de faits pour former leur personnalité psychique. Ces conditions et l'organisation de tous ces processus psychiques leur donnent une impressionnabilité plus grande et par suite une résistance bien moindre contre les impressions du dehors. On remarque chez eux une imagination très vive et une disposition à animer tout ce qui les entoure, on observe enfin une grande mobilité des sentiments et une tendance à des actes brusques et irréfléchis.

» Quoi qu'il en soit, on remarque chez eux une disposition particulière à délirer pour les moindres causes, pour de légers états fébriles, etc., les troubles de la conscience sont chez eux de courte durée; aussi les psychoses des enfants se rencontrent-elles rarement dans les statistiques d'aliénés. D'ailleurs les causes les plus importantes d'aliénation, les soucis, le surmenage n'existent pas pour eux.

» Les troubles psychiques chez les enfants sont relativement rares dans les premières années de la vie. La forme des psychoses qu'ils présentent se caractérise principalement soit par l'annihilation totale et rapide des fonctions psychiques, soit par des excitations impulsives qui peuvent être considérées comme des phénomènes psychiques accompagnant les affections cérébrales. En effet, la psychopathologie chez les très jeunes enfants se confond plus ou moins avec la pathologie cérébrale.

» A *une période plus avancée* de l'enfance on trouve presque exclusivement des troubles affectifs, de l'excitation anxieuse ou maniaque, ou bien des troubles tout à fait élémentaires des facultés intellectuelles (le délire) ; les illusions, quelques idées délirantes isolées sont fréquentes, mais une systématisation réelle est tout à fait rare. Les arrêts de développement restent naturellement en dehors de ces considérations, et ce sont eux qui dominent surtout dans l'enfance. Avec le développement de l'individualité psychique et l'apparition de nouvelles causes d'excitation, les troubles psychiques deviennent

(1) Delasiauve, *Gazette des hôpitaux*, 1852.

plus nombreux; dans la période de puberté, l'on observe des états dépressifs et expansifs, la tendance à la sentimentalité, l'irritabilité plus grande, etc. (1). »

État civil. — Depuis Esquirol, on a admis l'influence du célibat comme une cause de prédisposition générale à l'aliénation. Ce fait est incontestable. Ainsi, l'on compte en France un aliéné sur 528 célibataires âgés d'au moins quinze ans, la folie étant exceptionnelle avant cet âge. Pour les veufs, la proportion descend à 1 sur 942 et pour les personnes mariées, elle est seulement de 1 sur 1523. Le nombre des femmes célibataires devenues aliénées l'emporte dans les grandes villes sur celui des hommes célibataires. Les jeunes filles, en effet, assujetties dans les villes importantes à des occupations sédentaires, deviennent facilement chlorotiques ; elles sont privées de l'air vivifiant des campagnes; surtout elles se trouvent exposées à des causes nombreuses de séduction, par suite de l'insuffisance de leurs ressources.

Résumé. — Les différentes causes générales que nous venons d'énumérer peuvent nous faire comprendre l'influence considérable que certaines conditions extérieures viennent, d'une manière générale, exercer sur la disposition morale et intellectuelle, et la part importante qu'elles prennent alors à la formation du trouble des facultés. Il nous reste à examiner l'action plus immédiate des causes dites spéciales, c'est-à-dire celles qui sont propres à l'individu.

§ 2. — CAUSES SPÉCIALES.

Hérédité. — La prédisposition héréditaire doit être placée en tête des causes spéciales, elle joue un rôle important dans la production des maladies mentales ; elle est, dit Trélat (2), une cause primordiale, la cause des causes. L'hérédité fixe l'aliénation dans les familles et la rend transmissible de génération en génération.

Les auteurs sont tous d'accord pour reconnaître l'importance de cette prédisposition dans le développement des affections mentales ; leur opinion diffère toutefois quant à sa fréquence

Guislain pense que les maladies mentales sont héréditaires, à peu près dans le quart des familles dont les membres sont admis dans les établissements publics. Parchappe a rencontré cette cause dans le septième des cas, et John Webster, en Angleterre, chez le tiers des aliénés. Esquirol et Brierre de Boismont admettent qu'on trouve la prédisposition héréditaire chez la moitié des aliénés.

Cette divergence dans les opinions peut tenir à la manière dont les recherches ont été faites : c'est ainsi que l'hérédité est plus grande

(1) Kraepelin, *Psychiatrie*, p. 48, 1889.
(2) Trélat *Ann. méd. psych.*, 1856, p. 189.

dans la classe aisée de la société. Les statistiques des établissements privés doivent, par conséquent, accuser une différence notable avec celles qui ont été faites dans les établissements publics, dont la population se compose en grande majorité de malades indigents.

Dans les quarante-cinq statistiques que Legrand du Saulle, dit Christian (1) a eu la patience de rassembler, l'écart varie de 4 p. 100 à 85 p. 100, c'est-à-dire que si pour certains auteurs la cause de la folie est 85 fois sur 100 l'hérédité, pour d'autres elle ne saurait être invoquée que 4 fois sur 100. Cette énorme divergence tient évidemment à la manière dont chacun s'est figuré l'hérédité. Ceux qui ne veulent admettre que l'hérédité *directe*, ceux qui exigent que le père ou la mère aient été atteints d'une maladie mentale similaire à celle de l'enfant, ceux-là nécessairement ne trouvent pas un chiffre bien élevé.

Aussi a-t-il fallu élargir le cadre : on a invoqué l'*atavisme*, puis l'*hérédité indirecte* (oncle, tante, cousin). Une fois sur cette pente il était difficile de s'arrêter et l'on devait arriver fatalement à l'hérédité *transformée* ; si bien qu'il suffisait de trouver, parmi les ascendants ou les collatéraux, à un degré quelconque, un nerveux, un névropathe pour qu'aussitôt on invoquât une influence héréditaire. « Existe-t-il, ajoute Christian, de par le monde une famille quelconque dans laquelle, en cherchant bien, on ne finisse par trouver un membre qui n'ait été ou nerveux, ou bizarre ou original? L'hérédité morbide (pas plus que l'hérédité physiologique) n'est pas d'ailleurs fatale. Ni le père, ni la mère ne transmettent nécessairement à leurs enfants la folie dont ils peuvent être atteints. »

« Il existe, dit d'autre part le professeur Anton, toute une série de troubles pathologiques dans le développement du système nerveux central dont il faut tenir compte ; un trouble quelconque peut lui-même déterminer des arrêts de développement d'autres régions. Ces maladies, dans beaucoup de statistiques, sont rangées à tort dans les affections héréditaires, pourtant elles ne sont ni héritées, ni nécessairement héritables. Il est utile de limiter ce territoire de l'hérédité, de limiter aussi la crainte de voir toutes les maladies mentales se transmettre. Il y a lieu de jeter un coup d'œil critique sur la *conception trop vaste de l'hérédité*, d'examiner les détails et de rassembler tous les faits, pour mieux mettre en lumière cette hérédité.

» Le professeur Ball déclare qu'il n'y a qu'une seule cause des maladies mentales, l'hérédité. Ceci est même devenu une croyance populaire. Pourtant certains faits nous obligent à d'autres conclusions, etc. (2). »

Sur un relevé d'environ mille aliénés, traités à Stéphansfeld, chez lesquels la cause de la maladie a pu être exactement appréciée, nous

(1) Christian, *Ann. méd. psych.*, 1886, p. 259.
(2) Anton, *Eröffnungsrede* (*Wiener klin. Woch.*, 1891).

avons trouvé un cinquième pour l'hérédité, avec une prédominance marquée du côté des femmes. Chez la moitié de nos malades, on a pu constater que la transmission héréditaire avait eu lieu directement, c'est-à-dire par le fait du père ou de la mère ; deux fois sur trois le côté maternel a prédominé. L'expérience nous semble justifier cette remarque déjà faite par Baillarger, que les cas les plus nombreux et les plus graves de transmission ont lieu par le fait de la mère.

Nous ajouterons que l'idiosyncrasie morale de la femme l'expose, plutôt que l'homme, aux formes essentielles de l'aliénation, qui se transmettent plus facilement par la voie héréditaire, et que cette circonstance pourrait déjà rendre compte des cas d'hérédité plus fréquents observés chez les femmes. Guislain pense aussi que la prédisposition héréditaire provient plus souvent de la mère.

« En effet, ajoute-t-il, ainsi que cela a lieu chez l'animal, la forme matérielle de la mère se transmet aux enfants plus facilement que celle du père. »

Chomel fait également remarquer que la mère a une plus grande part que le père dans la constitution des enfants, et dans leur prédisposition à certaines maladies. A l'appui de cette opinion il ajoute que, dans le croisement des animaux, l'influence inégale des deux sexes se montre manifestement; le mulet issu de la jument et de l'âne est incomparablement plus grand et plus fort que celui qui provient d'un croisement inverse (1).

L'observation démontre que, dans un grand nombre de cas, il existe dans la même famille, chez des parents plus ou moins rapprochés, plusieurs exemples d'aliénation. C'est ce qui explique d'une part pourquoi les localités où ces familles viennent s'établir, présentent un nombre proportionnel considérable de malades, tandis qu'il n'existe rien dans la constitution du pays qui puisse rendre compte d'une semblable fréquence. Cela peut nous faire comprendre, en partie ces épidémies de folie qu'on voit apparaître de temps à autre sous l'influence de certaines conditions de surexcitation générale, et qui indiquent avant tout le chiffre des prédispositions héréditaires que la contrée peut renfermer.

Il en est de même pour les cas de folie, dite contagieuse, qui ont pu faire croire que le contact des aliénés avait quelque chose de dangereux, et pouvait à lui seul déterminer la folie. C'est qu'en effet, il a suffi à quelques personnes éminemment prédisposées, d'assister au spectacle toujours pernicieux d'actes excentriques et extravagants, pour en recevoir une impression profonde qui a pu, à son tour, devenir le point de départ de troubles intellectuels.

Nous avons observé plusieurs exemples remarquables sous ce rap-

(1) Chomel, *Pathologie générale*, p. 159.

port. Il y a quelques années, dans une commune du Haut-Rhin, quatre sœurs étaient successivement atteintes d'aliénation à peu d'intervalle l'une de l'autre ; trois d'entre elles étaient amenées, le même jour, à Stéphansfeld. Dans une autre circonstance, deux autres sœurs ont dû être dirigées dans le même établissement : la maladie s'était déclarée chez l'une peu de jours après qu'elle avait donné l'hospitalité à une femme atteinte d'aliénation ; l'autre sœur n'avait pas tardé, elle aussi, à subir les effets de cette contagion.

Trélat cite (1) les faits les plus curieux de cette extension contagieuse de la folie. En moins d'un an, trois surveillantes devinrent aliénées à la Salpêtrière, dans le même service, et l'une après l'autre. Toutes trois avaient eu, ou avaient encore des aliénés dans leurs familles ; deux d'entre elles avaient été atteintes précédemment d'accès de folie.

Il ne faut pas, dit ce savant, se laisser fasciner par l'apparence extérieure des faits, on doit regarder de plus près et ne conclure qu'après avoir bien observé.

En tout cas, de pareils exemples ne peuvent être perdus ; ils doivent conduire à des mesures de sage prophylaxie. La prudence la plus vulgaire prescrit d'éloigner des aliénés les personnes chez lesquelles on remarque une susceptibilité spéciale, une imagination vive et mobile, une impressionnabilité anormale, en un mot, une prédisposition quelconque à l'aliénation.

Lois régissant l'hérédité. — L'influence héréditaire va s'affaiblissant à mesure qu'on s'éloigne de la transmission directe ; mais, chose remarquable, la science renferme des exemples où l'on voit la prédisposition sauter une génération pour s'appesantir sur la génération suivante.

On a généralement admis, pour ce qui concerne l'hérédité, les lois suivantes :

L'*hérédité directe*, celle qui s'observe le plus fréquemment, a lieu lorsque l'enfant hérite des dispositions morales du père ou de la mère, dans quelques cas, des deux à la fois. La prépondérance de l'un des deux auteurs se manifeste de deux manières : elle est tantôt *directe*, tantôt *croisée*. Dans le premier cas, c'est celle d'un sexe sur le sexe de même nom, alors le fils ressemble psychologiquement au père et la fille à la mère. Dans le second cas, l'hérédité va d'un sexe au sexe de nom contraire, du père à la fille, de la mère au fils. On a pu suivre cette dernière forme à travers plusieurs générations, et la voir passer du grand-père à la mère, de la mère au fils.

Entre autres exemples remarquables, dit Brierre de Boismont (2), celui de Gœthe doit être mentionné. Il ressemblait physiquement à son père, psychologiquement à sa mère. Il eut de sa domestique,

(1) Trélat, *Annales médico-psychologiques*, 1856.
(2) Brierre de Boismont, *De l'hérédité* (*Ann. d'hyg.* 1875, p. 187-188).

femme d'un esprit vulgaire, qu'il épousa, plusieurs enfants, dont un seul garçon ; ils moururent tous jeunes. Ce fils ressemblait à Gœthe par la forme du corps, mais il était borné comme sa mère, et Wieland l'appelait le *fils de la servante*.

L'hérédité en retour, ou *atavisme*, consiste dans la reproduction, chez les descendants, des dispositions physiques et morales de leurs ancêtres, passant du grand-père au petit-fils et de la grand'mère à la petite-fille. Dans les cas d'hérédité en retour, ajoute l'auteur que nous citons, quand le petit-fils ressemble au grand-père, le petit-neveu au grand-oncle et que les intermédiaires sont complètement dissemblables, la seule explication possible est que ces ressemblances ont été conservées à l'état latent, dans les générations intermédiaires, et que, par suite, l'hérédité, médiate en apparence, est immédiate en réalité.

L'hérédité est *collatérale ou indirecte* lorsqu'elle a lieu des enfants à leurs ascendants en ligne indirecte, du neveu à l'oncle ou grand-oncle, de la mère à la tante. Cette variété, beaucoup moins fréquente, ne serait, suivant plusieurs auteurs, qu'une forme de l'atavisme. Suivant Griesinger, tandis qu'on observerait chez un tiers des aliénés une transmission héréditaire directe, cette proportion ne serait plus que du sixième pour l'hérédité indirecte.

Mais, comme le fait observer M. Ribot (1), dans l'acte de la génération il y a deux sexes, par conséquent deux hérédités en lutte, première cause de diversité. Il y a aussi des causes accidentelles, agissant au moment même de la génération, autre source de diversités, et de plus des influences externes ou internes, postérieures à la conception.

Quoi qu'il en soit, les auteurs reconnaissent généralement que, pour ce qui concerne l'aliénation mentale, les affections les plus diverses, qui, de près ou de loin, viennent atteindre le système nerveux des parents, peuvent devenir pour les enfants une cause de prédisposition héréditaire à la folie. Quelle que soit l'explication donnée, les faits sont là ; il faut bien les admettre. Toutefois, plutôt que d'étendre sous ce rapport d'une manière en quelque sorte illimitée, le champ d'observations, il nous paraît nécessaire de le restreindre et d'établir d'utiles distinctions.

Morel fait remarquer (2) que les auteurs modernes, Griesinger, Moreau (de Tours), Guislain et différents aliénistes, avaient insisté sur l'importance qu'il y avait à faire entrer dans la statistique des affections héréditaires, non seulement l'aliénation des parents, mais les maladies nerveuses dont ils étaient atteints.

On a poussé de ce côté l'exagération jusqu'à indiquer, comme pouvant devenir une cause de prédisposition héréditaire pour l'aliénation, les maladies diathésiques les plus dissemblables qui avaient pu

(1) Ribot, *l'Hérédité psycologique*, 1890.
(2) Morel, *Traité des mal. ment.*, p. 115.

atteindre les parents, affections rhumatismale, goutteuse, diathèse scrofuleuse, tuberculeuse, cachexie cancéreuse, etc. ; et, par une conclusion forcée, l'aliénation mentale n'était plus qu'une sorte d'expression diathésique pouvant être combattue par un traitement approprié, les eaux minérales, par exemple, suivant la spécificité même de la diathèse. Nous n'insisterons pas sur ces observations dont la valeur scientifique ne saurait être suffisamment justifiée. Comme le fait remarquer judicieusement le professeur Lasègue, si l'on élargissait indéfiniment ce cadre des affections qui pourraient être considérées comme ayant déterminé l'aliénation chez les enfants, on arriverait à n'avoir plus que des limites extrêmement vagues, et les données de l'observation ne sauraient avoir un caractère scientifique.

Sans doute certaines affections constitutionnelles, une syphilis mal soignée, des excès de toutes sortes, en venant affaiblir le système nerveux des parents, peuvent transmettre aux enfants une organisation morale et physique fâcheuse, et déterminer ces diverses dégénérescences, dont Morel nous a donné une savante description. Mais ces faits ne sont pas fréquents, et il est difficile de les faire entrer dans le cadre des causes héréditaires que nous voulons examiner. Le germe, a dit Hippocrate, prend sa source dans toutes les parties du corps ; il sera sain, si les parties dont il provient sont saines, il sera malade si elles-mêmes le sont : *A sanis sana, a morbosis morbosa*(1).

Habitudes alcooliques des parents. — Si nous jetons un coup d'œil rapide sur les conditions morbides qui peuvent, chez les parents, en dehors de l'aliénation mentale elle-même, devenir pour les enfants une cause de prédisposition héréditaire, nous placerons en première ligne les habitudes alcooliques. Morel en cite des exemples nombreux (1).

L'idiotie et l'imbécillité sont les dégénérescences habituellement observées ; on trouve ensuite, par ordre de fréquence, les formes diverses d'aliénation, qui se développent plus ou moins rapidement sous l'influence de certaines causes occasionnelles. On rencontre en troisième lieu, chez les enfants de pères adonnés à l'ivrognerie, des dispositions morales vicieuses, des instincts pervers que l'éducation est impuissante à corriger, enfin des tendances à commettre des excès de boisson.

Flemming (2) prétend que les enfants conçus pendant l'ivresse du père, quand même ce père ne serait pas un ivrogne, présentent une forte prédisposition à l'aliénation mentale. Suivant cet auteur, l'enfant, né pendant un accès de folie de la mère, serait moins prédisposé à l'aliénation que celui qui a été conçu pendant l'ivresse du père. Les observa-

(1) Hippocrate, *De la maladie sacrée*, chap. III, *Œuvres complètes*, trad. Littré.
(2) Flemming, *Psychosen*. Berlin, 1859.

tions qu'il possède lui donnent à cet égard une conviction complète.

Demeaux (1) conclut d'un certain nombre de faits qu'il a observés, que l'état d'ivresse alcoolique chez l'homme, au moment de la conception, devient fréquemment une cause d'épilepsie pour les enfants, et que la même cause peut produire une paralysie congénitale, l'aliénation mentale et l'idiotie.

Rien n'est plus commun, suivant M. Lancereaux, que de voir des fils de parents ivrognes s'adonner, dès leur jeune âge, à des excès de boisson. Mais, comme le fait observer Magnus Huss, les mauvaises habitudes contractées dans ces circonstances peuvent être plutôt le résultat de l'exemple que de l'hérédité (2).

En résumé, il résulte de l'observation fournie par les différents auteurs, et nous avons pu également constater sous ce rapport des faits remarquables, que les excès alcooliques, chez les parents, donnent lieu pour les enfants aux prédispositions les plus graves; beaucoup de ces enfants sont atteints de convulsions et succombent dans les premières années de leur existence.

Il importe aussi de faire une distinction nécessaire : quelques individus peuvent, sous l'influence de causes diverses, contracter des habitudes d'intempérance seulement après plusieurs années de mariage, et après la naissance des enfants; alors ce sont les mauvais exemples, une éducation vicieuse, qui peuvent seuls être invoqués pour rendre compte des dispositions regrettables que ces enfants viendraient à présenter.

L'accroissement des maladies mentales et des crimes, provoqué par la transmission héréditaire de l'alcoolisme, constitue une menace effrayante pour l'avenir : les trois quarts des aliénés ou des criminels sont des ivrognes et dans la moitié des cas se retrouvent les preuves irrécusables de l'alcoolisme des ascendants (3). Cette démonstration, appuyée sur les témoignages d'autorités médicales de l'Allemagne, de l'Angleterre, de la France, de la Suisse et de la Belgique, met aujourd'hui hors de doute la loi de l'hérédité alcoolique, formulée à la fin du siècle dernier, par Darwin.

L'influence de l'alcoolisme de la mère est bien plus sûre et plus profonde, même si le père est absolument sain. L'alcoolisme de la femme, rare autrefois, tend de jour en jour à devenir plus fréquent.

Épilepsie chez les parents. — L'épilepsie, l'hystérie des parents, ont été indiquées comme pouvant être, pour les enfants, une cause de prédisposition héréditaire. D'après Ach. Foville (4), les données statistiques, en ce qui concerne l'épilepsie considérée comme cause

(1) Demeaux, *Comptes rendus de l'Académie des sciences*, 1er nov. 1866.
(2) Lancereaux, *Dict. des sc. médic.*, art. ALCOOLISME, p. 691.
(3) Vaucleroy, *Influence de l'hérédité alcoolique sur la folie et la criminalité* (*Bulletin de méd. ment. de Belgique*, 1892, p. 219).
(4) Foville, *Annales de la Société médico-psychologique.*

de prédisposition héréditaire à l'aliénation mentale, sont fort incomplètes ; les résultats fournis par les auteurs sont extrêmement variables et opposés. Tandis que certains auteurs admettent la proportion de 1 sur 4, dans le chiffre des enfants prédisposés à l'aliénation par le fait de leur naissance de parents épileptiques, d'autres médecins portent cette même proportion à 1 sur 26.

Il y a là évidemment une cause de confusion, et de nouvelles recherches doivent être faites à cet égard.

On doit aussi faire une remarque, c'est que beaucoup d'épileptiques ne se marient pas; cette triste maladie est par elle-même un empêchement au mariage; on comprend toute la répugnance que peut éprouver un jeune homme, une jeune fille, à contracter une union dans des conditions qui peuvent entraîner pour l'avenir des conséquences si redoutables. En général, les épileptiques mariés ont pu dissimuler leur triste situation, ce qui est bien rare et bien difficile; ou bien ils ont été atteints de leur maladie après plusieurs années de mariage, à la suite de fortes émotions, de vives contrariétés, d'excès, ou pour toute autre cause; mais dans ce cas les enfants sont le plus souvent venus au monde après l'explosion même de ces attaques. Les recherches statistiques qui pourraient être faites sur ce sujet doivent donc tenir compte de ces distinctions. Un point qu'il importe toutefois de constater, c'est la fréquence des décès en bas âge des enfants nés de parents épileptiques.

Hystérie des parents. — Des recherches importantes ont été faites au point de vue qui nous occupe particulièrement, par Briquet. Georget avait déjà fait, à cet égard, un grand nombre d'observations; et il avait émis la proposition que les femmes hystériques avaient presque toujours parmi leurs proches des hystériques, des épileptiques, des hypocondriaques, des aliénés, des sourds-muets ou des aveugles. C'était là, suivant ce savant médecin, la preuve d'une liaison entre l'hystérie et les diverses névroses cérébrales.

Briquet admet qu'une prédisposition héréditaire existe 25 fois sur 100 hystériques, et que dans presque tous les cas c'est l'affection hystérique de la mère qui a été la cause de la transmission de la prédisposition à l'hystérie. « De là, ajoute-t-il, résulte cette conséquence que comme le père ne prend aucune part dans la transmission de l'hystérie, et comme l'influence de la mère y est seule active, le croisement conseillé par Haller et par Burdach, pour prévenir la génération des malades héréditaires, serait absolument inefficace dans l'hystérie. »

Briquet a trouvé que 100 mères hystériques avaient transmis leur maladie à un peu plus de 50 filles; ce serait, suivant lui, l'une des maladies les plus transmissibles par voie d'hérédité (1).

(1) Briquet, *Hystérie*, p. 85.

En résumé, l'épilepsie comme l'hystérie n'entrerait que pour une faible part dans le chiffre des causes qui viennent déterminer, chez les enfants, une prédisposition à la folie.

Nous ne poursuivrons pas davantage cette étude des influences morbides qui, en dehors de l'aliénation mentale elle-même, peuvent être une cause de prédisposition héréditaire.

Aliénation mentale des parents. — C'est surtout la folie des parents qui présente de ce côté une importance considérable; c'est elle qui doit être prise en sérieuse considération lorsqu'il s'agit de faire à cet égard, une appréciation rationnelle.

Nous ne reviendrons pas sur les données statistiques que nous avons présentées plus haut; nous nous bornerons à constater que les enfants, nés d'un père ou d'une mère aliénés, présenteraient une chance sur trois pour être, eux aussi, atteints d'aliénation ; le danger serait plus grand encore si la maladie provenait du fait de la mère, et, nous l'avons dit, elle pèserait plus particulièrement sur les filles.

Il y aurait encore une recherche importante à faire, ce serait d'examiner l'influence même de la forme mentale sur la prédisposition héréditaire.

Il n'est pas douteux que la *folie-suicide* ne soit une des affections qui se transmettent le plus facilement, même à plusieurs membres d'une même famille. Les auteurs citent sous ce rapport les exemples les plus frappants, nous avons pu nous-même en observer de remarquables, qu'il nous paraît inutile de reproduire ici.

La *paralysie générale* doit être, elle aussi, considérée comme une forme grave au point de vue de la transmission héréditaire. Marcé a vu un certain nombre de grossesses survenir dans des ménages où le mari paralytique avait été conservé chez lui, pendant plusieurs mois, avant d'être isolé dans un asile. Les 5/6 des enfants nés dans ces conditions sont chétifs, malingres et succombent en bas âge au milieu de convulsions. Il y a lieu, on le comprend, de distinguer les cas où les enfants sont nés de parents en état de paralysie générale au moment de la conception, de ceux où la paralysie serait survenue beaucoup plus tard, et où l'affection reconnaîtrait des causes particulières telles que, par exemple, les excès de boisson.

Caractères généraux de l'hérédité. — D'après Esquirol, les enfants nés avant la folie des parents sont moins sujets à l'aliénation que ceux qui naissent après.

L'hérédité peut être, à elle seule, une cause de développement de l'aliénation, et l'on peut voir en pareil cas le délire faire explosion, sans qu'il soit possible de le rattacher à aucune autre circonstance. Il semble alors que le germe de la maladie ait besoin de passer par une sorte d'évolution, pour arriver à sa manifestation complète. L'on a vu des infortunés éviter avec l'attention la plus soutenue tout ce qui pouvait contribuer à la production de la folie, et succomber pourtant, quand le terme fatal arrivait.

Quelquefois la folie héréditaire se manifeste, chez les enfants, à la même période de la vie que chez les parents, et, dans certains cas, elle affecte le même caractère et la même marche. Le plus ordinairement le délire fait explosion à la suite de diverses causes provocatrices, de nature physique ou morale. Certaines périodes de la vie exercent, dans ce cas, une influence pathogénique incontestable, par exemple, l'époque de la puberté et l'âge critique.

La prédisposition est parfois tellement marquée, qu'il a suffi d'affections organiques même légères, pour provoquer l'explosion d'attaques violentes d'aliénation, entièrement placées sous la dépendance de la maladie physique elle-même ; celle-ci guérie, l'excitation cérébrale ne tarde pas à disparaître entièrement. C'est ainsi qu'on peut observer des accès de folie à la suite de mouvements fébriles légers, de la plus insignifiante douleur, d'un abcès, d'un furoncle, etc. Ce sont des accidents névropathiques qui peuvent être rangés dans la classe des folies sympathiques ; mais il ne faut pas oublier que la cause première réside dans la prédisposition héréditaire.

Des impressions morales vives, subies par la mère lors de la gestation viennent, elles aussi, exercer une action pernicieuse sur le fœtus, et peuvent déterminer chez l'enfant une disposition nerveuse spéciale.

Guislain admet même l'influence de la nourrice sur son nourrisson ; il pense que l'allaitement modifie le caractère et les tendances de l'enfant, et qu'il peut lui communiquer l'élément de la folie. Il a eu, prétend-il, l'occasion d'observer plusieurs faits qui confirmeraient cette manière de voir.

Signes de la prédisposition héréditaire. — La prédisposition héréditaire vient, dans un grand nombre de circonstances, se révéler par des particularités qui donnent au caractère une physionomie spéciale.

Ainsi l'on peut remarquer dès l'enfance une impressionnabilité excessive, de l'irritabilité, des bizarreries de conduite, quelques excentricités, des tics nerveux, etc. L'enfant montre quelquefois une nature sauvage, peu sociable, il peut être d'une intelligence faible ; il est quelquefois, au contraire, doué d'une intelligence précoce. Plus tard, vers l'âge de la puberté, on observe une sorte d'hypochondrie, un tempérament nerveux exagéré, d'où résultent des névroses de diverses sortes, des attaques d'hystérie, des mouvements choréiques ; enfin une idiosyncrasie morale qui devient la source de chagrins incessants, et qui, dans la plupart des cas, vient troubler la tranquillité du foyer domestique. « En général, dit Moreau (de la Sarthe) c'est une disposition favorable au dérangement de la raison qu'une imagination vive, une curiosité inquiète et un penchant dominant pour les théories systématiques, et les abstractions qui ne sont pas contre-balancées par des connaissances positives, ou par une culture harmonieuse et régulière des facultés de l'entendement (1). »

On doit reconnaître que, dans l'état actuel de la science, malgré les recherches faites à ce sujet par différents auteurs, Morel, Griesinger, Moreau (de Tours), etc., il n'est pas toujours possible d'assigner à la prédisposition héréditaire des signes positifs et certains qui la fassent sûrement distinguer, et qui permettent par conséquent de lui opposer les moyens hygiéniques appropriés.

Pronostic tiré de l'hérédité. — La cause héréditaire n'est nullement un obstacle à la guérison des accès d'aliénation. Nous dirons même qu'elle n'ajoute pas, en général, un élément absolument fâcheux pour le pronostic qu'on doit tirer de l'affection mentale.

La guérison de l'accès de folie a lieu tout aussi facilement (souvent plus facilement) que dans d'autres circonstances; sans doute on pourra objecter que la guérison n'a rien de durable. La prédisposition persiste, en effet, et il suffit quelquefois de circonstances insignifiantes pour déterminer une rechute. Les relevés statistiques des asiles d'aliénés démontrent que les réintégrations ont lieu surtout parmi les malades de cette catégorie. Mais il existe aussi des exemples assez nombreux de guérison prolongée, se maintenant même pendant tout le reste de l'existence.

Nous avons vu quelquefois le tempérament nerveux se transformer entièrement à la suite d'un accès d'aliénation, comme par une sorte de crise, et les anomalies du caractère, ont pu, dans quelques cas, disparaître plus ou moins complètement après la modification profonde que l'économie avait subie ; chez quelques individus, lorsque la guérison tend à se produire, l'embonpoint succède à une constitution sèche et nerveuse, et sous l'influence d'un tempérament plus favorable, les fonctions nerveuses s'accomplissent d'une manière plus régulière.

§ 3. — CAUSES DÉTERMINANTES, MORALES ET PHYSIQUES.

Les causes déterminantes, que l'on désigne encore sous le nom d'*occasionnelles*, et qui provoquent directement l'aliénation mentale, ont été divisées en causes *physiques* et en causes *morales*. Ces causes peuvent avoir une action complexe, et se combiner de mille manières.

Les auteurs ont, de tout temps, signalé deux circonstances principales dans lesquelles la folie tend à se produire. D'une part, ils ont admis des causes matérielles, organiques ou autres, venant exercer une influence funeste, directe ou indirecte, sur le système nerveux; d'autre part, ils ont reconnu avec raison, car c'est évidemment la cause la plus fréquente pour les formes essentielles de l'aliénation,

(1) Moreau (de la Sarthe), *Encyclopédie méth.*, t. IX, p. 143.

des influences d'une nature moins appréciable, dont l'action sur le système nerveux est moins facile à saisir et à bien comprendre, mais dont l'existence n'en est pas moins évidente : nous voulons parler des impressions morales. D'où la division établie déjà par Esquirol, et qui mérite d'être conservée au point de vue pratique, de causes physiques et de causes morales.

Il est inutile d'entrer ici dans des considérations étendues en ce qui concerne l'influence des causes physiques et celle des causes morales, les preuves les plus manifestes mettent ce point hors de doute.

L'homme a une double nature, il renferme en lui deux modes d'existence intimement liés l'un à l'autre, et qu'il est impossible au médecin de séparer d'une manière absolue.

Les deux modes simultanés, mais non identiques, de l'existence humaine, exercent l'un sur l'autre une influence réciproque. Comme être organisé, vivant dans le temps et dans l'espace, l'homme obéit instinctivement à des lois nécessaires, communes à tous les animaux. Comme être intelligent (intelligence servie par des organes), il a conscience de lui-même et de sa vie psychique ; il assiste sciemment aux phénomènes moraux qui se passent en lui, il possède une liberté morale, une force en vertu de laquelle il peut non seulement diriger les mouvements de son corps, mais encore, jusqu'à un certain point, entraver ou modifier certains actes de la vie organique.

Non seulement les différentes parties d'un même appareil organique sont liées entre elles de manière que la fonction s'accomplisse avec régularité, mais encore il existe entre les divers organes de l'économie une solidarité commune qui les place dans une dépendance réciproque. Les parties les plus distantes réagissent les unes sur les autres ; de là ces influences nombreuses que les physiologistes ont désignées sous le nom de sympathies, et que Longet et d'autres auteurs rapportent aux irradiations du système nerveux. Tout, en définitive, vient aboutir au cerveau, organe de la pensée, instrument immédiat de l'âme.

« L'âme, dit Buchez, n'a conscience d'elle-même, de ses propriétés, de ses propres facultés que par son action sur le cerveau, ou plutôt qu'en se servant de l'intermédiaire de cet organe. »

Quoi qu'il en soit, il y a lieu d'examiner, pour l'étude pratique de l'aliénation, ces deux ordres de causes : les causes physiques et les causes morales ; mais, nous devons le dire, elles n'agissent pas toujours d'une manière isolée, le plus souvent elles s'associent entre elles pour déterminer le développement de la maladie mentale.

C'est seulement quand le terrain est suffisamment préparé que la cause devient réellement active ; c'est lorsque l'individu a déjà éprouvé une atteinte plus ou moins profonde dans sa santé, lorsqu'il a été sujet à diverses impressions pénibles, qu'on voit la maladie accomplir son évolution.

Causes morales.

S'il est un fait que l'on ne saurait mettre en doute, c'est l'influence que certaines affections de l'âme exercent sur notre organisation. Par quel mystérieux mécanisme cette action vient-elle particulièrement atteindre les organes chargés de présider à l'exercice des facultés intellectuelles? Quelle est la modification morbide apportée à cette portion du cerveau, qui a pour conséquence le trouble, le désordre de l'intelligence? Ce sont là des problèmes qui, probablement, malgré de nombreuses recherches faites à ce sujet, resteront longtemps encore environnés d'obscurité.

Le fait que nous devons nous borner à constater, c'est la prédominance des causes morales sur les causes physiques dans la génération de la folie. « C'est là, dit Parchappe, une vérité acquise à la science, et que l'observation avait enseignée aux anciens; c'est ce que les recherches statistiques ont démontré pour les modernes. »

Sur un relevé statistique que nous avons fait il y a quelques années, nous avons trouvé sur 974 aliénés, chez lesquels il avait été possible de constater la cause de l'aliénation, 405 ayant éprouvé des impressions morales de diverses sortes; c'est un peu plus des deux cinquièmes du chiffre total. Pour Parchappe et Guislain, la proportion serait plus forte, et l'on devrait admettre 66 causes morales pour 100 cas de maladie, les deux tiers.

Chagrins domestiques. — Esquirol considère avec raison les chagrins domestiques comme une des causes d'aliénation les plus fréquentes. « Les chagrins domestiques comprennent les peines, les douleurs, les contrariétés, les infortunes, les discussions de famille ; on ne se persuade pas combien ces causes agissent sur le peuple, principalement sur les femmes (1). »

Qui n'a vu les constitutions les plus robustes fléchir sous le poids des peines endurées au foyer de la famille ; l'inconduite d'un fils, d'une fille, briser le cœur de malheureux parents, dont les plus douces espérances, les plus chères illusions venaient disparaître du même coup? Combien de fois la raison d'une mère n'a-t-elle pas succombé à cette intarissable douleur causée par la perte de l'enfant auquel elle portait une affection sans bornes; car l'amour maternel dépasse en puissance tous les sentiments qui sont placés au fond du cœur humain. « Cette espèce de tristesse a une particulière amertume, dit Descartes, en ce qu'elle est toujours jointe à la mémoire du plaisir que nous a donné la jouissance. »

(1) Esquirol, t. Ier, p. 58.

Le chagrin revêt toute espèce de formes; il prend sa source dans une foule de circonstances : revers de fortune, ambition déçue, désordre introduit au sein de la famille, perte d'emploi, remords, jalousie, amour contrarié, telles sont les circonstances que nous voyons se reproduire à chaque instant.

Toutes ces causes se présentent avec un nombre infini de variétés; elles se combinent soit entre elles, soit avec diverses lésions organiques, et leur association prépare plus ou moins rapidement le terrain favorable à l'évolution de la maladie. De là résulte l'impérieuse nécessité, pour le médecin, de tenir compte de ces diverses circonstances et des faits même en apparence les plus insignifiants.

Crainte. — Frayeur. — La crainte et la frayeur sont plus souvent qu'on ne le pense l'origine de dérangements intellectuels et de troubles nerveux.

La frayeur est, on le sait, une des causes les plus fréquentes d'attaques d'épilepsie et d'hystérie.

Esquirol et Guislain ont trouvé, pour cette cause, la proportion d'environ 12 p. 100 chez les aliénés ; nous sommes loin d'avoir rencontré cette fréquence dans nos relevés statistiques. On n'en doit pas moins reconnaître que la frayeur produit des effets redoutables, surtout sur les imaginations ardentes, et notamment sur les enfants. Elle paralyse momentanément les facultés ; sous son influence la respiration est suspendue, la circulation est ralentie, la peau se couvre d'une sueur froide, le sang se retire des extrémités et reflue vers les organes intérieurs. Elle exerce sur les centres nerveux une action tellement marquée que, dans quelques cas, on l'a vue dissiper l'ivresse sur-le-champ, et rappeler l'homme à son bon sens, en présence d'un danger imminent. Certaines conditions organiques peuvent aussi en exagérer les effets, par exemple, la susceptibilité nerveuse, une constitution affaiblie, l'état de vacuité de l'estomac; la période menstruelle, etc.

Causes religieuses. — Le fanatisme religieux, qui a causé tant de folies autrefois, a perdu presque toute son influence aujourd'hui, dit Esquirol, et produit rarement le dérangement des facultés. Cependant il existe des localités où cette cause se rencontre assez fréquemment. On l'observe particulièrement dans les pays où des cultes différents sont en présence, et dans quelques communes où les passions religieuses sont portées à un haut degré d'intensité.

Amour. — « L'amour, qui cause si souvent l'érotomanie et même la nymphomanie dans les pays chauds, a perdu son empire; l'indifférence des esprits a gagné les cœurs, et les passions amoureuses n'ont ni l'exaltation ni la pureté qui engendrent la folie érotique. » (Esquirol.)

La remarque de ce maître célèbre est juste au fond ; malgré cela il n'est pas de médecin qui n'ait eu l'occasion d'observer des exemples plus ou moins remarquables d'aliénation déterminés par des chagrins d'amour.

C'est surtout la lecture assidue d'ouvrages romanesques, érotiques, qui de nos jours est une cause puissante d'excentricités maladives ; nous avons vu depuis quelque temps ces faits se multiplier. Une littérature plus propre à pervertir le sens moral qu'à fortifier l'intelligence, en surexcitant les passions, tend par cela même à exalter l'imagination, à fausser le jugement, à déplacer les affections naturelles et légitimes, elle développe par suite une disposition marquée à la folie.

Nous ne nous étendrons pas davantage sur des influences morales dont le nombre varie à l'infini, et dont nous avons voulu seulement faire ressortir l'extrême importance.

Causes physiques.

Affections diverses. — Les causes physiques peuvent exercer leur action de plusieurs manières ; tantôt elles agissent mécaniquement et par une sorte d'action directe : telles sont les affections qui produisent la compression, la congestion, l'inflammation du cerveau ; tels sont encore les coups, les chutes, les exostoses, les tumeurs, les ossifications, etc. Dans cette classe rentrent les cas toujours graves de délire symptomatique (1).

La folie peut survenir à la suite de l'ingestion de substances qui provoquent un trouble dynamique ; tels sont les spiritueux, l'opium, etc.

Enfin, au nombre des causes physiques, se trouvent diverses affections organiques, la plupart des affections convulsives, dites névroses, et certaines maladies aiguës qui viennent retentir sur le système nerveux.

Quelques troubles fonctionnels, ceux de la menstruation, par exemple, peuvent être invoqués comme une cause déterminante, et même comme la cause prédisposante de l'aliénation ; de même que celle-ci peut, dans quelques circonstances, être considérée comme les ayant déterminés. Dans ce cas, il existe une action réciproque du trouble fonctionnel et de l'état mental.

Ce qu'on peut souvent observer, c'est l'influence toute particulière exercée par la lésion organique sur la forme même du délire ; il n'est pas rare de voir ce dernier revêtir une physionomie spéciale et un cachet véritablement caractéristique. Nous aurons à examiner des manifestations délirantes plus ou moins en rapport avec la cause physique, l'altération organique, qui vient les produire.

Fièvre typhoïde. — Le dérangement des facultés a été observé

(1) Voy. chap. *Anatomie pathologique.*

surtout pendant la convalescence de la fièvre typhoïde. Le désordre consiste dans un état maniaque qui, d'habitude, disparaît assez facilement, mais qui peut aussi affecter un caractère fâcheux. Chomel rapporte, à ce sujet, l'exemple d'une jeune fille entrée en convalescence le vingt-sixième jour d'une fièvre typhoïde extrêmement grave. Après dix-huit ou vingt jours de convalescence, on remarque, sans cause appréciable et sans augmentation dans la fréquence du pouls, un changement notable dans son caractère. Peu à peu sa raison s'altère au point qu'on est obligé de la transporter à la Salpêtrière, d'où elle a pu sortir entièrement rétablie après y être restée seulement quinze jours.

Forget (1) cite également l'aliénation comme une complication qu'on peut observer pendant la convalescence de cette maladie. Cet accident se dissiperait, suivant lui, presque constamment; lorsqu'il persiste, il y a lieu de le considérer comme le résultat d'une affection encéphalique à peu près incurable.

Louis (2) a vu deux fois, quand la fièvre avait diminué, ou même au commencement de la convalescence, le délire se caractériser par des idées fixes. « Un malade prétendit, pendant cinq jours de suite, que depuis son admission à l'hôpital il avait été dans son village, et qu'il en avait rapporté des louveteaux qu'il voulait vendre. Pendant cinq jours, quelque objection qu'on lui fît, il resta dans la même illusion, que d'ailleurs il soutenait avec beaucoup de calme. Ce ne fut qu'après ce temps, à la suite d'une promenade qu'il venait de faire, qu'il reconnut son erreur. Une jeune fille soutint d'abord, pendant deux jours, que sa sœur était morte ; elle l'affirmait avec l'accent de la plus profonde conviction, s'occupant de ses petites nièces, de leur deuil, etc. »

La convalescence d'une fièvre typhoïde doit être considérée comme prédisposant à la folie, par cette raison d'abord qu'elle porte une atteinte profonde au système nerveux, et peut-être plus encore parce qu'elle détermine l'appauvrissement du sang. En effet, la folie persiste tant que dure l'anémie ; elle se dissipe à mesure qu'une alimentation réparatrice fait renaître les forces et rétablit les fonctions dans leur état normal.

Pneumonie. — Après la fièvre typhoïde, la pneumonie est peut-être la maladie qui paraît le plus prédisposer à la folie. Il importe toutefois de séparer le délire qui survient pendant la convalescence, et dont le pronostic est favorable, de celui qui donne tant de gravité à la pneumonie. Dans ce dernier cas, les émotions morales et surtout l'abus des liqueurs alcooliques seraient les causes les plus communes du délire grave, qui serait une véritable complication de la pneumonie, et

(1) Forget, *Traité de l'entérite folliculeuse*. Paris, 1841.
(2) Louis, *Recherches sur la gastro-entérite*, t. II, 566.

contre lequel le professeur Chomel conseillait d'associer, surtout chez les ivrognes, quelque boisson alcoolique à une médication opiacée. C'est seulement lorsque la pneumonie est en voie de résolution que se manifeste cette forme d'aliénation que nous venons d'indiquer, dont le pronostic n'est nullement fâcheux, et qui est en général de courte durée.

Fièvres. — Impaludisme. — Sydenham, Boerhaave, et quelques auteurs allemands, ont signalé les fièvres intermittentes comme pouvant donner lieu à des troubles de l'intelligence. C'est surtout à la suite de récidives fréquentes, lorsqu'il est survenu un état cachectique, quelquefois sous l'influence d'un léger état d'œdème cérébral, qu'on peut observer l'aliénation mentale avec un caractère plus ou moins marqué de stupeur. Friedreich (1) a rassemblé, sous ce rapport, un certain nombre d'observations.

Pour notre part, malgré les fréquentes épidémies de fièvres intermittentes que nous avons pu observer, surtout en Alsace, il ne nous a pas été donné de rencontrer des exemples évidents de fièvres intermittentes compliquées d'aliénation. Cette cause nous paraît fort douteuse. Nous partageons l'opinion de Guislain, et nous croyons, ainsi que nous l'avons dit, qu'il y a lieu dans ce cas de tenir grand compte de la cachexie et de l'appauvrissement du sang. Baillarger pense que les fièvres intermittentes prédisposent à l'aliénation mentale, en agissant d'abord comme toutes les affections nerveuses, mais surtout en produisant l'anémie, et par conséquent en augmentant encore l'excitabilité du système nerveux.

L'on a pensé aussi que les fièvres paludéennes, par une sorte de perturbation apportée dans le système nerveux, pouvaient amener une crise favorable de la folie. Dans ce but on a cherché, notamment en Allemagne, à faire naître artificiellement des accès fébriles. L'expérience nous a démontré, à l'asile de Stéphansfeld, que ces accès n'ont jamais modifié le délire d'une manière favorable; si quelquefois l'agitation maniaque paraît céder momentanément, pendant la période de fièvre, elle reprend souvent avec une intensité plus grande dès que l'accès est terminé. Nous ne saurions donc partager l'opinion de ces médecins « qui voudraient voir construire une maison d'aliénés au milieu de terrains marécageux » persuadés des effets bienfaisants que les fièvres intermittentes ne manqueraient pas de produire sur l'aliénation mentale.

Nous trouvons la confirmation de l'opinion que nous venons d'émettre dans un excellent travail de M. le Dr Duclos, médecin de l'asile des aliénés de Betton (Savoie). L'asile de Betton est situé dans une vallée limitrophe de la Maurienne, où les eaux viennent s'accu-

(1) Friedreich, *Pathologie des maladies psychiques.*

muler à certaines époques de l'année, transformant la vallée en une sorte de marais que l'action du soleil, si prolongée qu'elle soit, ne peut dessécher complètement; aussi les fièvres intermittentes y sont-elles endémiques; elles n'épargnent personne. Après un séjour d'une certaine durée, médecin, employés, malades, tous payent leur tribut à l'influence paludéenne. Quant aux aliénés, les mélancoliques sont devenus plus agités, mais pour retomber bientôt dans une prostration plus morne; les maniaques, d'abord plus calmes, ont été pris ensuite d'une agitation plus grande; les uns et les autres ont marché plus rapidement vers la démence; deux maniaques seuls semblent s'être améliorés (1).

Il y a donc lieu de conclure que, dans la majorité des cas, les accès d'impaludisme, surtout en déterminant un état cachectique, exercent une influence défavorable sur la marche de l'aliénation, et qu'ils tendent plutôt à transformer en démence les diverses formes qui, jusque-là, présentaient encore des chances de guérison.

On a mentionné des troubles psychiques dans différents états fébriles. Les dernières épidémies d'*influenza* ont provoqué assez souvent soit des délires fébriles soit des psychoses post fébriles ayant les caractères des psychoses asthéniques ou de simples mélancolies (Kirn) (2). Si les cas étaient en général favorables, quelques-uns ont présenté un pronostic grave.

Affections rhumatismales. — Quoique rares, les cas de délire consécutifs à une diathèse rhumatismale ou goutteuse, ne sauraient être mis en doute. On doit certainement admettre, dans quelques circonstances, une prédisposition à l'aliénation, mais il peut arriver aussi que cette prédisposition n'existe pas, et il faut bien alors reconnaître que le principe morbide vient porter son action sur le cerveau ou ses enveloppes. Suivant le Dr Berthier, la diathèse rhumatismale, lorsqu'elle cause la folie, détermine plus souvent la forme maniaque, qu'il ne faut pas confondre avec le rhumatisme cérébral, état aigu, pyrétique, à marche rapide, et beaucoup plus grave (3).

Affection vermineuse. — On trouve dans la science quelques exemples d'affection vermineuse ayant déterminé l'aliénation, ou plutôt des accès de délire plus ou moins prolongés. Legrand du Saulle a cité des faits intéressants rapportés par les auteurs, notamment de larves logées dans le conduit auditif externe, dans les fosses nasales, dont la présence aurait été une cause de vive irritation, et aurait déterminé des accidents cérébraux. Esquirol et Ferrus ont également rencontré des cas de guérison d'affection maniaque, déterminée par l'expulsion de vers intestinaux. Ferrus a communiqué à l'Académie de

(1) Duclos, *Ann. méd. psych.*, 1847, p. 150.
(2) Kirn, *Allg. Zeitschr. f. Psychiatrie*. Vol. 48.
(3) Berthier, *Névroses diathésiques*, 1875, p. 46.

médecine (1) l'observation d'un aliéné guéri immédiatement après l'expulsion d'un tænia. Frank a vu, chez un juif de la Lithuanie, un délire furieux, causé par des ascarides. Vogel a observé un jeune homme chez lequel deux attaques de manie furieuse, à quelques années l'une de l'autre, se dissipèrent immédiatement après l'expulsion d'une assez grande quantité d'ascarides (2). Un malade, atteint de délire maniaque produit par la présence de vers lombrics dans l'estomac, a été guéri aussitôt après leur expulsion (3). Friedreich (4) a également cité un certain nombre d'observations dans lesquelles la présence d'helminthes, tænias, lombrics, ascarides, auraient provoqué des accès de délire subit; l'expulsion aurait été suivie de la cessation presque immédiate des accidents.

Cette cause, quoique peu fréquente, ne nous paraît pas cependant devoir être mise en doute (5).

Onanisme, excès sexuels. — Plus le système nerveux est excité, plus il s'affaiblit; et plus il s'affaiblit, plus il est disposé à l'excitation. On remarque ici un cercle cruel d'irritation et d'affaissement, dans lequel les forces s'usent et se consument.

En tête des causes qui viennent porter une atteinte profonde au système nerveux, se trouvent l'onanisme et les excès sexuels.

Quelques auteurs, particulièrement Tissot, Deslandes, H. Fournier (6), ont décrit les ravages que ces tristes habitudes ne manquent pas d'exercer sur la constitution physique et morale de l'individu.

Dans l'ordre des altérations physiques, on ne tarde pas à observer l'amaigrissement du sujet, qui se plaint en même temps d'un sentiment de lassitude, d'abattement et d'une sorte de courbature. La physionomie perd sa fraîcheur pour revêtir une teinte grise, terreuse; les yeux sont entourés d'un cercle gris bleuâtre; l'appétit est capricieux, la digestion paresseuse; il n'est pas rare de voir survenir, comme conséquence, l'épuisement, et quelquefois la phthisie pulmonaire.

Au point de vue moral, les suites des excès vénériens ne sont pas moins désastreuses: on observe d'habitude une disposition hypocondriaque accompagnée d'idées de suicide; ou bien un état maniaque avec affaiblissement des facultés intellectuelles; l'incohérence des idées s'ajoute à des erreurs de jugement et à divers troubles de la sensibilité générale.

On peut, en outre, remarquer la lenteur des mouvements, le dégoût

(1) Ferrus, *Bull. de l'Acad. de médecine.*

(2) Vogel, *Ann. méd. psych.*, 1857, p. 441.

(3) *Annales médico-psychologiques*, 1845, p. 292.

(4) Friedreich, *Pathologie générale.*

(5) Davaine, *Traité des entozoaires et des maladies vermineuses.* 2e édition. Paris, 1877.

(6) H. Fournier, *De l'onanisme, causes, dangers, inconvénients et remèdes.* 3e édition. Paris, 1883.

pour toute espèce de travail, et une évidente difficulté pour fixer l'attention. Les onanistes sont craintifs, pusillanimes; un rien les effraye, ils fuient l'éclat de la lumière, le regard des personnes qui les entourent; les plus nobles instincts sont paralysés chez eux; leur regard, lorsqu'il n'est pas hébété, a quelque chose de sournois. Malgré leur état habituel d'apathie et de timidité apparente, ils sont quelquefois sujets à des accès de fureur, et peuvent devenir extrêmement dangereux. Un jeune homme que nous avons observé, et dont la raison s'était égarée à la suite de ces regrettables excès, a voulu, dans un moment de surexcitation sauvage, frapper sa mère d'un coup de couteau.

« Que ne puis-je, dit le Dr Ellis, emmener avec moi, dans mes visites de tous les jours, les tristes victimes de ce vice, et leur faire voir les terribles conséquences de leur funeste passion ! Je pourrais leur montrer des personnes favorisées par la nature des talents les plus distingués et les plus propres à les rendre utiles à la société et à en faire l'ornement, tombées dans un tel état de dégradation physique et morale que le cœur se brise à cette vue ! »

Esquirol signale l'habitude de l'onanisme comme étant aussi commune chez les femmes que chez les hommes; mais elle paraît moins funeste chez les premières.

Il fait remarquer que ce vice est souvent la conséquence de l'aliénation et il le signale aussi comme en étant fréquemment le prélude. Il n'est pas rare de voir des malheureux, surtout à la période prodromique de la paralysie générale, poussés irrésistiblement à des excès sexuels. Esquirol fait encore observer justement que la masturbation est un des obstacles qui s'opposent le plus à la guérison des aliénés qui s'y livrent fréquemment, pendant le cours de leur maladie. Les crétins, les imbéciles, les idiots s'y abandonnent avec fureur.

Les auteurs sont partagés sur la fréquence de cette cause dont il est difficile d'obtenir l'aveu, soit du malade lui-même, soit des parents chargés de fournir des renseignements.

Spermatorrhée. — Pollutions. — On a signalé les pertes involontaires du liquide séminal, pour peu qu'elles soient répétées ou abondantes, comme pouvant constituer chez les jeunes sujets une cause déterminante du désordre des facultés. Le professeur Lallemand (1) a recueilli l'histoire de plusieurs de ces malades chez lesquels l'impulsion au meurtre existait seule, ou s'accompagnait du penchant au suicide. Ces aberrations intellectuelles étaient tellement sous la dépendance de la spermatorrhée, qu'elles disparaissaient aussitôt que les pertes séminales venaient à cesser, et reparaissaient avec la même force quand celles-ci se manifestaient de nouveau.

(1) Lallemand, *Des pertes séminales involontaires*. Paris, 1836-52.

Le Dr Lisle a communiqué (1) le résultat de ses remarques sur ce sujet. Il a recueilli l'observation de malades chez lesquels il existait depuis plusieurs années des pertes séminales involontaires, et qui présentaient les symptômes suivants : souffrances physiques plus ou moins anciennes, dont le siège et la nature sont difficiles à déterminer; penchant instinctif, irrésistible, à la tristesse, à la mélancolie, et plus tard au suicide; changement graduel de caractère, d'idées, d'affections, d'habitudes; de temps en temps, faiblesse de l'intelligence, et surtout de la force morale, inaptitude au travail, indécision habituelle, tendance à l'isolement, irritabilité, disposition méfiante et soupçonneuse.

Un de nos malades nous écrit les lignes suivantes : « Je suis un jeune homme de vingt-cinq ans, ayant des pollutions nocturnes qui m'affaiblissent extraordinairement; alors j'ai mal à la colonne vertébrale, mal aux yeux, enfin je suis las et fatigué. Je suis pâle et maigre, mes membres sont décharnés; tout cela provient de la masturbation, que j'ai apprise d'un autre garçon, à l'âge de douze à treize ans. J'ai toujours un grand appétit, mais la digestion ne se fait plus comme autrefois; quand je mange un peu, alors j'ai mal au ventre. Il y a déjà longtemps que je n'ai plus d'érections, et la nuit la semence s'en va sans la moindre érection. Je crois que les vaisseaux séminaux sont dilatés, qu'ils ne sont plus en état de retenir la semence; ils sont devenus ainsi à force de masturbation. J'ai déjà consulté plusieurs médecins, et cela depuis plusieurs années, mais aucun n'a été en état de me rétablir... »

Suivant le Dr Lisle, la folie qui reconnaît cette cause est rebelle à tous les moyens de traitement dirigés contre les affections cérébrales ; elle est au contraire rapidement guérie si l'on remédie aux pertes séminales, et s'il n'existe pas de symptômes de paralysie ni de démence. Nous examinerons plus tard les moyens proposés pour combattre les pertes séminales, provoquées ou involontaires, et particulièrement la cautérisation de l'urèthre, employée contre ces dernières par Lallemand.

Menstruation. — Chez les femmes, les désordres de la menstruation peuvent être considérés, dans une foule de circonstances, comme une cause incontestable de l'explosion de la folie. Il est des jeunes filles qui deviennent folles par suite des difficultés mêmes que la menstruation éprouve pour s'établir ; la folie disparaît aussitôt que les règles viennent à se montrer. La suppression brusque de l'écoulement menstruel, quelle qu'en ait été la raison, refroidissement ou impression morale, etc., a été fréquemment la cause déterminante de l'aliénation, qui a pu se dissiper dès que les règles se sont rétablies. Cette influence énergique de la menstruation, sur l'organe cérébral, se

(1) Lisle, *Bull. de l'Académie* du 25 mars 1852.

montre chez le plus grand nombre des femmes aliénées, chez lesquelles le délire s'exaspère au moment de l'apparition de la menstruation, pour diminuer quand l'écoulement se manifeste.

Au début de presque toutes les formes de folie, on peut remarquer la suppression de cette fonction importante.

Nous avons observé une malade, entre autres, prise à chaque époque menstruelle, d'impulsions homicides violentes. Sous l'influence de cette disposition, elle avait tué ses trois enfants, peu de temps avant son arrivée à l'asile de Stéphansfeld.

La puberté peut être chez les jeunes gens, chez les jeunes filles surtout, la source des accidents névropathiques les plus variables. Le travail physiologique qui s'accomplit alors donne lieu à des passions nouvelles, et à une surexcitation des facultés qui, dans quelques cas, vient imprimer au cerveau une activité désordonnée. « C'est, dit le Dr E. Rousseau, l'aiguillon de l'amour qui se fait sentir, pressant, irrésistible, avec son cortège de joies et de douleurs, d'espérances et de déceptions. Quelquefois c'est une application prématurée à certains travaux abstraits, ou bien une étude mal entendue de la religion, conduisant à des pratiques austères et inconsidérées. »

Chlorose. — Anémie. — Les exemples d'aliénation intimement liée à la chlorose et à un état de chloro-anémie, sont communs dans les annales de la science, et les cas de guérison obtenus uniquement sous l'influence d'un régime tonique ferrugineux et réparateur s'observent, chaque jour, dans les établissements d'aliénés.

La plupart des affections aiguës graves, certaines diathèses, paraissent agir sans doute en portant sur les centres nerveux une action spéciale ; mais c'est surtout en déterminant un état d'anémie profonde qu'elles viennent produire des accidents névropathiques de diverses sortes.

On observe chaque jour de malheureuses femmes, des jeunes filles dont la figure pâle, les muqueuses décolorées, la teinte bleuâtre des sclérotiques, les palpitations, le bruit du souffle artériel, indiquent suffisamment une affection chlorotique arrivée à un degré élevé. Dans la plupart des cas, il suffit de préparations ferrugineuses et d'un régime substantiel pour voir disparaître, en même temps que la chlorose, les symptômes nerveux qui en étaient la conséquence.

« N'est-ce pas une chose bien digne de la méditation des physiologistes et de l'attention des praticiens, que cet antagonisme perpétuel entre le sang et les nerfs ; entre la prédominance de la force d'assimilation et la prédominance des phénomènes nerveux ? Antagonisme duquel il résulte que, plus le système nutritif et les phénomènes végétatifs sont pauvres et languissants, plus la quantité du sang est diminuée, plus ce liquide est dépouillé de ses parties organisables, plus aussi les phénomènes sont mobiles, exaltés, irréguliers et désordonnés » (1). Le cerveau ne trouvant plus dans le fluide sanguin les conditions physiologiques de sa nutrition, doit nécessairement éprouver un trouble fonctionnel plus ou moins profond. Il peut se développer, d'après Sandras et Valleix (2) sous l'influence de l'état chlorotique, des paralysies que l'on guérit par le fer. La chlorose étant au fond une anémie, il n'est pas surprenant qu'on ait observé dans cette maladie des troubles cérébraux, qui accompagnent cette altération du sang. Ils sont quelquefois portés à un si haut degré, qu'on a noté l'existence d'une véritable manie. Pour Sandras, toutes les formes de l'aliénation mentale peuvent avoir également leur origine dans la chlorose et dans l'anémie.

Boureau (3) fait remarquer qu'à l'altération sensorielle se mêlent souvent, chez les femmes hallucinées, des troubles de la constitution physico-chimique du sang ; que les unes sont chlorotiques ou anémiques ; que les autres présentent tous les symptômes de la pléthore, etc. Dans ces différents cas, ce serait se tromper, dit-il, que de mettre l'altération du sang sous la dépendance de l'affection nerveuse, car les désordres nerveux sont presque toujours produits, comme le prouve l'observation, par la lésion du liquide circulatoire.

La chloro-anémie, dit avec raison Hildebrand, favorise les stases sanguines locales, les congestions cérébrales ; dans quelques cas même, on a vu se produire des inflammations partielles d'encéphalite limitée avec taches jaunâtres, le ramollissement et l'ulcération de diverses parties de la substance cérébrale, particulièrement de la substance grise.

Nous examinerons, dans le chapitre consacré aux formes d'aliénation mentale dites secondaires, d'autres causes déterminantes du développement de cette maladie, tels que l'*état puerpéral*, les *névroses*, les diverses *intoxications*, l'*alcoolisme*, etc.

Nous terminerons ce chapitre « des causes » en résumant quelques études qui ont été publiées à propos du traumatisme, sur ce que l'on a désigné sous le nom de *névrose traumatique* et sur les accidents de chemins de fer, que Erichsen a particulièrement décrite sous la dénomination de *spinal concussion*.

Traumatisme. — Le traumatisme peut être une cause d'aliénation mentale, mais surtout de troubles nerveux qui se rapprochent de ceux qui caractérisent la folie. Nous avons exposé quelques considérations à ce sujet dans notre chapitre sur la paralysie générale.

On peut admettre que, dans la plupart des cas où l'aliénation mentale s'est développée à la suite d'une cause traumatique, il existait chez l'individu, soit une prédisposition héréditaire plus ou moins

(1) Trousseau, *Mat. méd.*, t. Ier, p. 551.
(2) Valleix, *Guide du médecin praticien*, 5e édition, Paris, 1866, t, II.
(3) Boureau, Mémoire pour le prix Esquirol. *Ann. méd. psych.*, 1854.

marquée, soit un état névropathique dont les symptômes ont revêtu une forme plus grave à la suite de la blessure, de la commotion cérébrale, déterminée par l'accident et particulièrement à la suite de l'émotion profonde qui en est résultée.

La question du traumatisme, considéré comme cause du développement plus ou moins rapide ou tardif d'un état d'aliénation mentale, est environnée de grandes difficultés. « Il fut un temps où l'on croyait que les coups, les blessures graves à la tête pouvaient non seulement ne pas causer de dommage, mais au contraire développer des aptitudes nouvelles, changer en intelligence supérieure des facultés jusque-là au-dessous de la moyenne (1). »

Nous résumons succinctement les observations présentées, sous ce rapport, dans l'excellent travail que nous citons.

L'influence des traumatismes craniens sur la production des maladies mentales ne paraît pas avoir été étudiée avec le soin désirable. Il faut en accuser surtout la difficulté et l'obscurité du problème; il est, en effet, très rare de voir la folie succéder directement aux accidents traumatiques.

Foville (2) admettait que l'altération du caractère et des sentiments affectifs qui succède si fréquemment aux coups sur la tête, et qui n'est souvent que passagère, pouvait s'expliquer par des causes morales, le chagrin, l'inquiétude de l'avenir, l'affaiblissement lié à la convalescence, etc. A propos même de l'épilepsie qui succède à certaines lésions craniennes, il croyait qu'on pouvait se demander, si elle n'était pas souvent consécutive à l'*impression morale*, déterminée par l'accident, plutôt que symptomatique de la lésion cranienne elle-même.

Esquirol d'autre part avait écrit: « Les chutes sur la tête, même dès la première enfance, *prédisposent* à la folie et en sont quelquefois la cause excitante. Ces chutes ou les coups sur la tête, précèdent de plusieurs années l'explosion du délire » (3).

Griesinger, ajoute Christian (4), est un de ceux qui ont le plus insisté sur la grande importance de cet élément étiologique. Toutes les plaies de tête graves, ont suivant lui, une influence considérable sur le développement de la folie, soit qu'il y ait simplement commotion du cerveau, soit qu'il existe des fractures du crâne, des épanchements sanguins ou des pertes de substance cérébrale, etc. Dans d'autres cas, au contraire, ce n'est que longtemps après la blessure, un an, deux ans, six ans, quelquefois même dix ans après, que l'on voit éclater la maladie mentale (5).

(1) Christian, *Archives de neurologie*, nos 52 et 53.
(2) Foville, *Ann. méd. psych.*, 1881, p. 359.
(3) Esquirol, *op. cit.*, t. Ier, p. 35.
(4) Christian, *loc. cit.*
(5) Griesinger, trad. Doumic, p. 211.

Schlager (de Vienne) (1) a essayé le premier d'apporter quelques données précises ; sur 500 aliénés qu'il a examinés, il a trouvé 49 cas (42 hommes, 7 femmes), de folie traumatique. Dans 19 cas, la maladie mentale éclate moins d'un an après l'accident ; mais très souvent beaucoup plus tard et quatre fois après plus de dix ans. Schlager semble disposé à admettre que le traumatisme imprime à la folie un certain cachet, qui se manifeste par une grande tendance aux congestions après de minimes ingestions d'alcool, une émotivité exagérée, des hyperesthésies oculaires, etc. Le pronostic lui paraît défavorable ; sept fois il observa la paralysie générale. Enfin l'autopsie qu'il put pratiquer dix fois, lui permit de constater l'existence de cicatrices osseuses, d'adhérences de la dure-mère au crâne, etc.

Si, ajoute Christian, Schlager a la tendance de faire de la folie consécutive au traumatisme une folie particulière, une *folie traumatique*, cette tendance est encore bien plus accusée dans le travail publié par Skae.

Krafft-Ebing (2) distingue trois cas : 1° ceux dans lesquels la folie est la conséquence directe, unique et immédiate du traumatisme ; 2° ceux dans lesquels la folie ne survient qu'après une période prodromique plus ou moins longue, caractérisée par des modifications de l'humeur, des habitudes, du caractère ; 3° ceux enfin dans lesquels le traumatisme ne crée qu'une prédisposition à la folie, celle-ci n'éclatant que plus tard, sous l'influence d'une cause occasionnelle.

Christian fait remarquer que les auteurs les plus récents admettent tous que la folie peut être l'une des suites éloignées d'un traumatisme du crâne ; mais leur attention paraît s'être portée trop exclusivement sur la paralysie générale et l'épilepsie.

Quoi qu'il en soit, on doit admettre que les lésions craniennes agissent diversement suivant leur nature et leur mode d'action. L'ébranlement du cerveau, la *commotion* qui en résulte, peuvent se traduire par des symptômes immédiats qui sont d'observation vulgaire. Tels sont les troubles sensitifs, douleur plus ou moins vive d'oreilles, bruits de cloches, quelquefois hallucinations de l'odorat, comme Christian en a rapporté quelques exemples (3). Des troubles de la motilité peuvent également se manifester, engourdissement du bras ou de la jambe, hémiplégies ou monoplégies passagères, convulsions, etc.

Quant aux troubles intellectuels, ils peuvent aller du simple vertige ou de l'étourdissement jusqu'à la perte de connaissance complète avec résolution des membres. Il est un symptôme qui fréquemment persiste pendant plusieurs heures, ou même plusieurs jours, et qui, à lui

(1) Schlager (de Vienne), *Zeitschrift der Gesellsch. der Wiener Aerzte*, VIII, p. 454.
(2) Krafft-Ebing, *Ueber die durch Gehirnerschütterung und Kopferletzung hervor gerufenen psychischen Krankheiten*. Erlangen, 1868.
(3) Christian, art. HALLUCINATIONS du *Dict. encycl. des sciences méd.*

seul, prouve combien le cerveau a été profondément ébranlé, c'est l'*amnésie traumatique*.

Motet, Maudsley, d'autres auteurs ont cité des exemples de perte de mémoire qui avaient duré plusieurs mois ; on a encore observé des cas de demi-stupeur et d'automatisme inconscient, pendant lesquels l'individu continue à remplir des actes, souvent très compliqués, qu'il avait commencés ou projetés, avant l'accès, et dont il ne conserve aucun souvenir. Ce sont là des phénomènes que l'on doit considérer comme les symptômes *primaires* du traumatisme du crâne; ils ont en général une courte durée, et ils disparaissent sans laisser de trace apparente. Le blessé paraît complètement revenu à son état de santé antérieur.

Les accidents *secondaires* sont d'une autre nature, ils se manifestent le second ou le troisième jour après l'accident, sous forme de *méningite*, d'*encéphalite*, d'*abcès cérébraux*, etc. Ce sont des troubles inflammatoires sur lesquels nous n'avons pas à insister et qui, en cas de guérison, peuvent porter une atteinte plus ou moins profonde sur l'intelligence, le caractère et la sensibilité morale.

Les accidents *tertiaires* sont ceux qui surviennent après un temps souvent fort long, chez les individus qui ont eu, à un moment donné, les accidents primaires ou secondaires dont nous venons de parler, et qui en ont paru définitivement guéris. On comprend qu'ils ne se manifestent pas nécessairement et qu'ils dépendent de conditions particulières ; la guérison des lésions plus ou moins immédiates, déterminées par le traumatisme, peut être définitive.

Nous résumerons les particularités développées par Christian.

L'arrêt du développement de l'intelligence est fréquent, quand l'accident se produit dans l'enfance ; dans d'autres cas, l'intelligence se développe d'une façon irrégulière et détermine un état de dégénérescence mentale, comme nous en avons nous-même cité des exemples (1). Les individus restent bizarres, mal équilibrés, impulsifs, incapables d'un travail soutenu, ce sont les *cérébraux* de Lasègue. Ces cas sont encore assez fréquents.

Les changements d'humeur et de caractère peuvent se manifester chez les jeunes gens à la suite de coups sur la tête. Gall cite le cas d'un jeune homme qui devint voleur, à la suite d'une blessure à la tête suivie de guérison. Il n'avait jusque-là présenté aucun penchant au vol. D'autres sont devenus alcooliques après leur accident, de telle sorte que celui-ci devait être incriminé. L'épilepsie, les attaques épileptiformes sont l'une des conséquences les plus fréquentes des traumatismes craniens. Il n'est pas rare de voir survenir l'épilepsie d'abord, la folie ensuite.

(1) Voy. chap. *Dégénérescence mentale*.

Christian remarque qu'il n'y a pas lieu d'admettre en principe une forme de folie spéciale, dite *folie traumatique*, comme Schlager, Skae et Krafft-Ebing ont cherché à le faire.

Rien n'est en effet variable comme l'action du choc traumatique, comme ses résultats prochains; il n'est même pas possible de savoir exactement quelle est la partie de l'encéphale définitivement atteinte. Le traumatisme d'ailleurs n'agit jamais seul, il n'agit pas autrement que toutes les causes que nous évoquons dans l'étiologie des maladies mentales : comme cause déterminante, souvent prédisposante. Il intervient surtout en faisant du cerveau un *locus minoris resistentiæ*, quand il n'existe aucune prédisposition antérieure, — ou, tout au contraire, il met en jeu les prédispositions latentes.

« C'est ainsi, ajoute Christian, que l'on peut voir survenir l'une ou l'autre des maladies mentales : manie, délire de persécutions, folie circulaire ou démence, épilepsie, paralysie générale. Le traumatisme ne saurait, en général, imprimer à la folie qui en est la conséquence, un même caractère spécial; la démence seule présente peut-être un cachet particulier qui lui mériterait le nom d'*encéphalite chronique de cause traumatique*. Elle rappelle quelques-uns des caractères de la paralysie générale, mais elle a une marche plus lente, on n'observe pas le tremblement de la parole, et les idées de grandeurs s'accompagnent d'autres troubles cérébraux, tels que la céphalalgie, les vertiges, les éclipses de mémoire, etc. » (1).

Suivant l'auteur que nous citons, le pronostic de la folie, survenant à la suite d'un traumatisme du crâne, est toujours grave, ce qui s'explique puisqu'on ne saurait la rattacher qu'à une altération plus ou moins profonde et plus ou moins étendue de la substance cérébrale.

Accidents de chemins de fer. — Les accidents de chemins de fer ont, depuis quelque temps, beaucoup attiré l'attention des médecins.

Le « spinal concussion » d'Erichsen et d'autres auteurs peut déterminer une affection psychique, que le docteur Vibert a particulièrement étudiée (2).

Dans quelques cas rares, dit-il, à la suite de ces accidents, les blessés ont présenté les signes de la commotion cérébrale classique. Chez d'autres, il n'y a pas même eu de perte complète de connaissance après l'accident, mais celui-ci avait déterminé un état cérébral particulier, principalement caractérisé par une sorte d'hébétude, de demi-inconscience et d'automatisme cérébral. Il peut arriver que tout se borne d'abord à cette paresse intellectuelle qui disparaît elle-même presque complètement en quelques jours; le blessé se croit guéri, reprend ses occupations et se félicite d'avoir échappé à si bon compte

(1) Christian, *op. cit.*, p. 41, 42.
(2) Ch. Vibert, *La névrose traumatique*. Paris, 1893.

aux conséquences de l'accident; ce n'est qu'après plusieurs semaines que l'on voit apparaître les troubles cérébraux, d'abord légers, mais qui augmentent graduellement et lentement.

Parmi les troubles de l'intelligence, la diminution de la mémoire est peut-être le plus constant; c'est même souvent le symptôme durable que l'on constate à la suite des accidents dans lesquels la tête a reçu un choc ou un traumatisme analogue. Les blessés deviennent incapables de garder le souvenir des faits récents, des menus événements de la journée, des détails de la besogne à accomplir; ils sont obligés d'écrire sur un carnet tout ce qui concerne le travail pour éviter des omissions perpétuelles. A un degré plus avancé, et en général chez les blessés qui présentent d'autres troubles cérébraux, il y a, outre cette diminution de la mémoire courante, des lacunes graves portant sur des notions acquises antérieurement au traumatisme; le malade oublie l'âge de ses enfants, la date des principaux événements de sa vie, les règles élementaires du calcul, quelquefois, c'est surtout la mémoire des mots qui est diminuée; un blessé reconnaîtra ses amis, mais ne peut se rappeler leur nom.

L'attention est aussi une des facultés le plus constamment et le plus profondément atteintes. Le malade ne peut se livrer à un travail prolongé, les conversations sont ordinairement pénibles. Le caractère subit des changements profonds, le malade devient triste et irascible, et très émotionnable. Il est pris d'une sorte d'anxiété insurmontable qui amène des crises de larmes et de sanglots; ce symptôme comporte un pronostic fâcheux, à moins qu'il ne s'agisse d'un sujet antérieurement névropathe. L'insommie, les cauchemars fréquents, la céphalalgie se remarquent souvent; quelques-uns ont une véritable agoraphobie. Dans quelques cas, on observe de véritables accès de manie. On peut aussi noter quelques troubles des organes des sens, de l'ouïe, de la vue, du goût, de l'odorat, de la sensibilité générale, de la motilité.

Il est permis de croire, ajoute l'auteur dont nous analysons le travail, que chez les victimes des accidents de chemins de fer ou de traumatismes analogues, il se produit le plus souvent des lésions matérielles, des ecchymoses, de petits épanchements sanguins, occupant surtout la surface du cerveau et des autres parties de l'encéphale. Ces lésions sont quelquefois silencieuses et inoffensives par elles-mêmes; c'est la réaction inflammatoire qu'elles provoquent et la méningo-encéphalite qui s'établit consécutivement, à une époque plus ou moins tardive, qui sont la cause et qui marquent le point de départ des troubles que l'on voit se développer graduellement. Erichsen (1) et Vibert (2) ont observé des blessés qui ont succombé en peu de temps à une commotion cérébrale, dont on ne put trouver aucune trace matérielle appréciable.

(1) Erichsen, *On Railway and other injuries of the nervous system*. London, 1886.
(2) Vibert, *La névrose traumatique*, Paris, 1893.

Ce fait difficile à expliquer mérite d'être signalé et de figurer dans l'histoire des traumatismes cérébraux.

Lorsque les symptômes cérébraux sont accentués, lorsque surtout ils suivent une marche envahissante, le pronostic est naturellement grave, mais il est impossible de le formuler avant qu'il se soit écoulé au moins un mois ou six semaines depuis l'accident.

Westphal, cité par Vibert, avait en 1878, publié d'importantes considérations sur ce sujet. Quatre malades, étudiés surtout au point de vue mental, avaient présenté des troubles psychiques analogues : anxiété, tristesse, émotivité exagérée, irascibilité, impressionnabilité au bruit, à la lumière, impossibilité de se livrer à un travail intellectuel, maux de tête, vertiges, insommie. La frayeur ressentie au moment de l'accident paraissait surtout avoir été la cause de ces troubles psychiques. On a, en effet, remarqué dans certaines observations, des mécaniciens et des chauffeurs, qui avaient été menacés d'un accident imminent, mais qu'on avait pu conjurer, et qui ont été atteints de troubles nerveux semblables, poussés quelquefois à tel point qu'ils avaient dû renoncer à leur service. Erichsen a fait remarquer aussi que des personnes qui dormaient au moment où l'accident se produisait avaient échappé, en général, aux troubles psychiques consécutifs.

Charcot (1) considère ces troubles comme des manifestations de l'hystérie, maladie qui, restée latente jusque-là, se serait révélée à la suite du traumatisme. Cette opinion a été vivement combattue par les auteurs allemands, Westphal et Oppenheim. Les troubles de la sensibilité cutanée et sensorielle n'appartiennent pas, en effet, exclusivement à l'hystérie ; on les retrouve dans l'épilepsie, l'alcoolisme, la chorée, la neurasthénie, divers états nerveux, etc... D'un autre côté, admettre, comme le fait Charcot, que l'anxiété, la tristesse, la dépression morale, sont des manifestations psychiques de l'hystérie, c'est élargir encore le cadre de la symptomatologie, déjà presque illimitée de cette névrose.

Quoi qu'il en soit, les désordres psychiques, chez les victimes des accidents de chemins de fer, sont les plus constants ; ils ne font pour ainsi dire jamais défaut, à un degré plus au moins accentué. Le malade présente un habitus particulier, il devient sombre, taciturne, n'accusant pas de lui-même ce qu'il éprouve, ne se livrant pas facilement au médecin, recherchant la solitude, restant souvent dans un coin obscur de la chambre pour éviter la lumière vive, qui lui est ordinairement pénible, ainsi que le bruit. Il décrit ses accès d'anxiété qui le prennent souvent sans cause appréciable, qui lui occasionnent un malaise indéfinissable, lui donnent parfois la sensation qu'il aurait s'il venait de commettre un crime ou si un malheur immense venait

(1) Charcot, *Les accidents de chemins de fer* (*Ann. d'hyg.*, 1889, t. XXI, p. 127).

de s'abattre sur lui; ces accès s'accompagnent quelquefois de pleurs et de sanglots. Les malades s'attendrissent et pleurent pour le motif le plus futile et sont eux-mêmes honteux de cette émotivité morbide; ils ont des accès de colère aussi fréquents que peu justifiés.

Les troubles de l'intelligence, la diminution de la mémoire, de l'attention, sont indiqués par les auteurs allemands, mais non pas signalés comme très fréquents et très intenses. Les malades conservent la justesse de leurs idées; quelques-uns présentent cependant de courtes périodes d'obnubilation intellectuelle après des accès convulsifs, des pertes de connaissance ou des vertiges.

Dans un second groupe de symptômes, il faut ranger les douleurs dans la tête et dans la nuque, l'insommie et les cauchemars, les vertiges, les pertes de connaissance, les accès convulsifs reproduisant quelquefois exactement les caractères des attaques d'épilepsie.

Dans un troisième groupe enfin, on trouve l'anesthésie sensitive et sensorielle répartie irrégulièrement sur les divers points du corps, les troubles de la motilité consistant en parésies, tremblements et contractures, etc. On peut alors supposer que l'accident a déterminé des foyers de myélite ou d'encéphalite.

Chez quelques malades, la guérison quoique lente a pu être obtenue; d'autres sont restés dans le même état pendant plusieurs années; d'autres, qui pouvaient d'abord paraître assez légèrement atteints, ont présenté, au bout d'une ou de plusieurs années, une aggravation considérable.

En résumé, beaucoup de ces symptômes hystéroïdes sont dus à des troubles fonctionnels du cerveau plutôt que de la moelle.

Le traumatisme, d'après l'opinion de M. Charcot, ne crée pas une affection nerveuse *sui generis*. Il agit chez les *prédisposés*, de par leur hérédité nerveuse, pour déterminer l'apparition d'affections que les progrès récents de la neuropathologie permettent parfaitement de classer.

Les deux affections qui s'observent le plus fréquemment sont la neurasthénie et l'hystérie, sans préjudice, du reste, d'autres affections du système nerveux, organiques ou non. Le traumatisme est, en résumé, cause occasionnelle, la prédisposition restant la cause véritablement efficiente. Ce qui montre bien l'influence de la prédis position, c'est qu'on y voit aussi l'aliénation mentale avec suicide, la paralysie générale, le *delirium tremens*, survenant chez un alcoolique traumatisé (1).

La névrose traumatique (hystéro-neurasthénie traumatique) peut aussi se développer chez des petits enfants avec des caractères fondamentaux, modifiés seulement dans leur expression qui correspond au développement mental encore rudimentaire de l'enfant (2).

(1) Gilles de la Tourette, *Annales d'hygiène et de médecine légale*, 1888.

(2) Vibert, *La névrose traumatique chez les enfants* (*Annales d'hyg.*, août 1892, t. XXVIII, p. 139).

CHAPITRE V

MARCHE DE L'ALIÉNATION MENTALE ET MALADIES INCIDENTES

L'aliénation mentale, considérée d'une manière générale, présente des particularités sur lesquelles nous devons arrêter un instant notre attention.

Comme toutes les maladies, elle a des *prodromes*, ou une période d'incubation, d'une durée plus ou moins longue; une fois déclarée, elle affecte une *marche* variable, et présente différentes *terminaisons*. Enfin certaines *maladies incidentes* peuvent survenir.

ARTICLE Ier

MARCHE DE L'ALIÉNATION.

L'aliénation mentale, dit A. Foville (1), ne se manifeste dans le plus grand nombre de faits qu'après une série de changements qui composent ce qu'on appelle la période d'incubation. Il est important de connaître les signes principaux qui annoncent une semblable maladie.

Les prodromes peuvent prendre toutes sortes de formes; ils se multiplient à mesure que l'affection se développe ; souvent la raison conserve encore assez d'empire pour que les individus menacés de folie puissent eux-mêmes juger la situation anormale dans laquelle ils se trouvent.

A la période d'incubation, les malades éprouvent, du côté de la digestion, de la respiration et d'autres fonctions importantes de l'économie, des désordres particuliers ; tantôt perte d'appétit, état saburral des voies digestives, tension épigastrique, quelquefois voracité; on observe des mouvements spasmodiques de la respiration, des soupirs fréquents, un sentiment de pression à la région précordiale, des palpitations, une sensation de chaleur désagréable ; de la céphalalgie, des vertiges; une insomnie persistante; un penchant irrésistible à se livrer à quelques excès, aux excès de boisson, à l'onanisme, etc.

(1) A. Foville père, *Dictionn. de méd. et de chir. prat. en 15 volumes*. Paris, 1829, t. Ier, p. 523.

Au point de vue moral et intellectuel, on peut rencontrer les symptômes suivants : l'individu recherche la solitude ; il s'éloigne de toutes les personnes qui, autrefois, lui étaient sympathiques ; sa conduite présente des anomalies qui frappent d'étonnement son entourage ; on est surpris de trouver chez lui un dérèglement et des passions que, jusqu'alors, on n'avait pas eu l'occasion d'observer. Il passe brusquement d'une tristesse accablante à une gaieté exagérée ; il a de fréquentes absences d'esprit, et l'on peut facilement constater chez lui une irritabilité inusitée.

Le fait le plus général est un état de lassitude cérébrale ; les malades deviennent hésitants ; il semble que chez eux le cerveau ait perdu son pouvoir pondérateur. La *mémoire* est fréquemment compromise ; quelquefois elle reçoit une excitation qui la rend plus puissante, et lui fait reproduire des souvenirs que l'on croyait depuis longtemps effacés. L'*attention* se fixe avec peine, la *volonté* s'amoindrit ; le malade devient le jouet des personnes qui l'entourent, ses inférieurs mêmes peuvent facilement le dominer. Cet affaiblissement de la volonté suppose une altération du jugement.

Les *facultés morales* se pervertissent ; l'homme tombe sous l'empire de l'instinct. De là, des idées basses, une conversation lascive, des propos obscènes chez des personnes qui, autrefois, étaient pleines de décence et de pudeur ; les malades peuvent être entraînés, par suite, à commettre un délit ou un attentat.

Il est à remarquer que la folie, comme plusieurs autres maladies cérébrales, se manifeste souvent, à la première période, par l'aberration et la perversion du sens moral ; et, comme le fait observer Brierre de Boismont, des symptômes peuvent exister longtemps avant que la folie se déclare complètement.

La connaissance des antécédents du malade, la comparaison avec sa manière d'être antérieure est donc, comme le dit justement Griesinger, une donnée principale pour l'appréciation de la situation. Malheureusement les renseignements font souvent défaut.

Le plus souvent, ajoute l'auteur que nous citons, il n'est pas difficile de constater le caractère général d'exaltation, de dépression ou d'affaiblissement ; mais il est des circonstances où ce caractère général lui-même n'est pas évident. Il n'est pas le moins du monde nécessaire qu'il existe des conceptions délirantes bien tranchées, pour qu'on puisse déclarer qu'un individu est atteint d'une maladie mentale ; dans beaucoup de cas, il n'y a pas de délire à proprement parler, ou du moins le malade n'en manifeste pas, mais le caractère, les sentiments, la volonté sont altérés d'une façon morbide ; l'individu peut tenir des discours raisonnables, et commettre cependant les actes les plus insensés. C'est ce qu'on voit dans les périodes initiales de la folie, dans beaucoup de cas de mélancolie, dans les degrés les plus légers de la manie, dans la folie raisonnante, très souvent aussi dans les premiers débuts de la démence paralytique (1).

L'invasion de l'aliénation mentale peut aussi avoir lieu d'une manière brusque, subite, à la suite d'une grande excitation, d'une émotion violente, d'une colère, d'une frayeur, d'un chagrin inattendu, etc.

Nous verrons plus loin que, dans le cas où elle fait tout à coup explosion, l'affection présente en général un pronostic moins défavorable. Quoi qu'il en soit, lorsqu'elle est déclarée, l'aliénation offre d'habitude une marche lente, à travers laquelle on peut reconnaître des périodes d'augmentation, de *statu quo*, de déclin et de convalescence. Elle se montre souvent aussi sous deux formes principales, l'une aiguë et l'autre chronique.

§ 1. — FORMES.

Dans la *forme aiguë*, on rencontre fréquemment des désordres physiques, du malaise, de l'anxiété, de la céphalalgie ; l'insomnie est plus opiniâtre, l'agitation plus considérable ; dans quelques cas, la prostration musculaire est plus marquée ; on observe encore des signes d'irritation gastro-intestinale. Les idées fixes, les hallucinations, les terreurs imaginaires qui tourmentent le malade, exercent sur la constitution physique une influence très marquée.

Dans la *forme chronique*, au contraire, on constate peu de symptômes en dehors de ceux qui caractérisent le délire lui-même ; aucune réaction n'est exercée sur l'organisme ; les grandes fonctions de l'économie s'accomplissent dans un calme parfait ; le sommeil n'est plus troublé, la souffrance morale n'a plus de retentissement sur la constitution physique, qui s'améliore même souvent, et donne lieu parfois à un embonpoint remarquable.

La folie présente d'ailleurs, dans sa marche générale, une physionomie et des caractères qu'il importe de signaler.

Ordinairement elle a une marche continue, régulière ; dans ce cas, elle parcourt successivement des périodes d'augmentation, d'état stationnaire, et de décroissance. Lorsqu'elle doit revêtir une forme chronique presque toujours incurable, elle offre les caractères que nous avons mentionnés plus haut.

Mais, comme la plupart des névroses, l'aliénation mentale a souvent une marche irrégulière et des *rémittences* remarquables. L'on peut observer des périodes de rémission considérable, suivies de périodes d'exacerbation plus ou moins fortes. On voit, par exemple, surtout dans la manie, ce caractère de rémittence porté quelquefois au plus haut degré, l'agitation excessive, à certaines heures de la journée, fait place, à d'autres heures, à un état de simple excitation. Chez quel-

(1) Griesinger, *op. cit.*, p. 135 et suiv.

ques lypémaniaques, chez les hypochondriaques, les moments de rémission peuvent être extrêmement prononcés ; différentes causes viennent, nous le verrons, déterminer le retour de l'excitation.

Folie intermittente. — La folie affecte parfois un type intermittent des mieux caractérisés ; elle donne lieu alors à des intervalles de lucidité complète et de durée variable. C'est ainsi qu'on voit les accès d'aliénation cesser complètement, puis réapparaître sous la même forme après plusieurs jours, plusieurs semaines, quelquefois plusieurs mois.

L'intermittence peut affecter une marche régulière ; dans ce dernier cas, elle est dite *périodique*. On voit alors les accès se reproduire de la même façon, présenter la même durée et offrir le même mode de terminaison.

Des signes prodromiques annoncent généralement le retour des accès périodiques. Une malade citée par le docteur Taguet (1) atteinte de manie intermittente, est avertie de l'imminence de son accès par une douleur intercostale, qui s'exaspère par la pression, des bourdonnements d'oreilles, etc. ; en même temps, la figure exprime la souffrance, les traits sont tirés, la malade s'éloigne de ses compagnes, lutte visiblement contre le flot qui monte ; un rien fait éclater l'accès : c'est, dit le docteur Taguet, une véritable attaque d'épilepsie psychique. Ces formes ont été étudiées par le docteur Schüle sous le nom de dysphrénies névralgiques.

Une autre malade, citée par le docteur J. Dagonet (2), atteinte également de manie intermittente, est sujette, un ou deux jours avant le retour de l'accès maniaque, qui revient à peu près tous les mois, à des symptômes prodromiques présentant constamment les mêmes caractères. Elle est alors prise d'un hoquet persistant, pénible, qui cesse la nuit, pour reprendre le lendemain au réveil, puis l'accès maniaque éclate brusquement.

Les personnes qui ont l'habitude d'observer les malades savent parfaitement distinguer les signes précurseurs qui presque toujours annoncent le retour de l'accès. L'on rencontre ordinairement de la céphalalgie, de l'insomnie, des rêves, une loquacité ou une taciturnité anormale, des idées bizarres, une mobilité excessive, le besoin de marcher, de gesticuler, de rire, un changement de caractère, de conduite, de l'irritabilité, etc.

Habituellement aussi ce sont des hyperesthésies, certaines névralgies du trijumeau ou des nerfs intercostaux, ou encore des hallucinations.

On connaît l'observation de Schüle, d'un maniaque périodique qui était chaque fois averti de l'explosion de son accès par la même hallu-

(1) Taguet, *Ann. méd. psych.*, mars 1882.
(2) J. Dagonet, *Manie périodique* (*Bull. de médecine mentale belge*, mars 1893.)

cination, un oiseau gris lui apparaissait tout à coup. Il savait alors ce qui allait lui arriver, rentrait chez lui, mettait ses affaires en ordre et allait réclamer son admission dans l'asile d'aliénés (1).

Le docteur Taguet pense que ce délire intermittent doit être séparé de toute autre forme d'aliénation mentale. Il fait remarquer qu'il est variable suivant les individus, mais toujours identique chez la même personne; qu'il ne reconnaît qu'une seule cause, l'hérédité ; toutes les autres, à quelque ordre qu'elles appartiennent, ne sont que secondaires, accidentelles.

Pour Krafft-Ebing, la folie périodique, comparable à l'épilepsie, serait, au point de vue étiologique, un signe de dégénérescence, comme Morel l'a clairement indiqué le premier, et par conséquent un résultat de la prédisposition héréditaire. Elle peut être acquise, et elle est alors déterminée par des lésions graves du système nerveux, des traumatismes, des excès alcooliques, etc., mais la forme acquise se présente rarement.

Comme caractères communs des folies périodiques, on doit placer la concordance de la marche et des symptômes des accès. Kirn (2) a bien fait ressortir ce symptôme indiqué par J. Falret. Cette concordance stéréotypée des accès se reproduit aussi bien pour les détails qui caractérisent l'accès.

Les accès périodiques se manifestent souvent sous la seule influence des conditions qui règlent la périodicité. Le retour se fait quelquefois d'une manière assez subite, les accès durent plusieurs jours, plusieurs semaines, et peuvent aussi disparaître brusquement. On dirait une sorte de convulsion ou d'état cataleptiforme des organes qui président aux fonctions de l'intelligence.

Nous nous rappelons, entre autres, un malade remarquable par l'intermittence même de son affection mentale. Les accès de stupeur dont il était atteint revenaient tout à coup, à peu près tous les quinze jours; ils duraient trois semaines environ, et disparaissaient instantanément pour faire place à un intervalle de lucidité à peu près complète. Il avait lui-même la conscience de cette triste maladie, qu'il décrivait ainsi dans une de ses lettres : « J'ai une drôle de maladie; je suis trois semaines bien, et trois semaines en délire. La fièvre me prend, je tremble, je bégaie, je regarde tout autour de moi avec effroi, avec une impression pénible ; tout me fait peur, le feu, l'eau. Le corps entier et la tête me pèsent ; je suis dans un accablement profond ; on pourrait comparer cela à une espèce d'épilepsie interne qui n'a pas de forme extérieure, mais qui ne fait pas moins souffrir. Lorsque c'est passé, tout va bien, je redeviens léger, gai, mes idées sont nettes et me voilà comme tout neuf, mais pas pour longtemps; cela me reprend

(1) Schüle, *Traité des mal. ment.*, trad. par J. Dagonet et Duhamel, p. 281.
(2) Kirn, *Psychoses périodiques*. Stuttgart, 1878.

tout d'un coup, et je ne peux plus faire deux pas devant moi. »

Le plus souvent l'intermittence n'offre pas une forme aussi régulière, les accès reviennent à des époques indéterminées, et quelquefois, ils se montrent sous l'influence de certaines causes provocatrices, telles que la menstruation, la grossesse, l'état puerpéral, un changement de saison, etc. Nous avons eu une malade qui est devenue aliénée après chacune de ses couches ; le délire ne s'est plus reproduit, dès qu'elle n'a plus été enceinte.

Il ne faut pas confondre avec les folies périodiques le caractère d'intermittence qui se remarque fréquemment dans le cours des maladies mentales. Le délire maniaque, par exemple, comme le fait remarquer Aubanel, s'annonce ordinairement par des accès intermittents, irréguliers, de quelques jours de durée et d'une intensité toujours croissante, pour prendre enfin un type continu; de même on le voit offrir de nouvelles intermittences avant de se terminer d'une manière favorable. Ces intermittences, avant-coureurs de la guérison, se montrent après une durée plus ou moins longue de la maladie; elles ont d'habitude une marche irrégulière, vont et reviennent sans fixité, et ne contractent que très rarement une périodicité quelque peu régulière. On doit bien augurer de l'issue de la maladie, dès qu'à une certaine période du délire on remarque des rémissions d'abord, puis de légères intermittences, et enfin des intervalles lucides de plus en plus prolongés (1).

Le pronostic des folies périodiques est en général mauvais; la terminaison est parfois la guérison; d'autres fois la démence tend à se produire.

Forme périodique maniaque. — Les accès sont annoncés par une sorte d'aura consistant en troubles vaso-moteurs, battements de cœur, palpitations, vertiges, ou troubles sensitifs, névralgies, maux de tête ou psychiques, irritabilité plus grande, ou phénomènes gastriques, etc. Puis l'accès maniaque éclate brusquement, et se manifeste d'ordinaire soit par une exaltation violente, soit par un délire qui se rapproche de la folie morale avec délire des actes prédominants. Ce délire des actes a souvent un caractère impulsif ou immoral; on rencontre souvent de l'excitation sexuelle, le vol, les excès de boisson, les impulsions à l'incendie, au vagabondage, etc. L'empreinte maniaque ne sera reconnaissable que dans les exacerbations. Kirn a bien décrit les symptômes somatiques, troubles vaso-moteurs de la pupille, des sécrétions, revenant constamment les mêmes chez le même malade comme les symptômes psychiques, et nous avons cité l'observation d'une malade ayant eu des accès maniaques périodiques, pendant un grand nombre d'années, avec des hoquets se reproduisant comme des prodromes constants.

(1) Aubanel, *Ann. méd. psych.*, 1847, p. 388.

Après l'accès maniaque, lorsqu'il a présenté une certaine intensité, on constate un stade d'épuisement psychique pouvant aller jusqu'à la stupeur ; mais il n'y a pas là de délire mélancolique, même si le malade conserve un souvenir pénible de l'accès qu'il a éprouvé.

Forme périodique mélancolique. — Cette forme serait, d'après Krafft-Ebing beaucoup plus rarement observée que la forme maniaque, sans doute parce que le plus souvent les formes sont légères et qu'elles ne nécessitent pas l'intervention du médecin aliéniste et le placement dans un asile. Les formes légères ne présentent pas en effet de délire bien accentué, elles se caractérisent par des pensées tristes, des obstacles apportés à la formation des idées, tandis que dans les formes graves on observe des conceptions délirantes très marquées, des manifestations dangereuses, des tentatives de suicide, etc.

On rencontre toujours dans la mélancolie périodique des symptômes somatiques très nets, insommie, vertiges, anorexie, suppression des règles, douleurs neurasthéniques, etc.

Folie circulaire, cyclique, à double forme. — On a décrit sous ce nom une forme d'aliénation mentale périodique très remarquable, caractérisée par une succession d'accès mélancoliques et d'accès maniaques, suivis d'un intervalle lucide plus ou moins prolongé et plus ou moins net. Baillarger (1) a publié en 1880, à ce sujet, d'intéressantes considérations que nous nous bornerons à résumer succintement. Cette vésanie a été indifféremment désignée sous le nom de folie à double forme et de folie circulaire. J. Falret préfère à ces deux dénominations celle de folie à *formes alternes*, déjà employée par d'autres auteurs. Elle est relativement assez rare. L'existence des malades qui en sont atteints roule, d'après Falret (2), dans un même cercle d'états maladifs qui se reproduisent sans cesse, comme fatalement, et ne sont séparés que par un intervalle de raison d'assez courte durée.

La *folie circulaire* est, d'après Falret, une forme de maladie mentale caractérisée par *la reproduction successive et régulière de l'état maniaque, de l'état mélancolique et d'un intervalle lucide plus ou moins prolongé*. Elle se présente sous forme d'accès, et chacun de ces accès est constitué par deux périodes, l'état maniaque et l'état mélancolique. Après l'évolution complète de ces périodes, il se présente une intermittence que l'on pourrait considérer comme une troisième période.

On a beaucoup discuté pour savoir si cette intermittence devait être en effet considérée comme une troisième période, ou si elle n'était pas plutôt un retour momentané à la santé. Le cercle se composerait dès

(1) Baillarger avait déjà, dans un travail lu à l'Académie le 31 janvier 1854, appelé l'attention sur ce genre de folie, qu'il avait désigné sous la dénomination de *folie à double forme*.

(2) Falret, *Leçons*, 1854.

lors de deux états pathologiques et d'un intervalle lucide. Il existe même des cas dans lesquels les accès se succèdent sans intermittence, et c'est pour ces cas seulement que Marcé et le professeur Ball ont conservé la dénomination de folie circulaire.

Ces alternances de la manie et de la mélancolie avaient déjà été signalées, comme le remarque Baillarger (1) par d'autres auteurs, particulièrement par Griesinger.

En définitive, suivant Falret, les intermittences ont lieu non entre les périodes, mais entre les accès. « Les deux états pathologiques dont la succession continuelle constitue la folie circulaire, ne sont en général, ni la manie, ni la mélancolie proprement dites avec leurs caractères habituels; d'une part, il n'y a pas incohérence d'idées comme dans la manie, mais une simple exaltation maniaque, c'est-à-dire activité extrême des facultés avec besoin incessant de mouvement et désordre très marqué dans les actes; d'autre part, il n'y a pas lésion restreinte de l'intelligence et prédominance de certains délires bien déterminés, comme dans les mélancolies ordinaires, mais dépression physique et morale, portée quelquefois jusqu'à la suspension complète des facultés intellectuelles et affectives. Cette période d'affaissement de la folie circulaire est ordinairement plus longue que la période d'exaltation maniaque. Chose remarquable, ajoute Falret, ces deux variétés de la manie et de la mélancolie qui, prises isolément, sont ordinairement plus curables que les autres, présentent la plus grande gravité lorsqu'elles se trouvent réunies, pour former la folie circulaire. »

La durée des accès est variable, suivant l'observation de Baillarger; dans quelques cas les deux périodes ne se sont pas prolongées au delà de six à huit jours, d'autres fois, les accès ont duré un mois, trois mois, six mois et même une année. La transition entre les deux périodes est souvent rapide, ordinairement elle s'opère graduellement en six ou huit jours. Entre la dépression qui finit et l'excitation qui commence, il n'est pas possible de reconnaître un état d'équilibre qui, si court qu'il fût, pourrait être considéré comme une réelle intermittence. L'excitation maniaque est d'autant plus violente que la dépression mélancolique a été plus profonde.

Baillarger admet, au point de vue de la marche, *deux formes* de cette folie circulaire, folie à double forme, comme il l'appelle ; dans un cas, elle est intermittente, c'est-à-dire suivie d'un intervalle lucide, dans un autre cas, elle est continue, sans intervalle lucide ; le malade passe alors sa vie dans les alternatives d'excitation et de dépression, de gaieté et de tristesse, sans jamais s'arrêter à l'état d'équilibre qui constitue la santé.

(1) Baillarger, *Ann. méd. psych.*, juillet 1880, p. 29.

Dans la période d'excitation, une particularité mérite d'être signalée, c'est que le délire est bien plus souvent caractérisé par des impulsions instinctives que par des conceptions délirantes proprement dites.

La nymphomanie et le satyriasis s'observent dans beaucoup de cas et il semble qu'il y ait aussi sous ce rapport une sorte de réaction après une longue période d'engourdissement des organes génitaux.

L'impulsion à boire des liqueurs fortes était le symptôme dominant chez une malade citée par Esquirol. Enfin, on constate souvent une tendance continuelle à des actes de méchanceté. La période maniaque présente quelquefois un délire ambitieux qui lui donne une grande ressemblance avec l'excitation maniaque, que l'on observe dans la paralysie générale.

Dans la période de dépression, on a pu remarquer les troubles trophiques sur lesquels le professeur Meyer a beaucoup insisté; le malade maigrit rapidement, il ne prend qu'une quantité d'aliments insuffisante, la physionomie subit une atteinte profonde; les yeux sont cernés, caves, sans expresssion, exprimant quelquefois la stupeur; les extrémités sont froides, les urines peuvent couler involontairement (1).

Krafft-Ebing (2) ajoute à ces observations de J. Falret et de Baillarger quelques remarques intéressantes. La folie circulaire est, suivant lui, caractérisée par un cycle d'états mélancoliques et maniaques alternants, pouvant durer très longtemps, quelquefois toute la vie et d'une manière typique, comme l'ont décrite Falret sous le nom de *folie circulaire* et Baillarger sous celui de *folie à double forme.*

Cette alternance rappelle ce que l'on observe chez les héréditaires, où cette succession périodique de l'exaltation et de la dépression est habituelle. D'après Falret ce sont plutôt les femmes qui en sont atteintes.

La folie cyclique a été précédée assez souvent d'accès simples de mélancolie ou de manie; elle commence presque toujours par le stade mélancolique, plus rarement par le stade maniaque.

Presque toujours, suivant Krafft-Ebing, le stade contraire s'ajoute directement au précédent; dans des cas rares, un intervalle lucide peut séparer les deux stades. La marche de la maladie se caractérise alors par l'alternance de deux formes qui se remplacent brusquement, sans période de transition; ceci se voit surtout dans les cas où les stades sont de longue durée.

L'intervalle lucide peut se produire après un ou plusieurs cycles, ou bien il se manifeste entre les stades; rarement il coupe en deux l'un des stades, manie ou mélancolie.

La durée du cycle, composé de deux stades, est invariable, elle peut être de quelques semaines, de plusieurs mois, de plusieurs années;

(1) Baillarger, *Ann. méd. psych.*, juillet 1880.
(2) Krafft-Ebing, *op. cit.*

presque toujours le stade mélancolique est plus long que le stade maniaque. Les cycles présentent d'habitude la même durée ; dans quelques cas, on constate de ce côté une certaine irrégularité, ils sont tantôt plus courts, tantôt plus longs.

Le *diagnostic* de la folie circulaire ne peut se faire naturellement que par l'examen de la marche ; on peut cependant la soupçonner quand des accès mélancoliques ou maniaques se produisent brusquement au moment de la puberté ou de la ménopause, et quand on voit se montrer pendant l'accès des épisodes contraires, maniaques ou mélancoliques.

La folie circulaire étant, d'après Krafft-Ebing, constitutionnelle et greffée sur un terrain neuropathique, présenterait peu de chances de guérison. Il peut y avoir quelques rares exceptions, comme dans l'observation de J. Dagonet, où la malade se serait guérie après être restée atteinte de manie périodique pendant un grand nombre d'années.

On peut voir survenir à la longue des phénomènes d'affaiblissement psychique, mais jamais un état de démence confirmée.

La folie circulaire peut avoir pour cause une origine sympathique. Schüle rapporte l'observation d'une femme atteinte de folie circulaire, chez laquelle la guérison d'une affection utérine aurait fait disparaître la psychose. Mais pour ces cas de folie cyclique sympathique, périphérique, il faut toujours admettre le terrain neuropathique ou héréditaire.

D'après Kirn (1) les excitations génitales, la menstruation, les affections utérines sont les causes les plus fréquentes de cette folie périodique sympathique. La forme la plus pure est la *folie menstruelle* ; elle peut revêtir une forme maniaque, plus rarement mélancolique, quelquefois hallucinatoire et sensorielle, mais toujours dans ce cas il faut admettre la dégénérescence neuropathique. La période menstruelle s'accompagnait d'habitude de quelques désordres psychiques ou nerveux.

Lorsque la psychose s'est développée, le simple flux menstruel suffit pour ramener le trouble psychique sous sa forme typique ; en cas de suppression, l'accès peut se produire à l'époque de la menstruation, qu'il remplace en quelque sorte.

Les *intervalles lucides* sont très variables suivant les individus, on peut y retrouver les signes de l'état neuropathique, les modifications dues à la répétition des accès, une irritabilité, un certain affaiblissement psychique, l'émoussement des sentiments affectifs, les symptômes de la fin de l'accès et les prodromes annonçant l'invasion du nouvel accès. Il ne faut pas oublier, d'ailleurs, que quel que soit l'état de lucidité qui les caractérise, on ne saurait les assimiler aux

(1) Kirn, *loc. cit.*

périodes de santé complète, d'une durée quelquefois de plusieurs années, qui peuvent séparer deux accès d'aliénation mentale. L'intervalle lucide n'est pas plus la santé que, dans la fièvre intermittente, l'espace entre deux accès n'est la guérison. Quelque apparente que soit la raison, l'individu n'en est pas moins placé dans une situation spéciale que les moindres circonstances peuvent facilement et instantanément transformer en un état morbide. Sans doute, la distinction est souvent difficile à établir : il appartient au médecin, et surtout au médecin aliéniste, d'en fixer le caractère. Ainsi, il n'est pas rare d'observer, dans les établissements d'aliénés, des malades, qui, dans les moments de rémission, se montrent calmes et raisonnables, au point qu'il serait difficile de constater chez eux le moindre signe de dérangement intellectuel; et cependant, une fois livrés à eux-mêmes, sous l'influence des excitations de la vie extérieure, on les voit commettre les actes les plus déraisonnables.

L'importance de la question des intervalles lucides ne saurait être niée, surtout au point de vue de la médecine légale. « En pathologie, dit Wachsmuth, on admet les maladies périodiques qui, sans cesser entièrement quant à leur nature intrinsèque, cessent seulement, pendant un certain temps, de produire extérieurement leurs phénomènes habituels, et, en pathologie, les maladies périodiques sont précisément celles qui intéressent le système nerveux. L'expérience apprend que la maladie dure pendant la rémission, et que celui qui est atteint d'une maladie mentale périodique est malade aussi dans les intervalles lucides; il ne saurait donc y avoir pour lui de responsabilité juridique (1). »

Sans admettre d'une manière absolue ces conclusions, souvent très vraies, mais peut-être trop exclusives, nous croyons que chaque cas doit être soumis à une appréciation spéciale.

Suivant Hoffbauer (2), il semble que, pendant l'intervalle lucide, le malade doive conserver la responsabilité de ses actes; mais ce serait tomber dans l'absurde que de trop généraliser cette idée. Car, bien que le malade jouisse dans l'intervalle lucide de l'intégrité de ses sens, cependant il peut lui être resté de l'accès précédent: 1° une conscience inexacte de son état actuel, au moins dans ses connexions avec le passé ; 2° quelques erreurs indépendantes de lui et qui influent sur ses actions présentes. On peut ajouter qu'il n'est pas aisé de déterminer précisément où commence et où finit l'intervalle lucide.

La manie, la mélancolie et quelquefois la folie à double forme, d'après Marcé, peuvent seules faire admettre la possibilité d'un intervalle lucide complet; mais on comprend, ajoute cet auteur, de com-

(1) Wachsmuth, *op. cit.*, p. 124 et 142.

(2) Hoffbauer, *Médecine légale relative aux aliénés*, trad. par Chambeyron. Paris, 1827.

bien de renseignements le médecin s'entourera, avant de se prononcer d'une manière affirmative. Il devra savoir si la lucidité est relative ou complète, si l'intervalle lucide a été suffisamment long, si l'acte a été constaté un certain temps avant la rechute, ou après l'explosion des troubles intellectuels, toutes circonstances qui doivent être prises en grande considération (1).

§ 2. — DURÉE. — TERMINAISONS.

La durée de l'aliénation, nécessairement variable, dépend d'une foule de circonstances, et particulièrement de la forme même de l'affection mentale. Chacune des variétés de la folie présente, on le comprend, des nuances, des symptômes spéciaux qui, au point de vue de la durée, du pronostic, donnent lieu à des différences essentielles.

Guérison. — L'expérience apprend toutefois que, lorsque l'aliénation à son début est convenablement traitée, l'issue est le plus ordinairement favorable, et la guérison peut se faire en peu de temps. Quand, au contraire, le malade a été soumis à de nombreuses causes d'excitation, qu'il a été l'objet de mauvais traitements, de soins inintelligents, de grandes difficultés viennent alors s'opposer à sa guérison.

Sur un relevé considérable de cas d'aliénation, nous avons trouvé 64 guérisons pour 100 aliénés (non compris les individus atteints d'idiotie, de démence ou de paralysie), traités dans le premier mois de la maladie ; la proportion descend à 40 p. 100, quand la maladie a déjà duré plus de trois mois, et à 27 p. 100, quand elle existe depuis plus d'une année. Le Dr Jacobi, en Allemagne, a lui-même constaté qu'il était possible d'obtenir, dans les deux premiers mois de la maladie, 80 guérisons sur 100 cas d'aliénation vraie ; après deux ans, ajoute-t-il, les guérisons deviennent tout à fait exceptionnelles.

Certaines formes d'aliénation, la manie, le délire systématisé, la mélancolie, la stupidité, sont susceptibles de guérison. Quand celle-ci doit avoir lieu, elle arrive d'habitude lentement, graduellement. Au fur et à mesure qu'elle se confirme, on observe des rémissions de plus en plus marquées; les intervalles lucides se prolongent davantage ; la physionomie reprend une expression naturelle ; le sommeil devient régulier ; la menstruation se rétablit chez les femmes; les sentiments de famille réapparaissent avec une nouvelle force ; le malade revient à ses habitudes antérieures ; il se rend compte d'une manière plus exacte de ses erreurs passées, des idées fixes qui le dominaient, des hallucinations dont il était le jouet ; il peut donner à cet égard toutes les explications désirables.

Rarement la guérison se manifeste d'une manière brusque et inattendue ; on doit craindre, en pareil cas, d'avoir affaire à une affection

(1) Marcé, *op. cit.*, p. 652.

intermittente, et il est alors prudent de prolonger l'observation du malade.

Phénomènes critiques. — La guérison se manifeste quelquefois à la suite de phénomènes que l'on désigne sous le nom de crises. Esquirol admettait même que la guérison n'était certaine que lorsqu'elle était survenue après quelque crise manifeste. Cette doctrine nous paraît trop absolue, nous croyons au contraire assez exceptionnels ces états morbides qui jugent l'aliénation mentale. Mais, sous ce rapport, on n'en a pas moins observé des faits remarquables; des affections graves, une pneumonie, une pleurésie, une attaque violente de fièvre intermittente ont pu déterminer le retour de la raison.

L'expérience démontre, en effet, qu'une affection grave peut agir par une sorte de diversion, et provoquer la guérison d'une affection moins grave. C'est là un fait d'observation clinique.

Au nombre des phénomènes critiques on a signalé le développement d'une grande quantité de furoncles à la surface du corps, le retour des règles, des sueurs abondantes, une entérite plus ou moins intense, etc. Enfin, la crise peut être de nature morale, et on a vu la guérison suivre de près une impression inattendue, une vive frayeur, par exemple.

Le principe de la doctrine des crises, vrai en lui-même, ne manquerait pas d'amener des résultats fâcheux, s'il était l'objet d'une interprétation trop rigoureuse et trop exclusive.

C'est ainsi qu'on a parlé fort à tort du mariage, de la grossesse, de l'accouchement, de l'avortement, dans certains cas d'aliénation. Il résulte, en effet, des relevés statistiques et des observations du docteur Bouchet, que la grossesse, les suites de couches, la lactation, n'ont jamais produit une diminution dans le délire ; que toutes, au contraire, l'ont provoqué ou augmenté (1).

État chronique. — La forme aiguë de l'aliénation peut faire place, nous l'avons dit, à l'état chronique. Nous avons résumé plus haut les signes qui pouvaient faire reconnaître cette fâcheuse terminaison ; nous verrons aussi que la démence peut être la conséquence des maladies mentales les plus diverses ; elle est, on le sait, caractérisée par l'affaiblissement progressif des facultés intellectuelles et morales.

Transformations. — Nous aurons l'occasion de faire remarquer que les variétés de la folie viennent se fondre quelquefois l'une dans l'autre ; qu'elles peuvent se combiner entre elles, de manière à former, suivant l'expression d'Esquirol, des états complexes, des composés binaires, ternaires, etc. Ainsi l'on observe des manies avec mélange de mélancolie, de délire ambitieux, des démences qui présentent les caractères principaux de la manie, de la stupeur, etc. L'on observe

(1) Bouchet, *Ann. méd. psych.*, 1844, p. 355.

souvent aussi la transformation complète et plus ou moins brusque d'une forme dans une autre.

L'élément morbide se déplace, change de nature, se porte en quelque sorte d'un appareil fonctionnel sur un autre. Une dame, citée par Esquirol, restait lypémaniaque pendant une année ; l'année suivante elle devenait maniaque. Une jeune fille, traitée par nous à Stéphansfeld, a été atteinte pendant cinq à six mois de lypémanie religieuse; puis elle fut prise pendant un an de manie aiguë avec agitation et délire furieux ; cet état fut enfin suivi d'une guérison complète. « Un même malade, dit Guislain, peut passer pendant le cours de l'aliénation mentale par toutes les formes de la folie. »

Les transformations ne sont pas rares, surtout au début des affections mentales ; il est assez fréquent, nous le verrons plus tard, de voir la dépression morale, un état mélancolique plus ou moins accentué, précéder de quelque temps l'excitation maniaque.

Rechutes. — Les rechutes sont plus fréquentes pour l'aliénation mentale que pour d'autres maladies ; elles se produisent plus particulièrement dans le cas de prédisposition héréditaire. Il résulte des relevés statistiques que nous avons pu faire à cet égard, que le chiffre des récidives a été d'un tiers environ pour 712 malades, traités à Stéphansfeld, et sortis guéris de cet établissement. On a remarqué que les femmes étaient plus sujettes aux récidives que les hommes.

En général, les accès d'aliénation par rechute deviennent d'autant plus graves et ont une durée d'autant plus grande, qu'ils sont renouvelés plus fréquemment et à des intervalles plus courts.

Pronostic. — Il nous reste encore, avant de terminer ces considérations générales, à dire quelques mots du pronostic. Il importe ici de mettre en ligne de compte des éléments variables, et d'en apprécier les caractères. On comprend qu'une semblable appréciation ne peut être convenablement faite que par un médecin déjà expérimenté.

Les signes qui doivent servir au pronostic se tirent d'abord de la forme même d'aliénation, ainsi la démence, les affections qui s'accompagnent de paralysie, l'idiotie, l'imbécillité, ne sont pas susceptibles de guérison.

Le délire produit par des attaques épileptiques plus ou moins répétées se guérit rarement : il laisse presque toujours des traces fâcheuses sur la constitution morale et physique. La manie aiguë se guérit plus vite que la lypémanie ; celle-ci se termine aussi plus rapidement que la stupidité et le délire systématisé. Mais chacune de ces affections présente dans sa marche, dans sa physionomie, des caractères importants à apprécier. Après de fortes atteintes de manie aiguë, quelques malades conservent, par exemple, un léger degré de faiblesse intellectuelle.

(1) Guislain, *Phrénopathies*, t. II, p. 224.

La folie peut être idiopathique, ou bien elle reconnaît quelquefois une cause organique éloignée ; on est alors en présence d'une folie sympathique; enfin elle peut avoir pour origine des lésions graves du cerveau; on la désigne, dans ce cas, sous le nom de folie symptomatique.

Dans ces différentes circonstances, le pronostic varie : il est évident que le délire disparaîtra d'autant plus facilement qu'on aura pu supprimer la cause sous la dépendance de laquelle il se trouve. Nous reviendrons à l'occasion sur ces différences essentielles.

Guislain a exposé quelques indications intéressantes à ce sujet; nous ne pouvons mieux faire que de les résumer.

La marche de la maladie, dit-il, doit être prise en considération. Les auteurs s'accordent à penser qu'une invasion explosive est on ne peut plus favorable à la guérison, lorsque la maladie suit de près l'action de la cause.

Les symptômes peuvent se succéder avec une grande rapidité : en quelques jours la maladie atteint le summum de l'évolution ; une pareille situation n'est pas alarmante. Lorsque le début a été lent, on doit, à coup sûr, s'attendre à une marche chronique ; si le malade est épuisé ou avancé en âge, on peut craindre de voir la transformation de la maladie en démence.

La durée de la maladie est certes d'un poids considérable dans l'appréciation de la curabilité ou de l'incurabilité de l'aliénation. Après deux ans, les guérisons deviennent moins fréquentes : n'oublions pas toutefois qu'il est des aliénés qui ont pu guérir après un grand nombre d'années ; l'on ne doit pas à la légère affirmer l'incurabilité. Un pronostic semblable peut, dans quelques cas, être suivi des conséquences les plus fâcheuses.

Certaines complications viennent aggraver le pronostic; au nombre de ces complications se trouvent l'épilepsie, l'état fébrile, diverses affections organiques, l'incontinence d'urine, les selles involontaires. Ces derniers symptômes sont d'un pronostic assez fâcheux ; toutefois ils ne sont pas liés nécessairement à un état de paralysie.

Le pronostic varie surtout selon la cause du mal. En général les aliénations, liées à des causes morales, se guérissent bien plus vite que les aliénations, liées à des causes physiques. L'aliénation par ivrognerie seule se guérit facilement ; mais, nous l'avons dit, si cet état est suivi de récidives fréquentes, il faut désespérer de la guérison. Les aliénations qui succèdent à des excès sexuels sont ordinairement très graves et mènent facilement à la paralysie. L'aliénation que complique une affection organique du cœur est, en général, d'un augure défavorable ; la manie puerpérale se guérit le plus souvent assez vite, à moins que l'on ne constate une profonde altération des fonctions nutritives, etc.

ARTICLE II

MALADIES INCIDENTES.

Considérations générales. — Les affections incidentes, auxquelles les aliénés peuvent être sujets, présentent, dans quelques cas, des particularités assez remarquables; elles ont attiré l'attention de plusieurs médecins aliénistes, Georget, Ferrus, Calmeil et le docteur Thore (1), etc.

On peut d'abord se demander si les affections que l'on rencontre chez les aliénés diffèrent réellement de celles que l'on observe chez les individus sains d'esprit; quelles sont ces différences, et quelle en est la raison? L'expérience nous démontre un premier fait, c'est que les aliénés recueillis dans de grands établissements sont parfois soumis à certaines influences mauvaises que les progrès de la science et l'organisation meilleure des asiles tendent chaque jour à faire disparaître. Au nombre de ces conditions fâcheuses, on peut citer : le manque de la quantité nécessaire d'air respirable, son défaut de renouvellement, la privation de lumière, l'encombrement et l'entassement des malades, qui favorisent les affections à forme contagieuse et épidémique de diverses sortes. L'absence de tout travail, et l'immobilité à laquelle se condamnent quelques-uns de ces malheureux amènent l'étiolement, la bouffissure des chairs et une plus grande facilité à contracter des maladies graves; enfin, nous devons encore mettre en ligne de compte l'onanisme, cause d'un affaiblissement progressif. Non seulement la folie peut être, à elle seule, une cause de mort, mais la forme même de l'aliénation a sur le développement des maladies accidentelles, sur la mortalité, une influence incontestable.

La *manie*, lorsqu'elle se manifeste avec une certaine intensité, peut être suivie d'un état d'affaissement considérable; nous passons naturellement toutes les circonstances fâcheuses qui, pour ces malades incapables de la plus vulgaire prévoyance, deviennent autant de causes occasionnelles d'affections plus ou moins graves.

Le *mélancolique* se trouve, à un autre point de vue, dans une disposition organique tout aussi défavorable. Par suite de son état d'inertie, la circulation, la respiration ne s'accomplissent plus que d'une manière imparfaite; nous avons vu que l'hématose était insuffisante et qu'il pouvait en résulter une entrave apportée aux fonctions d'absorption, de sécrétion, d'excrétion, et consécutivement une disposition aux œdèmes, aux stases sanguines et à des affections chroniques des appareils circulatoire et respiratoire.

Dans la *démence*, les habitudes de malpropreté, l'instinct qui porte

(1) Thore, *Ann. méd. psychol.*, 1844-1845.

le malade à dévorer tout ce qui se trouve à sa portée, son inaptitude à discerner les substances qui peuvent lui être nuisibles, etc., toutes ces conditions le placent sans cesse sous l'imminence de dangers sérieux. C'est en effet, chez les déments, que l'on observe surtout les affections graves du tube intestinal, etc.

Le *diagnostic* des maladies incidentes qui viennent atteindre les aliénés est souvent entouré d'assez grandes difficultés. L'état d'insensibilité et d'indifférence dans lequel vivent la plupart de ces malheureux, le peu de réaction qu'ils offrent, le défaut de conscience de leur situation sont autant de particularités suffisantes pour expliquer comment certaines affections peuvent souvent passer chez eux inaperçues.

On voit quelquefois des individus mourir subitement, sans avoir présenté les moindres symptômes d'une maladie dont ils étaient atteints parfois depuis longtemps déjà. L'examen d'un aliéné, lorsqu'il vient à tomber malade, présente d'ailleurs, dans une foule de cas, des difficultés insurmontables : ce qui tient, chez les uns, à leur délire et à leur excessive agitation, chez les autres à l'affaiblissement considérable de leurs facultés. Les commémoratifs manquent, en général, d'une manière à peu près complète; on ne peut remonter à la cause; rarement on voit un aliéné se plaindre; les uns ne souffrent réellement pas, d'autres ne peuvent exprimer ce qu'ils éprouvent. Au milieu des scènes violentes auxquelles on assiste, il est facile de négliger l'examen des organes qui peuvent être lésés; enfin, la marche de la folie peut rendre suffisamment compte des phénomènes que l'on observe, et l'on ne fait pas des recherches que l'on croit inutiles. Il faut, en général, tenir grand compte des changements survenus dans les habitudes de l'aliéné: dès qu'on voit les individus maigrir, s'affaiblir, il faut porter son attention sur les diverses fonctions de l'économie. L'interrogatoire du malade est souvent impossible; dans une foule de circonstances, il n'y a même pas à tenir compte des renseignements, non seulement insignifiants, mais inexacts, qu'il fournit.

Le *pronostic* des maladies incidentes est ordinairement grave chez les aliénés; le traitement présente d'autant plus de difficultés, que le diagnostic est souvent incertain, et que l'affection mentale se montre à titre de complication et vient ajouter aux phénomènes morbides un nouvel élément dont il faut tenir compte, dès qu'il s'agit d'instituer la méthode thérapeutique.

Dans quelques cas, la maladie incidente peut avoir une influence véritablement favorable sur l'aliénation mentale, et jouer pour ainsi dire le rôle de phénomène critique; c'est alors qu'il faut agir avec circonspection, éviter autant que possible un traitement intempestif, dont le résultat serait d'aggraver l'état mental. Ainsi les saignées répétées coup sur coup, qui dans quelques circonstances exercent une heureuse action sur certaines affections aiguës, manquent rarement, chez les aliénés, d'augmenter l'intensité de leur délire, et quelquefois elles empêchent l'effort réactionnel si nécessaire pour l'heureuse issue de la maladie.

Pneumonie. — « On hésite, dit Ferrus, à considérer la pneumonie comme une inflammation des poumons, lorsqu'elle s'accompagne à peine d'accélération du pouls, qu'il n'y a point de crachats rouillés, et, qu'à l'autopsie, on trouve la partie postérieure des poumons gorgée d'un liquide séro-sanguinolent un peu spumeux, mais sans hépatisation. »

Esquirol rapporte le fait suivant : « Une vieille femme, remarquable par sa loquacité habituelle, se promenait et pérorait, un matin, avec la même énergie que de coutume, lorsque tout à coup elle tombe et meurt. Le poumon tout entier était converti en une hépatisation grise. La pneumonie était arrivée à sa troisième période. » Il arrive dans plus d'un cas, dit Calmeil, qu'une hépatisation d'un lobe, de tout un poumon, n'est pas même soupçonnée pendant la vie, et, quand le malade vient à mourir, on découvre avec surprise l'inflammation qui existe dans la poitrine.

On a prétendu que les aliénés étaient, plus que d'autres personnes, prédisposés à l'inflammation des poumons. Dans la mélancolie, par exemple, sous l'influence de l'affaissement moral, des entraves plus ou moins considérables peuvent être apportées à la fonction de la respiration. Les muscles thoraciques agissent incomplètement ; les mouvements inspirateurs et expirateurs se font d'une manière imparfaite ; non seulement la colonne d'air introduite dans les ramuscules bronchiques est insuffisante, mais elle ne peut en être entièrement expulsée. De là des stases sanguines, des congestions passives, qui deviennent autant de conditions favorables à la production de la pneumonie.

De même, chez le dément et dans la paralysie générale, le système musculaire est dans un état d'inertie tel, que les muscles thoraciques et le diaphragme remplissent très imparfaitement leurs fonctions.

Chez les épileptiques la répétition fréquente des attaques détermine un engouement habituel, une congestion définitive qui se transforme, sous l'influence de causes spéciales, en une forme d'hépatisation presque toujours grave.

Quelques auteurs allemands ont prétendu que l'irritation cérébrale retentissait sur les fibres nerveuses du pneumogastrique, qui portent leur action sur les capillaires du poumon. De là une sorte de paralysie de ces vaisseaux, et, par suite, une exsudation plus ou moins rapide dans les alvéoles pulmonaires : en effet, l'hyperhémie et l'inflammation du poumon peuvent provenir des altérations, de la paralysie ou de la section artificielle de ce nerf. C'est ainsi qu'on a attribué à la paralysie du nerf vague les hépatisations pulmonaires rencontrées précisément du côté paralysé, chez les enfants morts à la suite de méningite.

Quoi qu'il en soit, la pneumonie chez les aliénés présente, au point de vue des symptômes et de la marche, des particularités qui méritent de fixer l'attention.

Tantôt l'invasion est brusque et rapide, tantôt elle est lente, cachée. Le premier mode est le plus plus fréquent, ce qui tient, en général, à ce que les signes prodromiques ne peuvent être perçus chez la plupart des malades; une fois déclarée, l'affection marche avec rapidité.

Le frisson initial, d'une si grande importance dans le diagnostic, n'est jamais constaté chez l'aliéné. La toux et l'expectoration sont rares; l'on ne rencontre pas, dans le plus grand nombre de cas, ces crachats transparents, visqueux, contenant de nombreuses bulles d'air, teints en rouge ou en jaune abricot. Les forces expiratrices sont insuffisantes pour expulser des bronches les matières de l'expectoration, et ce fait doit avoir une grande influence sur la gravité et la marche rapide de la pneumonie; les malades meurent autant par asphyxie que par l'inflammation même des poumons.

La dyspnée est un phénomène plus constant, mais il faut souvent beaucoup de soin pour le constater; les mouvements respiratoires sont quelquefois très peu prononcés. La douleur est nulle; même quand il y a coïncidence de pleurésie, les malades continuent à soutenir qu'ils se portent bien.

Le bruit respiratoire est souvent difficile à percevoir; chez quelques aliénés, l'expansion pulmonaire est à peine marquée à l'état sain; le souffle tubaire et la respiration bronchique de la pneumonie se trouvent habituellement masqués par des râles humides et sonores. Le râle crépitant, fin, sec, ne se montre guère que chez les individus placés dans de bonnes conditions et dont l'état mental est peu grave; c'est un symptôme que l'on rencontre seulement au début de la maladie; il faut par conséquent avoir été mis, par le malade lui-même, au fait des phénomènes morbides qui ont pu se succéder.

La percussion fait constater une matité plus ou moins étendue; mais il arrive souvent encore que ce moyen soit rendu impraticable à cause de l'indocilité, de l'agitation, des cris, etc. La fièvre est en général peu marquée, la température de la peau n'est pas très élevée, on observe rarement aussi la coloration des pommettes, soit du côté où le malade se couche, soit des deux côtés; la face conserve ordinairement sa coloration habituelle.

L'inappétence est le phénomène qui trahit, presque à lui seul, l'existence d'une affection quelconque chez l'aliéné. L'état de l'intelligence n'est pas modifié en général; l'apathie et la stupeur sont seulement plus prononcées chez quelques malades. Chez les maniaques, le délire subit un temps d'arrêt; il peut momentanément cesser, mais pour reprendre, à mesure que la guérison se prononce; il peut cependant disparaître d'une manière définitive.

En un mot, la forme adynamique l'emporte de beaucoup sur la forme inflammatoire; on comprend dès lors que, dans la plupart des cas, l'hépatisation rouge, au lieu d'être caractérisée à l'autopsie par un tissu compact, rouge, friable, à tranches granulées, etc., présentera au contraire le parenchyme rougeâtre, lie de vin, sans granulations, laissant écouler un liquide rouge spumeux; les tranches projetées dans l'eau gagnent immédiatement le fond du vase. L'engouement et l'hépatisation grise n'offrent pas à l'autopsie de particularités dignes d'être notées.

Traitement. — Le traitement local consistera dans l'application souvent répétée de ventouses sèches, ou scarifiées si le malade est très vigoureux. Le vésicatoire ne doit être employé qu'après la période aiguë de l'inflammation pulmonaire, et seulement si les lésions locales tendent à persister. Le traitement général comprend l'administration de toniques, de l'alcool (potion de Todd). Si la température est très élevée, l'emploi du sulfate de quinine s'impose; si elle est inférieure à 40°, il convient de s'en tenir à l'extrait de quinquina. Le bouillon, le thé, le café, la limonade vineuse sont indiqués comme boissons habituelles. La digitale est très utile lorsque les contractions cardiaques deviennent moins énergiques. Le kermès sera réservé pour la fin de l'affection pulmonaire.

Pneumonie gangréneuse. — La pneumonie gangréneuse est une affection assez rare; elle se rencontre particulièrement dans quelques formes de la folie. On l'observe surtout chez les aliénés qu'on a désignés sous le nom de *jeûneurs*, et qui refusent toute espèce de nourriture; on peut encore la remarquer chez les déments et chez quelques épileptiques; en un mot, chez les individus dont la constitution est profondément altérée, qui souffrent d'un état cachectique habituel, et qui présentent déjà une disposition aux œdèmes, aux congestions passives, aux suffusions sanguines, etc. La gangrène pulmonaire survient quelquefois à la suite d'une pneumonie; d'habitude, cependant, elle se développe d'emblée.

Voici, d'après Guislain, les symptômes propres à cette affection : l'haleine répand une odeur infecte, qui devient de jour en jour plus pénétrante et plus insupportable. Le malade expectore d'abord des mucosités spumeuses, puis ces mucosités sont mêlées de stries de sang pur; elles sont bientôt remplacées par une sanie brunâtre d'une fétidité extrême. On trouve, à la percussion et à l'ausculation, de la matité, du souffle tubaire, quelquefois des râles humides. Le pouls est accéléré, la sueur froide, la face altérée, terreuse. La prostration est de plus en plus marquée, le malade va s'affaiblissant, il est sujet à des lipothymies, et la mort survient promptement.

Le poumon présente à l'autopsie une coloration noirâtre dans une grande partie de son étendue; en y faisant des incisions, il s'en échappe une sanie verdâtre, brunâtre, d'une odeur insupportable. Le tissu est friable et granuleux.

La pneumonie gangréneuse paraît se rencontrer chez les aliénés, dans la proportion de 5 à 6 pour 100 décès, tandis que chez les individus non aliénés on l'observe à peine dans la proportion de 2 pour 100 décès.

Phthisie pulmonaire. — La tuberculose pulmonaire est ordinairement d'un diagnostic facile ; le début peut cependant en être insidieux et c'est seulement quand l'aliéné maigrit et perd ses forces que l'attention est attirée de ce côté.

Sur un relevé de 428 décès nous avons trouvé, pour la phthisie pulmonaire, le chiffre de 109 : 49 hommes et 60 femmes ; c'est le quart environ du nombre total des décès; proportion presque double de celle que l'on rencontre dans la population libre de nos contrées.

On doit admettre que, d'un côté, certaines formes d'aliénation prédisposent spécialement à la phthisie ; telle est, par exemple, la mélancolie ; et que, d'un autre côté, la nécessité d'une séquestration plus ou moins absolue vient aussi exercer sa part d'influence fâcheuse.

Nous devons mentionner ici les chiffres donnés par quelques auteurs, pour la fréquence de la phthisie chez les aliénés.

D'après	Calmeil	il y a	1	phtisique sur	5	aliénés.
—	Webster	—	1	—	4	—
—	Pinel	—	1	—	6	—
—	Flemming	—	1	—	8	—

Le développement de la phthisie pulmonaire exerce-t-il quelque influence sur l'état mental des malades ? Nous avons vu mourir un assez grand nombre d'aliénés à la suite de phthisie ; nous ne nous rappelons pas avoir vu l'intelligence reprendre sa lucidité, à mesure que la tuberculisation faisait des progrès. Tout au contraire, les maniaques deviennent souvent plus agités ; les mélancoliques sont en proie à de nouvelles terreurs, à d'incessantes anxiétés ; l'hébétude et la prostration deviennent de plus en plus profondes chez le dément.

Affections cardiaques. — Les affections du cœur se rencontrent fréquemment chez les aliénés ; elles entraînent cependant assez rarement la mort. Suivant Guislain, cette complication se montrerait chez les aliénés dans la proportion d'un sixième environ. Il n'est pas irrationnel d'admettre que les terreurs de certains mélancoliques, l'agitation, les cris, la fureur de quelques maniaques, les entraves diverses apportées à la circulation dans d'autres circonstances, puissent exercer une influence plus ou moins marquée sur le développement de l'hypertrophie cardiaque.

Affections abdominales. — L'entérite, la diarrhée chronique, doit être placée en tête des affections du tube intestinal que l'on observe le plus souvent chez les aliénés; elle est une cause de mort fréquente; elle sévit quelquefois d'une manière épidémique. Elle tient à des conditions de constitution médicale, de température élevée, d'encombrement, etc.; elle dépend surtout d'une prédisposition individuelle que crée l'affaiblissement survenu dans la constitution de quelques malades; elle se rencontre principalement chez les déments.

Au point de vue symptomatologique, l'entérite n'offre rien de spécial. Sa marche est lente ; rarement il y a réaction, fièvre, inappétence. Les malades sont pris de diarrhée ; ils n'accusent aucune souffrance ; quelquefois même ils continueraient à manger comme d'habitude, si l'on n'avait soin de modérer leur régime. Le ventre est souple, insensible à la pression ; la langue n'est pas chargée. Peu à peu, les selles finissent par se décolorer, elles deviennent muqueuses, séreuses, muco-purulentes, puis enfin sanguinolentes ; quelquefois même il survient de véritables hémorrhagies intestinales.

A l'autopsie, on trouve des ulcérations disséminées au pourtour du tube intestinal ; elles se remarquent principalement dans le gros intestin ; elles sont d'autant plus nombreuses qu'on se rapproche davantage de la valvule iléo-cæcale. On peut aussi, dans quelques cas, les observer dans l'intestin grêle. Les ulcérations ont un aspect variable : tantôt elles sont faites comme à l'emporte-pièce ; dans ce cas, elles sont petites, à bords nets et franchement coupés ; leur fond repose sur la membrane séreuse, plus ou moins injectée. Souvent la muqueuse intestinale ne présente aucune trace d'inflammation dans l'intervalle qui sépare ces ulcérations. Le plus ordinairement cette ulcération repose sur un fond noirâtre, où paraît s'être épanchée une certaine quantité de sang ; les bords sont inégalement découpés ; la muqueuse est boursouflée, œdématiée, et l'on observe une injection plus ou moins étendue de l'intestin ; elle s'accompagne presque toujours alors, pendant la vie, d'hémorrhagies intestinales.

L'entérite, devenue chronique, est extrêmement difficile à combattre ; ce n'est qu'au début qu'on peut espérer arrêter ses progrès ; à une période avancée, elle devient ordinairement réfractaire à tous les moyens employés.

Le traitement comprend deux sortes de moyens : les premiers consistent à placer le malade dans des conditions hygiéniques favorables, à le soumettre à un régime réglé, analeptique et de facile digestion (viande crue, œufs, lait); les seconds sont les médicaments, et parmi ceux qui réussissent le mieux, nous citerons l'opium, les astringents, le sous-nitrate de bismuth à dose élevée, le salol, le naphtol, etc.

Affections chirurgicales. — Les plaies, blessures, tumeurs, etc., qui peuvent être observées chez les aliénés, dans la plupart des cas n'offrent rien de spécial.

Les aliénés ont une disposition spéciale aux panaris, aux furoncles, à l'érysipèle, etc. Ainsi que l'avait remarqué Esquirol, il n'est pas rare de voir ces différentes affections se présenter comme phénomène critique, comme signe précurseur d'une guérison plus ou moins prochaine. Ferrus a également signalé les effets favorables que de grandes suppurations pouvaient déterminer sur la marche de l'aliénation mentale. L'érysipèle de la face et du cuir chevelu a quelquefois exercé une action heureuse. Nous nous rappelons trois malades, entre autres (deux atteints de manie ancienne, et un de stupidité profonde) chez lesquels un érysipèle de la face avait imprimé au délire une remarquable tendance vers la guérison ; par contre, nous avons vu l'érysipèle de la face donner lieu à des accidents redoutables de congestion cérébrale, et déterminer une aggravation de l'affection mentale, comme cela arrive d'ordinaire chez les individus atteints de paralysie générale.

Deguise, chirurgien de la maison de Charenton, a remarqué que les fractures des os chez les malades affectés de paralysie générale guérissaient lentement, quelquefois même pas du tout. Suivant lui, on ne doit entreprendre chez de tels aliénés aucune opération chirurgicale, à moins de nécessité absolue, car les blessures prennent bientôt un mauvais aspect (1).

Nous croyons que cette réserve concerne seulement ceux qui sont arrivés à une période avancée de la paralysie générale ; on observe, au contraire, à un degré peu avancé, la guérison assez rapide des plaies et des blessures, qui peuvent accidentellement survenir. Nous avons déjà fait ailleurs la remarque que chez les aliénés, quelle que soit la forme de leur affection mentale, les lésions traumatiques se guérissaient facilement. Ce fait peut trouver son explication dans l'absence, ou plutôt dans la diminution de la douleur, que l'on observe chez la plupart d'entre eux, soit que cet état d'insensibilité existe en réalité, par suite des progrès de la maladie mentale, soit au contraire qu'il ne soit qu'apparent, et placé en quelque sorte sous la dépendance de la concentration des facultés et des idées fixes prédominantes.

(1) Deguise, *Mém. de la Soc. de chir.*, t. III.

CHAPITRE VI

ANATOMIE PATHOLOGIQUE.

« Il y a trente ans, disait Esquirol (1), j'aurais écrit volontiers sur la cause pathologique de la folie ; je ne tenterais pas aujourd'hui un travail aussi difficile, tant il y a incertitude, contradiction, dans les résultats des ouvertures de cadavres d'aliénés, faites jusqu'à ce jour. »

Ce qu'Esquirol écrivait, il pourrait, malgré les incontestables progrès que la pathologie des maladies mentales a pu réaliser dans ces derniers temps, le penser encore aujourd'hui.

Si, depuis quelques années, la physiologie expérimentale, l'anatomie pathologique, les recherches histologiques, ont fait faire à la pathologie du système nerveux de précieuses acquisitions, on ne saurait en dire autant pour ce qui concerne l'aliénation mentale proprement dite. L'étude clinique, l'observation directe des malades a bien plus contribué, sous ce rapport, à faire avancer cette branche de la science. S'il est possible, pour un grand nombre d'affections du système nerveux, d'établir les rapports qui existent entre la lésion et les symptômes, ce rapprochement reste aujourd'hui encore à peu près impossible pour la plupart des maladies mentales.

Les études histologiques, poursuivies depuis quelques années avec une si grande ardeur, ont fait connaître d'une manière plus complète la structure intime du système nerveux et les éléments anatomiques qui la constituent ; elles ont pu permettre un essai de coordination plus rationnel des diverses parties du système nerveux entre elles, et suivre, pour quelques affections, les transformations morbides, et jusqu'à un certain point les progrès de la lésion. Mais, à part la paralysie générale et l'idiotie qui ne sauraient rentrer que d'une manière indirecte dans le cadre des maladies mentales, on peut affirmer que les recherches dont nous parlons, malgré les louables efforts tentés de ce côté, n'ont rien ajouté d'essentiel aux notions que nous possédons sur l'aliénation.

Le Dr Gray (2) prétend que la folie est une maladie physique du cerveau et les phénomènes intellectuels ne sont pour lui que des symptômes en rapport avec des lésions matérielles. De longues et minutieuses

(1) Esquirol, *Traité des maladies mentales*, 1838.
(2) Gray (de l'asile d'Uttica), *American Journal of insanity*, juillet 1874.

recherches micrographiques feront connaître de nouvelles altérations de structure du tissu cérébral. On peut dire, d'une manière générale, que, dans tous les cas, les vaisseaux, les cellules nerveuses et la névroglie sont altérés dans leur composition et dans leurs rapports réciproques avant que l'élément conducteur, avant que les fibres nerveuses soient sensiblement modifiées.

La variété et la mobilité des symptômes dans l'aliénation mentale s'expliquent moins par la variété des lésions elles-mêmes que par la localisation dans les différentes régions des centres nerveux. Lorsqu'elles s'étendent et se généralisent, les distinctions cessent; tous les symptômes se confondent pour constituer la forme terminale à laquelle toutes les autres finissent par aboutir, la démence.

Quatre objections fondamentales ont été, d'après le professeur Ball (1), invoquées contre l'existence de lésions propres à l'aliénation mentale :

1° Des lésions anatomiques analogues se rencontrent chez des individus sains d'esprit ;

2° On n'en trouve aucune dans des cas d'aliénation bien confirmée ;

3° On ne rencontre de lésions que dans la folie avec complication de paralysie ;

4° Ces lésions sont la conséquence et non la cause de l'état mental.

En effet, ajoute cet auteur, on peut observer de vastes lésions du cerveau sans aliénation mentale. Ainsi pas de folie dans les kystes hydatiques, dans les abcès, les tumeurs, les hémorrhagies, les ramollissements, etc.

Sur 274 observations de tumeurs et d'abcès du cerveau, 5 fois seulement l'aliénation mentale s'était montrée; 85 fois il y avait eu des troubles intellectuels, sans délire spécial. Il existe dans la science un cas de destruction complète d'un hémisphère avec conservation entière de l'intelligence; mais on doit aussi observer que le cerveau est un organe double, et que l'on peut penser avec un seul hémisphère. C'est ainsi, dit M. Lépine (2) que la plupart des intelligences parlent avec l'hémisphère gauche.

Baillarger a fait observer, d'autre part, que les lésions les plus différentes peuvent se rencontrer chez des aliénés ayant présenté les mêmes troubles intellectuels, et l'on ne saurait comprendre comment les mêmes causes peuvent produire des effets si différents.

Les lésions du cerveau, comme le dit Ball, peuvent en effet exister sans déterminer des manifestations anormales du côté de l'intelligence, de même que la folie sympathique ne se produit pas toujours dans les mêmes cas de lésion ou d'irritation des différents organes. Il

(1) Ball, *Leçons sur les maladies mentales*. Paris, 1880.

(2) Lépine, *De la localisation dans les maladies cérébrales*. Thèse pour l'agrégation, 1875.

faut bien admettre alors une prédisposition individuelle, héréditaire ou autre. Ball fait encore observer que les manifestations délirantes sont plus souvent produites par l'excitation que par la destruction simple de l'organe. L'atrophie de certaines parties s'effectue avec les progrès de l'âge. Nous perdons des cellules dans un âge avancé, et cela sans délire, cependant. Les cellules qui restent peuvent suppléer en partie celles qui ont disparu ; l'aliénation se développe quand les éléments nerveux sont irrités.

Il est d'ailleurs des lésions, des modifications morbides que l'autopsie ne saurait révéler, qui peuvent même disparaître au moment de la mort. Tels sont les troubles vaso-moteurs, l'irritation, l'activité ou le ralentissement de l'influx nerveux, etc., qui ne peuvent être appréciables ni au scalpel, ni au microscope.

Si, dans la folie, les lésions cérébrales rencontrées peuvent être considérées quelquefois comme une coïncidence ou comme une conséquence du délire, on n'en doit pas moins reconnaître aussi que ces mêmes lésions peuvent engendrer l'affection mentale, par une sorte d'irritation transmise aux éléments nerveux, sans que ces lésions en soient par cela même la cause véritablement essentielle et en quelque sorte organique.

L'altération en vertu de laquelle se manifeste telle ou telle aberration des facultés, le mécanisme qui la produit, échapperont sans doute longtemps encore à notre appréciation, de même que nous ne pouvons pas connaître les modifications nerveuses que la pensée imprime au cerveau.

Nous n'essayerons donc pas, dans les considérations suivantes, de poursuivre la découverte d'une cause qui, jusqu'à présent, échappe à nos recherches ; nous nous bornerons à résumer très succinctement les résultats de l'anatomie pathologique chez les aliénés. Les lésions que nous passerons rapidement en revue peuvent, nous le répétons, s'observer également chez ceux-là mêmes dont l'intelligence n'a pas été sensiblement atteinte ; on les rencontre surtout dans les folies chroniques, et alors elles sont le plus souvent la conséquence de l'excitation transmise aux différentes parties du cerveau ou de ses enveloppes par la maladie.

Circulation cérébrale. — Un fait primordial a été entrevu par quelques auteurs, c'est le trouble grave apporté dans un grand nombre de circonstances à la circulation cérébrale. Ce premier phénomène a pour résultat la congestion sous ses diverses formes et ses nombreuses conséquences pathologiques.

Le docteur Otto Müller a exposé à ce sujet, quelques considérations intéressantes (1).

(1) Otto Müller, *Allgem. Zeitschr.*, 1860, p. 32.

Suivant cet auteur, on n'a pas attaché une attention suffisante à la pression active produite par les mouvements cérébraux, et qui a pour résultat une pression passive si funeste aux fonctions de l'encéphale.

On s'est le plus souvent borné à considérer la pression passive opérée sur cet organe à la suite de certaines lésions du crâne, d'exostoses, d'épanchements, etc. Dans les traités, il est à peine fait mention de l'effet produit dans les maladies cérébrales par le mouvement du cerveau lui-même, quoique la thérapeutique s'efforce souvent de combattre l'effet de cette pression active, en employant les moyens directs, c'est-à-dire en diminuant la force de l'impulsion artérielle venant du cœur, par les antiphlogistiques, les évacuants, etc., ou la digitale.

Serres a démontré, dans ses expériences sur les nerfs ciliaires, que le tissu nerveux peut se contracter sous l'influence de certains agents. Lorsque le tissu cérébral a séjourné longtemps dans l'alcool, non seulement il se contracte sensiblement, mais encore il devient très élastique. « Qui pourrait dire si, chez beaucoup d'aliénés, les accès de fureur ne sont pas une sorte de convulsion des hémisphères cérébraux ? » a dit Guislain.

Si l'on pouvait démontrer péremptoirement ce qui déjà est très probable, que chaque exercice intellectuel produit dans le cerveau un mouvement dont l'intensité est proportionnelle à l'intensité de l'exercice, il serait dès lors prouvé comment les influences psychiques réagissent sur le cerveau ; on s'expliquerait comment, sous l'influence d'une vive émotion, d'une frayeur, la vie psychique peut être troublée subitement.

L'affaiblissement de l'impulsion du cœur doit nécessairement diminuer l'affluence du sang artériel dans le cerveau ; par conséquent le mouvement d'expansion diminue aussi, et le cerveau est porté avec moins de force contre les parois intérieures du crâne. La pie-mère, qui contient à la fois des vaisseaux artériels et veineux, doit être d'autant plus pourvue de sang, que les vaisseaux cérébraux en ont moins ; à mesure que l'affluence du sang diminue, la circulation s'affaiblit elle-même, et le cerveau s'élève d'autant moins vers les parois craniennes.

Cette diminution de la circulation du sang, dans l'encéphale, peut donc produire un état congestif de la périphérie du cerveau. Ainsi, chaque affaiblissement de l'impulsion cardiaque devient pour l'organe cérébral une cause d'anémie, et pour les méninges une cause d'hyperhémie.

Il semble résulter des recherches de Schlossberg que l'insuffisance dans la circulation artérielle amène une sorte de coagulation de la substance cérébrale, et une diminution de volume de celle-ci. L'anémie du cerveau aurait pour conséquence une consistance plus grande et en même temps une diminution de volume. La consistance extraordinaire du cerveau remarquée chez quelques mélancoliques, aurait-elle quelques rapports avec cette théorie.

L'hyperhémie des méninges, qui se développe sous l'influence de différentes causes, et qui est d'autant plus forte que le retour du sang veineux est plus entravé, doit nécessairement amener à la surface des hémisphères d'autres altérations; tels sont : l'épaississement des méninges, les épanchements, les adhérences avec le cerveau, l'atrophie consécutive des circonvolutions, etc.

Hyperhémie cérébrale. — L'hyperhémie du cerveau joue un rôle important dans les diverses formes d'aliénation : elle mérite que nous nous y arrêtions quelques instants.

Il est remarquable de voir la congestion se localiser plus particulièrement à la surface du cerveau. C'est en effet la pie-mère, et la substance corticale qui sont le siège à peu près constant de l'hyperhémie dans la plupart des diverses formes de la folie à l'état aigu et principalement dans la paralysie générale.

Les méninges ne sont le plus souvent affectées que d'une manière secondaire, ce qui n'est pas un des signes dictinctifs les moins importants qui viennent séparer l'aliénation de la méningite. Plus tard seulement, elles sont le siège d'une irritation consécutive qui a pour résultat diverses lésions telles que les opacités, les adhérences, les infiltrations, etc. lésions qui causent peu à peu l'affaiblissement de l'activité intellectuelle et sur lesquelles nous aurons à revenir.

Le docteur Conolly prétend avoir rencontré l'hyperhémie cérébrale chez tous les aliénés décédés pendant la période aiguë de la manie, dans les autopsies qu'il a pratiquées depuis dix ans. L'hyperhémie cérébrale s'accompagnait de l'hyperhémie des membranes. Il dit l'avoir aussi rencontrée de temps à autre dans les cas chroniques.

C'est la pie-mère qui est ordinairement le siège de l'état de congestion chez les aliénés, dit Guislain (1). Elle se présente injectée d'un rouge brunâtre et infiltrée en même temps de sérosité. L'état de congestion se fait principalement remarquer par la rougeur et la distension des vaisseaux, qui se rendent de la pie-mère dans la substance grise de la circonvolution.

Cette hyperhémie domine dans la pathogénie de la manie aiguë ; on la rencontre chez ceux-là surtout, qui sont sujets à des accès paroxystiques d'agitation, et qui, sous l'influence d'intermittences périodiques, présentent une surexcitation plus ou moins violente. Nous avons souvent observé ce fait à l'autopsie de malades décédés dans le cours d'une affection maniaque aiguë, qui avait eu une durée prolongée.

Dans les cas d'anémie profonde, il n'est pas rare d'observer la con-

(1) Guislain, *Leçons orales*, t. Ier, p. 367.

gestion de la pie-mère, portée au plus haut degré. Nous nous rappelons entre autres deux jeunes filles atteintes de manie aiguë et profondément anémiques. Au plus fort de leur accès, il s'était produit à la surface des hémisphères, un épanchement hémorrhagique qui avait eu pour résultat un état comateux avec résolution générale suivi de mort.

La congestion, ou plutôt la fluxion de la pie-mère, il importe de le répéter, ne reconnaît aucun élément inflammatoire; elle existe sans exsudation de lymphe plastique, et ne donne pas lieu à ces adhérences avec la substance cérébrale qu'on peut observer dans d'autres circonstances. Nous ajouterons qu'elle ne saurait être considérée comme la cause du délire; elle est seulement l'expression la plus significative du trouble apporté dans la circulation cérébrale.

En vertu de quel mécanisme cette fluxion vient-elle se produire?

La substance grise peut être elle-même congestionnée, et, par suite, déterminer l'état fluxionnaire de la pie-mère par une sorte de *vis a tergo*. Pourtant l'obstacle apporté à la circulation semble, avant tout, reconnaître pour cause une sorte de spasme vasculaire qui vient ainsi s'opposer à la libre circulation du sang. Enfin on peut admettre que l'excitation cérébrale, qui caractérise certaines formes d'aliénation, se manifeste elle-même aux dépens de l'excitation physiologique nécessaire à la circulation cérébrale.

Quoi qu'il en soit, l'état actuel de la science fait reconnaître que l'hyperhémie des méninges se rencontre dans la plupart des formes aiguës de la folie. Cette lésion a attiré particulièrement l'attention de Parchappe, qui l'a décrite avec beaucoup d'exactitude :

« Lorsqu'on détache, dit cet auteur, les membranes de la surface cérébrale, dans la région où l'on observe les plaques rougeâtres, on peut s'assurer que les petits vaisseaux qui de la pie-mère se rendent aux circonvolutions, sont hyperhémiés; en outre, la membrane détachée, ordinairement un peu épaissie, offre une coloration uniforme d'un rouge vif qu'on n'efface pas en l'essuyant. Les ecchymoses, toujours partielles, se montrent souvent dans la région moyenne de la partie latérale des hémisphères, en avant, en arrière, au niveau de la scissure de Sylvius (1). »

Déjà Bayle avait remarqué que l'hyperhémie de la pie-mère pouvait exister seule, indépendamment de toute hyperhémie de la substance cérébrale. Elle est alors partielle, dit-il, et a pour siège le plus ordinaire les parties supérieures et latérales de chaque hémisphère dans les deux tiers antérieurs; l'arachnoïde ne participe presque jamais à l'injection de la pie-mère.

D'après un relevé assez considérable de malades décédés à la

(1) Parchappe, *Recherches sur l'encéphale*. Paris, 1836-1842, p. 90.

période croissante de la manie aiguë, dans le cas où le délire était généralisé, où le désordre des idées venait s'ajouter à l'excessive mobilité des sensations, il nous a semblé qu'un état fluxionnaire commençait à envahir la pie-mère. La congestion ne tarde pas à s'étendre à l'organe cérébral; l'arachnoïde subit, elle aussi, une sorte d'irritation, d'où résulte une sécrétion plus ou moins abondante. De là, particulièrement chez les maniaques, la formation de taches opaques plus ou moins étendues, qui siègent sur les différentes parties de la membrane arachnoïde, surtout dans les régions supérieures et latérales. Roman, Fischer ont rencontré cette lésion chez plus du tiers des individus qui avaient été atteints de diverses formes de manie; elle s'accompagnait presque constamment de l'infiltration séreuse des méninges (1).

Cette hyperhémie de la pie-mère, quelle qu'en soit la cause, doit être prise en sérieuse considération; elle donne l'explication d'autres lésions anatomiques rencontrées à l'autopsie. Elle nous rend compte de l'action évidente de certains moyens employés avec succès dans le traitement des aliénés, tels que la réfrigation de la tête qui peut, momentanément, opérer la rétraction des vaisseaux capillaires; les bains tièdes prolongés qui, en dilatant les capillaires cutanés, appellent le sang à la surface de la peau; le régime analeptique et névrosthénique; les dérivatifs du canal intestinal, etc. A ce titre, il ne nous a pas paru superflu de nous arrêter quelques instants sur ce sujet.

Hyperhémie cérébro-méningée. — La congestion peut envahir aussi tout le système encéphalique; on la rencontre dans quelques formes aiguës de la manie et de la mélancolie, et surtout aux différentes périodes de la paralysie générale.

Lorsque la congestion est prononcée, dès qu'on incise la dure-mère, le sang s'échappe, ordinairement mêlé de sérosité; on rencontre, vers les régions temporale, pariétale et quelquefois occipitale, des ecchymoses de l'arachnoïde et de la pie-mère, sous forme de plaques de grandeur variable. Dans quelques cas l'arachnoïde présente un aspect rougeâtre, ayant l'apparence d'une conjonctive enflammée; quelquefois cette membrane est comme marbrée, des veines gorgées de sang noir serpentent dans tous les sens. L'état congestif de la pie-mère se fait remarquer par la distension des vaisseaux qui se rendent de la pie-mère dans la substance grise des circonvolutions. Foville distingue sous le nom d'*altération aiguë de la substance grise*, une hyperhémie de la couche corticale qui présente une coloration très intense, rappelant celle de l'érysipèle; cette coloration est encore plus prononcée dans l'épaisseur de la substance grise. Quelquefois, dit-il, la superficie des circonvolutions dépouillées de leurs membranes peut

(1) Fischer, *Pathologisch anatomische Befunde in Leichen von Geiteskranken.* Lucerne, 1854.

sembler peu différente de l'état normal; mais si l'on pratique de légères excisions de la substance corticale, si l'on en sépare dans plusieurs points des couches assez minces pour ne pas mettre à découvert la substance blanche, on remarque alors une teinte rouge plus ou moins foncée, quelquefois uniforme et très intense, mais plus ordinairement inégale, offrant l'aspect de marbrures nombreuses, au milieu desquelles on peut rencontrer des points plus foncés, une sorte de piqueté sanguin, qui donne l'idée d'épanchements sanguins d'un très faible volume. C'est toujours dans l'épaisseur de la substance grise que l'altération de couleur et la diminution de consistance sont le plus prononcées, et c'est dans les régions frontales des hémisphères que cette altération se montre le plus marquée. Les vaisseaux si ténus dans l'état sain, qui pénètrent la substance cortiale, ont acquis souvent un volume assez considérable pour qu'une section nette laisse voir de nombreux canaux, dans lesquels une épingle ordinaire pourrait pénétrer sans effort. Quelquefois la consistance des vaisseaux semble augmenter, en raison inverse de celle de la substance corticale elle-même, et le bistouri qui la divise pousse devant lui ces vaisseaux qui se laissent plus facilement déraciner que diviser.

Cette hyperhémie, que l'on rencontre dans les folies aiguës, est en elle-même assez légère; elle peut aussi s'observer avec d'autres altérations qui appartiennent aux cas chroniques (1).

D'après Parchappe, l'injection pointillée de la substance grise accompagne presque toujours les ecchymoses sous-arachnoïdiennes. La superficie de la couche corticale offre, dans un espace plus ou moins circonscrit, une ponctuation rouge, due à des gouttelettes de sang suintant à la surface cérébrale. Lorsqu'on essuie cette surface, la ponctuation ne disparaît pas complètement. L'injection quelquefois est bornée à la surface : en enlevant avec le bistouri une lame mince de substance grise, toute altération disparaît. Enfin la couche corticale peut présenter une coloration plus ou moins intense, s'étendant parfois à toute son épaisseur. La substance blanche présente, en même temps, un aspect sablé, résultant de l'injection des vaisseaux capillaires. Il est inutile de faire remarquer que cette congestion de tout l'ensemble du système cérébral peut exister, sans qu'il y ait par cela même un état inflammatoire. C'est, dit Guislain, un orgasme vasculaire qui peut être comparé à l'injection de la face, telle qu'on l'observe chez l'homme agité par une violente colère.

On peut admettre avec Guislain deux sortes de congestions : l'une active, artérielle ; l'autre passive, veineuse. On remarque la première dans les cas où l'aliénation s'accompagne d'une réaction violente, lorsque le malade crie, vocifère et qu'il laisse échapper des torrents d'idées

(1) Foville père, *Dict. méd. chir. prat.* en 15 vol., art. ALIÉNÉS. Paris, 1829, t. Ier.

qui s'entre-croisent, etc. La congestion passive existe, lorsque les facultés sont opprimées, engourdies : chez les mélancoliques, les apathiques, chez ceux qui sont tourmentés par des angoisses, qui ont la face rouge, violacée et la respiration embarrassée. L'état de congestion, ajoute Guislain, se remarque surtout chez les sujets qui se sont livrés à des excès de boisson. Il a examiné au microscope la substance congestionnée non ramollie ; il lui a semblé que les éléments constituant la trame intime du cerveau subissent dans la congestion une distension et se gonflent par la présence d'un liquide.

Niemeyer fait également observer que l'hyperhémie du cerveau se manifeste tantôt par des phénomènes d'irritation, tantôt par des phénomènes de dépression. Ces deux sortes de symptômes dépendent moins d'une compression cérébrale, qui ne saurait s'exercer à un degré suffisant, que de modifications amenées par la circulation même du sang, qui diffère suivant que l'hyperhémie est passive ou active. L'afflux régulier du sang artériel est la condition indispensable de l'excitabilité du cerveau et de tout le système nerveux. Dans les stases sanguines, l'écoulement du sang veineux est empêché, et pour cette même raison l'afflux du sang artériel devient plus difficile. Moins il part de sang veineux, moins il arrive de sang artériel, et plus les fonctions cérébrales sont ralenties. De même les phénomènes d'irritation cérébrale s'expliquent par l'augmentation et l'accélération de l'afflux du sang artériel. L'acide carbonique, dont le sang est surchargé dans les congestions passives, peut exercer sur le cerveau, comme sur d'autres organes, une action irritante, avant la production des phénomènes de paralysie, etc. Les phénomènes d'irritation ou de dépression, déterminés par l'hyperhémie atteignent tantôt la sensibilité, tantôt l'activité motrice, tantôt les fonctions psychiques.

Parmi les phénomènes d'irritation se trouvent la céphalalgie, l'excitation exagérée sous l'influence des impressions les plus faibles, diverses perceptions subjectives, les éblouissements, les tintements d'oreilles, les douleurs, etc. ; l'irritation transmise aux fibres motrices provoque des mouvements musculaires, l'agitation du corps, des secousses générales, des mouvements automatiques des extrémités, la contraction des pupilles, etc.

La diminution d'excitabilité des régions de l'activité psychique rend les malades apathiques, indifférents ; les idées se suivent lentement, se restreignent dans un cercle étroit ; on observe une propension au sommeil, le ralentissement des mouvements volontaires, etc.

Les symptômes qui dépendent de troubles circulatoires, diffèrent naturellement beaucoup, suivant que l'une ou l'autre partie du cerveau est principalement affectée par ces troubles. Ce que l'on peut affirmer, avec une certaine assurance, c'est que plus la maladie intéresse la substance corticale, plus les fonctions psychiques sont compromises; plus elle affecte les centres moteurs, le corps strié ou ses environs, plus il survient de troubles de la motilité, etc.

Épanchements séreux. — Infiltration. — Les congestions cérébrales répétées, l'obstacle à la circulation du sang dans le cerveau sont une des causes les plus ordinaires des exsudats séreux qu'on rencontre si fréquemment chez les aliénés. Tantôt l'exsudation se fait dans la cavité sus-arachnoïdienne, tantôt on trouve l'œdème presque simple de la pie-mère; souvent les cavités ventriculaires sont remplies de sérosité; dans un grand nombre de cas chroniques on constate de plus, d'une manière manifeste, l'infiltration interstitielle, l'œdème cérébral proprement dit.

Épanchement arachnoïdien. — L'on rencontre fréquemment, dans les formes chroniques de la folie, une accumulation énorme de sérosité dans la cavité sus-arachnoïdienne. Cette sérosité est de couleur citrine, claire; elle peut être colorée en rouge par son mélange avec le sang provenant des vaisseaux qu'on vient d'inciser; elle s'écoule au moment même où l'on incise les membranes.

Bayle a trouvé, dans un cas, douze onces de sérosité accumulée vers les régions supérieures du cerveau. Les collections arachnoïdiennes sont fréquentes dans les cas chroniques; presque toujours elles s'accompagnent d'autres lésions méningées que nous décrirons.

L'épanchement arachnoïdien peut présenter en quelque sorte un caractère aigu et se former avec une grande rapidité. Ainsi une femme Fischer nous est amenée, après avoir été atteinte, depuis quelques jours seulement, d'une agitation maniaque extrêmement intense pendant laquelle elle pousse des cris horribles; elle est tourmentée par des remords que la conscience d'une vie, d'ailleurs assez mal remplie, paraît lui susciter. Elle meurt de pneumonie peu de temps après son entrée à l'asile. A l'autopsie, on constate diverses lésions du côté de l'encéphale; à l'incision de la dure-mère, il s'écoule une quantité considérable de sérosité limpide; la pie-mère, injectée et infiltrée, se présente sous la forme d'une membrane transparente, boursouflée, offrant l'aspect d'une gelée; son tissu est parsemé de nombreux kystes séreux; il existe en même temps une hyperhémie des deux substances du cerveau. — Nous avons trouvé dans un cas analogue, chez un homme qui avait présenté à peu près les mêmes symptômes, une quantité considérable de sérosité épanchée à la surface de l'arachnoïde, en même temps que la pie-mère était œdématiée et boursouflée.

Dans ces circonstances, d'ailleurs exceptionnelles, on doit admettre une irritation méningée subaiguë, principalement caractérisée par l'abondance et la rapidité de l'épanchement séreux à la surface de l'arachnoïde.

Œdème de la pie-mère. — Sous le nom d'*infiltration séreuse de la pie-mère*, on décrit une altération constituée par un épanchement de sérosité dans le tissu cellulaire de la pie-mère. La sérosité est limpide ; elle soulève l'arachnoïde et lui donne un aspect gélatineux. Elle constitue une espèce d'œdème analogue à celui qui se forme sous la membrane muqueuse du larynx et sous la plèvre pulmonaire, dans certaines maladies (1).

Il est rare de trouver cette infiltration à la base du cerveau ou à la partie postérieure des hémisphères ; on la rencontre ordinairement au niveau des deux tiers antérieurs de la convexité des hémisphères. Tantôt l'infiltration est uniformément étendue, tantôt elle est beaucoup plus considérable dans certains endroits : la sérosité s'accumule dans quelques anfractuosités qu'elle dilate, en même temps qu'elle comprime les circonvolutions voisines. Au niveau de l'épanchement, la pie-mère est ordinairement injectée et l'arachnoïde épaissie.

Œdème cérébral. — Hydropisie ventriculaire. — Quelquefois l'infiltration séreuse est tellement abondante, qu'elle constitue un véritable œdème cérébral. Foville et Ferrus ont particulièrement appelé l'attention sur ce phénomène pathologique ; le cerveau est alors tellement gorgé de sucs aqueux, qu'on voit ruisseler une sérosité abondante à la surface des parties incisées ; en pressant l'organe on peut en exprimer une certaine quantité de liquide.

Dans tous ces cas, l'hydropisie ventriculaire est plus ou moins considérable. Les ventricules sont dilatés par une quantité énorme de sérosité ; leurs parois sont alors amincies et ne consistent parfois qu'en une membrane résistante, d'aspect fibreux, presque toujours granulée à sa surface, et constituée par l'épendyme induré et fortement épaissi.

Les collections séreuses abondantes s'accompagnent ordinairement d'atrophie ou de ramollissement de la substance cérébrale : elles donnent lieu à l'affaiblissement graduel des facultés intellectuelles.

Quelques auteurs sont portés à admettre l'hydropisie cérébrale, et particulièrement l'œdème du cerveau, dans une forme d'aliénation assez remarquable que nous décrirons sous le nom de stupidité.

L'état séreux apoplectiforme se rencontre fréquemment dans la paralysie générale. Il s'annonce par des paralysies transitoires d'un bras, d'une jambe, d'une durée de quelques jours.

Suivant Guislain, on remarquerait pendant la vie, chez les malades atteints de congestion séreuse, une certaine pâleur des paupières, une infiltration marquée, surtout à la paupière supérieure. Les pupilles sont dilatées d'une manière anormale ; quelquefois on remarque de la stupeur et une turgescence veineuse de la tête.

Les épanchements séreux hydrocéphaliques peuvent être souvent attribués, d'après Niemeyer, à une augmentation de pression dans

(1) Bayle, *op. cit.*

l'intérieur des vaisseaux; d'autres fois ils sont la conséquence d'une altération du sang, ou ils peuvent quelquefois encore dépendre de troubles de la nutrition qui rendent les parois vasculaires moins élastiques et plus perméables.

Enfin on doit signaler, comme une forme particulière de l'hydrocéphalie, l'*hydrocéphalie ex vacuo*, qui se présente comme une suite obligée de toute diminution de la masse du cerveau aussi bien dans l'atrophie générale de cet organe, surtout l'atrophie sénile (*hydrocéphalie sénile*) que dans l'atrophie partielle du cerveau.

Les épanchements subits et intenses de sérosité dans la substance cérébrale et dans les ventricules provoquent un ensemble de symptômes simulant l'apoplexie, suite d'hémorrhagie : on l'a désignée sous le nom d'apoplexie séreuse.

Les symptômes de l'*hydrocéphalie chronique* se développent ordinairement d'une manière lente et insidieuse. Ils consistent en maux de tête, vertiges, faiblesse des sens, surtout de la vue, souvent en une parésie générale précédée d'une démarche vacillante et de tremblement des membres. Au nombre des symptômes les plus constants, il faut compter des troubles de l'intelligence, surtout son affaiblissement progressif allant jusqu'à la démence. Il faut y ajouter, chez certains malades, des accès convulsifs et des vomissements temporaires. On conçoit aisément que ces symptômes ne suffisent pas pour donner au diagnostic une certitude absolue.

Meynert fait jouer à l'hydrocéphalie un grand rôle dans la genèse des maladies mentales. Chez beaucoup d'aliénés, il existerait de l'hydrocéphalie congénitale à un degré plus ou moins marqué et qui passerait souvent inaperçue.

Épaississement, opacité de l'arachnoïde. — L'arachnoïde subit dans certains cas de profondes altérations; ce que l'on rencontre le plus souvent, c'est un épaississement blanc grisâtre de cette membrane. Cette lésion, l'une des plus fréquentes, suivant Parchappe, ne se présente pas dans tous les cas avec les mêmes caractères : l'épaississement peut exister sans l'opacité; l'opacité, au contraire, suppose l'épaississement. Ces épaississements opaques de l'arachnoïde ne paraissent pas être, d'après Lélut, le résultat de l'incorporation de pseudomembranes au feuillet cérébral de l'arachnoïde.

Ils siègent toujours, ainsi qu'il a pu s'en convaincre par des dissections attentives, en dehors de cette membrane, et sont dus à une sorte de dépôt de matière albumineuse à sa face externe ou cellulaire. Ils présentent plusieurs degrés qu'on ne peut guère apprécier que par l'opacité et la ténacité de la méninge. Cette ténacité est quelquefois telle qu'on peut enlever en une seule pièce la plus grande partie de l'arachnoïde entraînant après elle la pie-mère intermédiaire aux circonvolutions.

L'épaississement est rarement général; presque toujours il correspond à la convexité des hémisphères, et rarement il intéresse toute l'étendue de cette convexité. Dans presque tous les cas où il est étendu et continu, l'altération n'existe que dans les deux tiers antérieurs des hémisphères. Dans les cas où l'épaississement n'est que partiel et interrompu, il a son siège au niveau des anfractuosités de la convexité (1).

Il peut être très considérable. Bayle a vu l'arachnoïde acquérir une épaisseur égale à celle de la plèvre, du péricarde, de la dure-mère ou même des parois de l'estomac. Dans quelques cas, que nous avons observés nous-même, l'arachnoïde présentait une consistance tellement prononcée qu'on ne pouvait rompre cette membrane sans effort. L'arachnoïde paraît souvent infiltrée; elle offre alors un aspect lardacé et semble soulevé par des masses vitriformes qui la séparent de la pie-mère. Suivant Lélut, ces épanchements gélatineux ne se feraient pas entre l'arachnoïde et la pie-mère, ainsi que l'ont pensé quelques auteurs, mais à la surface libre de cette première membrane.

Les épaississements opaques de l'arachnoïde se présentent dans les formes chroniques de la folie; ils constitutent rarement une lésion isolée, et les signes qui pourraient les caractériser se confondent alors avec les symptômes généraux propres à d'autres lésions anatomiques du cerveau (Guislain). Si l'intelligence, si les facultés morales qui forment l'attribut le plus élevé de l'homme subissent, par le fait même de cette dégénérescence, un degré d'affaiblissement plus ou moins marqué, du moins ne remarque-t-on point de symptômes de paralysie, tant qu'il n'a pas été imposé au cerveau une trop grande compression ou une atteinte profonde.

Granulations de l'arachnoïde. — Granulations de l'épendyme. — Une altération assez remarquable, anciennement étudiée par différents auteurs, consiste dans l'existence de granulations qui se développent à la surface libre de l'arachnoïde. Cette membrane est alors couverte de petites aspérités arrondies, sphériques; la surface devient comme chagrinée; au toucher, elle donne une sensation rugueuse. Elles peuvent être, dans la plupart des cas, facilement distinguées à l'œil nu; elles siègent quelquefois vers le milieu de la convexité des hémisphères.

L'arachnoïde chargée de ces granulations est toujours plus ou moins injectée et épaissie; celles-ci sont plus compactes aux endroits fortement injectés, particulièrement entre les circonvolutions, au fond desquelles se trouvent les plus grandes veines; même dans beaucoup de cas il n'y a de granulations qu'en ces endroits. Suivant cet auteur, ces granulations seraient une sorte d'hypertrophie de l'endothélium de

(1) Parchappe, *op. cit.*

l'arachnoïde. Cette production viendrait jeter un jour nouveau sur la doctrine de Virchow, concernant l'indépendance des tissus élémentaires vis-à-vis du système nerveux et des vaisseaux, car jusqu'ici l'on n'a pas trouvé de nerfs dans l'arachnoïde.

Au point de vue pathologique, ces granulations doivent être considérées comme les produits d'une irritation chronique de l'arachnoïde. On les rencontre, en effet, dans les cas où le malade avait été affecté d'irritation cérébrale considérable, ou de congestion cérébrale ; chez les individus morts à la suite de *delirium tremens*, chez les épileptiques sujets à des accès de manie, dans la paralysie générale, dans les diverses formes de démence secondaire. Elles ne sont pas d'une importance particulière en ce qui concerne la marche de la maladie; on ne les trouve que là où il y a encore d'autres altérations plus graves, telles que les épaississements des méninges, les adhérences de celles-ci avec les circonvolutions cérébrales, etc.

D'après le docteur Meyer (1), médecin de l'établissement d'aliénés de Hambourg, lorsque cette lésion existe, on peut voir, en y regardant de près, surtout obliquement, de petits grains opaques semblables à du sable de quartz. On les a pas observés à la base du cerveau.

Bayle dit que les granulations sont bien plus fréquemment parsemées, en nombre très considérable, sur l'arachnoïde des cavités cérébrales. L'arachnoïde des cavités cérébrales de Bayle n'est autre chose que l'*épendyme*.

L'épendyme des ventricules est très souvent le siège de cette lésion dans la paralysie générale et dans d'autres affections chroniques (2). Rokitansky considère les granulations comme un épaississement de la membrane.

Adhérences méningo-cérébrales. — On peut rencontrer dans quelques circonstances, assez rarement cependant, entre les deux feuillets de l'arachnoïde, des adhérences formées par un tissu cellulaire plus ou moins serré. Bayle les a trouvées huit ou dix fois sur cent ; c'est aussi la proportion indiquée par Guislain. Elles se rencontrent surtout le long de la grande scissure, quelquefois à la région correspondante des pariétaux : la faux peut être adhérente à l'arachnoïde viscérale dans quelques endroits.

Mais une lésion autrement grave et importante est celle qui consiste dans des adhérences contractées entre les méninges et la substance cérébrale. La pie-mère est alors intimement unie avec la substance corticale dans une étendue variable, particulièrement le long du bord supérieur des hémisphères cérébraux et à la région des lobes antérieurs. Lorsqu'on cherche à détacher cette membrane, on enlève en même temps des portions plus ou moins considérables de

(1) Meyer, *Correspondenzblatt*, 15 janvier 1868.
(2) Voir *Paralysie générale*.

la couche superficielle de la substance grise. Cette dernière, dépouillée de la pie-mère, se présente comme rongée ou parsemée de vastes ulcérations, à fond rugueux et rougeâtre. Il peut arriver aussi que le ramollissement de la substance grise soit porté à un tel degré que l'on entraîne de petites parcelles de cette substance à mesure que l'on enlève les méninges, mais, avec un peu d'attention, on ne se laissera pas tromper par cette cause d'erreur.

Rarement les adhérences existent dans les sinuosités des circonvolutions; c'est à la surface même de ces dernières qu'elles se forment ordinairement, elles doivent être considérées comme le résultat de l'état congestif et de l'irritation sub-inflammatoire qui en est la conséquence.

Causes. — L'examen microscopique de la substance cérébrale formant des adhérences avec la pie-mère, n'a pas permis à Guislain de reconnaître une différence appréciable entre cette substance et celle qui est simplement congestionnée.

Les adhérences entre les méninges et l'écorce cérébrale se rencontrent dans certaines affections chroniques et surtout à une période avancée de la paralysie générale. On les observe particulièrement chez les individus dont l'intelligence a été rapidement obscurcie et qui ont présenté des signes d'irritation cérébrale, tels que grincement des dents, cris aigus, perçants, etc.

Ces adhérences tiennent à l'épaississement des fibrilles de névroglie qui unissent d'une manière plus intime la pie-mère et l'écorce cérébrale.

Fausses membranes. — Pachyméningite hémorrhagique. — On trouve aussi des fausses membranes qui ont été bien décrites par Bayle, Calmeil et Lélut. Elles peuvent être organisées ou non organisées, elles sont toujours ténues dans la cavité arachnoïdienne; elles occupent surtout la partie convexe et antérieure des hémisphères cérébraux; elles adhèrent soit à la face interne du feuillet pariétal, soit à la face externe du feuillet viscéral. Elles ont une épaisseur qui varie depuis celle d'une toile d'araignée jusqu'à une demi-ligne, une ligne et même deux lignes. Cette épaisseur n'est pas la même dans tous les points; elle est plus considérable sur la convexité des hémisphères et va en diminuant à mesure qu'on s'approche de la base du crâne.

Le docteur Aubanel (1) se rattache à cette opinion de Baillarger, qui avait essayé de démontrer que la plupart des fausses membranes qu'on trouve dans l'arachnoïde sont le résultat, la trace d'anciennes hémorrhagies des méninges. Suivant Aubanel, les fausses membranes qui occupent chez les aliénés la soi-disant cavité de l'arachnoïde se pré-

(1) Aubanel, *Annales médico-psychologiques*, t. II, 1843.

sentent, indépendamment de leurs degrés variables d'organisation, sous deux états : les unes constituées par un double feuillet formant un sac, qui est quelquefois vide, mais qui renferme ordinairement dans une partie ou dans la totalité de sa capacité des masses fibrineuses plus ou moins colorées. Ces cas ont été désignées sous le nom d'*hémorrhagies enkystées des méninges*. Les autres se présentent sous une forme plus simple : ce sont des fausses membranes à un seul feuillet, étendues sur une surface plus ou moins grande du cerveau, quelquefois à peine visibles, d'autres fois tout à fait organisées, et ressemblant alors plus ou moins à des membranes séreuses. Ces fausses membranes sont, d'après l'auteur que nous citons, le résultat d'hémorrhagies méningées qui ne diffèrent que par la quantité de sang épanché. Dans le premier cas, elles sont dues à un épanchement considérable, dont les couches les plus superficielles se sont changées en un tissu membraneux ; dans le second cas, à une extravasation légère qui a subi en totalité cette transformation. Les épanchements sanguins de la cavité de l'arachnoïde, autrement dit, les apoplexies méningées, peuvent avoir leurs symptômes propres, mais ces symptômes varient en raison de la quantité de sang épanché, du siège que le liquide occupe, etc.

Depuis, d'importantes études ont été faites sur ce sujet.

Baillarger considérait l'hémorrhagie méningée comme primitive, et la formation de la fausse membrane ne serait que le résultat de l'organisation que subiraient consécutivement les parties périphériques du caillot sanguin.

Des travaux récents ont démontré que les hémorrhagies sont, au contraire, subordonnées à l'existence de la néomembrane, qui serait le produit immédiat d'un travail phlegmasique de l'arachnoïde pariétale ou de la dure-mère cranienne ; Virchow a désigné, sous le nom de *pachyméningite*, cette inflammation de la dure-mère. Charcot, Vulpian, Lancereaux décrivent, sous le nom de *néomembranes*, ce produit de nouvelle formation, qu'ils considèrent comme le résultat d'un travail phlegmasique accompli au sein de la dure-mère cranienne.

L'injection de la surface du feuillet interne de la dure-mère est le premier phénomène par lequel se manifeste la néomembrane ; bientôt après apparaît une couche mince d'un exsudat qui paraît fibrineux. Cette couche augmente peu à peu d'épaisseur, et en même temps elle s'organise ; de nouvelles couches se déposent et se transforment comme les précédentes, en tissu conjonctif. Les vaisseaux, dont le nombre varie suivant l'âge de la néomembrane et les conditions morbides qui président à son développement, sont remarquables en général par leurs dimensions, qui ne sont pas en rapport avec la constitution de leurs parois. Celles-ci, d'une faible épaisseur, sont formées en général par deux tuniques seulement. Cette structure indique qu'ils doivent se rompre avec facilité, surtout si l'on remarque, avec M. Lancerceaux, que les parois s'altèrent rapidement, et qu'il est rare de ne pas rencontrer quelques vaisseaux en voie de dégénérescence graisseuse. Même dans le cas où la néomembrane n'est pas encore ancienne, on se rendra compte des ruptures fréquentes qu'ils subissent. Ces néomembranes, amincies et intimement adhérentes à la dure-mère, ressemblent par leur aspect aux membranes séreuses ; le plus souvent elles sont parsemées de taches violacées, vineuses ou brunâtres, quelquefois jaunâtres, en général plus abondantes vers le centre qu'aux parties périphériques.

L'épanchement sanguin qui se fait dans ces néomembranes est plus ou moins abondant, suivant qu'elles sont elles-mêmes plus ou moins vasculaires. Si, dans quelques cas, il se présente sous forme d'une simple tache ecchymotique, on le voit dans d'autres circonstances former des tumeurs volumineuses.

Dans quelques cas exceptionnels, on trouve entre les feuillets de la néomembrane un épanchement séreux. Ces cas ont été décrits sous le nom d'*hygroma de la dure-mère*.

Brunet n'admet pas cette opinon que l'hémorrhagie méningée prenne sa source dans la membrane de nouvelle formation. Il s'attache, au contraire, à démontrer que les extravasations sanguines, contenues dans l'épaisseur des néomembranes de l'arachnoïde pariétale, sont dues à la rupture des vaisseaux de cette séreuse, et que cette rupture a ordinairement lieu en même temps que l'exsudation du blastème. On trouve du sang épanché dans l'épaisseur des néomembranes, même à leur première période de formation ; et d'ailleurs, ajoute ce médecin, les vaisseaux de celles-ci sont souvent très peu nombreux et n'apparaissent jamais qu'au bout d'un certain laps de temps (1).

Le docteur Sperling a voulu faire des expériences à ce sujet, et il est parvenu à produire artificiellement chez des lapins la pachyméningite. Les résultats qu'il a obtenus ont une importance réelle au point de vue de la pathogénie de cette affection ; ils démontrent que les vaisseaux observés dans les fausses membranes sont, au moins dans la pachyméningite expérimentale, consécutifs à l'épanchement et non la cause de l'épanchement. Sperling a procédé, en injectant entre la dure-mère et l'arachnoïde, et au-dessus de la convexité du cerveau, chez des lapins, du sang frais, du sang défibriné et divers liquides irritants. « Les injections, faites avec le sang frais du lapin, ont donné des résultats remarquables. Huit jours après l'opération on observait le début de l'organisation d'une membrane, et celle-ci était complètement organisée en deux ou trois semaines ; dans tous les cas on peut, au bout de trois semaines, constater une néoformation de vaisseaux.

(1) Brunet, *Gaz. des hôpitaux*, janvier 1863.

» Ces néomembranes étaient tout à fait analogues à celles que l'on trouve dans la pachyméningite hémorrhagique. L'organisation du sang s'établissait à la convexité du cerveau, et sur la face interne de la dure-mère. La production des néomembranes se faisait par organisation de la fibrine injectée. Ces conclusions sont appuyées par les résultats d'autres expériences.

» Avec le sang défibriné on n'observe, au bout de trois semaines, aucune trace de néomembrane, et le sang est presque entièrement absorbé. Les injections de liquides irritants, tels que des solutions d'acide acétique, d'iode, ne produisent pas de néomembranes (1). »

Nous n'avons pas à faire l'histoire de la pachyméningite. Archambault (2) et Jaccoud (3) ont donné les détails nécessaires sur ce sujet. Nous nous bornerons à quelques courtes indications.

Suivant Christian, la néomembrane peut exister, se développer sans hémorrhagie, de même que le sang peut s'épancher dans la cavité de l'arachnoïde sans qu'il y ait de néomembrane. Qu'un vaisseau de la dure-mère, qu'un sinus se rompe, et l'hémorrhagie se produira indépendamment de toute inflammation préalable.

Les hémorrhagies, sans néomembranes, ne sont pas extrêmement rares chez les aliénés : Calmeil en a rapporté plusieurs exemples.

En dehors de l'aliénation mentale, l'hémorrhagie méningée intra-arachnoïdienne sans pachyméningite, a été rencontrée surtout chez les alcooliques, quoique chez eux l'inflammation de la dure-mère soit loin d'être rare. La dégénérescence graisseuse des vaisseaux, conséquence de l'alcoolisme chronique, explique la facilité des ruptures vasculaires.

La pachyméningite se rencontre principalement dans la paralysie générale, où Baillarger l'a notée une fois sur huit; on l'observe aussi dans d'autres formes d'aliénation telles que la manie, la démence, etc., mais surtout dans les formes chroniques de la folie et à leur période ultime.

Les *signes* qui permettent de distinguer l'existence, pendant la vie, d'une pachyméningite sont difficiles à caractériser ; la symptomatologie est, sous ce rapport, d'autant plus obscure qu'il est rare que les néomembranes, les hémorrhagies qui peuvent les accompagner, ne viennent pas s'ajouter à d'autres complications cérébrales. Le trouble mental plus profond, une sorte d'égarement particulier qui tranche avec le délire caractéristique de la forme spéciale d'aliénation, l'état de marasme qui prend une marche plus aiguë, les phénomènes d'hémiplégie incomplète, les périodes comateuses se dissipant en quelques

(1) Sperling, *Centralblatt*, n. 29, 1871.
(2) Archambault, *Dict. encycl. des sc. méd.* Paris, 1873, art. MÉNINGES.
(3) Jaccoud et Labadie-Lagrave, *Nouveau dict. de méd. et de chir. prat.* Paris, 1876, t. XXII, art. MÉNINGES.

jours, et qui tiennent aux hémorrhagies successives, tels sont, d'après Christian, les signes qui permettent de soupçonner l'existence d'une pachyméningite (1). On peut observer aussi de l'agitation musculaire et une certaine élévation de la température.

Les diverses lésions des méninges que nous venons de passer en revue, les opacités, l'épaissement de l'arachnoïde, les granulations qui la transforment en une sorte de tissu fibreux, résistant, chagriné à sa surface; les épanchements séreux et hémorrhagiques qui se forment dans sa cavité, les fausses membranes plus ou moins épaisses qui en résultent : tous ces produits morbides qui, pour la plupart, appartiennent aux diverses formes de la folie devenue chronique, sont, en partie, le résultat de l'irritation de la membrane séreuse. Mais comment se fait-il que ces membranes subissent ainsi passivement, lentement, une semblable transformation, tandis que chez les individus non aliénés, on voit se produire de redoutables symptômes, lorsque les méninges viennent à éprouver la moindre atteinte? Il y a là, sans doute, une loi en vertu de laquelle les organes les plus délicats, les plus impressionnables, perdent leur sensibilité sous l'influence de circonstances particulières. C'est ainsi que, dans la paralysie générale, la méningite la mieux caractérisée anatomiquement se développe d'une manière insidieuse, sans déterminer aucun de ces phénomènes réactionnels, qui se produisent constamment dans d'autres circonstances.

Il n'est pas rare d'ailleurs de voir les mêmes conditions morbides se produire dans d'autres séreuses de l'économie. C'est ainsi que l'obstacle apporté à la circulation de la veine-porte, détermine peu à peu l'épanchement séreux de la cavité péritonéale, et des dégérescences plus ou moins considérables du péritoine, sans qu'il se soit manifesté pendant la vie des symptômes de péritonite.

Ossifications de la dure-mère. — Il existe chez un certain nombre d'aliénés, des noyaux d'ossification de volume et de forme variables, ayant pour siège les replis de la dure-mère; ils se rencontrent le plus souvent dans la faux ou dans son voisinage.

Ces ossifications sont quelquefois assez considérables pour déterminer une véritable irritation.

Elles se présentent dans quelques cas sous la forme d'une épine extrêmement aiguë et, dans certaines circonstances, elles ont donné lieu à une inflammation plus ou moins étendue de la partie correspondante du tissu cérébral. Plus communément, ces ostéophytes de la dure-mère ont la forme de plaques ou la forme granuleuse. Elles peuvent se développer au détriment d'une néomembrane, mais, plus habituellement, il s'agit d'une ossification directe de la membrane fibreuse (2).

(1) Christian, *Ann. de méd. psych.*, juillet 1874.

(2) Jeannerat, *Ossification de la dure-mère, pachyméningite osseuse*. Thèse de Strasbourg, 1866.

Sur 250 autopsies, nous avons trouvé 16 fois des ossifications de la dure-mère; c'est par conséquent la proportion d'environ 1 sur 15. On les rencontre dans les formes d'aliénation les plus variables, mais plus fréquemment chez les individus atteints de démence, de paralysie générale et surtout de folie épileptique; ainsi nous les avons rencontrés trois fois chez 29 épileptiques. L'un de ces malades était sujet à des accès de délire furieux; les deux autres étaient atteints de démence.

Ces ossifications, qui sont parfois très étendues, se montrent à la face interne de la dure-mère, le plus souvent le long du sinus longitudinal supérieur, au point de jonction de la dure-mère avec la faux. Mais, nous l'avons dit, leur siège habituel est sur la faux même à laquelle elles sont comme appendues, surtout à la partie antérieure.

Chose remarquable, nous les avons rencontrées d'une manière presque constante sur la paroi gauche de ce repli de la dure-mère.

Une fois, nous avons trouvé une ossification en forme d'aiguille au milieu du *corps strié* du côté gauche : mais ce sont là des raretés anatomo-pathologiques sur lesquelles nous ne voulons pas insister.

Tumeurs du cerveau. — L'histoire des tumeurs cérébrales, malgré les recherches importantes de quelques auteurs, et particulièrement du professeur Lallemand, laisse encore à désirer. Nous ne parlons pas de l'anatomie pathologique, mais des symptômes en rapport avec la lésion anatomique.

Dans l'état actuel de la science, il est fort difficile de poser le diagnostic exact des tumeurs cérébrales; les symptômes auxquels elles peuvent donner lieu existent également dans d'autres affections graves du cerveau. Les attaques comateuses, les convulsions épileptiformes, la céphalalgie intense, la paralysie de quelques appareils sensoriels, l'affaiblissement intellectuel, peuvent se rencontrer dans des conditions pathologiques extrêmement variables. Le délire même, lorsqu'il apparaît, n'a rien de caractéristique : tantôt c'est une agitation violente, tantôt une perversion morale excessive, coïncidant avec un état particulier de turbulence et de mobilité; ou bien, c'est une hypochondrie, quelquefois, un délire ambitieux présentant une singulière ressemblance avec celui de la paralysie générale.

Quel que soit le siège de la tumeur, les symptômes varient, suivant que le néoplasme donne lieu à une simple irritation de l'organe, à une inflammation plus ou moins violente, à un état de compression, au ramollissement et à la destruction du parenchyme cérébral. Il n'est pas rare d'observer dans quelques cas la mort subite.

Gendrin avait cherché à établir le diagnostic des tumeurs et particulièrement des tubercules, suivant le siège même qu'ils occupaient dans le cerveau. Les signes qu'il a donnés sont loin d'avoir été acceptés par l'expérience clinique (1).

S'il est incontestable, disent Ball et Krishaber (2), qu'on rencontre souvent des tumeurs cérébrales chez les aliénés, il n'est pas moins avéré que l'intelligence peut rester absolument intacte chez des individus qui portent de vastes altérations des hémisphères. Les relevés statistiques nous apprennent que, 148 fois sur 274, c'est-à-dire dans plus de la moitié des cas, l'intelligence a été troublée à des degrés divers; ils démontrent en outre que les troubles aigus prédominent dans les abcès, tandis que les perturbations chroniques sont plus communes dans les tumeurs du cerveau.

L'affaiblissement progressif des facultés, pouvant aller jusqu'à la démence complète, occupe la première place parmi les altérations de l'intelligence. L'aliénation mentale proprement dite, quelle qu'en soit la forme, est infiniment moins fréquente (10 cas sur 274); et l'on est tenté de se demander s'il ne s'agit pas, en pareil cas, d'une simple coïncidence plutôt que d'un véritable rapport de cause à effet; en présence de l'obscurité qui enveloppe de toutes parts la question des lésions physiques dans l'aliénation mentale, il convient de réserver ici son jugement.

Chez une de nos malades, morte à la suite d'une tumeur sarcomateuse du cervelet, l'affection mentale s'était annoncée d'une manière lente: incohérence bizarre, disposition au vol, affaiblissement des facultés, particulièrement de la mémoire; la malade était d'une pétulance et d'une loquacité excessives. Ces symptômes s'accompagnaient d'une perversion morale profonde, d'une malpropreté repoussante, la malade se barbouillait de ses ordures. Elle a succombé enfin à un affaiblissement progressif et à des attaques répétées de congestion cérébrale ; deux mois avant la mort, cette femme présentait encore une excitation maniaque intense et une vivacité extrême; elle courait, dansait, parlait sans cesse, etc.

A l'autopsie on trouva une tumeur sarcomateuse de forme conique, logée dans le lobe cérébelleux droit; les circonvolutions du cervelet étaient détruites.

Une autre de nos malades succombe à une attaque apoplectique foudroyante. On avait remarqué chez elle les symptômes principaux suivants : irritabilité, incohérence avec prédominance d'idées religieuses, et particulièrement d'idées de sorcellerie; hallucinations mal définies, etc.

A l'autopsie, on trouve une tumeur située à la base du crâne, grosse comme la moitié d'un œuf de poule, de forme irrégulièrement ovale, qui siégeait dans la fosse postérieure gauche du crâne, dans l'angle formé par le rocher et le trou occipital, dans lequel s'allongeait une des extrémités de la tumeur. On constate l'aplatissement du pédoncule droit du cerveau, et celui du pont de Varole, dont la texture n'est cependant pas altérée; le lobe gauche

(1) Gendrin, *Tubercules du cerveau*. Paris, 1823.
(2) Ball et Krishaber, *Dict. encycl. des sc. méd.*, 1873, art. CERVEAU, p. 569.

du cervelet présente aussi un aplatissement correspondant. La tumeur offre un aspect sarcomateux; elle est ramollie au centre; elle s'est développée sur la dure-mère elle-même et se détache facilement du crâne érodé.

Chez une autre malade, décédée dans un état comateux, nous avons trouvé, à l'autopsie, une tumeur cancéreuse volumineuse, qui se prolongeait dans tout le lobe antérieur de l'hémisphère gauche, et qui partait de la lame criblée de l'ethmoïde. On avait noté, comme symptômes principaux : un engourdissement particulier, des douleurs de tête, névralgie faciale du côté gauche; affaiblissement de l'intelligence, surtout de la mémoire. La malade ne se rappelait plus le nom des objets, qu'elle désignait tous par le mot « chose ». Il existait de l'excitation maniaque, une perversion morale, des impulsions érotiques : on observait en outre l'affaiblissement de la vue, et les mouvements de la langue étaient embarrassés.

Un malade (1), atteint d'un cylindrome de la dure-mère, du volume d'une pomme et qui avait détruit la région temporo-occipitale du côté gauche, présentait depuis 4 ans 1/2 les symptômes suivants de tumeur cérébrale : céphalée occipitale intense, augmentée par le plus léger choc et paroxystique; cécité complète, abolition du goût, de l'odorat; difficulté dans l'articulation des mots; vertiges continuels, vomissements; le malade ne pouvait quitter le lit, paraplégie incomplète, gâtisme; hyperesthésie cutanée diffuse, exagération des réflexes, allant jusqu'à l'épilepsie spinale. Assoupissement et périodes d'excitation violente, qui avait nécessité le placement à l'asile. Le malade faisait des excès de boisson dans le but de se tuer, il avait une perversion morale, se découvrait et disait des obscénités devant ses enfants.

Les troubles de la vision et les symptômes paralytiques plus marqués du côté droit, au début, ont fait penser que la tumeur pouvait siéger dans le lobe occipital gauche. Cette opinion devint une certitude, lorsque, dans les six derniers mois, l'on vit se produire dans cette région une voussure cranienne volumineuse. Ce malade n'a jamais eu d'épilepsie, ce qui pour beaucoup d'auteurs est en faveur de la localisation occipitale.

Encéphalite. — Ramollissement cérébral. — On rencontre fréquemment chez les aliénés, dans diverses formes d'aliénation et particulièrement dans la démence, le ramollissement cérébral.

On distinguait autrefois deux sortes de ramollissement : l'une inflammatoire, rouge; l'autre non inflammatoire, blanc. Cette distinction n'a plus aujourd'hui sa raison d'être; les travaux modernes ont jeté sur l'histoire de cette altération un jour tout nouveau; on trouvera tous les détails nécessaires dans les études remarquables publiées par Charcot, Vulpian, Lancereaux, Hayem, etc. Il nous suffira de résumer succinctement les données particulières qui se rapportent à l'aliénation mentale.

M. Cornil fait remarquer que le cerveau et la moelle sont des organes qui se désorganisent très rapidement après la mort, surtout en été; et pour peu qu'on néglige les précautions minutieuses qu'on doit

(1) J. Dagonet, *Tumeur de la dure-mère cranienne* (*Archives de méd. expérimentale*, 1er mai 1892).

prendre pour les enlever, on aura immédiatement des diminutions de consistance qui en imposeront pour des ramollissements pathologiques. Dans les centres nerveux, la substance unissante si ténue et si délicate de la névroglie sera facilement ramollie par l'imbibition du liquide sorti des vaisseaux; les tubes nerveux, eux-mêmes, qui ne sont pas là, comme dans les cordons nerveux, entourés par les membranes solides du névrilème, subissent rapidement aussi une altération cadavérique qui consiste dans la liquéfaction de leur substance médullaire ou myéline. Celle-ci se fluidifie en effet d'autant plus que la mort remonte à un temps plus long; et il est impossible de faire, vingt-quatre heures après la mort, des préparations, sans voir une grande quantité de gouttelettes de myéline se répandre partout dans la préparation.

Le ramollissement cadavérique de l'encéphale et de la moelle est donc, comme on voit, rapide; il y a aussi des différences considérables suivant les sujets, les conditions de température étant les mêmes. Cela tient à ce que la substance nerveuse se ramollira d'autant plus vite qu'elle sera imbibée d'une plus grande quantité de liquide. Quoi qu'il en soit, il faut se défier des altérations que l'on rencontre sous ce rapport, et surtout, comme le dit Cruveilhier, des observations dans lesquelles le cerveau est ramolli dans la totalité. On doit avoir plutôt confiance dans la réalité de cette lésion lorsqu'elle est partielle.

Les causes les plus diverses, ainsi que le fait observer Cornil, viennent produire le ramollissement du cerveau. On peut ajouter que c'est une maladie presque toujours due à une lésion des vaisseaux; l'encéphalite elle-même ne la déterminerait que bien rarement.

Ainsi, dans le cerveau, une oblitération complète d'une artère produit une mortification partielle de la substance cérébrale, et elle amène à sa suite un ramollissement. C'est ce qu'on observe dans le ramollissement par embolie. De même une endartérite végétante de l'artère sylvienne ou de toute autre artère cérébrale peut déterminer, comme cela a lieu si souvent, une coagulation de la fibrine du sang et produire un résultat analogue. Le foyer de ramollissement est réduit en une bouillie ou en un liquide blanchâtre, analogue au lait de chaux, et contenu dans des mailles cloisonnées représentant les vestiges des vaisseaux, ou dans une loge unique. Ce qui domine dans ces parties ramollies, c'est la graisse provenant des modifications de la myéline et accumulée, sous formes de granulations fines, dans les *corps granuleux*.

Pour ce qui concerne le cerveau, si l'on conservait dans les divisions anatomo-pathologiques la terminologie ancienne basée sur l'examen de la lésion à simple vue, il faudrait, à côté de ce ramollissement blanc par embolie ou endartérite, décrire les autres formes de ramollissement qui n'ont aucun rapport avec lui, le ramollissement par encéphalite, le ramollissement purulent, le ramollissement œdémateux, etc., toutes lésions qui n'ont avec la première qu'un rapport grossier. C'est ainsi que la plupart des maladies les plus différentes dans leur cause et leur nature, par leurs localisations cérébrales peuvent déterminer un ramollissement de cet organe. L'épanchement du sang hors des vaisseaux, dans certains cas d'apoplexie miliaire, ou en foyers, donne un ramollissement dans lequel la substance cérébrale est détruite et mêlée avec le sang. Certaines variétés d'encéphalite donnent lieu à une diminution de cohésion du tissu nerveux, comme on le voit dans la paralysie générale des aliénés, l'infiltration purulente, etc. (1).

Suivant J. Parrot, la lésion de la substance nerveuse, communément désignée sous le nom de ramollissement cérébral, est nécrobiotique et non inflammatoire. C'est une opinion généralement admise aujourd'hui (2).

M. Hayem a publié, en 1868 (3), une étude remarquable sur les diverses formes d'encéphalite. Il admet que le ramollissement cérébral peut être consécutif, quoique plus rarement, à diverses formes d'encéphalite. On ne saurait nier, dit-il, l'existence de l'encéphalite spontanée subaiguë, de l'encéphalite suppurée, des différentes espèces de méningo-encéphalite, de l'encéphalite chronique, etc. La découverte de la névroglie permet de comparer le cerveau à tous les viscères, et d'appliquer à l'étude de l'encéphalite les lois générales qui président à l'évolution de l'inflammation dans tous les tissus parenchymateux.

Les inflammations suppuratives sont, d'après cet auteur, habituellement aiguës : on sait qu'il peut exister dans l'encéphale des abcès chroniques; l'encéphalite hyperplasique qui caractérise la paralysie générale peut être plus ou moins restreinte. Chacune de ces encéphalites peut être limitée à un point particulier de l'encéphale, ou bien y être disséminée, et siéger d'une manière diffuse dans des points multiples et mal circonscrits. Ces lésions peuvent aussi se développer primitivement, ou bien comme une conséquence des lésions des organes voisins ou d'autres lésions du tissu nerveux.

Le ramollissement inflammatoire circonscrit se rencontre assez rarement chez les aliénés; il peut se montrer dans tous les points du cerveau. Mais, ainsi qu'il résulte des relevés de Durand-Fardel, c'est dans les circonvolutions cérébrales qu'on l'observe ordinairement, et dans ce cas, près d'un tiers des sujets ne présentent de lésions que dans la substance grise. Viennent ensuite les diverses régions de l'encéphale, à peu près dans l'ordre où se montre l'hémorrha-

(1) Cornil, *Dict. encycl. des sc. méd.*, 1874, art. RAMOLLISSEMENT.
(2) J. Parrot, *Dict. encycl. des sc. méd.*, art. CERVEAU, p. 423.
(3) Hayem, *Encéphalite*, 1868.

gie cérébrale : corps striés, couches optiques, protubérance, etc..

Nous n'insisterons pas sur les caractères anatomiques qui servent à distinguer le ramollissement inflammatoire, et qu'on trouvera décrits dans les différents traités de pathologie. Le tissu cérébral présente une coloration plus ou moins rougeâtre, lorsqu'on l'observe au début de la maladie. Plus tard, cette coloration devient verdâtre, grisâtre, et dépend de l'infiltration purulente; le pus même se trouve quelquefois réuni en foyer. Si l'on peut, au début, constater une sorte d'induration rouge, le ramollissement ne tarde pas à se manifester, et présente tous les degrés possibles, jusqu'à un état de diffluence complète. Lorsque l'inflammation existe à la surface du cerveau, il se forme des adhérences avec les méninges. On a encore rencontré une variété d'inflammation ulcéreuse, caractérisée par l'ulcération plus ou moins profonde des diverses parties du cerveau.

Il nous reste à examiner quelques autres particularités qui se rattachent au ramollissement cérébral, et qui ont été principalement observées chez les aliénés.

La substance grise présente deux variétés de ramollissement bien distinctes, décrites l'une par Foville, l'autre par Parchappe.

Dans la première, les circonvolutions sont très brunes, très humides à leur surface, d'une mollesse diffluente. La substance grise cède au plus léger contact; des lotions à grande eau suffisent à la faire disparaître, et il ne reste à sa place qu'un enfoncement dont le fond est constitué par la substance blanche. Le ramollissement n'est pas toujours général; quelquefois il est circonscrit dans une étendue peu considérable et nettement délimitée.

Foville et Calmeil ont rencontré des ramollissements partiels de cette espèce, consistant dans l'absence complète de substance grise, dans une étendue circulaire de la grandeur d'un demi-pouce à un pouce. Les bords de cette perte de substance étaient taillés à pic, et le fond était formé de substance blanche.

La deuxième variété de ramollissement a été décrite par Parchappe. Il lui donne le nom de *ramollissement de la partie moyenne de la couche corticale*, et il prétend qu'elle n'a été rencontrée jusqu'à présent que dans des cerveaux d'aliénés. Dans des cas rares, la couche corticale est ferme, et même plus ferme qu'à l'état normal. Si, avec le manche du scalpel, on entame la surface de cette couche, et si on soulève les bords de la division, l'on détermine avec une grande facilité une décortication tout à fait analogue à celle qui se produit dans les cas précédents ; en se servant de ce procédé, on constate l'existence du ramollissement moyen de la couche corticale, dans des cas où cette altération passerait tout à fait inaperçue, si l'on n'avait recours à ce mode d'examen.

Les régions où ce ramollissement est le plus fréquent et le plus étendu sont : l'extrémité des lobes antérieurs, les parties inférieures et latérales des lobes moyens, la partie de la convexité des hémisphères qui longe la faux dans ses deux tiers antérieurs, la substance grise de la corne d'Ammon et celle du corps strié.

C'est presque toujours la substance corticale qu'on trouve ramollie chez les aliénés; quelquefois la substance grise et la substance blanche sont ramollies en même temps. Lorsque le ramollissement occupe une vaste étendue, on observe un affaissement, une déformation caractéristique de tout l'organe. La substance blanche cède à l'action la plus légère; elle se transforme en une bouillie, en un élément demi-liquide qu'on enlève très facilement avec le manche du scalpel.

Dans les cas de collection séreuse, les liquides épanchés sous la pie-mère peuvent se frayer un chemin jusque dans la trame intime de la substance corticale, en accompagnant les vaisseaux dans leur trajet; cette infiltration produit la macération de la substance cérébrale. Cette dernière possède d'ailleurs une aptitude extrême à se laisser pénétrer par des fluides étrangers à sa nutrition. Frédéric et Herrmann Nasse ont démontré que la substance cérébrale peut recevoir une énorme quantité d'eau et l'absorber, avant que le moindre changement se remarque dans sa consistance. C'est surtout dans les hémisphères que l'imbibition se manifeste d'une manière plus prononcée.

D'après Guislain, l'indice le plus caractéristique du ramollissement cérébral consisterait dans des paralysies nettement dessinées; on le reconnaît généralement à l'altération qui se manifeste dans les traits, et qui est telle, qu'on peut en quelque sorte préciser le moment où le ramollissement s'accomplit (1).

Atrophie cérébrale. — L'atrophie cérébrale est générale ou partielle.

Elle peut être générale, dit Potain, c'est-à-dire s'étendre à peu près uniformément à la totalité du cerveau dans les conditions suivantes : 1° lorsque le cerveau est arrêté dans son développement, à une époque très peu avancée de la vie fœtale; 2° lorsque, en raison de l'état sénile ou par suite d'une maladie longue et grave, telle que la phthisie ou la fièvre typhoïde, la nutrition subit une atteinte assez profonde pour entraîner un grand amaigrissement; le cerveau diminue de volume et s'amaigrit au même titre et de la même façon que la plupart des autres organes; 3° lorsqu'une affection cérébrale chronique portant sur le cerveau, pendant plus ou moins longtemps, modifie les conditions de sa nutrition ou provoque des proliférations conjonctives qui se terminent par la rétraction des tissus, et par une diminution de volume plus ou moins notable.

(1) Foville, *Ann. méd. psych.*, janv. 1873.

L'atrophie partielle, localisée à une portion circonscrite du cerveau, est habituellement secondaire et consécutive à des lésions diverses de cet organe (1).

M. Cotard partage en trois groupes les faits pathologiques au milieu desquels se développe l'atrophie partielle :

1° Ceux où l'on constate la présence de plaques jaunes plus ou moins étendues qui dépendraient d'un ramollissement, ou peut-être, comme le croit Hayem, d'une encéphalite localisée; 2° ceux dans lesquels on trouve des kystes plus ou moins volumineux, remplis d'un liquide clair et entourés d'une zone ocrée, vestiges évidents d'un ancien foyer hémorrhagique ; ou bien des cavités anfractueuses remplies d'un liquide laiteux, qui attestent l'existence antérieure d'un foyer de ramollissement ; 3° ceux où l'on ne constate rien d'autre que la disparition complète de la substance nerveuse dans certains points de l'hémisphère, de telle façon que le ventricule latéral n'est plus séparé, en quelque sorte, de la pie-mère, que par une mince cloison membraneuse parcourue par des vaisseaux, et autour de laquelle les circonvolutions affaissées et rétractées ont pris un aspect gélatineux; 4° ceux enfin où l'atrophie, c'est-à-dire la diminution du volume, résulte directement de la sclérose qui a envahi une partie de l'un des hémisphères (2).

D'après l'auteur que nous citons, l'état mental est très variable suivant les différentes formes que présente la lésion ; l'atrophie des deux lobes postérieurs peut coïncider avec une intelligence assez bien conservée. L'atrophie des deux lobes antérieurs et en général des deux hémisphères se manifeste par une idiotie portée à un très haut degré.

L'atrophie cérébrale n'est pas, en définitive, une espèce morbide distincte, mais le terme auquel aboutissent diverses maladies cérébrales.

Sous le nom de *marasme cérébral*, Parchappe a désigné l'atrophie cérébrale générale ; cet auteur l'a remarquée dans le dixième environ des cas; on l'observe surtout dans la démence chronique. Dans ce cas, le cerveau a diminué de volume ; il existe un retrait considérable des hémisphères, et particulièrement des lobes antérieurs, qui se trouvent plus ou moins éloignés de la table interne du crâne; la dure-mère se montre fortement plissée, et, presque toujours, on rencontre un épanchement de sérosité qui remplit l'espace formé entre le crâne et la surface du cerveau.

Scléroses. — Nous ne ferons pas, à propos de cet aperçu sur l'anatomie pathologique des aliénés, l'histoire des lésions du système nerveux. Cette étude a été l'objet, dans ces derniers temps, des recherches

(1) Potain, *Dict. encycl. des sc. méd.*, art. CERVEAU (*pathologie*).
(2) Cotard, *Atrophie du cerveau*, 1868 et *Études sur les maladies cérébrales*. Paris, 1890.

les plus intéressantes et elle a été particulièrement exposée par Charcot, qui a fait faire à la science des maladies nerveuses des progrès considérables (1).

La *sclérose en plaques* disséminées n'est pas une affection exclusivement spinale ; elle envahit le cerveau, la protubérance, le cervelet, le bulbe aussi bien que la moelle. Les plaques sont d'un gris rosé, nettement circonscrites, tantôt saillantes, tantôt de niveau avec le tissu environnant, d'autres fois rétractées, déprimées. Ces plaques ne respectent pas les sillons comme les scléroses systématiques, elles passent d'un cordon au cordon voisin. Les variétés d'aspect des plaques dépendent probablement de l'époque plus ou moins avancée où l'on observe les lésions ; elles sont discrètes ou confluentes, la première condition est la plus ordinaire.

Sur le bulbe, les plaques occupent isolément ou simultanément les olives, les pyramides, les corps restiformes. Sur la protubérance, elles siègent en général à la face antéro-inférieure ; les tubercules mamillaires, les pédoncules cérébraux peuvent être affectés. Les nerfs crâniens eux-mêmes n'échappent pas à l'envahissement de la sclérose, les nerfs rachidiens, etc., offrent des altérations en tout semblables à celles de la moelle. Les nerfs le plus souvent atteints sont les nerfs optiques. Dans les hémisphères cérébraux, on découvre assez fréquemment, sur la paroi des ventricules latéraux, de belles et larges plaques de sclérose ; on peut encore trouver des plaques disséminées dans le centre ovale, le corps calleux, le septum lucidum. La substance grise ne jouit pas elle-même d'une immunité absolue ; on rencontre en effet des plaques d'induration grise dans les couches optiques, les corps striés, sur les circonvolutions du cervelet.

D'après Charcot, on doit distinguer trois formes de la sclérose en plaques : la forme mixte ou cérébro-spinale qui est la plus commune, la forme céphalique et la forme spinale.

Nous ne nous étendrons pas sur les symptômes variables que présente cette affection suivant son siège et ses variétés ; nous rappellerons qu'on peut observer, entre autres signes morbides, les troubles de la vue, la diplopie, l'amblyopie, le nystagmus, le vertige giratoire, une disposition aux attaques apoplectiformes, etc.

L'aliénation mentale se manifeste parfois aussi chez les individus qui sont à une période plus ou moins avancée d'*ataxie locomotrice*. Mais nous devons faire remarquer que c'est là un fait relativement rare et que le plus grand nombre des ataxiques peuvent traverser toutes les phases de leur maladie, sans être atteints d'aliénation mentale. On est obligé, dans le premier cas, de considérer l'aliénation mentale plutôt comme une coïncidence que comme la conséquence de

(1) Charcot, *Leçons sur les maladies du système nerveux*, 1873. — Dr Lamarre, *Journal des connaissances médicales*, 15 janv. 1874.

l'extension de la sclérose au système cérébral. Cependant on ne saurait nier qu'il ne puisse y avoir dans certaines circonstances, par le fait de la production des plaques scléreuses dans le cerveau, une cause particulière favorable au développement de l'aliénation mentale : ajoutons qu'il en est de même pour la sclérose en plaques, qui a pu être observée maintes fois sans troubles intellectuels.

Baillarger le premier a signalé les rapports de l'ataxie avec la paralysie générale. Il cite cinq observations dans lesquelles les deux maladies ont été associées (1).

Ach. Foville a rapporté quatre cas de paralysie générale liée à l'ataxie locomotrice (2).

M. Ph. Rey (3), sur neuf malades atteints d'ataxie locomotrice avec complication de folie (dont il a pu recueillir l'observation, pour le plus grand nombre, à l'asile Sainte-Anne), a trouvé les résultats suivants : sur ces neuf malades trois ont été atteints de paralysie générale ; quatre ont présenté les symptômes de la démence caractérisée par l'affaiblissement simple des facultés ; un autre a été atteint d'une lypémanie nettement caractérisée, enfin le dernier a été pris d'un délire maniaque intense, mais d'assez courte durée, et caractérisé particulièrement par des hallucinations de l'ouïe et de la vue ; ce malade avait d'ailleurs complètement perdu ce dernier sens.

Ces différentes formes mentales se sont du reste présentées avec leurs caractères ordinaires, concurremment avec l'ataxie.

Poids du cerveau. — Nous avons relevé exactement, pendant quelques années, le poids du cerveau chez les aliénés ; nous avons trouvé, sous ce rapport, des différences essentielles. On comprend que celles-ci doivent tenir à des éléments complexes.

Le cerveau présente, on le sait, un poids variable, non seulement suivant le sexe, l'âge, mais encore suivant les individus eux-mêmes. Pour pouvoir être utilisée, cette étude statistique doit comprendre un nombre considérable de faits ; il importerait, en outre, de pouvoir comparer entre eux, aussi exactement que possible, les faits de même nature. Quoi qu'il en soit, nous avons trouvé, sur un total de 150 aliénés des deux sexes, atteints de diverses formes d'aliénation, pour le poids moyen de l'encéphale, 1274 grammes (4). On observe à peu près la même moyenne pour la manie, la lypémanie et la paralysie générale ; mais le poids présente une diminution notable dans la plupart des cas de démence. Cette diminution se rencontre d'une manière à peu près constante dans les cas chroniques de la folie épileptique.

(1) Baillarger, *Ann. méd. psych.*, janv. 1862.
(2) Foville, *loc. cit.*
(3) Ph. Rey, *Ann. méd. psych.*, sept. 1875.
(4) A l'état physiologique, la moyenne, sans distinction de sexe, est de 1343 grammes pour les adultes de 25 à 55 ans.

Comme le remarque le Dr Boyd (1), dans l'atrophie cérébrale, quelle qu'en soit la cause, il y a souvent inégalité des deux côtés; un des deux hémisphères est ordinairement beaucoup plus petit que l'autre. Cette inégalité, ajoute ce médecin, s'observe surtout chez les aliénés, et bien plus chez les hommes que chez les femmes; elle est fréquente aussi chez les épileptiques. Dans un cas il y avait une différence en poids de six onces entre les deux hémisphères.

Le Dr Conolly, dans les autopsies qu'il a faites à Hanswell, a trouvé chez quelques épileptiques un hémisphère cérébral plus gros que l'autre.

La forme du crâne ne paraît pas influer sur le développement de l'aliénation, et encore moins être en rapport avec telle ou telle espèce d'affection mentale. Il faut excepter toutefois les imbéciles et les idiots, chez lesquels on rencontre très fréquemment une conformation vicieuse de la tête. Georget n'a observé aucune différence entre les têtes d'aliénés et celles de personnes saines d'esprit. Foville, au contraire, a trouvé sur 300 malades, 50 têtes mal conformées (soit 1 sur 6), en dehors des individus atteints d'idiotie. Suivant cet auteur, certaines déformations artificielles prédisposent à l'aliénation, celles surtout que des coiffures vicieuses viennent imprimer au crâne des enfants. C'est ainsi que, dans quelques parties de la France, dans le Limousin, la Bretagne, le nord et le nord-est de la France, on exerçait sur la tête des enfants une constriction circulaire qui avait pour résultat l'allongement excessif du crâne. Suivant le rapport de Foville, les maladies mentales sont très communes dans les contrées où cette pratique a été mise en vigueur.

Sutherland fils émet également l'opinion qu'il n'existe aucun rapport entre la forme du crâne et le développement des différentes formes de l'aliénation. Suivant cet auteur, le front fuyant serait peut-être le plus communément observé chez les aliénés, toujours abstraction faite des idiots. On peut toutefois admettre que certaines dispositions instinctives et particulièrement héréditaires s'accompagnent parfois des conformations anormales du crâne et deviennent, par leur exagération, le caractère prédominant de quelques-unes des diverses formes d'aliénation. Le front déprimé, aplati, en même temps que l'exagération du diamètre latéral de la tête, se présente assez fréquemment chez les individus poussés par des impulsions dangereuses et des idées fixes de suicide et surtout d'homicide.

Esquirol a rassemblé une collection considérable de crânes d'aliénés, dans le but de vérifier si les formes du crâne correspondaient aux données du système physiologique de Gall, mais aucune des altérations qu'il a rencontrées ne lui a semblé être en rapport avec le délire observé chez les aliénés.

(1) Boyd, *Union médicale*, oct. 1857.

Il n'est pas rare de trouver, dans les formes chroniques de l'aliénation, diverses altérations de structure dont l'étude détaillée ne saurait présenter ici un intérêt pratique.

Les deux altérations les plus fréquentes sont l'amincissement et l'hypertrophie des os du crâne.

Chez quelques malades, les os du crâne sont très amincis, le diploé est tout à fait effacé, les os sont durs et cassants. Guislain prétend que cela arrive le plus souvent dans la manie, opinion qui nous paraît des plus contestables.

Parfois, au contraire, on observe un épaississement, une hypertrophie considérable ; le diploé présente un développement exagéré ; les tables externe et interne ont souvent une consistance amoindrie.

Nous avons observé un exemple remarquable d'hyperostose crânienne. Chez le malade, sujet de cette observation, atteint de paralysie générale, d'abord sans délire, on vit bientôt l'affection se compliquer d'hallucinations et d'un délire lypémaniaque avec angoisses et périodes d'agitation.

Le crâne présentait, à sa face interne, une coloration violacée, les sutures étaient effacées ; pendant qu'on le divisait avec la scie, il donnait la sensation d'un os ramolli : le tissu diploïque, considérablement hypertrophié, était rougeâtre, friable, et laissait suinter à la pression des gouttelettes de sang. Les tables externe et interne étaient molles et amincies. Les parois du crâne offraient une épaisseur variable suivant les différentes régions. On trouva les mesures suivantes :

Bord occipital	18	millimètres.
Bord des deux temporaux	12	—
Le frontal gauche	18	—
Le frontal droit	22	—

La dure-mère, les méninges et le cerveau présentaient entre autres lésions une congestion très prononcée, qui paraissait remonter à une époque déjà éloignée. Ces altérations du crâne semblent plus fréquentes dans la paralysie générale, dans l'épilepsie, et elles sont en rapport avec les congestions et les attaques observées dans ces formes.

Résumé. — Les lésions que l'on observe chez les aliénés sont donc nombreuses et fréquentes. Elles méritaient d'être succinctement décrites; nous reviendrons sur quelques-unes d'entre elles, lorsque nous ferons l'histoire des formes particulières de l'aliénation mentale. Si quelques-unes de ces lésions peuvent être considérées comme le point de départ, la cause du trouble intellectuel, on n'en doit pas moins reconnaître que, dans la plupart des cas, elles sont la conséquence de l'excitation et du désordre apportés dans les fonctions cérébrales par la maladie mentale elle-même. L'altération primitive, cause du trouble fonctionnel qui caractérise l'aliénation mentale proprement dite, échappe encore à nos moyens d'investigation.

CHAPITRE VII

TRAITEMENT DE L'ALIÉNATION MENTALE

Envisagé d'une manière générale, le traitement de l'aliénation mentale doit résumer les moyens prophylactiques qui peuvent prévenir le retour de la maladie, ou en arrêter le développement en cas de prédisposition héréditaire, ceux tirés de l'hygiène et qui comprennent, surtout pour les établissements d'aliénés, les soins de propreté, les conditions qui doivent assurer un état sanitaire favorable, le régime alimentaire, le chauffage, les mesures de sûreté, de classification, etc.

Le traitement médical proprement dit aurait besoin d'être examiné à un point de vue général et à un point de vue particulier. Ainsi, le traitement général comprend celui des formes mêmes de l'aliénation; nous avons eu soin, dans la description que nous avons faite de ces dernières, de poser à ce sujet les règles principales. Le traitement particulier, en quelque sorte individuel, renferme les indications les plus nombreuses et les plus variables.

On doit, par exemple, rechercher tout d'abord si la folie, quelle qu'en soit la manifestation extérieure, est la conséquence de lésions cérébrales ou d'affections qui viennent exercer sur le cerveau une action directe, telles que la syphilis, certaines intoxications, etc.; ou bien si elle se relie sympathiquement à des altérations éloignées, qui agissent indirectement sur le système nerveux), tels sont les troubles de la menstruation, les affections du tube digestif, des organes thoraciques, etc.;) enfin si elle est seulement idiopathique, essentielle, ou comme le résultat d'une disposition morale particulière, d'un tempérament nerveux qu'il s'agit de modifier, dont il importe de prévenir les conséquences fâcheuses, etc.

Nous donnerons sous ce rapport des indications, sans aborder les développements dans lesquels nous sommes d'ailleurs entré chaque fois que l'occasion s'en est présentée. Il nous suffit d'exposer cette manière de voir que le praticien ne doit pas perdre de vue. Dans les considérations qui vont faire l'objet de ce chapitre, nous jetterons un coup d'œil rapide sur la *prophylaxie*; nous ferons ensuite l'histoire des moyens employés dans la thérapeutique de l'aliénation mentale, et qui constituent ce que l'on désigne sous le nom de *traitement physique* et de *traitement moral.*

ARTICLE Ier

TRAITEMENT PROPHYLACTIQUE

Les moyens prophylactiques ont pour but de prévenir la maladie, ou d'empêcher le retour des accès; ces moyens sont généraux ou individuels, ils sont indiqués d'avance par l'exposition des causes.

Hérédité. — Une des premières conditions à remplir, c'est d'éviter les mariages entre individus issus de parents aliénés. « Il est, dit Calmeil, du devoir des médecins que l'on consulte, de ne jamais dissimuler la possibilité des inconvénients auxquels s'exposent ceux qui s'unissent à des partis dont les lignées paternelle ou maternelle, et surtout l'une et l'autre de ces lignées ont présenté un assez grand nombre de cas d'épilepsie, d'idiotisme, d'apoplexie, de paralysie générale ou d'autres affections analogues. On ne peut pas nier que le mari, que la femme sur lesquels pèsent de pareilles prédispositions ne soient bien plus enclins que d'autres à toutes les maladies de l'encéphale, et les enfants qui leur seraient redevables de l'existence auraient certainement à craindre le sort de leurs aïeux. On ne devra donc pas conseiller le mariage aux personnes qui se trouvent placées dans de telles conditions d'hérédité (1). »

Mariages consanguins. — Les mariages consanguins semblent devoir être évités. Devay a constaté, dans une double statistique portant sur un total de 121 faits, que près d'un cinquième des mariages consanguins demeurent stériles, et que les enfants qui en naissent meurent pour la plupart ou restent faibles, sujets à une foule d'infirmités, ou idiots (2).

Éducation. — Les enfants nés de parents aliénés doivent être l'objet d'une surveillance spéciale et de soins intelligents; nous ne pouvons mieux faire que de reproduire les règles prophylactiques tracées par Calmeil.

« On doit recommander aux personnes qui les entourent ou qui les élèvent de leur éviter les châtiments et les réprimandes, car si l'on irrite leur caractère, si on les expose à des émotions trop vives, trop souvent répétées, on court risque de provoquer leur colère, et ils passent facilement de la colère aux convulsions.

» D'un autre côté, les enfants qui doivent le jour à des mélancoliques sont disposés tantôt à la frayeur, tantôt aux atteintes de jalousie. L'expérience du médecin ne tardera pas à signaler à temps ces divers écueils à la sollicitude des mères et des nourrices, afin qu'elles s'appliquent sans cesse à les éviter ou à en atténuer les effets.

» Lorsque les sujets prédisposés aux dérangements du système

(1) Calmeil, *Maladies inflammatoires du cerveau*, t. II, p. 630.
(2) Devay, *Traité d'hygiène des familles*. Paris, 1858.

nerveux sont arrivés à l'âge où l'on a l'habitude de leur faire fréquenter les écoles et les lycées, les médecins leur rendront d'importants services en intervenant à propos auprès des instituteurs, auprès des maîtres, pour les guider dans la manière dont ils devront s'y prendre afin de développer leur intelligence, sans la fatiguer.

» Quelques-uns de ces enfants, remplis d'ardeur pour l'étude, demanderont à être retenus plutôt que stimulés, car leur élan tient parfois déjà à un excès de surexcitation cérébrale. D'autres, doués de peu de moyens, ne devront point être surmenés, ni châtiés comme des paresseux. On achèverait de les abrutir en usant à leur égard de pareils procédés. D'autres, enfin, devront être éloignés des milieux où l'on enseigne, car la nullité absolue de leur intelligence les exposerait à être incessamment bafoués par leurs condisciples. L'intervention des médecins est souvent nécessaire pour faire goûter aux parents et aux maîtres des préceptes d'une grande simplicité.

» Beaucoup de ces enfants sont enclins et livrés à l'onanisme; certains penchants, beaucoup d'instincts, se montrent d'autant plus impérieux chez eux que le niveau de l'intelligence est plus abaissé. On devra donc surveiller assidûment les habitudes de ces enfants, les obliger à vivre sous les yeux de leurs proches, à exercer leur système musculaire et à fuir l'isolement. Les attaques convulsives sont des accidents fréquents chez les enfants dont nous nous occupons. »

Choix d'une carrière, etc. — « Le choix d'une carrière, d'une profession, d'un état, n'est nullement indifférent pour ceux dont les prédispositions nerveuses et intellectuelles commandent une prévoyance de tous les instants. Il appartient encore à notre science de leur venir en aide, et de leur servir de guide dans chacune de ces circonstances.

» Les carrières qui exposent aux luttes de l'ambition, aux vicissitudes et aux déceptions de la fortune ne conviennent nullement à cette catégorie d'individus. Il en est de même des professions qui réclament une activité incessante dans les facultés de l'intelligence, telles que celles d'avocat, de professeur, de médecin; de même des professions où l'imagination demande à être maintenue dans un état presque continuel d'exaltation, comme cela a lieu chez les poètes, les compositeurs, les gens de lettres et les peintres. On devra donc prendre à tâche de les éloigner de toutes ces professions.

» Ils devront aussi fuir les professions d'aubergistes, de cafetiers, de liquoristes et, en général, toutes celles qui exposent beaucoup de ceux qui y sont attachés à des habitudes d'intempérance faciles et presque inévitables.

» En revanche, les emplois qui pourront les mettre à l'abri de la gêne, sans réclamer une grande activité dans les conceptions: les carrières commerciales qui pourront les faire vivre dans l'aisance sans les fatiguer de préoccupations, les travaux de la campagne et de l'agriculture, les états de jardinier, de laboureur, d'ébéniste, leur conviendront parfaitement. »

Les conseils de la médecine devront les guider aussi dans le choix des milieux où ils devront fixer leur habitation.

« C'est surtout dans les villes opulentes, dans les centres de population les plus actifs, où la tourmente des besoins et des passions a coutume d'exercer sa principale influence, que l'homme trouve plus de facilité à assouvir ses passions, à abuser des jouissances de la vie et des excitants en tout genre. C'est aussi de pareils milieux qu'on voit surgir en plus grand nombre toutes les affections nerveuses. Il sera donc rationnel de leur signaler tous ces écueils et de chercher à leur inspirer le goût de la campagne et de l'air tranquille des champs.

» Les enfants qui naissent dans des conditions plus ou moins prononcées d'imbécillité ou d'idiotisme, qui se font remarquer en outre par des symptômes incomplets d'hémiplégie, par des phénomènes permanents de contracture, par l'atrophie d'un membre ou d'un côté paralysé, et souvent par l'intensité de l'épilepsie dont ils sont encore affligés, portent presque constamment dans le cerveau des foyers d'encéphalite anciens. Il n'est pas toujours facile de décider si ces foyers d'encéphalite ont pris naissance sous l'influence d'une cause réflexe, ou sous l'influence d'une cause traumatique. Mais, comme on entend presque toujours affirmer aux mères de ces enfants qu'elles ont été exposées, pendant la gestation, soit à de fortes commotions morales, soit à des ébranlements physiques, les médecins ne doivent pas craindre de répéter souvent aux femmes enceintes, et surtout à celles qui le sont pour la première fois, qu'elles s'exposeraient à donner le jour à des enfants inintelligents et contrefaits, en négligeant les précautions qui doivent les mettre à l'abri, tant des influences morales et violentes que des coups et des chutes (1). »

« Comment assurer la convalescence, ajoute Esquirol, et prévenir les rechutes, si le convalescent n'est pas soumis pendant un temps plus ou moins long à une manière de vivre appropriée à sa constitution, aux causes et aux caractères de la maladie dont il vient de guérir? s'il n'évite l'influence des causes prédisposantes, s'il n'est en garde contre les écarts de régime, contre les excès d'étude, contre l'emportement des passions?

» Les précautions que réclame l'état physique doivent être également conseillées pour l'état moral. Un homme est sujet à la colère, il retombera s'il n'use de tout son pouvoir pour vaincre cette passion; un autre a perdu la raison à la suite de chagrins domestiques, on doit les lui épargner; celui-ci reste dans un état imminent de rechute s'il ne

(1) Calmeil, *op. cit.*, p. 650 et suiv

réforme pas sa conduite, et s'il s'abandonne aux excès qui ont précédé son premier accès. C'est pour avoir manqué de prévoyance que la folie est si souvent héréditaire; c'est pour être imprudentes que les personnes qui ont eu un accès de folie sont sujettes au retour de la même maladie (1). »

ARTICLE II

TRAITEMENT MÉDICAL PROPREMENT DIT

Le traitement médical proprement dit de l'aliénation mentale, comprend les indications thérapeutiques spéciales, et surtout les agents pharmaceutiques habituellement employés dans les diverses formes de la folie.

Une première et très importante indication consiste à ne rien employer qui puisse tendre à affaiblir le malade, à détériorer sa constitution physique et à aggraver du même coup, dans la grande généralité des cas, l'affection mentale. Au nombre des moyens débilitants dont l'usage abusif (trop fréquent de nos jours encore) ne saurait être assez réprouvé, se trouvent la saignée générale et les émissions sanguines locales souvent répétées.

Émissions sanguines. — Cette pratique funeste doit son origine à l'idée fort accréditée autrefois, et très erronée, que le délire est l'expression symptomatique d'un état inflammatoire ou subinflammatoire des diverses parties du cerveau. Or nous avons vu quelles différences doivent séparer les diverses formes d'aliénation du délire qui est symptomatique d'une inflammation du cerveau ou d'autres affections graves.

Lorsque la saignée est pratiquée dans des conditions qui la contre-indiquent, il est rare qu'elle ne donne pas lieu aux phénomènes morbides les plus fâcheux. Presque toujours l'irritabilité du malade est augmentée; elle l'est d'autant plus que la déperdition sanguine est plus considérable, et que la vitalité est plus déprimée, en raison de l'antique précepte : *sanguis moderator nervorum.*

Certaines formes aiguës d'aliénation ne tardent pas, en effet, à passer à l'état chronique et à se transformer en une démence consécutive que des moyens mieux appropriés auraient pu retarder. Ajoutons que nous avons vu quelquefois des maladies incidentes, occasionnées par l'état mental lui-même, devenir rapidement dangereuses, et souvent compromettre l'existence du malade par le fait seul de cette regrettable pratique.

On sait d'ailleurs que dans les diverses névroses, l'hystérie, la chorée, l'épilepsie, les émissions sanguines, comme la plupart des moyens débilitants, doivent être proscrites.

(1) Esquirol, t. I, p. 157.

Pinel, Esquirol, Georget, et la plupart des médecins aliénistes, sont unanimes pour réprouver cette pratique, à moins qu'une indication spéciale ne vienne à se présenter.

Pinel s'éleva avec force contre la médication antiphlogistique; il montra que les émissions sanguines répétées, abondantes, sont extrêmement nuisibles aux aliénés; qu'elles les plongent dans un affaissement extrême, ou au contraire dans un état d'agitation et de fureur; qu'elles hâtent le développement de la démence.

Esquirol confirma les assertions de Pinel : « J'ai vu, plusieurs fois, la folie augmenter après des règles abondantes, après des hémorrhagies, après une, deux ou trois saignées. J'ai vu l'état de tristesse passer à la manie, à la fureur, aussitôt après la saignée, et réciproquement la démence remplacer la manie (1). »

Est-ce à dire que l'on doive abandonner d'une manière absolue les émissions sanguines? nous ne le pensons pas. Nous les croyons utiles au contraire dans des circonstances spéciales, mais à la condition que celles-ci se présentent d'une manière formelle : tels sont les cas d'aliénation qui se compliquent de congestion cérébrale; les émissions sanguines locales doivent être alors préférées à la saignée générale.

Voici quelques-unes des indications qui pourront en rendre l'emploi nécessaire :

Chez les femmes, à l'âge de retour; chez les jeunes filles dont les règles se sont momentanément supprimées, l'application de sangsues à la région du périnée, à la partie supérieure des cuisses peut être suivie de résultats avantageux. Il en est de même chez les individus sujets à des hémorrhoïdes, dont la fluxion et la turgescence ont brusquement cessé de se manifester.

Les émissions sanguines locales sont quelquefois d'une grande utilité dans les affections mentales qui succèdent à des causes traumatiques : dans les cas de chute, de coups sur la tête, d'insolation, de rétrocession d'un érysipèle, etc.

On peut avoir recours à ce moyen chez quelques filles érotiques, quand il y a rougeur à la face, gonflement des paupières, injection des conjonctives, etc.

Guislain a eu quelquefois recours à la saignée locale pour des aliénés chez lesquels on observe des symptômes spéciaux : lorsque les yeux ont une teinte jaunâtre, que la peau est congestionnée, que les lèvres sont livides, que le pouls a de l'ampleur, que le patient éprouve des angoisses; enfin, lorsque la maladie est caractérisée par des accès d'abattement ou par des pensées sinistres. Dans tous les cas, il faut éviter des déplétions copieuses.

Les émissions sanguines sont encore utiles chez les paralytiques

(1) Esquirol, t. I, p. 152.

sujets à des retours fréquents de congestion cérébrale et à des convulsions épileptiformes en rapport avec la compression cérébrale et la fluxion méningitique.

Il en est de même pour certains accès d'épilepsie, lorsqu'il se forme des ecchymoses de la conjonctive, et chez les ivrognes atteints de fortes attaques de *delirium tremens*. Chez ceux-ci, l'emploi des émissions sanguines, joint à l'usage de l'opium ou du chloral, peut rendre des services incontestables.

Narcotiques. — Un fait physiologique remarquable chez quelques aliénés peut donner l'explication de certains phénomènes, en même temps qu'il doit engager les médecins favorables à cette médication à se tenir dans les limites d'une conduite prudente.

Nous avons eu déjà l'occasion de le dire : on observe chez certains aliénés une sorte d'insensibilité qui leur permet d'avoir des affections plus ou moins graves, des blessures, sans qu'ils paraissent en être le moins du monde incommodés. Cette disposition particulière, cette espèce d'analgésie semble même être souvent une condition favorable à la guérison de ces diverses lésions.

De même, il n'est pas de médecin aliéniste qui n'ait rencontré des aliénés affectés de maladies graves, dangereuses, quelquefois mortelles, chez lesquels les symptômes extérieurs habituels ne s'étaient pas manifestés. C'est ainsi que ces malheureux peuvent mourir de pneumonie, de pleurésie, de péritonite, sans que l'attention du médecin soit éveillée de ce côté par la douleur, la fièvre, etc.

Ce qui vient d'être dit de cette insensibilité particulière, s'applique bien plus encore à la tolérance pour les médicaments, que l'on remarque chez quelques malades. Nous l'avons surtout rencontrée à la période d'exacerbation des diverses formes d'aliénation mentale, par exemple dans la manie aiguë. Il est curieux de voir des maniaques fortement agités prendre, sans en sentir le moindre effet, des doses répétées d'émétique, et supporter sans paraître en être impressionnés, des quantités considérables d'opium, d'acétate de morphine, etc., alors même qu'elles sont administrées pour la première fois et non d'une manière croissante.

On comprend les causes d'erreur et les inconvénients qui peuvent résulter de ce fait, et avec quelle prudence on doit procéder ; en effet, à un moment donné, sous l'influence de certaines conditions, la tolérance peut cesser brusquement, et le malade peut alors subir tout à coup l'action dangereuse du médicament; c'est là cependant un fait exceptionnel. Dans la généralité des cas, les aliénés sont loin de présenter une immunité aussi complète à l'action thérapeutique.

Opium. — L'irritabilité nerveuse de la plupart des malades, l'insomnie opiniâtre à laquelle ils sont sujets; chez les uns, cette tension cérébrale, ces angoisses que ne peut apaiser aucun raisonnement; chez les autres cette volubilité, cette excessive mobilité que les admonestations les plus fermes ne peuvent arrêter : tout devait engager les praticiens à soumettre les aliénés à l'action des narcotiques.

Prôné avec engouement par quelques médecins, l'opium a eu ses détracteurs ardents.

Parmi les partisans de ce remède, il faut citer van Swieten et Cullen. Ce dernier le considère même comme infiniment propre à calmer le maniaque; il le préconise surtout dans la manie, lorsqu'il n'y a pas lieu de craindre un état congestif.

Reil affectionne ce moyen dans la manie qu'il nomme *nerveuse*. Daquin, sans vouloir lui attribuer une action infaillible, lui accorde cependant une puissance incontestable dans le traitement de la manie.

Esquirol est peu favorable à l'emploi de l'opium. Les opiacés, dit-il, sont plus nuisibles que salutaires, surtout lorsqu'il y a pléthore ou congestion vers la tête.

Le docteur Engelken, médecin de Brême, s'est fait l'enthousiaste admirateur de l'opium. Il considère cet agent comme spécifique de la plupart des maladies mentales, et en général des diverses formes de la mélancolie.

Le docteur Flemming combat fortement cette pratique. « On a été jusqu'à prétendre, dit-il, que ce spécifique guérit la dépression aussi bien que l'exaltation, la mélancolie aussi bien que la manie. Quelques médecins, entraînés par les éloges excessifs répandus à profusion au sujet de ce médicament, ont fait quelques essais, et ils se sont hâtés de faire chorus d'applaudissements avec les inventeurs. Je pense que le principal mérite de l'opium est de modérer la sensibilité anormale du système nerveux, lorsque le malade est déjà en voie de guérison. Comme il est très difficile de reconnaître cet état à des signes objectifs, il faut user de beaucoup de précaution. J'ai donc toujours pensé que l'emploi de l'opium et de ses alcaloïdes ne doit être indiqué (j'ajouterai qu'il ne m'a pas été utile), qu'après que les anomalies des fonctions organiques ont à peu près disparu (1). »

Michéa (2) a publié le résultat de ses expériences sur l'emploi des narcotiques dans l'aliénation mentale. Celles-ci, faites sur un nombre d'ailleurs restreint de malades, indistinctement atteints de diverses formes de folie, ne nous paraissent pas concluantes; il est d'ailleurs arrivé à des résultats contradictoires.

Pour Guislain, l'opium est un médicament précieux dans les formes simples de la folie. Il agit favorablement, suivant lui, lorsque le malade revêt une disposition affective, sans trouble notable dans les idées; il produit surtout d'excellents résultats lorsque la mélancolie se rattache

(1) Flemming, *Path. und Ther. der Psych.*, 1859, p. 316.
(2) Michéa, *Gazette médicale de Paris*, 1853.

à une frayeur, à une crainte, à une vive impressionnabilité, à un caractère inquiet et surtout à un état hystérique. Il se bornait, dans l'administration de ce médicament, à des doses assez fractionnées; et il donnait deux, trois, quatre, cinq pilules d'un demi-grain à prendre chaque jour; l'usage devrait en être continué pendant un et deux mois, à moins d'indications contraires.

Guislain accordait beaucoup plus de confiance à l'acétate de morphine; il en a obtenu des résultats très satisfaisants là où l'opium brut était resté sans effet, chez des malades atteints de mélancolie sans délire, anxieux, offrant une dépression dans le pouls et une profonde altération dans les traits, et contre la tristesse hypochondriaque. Il commençait par un huitième, un quart de grain donné le soir; il continuait cette dose pendant cinq à six jours, puis il l'élevait à la quantité d'un demi-grain. C'est alors qu'il a vu insensiblement le mélancolique se ranimer. On augmente la dose jusqu'à 3/4 de grain par jour, d'abord donnés tous les deux jours; ensuite tous les jours, un quart le matin, un quart dans l'après dîner et un dernier quart le soir. Lorsque ce traitement est convenablement dirigé, lorsque l'on discerne bien les cas, on obtient parfois des guérisons inattendues.

Guislain croyait également à l'efficacité de l'opium dans la manie, mais il pensait qu'il ne convient pas dans tous les cas indistinctement; il doit être limité à certaines variétés de cette affection, lorsqu'on remarque un affaiblissement de la constitution, l'appauvrissement du sang, la diminution des forces et un excès d'impressionnabilité. Il réprouve, dans tous les cas, la médication préconisée par quelques auteurs et qui consiste à prescrire de très fortes quantités d'opium.

L'importance de cette question nous a engagé à exposer les principales opinions qui se sont produites.

Nous croyons que l'opium est un médicament d'une importance réelle, mais dont il est difficile de déterminer les indications avec une exactitude rigoureuse. Il nous paraît prudent de s'en tenir à des doses moyennes et de procéder par des quantités fractionnées. Toutefois, nous l'avons plus d'une fois employé à des doses élevées, sans avoir remarqué, ainsi que l'avait fait observer Baillarger, que la durée de la maladie en fût augmentée. Ce médecin n'a même pas craint de prescrire l'opium pour calmer l'irritation maniaque des paralytiques, sans qu'il ait eu à observer des effets autres que ceux qu'on observe dans la manie simple (1).

Si nous précisions les indications qui rendent nécessaire l'emploi des opiacés, nous trouverions d'abord la mélancolie caractérisée par des frayeurs, de vives inquiétudes, des angoisses précordiales, une tristesse anxieuse; les Anglais l'administrent volontiers dans les affections qui

(1) Baillarger, *Ann. médico-psych.*, 1855, p. 556.

se compliquent d'idées de suicide. Si, sous l'influence de cette médication, une amélioration plus ou moins marquée ne se manifeste pas après huit, dix, quinze jours, ou si même l'état mental s'aggrave, si l'on remarque plutôt une sorte d'exaspération, il vaut mieux cesser l'usage du médicament ; car l'indication n'étant pas encore venue, il est alors préférable d'attendre et de le reprendre plus tard, s'il y a lieu. En général, il est bon de lui associer l'aloès et quelque extrait amer, tel que la gentiane, le quinquina, l'extrait de rhubarbe, etc.

L'opium a réussi dans quelques cas de manie aiguë ; ici il est peut-être encore plus difficile de bien résumer les indications. Guislain, nous l'avons vu, le prescrivait plus particulièrement chez les maniaques qui présentent une certaine faiblesse de la constitution, un état cachectique, la petitesse du pouls, la dilatation des pupilles, etc. Il y a, sous ce rapport, une sorte de tâtonnement à faire, une recherche des indications qu'il serait presque impossible de reconnaître à des signes nettement caractérisés. Rarement nous l'avons vu réussir dans la forme franchement aiguë de la manie, surtout à la période ascendante de cette affection.

Dans les diverses formes de la folie puerpérale, l'opium, associé à l'aloès, a été utilement employé. C'est un remède que l'on a considéré comme très efficace dans les attaques de *delirium tremens*; mais on sait que celles-ci se dissipent ordinairement d'elles-mêmes, sous l'influence de moyens calmants et d'un régime approprié.

L'action bienfaisante de l'opium est souvent favorisée par l'emploi d'autres moyens qui peuvent être indiqués pour le traitement des différentes formes d'aliénation : tels sont les bains répétés, un régime analeptique, les toniques, le traitement moral, etc.

L'usage des opiacés doit être suspendu, dès qu'on s'aperçoit qu'il peut indisposer le malade. On reconnaîtra cette contre-indication, s'il se manifeste peu de temps après l'emploi de cette médication une exacerbation du délire, si la tête se congestionne, si les yeux s'injectent, si le malade se plaint d'une sorte de pesanteur, enfin si l'on remarque une tendance à l'hébétude et à la somnolence. Nous avons vu, dans quelques cas, une disposition aux vomissements et la perte de l'appétit. L'opium est contre-indiqué dans les cas de fièvre durable, d'affaiblissement cardiaque.

Le *chlorhydrate de morphine* administré en injections hypodermiques a été mis en usage particulièrement à l'asile d'Illenau, en Allemagne; il a été préconisé à la Salpêtrière, par M. le docteur Aug. Voisin (1), qui emploie la morphine à des doses quotidiennes très élevées. Il en fait une méthode générale de traitement, s'appliquant à toutes les formes d'aliénation, à l'exception de celles où il existe une lésion des centres

(1) Aug. Voisin, *Leçons cliniques sur les maladies mentales*. Paris, 1883.

nerveux ou une complication telle que la paralysie générale, l'épilepsie, une disposition aux congestions, etc. M. Aug. Voisin fait remarquer que l'influence morphinique est d'autant plus courte que les malades sont plus agités ; dans ce dernier cas elle ne dépasse guère huit heures, et alors il considère comme nécessaire de faire une seconde et même une troisième injection dans les vingt-quatre heures, mais à des doses chaque fois moins élevées.

Le morphinisme est très à redouter, particulièrement chez les hystériques et les neurasthéniques.

Nous croyons donc que cette pratique ne saurait être instituée comme règle générale du traitement de l'aliénation ; elle peut reconnaître quelques indications spéciales et être suivie alors de résultats favorables. Les doses élevées de morphine, si facilement supportées par quelques malades, ne sauraient être employées dans tous les cas qu'avec une extrême prudence (1).

La *cocaïne*, utilisée en injections sous-cutanées (chlorhydrate de cocaïne) n'a pas donné les résultats qu'on espérait; elle a causé souvent des accidents graves de collapsus. Substituée à la morphine, elle détermine trop souvent des accidents de cocaïnisme venant s'ajouter à la première intoxication. (Voy. *Cocaïnisme.*)

La belladone, le *datura stramonium*, ont été prescrits avec des résultats variables; quelques médecins ont recommandé la stramoine dans la manie aiguë, mais seulement quand l'agitation violente est calmée. Moreau (de Tours) l'a préconisée dans la manie avec hallucinations, se fondant sur ce fait, que le *datura* donne des hallucinations et que, dans ce cas, il agit par une sorte de médication substitutive, comme une inflammation spécifique peut être remplacée par une inflammation franche par l'application de certains moyens irritants.

La belladone a été recommandée dans la manie compliquée d'épilepsie, plutôt en vue de combattre cette dernière affection.

Bretonneau a préconisé la poudre de belladone portée successivement de 1 à 10 centigrammes, et administrée pendant plusieurs mois, et même plusieurs années, en interrompant de temps à autre, pendant deux à trois semaines, l'usage du médicament.

La belladone peut être employée avec avantage chez quelques malades maniaques ou mélancoliques devenus gâteux, et chez lesquels l'hyperesthésie des sphincters peut devenir une cause d'incontinence. Ce médicament, associé à la digitale, peut rendre d'utiles services dans les cas de mélancolie anxieuse, lorsqu'à la fréquence des battements du cœur et à la petitesse du pouls se joint un embarras réel de la respiration.

Le *chlorhydrate d'hyoscine* (Gnauck, 1886) est employé à doses excessi-

(1) Voy. *Société médico-psych.*, janv. 1875 (*Ann. médico-psych.*, 1875, p. 12 et suiv.).

vement faibles (un demi-milligramme); il produit en dix minutes un sommeil profond; on constate, à cette dose, de la lourdeur de tête, de la sécheresse de la langue, de l'incertitude de la marche et une mydriase intense et persistante. Une dose plus élevée détermine de l'irrégularité du pouls, des troubles de la respiration, du délire et du collapsus. En somme, il s'agit là d'un médicament très dangereux, qui ne doit être employé qu'avec une très grande prudence, et seulement dans le cas de nécessité absolue; il faut remarquer d'ailleurs que l'hyoscine ne donne pas un calme durable, et que, aussitôt que l'action de ce médicament cesse, l'agitation maniaque reparaît aussi intense.

L'hyoscine est préférable à l'hyoscyamine, qui renferme plusieurs substances.

L'*iodhydrate d'hyoscine* a été employé sans succès par le docteur Noecke (1).

La *Piscidia erythrina* n'a pas donné de résultats satisfaisants; son action est incertaine et peu durable, etc.

Hypnotiques. — L'*hydrate de chloral* est en usage depuis plus de vingt années (Liebreich); il est très utile contre l'insomnie, mais il présente certains inconvénients. Tout d'abord, il est caustique et produit des troubles de la digestion, ce qui oblige souvent à le faire absorber par la voie rectale. De plus, il détermine de la paralysie vasculaire, ce qui doit le faire absolument rejeter s'il existe chez le malade une affection cardiaque; on a observé des cas de mort subite, à la dose cependant modérée de 5 grammes. Ce médicament peut aussi être la cause d'éruptions cutanées, d'œdème, d'eschares et de stupeur.

La *paraldéhyde* donne, en un quart d'heure, un sommeil profond et prolongé. On l'administre ordinairement à la dose de 5 grammes, mais on peut aller jusqu'à 10 et même 15 grammes. Elle est très maniable; cependant les excès prolongés de paraldéhyde amènent du tremblement, de l'amaigrissement, et de l'affaiblissement psychique (Krafft-Ebing). Ce médicament a malheureusement une odeur très désagréable, qui rebute les malades, et il est souvent nécessaire de le faire prendre dans un lavement.

Le *sulfonal* (Kast) n'a ni goût, ni odeur, et ne trouble pas la digestion (de 1 à 3 grammes). Mais il est très peu soluble et n'agit que lentement; de plus il s'accumule dans l'organisme. Le docteur Schäffer (2), a attiré l'attention sur la coloration spéciale que prend l'urine quand l'usage du sulfonal est trop longtemps continué; cette coloration précède les autres symptômes d'intoxication.

L'*uréthane* (Jaksch, de Prague) s'emploie à la dose de 3 à 5 gram-

(1) Nœcke, *Allg. Zeitschr. f. Psych.* Vol. XLVIII, 1892.
(2) Schäffer, *Congrès des aliénistes de l'Allemagne du Sud-Ouest à Carlsruhe*, nov. 1892).

mes dans de l'eau de menthe; c'est un médicament particulièrement utile chez les vieillards et les malades affaiblis.

Le *méthylal* a été recommandé par Krafft-Ebing dans le traitement du delirium tremens (injections sous-cutanées de 10 centigr., à répéter).

L'*hypnal*, combinaison de chloral et d'antipyrine, est un hypnotique qu'on fait facilement accepter, il est soluble dans l'eau, et se prend à la dose moyenne de 1 gramme.

L'*hypnone* (Dujardin-Beaumetz), insoluble dans l'eau, s'administre à petite dose (10 à 20 centigr., quatre à huit gouttes); ce médicament est contre-indiqué dans le cas d'affection cardiaque, etc...

L'*alcool* (grogs, etc.) est utile contre l'insomnie des vieillards, des hystériques et des neurasthéniques, en un mot quand il s'agit seulement d'atténuer une irritabilité exagérée des centres nerveux.

Éther. — Éthérisation. — Quelques médecins ont eu l'idée d'employer l'éthérisation dans le traitement de l'aliénation.

Brierre de Boismont a fait connaître les résultats obtenus par l'éthérisation mise en usage dans l'asile de New-York (1).

Depuis, le docteur Morel a fait, à Maréville, de nombreuses expériences à ce sujet. D'après ses indications, et après avoir assisté à quelques-unes de ses expériences, nous avons nous-même essayé ce moyen.

L'effet produit par l'éthérisation chez les aliénés n'est pas, en général, sensiblement différent de celui qu'on obtient chez les personnes non aliénées.

L'excitation est fugace, et l'individu, une fois sorti du sommeil anesthésique, reprend les conditions psychologiques qu'il présentait auparavant. Jamais nous n'avons vu le délire disparaître sous l'influence de ce moyen. Nous nous souvenons d'avoir vu, dans le service du Dr Renaudin, un jeune maniaque reprendre l'intégrité de sa raison pendant quelque temps, après avoir été soumis à l'éthérisation; mais cette bonne disposition fut de courte durée, et dès le lendemain l'excitation maniaque s'était reproduite.

L'éthérisation peut être suivie d'effets favorables chez les individus atteints de *stupidité*. On peut voir, chez quelques-uns de ces malades, une sorte d'excitation remplacer peu à peu l'état d'engourdissement et d'affaissement moral dans lequel ils restaient plongés. Nous avons rencontré plusieurs cas dans lesquels l'excitation maniaque, plus ou moins marquée, s'était substituée au délire lypémaniaque.

En dehors de ces cas spéciaux, nous ne croyons pas l'éthérisation utile; nous la croyons même dangereuse dans toutes les circonstances où l'affection mentale se complique d'une tendance à la congestion cérébrale, ou à la paralysie. Morel préconisait cette médication comme

(1) Brierre de Boismont *Ann. médico-psych.*, 1850 p. 472.

un excellent moyen d'investigation dans certains cas de médecine légale. Par exemple, chez les individus qui simulent la folie, il était, suivant lui, très facile d'arriver à la connaissance de la vérité en employant l'éthérisation. Sous l'influence de l'espèce d'ivresse où ils se trouvent plongés, les individus suspectés ne font plus aucune difficulté à révéler les faits qu'ils auraient intérêt à cacher.

Nous ne croyons pas à l'innocuité parfaite d'un pareil moyen; nous doutons même de son efficacité constante pour arriver à cette connaissance si désirable de la vérité. Chez une foule de personnes, aliénées ou non, l'éthérisation produit une excitation qui donne lieu à des manifestations délirantes, sur lesquelles il serait imprudent de s'appuyer en cas d'investigation médico-légale. A mesure que le délire se dissipe, l'individu ne tarde pas à reprendre la conscience de sa situation.

Dans quelques cas d'hypochondrie, accompagnée d'insomnie, de névralgies intestinales, on a vu l'éthérisation calmer momentanément les douleurs, et procurer, pendant quelques instants, un sommeil agréable et jusque-là impossible à trouver.

L'éther peut être employé avantageusement dans quelques circonstances comme excitant diffusible, ou comme antispasmodique.

Digitale. — A l'exemple de Guislain, d'Alberts et de Flemming, nous considérons la digitale comme un adjuvant précieux du traitement de la folie. La digitale a été particulièrement employée par Guislain dans le traitement de la mélancolie, caractérisée par des angoisses, lorsque le pouls est d'une fréquence excessive.

La lypémanie anxieuse, qui a pour manifestation extérieure des inquiétudes vagues, des terreurs non motivées, s'accompagne constamment aussi, qu'elle soit la cause ou l'effet, d'une gêne plus ou moins profonde de la respiration. L'entrave apportée à cette importante fonction est tellement manifeste que les malades atteints de cette névrose ne tardent pas à présenter de la cyanose de la face, des lèvres, des ongles, etc.; tout indique une hématose imparfaite. Les battements du cœur sont alors peu énergiques, quoique souvent précipités, sous l'influence de cet état d'anxiété; les mouvements respiratoires sont incomplets, la respiration est courte et insuffisante.

On comprend que, dans ces conditions, la digitale seule ou associée à d'autres substances, selon les indications, puisse rendre d'importants services. Quelques grains, quelques gouttes de teinture, dit Guislain, amènent du calme; le plus souvent on détermine un bien-être marqué et la cessation des angoisses.

Suivant Homolle et Quévenne (1), l'influence de la digitale sur la respiration ne serait pas parfaitement démontrée, malgré les expé-

(1) Homolle et Quévenne, *Archives de phys. et thérap.*, janv. 1854.

riences de Boulay et Reynal, qui ont obtenu chez les chevaux un ralentissement notable de la respiration par la digitale administrée à dose thérapeutique. Mais il est naturel de penser, ajoutent les auteurs que nous venons de citer, que cette influence puisse se montrer comme effet secondaire de la modification imprimée à la circulation.

Guislain employait assez fréquemment une mixture calmante composée de teinture de digitale, d'eau de laurier-cerise, de thridace et d'eau de camomille romaine. Il donnait généralement cette mixture aux mélancoliques qui éprouvent de fortes angoisses, poussent des cris, ont le pouls très fréquent. Il prescrivait la teinture de digitale à la quantité de 3 ou 4 grammes, avec 30 grammes d'eau de laurier-cerise.

Sulfate de quinine. — Quelques auteurs ont recommandé le sulfate de quinine, surtout dans la manie.

Piorry (1) a vu deux cas de manie aiguë rapidement guéris à la suite de l'administration du sulfate de quinine à haute dose. On l'a conseillé, dans les accès intermittents et répétés, à court intervalle; nous l'avons souvent employé dans ces circonstances, sans en obtenir d'effet bien marqué.

Guislain l'a, en général, administré dans les formes mélancoliques et il paraît s'en être bien trouvé. Il l'a également donné à des maniaques qu'il était parvenu à rendre calmes, quelquefois même à guérir, sous l'influence de ce médicament. Mais il reconnaît lui-même qu'à l'époque où il constatait de véritables succès sous ce rapport, la localité dans laquelle il se trouvait était sous l'influence d'une épidémie de fièvres pernicieuses qui se rattachait au creusement d'un canal; et il croit avoir eu affaire alors à des affections mentales symptomatiques de fièvres paludéennes.

Bromures alcalins. — Les bromures alcalins (bromure de potassium, bromure de sodium, bromure d'ammonium), diminuent l'irritabilité des centres nerveux au point de vue sensitif et moteur. Ils sont particulièrement utiles contre l'épilepsie, et, d'après le professeur Kræpelin, contre certaines excitations périodiques; dans ce dernier cas, dit-il, il faut administrer les bromures avec opportunité et à doses suffisantes; ces doses doivent être de 12 à 15 grammes par jour; on les continue plusieurs jours de suite, puis on les diminue progressivement.

Les attaques épileptiques diminuent presque toujours de nombre et d'intensité sous l'influence de cette médication; mais elles reparaissent quand l'usage des bromures est suspendu longtemps. Il est nécessaire de ne point donner les bromures pendant un temps trop long car on observe alors des symptômes d'intolérance, la diminution de la mémoire, l'incertitude des mouvements, de l'apathie. Il faut inter-

(1) Piorry, *Ann. médico-psych.*, 1850, p. 497.

rompre la médication quand on constate de l'acné et de la fétidité de l'haleine, etc.

Les bromures agissent bien contre l'insomnie nerveuse, en particulier chez les neurasthéniques.

Purgatifs. — Les purgatifs ont été administrés de tout temps avec avantage dans le traitement de la folie; les anciens attribuaient à cet égard une vertu spécifique à l'ellébore.

Il est d'observation commune que chez un grand nombre d'aliénés, surtout à la période aiguë de leur maladie, il existe une constipation plus ou moins opiniâtre, qui peut devenir une cause d'exacerbation du délire.

Quelques lypémaniaques sont particulièrement sujets à une constipation qu'il est souvent difficile de combattre; il est rare que, dans ce cas, les malades ne présentent pas les symptômes d'une surexcitation dangereuse.

Un grand nombre d'individus atteints de manie, des paralytiques, surtout à la période d'excitation, souffrent presque constamment aussi d'une constipation qu'il est utile de faire disparaître.

Autant que possible, il faut chercher à faire usage de purgatifs qui ne soient pas eux-mêmes une cause d'irritation intestinale; les purgatifs salins doivent être préférés.

Cependant ces médicaments sont pris quelquefois par les malades avec répugnance, ou bien ils ne produisent pas l'effet désiré. On peut alors purger les malades à leur insu, en employant le calomel à la dose de 50 à 60 centigrammes, mêlé soit au café du matin, soit à une tisane, à de la confiture, etc.

D'autres purgatifs doux : l'huile de ricin, l'aloès, rendent journellement des services. Si la constipation devient opiniâtre, on doit avoir recours à des moyens plus actifs, à une solution concentrée de sulfate de magnésie, à des lavements purgatifs. On ne doit employer qu'avec ménagement les remèdes drastiques; ils peuvent aggraver l'état du tube digestif, souvent lésé chez les aliénés; cependant il faut, avant tout, remédier à la constipation.

Anthelminthiques. — Les anthelminthiques doivent être administrés chaque fois qu'on soupçonne la présence de vers intestinaux

Il importe toutefois de ne pas provoquer, et encore moins de ne pas entretenir des évacuations trop abondantes, qui auraient pour résultat d'affaiblir le malade.

Émétiques. — Les auteurs ne sont pas d'accord sur la confiance qu'on doit avoir dans le traitement de l'aliénation par les vomitifs répétés à plusieurs reprises. Esquirol les a recommandés dans le traitement de la folie des nouvelles accouchées.

L'émétique chez les aliénés, aussi bien que chez les personnes qui ne sont pas atteintes d'aliénation, a des indications qu'il faut surveiller. Nous n'admettons pas qu'on doive l'administrer d'une manière empirique, sans que rien n'en recommande l'emploi, et en quelque sorte comme un spécifique de telle ou telle forme d'aliénation mentale.

On l'a employé dans le but de faire avorter les accès de manie qui se reproduisent d'une manière intermittente. Dans la grande majorité des cas cette pratique n'est suivie d'aucun effet favorable. On peut, par cette médication, arriver à faire tomber le malade dans un état de prostration plus ou moins considérable, et d'une durée variable; mais l'excitation est loin d'être calmée; elle ne tarde pas à reparaître avec une nouvelle intensité.

On a imaginé, sous le nom d'*émétisation*, une méthode de traitement par l'émétique à haute dose. Cette médication a été préconisée dans le but de combattre la manie : on administre chaque jour au malade le tartre stibié, à la dose de 10, 20, 30 et même 40 centigrammes, pendant 10, 15, 20 jours. Cette méthode est rarement suivie de résultats satisfaisants; quelques malades finissent par en être gravement incommodés. Nous l'avons expérimentée dans plusieurs cas de maladie aiguë, sans avoir obtenu aucune espèce d'amélioration; dans une circonstance, cependant, nous avons vu la guérison suivre de près l'usage de cette médication. Le malade dont nous voulons parler, d'une constitution athlétique, atteint d'une manie aiguë, fut soumis pendant plus de dix jours à l'usage du tartre stibié à la dose de 60 centigrammes par jour. Sous l'influence de cette médication, l'on observa un ralentissement marqué de la circulation et un affaiblissement général assez considérable, qui fut suivi quelque temps après d'une guérison complète. L'émétique, donné par la méthode rasorienne, peut déterminer dans l'économie une perturbation profonde qu'il importe de surveiller attentivement.

Les vomitifs sont indiqués, chaque fois que les voies digestives présentent un état saburral, qu'il existe de l'inappétence, et que la langue est chargée d'un enduit jaunâtre. On sait que, chez la plupart des aliénés, l'embarras gastrique se présente au début de leur affection.

Emménagogues. — Nous avons parlé (1) de l'influence que présente la menstruation chez la femme, comme cause de développement et d'exacerbation d'un état mental morbide. Nous avons vu que la suppression de cette importante fonction, si elle peut être considérée dans quelques cas comme ayant contribué à déterminer l'aliénation, est elle-même, dans un grand nombre d'autres circonstances, produite par l'affection mentale et véritablement placée sous sa dépendance. C'est un effet essentiellement sympathique, et ce n'est que plus tard, lorsque la maladie a déjà duré un certain temps, lorsque l'excitation cérébrale s'est notablement modifiée, qu'on observe ordinairement le rétablisse-

(1) Chap. *Symptomatologie*, p. 102 et *Étiologie*, p. 137.

ment de cette fonction ; ce fait est d'une observation tellement rigoureuse, qu'on peut diriger les médications les plus actives en vue de hâter le retour de la menstruation, sans obtenir le résultat désiré. Si les effort sdu médecin doivent tendre à rétablir une fonction dont la régularité importe au plus haut degré au maintien de la santé, il n'en est pas moins vrai que, pour arriver à ce but, il ne doit pas employer des moyens trop énergiques. Il peut avoir recours à une médication mixte, à des moyens qui, tout en ayant une action spéciale, tendent surtout à améliorer, à fortifier la constitution si souvent débilitée chez les femmes.

Les préparations ferrugineuses, le quinquina associé à l'aloès, quelquefois au safran, à l'armoise, etc., donnent journellement des résultats favorables.

Toniques. — Régime alimentaire. — Chez le maniaque qui s'épuise en efforts incessants et en mouvements violents, chez le mélancolique plongé dans un perpétuel état de dépression, chez le dément et le paralytique, non seulement un régime analeptique reconstituant est indispensable, mais il importe encore, dans une foule de circonstances, de recourir à une médication tonique qui seule peut prévenir une cachexie suivie d'une aggravation de l'état mental lui-même. Tous les praticiens sont d'accord à ce sujet, et dans les établissements où l'on recherche sérieusement la guérison des malades, le régime alimentaire doit être l'objet d'une surveillance très attentive.

Les préparations ferrugineuses doivent être placées, pour les femmes surtout, en tête de toute médication. Les substances amères, en extrait, en infusion, sont aussi dans la plupart des cas avantageusement employées : tels sont le houblon, la gentiane, le quinquina, etc.

Nous avons indiqué la nécessité d'un régime tonique et réconfortant pour les aliénés; il faut veiller à ce que la constipation ne s'établisse pas, et au besoin la combattre par les moyens appropriés (lavements purgatifs, massage et faradisation du ventre).

Weir-Mitchell et Playfair ont préconisé la cure d'engraissement; cette cure a donné parfois d'excellents et surprenants résultats, mais surtout dans l'hystérie et la neurasthénie.

Révulsifs. — Les révulsifs de la peau sont d'un usage fort ancien dans le traitement de l'aliénation. Ils peuvent constituer des ressources précieuses, lorsqu'ils sont appropriés au tempérament du sujet et à la marche de la maladie.

Les vésicatoires, les frictions stibiées, le séton, le cautère actuel, tels sont les moyens employés, lorsqu'il s'agit de déterminer une révulsion plus ou moins profonde. Les révulsifs présentent des indications spéciales que le médecin est seul à même d'apprécier; ils peuvent réussir particulièrement dans quelques formes de mélancolie.

L'application d'un vésicatoire a, dans certaines circonstances, donné lieu à un effet moral dont il n'est pas sans importance de savoir profiter. Nous avons vu des personnes atteintes d'hypochondrie, fort impressionnables, s'imaginer qu'elles étaient perdues sans ressources, qu'il n'y avait plus pour elles d'espoir de guérison; nous les avons vues, sous l'influence de l'application d'un vésicatoire, sortir tout à coup de leur état de prostration, et apprécier chaque jour davantage les effets du révulsif qui venait de leur être placé. C'est là pour ainsi dire plutôt un révulsif moral, qui a pour effet de détourner l'attention du malade, et de faire diversion à ses incessantes préoccupations.

La plupart des auteurs blâment, en thèse générale, l'emploi des révulsifs au début des maladies mentales: ces moyens irritants peuvent, nous le croyons, imprimer au délire une nouvelle exacerbation; ils sont plutôt indiqués lorsque la maladie a déjà revêtu une marche chronique.

Nous avons vu des résultats satisfaisants survenir, quoique dans des cas assez rares, à la suite de frictions stibiées, continuées pendant un certain temps, et faites sur différentes régions de la colonne vertébrale, particulièrement chez les malades dont l'affection mentale semblait rester stationnaire.

Jacobi (de Siegburg) a préconisé ce moyen dans la manie chronique dont l'état stationnaire pouvait faire craindre l'incurabilité. Il conseille de faire les frictions sur la tête même; il pense que cette révulsion énergique, appliquée à proximité du cerveau, peut modifier, par une sorte de substitution pathologique, l'anomalie fonctionnelle de l'organe cérébral.

A la suite d'une conversation que nous avons eue à ce sujet avec Jacobi, nous avons fait quelques essais; les résultats douteux que nous avons obtenus ne nous ont pas engagé à continuer cette médication. Nous n'en croyons pas moins qu'elle doit être tentée dans quelques cas; mais il est indispensable d'y apporter une très grande prudence si les aliénés présentent une disposition aux congestions cérébrales. L'inflammation artificielle ou non du cuir chevelu peut aggraver l'affection mentale. Il est d'expérience que les érysipèles du cuir chevelu sont extrêmement dangereux chez les individus atteints de paralysie générale, et qu'ils tendent à ramener une congestion à laquelle les paralytiques ont une disposition marquée.

Le *séton* est suivi quelquefois de résultats favorables, mais il faut faire un choix judicieux des circonstances. Il trouve son indication dans les cas de manie, de lypémanie, qui ont une tendance à passer à la démence.

Chez une femme mélancolique, dont l'état restait stationnaire, nous avons obtenu par l'application du séton le succès le plus incontestable. Peu de temps après qu'un séton lui eût été posé à la nuque, cette malade vit ses idées reprendre peu à peu leur entière lucidité, pendant les trois semaines environ qu'on laissa l'exutoire en place. Celui-ci supprimé, elle retomba presque aussitôt dans son état de profonde tristesse, qui ne tarda pas à se dissiper de nouveau par l'application du même moyen.

Guislain a reconnu l'utilité du séton dans la manie accompagnée d'épilepsie. Il remarque avec raison qu'il est d'observation commune de voir une plaie faite accidentellement, et entraînant une abondante suppuration, empêcher souvent les convulsions de se manifester. Lorsque des abcès viennent à se former, tant que la suppuration se fait, le malade n'éprouve souvent pas de récidive de son affection, qui reparaît aussitôt que le pus cesse de couler.

Cette observation, nous avons été à même de la faire chez un épileptique doué d'une constitution vigoureuse, sujet à de fréquentes attaques convulsives et à des accès de délire furieux. Ce malheureux reçut d'un aliéné qui travaillait près de lui, dans un atelier de cordonnier, un violent coup de tranchet qui intéressa les parties profondes de la cuisse. La plaie suppura abondamment et ne se cicatrisa qu'au bout de trois mois. Pendant tout ce temps il fut soustrait à ses attaques d'épilepsie et à la surexcitation maniaque qui en était la suite ordinaire.

Quelques médecins n'ont pas craint d'employer le *cautère actuel* appliqué au cuir chevelu ou à la nuque.

Nous l'avons vu employer dans quelques circonstances, sans que ce moyen ait été suivi d'une amélioration évidente. Foville parle d'une guérison dans le service d'Esquirol, à l'aide du cautère actuel, mais il attribue l'effet du remède à la frayeur. Belhomme l'appliquait sur différentes parties de la tête, surtout dans le cas de monomanie.

Nous repoussons, avec Guislain, l'emploi de cette méthode de traitement. Georget dit avoir observé une encéphalite mortelle, résultant de l'application d'un bouton de fer rouge sur la tête.

« Les sétons, le cautère actuel, les ventouses, les vésicatoires, les frictions irritantes, les frictions mercurielles sont, dit Esquirol (1), d'excellents auxiliaires pour provoquer une révulsion, remplacer une affection cutanée qui est supprimée, réveiller la sensibilité de la peau qui est souvent dans l'atonie, déterminer une réaction générale, etc. On a proposé d'envelopper la tête d'emplâtres épispastiques ou de toute autre composition irritante. Je dois avouer que je n'ai pas vu réussir tous ces moyens qui augmentent l'éréthisme, tourmentent les malades, les irritent, leur persuadent qu'on veut les supplicier. C'est presque toujours aux monomaniaques ou aux individus en démence, qu'on a prescrit une médication aussi active et aussi perturbatrice. »

(1) Esquirol, t. Ier, p. 153.

Bains. — Les bains, dans le traitement de l'aliénation mentale, rendent des services incontestables.

Les bains tièdes *prolongés* ont surtout été introduits dans la pratique des maladies mentales par Brierre de Boismont.

Le docteur Turk (de Plombières), a démontré que cette méthode curative dans son application aux affections nerveuses est fort ancienne. Il cite Rufus (1), qui faisait usage des *assiduis balneis*. Au rapport de Fabrice de Hilden, il paraît même qu'au XVIe siècle on prolongeait les bains, au point que les malades y passaient plusieurs jours, et n'en sortaient que pour se livrer au sommeil. Pomme a conçu l'idée de soumettre les femmes hystériques à l'action des bains continués pendant plusieurs heures.

On n'en doit pas moins reconnaître que Brierre de Boismont a été en quelque sorte l'inventeur de ce procédé appliqué au traitement de l'aliénation mentale. Voici les indications posées par cet auteur (2) :

« Toutes les formes aiguës de la folie et de la manie en particulier peuvent être guéries dans un espace de temps compris entre une et deux semaines. Le traitement employé, pour obtenir ce résultat, consiste dans les bains prolongés et les irrigations continues. La durée des bains doit être en général de dix à douze heures; elle peut être prolongée jusqu'à quinze et dix-huit heures. Les irrigations qu'on associe aux bains doivent être continuées pendant toute leur durée; on peut les suspendre quand le malade est tranquille. Lorsque les malades ont pris huit à dix bains sans amélioration ou sans altération marquée dans l'habitude extérieure, il faut les cesser; on pourra plus tard les prescrire de nouveau. Les bains doivent être donnés à la température de 28 à 30 degrés centigrades, et les irrigations à celle de 15 degrés.

» De toutes les formes de la folie, celle qui cède le mieux à l'action des bains prolongés et des irrigations continues, est la manie aiguë récente; viennent ensuite le délire aigu simple, le délire des ivrognes la manie puerpérale, et les monomanies tristes avec symptômes aigus. Mais, dans plusieurs de ces formes, les guérisons ne sont ni aussi rapides ni aussi constantes que dans la manie aiguë. La manie ancienne ou aiguë prolongée, la manie chronique avec agitation, la manie intermittente ont été améliorées, mais n'ont point guéri par ce traitement; il n'a point été essayé contre les manies avec symptômes de paralysie ou d'épilepsie. Quelques faits nouveaux, recueillis depuis la lecture de ce mémoire, prouvent que cette médication peut réussir dans certaines maladies nerveuses à forme hystérique, avec ou sans

(1) Rufus, *Œuvres*, trad. par Daremberg et Ruelle. Paris, 1879.

(2) Brierre de Boismont, *De l'emploi des bains prolongés et des irrigations continues dans le traitement des formes aiguës de la folie* (*Bull. de l'Acad. de méd.*, 15 septembre 1846, t. XI, p. 1458, et *Mém. de l'Acad. de méd.*, 1848, t. XIII, p. 598).

symptômes de folie. D'après les faits contenus dans ce travail, on peut donc affirmer que les guérisons des formes aiguës de la manie sont plus nombreuses et plus promptes par les bains prolongés et les irrigations, que celles obtenues par les autres méthodes. »

Pinel neveu (1) a fait connaître les résultats qu'il a obtenus dans le traitement de l'aliénation mentale aiguë, par cette méthode de bains prolongés avec arrosements d'eau fraîche sur la tête. Sur 157 malades traités par ce moyen, 125 se seraient rétablis; sur les 32 qui n'auraient pas obtenu le bénéfice de la guérison, 21 auraient présenté une légère amélioration.

Les auteurs sont unanimes pour recommander cette méthode de traitement dans les cas de folie aiguë, et surtout dans la manie. Les bains simples prolongés se trouvent en effet, dit Baillarger (2), au premier rang des moyens thérapeutiques pour combattre la surexcitation générale, qui est le caractère principal de la maladie; c'est dans la manie et dans la période d'invasion des autres formes qu'ils ont été préconisés.

Guislain considérait les bains tièdes prolongés comme une grande ressource, comme des agents dont l'effet est très salutaire et rarement nuisible. Rien de plus surprenant, dit-il, que la facilité des maniaques à supporter ces bains et à s'y soumettre. En général, lorsque les sujets sont vigoureux et que le mal est récent, ils supportent facilement ces moyens, et le plus souvent ils s'en trouvent parfaitement bien (3).

Il est prudent de ne pas y avoir recours lorsque le malade est dans un état cachectique, que sa constitution est affaiblie; lorsqu'il a subi des pertes de sang trop abondantes; lorsqu'il existe une disposition aux affections thoraciques. Ils ne doivent être employés qu'avec une certaine réserve, dans les cas chroniques, lorsqu'on observe une tendance à l'affaiblissement des facultés intellectuelles.

Nous avons remarqué qu'on obtenait en fort peu de temps, par ce moyen, une sédation très marquée et très favorable à la guérison d'affections qui se révèlent par la violence et l'acuité de leurs symptômes; mais le malade doit être soigneusement surveillé. Quelques-uns éprouvent une fatigue excessive; on a même observé quelques cas de syncope. Il y a lieu aussi de ne pas oublier que les bains tièdes sont une nouvelle cause d'excitation sexuelle dans la manie érotique, et que dans ce cas il faut les administrer avec certaines précautions.

Les *bains tièdes* d'une durée beaucoup moins longue sont également favorables dans le traitement de la mélancolie. A peine, dit Guislain, le malade est-il entré dans le bain, qu'on voit ses traits

(1) Pinel, *Traitement de l'aliénation mentale aiguë par les bains prolongés* (*Bull. de l'Acad. de méd.*, 2 nov. 1852, t. XVIII, p. 177).
(2) Baillarger, *Bulletin de l'Acad. de méd.*, mars 1854, t. XIX, p. 495.
(3) Guislain, t. III, p. 110.

s'épanouir; il cesse de gémir et de se lamenter. Chez les trois quarts des mélancoliques cette médication apporte du calme.

Nous devons ajouter que les bains tièdes doivent être considérés comme un des agents hygiéniques les plus recommandables, et qu'ils doivent être administrés, dans un établissement d'aliénés, à tous les malades indistinctement, au moins une fois par mois. Non seulement ils entretiennent la propreté du corps, indispensable dans une certaine réunion d'individus, mais encore beaucoup de malades se trouvent bien de leur usage : en rétablissant les fonctions de la peau, en diminuant l'éréthisme nerveux, ils tendent à ramener le sommeil.

Les *bains froids* sont d'un usage plus restreint et doivent reconnaître des indications particulières.

Nous croyons, avec Esquirol, qu'ils conviennent surtout aux sujets jeunes, forts, robustes; le froid peut agir alors en excitant toute la surface cutanée. Cependant Guislain les considère comme des agents qui rendent de grands services dans le traitement de la manie, surtout lorsque cette affection revêt une forme intermittente, et dans les cas qui ont eu déjà une durée de plusieurs semaines, de plusieurs mois.

« Plus d'une fois, dit-il, j'ai employé ce moyen sans aucun avantage, pendant les trois premiers mois de la maladie, tandis que j'en obtenais un éclatant succès en le mettant en usage vers le sixième mois. Souvent je parviens, en dix ou quinze jours de temps, à faire tomber tous les symptômes de la manie, et à avoir une convalescence au bout de trois semaines, et plus promptement encore. J'ai guéri ainsi des manies qui avaient duré deux ans. Toutefois, les cas chroniques proprement dits résistent généralement aux bains froids, de même qu'ils résistent à toutes les médications. »

Ces agents sont donc curatifs, mais on ne réussit pas toujours une première fois : il faut souvent recommencer deux, trois fois le traitement, et le continuer longtemps après la guérison du malade.

Dans la manie avec exacerbation périodique, on observe parfois que, pendant quelque temps, le bain froid retarde l'apparition de l'accès.

Des manies avec perversion morale et turbulence pathologique ont été guéries en faisant prendre tous les jours aux malades un bain froid, dans l'intervalle du déjeuner au dîner. Quelquefois, après la seconde tentative, le patient présentait déjà des traits plus composés; il était plus tranquille et plus soumis.

Voici la méthode employée par Guislain :

L'eau est chauffée à la température de 14, 15, 16, 17 degrés Réaumur : le maniaque y reste d'abord 5 minutes, puis 10, puis 20 et 25 minutes. On prescrit les bains tous les jours, deux fois par jour, ou tous les deux jours; et, suivant les exigences des cas, on les continue pendant plusieurs semaines, plusieurs mois.

Guislain a souvent réussi complètement, en faisant donner par jour trois bains froids de 12 à 15 minutes chacun, avec douches, lorsqu'un seul était demeuré inefficace. Le malade, au sortir du bain, se livre pendant une ou deux heures à un exercice plus ou moins fatigant. Si la température atmosphérique est basse, il faut le coucher dans son lit, le couvrir chaudement, ne fût-ce que pendant une heure, afin de donner à la peau le temps de se réchauffer.

La précaution de frictionner la peau est importante : on ne saurait assez la recommander aux surveillants et aux gardiens. En laissant la peau se refroidir, en négligeant d'y provoquer une réaction, l'on peut occasionner des accidents graves, et l'on risque parfois, en outre, de faire passer la manie à un état de démence incurable.

On doit aussi avoir soin de ne pas exposer le malade à l'eau froide, lorsqu'il est en transpiration.

Parmi les inconvénients que peut entraîner l'emploi de ces agents, il faut compter la suppression des menstrues, ou le retard dans l'apparition de ce flux. Aussi doit-on y recourir chez les femmes moins que chez les hommes (1).

Les affusions froides, les bains froids par enveloppement, d'après la méthode hydrothérapique, en provoquant du côté de la peau une réaction énergique, et, suivant les cas, des sueurs abondantes, peuvent rendre dans une foule de circonstances des services importants. Tous ces moyens sont utiles chez les individus affaiblis par les excès, par l'onanisme, et chez ceux auxquels de longs chagrins semblent avoir enlevé toute énergie.

Les *bains médicamenteux* ont été prescrits par quelques médecins. On a fait usage, en Italie, de bains narcotisés contre les accès maniaques. Dans ce but, une infusion de feuilles et de semences de stramonium, de feuilles de ciguë, de jusquiame, était mêlée à l'eau du bain.

Il est douteux que ce moyen ait donné des résultats avantageux.

Pour notre part, nous n'avons fait usage que de bains excitants, et dans quelques cas nous en avons obtenu des résultats favorables.

Chez les mélancoliques plongés dans un état habituel d'apathie, et dont les fonctions semblaient frappées d'une sorte d'atonie, nous avons administré avec avantage des bains aromatisés, des bains dans lesquels on avait fait dissoudre une assez forte quantité de sel, ou qui contenaient 4 à 5 poignées de farine de moutarde noire.

Les pédiluves sinapisés ont aussi leur utilité dans quelques circonstances.

Douches. — La douche est un moyen vulgairement employé dans la plupart des établissements, elle rend d'incontestables services dans la thérapeutique des aliénés.

(1) Guislain, *Phrénopathies*, t. III, p. 115.

La douche ne doit durer que quelques secondes (15″ à 30″), et ne doit être employée qu'avec précaution ; elle reconnaît des indications précises. Elle doit être toujours administrée par le médecin ou l'interne en médecine ; dans aucun cas elle ne doit être abandonnée au soin d'un gardien ou du surveillant.

La douche agit de deux manières : comme moyen de répression et comme moyen véritablement médical, ayant un effet répercussif ou plutôt réfrigérant. Elle reconnaît par conséquent une double indication.

Comme moyen disciplinaire elle a été employée, ainsi que l'indique Pinel, dans le cas où il y avait lieu de vaincre un refus obstiné de nourriture, ou encore lorsqu'on voulait soumettre l'aliéné à l'ordre et à la loi du travail, ou dominer certains malades entraînés par une turbulence excessive, par une disposition morale fâcheuse et par un caractère en quelque sorte indomptable.

Elle impressionne, en effet, vivement quelques aliénés, et cette impression peut tourner au profit de leur guérison.

Il est d'autres malades qui réclament eux-mêmes la douche, qui en ressentent un bien-être évident : c'est là une indication qu'il ne faut pas négliger ; elle produit chez quelques maniaques agités l'effet le plus salutaire.

Quelques auteurs en ont blâmé l'emploi, entre autres Georget et Jacobi. Nous pensons tout au contraire qu'elle a son utilité ; elle peut rendre d'incontestables services, et nous lui avons vu produire des résultats inattendus. Malgré cela, nous croyons qu'elle ne doit être employée qu'avec une extrême réserve : quelques malades se plaignent, lorsqu'ils sont en convalescence, d'en avoir ressenti une impression défavorable.

« La douche, dit le professeur Rech (de Montpellier), détermine des effets immédiats et d'autres consécutifs. Les premiers consistent en une impression de froid, une commotion sur la partie de la tête qui est exposée à son action, et une grande gêne de la respiration. Les effets consécutifs sont une extension de froid qui donne lieu à un tremblement et à des horripilations ; puis, pâleur, sentiment de constriction douloureuse, en général à l'épigastre ; le pouls peut devenir petit et serré et le malaise extrême ; la lipothymie peut s'ensuivre. La commotion cause promptement une douleur qui envahit toute la tête. pour se répéter sympathiquement à l'épigastre. Pendant l'hiver, et lorsque l'eau est froide, elle détermine des résultats qui peuvent être dangereux. Pendant l'été, elle procure plutôt une sensation agréable (1). »

Une douche d'une demi-minute produit une légère accélération de la respiration, une sensation de froid momentané à la surface du corps, et une augmentation dans le nombre des pulsations artérielles. Le

(1) Rech, *Ann. médico-psych.*, 1847, p. 144.

pouls devient en même temps plus petit et plus ferme; ces effets peuvent persister pendant environ une heure et demie. Les effets de la douche sont supérieurs à ceux d'un bain froid ordinaire; le sentiment de l'activité musculaire, l'excitation de l'esprit sont plus marqués et durent plus longtemps, surtout si l'on a pris la précaution de soumettre ensuite le malade à de vigoureuses frictions.

Les précautions suivantes doivent être prises lorsqu'il s'agit de l'administration de la douche.

Les malades doivent jouir d'une bonne santé et être exempts de toute maladie cardiaque et pulmonaire ; le temps de la douche ne doit jamais dépasser une minute; le malade doit être soigneusement frictionné après la douche; enfin celle-ci doit être donnée par une personne intelligente qui puisse en apprécier les effets, juger si le choc est trop fort, et faire en sorte que la réaction suive immédiatement.

Elle est surtout utile dans le traitement d'états névropathiques en rapport avec l'aliénation mentale, dans la manie puerpérale à sa période stationnaire, la manie hystérique chez les jeunes filles, un état identique avec excitation sexuelle chez les jeunes gens; dans le cas enfin où prédomine une surexcitation nerveuse sans cause organique (1).

Électrothérapie (Arndt, Erb). — On ne peut se prononcer sur les résultats de l'électrothérapie dans le traitement des affections mentales.

Il s'agit là d'un mode de traitement empirique.

Les symptômes de certaines névroses fonctionnelles ont été améliorés d'une manière évidente par la faradisation et la franklinisation; c'est ainsi que des résultats favorables ont été obtenus dans la neurasthénie, la chorée, l'hystérie. Est-ce, comme le prétendent certains auteurs, parce que l'électricité agit dans ces cas par suggestion ?

L'électrothérapie a été tentée dans l'hypocondrie et dans les mélancolies avec des succès variables. D'après Morel (de Gand) (2), le traitement consistait dans l'application de courants galvaniques sur la tête.

Le *massage* n'est pas utile en psychiatrie, sauf quand on l'associe au traitement hydrothérapique.

Transfusion du sang. — La transfusion du sang a été conseillée en Italie comme moyen de traitement de certaines formes d'aliénation qui présentent des chances de guérison. M. le docteur A. Voisin, qui l'a tentée avec succès dans un cas de mélancolie compliquée d'anémie, pense qu'elle peut avoir pour résultat de modifier heureusement la composition du sang, mais que dans aucun cas les effets n'en ont été assez durables lorsqu'on s'est contenté de la transfusion comme moyen curatif; ce serait, suivant lui, tomber dans une véritable exagération, que de croire qu'elle peut à elle seule guérir la folie (3).

(1) Campel, *The Journ. of mental science*, janv. 1873.
(2) Morel, *Bulletin de méd. mentale de Belgique*, 1889.
(3) Aug. Voisin, *Leçons cliniques sur les maladies mentales*. Paris, 1883.

ARTICLE III

MÉDICATIONS SPÉCIALES.

Aliénés gâteux. — Renaudin, Morel, Archambault, Girard de Cailleux (1), Guislain ont étudié tout ce qui peut se rapporter à ces malheureux.

On appelle *aliénés gâteux* les infortunés qui sont atteints d'incontinence d'urine, et quelquefois d'incontinence stercorale ; ils se trouvent en assez grand nombre dans la plupart de nos établissements. Gâter ne constitue pas, dit le docteur Girard, une affection *sui generis;* c'est un symptôme d'affections diverses dont il faut s'attacher à apprécier a nature, et qui peuvent, suivant les circonstances, reconnaître des indications spéciales.

Sous l'influence de l'agitation maniaque portée à son plus haut degré, et chez les individus atteints de délire général, mais dont l'affection mentale se caractérise par une perversion morale profonde, on peut observer des exemples de la plus dégoûtante malpropreté.

Chez les maniaques, le délire intense ne permet plus que des perceptions confuses ; les sensations internes n'arrivent plus à la conscience ; l'excitation qui les domine les rend inattentifs à l'appel fait par la sensibilité générale qui, dans la plupart des cas, peut être réellement émoussée.

Dans le second cas, les malades, en proie à une sorte de perversion morale, se font un malin plaisir de prendre le contre-pied des observations qui leur sont faites; les mauvais instincts qui les dominent leur font trouver une inexprimable satisfaction à se barbouiller de leurs excréments, et à vivre dans l'état de la plus affligeante dégradation.

Pour ces deux catégories de maniaques gâteux, il sera nécessaire d'employer des moyens en rapport avec la nature de leur délire : chez les premiers, en proie à une excitation maniaque des plus violentes, il convient d'avoir recours aux remèdes indiqués en pareille circonstance : les bains prolongés, les affusions froides, les calmants de diverses sortes. Chez les seconds, tout ce qui viendra mettre un frein à leur perversion morale empêchera par cela même l'état de malpropreté. L'intimidation aura souvent de l'efficacité : la douche et une conduite sévère à leur égard pourraient, dans beaucoup de cas, arrêter des tendances que ces malheureux maîtriseraient si l'on parvenait à fortifier leur volonté.

Dans certaines formes de lypémanie, dans celles surtout qui se compliquent de stupeur, d'un état cataleptiforme, le malade, sous l'influence de l'étrange oppression qui le domine, ne comprend rien à ce qui se

(1) Girard (de Cailleux), *Études pratiques sur les maladies nerveuses et mentales.* Paris, 1863.

passe autour de lui, et les besoins naturels les plus impérieux ne produisent plus chez lui cette excitation qui s'adresse à la conscience et fait appel à la volonté. Dans de telles conditions, il devient d'une excessive malpropreté, que les moyens les plus rationnels parviennent difficilement à modifier. On doit d'ailleurs admettre que, dans quelques formes de délire mélancolique, il existe un relâchement musculaire momentané qui devient une cause d'incontinence. Pour les malades de cette catégorie, il importe de recourir aux moyens susceptibles de remédier à l'engourdissement des facultés, et de diminuer l'intensité de l'état de stupeur. Dans ce but, les stimulants de diverses sortes, moraux et physiques, seront avantageusement employés.

Les déments, les paralytiques et une certaine catégorie d'idiots forment la plus grande partie de ces malades que l'on a désignés sous le nom de *gâteux*, et qui doivent être placés dans des quartiers spéciaux où se trouvent réunies les conditions de régime, d'hygiène, de couchage et de surveillance.

En tête des moyens généraux se trouve l'*habitation*. Les locaux destinés aux malades gâteux seront élevés, spacieux, aérés, le plancher sera ciré ; en hiver, ils doivent être convenablement chauffés et ne pas contenir un nombre trop considérable d'individus ; ceux-ci seront d'autant mieux soignés et d'autant moins malpropres qu'ils seront plus disséminés.

Le *régime alimentaire* doit être substantiel et de facile digestion. Ils recevront à chaque repas une légère quantité de vin. Ils doivent enfin être habillés convenablement et couchés dans un bon lit.

Ces conditions hygiéniques ont une importance bien plus grande que les agents médicamenteux mis en usage en vue de combattre cette dégradante infirmité.

Les *médicaments* que l'on a préconisés dans ces cas peuvent rendre d'utiles services : par exemple, la strychnine et la noix vomique. Nous administrons volontiers l'extrait alcoolique de noix vomique, dans une solution gommeuse simplement édulcorée. Nous portons successivement la dose de 25 milligrammes à 10 centigrammes, que nous ne dépassons jamais.

Chez quelques malades atteints de délire maniaque aigu, de mélancolie, d'hypocondrie, l'incontinence est souvent due à une sorte d'hyperesthésie. Les sphincters se dilatent sous l'influence de l'excitation organique la plus légère ; l'incontinence est alors plutôt nocturne ; pendant le jour, les malades peuvent satisfaire le besoin d'excrétion dès qu'il se fait sentir.

Dans ces cas, d'ailleurs assez rares, la belladone en poudre ou en extrait peut donner des résultats favorables. Nous prescrivons alors 25 milligrammes à 10 centigrammes ; à dose plus élevée, cette médication pourrait avoir des inconvénients. Un de nos malades, atteint de la variété de lypémanie qu'on a désignée sous le nom de *panophobie*, est obligé, le jour, d'uriner à chaque instant; ce besoin fréquent le tient éveillé la nuit; s'il s'endort, il manque rarement de mouiller son lit, ce qui le contrarie vivement. La belladone a pu remédier chez lui aux accidents que nous venons de signaler.

Nous venons d'exposer succinctement les moyens hygiéniques et médicaux qui, suivant les indications, doivent être appliqués.

Il nous reste à faire connaître les *agents mécaniques* qui, sous ce rapport, ont été particulièrement recommandés.

Le premier précepte et le plus important consiste à régulariser les fonctions, à accoutumer les malades à satisfaire leurs besoins à des heures réglées. On comprend combien il faut compter, en semblable circonstance, sur l'intelligence et le dévouement des infirmiers chargés de ce service.

Girard voulait qu'on suspendît dans chaque quartier de gâteux une horloge destinée à donner au surveillant la possibilité de faire ponctuellement ce service, qui tend à amoindrir une des plaies les plus hideuses de la plupart des établissements d'aliénés.

C'est là évidemment une idée pratique à laquelle on ne saurait trop applaudir. Toutefois, nous croyons avec Baillarger qu'il faut éviter toute exagération fâcheuse; car, dans quelques cas, elle rendrait le remède pire que le mal; cela arriverait probablement si, en hiver, on éveillait les malades plusieurs fois pendant la nuit, etc. (1).

Pour éviter les excoriations et les plaies gangréneuses qui ne tardent pas à se produire par le contact des parties du corps avec les matières dont sont imprégnés les draps et les diverses pièces du lit, on a proposé d'apporter des modifications spéciales au *couchage* des aliénés gâteux. La condition la plus importante est de multiplier autour du malade les soins de propreté.

Le coucher des malades gâteux doit se composer de trois pièces, de la manière suivante : à la tête et aux pieds du lit, deux matelas formant le tiers de la longueur; au milieu, un troisième matelas ou une paillasse dans le centre desquels est ménagée une fente qui permet l'écoulement de l'urine; cette dernière pièce peut être recouverte d'une toile rendue imperméable par l'huile de lin, et assez longue pour s'étendre sur les bords des deux matelas.

Il est quelquefois utile de faire écarter les genoux et les pieds, et d'interposer des linges de manière à empêcher les rougeurs et les excoriations que la pression peut déterminer.

Nous nous servons aussi avec avantage d'une toile caoutchouc dont la manche traverse le lit et que nous avions fait fabriquer à l'asile de Stéphansfeld (2).

(1) Baillarger, *Bull. de l'Acad. de méd.*, 5 août 1855.
(2) H. Dagonet, *Ann. méd.-psych.*, 1864.

Aliénés jeûneurs. — Sitiophobes. — Alimentation forcée. — Quelques malades refusent obstinément les aliments indispensables à leur existence; on les a désignés sous le nom d'*aliénés jeûneurs*, et, en Allemagne, on a donné le nom de *sitiophobie* à ce refus obstiné.

Les malheureux qui appartiennent à cette triste catégorie sont une source de difficultés pour les personnes chargées de leur donner des soins. On comprend tout ce qu'il y a de pénible dans l'emploi de moyens violents, destinés à vaincre une résistance qui ne peut se prolonger sans danger pour la vie du malade.

Le refus des aliments est une conséquence des conditions morbides les plus diverses, et se rencontre dans les formes les plus variables d'aliénation mentale; on l'observe surtout dans certaines variétés de la mélancolie.

On voit des maniaques, dans le paroxysme de leur délire, refuser avec opiniâtreté toute espèce de nourriture, sous l'influence de certaines idées qui viennent, pour un instant, s'emparer de leur esprit: c'est la crainte du poison, la persuasion que les aliments qui leur sont servis contiennent des substances nuisibles; ce sont des illusions, des hallucinations de plusieurs sens, du goût, de l'odorat, qui les portent à se refuser toute nourriture. Mais il est rare que, dans la manie, ces idées prédominantes persistent longtemps; grâce à l'excessive mobilité des sensations, l'on ne tarde pas à voir disparaître cette dangereuse obstination. Dans le cas contraire, il faut examiner s'il n'existe pas dans l'organisme un état pathologique qui explique ce refus prolongé.

Dans le délire systématisé avec idées de grandeur, les malades peuvent avoir les convictions les plus absurdes, par suite des idées orgueilleuses et des obsessions superstitieuses qui les dominent; par exemple, ils prétendent qu'ils ne sont pas servis avec la déférence qui leur est due; ils peuvent croire qu'ils doivent, ainsi que Jésus-Christ, jeûner quarante jours et quarante nuits pour la délivrance du genre humain; ou encore que leur nature éminemment céleste les affranchit des besoins matériels qui asservissent le reste de l'humanité, etc. Le plus souvent l'intimidation ou quelques moyens adroits parviennent à soustraire ces malades aux résultats fâcheux, mais inévitables, des pensées bizarres, des erreurs singulières qui les dominent.

C'est surtout dans la mélancolie qu'on rencontre la sitiophobie portée à son plus haut degré; c'est alors qu'après avoir épuisé tous les moyens de persuasion, il faut recourir aux différentes méthodes d'alimentation usitées en pareil cas.

On sait toutes les préoccupations qui viennent d'habitude assaillir le mélancolique, et l'engager à opposer une résistance invincible aux moyens employés pour lui faire prendre des aliments. La conviction qu'on cherche à attenter à ses jours, que dans ce but on mêle à ses boissons, à sa nourriture, les poisons les plus subtils et les substances les plus nuisibles ; les hallucinations qui ne cessent de l'entretenir des horribles complots tramés contre lui ; la crainte de la damnation ; les remords d'une conscience faussement alarmée ; la pensée qu'un jeûne peut seul apaiser le courroux céleste ; la croyance dans laquelle se trouve le malade qu'il est indigne des soins qui lui sont donnés, et qu'il ne mérite pas les aliments qui lui sont servis ; chez quelques-uns, enfin, l'idée bien arrêtée de se débarrasser de la vie ; chez d'autres, et particulièrement chez certains hypocondriaques, la persuasion qu'ils n'ont plus d'estomac, d'intestins, qu'aucun aliment ne peut plus passer : toutes ces conceptions erronées peuvent revêtir dans l'esprit du malade un tel degré de fixité, qu'il faut absolument recourir à l'alimentation forcée.

Dans tous ces cas, il importe de se rendre compte de la disposition morale et physique de l'individu, d'apprécier la nature des fausses convictions, et d'examiner si cette inappétence apparente n'a pas, pour origine et pour point de départ, quelque affection des organes de la digestion, de la respiration, etc. Forcer le malheureux insensé à prendre des aliments, ce serait en pareil cas aggraver sa triste situation. Mais c'est là un fait pour ainsi dire exceptionnel, et nous sommes loin de partager les idées de quelques auteurs qui rejettent l'alimentation forcée, et qui veulent voir, dans le refus de manger, une disposition pathologique que l'on doit respecter.

C'est là une erreur fâcheuse et qui peut aboutir à de regrettables conséquences. L'expérience prouve chaque jour qu'en semblable circonstance les aliénés n'obéissent qu'à leurs préoccupations délirantes. Si l'on ne cherche pas à les soustraire le plus tôt possible à une abstinence qui ne saurait se prolonger, on ne tarde pas à voir s'aggraver leur état mental et physique. Il n'est pas rare d'obtenir chez eux une amélioration d'autant plus rapide, qu'on sera parvenu plus tôt à vaincre leur répugnance, et à leur faire prendre de gré ou de force les aliments nécessaires à leur existence. On doit reconnaître que dans un grand nombre de cas, on peut arriver au but désiré en s'y prenant adroitement, soit en entrant dans les idées du malade, soit en les combattant directement ; mais si les moyens de persuasion ou d'intimidation ont échoué, il y a lieu dès lors de recourir à l'une ou l'autre des méthodes employées pour l'alimentation forcée.

Guislain a résumé, comme il suit, les nombreuses difficultés que l'on rencontre lorsqu'il s'agit d'introduire des aliments qui, dans tous les cas, doivent être liquides :

« 1° L'action des muscles élévateurs de la mâchoire dont la résistance, en quelque sorte convulsive, ne peut souvent être vaincue que par les efforts les mieux combinés ;

» 2° La mobilité de la langue qui porte le malade à repousser, par des contorsions de cet organe, les aliments qu'on veut lui faire prendre;

» 3° Un mouvement antidéglutitionnaire qui s'établit dans le pharynx et l'œsophage, ce qui donne au patient le pouvoir de faire revenir les aliments dans la bouche;

» 4° Une contraction convulsive de l'œsophage, provoquée surtou par l'introduction de la sonde, et qui rend impossible la descente de cet instrument ou celle des aliments;

» 5° Un mouvement expiratoire qui empêche la descente des aliments, qui détermine leur retour dans la bouche et leur entrée dans les narines postérieures;

» 6° Des mouvements de répulsion des bras, de la tête, du corps, des membres inférieurs;

» Deux ressources s'offrent au praticien : ouvrir la bouche pour y faire passer les aliments, ou faire cette introduction par les narines (1). »

Guislain préfère l'ingestion buccale; c'est aussi le moyen auquel nous croyons que l'on doit recourir d'abord, lorsqu'on peut avoir un personnel suffisant pour maintenir le malade pendant l'opération. Il est en général facile d'introduire au moyen d'une théière de petite dimension, le liquide alimentaire entre l'arcade dentaire et la partie interne de la joue, légèrement creusée à sa partie moyenne par l'extrémité du doigt indicateur plié en crochet. Il suffit, pour arriver à ce résultat, que la tête un peu renversée en arrière soit maintenue, fixée par un aide dont les deux mains sont appliquées sur le front, et que les narines soient hermétiquement fermées.

Il arrive assez souvent que l'aliéné ne veuille pas se soumettre plus d'un jour ou deux à cette pénible opération, et qu'il recommence à manger. Mais il peut arriver que l'on ne parvienne à vaincre qu'avec une extrême difficulté, par ce procédé, la résistance du malade. Il faut alors avoir recours à la sonde œsophagienne introduite par la bouche ou le nez. La sonde à double mandrin, de Baillarger, suffit dans tous les cas, et remplit toutes les indications. Cette sonde contient un mandrin en baleine et un mandrin en fer recourbé, assez fort pour maintenir le premier dans la même courbure. La sonde ainsi préparée traverse les fosses nasales, on retire alors le mandrin en fer, et la baleine obéissant à son élasticité se redresse, et applique la sonde sur la paroi postérieure du pharynx pour descendre facilement ensuite le long de l'œsophage. Dans la plupart des cas le double mandrin est superflu, la sonde est simplement introduite; l'habitude de cet instrument donne une très grande habileté pour lui faire traverser les fosses nasales et le pharynx sans préjudice pour les organes voisins.

Il importe surtout de prévenir l'introduction de la sonde et des aliments dans la trachée. Voici les signes à l'aide desquels on peut

(1) Guislain, *Phrénopathies*, t. III, p. 237.

reconnaître que l'instrument a fait fausse route. La présence de la sonde dans l'estomac se manifeste par un sentiment de nausée, par des éructations bruyantes ou des efforts de vomissement. L'entrée de la sonde dans le larynx se traduit par des accès de toux et de suffocation, une angoisse inexprimable et une coloration violacée de la face. La sortie de l'air par la sonde n'est pas un signe d'une valeur absolue, car l'expulsion des gaz a lieu aussi bien dans un cas que dans l'autre. Seulement l'air qui provient des voies respiratoires est inodore, s'échappe avec une certaine violence comme d'un soufflet et suit les mouvements alternatifs de l'inspiration et de l'expiration; tandis que les gaz provenant de l'estomac se reconnaissent à leur odeur, à l'irrégularité de leur expulsion et au bruit de *glouglou* dont ils sont accompagnés. S'il reste du doute dans l'esprit du médecin, on se trouvera bien alors d'injecter préalablement quelques centimètres cubes d'eau, injection sans danger, qui provoquera des quintes de toux et amènera de la suffocation. Elle sera surtout suivie immédiatement, même chez les malades les plus affaiblis, d'un râle trachéal très prononcé; on doit, dans tous les cas, ne pas se presser de faire l'injection une fois que la sonde a été introduite (1).

Émile Blanche a proposé un mandrin articulé, à l'aide duquel on dirige la sonde. Leuret faisait usage d'une sonde de boyaux, engagée par l'une des narines, et qu'on laissait à demeure aussi longtemps que l'individu persistait dans son refus de manger. L'introduction de cette sonde est d'une extrême difficulté, et exige que le malade reste constamment dans son lit.

Deux accidents principaux sont à éviter : 1° le pelotonnement de la sonde dans l'arrière-bouche ou dans la bouche; 2° sa pénétration dans les voies aériennes, comme nous venons de le dire.

Dans le premier cas les aliments ne pourront pas pénétrer, ce qui sera surtout apparent si l'on se sert d'un entonnoir; il faudra alors retirer la sonde et en prendre une autre.

Dans le deuxième cas, outre la toux incoercible, la suffocation, la menace d'asphyxie, la sonde est prématurément arrêtée dans sa course. Il est donc indispensable dans cette opération de s'assurer que la respiration s'exécute normalement, et qu'il n'y a aucune tendance à la cyanose; par surcroît de précaution, on peut verser par la sonde un peu d'eau qui, si elle pénétrait dans les ramifications bronchiques, devrait provoquer un accès de toux sans entraîner aucun danger.

Il peut arriver encore que le malade rejette les aliments qui pénètrent dans l'estomac : ils s'écoulent entre l'œsophage et la sonde et remplissent la cavité buccale. Le danger alors est de les voir pénétrer par le larynx dans les voies respiratoires. Il faut dans ce cas cesser

(1) Baillarger, *Alimentation forcée des aliénés* (*Ann. médico-psych.*, 7 sept. 1874).

momentanément l'alimentation artificielle et la recommencer plus tard.

Des aliénés chez lesquels toute injection alimentaire était devenue impossible par la bouche ont pu vivre pendant trois, quatre mois, grâce à l'emploi de lavements alimentaires.

Ilberg recommande l'emploi des injections sous-cutanées d'eau salée, lorsque l'affaiblissement est considérable; le collapsus pourrait être évité par ce moyen (1).

Onanisme. — Nous ne reviendrons pas sur ce que nous avons dit à propos de l'onanisme, comme cause d'aliénation mentale et d'autres troubles du système nerveux (2).

L'onanisme peut être aussi le résultat de l'aliénation elle-même. Dans tous les cas, il est un des obstacles les plus sérieux à la guérison de l'affection mentale. Souvent encore il mène à des idées de suicide, qui rendent difficiles le traitement et la surveillance du malade.

On ne saurait donc trop s'attacher à empêcher, par tous les moyens possibles, cette pernicieuse habitude. Malheureusement il est difficile d'exercer sur l'infortuné qui y est sujet une surveillance absolue : la nuit, d'ailleurs, celle-ci est à peu près impossible.

Divers moyens peuvent être mis en pratique. Pendant le jour la surveillance doit être très active. Le malade sera assujetti à un travail manuel, à des promenades fatigantes.

Il faut éloigner de sa vue tout ce qui pourrait éveiller des idées érotiques; les bains froids, des affusions sur diverses parties du corps, seront avantageusement employés.

La nuit, le malade doit être convenablement attaché, les cuisses légèrement écartées l'une de l'autre, les mains fixées le long du lit par l'extrémité des manches d'une camisole de force. Ce moyen suffit, dans un grand nombre de cas. Il est vrai que l'individu peut chercher, par les mouvements du bassin, à satisfaire son irrésistible passion; mais ses efforts mêmes sont pour lui une nouvelle fatigue qui finit par lui faire abandonner la poursuite de son but.

On a recommandé quelques médicaments tels que le camphre, la belladone, la lupuline, les bromures alcalins, etc.

Si l'affaissement du sens moral n'est pas arrivé à un trop haut degré, si le sentiment de la dignité personnelle peut encore être éveillé, il faut faire appel à la conscience du malade, lui présenter l'abjection dans laquelle le fait tomber la plus brutale des passions; au besoin, il faut recourir à l'intimidation, et se montrer vis-à-vis de lui d'une sévérité des plus rigoureuses.

Souvent on arrive, en combinant ces divers moyens, à l'arrêter sur une pente qui le conduirait bientôt à une sorte d'abrutissement et de démence incurable.

(1) Ilberg, *Allg. Zeitschr. f. Psych.*, vol. XLVIII, 1892.
(2) Voy. chap. *Étiologie*, p. 135.

Moyens de contrainte. Système du no-restraint de Conolly. — Certaines formes d'aliénation rendent indispensables chez quelques malades des moyens de contrainte.

On a préconisé un système, désigné sous le nom de *no-restraint*, et plus philanthropique que pratique, dont le médecin de Hanwell, le docteur Conolly, s'est fait l'ardent promoteur. Ce système consiste à rejeter tous les moyens de contrainte qui étaient mis en usage, dans le but de modérer les mouvements désordonnés des aliénés agités, d'empêcher ceux-ci de devenir pour eux, comme pour leur entourage, une source de dangers; de remédier en un mot à des impulsions irrésistibles ou à des habitudes funestes. On a signalé avec raison les inconvénients résultant quelquefois de l'application de ces moyens, les lésions qu'ils peuvent produire lorsque surtout ils sont employés d'une manière inintelligente. Quelques médecins, poussés par un sentiment de philanthropie assurément exagéré, ajoutent qu'ils offensent la dignité humaine, comme si celle-ci n'était pas elle-même déjà offensée par les attristantes manifestations du délire. Ces inconvénients, auxquels il est facile de remédier, nous paraissent compensés par les services que la contrainte est appelée à rendre dans quelques circonstances.

Nous partageons sous ce rapport l'opinion de Jacobi, Guislain, qui pensent que le système, si préconisé en Angleterre, du *no-restraint*, est peu applicable dans la pratique.

Trois conditions résument le système du docteur John Conolly :

1° Suppression des entraves, des moyens de contrainte et de répression de quelque nature qu'ils soient;

2° Choix sévère des infirmiers chargés du soin et de la surveillance des malades : ils doivent être actifs, bienveillants, dévoués, etc.; en un mot ils doivent atteindre la perfection même;

3° Une bonne organisation de l'établissement est indispensable; les malades doivent être bien nourris, vêtus proprement, et la disposition des bâtiments et des préaux intérieurs doit éveiller chez eux des sentiments agréables.

Sauf la suppression absolue des moyens de contrainte, les conditions posées en principe par le docteur Conolly sont évidemment celles qu'on a cherché à introduire dans le traitement des aliénés, depuis Pinel et Esquirol. On doit restreindre aux seuls cas indispensables l'emploi de la camisole à manches fermées, et de quelques autres moyens; mais il n'en est pas moins vrai que, par le fait d'un sentiment exagéré et peut-être mal compris, leur suppression complète donnerait lieu à de graves difficultés.

Voici d'ailleurs la méthode recommandée par le docteur Conolly :

Dans les cas d'extrême agitation, les malades sont retenus par les bras de gardiens vigoureux qui, de cette manière, les empêchent de devenir dangereux; en les promenant d'un endroit à l'autre, en variant la vue des objets, on parvient à changer le cours de leurs idées. Lorsque l'individu est trop agité, on l'enferme dans une chambre rembourrée, dans laquelle il lui est impossible de se faire aucune espèce de mal, à travers laquelle même le bruit qu'il peut faire ne saurait être entendu. Cette contrainte, la seule que nous employions, ajoute-t-il, rend les autres superflues.

Nous ne saurions trop nous élever contre cette séquestration dans une cellule rembourrée, qui n'a guère d'autre mérite que d'être fort commode pour les surveillants; il est rare que l'agitation du malade puisse, par le seul fait de cette séquestration, se dissiper au bout de quelques heures; et l'on aura à affronter de nouvelles luttes, chaque fois qu'il s'agira d'approcher l'aliéné atteint de délire furieux, lorsqu'on devra, par exemple, le coucher, le faire manger, en un mot exécuter les prescriptions et lui donner les soins que sa position réclame. La cellule rembourrée a l'inconvénient de détourner un peu l'attention des employés, si dévoués qu'on les suppose, d'un infortuné qui doit être l'objet d'une incessante surveillance. Il est vrai qu'au plafond, ou à l'un des coins de la cellule, une ouverture peut être pratiquée et permettre de temps à autre l'examen du malade; mais cette précaution est insuffisante, et il nous paraît préférable qu'il soit constamment placé sous les yeux de l'infirmier chargé de ce service spécial.

Morel s'était montré grand partisan de ce système de *no-restraint*. Pour les malades qui déchirent, qui se déshabillent, on doit, dit-il, leur confectionner des vêtements qui se ferment par derrière, substituer le cuir aux étoffes ordinaires. A ceux qui ont la manie de se déchausser, de marcher pieds nus, on met des demi-bottines dépassant les malléoles, et fixées autour de la jambe par une lanière de cuir, vissée ou simplement fermée par un boulon; pour ceux qui sont dominés par des idées de suicide, ou qui cherchent à s'évader, on leur attache un infirmier qui ne doit pas les quitter un seul instant, et qu'on change assez souvent, afin que cette perpétuelle surveillance ne devienne pas à son tour une torture pour celui qui en serait chargé.

Tous ces moyens sont fort recommandables; ils sont tous d'ailleurs plus ou moins usités dans la plupart des maisons d'aliénés, et dans les cas où cela est possible nous en approuvons l'emploi; mais ne sont-ils pas eux-mêmes des moyens de contrainte déjà fort gênants?

L'expérience de chaque jour ne démontre-t-elle pas la nécessité de modérer la violence des mouvements désordonnés auxquels se livrent quelques malades et de mettre un obstacle aux irrésistibles habitudes de quelques autres?

Est-il besoin d'ajouter que beaucoup de paralytiques ont une singulière tendance à se barbouiller d'ordures, et que c'est là une autre cause d'inconvénients auxquels la prudence la plus vulgaire nous prescrit de remédier.

L'usage d'une camisole en toile, à manches longues, fermée par derrière ou sur les côtés, suffit pour prévenir les faits regrettables dont nous venons de parler. Ce vêtement, qui n'est nullement incommode lorsqu'il est convenablement confectionné, et qui laisse une certaine liberté aux mouvements des bras, rend d'incontestables services; il serait difficile de lui substituer quelque autre moyen plus avantageux. La pratique l'a depuis longtemps sanctionné, et nous ne comprenons pas l'espèce de défaveur dont il a été l'objet. Dans d'autres cas, s'il s'agit de maintenir un pansement, s'il faut immobiliser un malade ayant une fracture, on ne pourra se dispenser de la camisole. Nous accordons d'ailleurs que la camisole doit être employée avec la *plus grande réserve*, et qu'il importe dans tous les cas d'en surveiller l'application.

Il en est de même pour d'autres moyens mis en usage dans certains cas exceptionnels. Quelques malades ont la manie de déchirer leurs vêtements, leurs draps, leurs chemises; ils parviennent même à mettre en lambeaux la camisole dont ils sont revêtus; quelques-uns, par des mouvements d'épaule, s'en débarrassent facilement. Une pèlerine en cuir, fixée de chaque côté de l'épaule par une légère courroie, suffit, le plus souvent, pour empêcher l'individu de mordre ou de déchirer ses vêtements.

Isolement cellulaire. — L'isolement cellulaire est, dans quelques circonstances, d'une nécessité absolue. L'on ne doit cependant y recourir que le moins possible.

Il est des malades qui s'agitent et trouvent de nouveaux éléments de surexcitation dans le milieu même où ils vivent; ils peuvent être pour ceux qui les entourent une cause de graves désordres. Quelques maniaques n'obtiennent de calme réel que lorsqu'ils sont placés dans un isolement complet.

Un certain nombre d'épileptiques, dans les accès d'agitation maniaque qui remplacent ou suivent les attaques convulsives, sont pris d'accès de fureur qui les rendent extrêmement redoutables. Pour tous ces malheureux, l'isolement cellulaire est indiqué d'une manière évidente; il en est d'autres pour lesquels ce peut être un moyen de répression morale.

Dans tous les cas, la séquestration cellulaire ne doit pas se prolonger au delà de quelques jours; elle ne doit pas durer plus longtemps que ne l'exige le désordre mental lui-même, variable dans sa durée. Il importe de ne pas négliger concurremment l'emploi de moyens propres à abréger la période d'agitation et à diminuer par cela même le temps de la séquestration; tels sont, entre autres, les bains plus ou moins prolongés, qui ont encore l'avantage de supprimer momentanément les inconvénients résultant de l'isolement.

ARTICLE IV

TRAITEMENT MORAL

Il est un fait psychologique remarquable, un principe incontestable sur lequel est basé le traitement moral de l'aliénation; c'est que des moyens d'un ordre exclusivement moral suffisent dans un grand nombre de cas pour opérer sur l'entendement de l'individu, sur ses sentiments, sur sa volonté, une action puissante. Sous l'influence de certaines paroles, par le réveil de certains souvenirs, l'intelligence, les passions, peuvent recevoir une impulsion particulière; la conscience peut être prise d'une émotion inattendue; la volonté peut s'anéantir ou recevoir une force extraordinaire. Qui nous donnera jamais l'explication de cette influence mystérieuse exercée sur notre esprit, et par suite sur notre organisme, par des impressions d'une nature essentiellement morale?

Quoi qu'il en soit, le traitement moral comprend les moyens divers qui agissent sur les habitudes et les sentiments du malade, qui s'attaquent à ses erreurs, à ses illusions, à l'affaiblissement de sa volonté, etc. Ils doivent avoir un double but : celui de faire diversion aux pensées qui préoccupent sans cesse certains malades, et en même temps, par la douceur des procédés employés à leur égard, celui de réveiller en eux des sentiments de confiance et d'une sympathique reconnaissance.

On a dit souvent que les aliénés étaient de grands enfants, et qu'ils devaient être traités comme tels. Cela est vrai dans un grand nombre de cas. Autant que possible, on doit mettre sous leurs yeux les exemples de personnes sensées; on doit entretenir avec eux des conversations convenables et toujours bienveillantes. S'ils étaient, au contraire, abandonnés à eux-mêmes, entourés de personnes malveillantes ou déraisonnables, ou encore si on s'aliénait leur estime et leur confiance en leur montrant un certain mépris ou seulement de l'indifférence, on n'aurait bientôt plus de prise sur leur esprit.

Isolement. — Il est un fait d'observation commune, c'est qu'une fois la folie déclarée, les malades trouvent presque toujours dans leur entourage habituel des éléments d'excitation. Voici les idées émises à ce sujet par Esquirol.

La première question qui se présente est relative à l'isolement. Les médecins anglais, français, allemands, sont d'accord sur la nécessité de cette mesure : tout aliéné doit être soustrait à ses habitudes, à sa manière ordinaire de vivre ; il doit être séparé des personnes avec lesquelles il vit habituellement, pour être placé dans des lieux qui lui sont inconnus, et confié à des soins étrangers.

Le premier effet de l'isolement est de produire des sensations nouvelles ; de changer et de rompre la série des idées dont l'aliéné ne pouvait sortir; d'autres impressions frappent, arrêtent, excitent son attention, et le rendent plus accessible aux conseils qui doivent le ramener à la raison.

Quelle que soit la nature du délire qui le domine, l'aliéné ne trouve souvent au sein de sa famille que des éléments d'excitation.

L'affection de ses parents, le chagrin de ses amis, l'empressement de tous, leur déférence pour ses volontés et ses désirs capricieux, la répugnance de chacun à le contrarier, tout contribue à le confirmer dans des idées de puissance et de domination.

Souvent aussi la cause de l'aliénation existe au sein de la famille. La maladie prend sa source au foyer domestique, dans des chagrins, des dissensions, des revers de fortune, des privations, etc., et la présence des parents, des amis, irrite le malade. Il est même remarquable que des aliénés prennent en aversion certains individus sans motif; et l'objet de leur haine est presque toujours la personne qui, avant la maladie, avait toute leur tendresse. C'est ce qui les rend quelquefois si dangereux pour leurs proches, tandis qu'ils accueillent volontiers des étrangers, soit parce qu'ils ne rattachent à ceux-ci aucun souvenir, aucune arrière-pensée, soit enfin parce qu'ils cherchent, par un sentiment secret d'amour-propre, à cacher leur état.

Tels sont les obstacles, dit Esquirol, et les inconvénients que présente le séjour des aliénés dans leur famille, lorsqu'on veut les traiter. L'isolement est indispensable dans la manie ; les maniaques sont d'une susceptibilité excessive ; toutes les impressions physiques ou morales les irritent et les portent à la colère. Or, la colère du maniaque, c'est la fureur. Il en est de même pour les malades qui obéissent à des impulsions aveugles, instinctives, irrésistibles. Il faut isoler les mélancoliques dominés par des craintes et des terreurs imaginaires, tels que les panophobes et ceux qui ont des idées de suicide. Ces derniers sont rusés, astucieux, et savent déjouer la surveillance la plus active.

Les personnes qui sont dans la démence n'ont besoin que de surveillance, et peuvent rester dans leur famille, à moins que des considérations particulières n'obligent à les isoler. La présence d'un aliéné dans une famille composée de jeunes enfants peut devenir, par exemple, une cause prédisposante aux maladies mentales.

Les idiots ne retirent de l'isolement aucun avantage ; si on les renferme, ce n'est que pour les préserver des accidents auxquels leur état les expose.

« Lorsqu'un aliéné, quel que soit le caractère de son délire, a été traité au sein de sa famille pendant un temps plus ou moins long, l'intérêt de sa santé veut qu'on essaye de l'isolement comme d'un puissant moyen de guérison. »

Nous avons tenu à résumer ces considérations émises par Esquirol (1), parce qu'elles précisent toutes les indications concernant ce premier élément du traitement moral. Les auteurs qui, depuis lui, ont écrit sur ce sujet, n'ont rien ajouté aux données que nous venons d'exposer.

Nous reconnaîtrons volontiers, avec Leuret, que si ce moyen, aujourd'hui généralement mis en usage, est dans la plupart des cas indispensable, il peut être, dans d'autres circonstances, extrêmement nuisible. L'ennui, le désespoir, la nostalgie, viennent quelquefois compliquer l'affection mentale.

C'est au médecin qu'il appartient d'apprécier la situation et de ne pas poursuivre un traitement qui tend à l'aggraver, et c'est dans une maison consacrée au traitement de l'aliénation mentale qu'il importe de placer l'individu dont la raison vient de s'égarer.

L'entrée dans un bon établissement, dit Guislain, est toujours un bienfait.

« Nous préférons, dit Esquirol, une maison consacrée au traitement des maladies mentales à une maison particulière où, à grands frais, l'individu est isolé. Les isolements partiels ont rarement réussi. L'objection la plus forte contre l'isolement dans une maison disposée pour le traitement des aliénés, porte sur les effets fâcheux qui peuvent résulter pour le malade de l'obligation de vivre avec des compagnons d'infortune. Loin de nuire, cette cohabitation est au contraire un moyen de traitement parce qu'elle oblige les aliénés à réfléchir sur leur état, parce que, les objets ordinaires ne faisant plus d'impression sur eux, ils sont distraits par les extravagances de ceux au milieu desquels ils se trouvent ; ils sont forcés à s'occuper de ce qui se passe autour d'eux, à s'oublier en quelque sorte eux-mêmes, ce qui est un acheminement vers la santé. Dans une maison consacrée au traitement de l'aliénation, les locaux sont plus convenablement disposés que dans une maison particulière ; avec moins de gêne, le malade est mieux surveillé ; les soins sont mieux entendus ; les domestiques mieux exercés. La distribution des bâtiments permet de placer et de déplacer le malade d'une habitation à une autre, relativement à son état, aux efforts qu'il fait sur lui-même et à ses progrès vers la raison. »

L'un de nos anciens malades, qui s'est lui-même consacré pendant de longues années au service des aliénés, a exposé dans un travail manuscrit quelques données intéressantes sur le traitement moral et les considérations qui militent en faveur de l'isolement ; nous en extrayons les passages suivants :

« L'aliéné qui, dans l'excès de sa rage, frappe les personnes de son entourage, obéit à des idées de rancune et de vengeance et regarde momentanément comme ses ennemis ceux qui l'environnent : il est

(1) Esquirol, t. Ier, p. 124 ; t. II, p. 746.

différemment impressionné par des physionomies étrangères qu'il voit pour la première fois; tandis qu'il sévit contre ses proches parents, on le voit sourire à des personnes étrangères et se laisser apaiser par elles. Cette circonstance parle hautement en faveur du traitement moral.

» Souvent il arrive qu'un aliéné, toujours furieux chez lui, devient calme aussitôt après son admission dans un établissement spécial, et dès qu'il a été placé au milieu des malades les plus tranquilles.

» C'est que les causes qui provoquaient sa fureur ont disparu; il est éloigné des personnes envers lesquelles il était animé de sentiments hostiles; l'ordre, la discipline, qui règnent autour de lui, lui en imposent; les personnes qui l'entourent ne cherchent pas à le contrarier.

» Les aliénés, de même que les enfants, ont bientôt étudié la faiblesse ou la condescendance de leurs parents ou de ceux qui les soignent à domicile; ils ne veulent pas être forcés à rien, et se mettent en colère dès qu'on tente d'employer les moyens recommandés par le danger de leur situation. Dans l'établissement, au contraire, les ordres brièvement exprimés imposent aux malades; ils n'osent résister, et bientôt la conviction tacite que contre la force il n'y a pas de résistance, les soumet à la discipline. C'est là déjà un traitement moral.

» A domicile, non seulement les aliénés des classes inférieures, mais encore ceux de la classe aisée, au début et pendant la période stationnaire de leur affection, ne prennent aucun souci d'eux-mêmes. Personne ne peut ni ne veut les forcer aux soins de propreté les plus indispensables; et c'est ainsi que le seul aspect de leur intérieur effraye ceux qui viennent les voir. Dans l'établissement, au contraire, les malades doivent être toujours convenablement habillés, et l'on cherche sans cesse à combattre l'indifférence et la nonchalance, ces symptômes si fréquents de l'aliénation.

» A domicile, le médecin n'a aucune prise sur le malade; à l'établissement, au contraire, le malade se sent sous la main de personnes étrangères et indépendantes, qui ne se laissent intimider ni par ses cris ni par ses menaces (1). »

Raisonnement. — On peut rapporter à trois principes, dit Georget, toutes les modifications qu'on doit chercher à faire naître dans l'exercice de l'intelligence chez les aliénés :

1° Ne jamais exciter les idées ou les passions de ces malades dans le sens de leur délire;

2° Ne point combattre directement les idées et les passions déraisonnables par le raisonnement, la discussion, l'opposition, la contradiction, la plaisanterie ou la raillerie.

(1) Grucker, *Travail manuscrit.*

3° Fixer leur attention sur des objets étrangers à leur délire; communiquer à leur esprit des idées et des affections nouvelles par des impressions nouvelles.

Personne ne doit ignorer, dit Calmeil, qu'en général, à moins d'avoir affaire à des malades à demi raisonnnables, ou déjà à peu près convalescents, il est rare qu'on parvienne à gouverner les aliénés par le raisonnement ou la persuasion.

En présence de la difficulté qu'on éprouve à combattre par le raisonnement les idées fixes, les convictions erronées des malades atteints de délire partiel, Leuret avait institué une méthode de traitement par intimidation, dont nous aurons à dire (p. 244) quelques mots.

Celui qui chercherait à combattre par le raisonnement direct, par les objections les plus logiques et les arguments les plus irréfutables les idées fausses et les absurdes croyances qui caractérisent le délire d'un grand nombre d'aliénés, arriverait presque toujours à un résultat opposé à celui qu'il voudrait obtenir. Nous l'avons dit ailleurs (1), les idées fixes chez les aliénés sont la conséquence de l'exercice involontaire de leurs facultés principales, et de l'impuissance dans laquelle ils se trouvent de dominer les impressions pénibles qui ne cessent de les assiéger. Elles ont pour origine des illusions, des hallucinations, et tiennent à une disposition naturelle de l'esprit qui pousse le malheureux à chercher autour de lui l'explication de cette étrange transformation qui s'est opérée en lui.

Dans de semblables conditions, il faut s'abstenir de raisonner avec les malades; l'on ne doit pas chercher à arracher, par une impitoyable argumentation, les craintes illusoires qui viennent torturer l'esprit des mélancoliques, ou les idées déraisonnables qui enorgueillissent l'aliéné ambitieux. La discussion ne fait qu'accroître leur surexcitation ; ils puisent en elle de nouveaux arguments, et si elle ne les fortifie pas dans leurs convictions erronées, elle les jette presque toujours dans une irritation plus ou moins violente.

Avec l'incroyable attachement que l'aliéné a pour son idée délirante, dit Lasègue (2), la dialectique la plus pressante est toujours en défaut. La discussion n'a pas de point d'appui, elle devient une lutte ingénieuse, mais inutile où, de guerre lasse, le médecin quitte la partie et finit, en somme, par avoir le dessous.

La conversation fréquente avec les aliénés, bien dirigée, peut être regardée comme une partie essentielle du traitement moral. Elle peut devenir nuisible, si elle est irréfléchie. En écoutant le malade avec bienveillance, on gagne sa confiance, on le rend communicatif.

Il est tout aussi inutile de chercher à réfuter ouvertement les hallucinations auxquelles sont sujets les aliénés : en vain l'on s'épui-

(1) Chap. *Symptomatologie*, p. 49.
(2) Lasègue, *Ann. médico-psych.*, 1847, p. 348.

serait à leur démontrer, par un raisonnement aussi clair et aussi logique que possible, la fausseté de leurs visions, l'absurdité des paroles qu'ils prétendent entendre, on n'arriverait qu'à provoquer chez eux l'indignation, la colère ou un mutisme obstiné.

Il vaut mieux les écouter, les amener par des questions successives à bien exposer leur système, leur demander les preuves de leurs assertions, comme si l'on était prêt à se laisser persuader. Jamais cependant l'on ne doit feindre d'être convaincu des faits qu'ils avancent; on pourrait, par cela même, donner un point d'appui à leurs idées fixes. On ne doit pas non plus se permettre de les tromper par de fausses nouvelles, qui flattent leurs convictions ou nourrissent leurs espérances. On risquerait ainsi de retarder leur guérison.

Nous ajouterons que le médecin, dans l'intérêt de ses malades comme dans le sien, doit généralement éviter de les tromper et ne le faire que le moins possible, sur quelques points seulement, et dans le cas d'absolue nécessité. Le médecin qui reste dans la vérité, qui répond sincèrement aux questions des malades, aux explications qu'ils demandent et qui, sur tous ces points, se tient aussi près que possible de la vérité, se rappellera facilement ce qu'il a dit, parce qu'il l'a pensé; tandis que celui qui a pour règle de tromper le malade, dans le but de mieux le rassurer, répondra chaque jour d'une manière différente à des questions semblables, parce qu'il aura répondu autrement qu'il ne pensait. Les malades, qui n'oublient rien de ce que dit le médecin, s'apercevront inévitablement de ces contradictions: ils le jugeront distrait ou indifférent, ils douteront tout au moins de sa sincérité; dès lors ils n'auront plus en lui cette confiance sans laquelle le traitement le plus méthodique perd une partie de son efficacité.

Si le raisonnement n'exerce aucune influence sur l'esprit de l'aliéné, tant que l'affection est à sa période ascendante ou stationnaire, il n'en est plus de même lorsque commence la période de décroissance. Alors des objections, à la fois bienveillantes et précises, ne tardent pas à faire crouler l'échafaudage des idées délirantes. De sages conseils, des observations justes et fondées peuvent, à ce moment, impressionner favorablement le malade et déraciner jusqu'à la dernière erreur à laquelle il cherche encore à se rattacher; c'est donc là un puissant moyen qui vient hâter les progrès de la guérison.

Intimidation. — Si l'on doit abonder quelquefois, dit Esquirol, dans les idées des aliénés, les caresser, les flatter, et entrer ainsi dans leur confiance, l'on doit aussi d'autres fois subjuguer le caractère absolu de certains malades, vaincre leurs prétentions, dompter leurs emportements, briser leur orgueil (1).

Leuret, ayant vu que le raisonnement, la persuasion, les consolations

(1) Esquirol, *op. cit.*, t. Ier, p. 133.

les distractions, restaient souvent sans résultat, chercha, au moyen de l'intimidation, à obtenir de l'aliéné la rétractation forcée de son erreur. Il faut, dit-il, attaquer les malades en face, ne leur faire aucune concession, les forcer à parler sensément, etc. Dût-on d'abord n'obtenir d'eux que des paroles arrachées de leur bouche et désavouées par leur esprit, il faudrait encore les contraindre à prononcer ces paroles; car c'est déjà beaucoup que de les avoir obligés à céder sur ce point (1). « Rappelez-vous, ajoute plus loin Leuret, que, près d'un malade, vous n'êtes pas homme, mais que vous êtes médecin, et qu'on attend de vous non pas des égards, de la politesse, de bons procédés, mais la guérison. Quoi qu'il vous en coûte, ayez la fermeté et le courage du chirurgien. Vos instruments sont les passions et les idées, sachez vous en servir, et ne craignez pas d'appeler à votre aide toutes celles qui vous sont nécessaires. »

Leuret a recours surtout à la douche pour obliger le malade à rétracter les assertions déraisonnables qu'il émet, et pour le forcer à convenir de l'absurdité de ses idées délirantes.

Ce traitement doit être rejeté. Nous l'avons dit, durant la période ascendante de l'affection mentale, les idées fixes sont extrêmement tenaces, et les moyens les plus énergiques échouent contre leur ténacité. La lutte directe a souvent pour résultat d'augmenter la résistance, ou bien elle n'aboutit qu'à rendre le malade plus dissimulé; rarement elle apporte une conviction sérieuse dans son esprit; elle tend à lui faire prendre en aversion celui qui l'emploie, et à lui enlever toute confiance en ceux qui sont appelés à le soigner.

On ne saurait croire jusqu'à quel point de pauvres insensés sont capables de reconnaître dans ceux qui les dirigent les sentiments d'affection et d'équité, et combien l'obéissance et la soumission leur sont faciles pour un homme qu'ils savent dévoué à leurs intérêts.

Diversion intellectuelle et morale. — Un des points importants du traitement moral consiste à opérer une dérivation, plus ou moins puissante et continue, sur les facultés et sur les sentiments de l'aliéné. Il faut arracher les malades à leurs idées concentrées, et les forcer à détourner leur attention sur des objets étrangers à leur méditation, à leurs inquiétudes, à leurs préoccupations délirantes. Rien n'est plus propre à dissiper la douleur morale, que l'étude, la culture des lettres, les occupations scientifiques ou artistiques.

Dans ce but, on a institué dans quelques établissements une *salle d'étude*. Cette institution est le complément d'une bonne organisation. Les matières les plus diverses peuvent y être enseignées : des conférences sur l'histoire, les sciences naturelles, la traduction et l'analyse d'ouvrages intéressants, la lecture à haute voix, des exer-

(1) Leuret, *Traitement moral*, p. 72.

cices de mémoire, le dessin, la peinture, tels sont les moyens qui sont appelés à fixer l'attention du malade et qui deviennent un adjuvant du traitement médical. On comprend que les différences essentielles qui séparent les malades entre eux suivant leurs antécédents, leur degré d'instruction, la forme même de leur affection mentale, rendent nécessaire de donner à cet enseignement un caractère en quelque sorte individuel.

La salle d'étude a un double avantage : d'une part elle contribue à réveiller des facultés et des sentiments engourdis, et elle attire forcément l'attention distraite ; d'autre part elle a pour avantage de soumettre le malade à une observation plus complète et plus directe, en obligeant celui qui est chargé de ce service à consigner soigneusement tous les détails de nature à compléter l'observation du malade.

La musique vocale et instrumentale exerce également sur l'esprit de quelques aliénés une influence salutaire. Il est peu d'établissements où l'on ne trouve aujourd'hui une école de musique. La musique et le chant, en éveillant des impressions agréables, tendent à imprimer une meilleure direction aux pensées, aux affections, aux déterminations. « Je sais, dit Leuret, que l'influence de la musique a été regardée comme à peu près nulle, et qu'on la croit utile seulement à ceux dont la convalescence est déjà commencée; mais cette opinion me paraît dénuée de fondement. »

Exercice, travail manuel. — Le travail manuel, l'exercice en plein air, les travaux agricoles sont une précieuse ressource et forment aujourd'hui une partie essentielle du traitement moral.

« Le travail, dit Parchappe, est, dans les asiles d'aliénés comme dans toutes les agglomérations humaines, une condition essentielle du maintien de l'ordre et de la conservation des bonnes mœurs. Le bien-être des malades n'est pas moins étroitement lié que celui des autres hommes à l'observation de la loi du travail, soit qu'on le considère comme un moyen hygiénique propre à entretenir la santé, soit qu'on l'envisage comme un moyen moralisateur apte à assurer la paix de l'âme par l'éloignement de la tristesse et de l'ennui. (1) »

Promenades, voyages. — Parmi les moyens qui ont été préconisés, se trouvent encore les promenades et les voyages. Mais on a étrangement exagéré l'importance de ce dernier agent de distraction. A peine les premiers indices de l'aliénation se sont-ils déclarés, qu'on recommande au malade de voyager. Nuisible au début, cet agent produit des résultats favorables quand on y a recours à une période ultérieure, et surtout à la période de convalescence.

(1) Parchappe, *Ann. médico-psych.*, 1848, p. 396.

LIVRE II

PATHOLOGIE SPÉCIALE

CHAPITRE PREMIER

CLASSIFICATION DES MALADIES MENTALES.

Avant d'entrer plus avant dans l'étude de l'aliénation mentale et d'en examiner tour à tour les formes principales, il est nécessaire de rechercher l'ordre et la méthode que l'on devra suivre pour procéder à cette étude.

Moreau (de la Sarthe) a fait justement remarquer que les maladies mentales se présentent rarement dans un tel état de simplicité, qu'on puisse, dans la pratique habituelle, les rapporter à des espèces, à des types absolument distincts; il est bien plus fréquent de rencontrer des combinaisons et des mélanges (1).

Certes, il est difficile en médecine, et particulièrement en pathologie mentale, de créer une classification tellement parfaite qu'elle comprenne toutes les variétés, toutes les nuances.

Est-il possible, dit le Dr Lisle, dans l'état actuel de la science, de faire une bonne classification de la folie? Ce n'est pas, ajoute cet auteur, que nous manquions ni de théories ni de classifications; loin de là, chacun a voulu faire la sienne (2).

On a isolé, comme nous le verrons plus loin, chacune des facultés dont la réunion constitue l'individu intelligent, moral et jouissant de sa libre volonté, et après avoir examiné la perversion, le désordre que peut subir, sous l'influence de l'aliénation mentale, chacune de ces facultés, on a cherché à créer autant d'espèces de folie qu'on avait noté de désordres intellectuels et moraux : de là des divisions et des subdivisions à l'infini. Mais, comme le fait remarquer Bucknill, si on peut observer des cas exceptionnels où la folie se caractérise par un trouble prédominant de telle ou telle faculté, ou de tel ou tel groupe de facultés, il n'en est pas de même dans la généralité des

(1) Moreau, *Encycl. méth.*, t. IX, p. 141.
(2) Lisle, *Essais de classification méd.*, 1861.

cas : le plus souvent, ces troubles élémentaires sont loin d'être isolés, et l'on constate, au contraire, un ensemble symptomatologique dont les traits principaux ont de tout temps attiré l'attention des praticiens (1).

On a envisagé les maladies mentales suivant la *cause organique* dont elles pouvaient dépendre, et l'on a décrit une aliénation symptomatique, une aliénation sympathique et une aliénation idiopathique ou essentielle.

Ce n'est là, on le comprend, qu'un point de vue clinique absolument restreint et exclusif; mais ce n'est pas une classification proprement dite ; nous verrons d'ailleurs que les formes d'aliénation de cause réellement symptomatique ou sympathique constituent, après tout, une exception.

L'aliénation mentale est dite symptomatique lorsqu'elle est la conséquence directe, immédiate, de lésions du cerveau appréciables à nos moyens d'investigation ; telles sont, par exemple, les tumeurs qui se développent à l'intérieur du crâne, la périostose, l'exostose syphilitique, les différentes formes de méningite, de pachyméningite, d'encéphalite, etc. ; telles sont certaines difformités du crâne, qui gênent le développement normal du cerveau et, par suite, celui des facultés psychiques. Elle peut encore être considérée comme symptomatique, lorsqu'elle est la conséquence de certaines intoxications, de l'alcoolisme, par exemple.

Le dérangement des facultés peut survenir à la suite de troubles fonctionnels divers, d'une lésion ou de l'irritation d'un organe plus ou moins éloigné du cerveau, agissant alors par une sorte de retentissement sympathique, ou d'action réflexe. Ainsi, les affections des organes digestifs, certaines maladies vermineuses, les difficultés de la menstruation peuvent être autant de causes de folie sympathique.

On dit que l'aliénation mentale est idiopathique ou essentielle, lorsque la cause organique, en vertu de laquelle elle se produit, échappe à nos moyens d'investigation; c'est ce qui arrive dans la grande généralité des cas, lorsque, par exemple, l'aliénation est la conséquence d'impressions morales, dans les cas de prédisposition héréditaire, etc.

Cette expression ne sert, au fond, qu'à déguiser notre ignorance sur la cause intime qui détermine les manifestations délirantes.

Cette division, utile lorsqu'il s'agit de rechercher dans l'appréciation des influences étiologiques une méthode de traitement, ne saurait plus convenir lorsqu'il y a lieu d'étudier les variétés si nombreuses que présente la folie.

En médecine pratique, l'on ne doit certainement pas négliger le

(1) Bucknill et Hack Tuke, *Psychological medicine.*

point de vue étiologique ni l'anatomie pathologique ; mais ce qu'il faut étudier surtout, pour avoir une idée exacte et complète de la maladie, ce sont les symptômes qui caractérisent les formes principales.

Du reste, la difficulté que l'on rencontre lorsqu'il s'agit d'établir une classification à l'abri de tout reproche pour les maladies mentales, s'observe également pour la pathologie ordinaire. Des opinions divergentes se sont produites et de nombreuses classifications ont été proposées par les divers médecins. « En pathologie, dit le professeur Béhier, les groupes naturels sont ceux qui présentent, au point de vue de la symptomatologie comme à celui de la marche de la maladie, du pronostic, etc., des caractères semblables. »

Morel (1) a cherché à établir une classification qui reposait uniquement sur l'*étiologie*. La folie présenterait, d'après lui, des caractères distinctifs, suivant les causes qui l'auraient produite. C'est là une vue de l'esprit que l'expérience est loin de justifier. Il a divisé, sous ce rapport, les maladies mentales en six groupes principaux :

1. **Aliénation héréditaire.** — Comprenant : 1° la folie qui résulte d'un tempérament nerveux congénital ; 2° la folie morale, celle qui se caractérise par le désordre des actes plutôt que par le trouble de l'intelligence ; 3° les faibles d'esprit, sujets à des impulsions morbides et portés à commettre des actes nuisibles.
2. **Aliénation toxique.** — Comprenant : 1° celle qui est causée par l'ingestion de substances toxiques, l'alcool, l'opium, etc. ; 2° celle qui est déterminée par une alimentation insuffisante ou de mauvaise qualité ; 3° celle qui provient de miasmes marécageux, de la constitution géologique, etc., telle que le crétinisme.
3. **Aliénation par transformation de certaines névroses.** — Folie hystérique, épileptique, hypocondriaque.
4. **Aliénation idiopathique.** — Affaiblissement progressif des facultés, paralysie générale.
5. **Aliénation sympathique.**
6. **Démence.** — Période terminale d'affections diverses.

« Rien ne peut démontrer plus clairement, dit Bucknill, l'insurmontable difficulté, dans l'état actuel de la science, d'une classification parfaite des maladies mentales, que l'insuccès d'un médecin aussi instruit et aussi capable que le Dr Morel, quand il a voulu établir des divisions meilleures que celles généralement adoptées. »

Sans doute, pour la folie comme pour d'autres névroses, il est nécessaire d'étudier la relation de cause à effet ; le médecin a un intérêt considérable à savoir si l'affection qui se présente à son observation est la conséquence d'une prédisposition héréditaire, si elle se rattache à l'alcoolisme, ou bien si elle dépend de troubles organiques

(1) Morel, *Traité des maladies mentales*, 1860.

variables, qui ont porté sur le système cérébral une atteinte plus ou moins profonde. La cause peut en effet imprimer dans certains cas, comme nous le verrons par la suite, une physionomie particulière au trouble mental, lui donner en quelque sorte son empreinte, son cachet, sa marque caractéristique ; mais il n'en est pas moins vrai que la même influence étiologique peut déterminer les espèces de folie les plus dissemblables; que les aliénations héréditaires, entre autres, peuvent affecter les formes les plus diverses ; elles sont loin, suivant nous, de présenter un type unique et constant. Sous ce rapport, les caractères décrits par Morel nous paraissent vagues, incertains, et tout à fait insuffisants pour nous faire admettre les groupes symptomatologiques qu'il a cherché à établir.

Parchappe a voulu prendre pour base de classification l'*anatomie pathologique;* mais, dans l'état de nos connaissances, cette base de classification ne saurait être adoptée; il est, en effet, jusqu'à présent impossible de rattacher à une lésion cérébrale déterminée telle ou telle forme particulière d'aliénation ; et, par contre, une même lésion cérébrale peut donner lieu aux manifestations délirantes les plus diverses.

On ne saurait nier que l'anatomie pathologique, les recherches microscopiques et physiologiques n'aient fait faire depuis quelques années des progrès considérables à la science, et que la pathologie mentale n'en ait tiré un grand profit ; mais ces découvertes sont encore insuffisantes pour servir de fondement à une classification rationnelle des maladies mentales. Il nous faut donc, de toute nécessité, adopter pour base la *symptomatologie* que Pinel et Esquirol ont prise pour guide. On a qualifié de psychologique cette classification, parce qu'elle tient compte, avant tout, des anomalies que l'on observe dans l'ordre moral et intellectuel, et qui sont d'ailleurs les véritables symptômes de l'aliénation mentale. Mais, de ce côté encore, les divisions proposées varient à l'infini. Nous nous bornerons à indiquer quelques-unes des classifications les plus importantes.

Un auteur allemand, Kieser, a proposé de diviser toutes les formes d'aliénation en deux grandes classes, d'où dériveraient les différentes autres variétés.

Dans une *première* catégorie se trouverait l'aliénation morale ou le trouble des sentiments et de la sensibilité morale; tels sont les états de dépression ou d'exaltation morale, la mélancolie, le délire ambitieux, etc.

Une *seconde* catégorie comprendrait le trouble manifeste des facultés intellectuelles ; elle renfermerait les diverses variétés de la folie et le délire chronique que les Allemands ont décrit sous le nom de *Vecordia*.

En un mot, Kieser reconnaît deux sortes d'aliénation, la *folie morale* et la *folie de l'entendement*. Sans doute l'aliénation mentale peut se manifester par des troubles qui ne semblent atteindre que la sensibilité morale ; on peut alors observer une prostration plus ou moins considérable de cette faculté, un changement de caractère, une perversion des sentiments, des impulsions homicides, suicides, sans que l'intelligence paraisse en quelque sorte affectée; mais, dans la généralité des cas, il est absolument impossible de séparer nettement le désordre des facultés morales, de celui qui atteint les facultés intellectuelles. L'intelligence est tellement liée à la sensibilité morale, que le trouble de l'une entraîne presque toujours, à un degré plus ou moins marqué, le trouble de l'autre.

La folie commence d'ailleurs le plus souvent par l'altération de la sensibilité morale, par la tristesse, une susceptibilité anormale, une aberration des sentiments ; la lésion des facultés intellectuelles ne tarde pas ensuite à se manifester.

On a encore voulu diviser l'aliénation mentale en deux catégories distinctes et caractérisées, l'une par l'*exaltation*, l'autre par la *dépression* des facultés et des sentiments. Il est inutile d'insister pour faire comprendre tout ce qu'une semblable division peut avoir d'insuffisant. Il nous paraît impossible, surtout en médecine mentale, de prendre un seul caractère pour servir de base à une classification véritablement méthodique.

Un des médecins aliénistes les plus estimés, Guislain (1), a décrit six formes élémentaires de maladies mentales d'où dérivent les autres. Ce sont :

1. La mélancolie	ou phrénalgie......	Exaltation du sentiment de tristesse.
2. L'extase	— phrénoplexie....	Suspension des actes intellectuels.
3. La manie	— hyperhémie.....	Exaltation passionnée.
4. La folie	— paraphrénie....	Anomalie de la volonté, maladies impulsives.
5. Le délire	— idéophrénie.....	Anomalie des idées.
6. La démence	— aphrénie........	Déchéance et oblitération des actes moraux et intellectuels.

Ces types élémentaires, en se combinant entre eux, donnent les formes composées, binaires, ternaires, quaternaires ; les polyphrénopathies, les polymélancolies, qui peuvent à leur tour se subdiviser à l'infini.

Cette classification, on le voit, est fort compliquée et difficile à comprendre pour l'étude des variétés qui seraient à décrire ; Guislain lui-même s'est attaché à l'indiquer plutôt qu'à la suivre.

Griesinger a divisé en *trois groupes* les troubles qu'il appelle *troubles élémentaires des maladies mentales*. Il les examine suivant qu'ils atteignent les trois facultés principales d'où dérivent la mémoire, l'imagination, le jugement, l'association des idées, la conscience, les passions

(1) Guislain, *Traité sur l'aliénation mentale*. Amsterdam, 1826.

et la sensation, l'attention, la réflexion; en un mot, les diverses manifestations de l'ordre moral et intellectuel.

On peut en effet observer, sous l'influence de l'aliénation mentale, des troubles en quelque sorte partiels et isolés qui n'affectent, pour ainsi dire, que l'une ou l'autre de ces trois grandes facultés : l'intelligence, la sensibilité, la volonté. On peut, par exemple, rencontrer des malades dont l'affection est seulement caractérisée par des inquiétudes, des angoisses, des terreurs nullement motivées, et qui poussent ces malheureux à commettre des actes extravagants; ils ont conscience de cette singulière disposition maladive, et leur intelligence semble avoir conservé toute son intégrité. On observe aussi des malades dont la volonté est tellement affaiblie, dont l'énergie morale est tellement diminuée, qu'ils se laissent entraîner, quelquefois malgré eux, mais souvent sans pouvoir opposer la moindre force de résistance, aux impulsions les plus déraisonnables ; leur intelligence paraît intacte et leur conscience leur fait réprouver les actes auxquels ils sont fatalement portés; la maladie affecte dans ce cas chez eux un véritable caractère d'irrésistibilité.

Ces faits sont véritablement exceptionnels, et si l'on peut étudier à part, indépendamment les uns des autres et considérés en eux-mêmes, ces troubles élémentaires, comme nous l'avons fait du reste (1), il n'en est plus de même lorsque l'on aborde l'ensemble de la pathologie mentale, et lorsqu'on veut examiner les groupes symptomatologiques par lesquels s'exprime d'habitude l'aliénation, et qui en constituent dès lors des types caractéristiques.

C'est ce que Griesinger a eu soin de faire en décrivant d'une manière spéciale les formes admises par les auteurs : la mélancolie, l'hypocondrie, la manie, la monomanie, la démence, la paralysie générale, etc.

Baillarger a proposé une classification que Marcé a reproduite (2); elle n'est en définitive qu'une modification de la division d'Esquirol, dans laquelle rentrent les formes principales admises par cet auteur.

Ainsi Baillarger reconnaît :

1° Les vésanies ou folies propres, parmi lesquelles il range la manie, la mélancolie, la monomanie et la démence;

2° Les folies associées entre elles, qu'il distingue sous le nom de manie avec mélancolie, monomanie avec démence, mélancolie et démence, manie et démence;

3° Les vésanies associées à la lésion du mouvement : folie épileptique, folie hystérique, folie choréique, folie alcoolique et folie pellagreuse;

4° États congénitaux : idiotie, imbécillité et crétinisme.

Cette classification repose certainement sur l'observation clinique; mais elle est compliquée, et n'est après tout que la reproduction de

(1) Voir chap. *Symptomatologie générale*, p. 39.
(2) Marcé, *Traité des maladies mentales*. Paris, 1862.

la classification d'Esquirol. Elle confond à tort, suivant nous, dans une même catégorie, la paralysie générale, la pellagre et les formes associées à diverses névroses. Les folies combinées avec la démence ne doivent pas non plus être considérées comme des types; ce sont plutôt des variétés et des degrés de la démence consécutive aux diverses espèces d'aliénation, telles que la manie, la lypémanie, etc., qui conservent par suite les traces, les vestiges de l'affection même à laquelle elle a succédé, et dont la démence est comme l'expression finale et la terminaison.

Marcé, tout en adoptant la classification de Baillarger, s'est borné à décrire les principaux genres admis par Esquirol.

Nous pourrions prolonger l'étude des différentes classifications proposées par les auteurs; nous croyons que les considérations dans lesquelles nous sommes entré suffisent pour donner une idée, aussi complète que possible, de la divergence des opinions.

En définitive, quels que soient les efforts d'imagination tentés de ce côté, il faut toujours en arriver à refaire la classification de Pinel et d'Esquirol.

Certes elle n'est pas à l'abri de tout reproche; Esquirol lui-même, qui l'avait adoptée, propagée autant qu'il était en lui, et qui l'a toujours défendue contre les attaques de ses élèves et de ses émules, ne s'en cache pas cependant. Après avoir énuméré dans son premier chapitre ce qu'il appelle les formes générales de la folie, il ajoute : « Ces formes, qui ont servi de base à la classification de Pinel, expriment le caractère générique de l'aliénation mentale; étant communes à beaucoup d'affections mentales, d'origine, de nature, de terminaisons bien différentes, elles ne peuvent caractériser les espèces et les variétés qui se reproduisent avec des nuances infinies. L'aliénation peut affecter successivement et alternativement toutes les formes : la monomanie, la manie, la démence alternent, se remplacent, se compliquent dans le cours d'une maladie, chez un seul individu. C'est même ce qui a engagé quelques médecins à rejeter toute distinction et à n'admettre dans la folie qu'une seule et même maladie qui se masque sous des formes variées. Je ne partage pas une semblable manière de voir, et je regarde les genres dont je viens de parler comme trop distincts pour pouvoir jamais être confondus (1). »

Depuis longtemps déjà, fait observer Baillarger (2), on a nié l'existence de la monomanie, et Morel a cru devoir supprimer la manie et la mélancolie. « On me reprochera sans doute, dit-il, de rayer deux formes essentielles généralement adoptées : la manie et la mélancolie. Mais j'ai déjà fait observer que la manie (*exaltation*) et la mélancolie (*dépression*) sont des symptômes que l'on rencontre dans

(1) Esquirol, *Des maladies mentales*, t. I, p. 24.
(2) Baillarger, *Arch. clin.*, n° 1.

toutes les variétés de la folie et qui par conséquent ne constituent pas des formes essentielles. » L'auteur, ajoute Baillarger, était déjà de ceux qui n'admettent pas la monomanie, de sorte qu'il ne resterait presque plus rien des classifications de Pinel et d'Esquirol.

Sans doute la classification de Pinel et d'Esquirol, même avec les perfectionnements que l'expérience lui a fait subir, est insuffisante pour caractériser et classer nettement certaines variétés de la folie.

Il existe, par exemple, des formes mixtes complexes, et, selon la juste remarque d'Esquirol, des transformations véritables d'une espèce d'aliénation dans l'autre.

« On rencontre, dit Jules Falret, des états qui, sous certains rapports, participent des caractères des délires généraux, et qui, par certains autres côtés, se rapprochent des délires partiels ; il en résulte que toute ligne de démarcation sérieuse devient impossible entre les délires généraux et les délires partiels. On est alors obligé, pour rentrer dans la vérité de l'observation, d'employer ces expressions hybrides et contradictoires de *mélancolie maniaque* ou de *manie mélancolique*, auxquelles certains auteurs ont eu recours pour dénommer ces états intermédiaires si fréquents dans la pratique (1). »

Pour notre part, nous ne voyons pas un si grand inconvénient à employer des dénominations qui indiquent le caractère complexe du trouble mental. C'est ainsi que nous constaterons des manies avec prédominance d'idées fixes, des mélancolies avec agitation maniaque, etc.

Ces transformations, ne les observe-t-on pas pour d'autres espèces nosologiques ; ne sont-elles pas dans la nature même des choses ? Elles sont en quelque sorte le phénomène caractéristique de cette grande classe de maladies que l'on désigne sous le nom de névroses. L'extase, la catalepsie, le somnambulisme, s'associent entre eux et se remplacent les uns les autres. L'épilepsie, l'hystérie s'accompagnent, on le sait, des accidents nerveux les plus variables.

Il n'y a donc rien qui doive surprendre si l'on voit les types essentiels de l'aliénation mentale, la manie, le délire ambitieux, la lypémanie, la stupidité, venir se fondre l'une dans l'autre, et se présenter dans des cas, d'ailleurs exceptionnels, comme des formes mixtes, empruntant les caractères de l'une ou l'autre des principales manifestations par lesquelles la folie s'exprime d'habitude.

Ces difficultés de la médecine mentale, ces nuances mal définies, ne nous paraissent certainement pas suffisantes pour supprimer la base de classification adoptée par Esquirol. A notre avis, elle satisfait encore aux exigences actuelles de la science ; et, sans elle, on ne manquerait pas de retomber dans une regrettable confusion. L'observation

(1) Falret, *Ann. médico-psych.*, 1861, p. 154 et *Études sur les maladies mentales*. Paris, 1890.

clinique et la symptomatologie sont les fondements sur lesquels elle repose, comme cela a lieu pour une foule d'autres espèces admises en nosographie. Les types admis par Esquirol ont dû cependant subir les modifications que les recherches récentes ont indiquées et que réclame la science.

« Dans les maladies du système nerveux, dit Charcot, comme dans toutes les autres, nul phénomène pris isolément ne saurait être véritablement caractéristique. C'est le mode de groupement des accidents, leur mode d'évolution, d'enchaînement, la réunion des circonstances tout entière qui sert surtout aux distinctions nosographiques (1).

» Malgré les efforts louables, ajoute le Dr Coutagne (2), qui se multiplient depuis quelques années, la pathologie mentale est loin d'être en possession d'une classification nosologique rationnelle. Sur ce terrain, l'anatomie pathologique s'est jusqu'à présent montrée inefficace et n'a pas tenu les brillantes promesses qu'avait fait concevoir la découverte de la paralysie générale. Les facteurs étiologiques ont été utilisés avec plus de succès, en France en particulier ; mais les partisans des classifications purement étiologiques des maladies mentales seront forcés de reconnaître que les cadres déterminés par les causes seules de la folie sont trop larges pour les besoins de la pratique. Aussi, pendant longtemps, il nous faudra grouper des faits cliniques sous des étiquettes qui exprimeront seulement certaines tendances mentales habituelles nettes et bien définies, etc. »

Les auteurs allemands ont, en général, pris la symptomatologie comme base de leur classification pour les formes proprement dites d'aliénation mentale.

Ils décrivent les formes *primaires* de la folie avec leurs groupes de mélancolie, de délire systématisé, de manie, etc., puis les formes *secondaires*, compliquées de paralysie, d'états hystérique, épileptique, etc. (3).

Nous reproduirons les observations suivantes du professeur Kraepelin :

« Une classification rationnelle, dans le sens de Linné par exemple, qui devra devenir définitive et comprenant des types absolument scientifiques, ne peut exister pour la pathologie mentale. Il faudra recourir pour les besoins de la pratique à une sorte de groupement des faits d'observation, qui eux-mêmes auront d'autant plus de valeur qu'ils ne résulteront pas d'idées spéculatives prématurées.

» La base qui paraîtrait la plus sûre pour cette classification serait l'anatomie pathologique, mais dans le plus grand nombre des cas on ne peut utiliser les lésions qu'on trouverait à l'autopsie puisqu'il n'existe au fond qu'un caractère fonctionnel. Même dans les cas où il

(1) Charcot, *Leçons recueillies par Bourneville* (*Progrès médical*, 23 juin 1875).
(2) Coutagne, *Congrès de Lyon*, 1891.
(3) Voir les Traités de Schüle, Krafft-Ebing, etc.

existe des lésions grossières, on ne saurait trouver le lien entre les faits anatomiques et les symptômes cliniques. Par suite de l'insuffisance des données positives et de la difficulté de les apprécier au point de vue fonctionnel, toutes les tentatives de faire une classification anatomo-pathologique ont échoué.

» De même pour la classification étiologique ; il y a cependant des symptômes caractéristiques de l'influence étiologique, et inversement ces symptômes peuvent nous faire reconnaître cette influence. Mais, dans le plus grand nombre des cas, les causes ont un effet très différent suivant la durée, l'intensité de leur action et la constitution de l'organisme qu'elles viennent atteindre : elles agissent rarement d'une manière isolée, mais presque toujours d'une manière complexe, plusieurs causes se combinant entre elles ; de telle sorte que les relations causales n'auront presque jamais la clarté que nous voyons, par exemple, dans la marche d'une maladie infectieuse.

» Aussi on s'est adressé beaucoup plus souvent à la symptomatologie comme base de classification ; mais on se heurte là encore à des difficultés pour distinguer les faits réellement importants de ceux qui sont accessoires.

» Si nous possédions sur ces trois territoires une connaissance exacte de tous les détails, on pourrait arriver à faire une classification basée sur l'un ou l'autre de ces territoires, et ces trois classifications donneraient un résultat concordant.

» De ces considérations, il résulte que nous devons baser nos groupes cliniques simultanément sur les trois critériums de la classification, auxquels nous devrons ajouter nos expériences sur la marche, le pronostic, la thérapeutique ; plus ces points de vue différents, auxquels nous nous placerons, concorderont, plus nous aurons la certitude d'être en présence d'entités morbides, etc. Si nous possédons une série de psychoses aussi nettement caractérisées que la plupart des autres maladies, il y a cependant de grands territoires d'aliénation mentale qui offrent de telles difficultés pour la classification, qu'on a pu la considérer comme un problème insoluble. Personne ne saurait nier la signification provisoire de tous les systèmes actuels qui ont été proposés, mais on peut espérer que dans un avenir pas trop reculé, les considérations cliniques nous permettront d'arriver à un résultat analogue à ceux qui ont été obtenus dans les autres branches de la médecine (1). »

Le Dr Jules Morel constate de son côté (2) que les médecins aliénistes du monde entier ont été unanimes à accepter les bases cliniques comme point de départ des classifications projetées. Après avoir résumé les projets de classification présentés par les médecins des différents pays, la Russie, l'Italie, l'Angleterre, la Hollande, etc., il

(1) Kraepelin, *Psychiatrie*, 3e édition, 1889, p. 235 et suiv.
(2) Morel, *Rapport au congrès international de médecine mentale*. Paris, 1889.

propose la classification suivante pour arriver à un accord international, au point de vue surtout de la statistique.

Cette classification a été adoptée par le Congrès.

Tableau des formes morbides proposé par la Société de médecine mentale de Belgique (*Congrès de* 1889).

1. Manie, y compris le délire aigu.
2. Mélancolie, y compris la démence aiguë.
3. Folie périodique.
4. Folie systématisée progressive.
5. Démence à la suite d'une maladie mentale.
6. Démence à la suite d'une maladie locale du cerveau. (Tumeurs, foyers de ramollissement, etc., y compris la démence sénile.)
7. Folie paralytique.
8. Folies névrosiques (neurasthénie, hypochondrie, hystérie, épilepsie, etc.).
9. Folies toxiques : à spécifier.
10. Folie morale et impulsive.
11. Idiotie, imbécillité, etc.

Christian (1) fait remarquer que dans la classification proposée par la Belgique, il y a un certain nombre de groupes sur lesquels tout le monde est d'accord, tels que la paralysie générale, les folies toxiques, l'idiotie, etc. Quant aux folies proprement dites, celles qui n'ont pas de substratum connu, il propose de les réunir toutes sous la dénomination de *folies vésaniques*.

En définitive, la classification proposée par le Dr Morel a été adoptée par le Congrès international : c'est celle que nous suivrons en partie pour la description des formes d'aliénation exposées dans cette troisième édition de notre *Traité des maladies mentales*.

Nous admettrons en conséquence les formes principales suivantes :

La *manie*, dans laquelle le délire est généralisé et s'accompagne d'excitation.

La *mélancolie*, lypémanie d'Esquirol, caractérisée par un délire plus ou moins généralisé, reposant sur une passion triste et dépressive.

La *stupidité*, que Georget avait admise, désignée par d'autres auteurs sous le nom de démence aiguë, importante à conserver, surtout au point de vue pratique.

Le *délire systématisé* qui, par ses caractères, doit être considéré comme une forme principale d'aliénation mentale. L'idée fixe dans cette forme de délire absorbe l'individu à tel point qu'elle le rend insensible à toute autre impression. Elle devient le mobile de sa conduite, de ses tendances, de ses actions. Le cercle des préoccupations, des idées fondamentales, est plus ou moins étendu et la systématisation plus ou moins complète.

« Ce délire, dit Renaudin (2), est plus ou moins organisé, suivant

(1) Christian, *Congrès international de médecine mentale*, p. 53. Paris, 1889.
(2) Renaudin, *Études médico-psychologiques*, p. 29.

l'aptitude intellectuelle, et chez quelques sujets il arrive à revêtir tous les caractères d'une logique désespérante. »

Il correspond à ce que les auteurs allemands ont particulièrement désigné sous le nom de *Paranoïa*. Il comprend, entre autres variétés, le délire de persécution et le délire ambitieux ; l'un dépressif, l'autre expansif.

Les *folies greffées sur la dégénérescence mentale* comprennent diverses formes mentales dégénératives et entre autres la folie du doute et l'agoraphobie. Toutefois l'extension donnée à ce terme de folie des dégénérés nous paraît excessive ; et plusieurs de ces formes spéciales d'aliénation mentale peuvent se développer dans beaucoup de cas en dehors de toute dégénérescence et de toute prédisposition héréditaire.

La *folie morale* et la *folie impulsive* seront étudiées ensuite.

Sous le titre de *folies secondaires*, nous placerons les formes d'aliénation en rapport avec les diverses causes qui viennent les produire, les folies névrosiques, les folies infectieuses et les folies toxiques.

La *paralysie générale* sera décrite avec tous les détails qu'elle comporte, à cause de son importance particulière en clinique ; elle a été l'objet de nombreux et intéressants travaux.

La *démence* peut se manifester d'emblée avec les caractères qui lui sont propres ; dans la plupart des cas, elle est consécutive à d'autres formes d'aliénation mentale, qui lui impriment un cachet spécial ; enfin, elle est souvent la conséquence de l'âge avancé et porte alors le nom de démence sénile.

Enfin viennent les *états congénitaux*, l'imbécillité, l'idiotie, le crétinisme.

Nous résumons dans le tableau ci-dessous cette dernière méthode de classification.

Classification des maladies mentales.

I. Vésanies ou folies proprement dites (Formes primitives).

1. Manie.
   - Aiguë (furieuse, gaie, tranquille, ambitieuse, sensorielle, transitoire).
   - Subaiguë.
   - Chronique.
   - Délire aigu.
   - États maniaques de l'imbécillité, de l'alcoolisme, de la folie puerpérale, épileptique, etc.
2. Mélancolie.
   - Typique.
   - Sans délire (avec conservation de la conscience).
   - Nostalgique.
   - Anxieuse, panophobie.
   - Avec agitation (*melancholia agitata*).
   - Avec stupeur (*melancholia attonita*).
   - Hypochondriaque.
   - Religieuse (démonomanie, lycanthropie, vampirisme).

3. Stupidité.

Psycho-asthénique.
Cataleptiforme.
Dans les différentes formes de l'aliénation mentale etc.

4. Délires systématisés chroniques.

Délire de persécutions. { forme typique. / forme mégalomaniaque. / — maniaque. / dans la paralysie générale, l'alcoolisme, etc. }
Mégalomanie .... { simple. / religieuse. / érotomanie. }
Délires systématisés secondaires (mélancoliques, etc.)

5. Folies périodiques (Voy. chap. *Marche de l'aliénation*, p. 150).

II. **Dégénérescence mentale (Folies dégénératives).**

Débilité mentale.
Débilité morale.
Psychoses dégénératives. { folie du doute et délire du toucher. / agoraphobie. / psychoses anormales. }

III. **Folie morale et folie impulsive.**

Folie morale { maniaque (manie raisonnante). / mélancolique (lypémanie raisonnante d'Esquirol). }
Folie impulsive { homicide. / suicide. / dipsomanie. / kleptomanie. / pyromanie, etc. }

IV. **Formes secondaires.**

Folies névrosiques (épileptique, hystérique, etc.).
— infectieuses (puerpérale, syphilitique, etc.).
— toxiques (pellagre, saturnisme, alcoolisme, morphinisme, etc.).

V. **Paralysie générale.**

VI. **Démence.**

Primitive.
Secondaire.
Sénile.

VII. **États congénitaux.**

Imbécillité.
Idiotie.
Crétinisme.

Cette classification se rapproche de celles proposées par Baillarger et d'autres auteurs, et de celle du Congrès de 1889. Elle nous paraît avoir pour avantage de comprendre dans l'une ou l'autre des formes principales d'aliénation, les variétés si nombreuses que les auteurs ont décrites et dont il serait impossible de faire une relation détaillée, et celles que l'observation clinique permettra dans l'avenir de faire connaître.

CHAPITRE II

MANIE

La manie, dont nous avons à retracer les caractères principaux, est l'une des affections mentales les plus anciennement observées. Elle présente, en effet, dans ses manifestations extérieures, des particularités tellement remarquables qu'elle a dû attirer de tout temps l'attention des observateurs.

Le mot de *manie* a même servi à désigner, par extension, toutes les formes de folie; nous pouvons ajouter que, pour les personnes étrangères à l'étude de la médecine, et particulièrement à celle de l'aliénation mentale, il n'y a de réellement aliénés que les sujets qui sont atteints de l'espèce de manie la mieux caractérisée.

On n'est pas d'accord, dit Morel (1), sur la véritable signification du mot *manie*. Il viendrait, suivant quelques auteurs, de μαίνομαι, être en fureur; suivant Esquirol de μηνή, lune, dont les Grecs firent *maniaques*, frappés de la lune, et les Latins: *lunatiques*. Cette dénomination est conservée en Angleterre et en France, dans le langage vulgaire.

Les auteurs français comprennent, sous le nom de *manie*, un certain nombre d'affections qui ont pour fond commun la surexcitation désordonnée de quelques-unes ou du plus grand nombre des facultés morales et intellectuelles.

Cette surexcitation a pour résultat l'impossibilité, pour le malade, de régler d'une manière logique et harmonieuse les divers actes qui se rapportent à la sensibilité, à l'intelligence et à la volonté. » Le maniaque, a dit Esquirol, c'est l'image du chaos, dont les éléments mis en mouvement se heurtent, se contrarient sans cesse pour augmenter la confusion, le désordre et les ténèbres. Les sensations, les idées, les images se présentent à son esprit, sans ordre et sans liaison. Entraîné sans cesse par des impulsions toujours renouvelées, il ne peut fixer son attention sur les objets extérieurs; il confond le temps et les espaces; il rapproche les lieux les plus éloignés, les personnes les plus étrangères; il associe les idées les plus disparates, crée les images les plus bizarres, tient les discours les plus absurdes, se livre aux actions les plus ridicules; c'est le génie du mal qui

(1) Morel, *op. cit.*, p. 471.

se plaît au sein de la confusion, au milieu des ruines, du désordre, de l'effroi qu'il répand autour de lui. »

Pour Bucknill et d'autres auteurs anglais, la manie repose essentiellement sur l'exaltation passionnelle; elle est, avant tout, un trouble affectif, un désordre de la sensibilité morale, de l'émotion, avant d'être un trouble des facultés intellectuelles.

Ce que l'on observe en effet, chez les maniaques, c'est la susceptibilité, l'irritabilité, la tendance à la fureur, l'exaltation des facultés, etc. Bucknill fait remarquer que les fonctions purement intellectuelles sont plus ou moins atteintes; mais ce que l'on constate dans la grande majorité des circonstances, c'est le désordre des penchants et des impulsions. « Il est dans tous les cas certain, ajoute cet auteur, que, dans cette forme d'aliénation plus que dans d'autres, les troubles émotionnels précèdent et font naître les aberrations de l'intelligence.

» On a beaucoup comparé les effets de la colère à ceux que l'on observe dans la manie; comme Marc le fait observer, il n'y a pas de passion qui puisse, autant que la colère, produire une perturbation soudaine de l'organisme, et qui ressemble autant à la manie. En effet, quand la colère éclate, quelle confusion de langage ne remarque-t-on pas, quelle perversion de jugement! L'individu passe d'une pensée à une autre sans achever la première, les idées se pressent à la fois, trop nombreuses pour qu'elles puissent être exprimées par le langage; et, comme on l'a dit, la colère est une courte folie.

» Sans doute, la manie peut aussi se manifester par une gaieté exagérée, et alors elle paraît être plutôt un excès de joie qu'une colère prolongée. Mais elle n'en a pas moins, dans ce cas, un caractère émotionnel, et elle est à tel point un état d'irritabilité, que la colère se manifeste à la moindre contradiction. Tout en affirmant d'ailleurs qu'elle repose principalement sur un trouble émotionnel, on n'en doit pas moins admettre qu'elle finit par affecter consécutivement l'ensemble du système psycho-cérébral, et par déterminer cette confusion caractéristique qui se produit dans les fonctions auxquelles président les diverses régions cérébrales (1). »

Faut-il penser, avec le Dr Poincaré, que l'éréthisme qui se propage aux diverses couches du cerveau fait vibrer des cellules qui restaient endormies, et que rien auparavant ne pouvait mettre en activité? « Dans cet état de surexcitation morbide seulement, elles arrivent à manifester leur puissance qui restait latente. Les vibrations deviennent tellement amplifiées que le produit est centuplé et dépasse les limites de la vérité. L'automatisme est tellement excité que les vibrations spontanées éclatent à la fois sur tous les points. L'imagination acquiert une activité surprenante, les idées pullulent, les malades

(1) Bucknill et Hack Tuke, *op. cit.*, art. MANIE.

deviennent éloquents, etc. C'est la forme surtout que les aliénistes appellent la *manie exaltée* (1). »

La manie renferme tous les degrés possibles, depuis la simple excitation jusqu'au trouble le plus profond et le plus étendu ; elle présente toutes les variétés imaginables. L'intelligence peut, en apparence, fonctionner d'une manière logique, mais les actes viennent se montrer en contradiction flagrante avec les idées justes et raisonnables.

L'individu peut n'être maniaque que partiellement, dans un seul ordre d'idées et de sentiments ; il peut continuer à se montrer sensé dans ses jugements, raisonnable dans sa conduite, tant qu'on n'éveille pas chez lui certaines idées, certains souvenirs, tant qu'on ne touche pas, en un mot, à des sentiments qui s'exaltent aussitôt et déterminent brusquement l'explosion de la manie.

Les *formes* que présente cette affection varient non seulement suivant l'intensité même de l'agitation, mais encore suivant le caractère des idées délirantes, et suivant les causes qui viennent la produire. On comprend dès lors toutes les difficultés que nous offre l'étude d'une semblable maladie.

Nous ferons aussi remarquer, avec Ach. Foville, qu'il ne faut pas confondre l'excitation maniaque simple, le délire maniaque, avec la manie proprement dite.

Le délire maniaque, consistant en un état général d'exaltation des idées, des sentiments, des actes, s'observe dans plusieurs formes d'aliénation mentale qui se distinguent essentiellement de la véritable manie ; il n'est qu'un symptôme accidentel, temporaire ou accessoire, sans avoir par conséquent de valeur intrinsèque, pathognomonique. C'est ainsi qu'il prédomine dans certaines périodes de la paralysie générale, chez les épileptiques, les hystériques, les alcooliques ; il est une complication assez fréquente de l'imbécillité, de l'idiotie et de la démence.

En dehors de cette excitation maniaque, symptomatique, il existe une entité pathologique distincte, à laquelle il convient de donner le nom de manie, et qui est le type de la folie générale avec excitation.

Nous ferons remarquer encore que la manie est beaucoup moins fréquente qu'on le croyait autrefois. On a en effet décrit à tort sous le nom de manie, les cas d'excitation maniaque symptomatique, ceux qui se produisent soit au début, soit pendant le cours d'affections mentales variées.

Les auteurs allemands séparent aussi de la manie les formes hallucinatoires aiguës et les cas de confusion mentale ou d'amentia (Voir chap. *Stupidité*).

On peut distinguer, nous le verrons, plusieurs espèces de manie, la

(1) Poincaré, *Phys. du syst. nerveux*, t. II, p. 333.

manie aiguë et la *manie chronique*, ensuite certaines variétés qui s'observent le plus habituellement, et qui viennent se rattacher, par leurs principaux caractères, au type général.

ARTICLE PREMIER

MANIE AIGUE (FORME TYPIQUE)

Synonymie. — *Polymanie, hyperphrénie* (Guislain), *Hyperkinésis* Bergmann), *Mania universalis, Vecordia maniaca, Wuth, Tobsucht, Pazzia*, etc.

Définition. — Pinel définit la manie : une affection caractérisée par une surexcitation générale et permanente des facultés intellectuelles et morales. Elle se traduit au dehors par les symptômes les plus tranchés; l'altération des traits, le désordre des vêtements, des actes de violence, et le bouleversement des idées qui se succèdent sans ordre et sans suite. Elle se distingue par une excitation nerveuse, une agitation extrême portée quelquefois jusqu'à la fureur, et par un délire général plus ou moins marqué, avec les jugements les plus extravagants, et parfois avec un bouleversement complet de toutes les opérations de l'entendement.

« La manie, dit Esquirol, est une affection cérébrale chronique, ordinairement sans fièvre, caractérisée par la perturbation et l'exaltation de la sensibilité, de l'intelligence et de la volonté. Tout annonce dans cette maladie l'effort, la violence, l'énergie ; tout est désordre; le défaut d'harmonie est ce qu'il y a de plus saillant dans le délire du maniaque (1). »

Les caractères pathognomoniques de la manie sont, d'après Guislain, l'exagération, l'exaltation, l'agitation, les passions agressives.

La manie est caractérisée, pour Baillarger, par une surexcitation générale et permanente des facultés intellectuelles et morales.

« Rien, d'ailleurs, de plus varié que les formes de la manie; cette maladie offrant, depuis la simple excitation maniaque jusqu'au délire aigu, une foule de nuances et de degrés (2). »

En nous rattachant aux opinions des auteurs que nous venons de citer, nous définirons la manie aiguë : *Une affection caractérisée par la surexcitation désordonnée des facultés, d'où résultent l'incohérence des idées, l'impossibilité de fixer l'attention, un impérieux besoin de mouvements impulsifs et violents.*

Cette affection présente, nous l'avons dit, des nuances et des degrés infinis, et des formes très variables. Mais dans sa manifestation la plus complète, dans son état franchement aigu, elle revêt des caractères tellement tranchés, qu'il serait impossible de la confondre avec toute autre maladie.

(1) Esquirol, *Maladies mentales*, t. II, p. 137 et 147.
(2) Baillarger, *Ann. méd.-psych.*, 1853, p. 552.

Incubation. — Prodromes. — Le délire maniaque peut débuter brusquement, sans que rien en ait annoncé l'invasion ; on le voit éclater par exemple à la suite d'une forte colère, d'une émotion violente, d'une frayeur excessive. Mais il est bien plus fréquent d'observer une période d'incubation d'une durée de plusieurs jours, souvent de plusieurs semaines. Dans ce dernier cas, le sujet devient impressionnable, susceptible, un rien l'irrite, l'agace ; cependant il peut encore se dominer, surtout en présence de personnes étrangères ; il est sujet à des craintes vagues, à des angoisses dont il ne se rend pas compte.

Tout effort d'attention le fatigue et l'indispose ; il est incapable d'un travail régulier ; il quitte et reprend ses occupations, et ne trouve nulle part de satisfaction ni de repos. Une insomnie opiniâtre l'épuise, ou bien son sommeil est interrompu par des rêves pénibles, par des cauchemars, c'est là un des signes les plus caractéristiques. En même temps, on remarque, à mesure que la maladie se développe, de la brusquerie, une sorte d'impatience ; les réponses sont écourtées. On ne tarde pas à observer dans le caractère, dans les habitudes, un changement plus ou moins profond ; le malade n'a plus les mêmes sentiments d'affection pour ses parents, ses amis ; il les traite avec indifférence ; il a fréquemment, à leur égard, des mouvements d'emportement que rien ne justifie. Abandonné à lui-même, il n'a déjà plus la force de se contenir, et, s'il ne se croit pas observé, on le voit se livrer à des actes ridicules et déraisonnables. Les malades se plaignent alors d'une tendance singulière, et pour eux tout à fait inexplicable, à l'excitation ; ils se sentent une disposition qu'ils ne peuvent maîtriser, à rire, à commettre des excentricités ; ils ont un besoin excessif de se lever, de changer de place, de se rafraîchir, etc. Les écrits offrent déjà un léger degré d'incohérence. Le regard est étrange, mobile, la figure présente des alternatives de pâleur et de coloration. Il existe du côté des organes digestifs des troubles qui se rattachent à un embarras gastrique. La langue est chargée, saburrale, on observe de l'inappétence, une soif souvent inextinguible ; la constipation devient opiniâtre. Un vomitif ne fait le plus souvent qu'accélérer le développement de l'accès.

L'affection parcourt promptement sa période de développement, et arrive en quelques jours, quelquefois en quelques semaines, à son degré le plus élevé d'intensité. Tout contribue, d'ailleurs, à cette marche ascensionnelle rapide : l'inexpérience des personnes qui entourent le malade, les excès auxquels il est entraîné, les luttes qu'impose l'obligation d'empêcher des actes regrettables, un traitement irrationnel, des moyens antiphlogistiques auxquels quelques personnes croient devoir recourir, pour calmer l'apparente gravité des symptômes, tout vient accélérer l'évolution de la maladie, et donner à l'accès de manie une intensité quelquefois extraordinaire. Une fois développée, la manie revêt des caractères de plus en plus tranchés, qui ne permettent plus de la méconnaître.

§ 1er. — CARACTÈRES PHYSIQUES.

Physionomie. — La physionomie du maniaque révèle, au premier coup d'œil, le désordre de ses pensées, l'incohérence de ses idées et l'agitation de ses sentiments (Voy. fig. 4). Elle réfléchit, jusqu'à un certain point, les différents degrés et la forme particulière de la maladie. La figure est colorée, quelquefois cependant elle est d'une

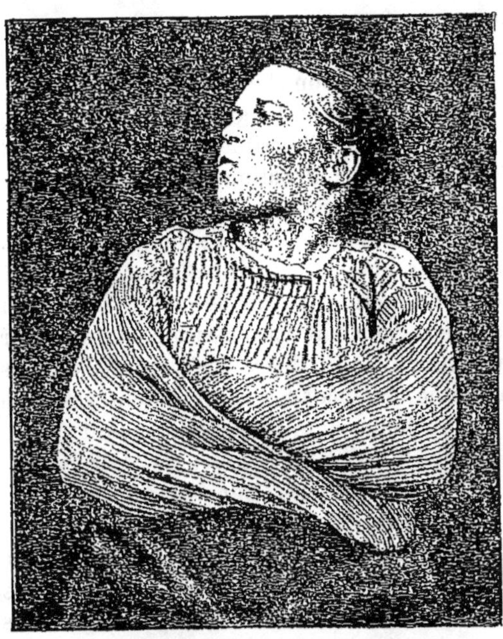

Fig. 4. — Excitation maniaque, grande incohérence, tendances érotiques. Déjà traitée une première fois pour la même forme de maladie. (Collection du Dr Malfilâtre.)

pâleur remarquable ; le plus souvent les traits sont altérés, amaigris. Les cheveux sont en désordre; les habits sont déchirés, malpropres, les gestes dénotent, comme les paroles, une sorte d'effronterie et de brutalité qui trahissent suffisamment la prédominance des tendances instinctives et des impulsions mauvaises qui dominent le malade. Le regard du maniaque est caractéristique : d'une excessive mobilité, il a quelque chose de vague, d'incertain, quelquefois d'effronté ; il ne se fixe sur rien et ne s'arrête nulle part. Les yeux sont vifs, brillants, parfois agités de mouvements convulsifs; la pupille présente des alternatives de dilatation et de contraction ; elle est très impressionnable à la lumière. Dans le paroxysme de l'accès, les yeux sont véritablement étincelants ; chez quelques malades, les paupières sont le siège d'un clignotement spasmodique.

Insomnie. — Les maniaques, surtout à l'état aigu de leur affection, sont sujets à une insomnie opiniâtre que les moyens les plus énergiques ne peuvent faire cesser ; elle peut durer des semaines et des mois entiers ; elle fatigue et surexcite le malade ; lorsqu'elle s'est prolongée pendant un certain temps, elle affaiblit le système nerveux, et détermine une prostration, une sorte d'épuisement qui a été suivi, dans quelques circonstances, d'une forme plus ou moins grave de stupidité, parfois même de démence. Le retour du sommeil est en général d'un augure favorable.

Mouvements. — Les muscles placés sous l'influence de la volonté participent à cette excitation désordonnée. Les bras, les avant-bras les mains, les doigts, tout est agité de mouvements incessants ; la figure est tourmentée par d'horribles grimaces, et, dans quelques cas, on peut remarquer des contractions spasmodiques. On observe des tics de la face, et si l'on explore le pouls radial, on perçoit quelquefois des soubresauts des muscles de l'avant-bras. Le besoin de mouvement est impérieux chez le maniaque, à tel point qu'il constitue un symptôme caractéristique de son délire ; il faut qu'il s'agite, qu'il se remue ; souvent même il est nécessaire de modérer l'exagération de ce besoin instinctif. A un degré moins élevé, et dans quelques variétés de la manie, les malades représentent assez bien la mobilité caractéristique du jeune âge ; toujours remuants, ils ne trouvent de repos nulle part, ils touchent à tout ; ils détruisent et brisent les objets qui sont à leur portée. Dans le paroxysme de l'agitation, quand la fureur vient s'ajouter aux autres symptômes, les mouvements sont impétueux, violents, et, si les précautions convenables ne sont pas prises, l'entourage des malades peut être exposé à de sérieux dangers. On les voit faire tous les efforts imaginables pour donner satisfaction à ce besoin de mouvement : ils rompent et déchirent les liens qui les retiennent ; quelquefois ils emploient la ruse plutôt que la violence pour arriver à leur fins, et s'ils parviennent à se débarrasser de leurs entraves, ce n'est pas pour suivre un projet arrêté d'avance ; ils n'usent pas de la liberté qu'ils viennent de se procurer pour s'évader ; ils n'ont qu'un but, celui de se livrer à leur insatiable désir ; c'est pour faire plus de bruit qu'ils réclament leur liberté ; c'est pour danser, sauter, pour courir de côté et d'autre. Les muscles de la volonté semblent soustraits à la règle qui les dirige d'habitude ; les mouvements s'accomplissent en dehors de toute réflexion, machinalement, comme une conséquence des impulsions qui ne cessent d'agiter le maniaque ; on le voit courir à pas précipités, sans savoir où il va ni pourquoi il court.

Circulation. — La circulation du sang reçoit, dans la plupart des cas, une sorte d'excitation. La face est colorée, les yeux sont injectés, on voit battre l'artère temporale ; le front et presque toute la tête sont le siège d'une chaleur intense, qui paraît causer à quelques malades une sensation pénible. Beaucoup d'entre eux se plaignent de bouffées de chaleur qui se portent au cerveau et qui viennent accroître leur agitation.

Suivant Jacobi, les battements du cœur seraient rarement plus forts qu'à l'état normal, et le pouls radial serait plus souvent ralenti qu'accéléré dans les accès d'agitation violente ; ce médecin l'aurait vu, dans quelque cas, descendre à 44 pulsations. Tout en partageant l'opinion de l'illustre aliéniste allemand, nous n'en devons pas moins reconnaître qu'un surcroît d'activité paraît être surtout imprimé à la circulation du système cérébral.

Hématose. — La respiration est rarement plus fréquente ; elle présente sa régularité habituelle. L'hématose subit un trouble plus ou moins profond. On remarque une tendance à l'anémie, et chez les femmes, à la chlorose. La température du corps ne paraît pas modifiée : le thermomètre n'indique pas un degré de chaleur supérieur à la moyenne ordinaire.

Digestion. — La plupart des auteurs ont signalé les troubles de la digestion comme un des caractères à peu près constants de la manie à son début. « Les anomalies de la digestion sont alors, dit Flemming, tellement fréquentes, que les cas dans lesquels on ne les rencontre pas doivent être regardés comme des exceptions. Cela est tellement vrai, qu'il existe un grand nombre d'observations, particulièrement de manie subite, où l'excitation cérébrale s'est rapidement dissipée, et où un sommeil critique a été promptement obtenu après l'administration d'un émétique violent on d'un purgatif énergique (1). »

Il existe en effet, presque constamment, au début de l'accès, un embarras des organes digestifs ; la langue présente un état saburral, la constipation est opiniâtre : l'appétit est tantôt augmenté, tantôt diminué. Presque toujours, pendant la période aiguë, les malades maigrissent ; leur poids diminue rapidement de 8 à 10 livres ; mais à la fin de l'accès, la maigreur fait place à l'embonpoint ; c'est alors un signe de favorable augure. Lorsque, cependant, l'embonpoint se manifeste sans qu'il y ait aucune amélioration dans l'état mental, on doit craindre le passage de l'état aigu à l'état chronique.

Sécrétions. — La sécrétion de la peau est augmentée, dans quelques cas, par suite surtout des mouvements désordonnés auxquels les maniaques se livrent. Quant à la sécrétion de l'urine, les recherches les plus minutieuses n'ont abouti qu'à des résultats contradictoires, La manie, quelque aiguë qu'elle soit, ne paraît apporter sous ce rapport aucun trouble spécial.

(1) Flemming, *Allgemeine Zeitschrift für Psychiatrie*, 1845, p. 1205.

Menstruation. — La menstruation est le plus souvent supprimée chez les femmes atteintes de manie aiguë. Cette suppression précède même d'un certain temps le développement de la maladie ; elle peut être considérée, dans quelques cas, comme la cause déterminante de l'affection mentale.

Ordinairement la menstruation reparaît quand la convalescence tend à se faire; le retour de cette fonction est d'un pronostic favorable. Il n'est pas rare, quand cette réapparition n'a pas lieu à l'approche de la guérison, de rencontrer des phénomènes critiques tels que d'abondantes transpirations, une éruption furonculeuse généralisée, etc.

On observe cependant des femmes, atteintes de manie aiguë, chez lesquelles la menstruation continue à se faire, même pendant la période la plus intense de la maladie. Mais il est rare qu'on ne rencontre pas alors des troubles particuliers ; les règles peuvent être trop abondantes ; d'autres fois elles sont insuffisantes ; on remarque enfin que, pendant le temps de leur durée, l'excitation cérébrale prend constamment une nouvelle exacerbation.

Dépravation des sens. — Il est des maniaques qui ont perdu à tel point la conscience d'eux-mêmes, que non seulement ils ne peuvent retenir leurs excrétions, mais qu'ils éprouvent même un véritable plaisir à se couvrir de leurs ordures. Chez quelques-uns, la dépravation des sens est poussée au plus haut degré ; ils se montrent d'une malpropreté repoussante. Ce symptôme est en général d'un augure défavorable, et l'on doit rechercher minutieusement s'il n'existe pas, en même temps, chez le malade, des pensées dominantes de grandeur et de richesses, qui pourraient faire craindre un commencement de paralysie générale. Dans ce cas, les idées deviennent confuses, elles ne sont plus exprimées avec la netteté habituelle ; la parole présente déjà un embarras particulier ; on peut enfin observer quelques signes de congestion cérébrale. Ces maniaques aiment à se parer des objets les plus malpropres, avalent les substances les plus dégoûtantes. Quelques-uns prétendent que leur urine est une boisson délicieuse, que leurs excréments sont des aliments d'une grande suavité, etc.

Sens génital. — Il est rare que le *sens génital* ne soit pas de même le siège d'une excitation particulière. Cette excitation se remarque plus fréquemment chez les femmes ; et elle donne lieu à des impulsions érotiques qui peuvent revêtir les caractères de la nymphomanie, et chez les hommes ceux du satyriasis.

Des jeunes filles bien élevées, dont jusque-là aucune parole indécente n'avait souillé les lèvres, se livrent, quand elles sont prises de manie, à un incroyable dévergondage de paroles et à des actes d'une impudeur révoltante.

Quand cette excitation érotique porte à des habitudes d'onanisme, on ne tarde pas, si l'on n'y met obstacle, à voir survenir un dépérissement, une sorte d'épuisement nerveux, qui peut devenir très grave et prédisposer à la démence. L'excitation génitale est quelquefois une véritable complication; elle peut par elle-même augmenter la durée de la maladie.

Tel est le cortège habituel des symptômes physiques que présente la manie dans son état aigu. Naturellement ils se montrent avec des caractères d'intensité et de durée variables; quelques-uns peuvent passer inaperçus, d'autres se présentent, au contraire, dans certaines circonstances, avec une gravité telle qu'ils peuvent compromettre l'existence de l'individu. Il nous reste à examiner un autre ordre de phénomènes, celui que nous avons étudié dans un précédent chapitre sous le nom d'illusions et d'hallucinations.

§ 2. — CARACTÈRES PSYCHIQUES.

Illusions. — Les organes des sens, particulièrement ceux de l'ouïe et de l'odorat, acquièrent chez les individus atteints de manie aiguë une susceptibilité particulière. On peut dire que les illusions sont, comme la mobilité, l'incohérence, etc., un caractère pathognomonique de cette affection. Cette excitation, imprimée aux appareils de la sensibilité spéciale, est la source principale des idées fausses, des erreurs de jugement, des appréciations étranges qui se montrent à chaque instant. Les malades attribuent aux objets une forme, un aspect qu'ils n'ont pas; les choses les plus insignifiantes ont pour eux une signification extraordinaire; ils prennent les personnes qui les entourent pour des parents, des amis, des personnes de connaissance. Le moindre bruit, les paroles les plus indifférentes, sont pour eux autant d'injures ou d'allusions blessantes.

Le maniaque interprète tout; il lira des ordres, des instructions sur des feuilles qui présentent une tout autre signification. Le *délire sensoriel* peut même constituer une forme spéciale de la manie aiguë, dans laquelle les malades, en proie à toutes sortes d'erreurs, se livrent à des extravagances, à des actes désordonnés, dont ils expliquent plus tard, lorsqu'ils reviennent à la raison, les singuliers motifs.

Les illusions des sens peuvent se remarquer au début même de certains accès d'excitation maniaque, particulièrement dans la manie intermittente.

Un de nos malades, par exemple, atteint de cette variété nosologique, offre sous ce rapport des phénomènes intéressants. Quand son accès doit le reprendre, il lui semble aussitôt que les personnes qui l'entourent changent de forme; le bruit le plus léger, le moindre signe qu'il aperçoit devient, chez lui, un élément d'excitation anormale et fait naître dans son esprit des conceptions bizarres et inattendues. Des maçons travaillent-ils près de la cellule que l'on désigne sous le nom de loge, dans laquelle il est renfermé — de suite il se fait un rapprochement d'idées, et la pensée lui vient qu'il est dans une loge maçonnique, et que des épreuves terribles lui sont réservées. Il lit sur la figure des personnes qui l'approchent, en caractères imprimés, leurs pensées les plus secrètes, et ce qu'il découvre excite de sa part de bruyants éclats de rire. Si, par intervalles, le sommeil vient fermer ses paupières appesanties, des sensations pénibles ne tardent pas à l'assiéger et à le tenir en éveil. Il s'imagine alors tomber dans un précipice, et il cherche à se retenir aux objets qui l'entourent. Sa turbulence est extrême, sa gaieté n'a point de bornes, elle a quelque chose de convulsif; il est aisé de voir qu'elle le fait souffrir.

Une jeune fille nous présente encore les mêmes phénomènes; elle est dans un état d'agitation extrême; on est obligé de lui mettre la camisole pour l'empêcher de se déshabiller et de détruire tout ce qui se trouve à sa proximité : elle a les illusions les plus singulières; elle appelle la sœur supérieure sa maman; elle se croit placée dans un pensionnat, et voit dans les personnes qui l'entourent des camarades de pension.

Hallucinations. — Les hallucinations existent souvent dans la manie aiguë, mais elles sont incomparablement plus rares et moins bien caractérisées que dans les autres formes d'aliénation; elles passent inaperçues dans le cortège si varié des autres symptômes; elles n'ont aucun caractère de fixité, et elles sont, comme les idées et les impressions du malade, essentiellement mobiles et changeantes. Rarement aussi elles sont restreintes à un seul sens, elles se mêlent et se confondent avec les illusions, à tel point qu'il est difficile de les distinguer les unes des autres.

Suivant le Dr Macario, les hallucinations se rencontreraient dans le septième environ des cas de manie (1). Mais c'est surtout du côté de la sensibilité morale et des facultés intellectuelles qu'on observe des signes véritablement caractéristiques.

Sensibilité morale et affective. — La lésion de la sensibilité morale et l'altération profonde des sentiments affectifs sont un des signes les plus tranchés de la manie franchement aiguë. Cette transformation survenue dans les sentiments est remarquée, dès le début, par les personnes qui vivent dans l'intimité du malade : elle signale en quelque sorte la période de transition de l'état de santé à l'état de maladie. En effet, avant de constater tout autre symptôme, on peut observer déjà cette modification qui s'opère plus ou moins rapidement dans la disposition morale de l'individu.

Les maniaques présentent une susceptibilité tellement grande que tout, chez eux, se transforme en impressions vives, qui sont elles-mêmes comme autant d'éléments générateurs de l'incohérence et de

(1) Macario, *Ann. méd.-psych.*, t. VI, p. 328.

l'intarissable loquacité qu'ils offrent à notre observation. Cette impressionnabilité morbide revêt toutes sortes de manifestations : ce sont des rires, des cris, des chants, des pleurs qui apparaissent et disparaissent instantanément. Les sentiments affectifs sont le plus souvent pervertis, ou tout au moins suspendus. Les malades tombent dans l'indifférence la plus complète à l'égard de ceux qu'ils affectionnaient auparavant; bien plus, leur amitié ne tarde pas à se changer en haine profonde. Ils prodiguent les injures, les calomnies; ils rient du mal qu'ils font et de celui qu'ils voient faire (1).

Toutes les passions sont naturellement surexcitées ; mais, par suite de la mobilité extrême des impressions, on les voit se succéder rapiment les unes aux autres. Les malades passent sans transition de la joie à la douleur, et les sentiments de crainte, de haine, de vengeance qui se manifestent tout à coup, font bientôt place aux sentiments contraires de dévouement, et aux expressions les plus chaudes d'une amitié sans bornes.

« C'est avec raison, dit Griesinger, que Jacobi a appelé l'attention sur le caractère tout à fait instinctif des actes des maniaques. Ce qui détermine ces actes, ce n'est pas une volonté à proprement parler, c'est-à-dire la transformation d'une idée dominante en effort, avec conscience du but à atteindre et des moyens qui doivent y mener; ce n'est pas non plus un état d'émotion, mais le mouvement psychique est comme abandonné à lui-même, les excitations momentanées sont les seuls mobiles dont il reçoit l'influence (2). »

Insensibilité centrale. — On remarque chez les maniaques, dans la forme aiguë de la maladie, une diminution de l'impressionnabilité des centres nerveux qui paraît être surtout causée par le défaut d'attention, et une sorte d'absorption des autres facultés. On observe chez eux une insensibilité qui explique leur tolérance au froid, à la chaleur, à toutes les intempéries; il est des maniaques qui restent nus dans leurs cellules nuit et jour, malgré l'abaissement de la température ; souvent ils arrachent les pansements des fractures et des plaies qu'ils se sont faites sans manifester la moindre douleur ; ils supportent de même la faim et la soif. Cette insensibilité centrale explique aussi l'absence du sentiment de fatigue musculaire; le malade peut rester des semaines entières dans un état d'extraordinaire agitation sans en ressentir aucun malaise.

L'excitabilité réflexe est au contraire exagérée, la moindre impression suffit pour déterminer une réaction quelquefois violente ; de là l'idée fausse que chez les maniaques les forces sont décuplées.

Fureur. — La fureur n'est pas un symptôme inséparable de la manie ; elle se remarque seulement dans les cas où l'affection est arrivée à son plus haut degré (Voy. fig. 5).

(1) Esquirol, t. II, p. 151.
(2) Griesinger, *op. cit.*, p. 330.

On voit alors les maniaques, dans le paroxysme de la fureur, vociférer, injurier les personnes qui s'approchent d'eux, déchirer leurs vêtements, se livrer à des actes de violence et de destruction qui seraient extrêmement dangereux, si l'on n'avait soin de les mettre dans l'impossibilité de se nuire à eux-mêmes et aux autres.

« Ce qui rend les maniaques furieux si redoutables, dit Esquirol, c'est le sentiment même de leurs forces augmentées, et parce que plusieurs

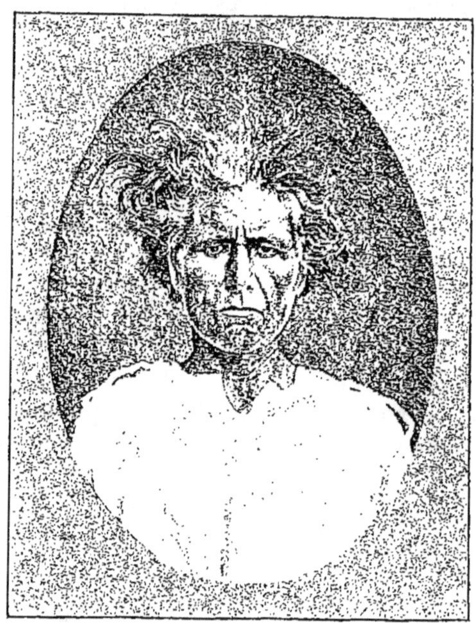

Fig. 5. — Fureur maniaque; malade dangereuse, brise et déchire tout ce qui se trouve à sa proximité; on est obligé de lui maintenir la camisole. (Collection du Dr Hildenbrand.)

d'entre eux ont la conviction que leurs forces sont naturelles et indomptables. »

La plupart de ces malades ont la conscience, et plus tard le souvenir de ce qui s'est passé dans leurs accès de fureur, quand toutefois ceux-ci ne se manifestent pas à la suite d'attaques d'épilepsie ; dans ce dernier cas, la fureur a quelque chose de sauvage et d'automatique ; lorsqu'elle se prolonge longtemps, elle peut être suivie d'une période de profonde stupeur qui enlève à ces individus tout sentiment d'eux-mêmes, et dont ils se remettent difficilement.

Excitation intellectuelle. — C'est au début de la manie, lorsque les facultés n'ont pas encore subi une atteinte profonde, qu'on remarque surtout l'excitation intellectuelle. Le malade semble alors avoir acquis une pénétration d'esprit plus grande, et il fait preuve de talents dont il n'avait jusqu'alors montré aucun indice. Il devient bavard, spirituel, parfois éloquent.

Cependant il ne faudrait pas conclure de ces faits que l'intelligence a acquis plus de solidité, et en quelque sorte de profondeur; les facultés restent les mêmes, il n'est pas survenu de capacités nouvelles; tout ce faux éclat est seulement dû à des combinaisons d'idées accidentelles, plus rapides, mais superficielles. A mesure que la maladie fait des progrès, ces apparences ne tardent pas à disparaître, le maniaque éprouve une difficulté de plus en plus grande pour fixer son attention, et les idées deviennent chaque jour plus fugitives. A la période la plus aiguë, l'incohérence apparaît comme un symptôme véritablement caractéristique.

Incohérence. — L'incohérence est, on peut le dire, le symptôme prédominant de la manie; elle peut être générale et aussi étendue que possible. Contrairement à ce qui se passe dans la démence, l'incohérence, ici, n'accuse pas l'affaiblissement des facultés intellectuelles; elle témoigne plutôt de leur surexcitation désordonnée, et de l'impossibilité où se trouve le malade de se dominer, de régler et de modérer cette activité excessive, imprimée aux organes de la pensée.

L'incoordination des idées se manifeste rarement tout d'un coup; elle ne se produit pas dans les diverses formes de la manie avec la même intensité; il existe sous ce rapport des différences nombreuses. C'est au début une sorte de mobilité, d'instabilité de la pensée; le malade ne peut plus suivre une conversation; il passe sans transition d'un sujet à un autre; il est incapable de fixer son attention; ses réponses sont écourtées; il lui est impossible d'approfondir les moindres questions. Puis l'incohérence se prononce davantage, les idées se suivent sans ordre et sans liaison; des mots, des propositions entières peuvent manquer dans la phrase et la rendre inintelligible; on peut également voir la même incohérence se reproduire dans les écrits.

A un degré plus élevé, et dans la période la plus aiguë de l'affection, les idées sont violemment chassées les unes à la suite des autres; c'est un véritable déchaînement, qui ne permet pas au malade de trouver des expressions pour les rendre. Ce phénomène a été appelé par les auteurs allemands *Ideenflucht*, la fuite des idées.

Loquacité. — Le symptôme sur lequel nous venons de nous arrêter s'accompagne naturellement d'une sorte de volubilité et quelquefois d'une loquacité extraordinaire. Cette intempérance de langage qui, dans quelques cas, forme le caractère principal de la maladie, a reçu de quelques auteurs le nom de *lalomanie*. C'est un flux de paroles sans suite et sans but, n'ayant entre elles aucun rapport. Le malade, jusque-là timide et taciturne, se montre hardi, bavard, d'une loquacité intarissable; ses discours deviennent en même temps de moins en moins intelligibles.

Dans les accès intenses, on voit les maniaques pousser jour et nuit des cris épouvantables, des hurlements affreux, sans qu'il soit possible de mettre un terme à leurs vociférations. A la fin, leur voix, rauque d'abord, finit par ne plus pouvoir se faire entendre. Ils se livrent alors à des mouvements et à des gestes qui témoignent de leur désir ardent de continuer leurs cris.

Mémoire, imagination. — La mémoire, elle aussi, présente des particularités intéressantes. Dans les cas de manie aiguë franche, cette faculté peut atteindre un degré de puissance remarquable. Les malades se souviennent de faits et d'événements qu'on aurait pu croire effacés de leur souvenir. On observe même sous ce rapport, chez quelques-uns, des aptitudes dont on n'aurait pas soupçonné l'existence avant le développement de la maladie.

L'excitation imprimée à la mémoire permet aux maniaques de se rappeler plus tard les phénomènes morbides qui se sont produits pendant leurs accès; ils se souviennent des sensations étranges qu'ils ont éprouvées et des discours incohérents qu'ils ont tenus. Le souvenir de tous ces faits se montre d'autant plus vivace, que la convalescence se prononce davantage, et que la raison reprend de plus en plus son empire.

Le malade, redevenu calme et raisonnable, se rappelle les bons comme les mauvais procédés dont il a été l'objet; il peut rendre compte de ce qu'il a vu, de ce qu'il a entendu, des motifs de ses déterminations, etc.

L'imagination, surexcitée comme la mémoire, joue un rôle essentiel dans la plupart des manifestations morbides; elle donne lieu aux créations les plus fantastiques et aux combinaisons les plus singulières. Elle est alors, nous l'avons dit, la source la plus ordinaire des illusions et des hallucinations.

Volonté. — Une des premières conséquences de la *lésion profonde de la volonté* chez les maniaques, c'est, comme nous l'avons remarqué, l'impossibilité où ils sont de diriger leurs propres facultés, d'en modérer les mouvements impétueux et de fixer leur attention.

Cet élément de l'activité normale, régulière des facultés, fait chez eux entièrement défaut. Ainsi s'explique l'espèce de déchaînement désordonné des idées et leur production instantanée, sous l'influence des circonstances les plus insignifiantes et de causes d'excitation accidentelles. « Qu'on vienne agir puissamment sur l'esprit d'un maniaque, dit Esquirol, qu'un événement imprévu arrête son attention, et tout à coup le voilà raisonnable, et la raison se soutient aussi longtemps que l'impression actuelle conserve assez de puissance pour fixer son attention (1). »

(1) Esquirol, t. II, p. 147.

L'affaiblissement de la volonté qui rend les malades incapables de se dominer, leur vive impressionnabilité, l'excitation imprimée à la plupart des facultés, tout contribue à développer chez eux l'instinct d'imitation. Les maniaques rient, s'agitent au milieu du bruit et de l'agitation. On peut quelquefois faire tourner cet instinct d'imitation au profit du malade, en le soumettant, dès le début, à des conditions d'ordre et de discipline.

On pourrait croire que le maniaque, toujours distrait par les objets extérieurs et par les impressions qui ne cessent de l'assaillir, n'a plus le sentiment intime, la perception intérieure des phénomènes qui se passent en lui, mais il n'en est pas ainsi. Quoique cette perception se fasse souvent d'une manière confuse, il n'en conserve pas moins la conscience de sa propre situation, et c'est ce qui lui permet plus tard d'apprécier à leur juste valeur les fausses sensations qu'il avait éprouvées.

Résumé des symptômes. — En résumé, la manie aiguë se présente avec des symptômes tellement tranchés, qu'il serait impossible de la confondre avec une autre forme d'aliénation. Tout indique chez le malade le trouble et le désordre; tout présente chez lui les caractères d'une surexcitation plus ou moins violente. La figure animée, les yeux étincelants, les cheveux en désordre (Voy. fig. 2 et 5); une insomnie opiniâtre; des idées incohérentes se déroulant automatiquement sans ordre et sans but; une loquacité intarissable; des impulsions violentes; de fausses sensations, des illusions et des hallucinations une irritabilité excessive qui peut aller jusqu'à la colère et à la fureur; un besoin incessant et irrésistible de mouvement; l'instinct de la destruction; le mépris de toute convenance et des règles les plus élémentaires de la décence; l'audace, l'effronterie, la grossièreté des manières et des habitudes; le désordre et la malpropreté dans la tenue extérieure; des cris, des chants, des hurlements, etc.; tels sont les symptômes habituels de la manie aiguë.

Diagnostic. — La manie aiguë se distingue facilement de toute autre forme d'aliénation. Ainsi on ne rencontre pas, chez ceux qui en sont atteints, un délire systématisé. C'est une disposition contraire à l'état d'inertie que présentent les aliénés atteints de stupidité, dont la physionomie significative fait immédiatement reconnaître le genre d'aliénation. Enfin, dans les symptômes que nous venons d'énumérer, rien ne ressemble à l'affaissement qui caractérise la démence, ni au délire ambitieux et puéril qu'on rencontre dans la paralysie générale. Il ne faut pas cependant se le dissimuler, le diagnostic, dans quelques cas, peut présenter des difficultés sérieuses. Tels sont, par exemple, les cas de panophobie aiguë, de lypémanie anxieuse, de mélancolie avec agitation, *melancholia agitans* de quelques auteurs, où l'on voit les malades, sous l'empire des frayeurs qui les obsèdent, être agités de mouvements incessants et pousser jour et nuit d'horribles cris. Dans ce cas, le début de la maladie, les renseignements commémoratifs, l'injection de la face, l'altération des traits seront d'autant d'indices pour fixer le diagnostic.

§ 3. — VARIÉTÉS DE LA MANIE AIGUË.

La manie aiguë présente, nous l'avons dit, des formes variables, non seulement suivant le degré d'intensité, mais encore suivant les idées délirantes elles-mêmes.

Manie furieuse. — La maladie se montre quelquefois sous forme de fureur continue; c'est la manie furibonde, *ferox*, ce que les Allemands appellent *Tobsucht*. C'est l'état le plus aigu. Les malades, dominés par une aveugle fureur, se livrent sans motifs à des actes de violence et de destruction; ils brisent tout ce qu'ils rencontrent; ils se dépouillent de leurs habits; souvent ils tournent leur rage contre eux-mêmes. Leurs yeux hagards, leurs paupières largement ouvertes donnent à leur regard une certaine ressemblance avec l'œil du bœuf, (*oculus bovinus*). (Voy fig. 5). Dans le paroxysme de l'accès, la sensibilité physique semble entièrement émoussée : ils ne sentent ni la faim ni la soif, ni le froid ni la chaleur; ils peuvent se faire des blessures graves sans en paraître incommodés (1).

La manie furieuse peut se guérir rapidement, surtout lorsqu'elle dépend de causes purement morales, lorsqu'elle ne se rattache ni à l'épilepsie, ni à d'autres affections ayant déterminé une irritation plus ou moins grave des méninges.

L'observation suivante présente sous ce rapport un exemple intéressant :

Madame K... nous offre, à son entrée, les symptômes suivants :

La tête est rouge, chaude, les yeux sont hagards, les traits décomposés. Le pouls est petit, très fréquent ; la malade est incohérente, d'une loquacité excessive ; elle voit pleurer avec indifférence son mari et ses enfants qui nous l'amènent ; elle les accable même d'injures. Placée dans la division des malades agitées, elle se met à crier, à chanter, à déchirer ses habits ; elle casse immédiatement plusieurs carreaux, frappe les personnes qui l'environnent, les injuriant et leur crachant à la figure. Isolée dans une chambre particulière, elle ne cesse de vociférer et frappe à coups redoublés contre la porte de sa chambre; la nuit se passe dans une agitation difficile à décrire. Le lendemain elle est plus calme, on peut fixer son attention et obtenir d'elle une réponse raisonnable aux questions qui lui sont adressées; toutefois on ne peut prolonger la conversation sans risquer de voir se renouveler l'état d'agitation.

L'excitation générale et le délire furieux se reproduisent, la nuit suivante, avec le même caractère, pour cesser le lendemain et être suivis d'un état de

(1) Voir *Insensibilité centrale*, p. 274.

demi-lucidité. Dans les périodes de calme, elle se plaint d'une céphalalgie violente et d'une grande fatigue dans les membres. Elle continue à être très impressionnable, elle s'effraye de ce qu'elle voit et de ce qu'elle entend; tout ce qui l'entoure a pour elle une signification particulière. Elle a conscience de la confusion où se trouvent ses idées, elle dit même ne pouvoir se rendre compte des objets qui l'environnent. Les nuits suivantes sont plus calmes, cependant le sommeil est encore interrompu par des rêves pénibles.

Huit ou dix jours après son arrivée dans le service, elle est entièrement rétablie. Par précaution, sa sortie n'a lieu qu'un mois après son admission.

Le traitement a consisté en purgatifs, bains prolongés avec affusions froides sur la tête, potions avec 0gr,15 d'extrait d'opium et 0gr,30 de sulfate de quinine.

Manie gaie. — D'autres fois la fureur n'est qu'une expression fugace de la maladie; le délire semble une exagération de gaieté. Les malades se livrent à toutes sortes d'espiègleries : ils ne cessent de faire des grimaces, ils rient, ils chantent, bavardent, déclament à haute voix; c'est une sorte de manie déclamatoire, comme l'appellent quelques auteurs.

Manie avec prédominance du mouvement. — Ici c'est le mouvement, la mobilité qui prédomine. Le malade court de côté et d'autre, sans but et sans motif; il lui est impossible de rester un seul instant à la même place; il touche à tout, déplace tout, trace des mots, des phrases inintelligibles sur les objets qui se trouvent à sa proximité; il saute sur les bancs, sur les tables ; il vole tout ce qui est à sa portée; il collectionne toutes sortes d'objets, etc.

Manie religieuse, ambitieuse. — On peut observer, en même temps que l'excitation désordonnée des facultés, des idées prédominantes affectant un caractère variable, religieux, ambitieux, érotique, etc.; d'où la manie religieuse, ambitieuse, érotique, etc.

La manie ambitieuse pourrait être confondue avec le début d'une paralysie générale; nous verrons plus tard que le délire ambitieux ne suffit pas pour caractériser cette dernière forme de maladie. La manie ambitieuse s'accompagne quelquefois d'un état évident de congestion cérébrale, pouvant même simuler quelques-uns des symptômes qui appartiennent à la paralysie générale ; on lui a donné, dans ce cas, le nom de *manie congestive*. Baillarger en a fait l'objet d'une description particulière; nous reviendrons plus loin sur ce sujet (1). Comme le fait remarquer Marcé, il ne faut pas oublier que la manie ambitieuse peut exister à l'état simple, dégagée de toute altération de la motilité et susceptible d'une guérison complète (2).

Manie érotique. Satyriasis. Nymphomanie. Fureur utérine. — Nous avons vu que la plupart des maniaques, surtout à la période

(1) Voir chap. *Paralysie générale*.
(2) Marcé, *op. cit.*, p. 299.

aiguë de leur maladie, présentaient des impulsions érotiques plus ou moins prononcées, et que ce symptôme se remarquait surtout chez les femmes.

Sous le nom d'*érotomanie*, (1) les auteurs ont décrit une affection essentiellement différente de la variété de la manie, dont nous résumons les principaux caractères; dans celle-ci, en effet, les idées lascives se présentent comme une complication et comme phénomène accidentel et transitoire, tandis qu'elles forment le symptôme principal et carac-

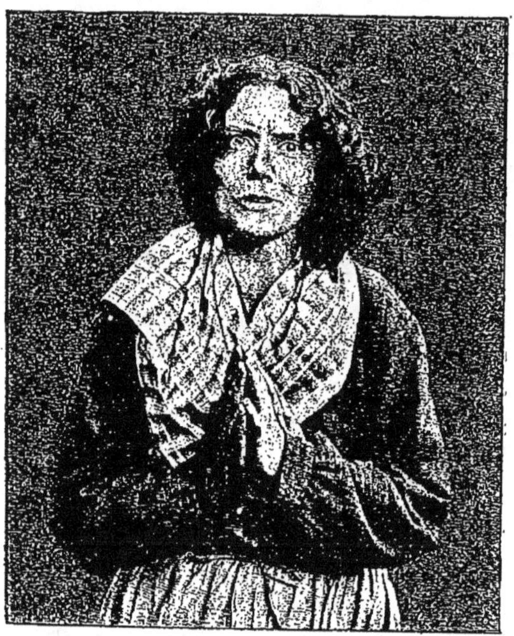

Fig. 6. — Manie avec prédominance d'idées érotiques et mystiques ; agitation très vive; la malade vous serre la main et dit : « Mon Jésus, mon Jésus, je veux trépasser. » (Collection du Dr Malfilâtre.)

téristique de la forme appelée anciennement monomanie érotique, érotomanie.

La manie érotique est donc une simple variété de la manie aiguë, variété dans laquelle l'appareil sexuel est le siège d'une surexcitation plus marquée, en même temps qu'on observe les autres signes caractéristiques de l'affection principale à laquelle elle se rattache (Voir fig. 6). Cette excitation génitale porte les malades à des habitudes d'onanisme qui aggravent leur délire, et qui, si elles ne peuvent être réprimées, ne tardent pas à déterminer une agitation considérable ou un état d'hébétude et de prostration voisin de la démence.

L'excitation sexuelle peut être poussée jusqu'à ce désordre effroya-

(1) Voir chap. *Délire systématisé* (*érotomanie.*)

ble qu'on a désigné sous le nom de *nymphomanie* chez les femmes, de *satyriasis* chez les hommes et dont nous exposerons succinctement les signes particuliers.

La nymphomanie et le satyriasis doivent être considérés comme constituant le degré le plus élevé de la manie érotique, et se caractérisent par l'excitation violente et irrésistible de l'appétit vénérien. Celle-ci dépend essentiellement d'une modification morbide du cerveau, et la satisfaction de l'acte génital est incapable d'apporter le moindre soulagement.

Comme signes distinctifs de cette triste affection, on trouve la tuméfaction, la congestion habituelle des organes génitaux. La circulation générale est ordinairement activée, le pouls est plein et dur, la face est rouge, animée, le regard lubrique, les yeux sont injectés, étincelants. On a dit que les hommes exhalaient une odeur de bouc. A un degré moins intense de leur maladie, ils conservent encore la conscience de leur pénible situation; mais leur volonté reste impuissante à dominer les irrésistibles impulsions qui les tourmentent; puis, ce sentiment même leur échappe, et ils se livrent, sans retenue et sans pudeur, à leurs instincts lubriques; ce sont alors des attaques directes, des provocations formelles, sans considération de personnes, d'âge, ni d'entourage, etc.

Les femmes témoignent par toutes sortes de gestes les désirs qui les consument, elles crient, se découvrent, ne cessent de se livrer aux actes les plus indécents. Souvent il existe chez elles un prurit des organes génitaux, et elles éprouvent une sensation de brûlure très pénible. Chez les hommes atteints de satyriasis, on observe des manifestations de même nature et des impulsions qui les entraînent aveuglément à la satisfaction de leurs désirs ardents.

Des *assassinats suivis de viol* n'ont pas eu quelquefois d'autre cause que cet irrésistible entraînement. Chose remarquable, on ne rencontre pas toujours chez les malades, même dans le paroxysme de la fureur génitale, la contraction du scrotum, et l'érection paraît loin d'être fréquente et complète.

La nommée S... est depuis trois mois atteinte d'aliénation, à la suite d'un amour malheureux... A son entrée dans le service, elle profère d'énergiques jurons, sa physionomie porte le cachet de la méchanceté et des désirs sensuels qui la dominent; elle est d'une grande loquacité. La menstruation est supprimée depuis plusieurs mois; les fonctions ne présentent d'ailleurs aucune irrégularité. Elle est sujette à des hallucinations de la vue et de l'ouïe et commet fréquemment des erreurs de personnalité. Elle croit entendre la voix de son amant, et reconnaît celui qu'elle appelle son Joseph dans tous les hommes qu'elle voit. L'intelligence ne paraît pas très développée, les idées sont incohérentes, ambitieuses et toutes de nature érotique. Elle cherche sans cesse à se découvrir et n'éprouve aucun sentiment de pudeur; elle guette l'occasion favorable pour embrasser le médecin qui fait la visite du quartier où elle se trouve. La vue d'un homme lui fait éprouver des mouvements spasmodiques; dans ses accès de fureur utérine, elle fait tous les efforts possibles pour se précipiter sur les hommes qui s'offrent à ses regards et pour satisfaire, à tout prix, ses désirs vénériens; si on n'y met obstacle, elle se livre avec frénésie à l'onanisme.

Parfois elle est prise d'un état extatiforme. La malade se renverse alors en arrière, ses yeux fixes regardent en haut, sa pose est lascive, elle reste des heures entières dans cette sorte de stupeur. Puis l'agitation revient, violente, et va quelquefois jusqu'à la fureur.

Manie sensorielle. — L'accès de manie aiguë repose quelquefois sur un véritable *délire sensoriel*; il semble alors n'avoir d'autre cause que des hallucinations de plusieurs sens. Il présente, dans ce cas, une physionomie et des particularités qui le distinguent des autres variétés de la manie aiguë; une observation attentive le feront facilement reconnaître.

Le malade est agité et incohérent, mais son incohérence a un cachet spécial: elle est plus apparente que réelle. Après la guérison il peut expliquer la nature des fausses sensations qu'il éprouvait. Ses actes, ses gestes, son regard, les paroles qu'il débite et qui sont comme une réponse aux voix qu'il paraît entendre, sa manière d'écouter, tout indique chez lui l'existence d'hallucinations qui sont le mobile des actes désordonnés auxquels on le voit se livrer. Cette variété de la manie a une marche spéciale, elle a des périodes de rémission et d'exacerbation qui se manifestent à différentes heures de la journée.

Un de nos malades est pris, surtout la nuit, de cette sorte d'accès maniaque avec hallucinations. On le voit alors quitter son lit, il va se promener dans le dortoir, il regarde par la croisée; il aperçoit du dehors des personnes de sa connaissance, il entend leur voix, il leur répond, il frappe à la fenêtre, quitte un instant sa place; puis il revient à la fenêtre, casse des carreaux, prétendant que son frère vient de l'appeler, etc. Cette agitation le tient éveillé pendant toute la nuit; le lendemain il est calme, mais fatigué.

Manie transitoire. — La manie aiguë s'est présentée quelquefois sous la forme d'un accès qui s'est développé brusquement pour disparaître en quelques heures; on lui a donné le nom de manie transitoire. Cette affection, dont les annales de la science ne comptent que d'assez rares exemples, ne saurait être mise en doute.

Le Prof. Mendel (1) remarque à ce sujet que depuis quelques années on a publié un certain nombre d'observations de fureur maniaque débutant brusquement chez des individus sains et se terminant en quelques heures.

(1) Mendel, *Die Manie*, p. 70 et 71. Berlin, 1881.

Krafft-Ebing la définit comme étant un trouble psychique durant de vingt minutes à six heures; ce trouble se produit avec une suppression complète de la conscience et du souvenir pour la durée du paroxysme; il est caractérisé, comme la fureur ou le délire aigu, par une grande confusion intellectuelle, une foule d'hallucinations et d'illusions, en même temps qu'il y a suppression de la perception du monde extérieur; il se termine par un stade de sommeil profond.

Sous ce nom de manie transitoire, comme le fait observer Mendel, on a confondu des états très différents; il faut avant tout exclure les cas où le paroxysme n'est que l'équivalent de l'attaque épileptique ou un accès de folie post-épileptique. De même, il faut exclure les faits où il s'agit simplement d'un accès hystérique; ils sont assez fréquents, mais observés plutôt par le médecin de la famille que par le médecin aliéniste; ils sont caractérisés par des cris sans motifs, des actes de destruction, des idées délirantes. De semblables accès ont été souvent observés chez des filles de service, presque toujours à la suite de profondes émotions, et accompagnés d'autres symptômes hystériques.

D'autres cas sont déterminés par des intoxications aiguës (alcool, oxyde de carbone, etc.), ou bien ils doivent être considérés comme des délires fébriles surtout chez des névropathes qui, même pour des températures peu élevées, délirent.

Les observations peu nombreuses de manie transitoire véritable ont comme caractères communs l'anxiété, la dépression aussi bien pour les hallucinations que pour les idées; les actes violents qui en sont la conséquence sont comme une décharge résultant de l'état d'angoisse ou des hallucinations terrifiantes.

Mendel se rattache à l'opinion de Schwarzer; il n'admet pas l'existence de la manie transitoire proprement dite.

Pour Kraepelin cependant, il y a lieu d'admettre, sous le nom de *délire transitoire*, plutôt que sous celui de *manie*, la forme que nous venons de décrire. Comme Schwarzer, il n'admet pas la prédisposition héréditaire; ce sont presque toujours, suivant lui, des états congestifs ou d'autres causes qui surviennent brusquement chez les individus jouissant jusqu'alors d'une santé parfaite; on les observe surtout chez les hommes. Le point délicat, en semblable circonstance, c'est de séparer cette folie transitoire d'autres formes analogues; le diagnostic différentiel n'est pas toujours facile, surtout en ce qui concerne les états épileptoïdes; elle peut enfin être distinguée de la simple ivresse par ce fait que la quantité d'alcool absorbé ne répond pas à l'intensité de l'accès (1).

En définitive, des causes spéciales, une attaque d'épilepsie, d'hystérie, des excès de boisson, le surmenage intellectuel, une frayeur, l'in-

(1) Kraepelin, *op. cit.*, p. 249.

solation, la suppression brusque de la menstruation viennent la déterminer d'habitude.

« Les cas de manie tout à fait passagère, survenant au milieu d'un état de santé parfaite en apparence, peuvent, dit Griesinger (1), d'autant mieux se comparer aux attaques d'épilepsie, que parfois celles-ci se terminent elles-mêmes par un accès de manie. »

Marcé fait également remarquer que la folie transitoire peut consister en une impulsion irrésistible de très courte durée, se développant presque instantanément chez un individu sain d'esprit en apparence, et disparaissant après la perpétration de l'acte dangereux. « Rien de plus délicat en médecine légale, ajoute-t-il, que l'appréciation des faits de cette nature qui exigent de la part du médecin une extrême attention (2). »

Leidesdorff admet aussi l'existence de semblables accès de manie transitoire qui, suivant lui, peuvent se manifester tout à coup, à la suite de causes accidentelles, par exemple, une congestion passagère sous l'influence d'une température élevée, de l'excitation alcoolique, etc. Il cite le fait suivant (3), dont le docteur Rieder a été témoin :

Un sieur M... est pris tout à coup, au milieu même d'un dîner, d'un accès de folie ; les traits de sa figure offrent subitement une altération particulière ; avant même qu'on ait pu l'en empêcher, il jette avec une extrême violence son verre encore rempli à la tête d'une personne placée vis-à-vis de lui. Pendant qu'on étanche le sang qui s'écoule en abondance de la tête du blessé, le sieur M..., revenu à lui-même, exprime le regret le plus profond, et déclare qu'il avait été le jouet d'une hallucination. Il lui avait semblé que la personne placée en face de lui avait fait une grimace particulière, dans le seul but de chercher à l'offenser d'une manière grave.

Manie alcoolique, puerpérale, épileptique, etc. — Nous étudierons, dans le chapitre *Folies secondaires*, certaines formes de manie spécialement en rapport avec les causes qui leur ont donné naissance, et qui, offrent des particularités importantes à connaître.

La *manie raisonnante*, manie sans délire, se trouve décrite dans le chapitre consacré à la folie morale.

Moria. — Sous le nom de *moria*, les anciens auteurs ont décrit la manie des imbéciles; nous renvoyons au chapitre de la *Dégénérescence mentale* pour les considérations développées à ce sujet.

Suivant Schüle (4), on observe particulièrement dans cette forme une conduite absurde, un bavardage niais et incessant; assez souvent une rage caractéristique de discuter sans cesse, de la turbulence, des

(1) Griesinger, *op. cit.*, p. 604.
(2) Marcé, *op. cit.*, p. 639.
(3) Leidesdorff, *Psychische Krankheiten*, p. 185.
(4) Schüle, *op. cit.*, p. 95.

rires bruyants et sots (Voy. fig. 7), des ricanements et des grimaces, des paroles extravagantes, des questions ridicules, qui souvent servent de réponses aux réprimandes faites par le médecin, etc. « La *moria*, dit Schüle, présente d'emblée ces caractères chez les imbéciles; dans les cerveaux *invalides*, elle apparaît comme un stade de transition

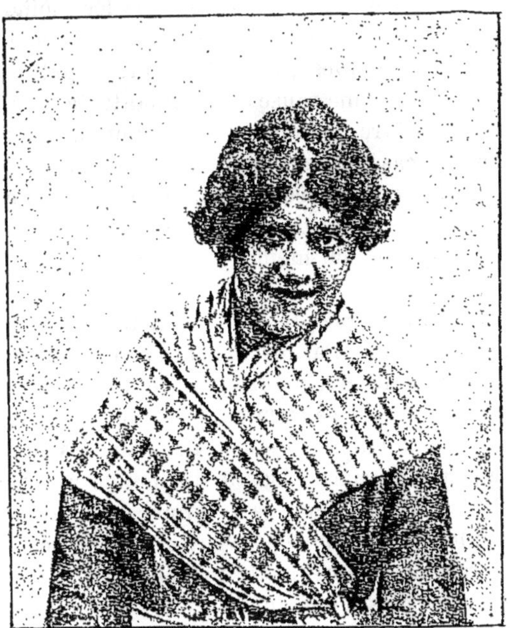

Fig. 7. — État maniaque chez une imbécile, ou *moria*.

entre la manie typique et la guérison, ou comme la terminaison ultime d'une vie intellectuelle qui a été détruite par des accès maniaques répétés. »

On comprend que cette variété de manie présentera des caractères plus ou moins accentués, suivant le degré et la forme de dégénérescence mentale, dont l'individu sera lui-même atteint; mais c'est surtout à la forme secondaire que l'on donne ce nom de *moria*.

§ 4. — ÉTIOLOGIE. — MARCHE. — ANATOMIE PATHOLOGIQUE. — TRAITEMENT.

Étiologie. — Nous nous sommes arrêté, avec des détails suffisants, sur l'étiologie des affections mentales, pour n'avoir pas ici à entrer dans des développements étendus ; nous nous bornerons à résumer ce qu'il peut y avoir de spécial pour ce qui concerne la manie.

La manie aiguë se remarque le plus souvent entre vingt et trente ans. Il y a à cet égard, dit Esquirol, une proportion croissante de quinze à trente ans, tandis que la proportion est décroissante de trente à soixante, et au delà.

Chez les femmes, les irrégularités de la menstruation et l'accouchement paraissent être une cause assez fréquente de cette affection. Chez les hommes, les excès de boissons se rencontrent avec une fréquence relativement très grande.

Les conditions qui viennent affaiblir l'organisme développent en même temps une susceptibilité nerveuse que les moindres excitants, moraux ou physiques, ne tardent pas à changer en une excitation maniaque : ainsi les maladies graves, lorsqu'il y a prédisposition héréditaire, peuvent devenir une cause déterminante de manie ; telles sont particulièrement la fièvre typhoïde, la pneumonie, et quelques autres affections. Dans ce cas, le délire maniaque est en général de courte durée ; il disparaît dans l'espace de quelques semaines, quelquefois de quelques jours. Il cède à un traitement simple, à un régime reconstituant ; il se dissipe de lui-même, à mesure que la constitution se fortifie.

Marche. — La manie aiguë présente une marche plus ou moins régulière et une durée variable. Parfois elle parcourt rapidement sa période de développement pour arriver en peu de temps à son plus haut degré d'intensité ; puis elle se termine, presque sans période de rémission, dans l'espace de quelques jours. Le malade semble sortir d'un rêve ; l'obstacle qui naguère l'isolait du monde extérieur a disparu tout à coup. Mais il est rare que la terminaison de cette affection se fasse aussi rapidement. Le plus souvent elle dure des semaines, des mois entiers ; rarement, lorsqu'elle présente un caractère franchement aigu, elle dure plus d'une année.

Dans le cours de la maladie on observe des alternatives de rémission et d'exacerbation ; les accès paroxystiques deviennent de moins en moins intenses, à mesure que la guérison s'approche ; peu à peu les fonctions organiques reprennent leur régularité ; le sommeil se montre de nouveau, l'embonpoint remplace la maigreur ; le malade, plus calme, reprend de l'empire sur lui-même et, par moments, se montre raisonnable.

Quelquefois aussi la manie se termine par des phénomènes critiques : une transpiration abondante, une forte diarrhée, une éruption cutanée, l'apparition de nombreux furoncles, etc. Si l'agitation a été excessive, on voit une fatigue extrême succéder à l'excitation prolongée. Le malade est pris d'une sorte d'épuisement nerveux, d'une véritable prostration ; il devient lourd, apathique ; il tombe dans un état de torpeur. Lorsqu'on l'interroge sur son état actuel, il accuse une fatigue générale et des douleurs lombaires. Ses facultés semblent engourdies. Cependant les forces ne tardent pas à revenir, et bientôt l'on voit reparaître l'énergie habituelle.

Dans la plupart des cas, la manie franchement aiguë se termine par la guérison. Cette issue favorable se présente plus fréquemment peut-être dans cette affection que dans les autres formes d'aliénation. Il est rare, dit Esquirol, qu'un premier accès de manie ne guérisse point, s'il n'est pas compliqué d'épilepsie ou de paralysie. L'on guérit fréquemment aussi d'un second accès, tandis que la guérison devient plus douteuse après un quatrième accès.

Il résulte du tableau des guérisons dressé par Esquirol, et comprenant 269 cas, que le plus grand nombre de guérisons a été obtenu dans les six premiers mois du traitement; le deuxième et le quatrième mois présentent surtout un chiffre très élevé de guérisons. « Les convalescents, ajoute cet auteur (1), conservent une grande sensibilité qui les rend très impressionnables, très susceptibles, très accessibles aux chagrins. Quelques-uns sont honteux de l'état d'où ils sortent, redoutent la première entrevue de leurs parents, de leurs amis, surtout lorsque dans leur délire ils ont fait des actions bizarres, blâmables, dont le souvenir blesse leur amour-propre ou afflige leur cœur. La plupart d'entre eux ont besoin de consolations, d'encouragements, de conversations agréables, de sensations douces, de promenades et d'exercices variés. »

Manie périodique. — La manie peut présenter une *forme purement périodique*. Les accès sont séparés par un espace de temps plus ou moins long ; ils peuvent revenir tous les quinze jours, tous les mois, toutes les six semaines.

L'intervalle de rémission se présente dans les mêmes conditions de durée et de périodicité; la lucidité est souvent incomplète. Cette forme peut persister un grand nombre d'années et se terminer soit par une manie chronique, soit par un état de démence, dans quelques cas par la guérison. Chez les femmes particulièrement, elle peut se reproduire sous l'influence du retour de la menstruation.

Une *seconde forme* de manie périodique est caractérisée par des accès de longue durée, avec intervalles lucides prolongés, de plusieurs mois, quelquefois de plusieurs années; puis l'accès revient d'une manière en quelque sorte fatale. La périodicité n'est pas, dans ce cas, absolument caractéristique. On peut considérer cette affection comme liée à une prédisposition particulière donnant lieu à des accès maniaques qui se reproduisent fatalement après une guérison d'une durée plus ou moins longue ; c'est une sorte de disposition à des rechutes, à des *récidives* d'accès (2).

Ordinairement des troubles notables des organes digestifs se présentent comme signes précurseurs de l'invasion de l'accès maniaque; on observe un embarras gastrique presque toujours accompagné de douleurs d'estomac. Il semble que la région de l'épigastre devienne le point de départ, le foyer de rayonnement de l'accès maniaque. C'est

(1) Esquirol, t. II, p. 199.
(2) Voir *Pathologie générale, Folie intermittente*, p. 150.

un symptôme analogue à l'*aura epileptica*, précédant d'un temps plus ou moins long l'attaque convulsive.

Dans les cas moins favorables, la manie aiguë peut passer à l'état chronique, ou bien elle se transforme complètement en d'autres espèces d'aliénation.

Démence. — Enfin la manie aiguë peut se terminer par l'affaiblissement des facultés morales et intellectuelles qui caractérise la démence. Le passage de la manie franchement aiguë à la manie chronique ou à la démence, est surtout hâté par la production de lésions organiques à la surface du cerveau et dans les membranes qui lui servent d'enveloppe.

Pronostic. — Nous l'avons déjà dit, le pronostic de la manie est en général favorable ; on peut augurer une terminaison heureuse, quand cette affection offre des caractères franchement aigus, quand le délire est général, et même quand la manie se montre sous forme de fureur.

La manifestation d'idées prédominantes de grandeur, de puissance, de richesse, est, au contraire, de mauvais augure. Il en est de même quand les malades sont dominés par une notable perversion des sens ; quand ils prennent plaisir à se souiller de leurs ordures ; que leurs idées sont moins nettement exprimées, et que leur attention ne peut être fixée sur aucun sujet. Si la maladie s'est définitivement caractérisée, après une succession d'accès, on doit s'attendre à une durée prolongée.

Les récidives de la manie se remarquent plus fréquemment dans les cas de prédisposition héréditaire, lorsqu'il existe chez le malade une conformation anormale de la tête, ou enfin lorsque les mêmes causes viennent à se reproduire ; par exemple chez les hommes les excès de boisson, chez les femmes l'état puerpéral, etc.

Anatomie pathologique. — Nous devons tout de suite le dire, dans les formes essentielles de la manie récente et susceptible de guérison, on ne découvre aucune lésion cérébrale caractéristique. Sans doute le cerveau est le siège de la maladie; et, si cet organe apparaît avec se texture et sa composition normales, on n'en doit pas conclure que la lésion n'existe pas, mais seulement qu'elle échappe à nos moyens d'investigation.

Dans les cas franchement aigus on a constaté une injection plus ou moins étendue de la pie-mère, une exsudation séreuse plus abondante dans les cavités, enfin des taches ecchymotiques des méninges, résultant de l'état fluxionnaire plus ou moins considérable. Mais ces lésions, qui peuvent être provoquées par l'excitation cérébrale, peuvent aussi ne pas exister.

Cette hyperhémie de la pie-mère, qui se manifeste comme une conséquence de l'état maniaque, nous rend compte de quelques symptômes concomitants, tels que l'injection des conjonctives, les yeux brillants, le larmoiement, l'impressionnabilité de la pupille, la sensation de la chaleur à la tête, etc.

Lorsque l'état aigu a fait place à l'état chronique, lorsque la manie chronique s'est prolongée, il n'est pas rare alors d'observer des altérations variables, parmi lesquelles on rencontre surtout l'épaississement et l'opacité de l'arachnoïde. Cette membrane présente, dans ce cas, des taches opaques lactescentes, et quelquefois une résistance telle qu'on peut la soulever avec une partie du cerveau, sans la rompre.

D'après Lélut, ces épaississements ne paraissent pas être le résultat de l'incorporation de pseudo-membranes au feuillet viscéral de l'arachnoïde; ils siègent toujours, ainsi que le prouve la dissection attentive, en dehors de la membrane, et sont dus à une sorte de dépôt de matière albumineuse à sa surface externe ou interne (1).

On peut, enfin, rencontrer des granulations qui se développent à la surface de l'arachnoïde, dans les cas surtout où cette méninge est épaissie et indurée. Elles donnent à la membrane un aspect rugueux et comme chagriné, qu'on peut, dans la plupart des cas, distinguer à l'œil nu.

On trouve aussi des granulations de l'épendyme à la surface des ventricules cérébraux. Elles ont une signification essentiellement chronique (2).

Traitement spécial de la manie. — Sans revenir sur les considérations que nous avons développées dans le chapitre consacré au traitement général de l'aliénation, nous nous bornerons à présenter sommairement les indications spéciales qui se rapportent au traitement de la manie aiguë et de quelques-unes de ses variétés.

Pour ce qui concerne la *manie aiguë*, le traitement doit être essentiellement calmant; il importe d'éloigner le plus tôt possible les circonstances qui peuvent accroître l'excitation.

Quelle que soit, d'ailleurs, la cause qui ait présidé au développement de la maladie, une des premières conditions à remplir, c'est de garantir le malade contre les impulsions violentes qui le dominent, et de l'enlever au milieu dans lequel son délire a pris naissance. La présence de ses parents, de ses amis, de ses connaissances, aurait pour résultat infaillible de multiplier ses impressions, de les rendre plus vives, et d'accroître l'intensité de son agitation.

L'isolement, ou du moins la séparation de son entourage habituel est, pour le maniaque, profitable à plusieurs égards. En changeant ses impressions, en le plaçant au milieu de personnes qui lui sont étrangères, dont l'autorité et l'ascendant peuvent lui en imposer, on a déjà exercé sur lui une influence des plus favorables. Il en éprouve une sorte d'intimidation qui l'oblige à se modérer, à se contenir; on lui

(1) Lélut, *Mémoire sur les fausses membranes de l'arachnoïde*, p. 31.
(2) Voir *Anatomie pathol. de la paralysie générale.*

inspire le sentiment, la conscience qu'il n'est pas libre d'agir comme il l'entend; c'est déjà un élément important de traitement moral, qui a pour résultat d'ébranler jusqu'à un certain point la confiance illimitée qu'il avait en lui-même et en ses propres forces.

Le malade doit être traité avec tous les ménagements possibles ; il ne doit être ni enfermé ni attaché ; le mouvement lui est nécessaire, et il ne doit en être privé que dans des cas tout à fait exceptionnels.

Si, en général, il est bon de laisser les maniaques dépenser ce surcroît d'activité au grand air pendant l'été, et pendant l'hiver dans des salles convenablement chauffées, il y a lieu aussi de craindre pour eux les suites d'une fatigue trop grande et d'un exercice immodéré.

Avant tout, il importe, dans la grande majorité des cas, d'éviter un traitement débilitant; il ne faut prescrire autant que possible ni diète, ni saignées; plus les symptômes présentent un certain degré d'acuité, plus il faut craindre d'augmenter encore l'affaiblissement du système nerveux.

Au début de la manie, il existe souvent un état saburral des voies digestives, auquel il est toujours prudent de remédier; dans ce cas un purgatif, un éméto-cathartique seront employés avantageusement. Dans le cours de la maladie il peut se présenter une constipation, quelquefois tellement opiniâtre, qu'elle résiste aux purgatifs les plus énergiques.

En tête des moyens propres à diminuer rapidement l'excitation cérébrale et l'agitation violente du maniaque, se trouvent les *bains tièdes prolongés*, accompagnés d'affusions froides sur la tête pendant la durée du bain. Ce moyen, sur lequel Brierre de Boismont a particulièrement appelé l'attention, avait été déjà préconisé par Esquirol. « On emploie, dit ce dernier, les bains tièdes ; on les prolonge jusqu'à deux, trois et quatre heures, et on les répète jusqu'à deux et trois fois par jour, en donnant un bain chaque fois que le délire et la fureur se renouvellent. Tout le temps que le malade est dans le bain, on fait des lotions d'eau froide sur la tête, tantôt en versant de l'eau, tantôt en maintenant sur la tête un linge imbibé d'eau froide (1). » On n'a pas craint de continuer l'usage de ces bains pendant quarante-huit et soixante-douze heures. Une semblable prolongation nous paraît exagérée. Lorsque les malades sont affaiblis, il est prudent de les coucher immédiatement après le bain. Si ce moyen a été employé sans résultat favorable pendant une quinzaine de jours, il y a lieu d'en restreindre l'emploi.

La *douche* est quelquefois suivie d'un effet satisfaisant; elle produit une réfrigération plus complète de la tête qui persiste pendant plusieurs heures; quelques malades, lorsqu'ils sont en convalescence,

(1) Esquirol, t. II, p. 201.

conviennent eux-mêmes qu'ils en ont éprouvé un effet avantageux.

En tête des médicaments dirigés spécialement contre la manie, se placent naturellement les *narcotiques*, et particulièrement l'*opium* qui a été employé en vue de ramener le sommeil et de calmer l'agitation. « Une jeune personne aliénée, dit Esquirol, ayant été guérie après avoir avalé un onguent qui ne contenait pas moins de 24 grains d'opium, l'attention se dirigea particulièrement sur les effets possibles des narcotiques. »

Baillarger vante l'opium à haute dose, et il n'a jamais vu ce médicament prolonger la durée de l'affection. Cet éminent médecin ne craignait même pas de l'employer dans l'excitation maniaque des paralytiques (1). Pour nous, nous pensons que l'usage en doit être extrêmement réservé en pareille circonstance, et nous le croyons nuisible dans tous les cas qui s'accompagnent de congestion cérébrale.

Nous devons faire ici une observation importante, qu'il ne faut pas perdre de vue, lorsqu'on croit devoir recourir chez les aliénés à une médication active: c'est la tolérance extraordinaire pour les médicaments qui peut s'établir chez eux.

Cette tolérance se remarque au plus haut degré dans les affections aiguës récentes, et particulièrement dans la manie aiguë. Nous avons vu des maniaques supporter des doses énormes d'opium et de morphine sans en paraître indisposés. Il n'en faut pas moins être très réservé à cet égard, et ne pas se laisser aller à une aveugle confiance ; il existe, sous ce rapport, de nombreuses exceptions, et l'on observe des maniaques qui sont loin d'être réfractaires à l'action des narcotiques.

Dans quelques cas, sans qu'il soit facile d'en bien préciser les indications, l'opium rend des services ; il faut agir par tâtonnement, commencer par des doses modérées qu'on peut accroître rapidement. On cesse les doses croissantes ou l'on supprime même entièrement le médicament pour peu qu'il en résulte un surcroît d'excitation.

Il en est de même pour l'emploi de la *digitale* dont on a vanté, outre mesure, les bons effets, et qui a été considérée autrefois comme un véritable spécifique. Esquirol se borne à mentionner ce médicament, sans en recommander l'usage.

Le Dr John Conolly prétend n'en avoir jamais obtenu des avantages, Tout en diminuant l'activité du cœur, dit-il, il n'enlève rien à l'excitation cérébrale ; les malades s'en trouvent seulement incommodés.

Albert (de Bonn) recommande l'infusion de digitale pourprée avec le nitre ou avec le sulfate de soude. Nous avons vu, dans ce dernier cas, les malades supporter difficilement cette médication. Nous avons employé la digitale avec des résultats variables ; nous croyons qu'elle trouve particulièrement son indication lorsqu'il existe un surcroît

(1) Baillarger, *Ann. méd.-psych.*, 1885, p. 556.

d'activité de la circulation, et des battements tumultueux du cœur.

Les émétiques ne doivent pas être administrés sans qu'il se présente une indication spéciale.

L'excitation des organes génitaux, lorsqu'elle se montre comme une complication de la manie, peut être combattue par l'administration de lavements froids ou préparés avec les opiacés, la jusquiame, l'asa fœtida, l'eau de laurier-cerise, etc. (1). On peut obtenir aussi quelques avantages de l'emploi du camphre associé aux opiacés.

Les révulsifs, moxas, cautères, vésicatoires, nuisent plus souvent qu'ils ne sont utiles.

Le sulfate de quinine, dans le cas d'intermittence régulière, peut produire de bons effets.

Dans le cas de *manies périodiques*, certains médicaments, le bromure de potassium, etc., paraissent avoir produit dans quelques cas (2) un résultat favorable.

Il est rare que dans la manie aiguë, surtout chez les femmes dans le cas de suppression de la menstruation, il n'existe pas un état plus ou moins profond de chlorose ou d'anémie. Dans toutes ces circonstances, on recueille un avantage précieux des préparations ferrugineuses combinées avec l'aloès soit en pilules, soit en potion.

En général, le traitement et le régime doivent tendre à modifier la constitution débilitée des malades; c'est aux principes analeptiques et réparateurs, mais non excitants, que le médecin doit avoir recours.

« On ne peut se dissimuler, dit Esquirol, et nous partageons entièrement l'opinion de ce maître, que les succès attribués aux remèdes héroïques sont bien moins nombreux que les guérisons obtenues par une bonne direction imprimée aux maniaques et à ceux qui les servent; par un régime convenable et par une sage expectation ; et qu'il est préférable de s'en rapporter au temps et aux efforts de la nature, plutôt qu'à l'emploi de médicaments souvent hasardés, rarement utiles et quelquefois dangereux (3). »

ARTICLE II

MANIE CHRONIQUE

Le passage de la manie aiguë à la manie chronique donne lieu à des symptômes variables, difficiles à bien définir, mais qui ne sauraient, dans la plupart des cas, échapper à une observation attentive et exercée.

Voici quelques-uns des *caractères* qui peuvent permettre de distinguer l'état franchement aigu de l'état devenu chronique. Comme pour

(1) Esquirol, t. II, p. 212.
(2) J. Dagonet, *Bull. de médecine mentale de Belgique*, mars 1893.
(3) Esquirol, t. II, p. 218.

la manie aiguë, la physionomie présente certaines particularités : le regard a quelque chose de vague et d'incertain ; on peut lire sur la figure des malades le désordre de la pensée, mais elle ne reflète plus l'état d'agitation désordonnée et le bouleversement, en quelque sorte actif, des facultés. La tenue du malade peut toujours être négligée et malpropre, mais rien ne vient plus indiquer les impulsions violentes

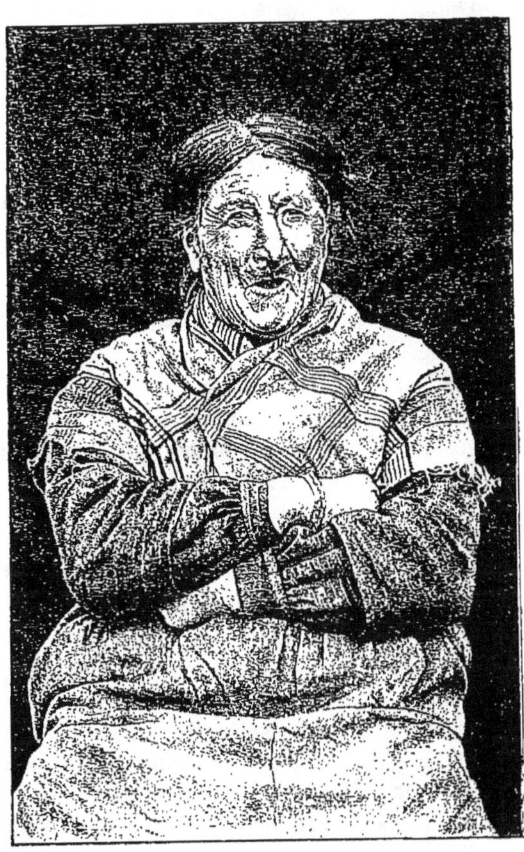

Fig. 8. — Manie chronique ; agitation constante, parfois impulsions violentes, d'autres fois rires continuels et grimaces.

et instinctives qu'on remarque dans la manie aiguë. La mobilité, l'agitation, la fureur ont perdu de leur intensité ; on les observe seulement dans les moments d'exacerbation passagère, lorsque réapparaissent des accès d'agitation maniaque. Les fonctions physiques reprennent jusqu'à un certain point leur ancienne régularité, la constitution s'améliore, le sommeil devient calme, l'appétit est normal, dans la plupart des cas il est plutôt exagéré. La digestion ne présente plus les irrégularités qui existaient à la période aiguë de la maladie.

La menstruation reparaît chez la plupart des femmes, et, lorsqu'elle a lieu, elle ne produit plus une acerbation aussi marquée du trouble cérébral.

Les malades peuvent encore avoir de la tendance à se livrer à des actes de destruction ; mais ils le font tranquillement, passivement, comme par habitude. Quelques auteurs, J. Falret entre autres, ont signalé les mouvements convulsifs et les vacillations involontaires de l'œil comme un symptôme indiquant un état devenu incurable.

Au point de vue moral, on observe un défaut plus ou moins complet de réaction aux stimulants ordinaires ; l'impressionnabilité du malade est sensiblement diminuée. Ce n'est plus cette haine passionnée qui naguère déchaînait le maniaque contre les personnes mêmes auxquelles il portait autrefois une tendre affection; au contraire, tous les sentiments sont à peu près remplacés par l'indifférence. On ne rencontre plus cette joie expansive, ces transports, ces craintes brusques et non motivées qui le saisissaient autrefois pour le quitter l'instant d'après : l'impassibilité la plus absolue semble désormais présider aux actes du malade.

Les facultés intellectuelles ont, elles aussi, perdu ce degré d'activité qui donnait à l'entendement du maniaque une étonnante vivacité, à l'expression de ses idées une remarquable netteté et quelque chose d'imagé et d'éloquent. Le malade reconnaît à peine ses parents, ses amis ; tout se confond dans son esprit, les faits d'autrefois avec ceux d'aujourd'hui. Les paroles sont incohérentes; les mots se suivent sans ordre, les phrases sans liaison. La mémoire, sans avoir cependant subi un affaiblissement réel, ne présente plus le degré d'activité que l'on remarquait dans la forme aiguë de la maladie.

De quelque manière qu'on agisse sur l'esprit du malade, quelque forte que soit l'impression (et c'est là un caractère essentiel), il n'est plus possible désormais d'obtenir ce résultat remarquable que nous avons constaté dans la manie aiguë, et qui consiste à fixer momentanément par une vive impression l'attention du malade, à le ramener au sentiment de lui-même, et à lui rendre pour quelques instants l'usage de la raison.

Marche, durée de la manie chronique. — La manie chronique a une marche lente ; elle peut durer des années entières, sans faire d'autres progrès, et sans apporter aucune perturbation dans l'existence matérielle.

Dans les premiers temps, elle donne lieu à des accès d'agitation plus ou moins fréquents, qui présentent à peu près les mêmes symptômes que l'état aigu. Ils vont s'affaiblissant d'année en année et s'éloignent de plus en plus.

La manie chronique est la conséquence la plus ordinaire de la manie aiguë; elle peut aussi survenir d'emblée à la suite d'autres formes d'aliénation dans lesquelles le délire partiel se serait peu à peu généralisé. Elle peut revêtir des nuances diverses, comme la manie aiguë ; elle s'accompagne quelquefois d'idées fixes prédominantes.

Ajoutons, enfin, qu'elle est le résultat de lésions méningitiques, sur lesquelles nous avons à dire quelques mots ; elle tend à se transformer en démence à mesure que les exsudats plastiques et les infiltrations séreuses qui se font à la surface et dans les ventricules du cerveau, font eux-mêmes des progrès.

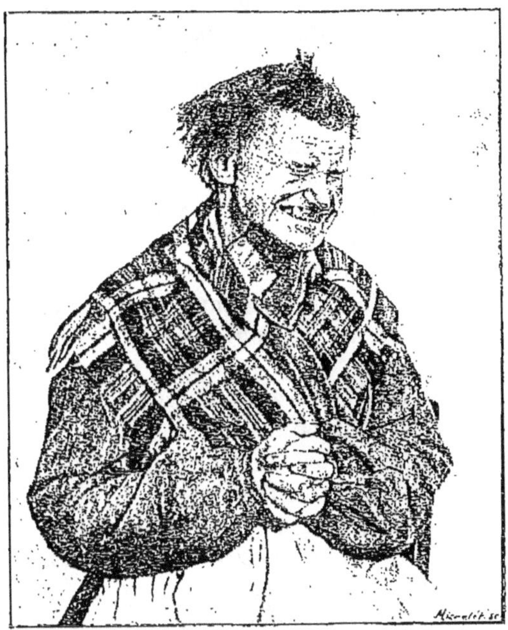

Fig. 9. — Manie chronique ; agitation constante ; la malade est devenue démente : elle se plaît à faire des grimaces. (Collection du Dr Malfilâtre.)

L'observation suivante nous a paru intéressante à citer :

Mademoiselle F... est d'une grande mobilité, elle ne peut rester un moment à la même place ; elle va d'une malade à l'autre pour les taquiner, leur enlever les objets qui leur appartiennent : elle s'expose souvent par là à recevoir quelques coups. De temps à autre, elle est prise d'accès d'agitation sous l'influence desquels elle brise tout, déchire ses habits, parle avec vivacité et tient des propos dont il est impossible de comprendre la signification. Ses habits sont en désordre, déchirés, ses cheveux dérangés, sa tenue malpropre. Elle répond d'une façon incohérente aux questions qui lui sont faites ; toujours elle parle seule, elle est indifférente à ce qui se passe autour d'elle, et tout à fait insensible à l'égard de sa famille. Il est impossible de fixer son attention ; elle oublie, après avoir commencé une phrase, ce qu'elle voulait dire ; elle rit sans motifs ; son intelligence, autrefois remarquable, n'a conservé aucune trace de la culture qui l'avait distinguée ; elle ne se fait remarquer que par son incroyable impulsion au vol. Sa physionomie est complètement changée; de belle et gracieuse qu'elle était autrefois, elle est devenue laide; sa peau a pris une teinte brune, hâlée; sa voix est enrouée; tout présente le cachet d'une sorte d'abrutissement. Elle se maintient depuis plusieurs années dans un état véritablement stationnaire; le sommeil est tranquille; la menstruation se fait d'une manière régulière et l'appétit est conservé.

ARTICLE III

DÉLIRE AIGU OU MANIE GRAVE

Sous le nom de *délire aigu*, on a pu confondre diverses affections ayant pour caractère un délire plus ou moins intense. Quelques auteurs n'ont pas voulu l'admettre comme une forme d'aliénation mentale se rattachant particulièrement au groupe symptomatologique que nous avons décrit sous le nom de manie; on a en effet, décrit sous le nom de *délire aigu* des processus hétérogènes.

Il existe, suivant nous, des faits incontestables de malades qui ont succombé après avoir présenté les symptômes d'une excitation maniaque intense, sans qu'on ait pu trouver à l'autopsie de lésions suffisantes pour rendre compte des phénomènes observés pendant la vie. Nous pensons qu'on doit faire rentrer, jusqu'à nouvel ordre, le délire aigu dans la classe des délires nerveux, et, comme le dit Marcé, il ne paraît pas autre chose que l'exaltation maniaque compliquée de fièvre et poussée jusqu'à ses dernières limites.

Brierre de Boismont a, l'un des premiers, appelé l'attention sur cette affection (1); d'autres auteurs français, Calmeil, Liuté, Parchappe, Falret, Baillarger, etc., s'en sont également occupés. Le Dr Jessen (de Copenhague) en a fait l'objet d'un mémoire intéressant (2); nous nous bornerons à en résumer les principales données, d'après l'analyse de Renaudin (3).

Symptômes. — L'invasion est ordinairement subite, et presque toujours le délire se manifeste sous la forme d'une excitation intense, rarement par une sorte de dépression ou d'agitation anxieuse. L'excitation revêt les caractères d'un état de fureur avec impulsions violentes; le malade est continuellement en mouvement, et ses mouvements présentent quelque chose d'incertain et de convulsif qui cependant diffère essentiellement de phénomènes analogues que l'on observe chez les paralytiques.

Il laisse échapper un torrent de paroles souvent inintelligibles : ce sont des cris, des injures, des menaces; c'est un pêle-mêle d'idées et

(1) Brierre de Boismont, *Du délire aigu observé dans les établissements d'aliénés* (*Mémoires de l'Acad. de méd.*, Paris, 1845, t. XI.)
(2) Jessen, *Zeitschr. f. Psych.*, 1854.
(3) Renaudin, *Ann. méd. psych.*, 1855.

d'expressions qui n'ont entre elles aucun rapport suivi. La voix est quelquefois tremblante et criarde. Le malade est extrêmement irritable ; il est dominé par des hallucinations de plusieurs sens, particulièrement de la vue et de l'ouïe ; toujours il existe une insomnie complète. Les symptômes physiques surtout présentent une gravité qu'on ne saurait méconnaître longtemps : la face est tantôt pâle, tantôt congestionnée, surtout le soir, elle est comme bouffie ; les veines temporales sont gonflées ; une sueur plus ou moins abondante couvre la figure et la région du cou ; le regard est sans expression, comme celui d'un homme ivre, et la bouche est souvent à demi ouverte.

Au début de la maladie, on observe quelquefois une sorte de bégaiement qui ne doit pas être considéré comme un symptôme de paralysie, et qui tient à une autre cause. Il provient, dans ce cas, de la position même de la langue, placée hors de la bouche, presque toujours sèche, couverte d'un enduit blanchâtre, et rouge à la pointe et sur les bords. Une salive visqueuse est fixée aux angles de la bouche ou adhère fortement aux lèvres. Le malade, lorsqu'il se lève, éprouve des vertiges ; sa marche vacillante ressemble à celle qu'on observe dans l'état de demi-ivresse.

Le pouls est en général précipité, du reste très variable, oscillant entre 90 et 150 pulsations. Lorsqu'il se ralentit, c'est un symptôme favorable. La température est plus élevée que la normale, la respiration est quelquefois embarrassée, l'inspiration courte. La déglutition est difficile, surtout lorsqu'il s'agit des liquides : c'est là un symptôme caractéristique du délire aigu ; il semble tenir à un état convulsif du pharynx et de la glotte. Les pupilles sont, dans la plupart des cas, fortement contractées. Le plus souvent l'urine s'échappe involontairement, comme s'il existait un spasme de la vessie. Enfin il peut survenir d'autres phénomènes convulsifs dont la durée est momentanée ; tels sont : le strabisme, le grincement des dents, de légères convulsions des muscles fléchisseurs des doigts. La constipation existe souvent ; elle alterne quelquefois avec la diarrhée ; celle-ci peut avoir lieu à une époque avancée de la maladie.

Marche. — A mesure que s'approche la terminaison fatale, on voit peu à peu l'état comateux succéder à l'agitation violente. Le pouls devient insensible, les yeux se couvrent de chassie ; enfin des convulsions, la contracture des membres, puis la diarrhée et des excoriations gangréneuses se montrent successivement. Quelquefois cependant l'agitation persiste jusqu'au dernier moment.

La mort survient presque tout à coup par une sorte d'épuisement nerveux. Dans les cas les plus favorables, l'affection se transforme en d'autres états chroniques, comme la démence. La terminaison fatale est presque constante ; quelques auteurs prétendent avoir observé des exemples de guérison complète.

La durée moyenne est de dix à quinze jours. Dans quelques cas la mort est arrivée après deux jours; dans d'autres cas, tout à fait exceptionnels, la maladie a duré plusieurs semaines.

Étiologie. — Les causes du délire aigu peuvent être des impressions morales très violentes, telles qu'on peut en observer dans différentes affections mentales. Cette maladie a été quelquefois la conséquence d'états pathologiques qui ont porté un trouble général dans la circulation, tels que les maladies du cœur et des poumons, myocardite, pneumonie ; elle peut se produire dans le cours de la paralysie générale, du délire mélancolique anxieux, après un rhumatisme articulaire aigu, comme nous en publions une observation, etc.

Nature et diagnostic. — L'affection que nous venons de décrire, tient évidemment à une excitation inflammatoire du cerveau ou de ses enveloppes, peut-être seulement à une congestion aiguë. Il faut dire toutefois qu'il est, dans la plupart des cas, impossible de constater des lésions en rapport avec la nature des symptômes graves qui se sont manifestés pendant la vie. Cependant on observe constamment une congestion du cerveau, l'injection de la pie-mère et de l'arachnoïde, quelquefois le ramollissement de la substance corticale. Dans deux cas, le Dr Jessen a pu observer une pseudo-membrane demi-transparente, et recouvrant la partie inférieure et antérieure d'un des lobes antérieurs du cerveau. Dans quelques circonstances, enfin, on a rencontré des ecchymoses arachnoïdiennes.

Quoi qu'il en soit, le diagnostic de cette affection qui, au début, peut être entouré de sérieuses difficultés, ne tarde pas à être éclairé par la présence de symptômes de plus en plus fâcheux, et qui permettent dès lors de ne pas la confondre avec une simple manie aiguë. La fréquence du pouls, l'espèce d'ivresse, l'étourdissement, le bégaiement, la dysphagie, plus tard les attaques convulsives et l'état comateux, tels sont les caractères qui doivent servir à distinguer cette maladie, assez semblable à la forme galopante de la paralysie générale.

Une malade nous arrive dans un état d'agitation excessive : son affection était survenue peu de jours auparavant, à la suite de la cessation brusque d'un rhumatisme articulaire aigu. Cette femme présente, à son entrée, les signes caractéristiques d'un délire aigu. Elle est dans un état d'excitation continuelle, très incohérente, d'une grande loquacité, et privée de sommeil. Sa figure est rouge, injectée, les yeux extrêmement brillants, convulsivement agités; on remarque de temps à autre du strabisme. La parole est embarrassée, assez difficile; lorsqu'on fait tirer la langue, on remarque une sorte de trémulation; les mouvements volontaires sont vagues et incertains; il existe de la contraction et des spasmes toniques de quelques parties du tronc. La malade éprouve une évidente difficulté pour avaler, on observe en même temps un état fébrile marqué, la sécheresse et l'état saburral de la langue, de l'inappétence, le pouls fréquent, et une constipation extrêmement opiniâtre.

Quatre jours après son entrée la malade tombe dans un état comateux qui ne tarde pas à amener la mort.

On constate seulement, à l'autopsie, les signes d'une simple congestion cérébrale.

Traitement. — Les saignées générales doivent être toujours rejetées; elles tendraient à affaiblir le malade, et produiraient le collapsus sans diminuer l'excitation cérébrale. On emploiera avec avantage les émissions sanguines locales, en même temps que la réfrigération de la tête au moyen d'affusions froides auxquelles on peut substituer plus commodément l'application des compresses imbibées d'eau froide; on maintiendra le malade au lit.

Les purgatifs salins, quelques révulsifs, des lavements, quelques injections d'ergotine, tels sont les moyens auxquels on peut avoir recours.

CHAPITRE III

MÉLANCOLIE

Synonymie. — *Lypémanie, mélancolie, monomanie triste, aliénation partielle, dépression* (Falret), *phrénalgie* (Guislain), *Trübsinn, Tiefsinn, Schwermuth, Depressiver Wahnsinn.*

On comprend sous ce terme de *mélancolie* un état pathologique, de causes multiples, se caractérisant par de la dépression morale et des conceptions délirantes de nature triste, et s'accompagnant de troubles somatiques divers.

Tout en regrettant le terme choisi par Esquirol de *lypémanie* (de λύπη, tristesse, et μανία, folie), nous accepterons la dénomination généralement acceptée aujourd'hui de mélancolie.

Nous étudierons successivement : la mélancolie typique, la dépression mélancolique simple, la mélancolie nostalgique, la mélancolie anxieuse, la mélancolie avec agitation, la mélancolie avec stupeur, et enfin les formes hypochondriaque et religieuse.

§ 1er. — MÉLANCOLIE TYPIQUE.

Symptômes. — L'affection débute rarement d'une manière brusque, instantanée. On observe d'abord une tristesse mal définie, un malaise moral et physique, de l'inaptitude pour le travail, des appréhensions vagues et d'ailleurs nullement motivées, de l'insomnie, des modifications du caractère, de l'irritabilité. Le symptôme qui domine alors, c'est le sentiment douloureux qu'éprouve le malade de son incapacité à accomplir n'importe quel acte intellectuel, moral ou physique.

Dans la période d'état, l'on constate des troubles portant à la fois sur la sensibilité morale, sur la volonté et sur l'intelligence.

Les mélancoliques sont découragés, abattus, mécontents d'eux-mêmes et des autres ; le présent est douloureux, l'avenir leur réserve de pires tourments; ils éprouvent le sentiment pénible d'une angoisse qui enchaîne leur intelligence et leur volonté. Ils se lamentent, expriment un véritable désespoir de ne pouvoir lutter contre cette souffrance morale et contre cette impuissance. Souvent ils expriment dès le début de leur affection mentale le désir de se débarrasser de l'existence devenue pour eux un fardeau trop pesant ; cette tendance fréquente au suicide rend absolument nécessaire une surveillance continue et très attentive.

Les malades ne s'intéressent plus à ce qui les entoure, ils sont devenus incapables de se réjouir ou de s'affliger des événements qui se passent autour d'eux ; ils souffrent de cet état et se reprochent d'être ainsi indifférents à tout et à tous, absorbés qu'ils sont dans un même cercle de préoccupations douloureuses.

Ils cherchent souvent à expliquer leur angoisse par un remords, par le souvenir persistant et cruel d'une faute commise ou d'un accident quelconque qui leur est survenu.

Quels que soient les efforts tentés pour leur rendre un peu de courage, quelles que soient les paroles de consolation qu'on leur prodigue, rien ne peut les faire sortir de cet état d'abattement, de crainte, d'angoisse. Le moindre bruit les fait tressaillir d'effroi ; tout est pour eux un nouveau sujet d'inquiétude ; même les impressions qui devraient être agréables ne font qu'exaspérer leurs tortures morales.

La volonté du malade est fortement troublée; il se plaint amèrement de ne pouvoir plus faire ce qu'il veut; il voudrait chasser les idées obsédantes qui assiègent son esprit, il voudrait reprendre ses travaux habituels, s'occuper des intérêts de sa famille, tout cela lui est impossible. Sa conduite, ses gestes trahissent d'ailleurs cette éclipse de la volonté; il va, vient, s'agite, s'assied pour se relever aussitôt, se frotte machinalement les mains ; ses traits sont contractés et révèlent l'angoisse intérieure. Dans d'autres cas, les malades restent obstinément immobiles et silencieux ; s'ils se décident à parler, ils prononcent quelques paroles d'une voix lente et éteinte, ou bien ils poussent seulement quelques gémissements.

Souvent l'agitation est très vive ; le mélancolique, sous l'influence du sentiment douloureux qui l'étreint, crie, lacère ses vêtements, se déchire la peau des mains et du visage, s'arrache les cheveux ; ou brusquement, il cherche à s'enfuir, se frappe ou cherche à tuer ceux qui l'entourent (raptus mélancolique).

La diminution de la volonté est douloureusement ressentie par le malade lui-même, et la dépression pénible qui existait déjà en est encore augmentée.

Quant aux troubles de l'intelligence proprement dits, ils se caractérisent d'abord par un ralentissement de l'idéation, puis par l'impossibilité absolue d'avoir d'autres conceptions que les idées douloureuses toujours fixes ; les malades s'accusent sans trêve et sans répit des mêmes fautes : ils ont déshonoré leur famille, ils ont dilapidé leur fortune et celle de leurs enfants ; ils font du mal à tout ce qui les entoure, leurs actions épouvantables vont amener la fin du monde ; on les poursuit pour les arrêter, les jeter en prison ; leurs amis, leurs parents sont compromis avec eux.

On trouve souvent à côté de ces idées de culpabilité et de ruine, des préoccupations hypochondriaques, qui dans certaines formes deviennent absolument prédominantes (Voy. plus loin) ; ainsi les malades s'accusent en gémissant d'avoir eu la syphilis dans leur jeunesse, cette syphilis cause leur maladie actuelle, elle a désorganisé leur cerveau, leur moelle épinière.

Parmi les conceptions délirantes des mélancoliques, les idées de persécution ne sont pas les moins fréquentes ; notons tout de suite qu'elles ne sont pas systématisées comme dans le délire des persécutions proprement dit, et que le mélancolique à idées de persécution se distingue encore du persécuté vrai par sa passivité; il ne réagit pas contre les tentatives variées de ses ennemis, il les subit en gémissant : souvent même il explique, il excuse presque les poursuites dont il est la victime, par son indignité, par ses fautes innombrables ou irrémissibles envers les hommes ou envers Dieu. Il se plaint qu'on parle de lui dans les journaux, à mots couverts et par allusions plus ou moins transparentes ; il excelle à lire entre les lignes, et trouve dans un feuilleton des menaces adressées à lui-même ou à ses parents; on va le traîner en prison, il l'a lu de ses yeux ; on lui a fait comprendre qu'on le poursuivra à outrance. S'il assiste à un sermon, c'est contre lui qu'on a prêché. Il redoute d'affreux malheurs ; plus il a d'intelligence, plus sa mémoire est riche et féconde, et plus son imagination lui fournit d'objets de crainte et d'épouvante.

Les illusions et les hallucinations sont en rapport avec les conceptions délirantes, et elles déterminent trop souvent des actes dangereux; notons que les interprétations et les illusions semblent plus nombreuses que les hallucinations véritables. Les malades entendent des voix qui les accusent, qui les injurient, qui les menacent ; ils voient des éclairs, des fantômes, des figures noires et sinistres ; on martyrise leurs parents sous leurs yeux ; ils entendent dresser la guillotine sous leur fenêtre, apporter un cercueil dans la pièce contiguë à celle qu'ils occupent. L'odorat et le goût leur donnent des sensations écœurantes de toute nature. On observe souvent aussi des illusions du toucher et de la sensibilité générale : les malades se croient l'objet d'attouchements obscènes; ils s'imaginent qu'on les a transformés en cochon, en chien, en loup, etc.

Les troubles de la sensibilité jouent un rôle important dans le délire des mélancoliques (hyperesthésies, dysesthésies, anesthésies) ; les névralgies, localisées dans le territoire du trijumeau, des intercostaux, servent à fixer l'idée mélancolique, elles entretiennent la marche du délire ou l'état d'angoisse. La sensation douloureuse siégeant à la région précordiale doit être rattachée à une névrose du pneumogastrique, à une névralgie intercostale, parfois à un trouble de l'innervation cardiaque (Schüle).

Les fonctions organiques sont constamment troublées dans la mélancolie, principalement les fonctions digestives. Il est habituel de rencontrer de la dyspepsie; un enduit saburral épais recouvre la langue ; il existe de la constipation et les selles sont extrêmement fétides.

La conséquence de ces troubles est la perte de l'appétit et le refus d'aliments. Cette répugnance pour toute nourriture est dans bien des cas la conséquence directe des idées délirantes de culpabilité et d'humilité ; le malade est indigne de manger ; il doit se laisser mourir de faim. Elle découle dans d'autres cas d'idées hypochondriaques, ainsi que nous le verrons plus loin ; le mélancolique s'imagine alors que ses aliments ne passent plus, qu'ils ne peuvent plus être digérés; il dira, par exemple, au médecin : « J'ai trente-quatre biscuits et vingt-sept œufs qui me bouchent le gosier, vous comprenez bien que c'est assez, que je ne dois plus manger. » La sitiophobie doit être combattue énergiquement, l'emploi de la sonde œsophagienne est le plus souvent nécessaire.

La sensibilité générale de la peau est diminuée ; on observe souvent des anesthésies et des analgésies totales, ce qui explique la fréquence des blessures et des mutilations que s'infligent à eux-mêmes les mélancoliques.

Le pouls est habituellement ralenti; la respiration est également plus lente qu'à l'état normal et de plus elle est superficielle, d'où résulte une hématose incomplète. La circulation veineuse se fait mal, et l'on observe très fréquemment l'œdème des malléoles et des pieds ; les mains, le nez, les oreilles sont refroidis et cyanosés. La température du corps peut être abaissée de quelques dixièmes de degré.

La nutrition et l'hématopoïèse se ralentissent progressivement, alors même que le malade consent à prendre de la nourriture en quantité suffisante et qu'il accepte des ferrugineux. Le poids du corps diminue dès le début de la maladie ; l'augmentation du poids et, par conséquent, le relèvement de la nutrition sont d'un bon augure en général ; ils peuvent cependant se produire sans qu'il y ait amélioration de l'état psychique, et, dans ce cas, on doit craindre le passage à l'état chronique et une démence consécutive. La peau est ordinairement sèche et grisâtre; les ongles et les cheveux sont secs et cassants.

Marche de la mélancolie typique. — La marche est ordinairement continue, souvent intermittente, plus rarement rémittente. « Il est, dit Esquirol, très peu de lypémaniaques dont le délire ne s'exaspère pas tous les deux jours ; certains malades éprouvent une exacerbation très marquée le soir, d'autres (et c'est le cas le plus fréquent) au réveil et au commencement de la journée. »

La marche est lente, et dure souvent plusieurs mois, quelquefois des années.

La mélancolie se termine par guérison dans le tiers des cas environ;

cette guérison est souvent annoncée par le rétablissement de la transpiration, la coloration plus normale de la peau, le retour d'hémorrhagies habituelles, et surtout de la menstruation. Peu à peu, le malade se dégage de ses idées fixes de nature dépressive, de ses craintes imaginaires, de ses hallucinations; il comprend mieux la portée des observations qui lui sont faites, il y répond plus volontiers.

Mélancolie chronique. — Lorsque la maladie tend à devenir chronique, les phénomènes morbides s'atténuent, le malade conserve son délire comme une sorte d'habitude psychique, mais il n'éprouve plus les tourments excessifs, la souffrance morale intense du début; à la longue, les conceptions délirantes deviennent incohérentes et n'exercent plus guère d'influence sur les déterminations et les actes; elles portent la marque de l'affaiblissement général de l'intelligence.

Diagnostic. — La dépression mélancolique a pu être parfois confondue avec une fièvre typhoïde, mais la distinction se fait d'elle-même en peu de temps, par le fait seul de la marche de la température.

Les mélancoliques qui présentent des idées de persécution diffèrent des véritables persécutés par leur passivité, leur manque de réaction, et leurs hallucinations multiples et variables; d'autre part, la mélancolie a un début plus brusque que le délire des persécutions.

Enfin le diagnostic étiologique est très important à établir, et il faut savoir si l'on est en présence d'une mélancolie essentielle ou d'un état morbide dépendant de lésions cérébrales, de la paralysie générale, d'une intoxication, etc.

Pronostic. — Il est, en général, d'autant plus favorable que le début a été plus rapide. Il ne faut pas oublier que la mélancolie se complique souvent d'affections organiques (affections cardiaques, hépatiques, pulmonaires, etc.), qui ont une influence incontestable sur la production du délire qu'elles contribuent ensuite à entretenir.

Anatomie pathologique. — L'autopsie ne révèle aucune lésion caractéristique; souvent les centres nerveux paraissent absolument indemnes. Les troubles circulatoires invoqués comme cause du délire mélancolique (congestion passive, ischémie cérébrale localisée) n'ont pas été démontrés d'une façon suffisante.

Dans certaines formes chroniques seulement, on trouve des lésions vasculaires plus ou moins étendues et particulièrement de l'athérome des artères cérébrales avec des troubles de nutrition des tissus nerveux, qui en sont la conséquence habituelle.

Traitement. — « Le traitement de la lypémanie, comme celui des autres aliénations, ne doit pas se borner à l'administration de quelques médicaments; il faut, avant toute médication, être bien convaincu que cette maladie est opiniâtre, difficile à guérir; que la médecine morale qui cherche dans le cœur les premières causes du mal, qui plaint, qui pleure, qui console, qui partage les souffrances et réveille l'espérance, est souvent préférable à toute autre. Il faut être bien informé des causes éloignées et prochaines de la maladie (1). »

Traitement physique. — Il comprend trois grandes indications (Schüle) : 1° calmer le système nerveux qui est atteint d'hyperesthésie à la fois centrale et périphérique ; 2° combattre les complications ; 3° relever la nutrition.

Il faut tout d'abord combattre l'insomnie, qui est à peu près constante dans les cas aigus ; le malade devra se coucher de bonne heure et rester au lit pendant un temps suffisant ; même, dans les formes de *melancholia agitata*, il est très utile de maintenir absolument le malade dans le lit, en exerçant sur lui une surveillance très attentive, tant pour éviter les tentatives de suicide ou de mutilation que pour combattre l'épuisement et le refroidissement en temps opportun. On aura recours aux bains tièdes, prolongés pendant deux ou trois heures, s'il existe de l'agitation et que le malade ne soit pas trop affaibli.

L'opium, à petites doses réitérées (6 gouttes de teinture thébaïque matin et soir) rend les meilleurs services. Les injections de chlorhydrate de morphine seront employées surtout s'il existe des douleurs névralgiques, de l'angoisse précordiale, et si le malade repousse toute médication (de 1 centigramme à 6 centigrammes).

Les bromures alcalins sont particulièrement indiqués contre l'excitation sexuelle et dans la mélancolie hypochondriaque.

L'hydrate de chloral, la paraldéhyde, le sulfonal, rendent de bons services dans le cas d'insomnie persistante.

Les complications contre lesquelles le médecin a surtout à lutter sont les troubles gastro-intestinaux (embarras gastrique, constipation) qui nécessitent l'emploi des moyens ordinaires. La fonction menstruelle devra être surveillée, et l'on ne devra pas négliger d'intervenir contre les affections de l'utérus et des annexes.

Pour obtenir le relèvement de la nutrition, on fera prendre au malade une alimentation abondante avec une quantité raisonnable de vin. Le médecin aura à vaincre chez beaucoup de mélancoliques un refus obstiné de toute espèce d'aliment. On aura recours d'abord à une insistance à la fois douce et tenace ; on placera à la portée du malade des mets qu'il pourra prendre lorsqu'il croira ne pas être vu. Si l'haleine devient fétide, il faut se hâter de recourir à l'alimentation forcée (Voy. page 231) ; on verse du lait, du bouillon dans la bouche du malade à l'aide d'une théière à long bec ; enfin on se sert de la sonde œsophagienne ou naso-œsophagienne pour porter directement dans l'estomac du lait, des œufs, des peptones, au besoin de l'huile

(1) Esquirol, t. I, p. 465.

de foie de morue et des médicaments toniques. Il est parfois très utile de procéder au lavage de l'estomac avec de l'eau de Vichy.

Dans beaucoup de cas on se trouve en présence d'états d'anémie, qui réclament l'emploi de préparations ferrugineuses, de quinquina, etc. Les lotions froides suivies de frictions sont alors particulièrement avantageuses.

Traitement moral. — Le traitement moral prend, chez les mélancoliques plus que partout ailleurs, une grande place dans la thérapeutique. Il faut à ces malades le mouvement, l'exercice à l'air libre, une occupation manuelle ou intellectuelle, et autant que possible attrayante; le repos doit être convenablement réglé. L'on doit rechercher tout ce qui peut attirer l'attention du malade, soustraire son esprit à ses incessantes préoccupations, et diminuer du même coup la tension que subissent ses facultés intellectuelles. La variété, le changement de lieux, quelquefois les voyages, le plus souvent l'isolement de la famille où se renouvellent des émotions pleines de danger, le traitement dans une maison de santé convenablement organisée, telles sont les principales indications à remplir pour ce qui concerne le traitement moral.

Il faut s'efforcer de relever le moral de l'individu, de lui rendre cette confiance en soi-même qui lui manque, et surtout ne jamais admettre comme réelles les singulières erreurs et les idées chimériques dans lesquelles s'entretient son esprit.

« Depuis que l'homme existe et qu'il souffre, dit le Dr Dumont (de Monteux) le langage de la pitié a été l'une de ses meilleures assistances; et souvent il obtient plus d'adoucissement à ses maux par un coup d'œil, par une pression de mains, par une interjection charitable, que par tous les ingrédients que nous faisons bouillir, filtrer, concasser et moudre ». Il faut que le médecin sache acquérir la confiance de son malade, et pour cela il évitera les blâmes ou les exhortations, les encouragements trop directs; il ne faut, selon le mot de Schüle, aucun secours brutal.

§ 2. — DÉPRESSION MÉLANCOLIQUE SIMPLE. MÉLANCOLIE AVEC CONSCIENCE. — MÉLANCOLIE SANS DÉLIRE.

Dans cette forme mélancolique, le début est marqué par une dépression, une tristesse sans motif, par un sentiment douloureux d'impuissance intellectuelle et physique.

Le malade ne peut plus se livrer à ses occupations habituelles : tout lui déplaît, lui répugne; il refuse de sortir, s'enferme dans son appartement, reste couché parfois pendant des journées entières. Il a conscience de cet état anormal et cherche, mais vainement, à réagir contre la torpeur qui l'envahit, contre les craintes chimériques qui l'obsèdent. Souvent il explique sa situation d'esprit par un traumatisme moral récent, par une perte d'argent, un chagrin; mais il avoue lui-même qu'il devrait mieux supporter cette contrariété ; il craint de devenir aliéné.

Sous l'influence de ces sentiments pénibles, il lui arrive fréquemment de concevoir des idées de suicide, qu'il combat tout d'abord, mais qui trop souvent s'imposent à lui ; il peut avoir aussi des impulsions à l'homicide, contre lesquelles il se raidit de toute l'énergie qui lui reste encore. Mais le médecin doit toujours se souvenir que, sous son apparente bénignité, la mélancolie avec conscience est une affection redoutable par les impulsions homicides et suicides qu'elle comporte ; il retiendra ce conseil donné par le Dr Schüle : « Il ne faut jamais se fier à un mélancolique ».

La dépression mélancolique se manifeste le plus souvent sous la forme d'accès de durée assez courte, mais se reproduisant à intervalles plus ou moins longs. Il est donc difficile d'espérer une guérison définitive.

§ 3. — MÉLANCOLIE NOSTALGIQUE (HEIMWEH).

La nostalgie, que l'on a appelée longtemps et que beaucoup de personnes appellent encore aujourd'hui « maladie du pays », est caractérisée par le besoin impérieux qu'éprouvent ceux qui en sont atteints de retourner dans leur pays, de revoir les lieux qu'ils ont habités dans leur enfance.

Lorsque ce besoin ne peut être satisfait, il en résulte un état de tristesse et d'ennui qui mine chaque jour l'existence.

La nostalgie (νόστος, retour ; ἄλγος, souffrance) n'est le plus souvent qu'une simple variété de la mélancolie ; dans quelques cas, elle constitue un état véritable d'aliénation mentale.

Cette affection est rare, elle tient à des causes spéciales et n'a été observée que dans des conditions tout à fait exceptionnelles ; nous ne devrons donc pas nous y arrêter longuement.

Pinel, Larrey, Bucknill en Angleterre, et plus récemment le Dr Benoist de La Grandière (1) ont publié sur ce sujet des détails intéressants.

Étiologie. — De toutes les professions, l'état militaire est celle qui paraît disposer le plus à la nostalgie ; cette affection peut même quelquefois avoir le caractère épidémique, ainsi qu'on a pu l'observer chez les conscrits d'un même département incorporés dans le même régiment. En temps de paix on la rencontre particulièrement dans les garnisons où les soldats sont livrés à eux-mêmes, car l'oisiveté est une des causes qui en favorise le plus le développement ; les prisonniers de guerre fournissent surtout, sous ce rapport, de nombreuses victimes.

Dans l'espace de six ans, de 1820 à 1826, on n'aurait pas observé

(1) Benoist de La Grandière, *Nostalgie*, 1873.

moins de quatre-vingt-sept soldats dans l'armée française qui auraient succombé à la nostalgie. Les hommes jeunes et habitant la campagne sont plus sujets à cette affection que les hommes âgés et accoutumés à l'existence des villes. On remarque aussi que les habitants des montagnes, comme les Suisses et les Highlanders, sont facilement atteints de langueur et de nostalgie lorsqu'ils quittent leur pays.

On a encore observé que les habitants des contrées froides, humides, étaient les plus prédisposés aux impressions morales qui donnent naissance à cette affection. Larrey a trouvé que les troupes levées chez les Hollandais et les Suisses furent précisément celles qui, pendant la désastreuse campagne de Moscou, eurent le plus grand nombre de soldats victimes de cet état morbide du cerveau.

Symptômes. — Les facultés mentales sont les premières atteintes, chez les personnes qui souffrent de nostalgie. L'exaltation de l'imagination et les illusions sont les premiers signes qui apparaissent. L'idée du pays natal se présente à l'esprit des malades avec une vivacité extrême, et comme dans une sorte de mirage.

Cet état d'excitation cérébrale est accompagné, au début, de symptômes physiques correspondants. Le pouls s'accélère, les conjonctives sont rouges; il existe en même temps de la constipation, et un sentiment général d'oppression et de lassitude qui porte le malade à pousser de fréquents soupirs et à se coucher par terre. Il est incapable de fixer son attention, sa conversation est à peu près incohérente.

A une période plus avancée, l'affaissement moral ne tarde pas à se manifester avec des caractères de plus en plus marqués, et à amener une influence correspondante sur les fonctions de l'organisme, et particulièrement la diminution des forces.

L'attitude réservée et taciturne du nostalgique fait un singulier contraste avec ses habitudes antérieures. Avec sa gaieté, le malade perd son énergie, il pleure facilement; les occupations auxquelles il se livrait autrefois avec plaisir n'excitent plus en lui que l'indifférence et le dégoût. Son idée fixe le poursuit et le domine constamment; le sentiment douloureux qui l'oppresse ne lui laisse aucun repos, les larmes sont impuissantes à l'apaiser; il tombe dans le découragement, et tout ce qu'il avait de vigueur s'éteint peu à peu ; il reste inerte dans son lit. Si on lui parle de son pays, si on lui fait entrevoir la possibilité d'un prompt retour dans ses foyers, on voit alors son visage pâlir et rougir alternativement, un éclair de joie mal comprimé brille dans ses yeux, des soupirs soulèvent sa poitrine, le cœur accélère ses mouvements, et si l'on pose alors le doigt sur le pouls, on le sent s'animer et bondir instantanément.

Ce trouble, que le malade ne peut maîtriser, est l'aveu ou plutôt l'explosion de la nostalgie vraie.

Malgré la méditation profonde et exclusive qui l'absorbe, ajoute

Benoist, son intelligence est restée jusque-là intacte et sa raison, qui n'a pas fléchi, apprécie à sa juste valeur la situation pénible dans laquelle il se trouve et dont tous ses efforts ne peuvent le faire sortir.

Au fur et à mesure que les forces se dépriment, les mouvements deviennent lents, pénibles, incertains; l'anémie survient rapidement; le visage est pâle; les yeux enfoncés dans leurs orbites sont ternes et inanimés; une expression de stupeur et d'hébétude se répand sur la figure; la peau devient sèche et terreuse, les muqueuses se décolorent, et toutes les sécrétions sont plus ou moins troublées. Le pouls est petit, souvent irrégulier, quelquefois plus lent qu'à l'état normal; les mouvements respiratoires sont insuffisants; l'appétit languit, se perd, et l'assimilation n'a lieu que d'une manière incomplète; le dépérissement qui en résulte ne tarde pas à faire de rapides progrès.

Si l'affection s'aggrave, la fièvre hectique que Larrey a désignée sous le nom de *phthisie sèche des mélancoliques*, la tuberculose, ne tarde pas à se manifester et les malades expirent dans le dernier degré du marasme. Quelquefois des idées de suicide se manifestent, mais cette complication est relativement rare.

On comprend que la nostalgie soit une cause prédisposante de lésions plus ou moins graves et qui deviennent à leur tour une complication.

Sous le nom de *nostalgie aiguë*, Larrey a particulièrement décrit une affection qui sévissait sur des soldats suisses appartenant à la garde royale, et qui était caractérisée par des accidents cérébraux plus ou moins aigus, et la paralysie partielle de quelques organes; mais quelques-uns des cas rapportés par ce médecin paraissent se rattacher à la méningite cérébro-spinale.

La nostalgie confirmée est toujours une affection grave; si elle guérit sûrement par la satisfaction du délire qui en est le principe, elle peut devenir mortelle lorsqu'on ne peut la satisfaire en rendant à leur pays et à leur famille les malheureux qu'elle a frappés.

Si, comme nous l'avons dit plus haut, elle ne constitue pas un état véritable d'aliénation mentale, elle y mène lentement. Quelques variétés de la lypémanie présentent, au point de vue de l'affaissement moral et de l'anéantissement de la volonté, plus d'un point de ressemblance avec la nostalgie; seulement cette dernière peut disparaître pour ainsi dire instantanément, avec la cause qui l'a fait naître.

Si le retour au pays ne peut être réalisé, on comprend que tous les moyens d'ordre moral doivent être employés pour le soulagement du malade; il faut chercher à fortifier et à stimuler les fonctions organiques; il faut trouver à l'individu des occupations, du travail, et entretenir dans son esprit l'espoir de revoir bientôt sa famille et tout ce qui lui est cher.

§ 4. — MÉLANCOLIE ANXIEUSE.

Synonymie. — Panophobie. Oppression morale. Angoisse morale. Gemüthsbeklemmung. Angst. Melancholia activa praecordialis (Krafft-Ebing).

Sous le nom de mélancolie anxieuse, panophobie, on a désigné une variété dans laquelle on rencontre, comme symptômes prédominants, les angoisses, les inquiétudes vagues, les terreurs, qu'il existe ou non des conceptions erronées et un délire plus ou moins systématisé.

Le début de l'affection est variable, les prodromes peuvent présenter une physionomie caractéristique, et semblent déjà indiquer la forme même de la maladie dont l'individu paraît menacé. C'est une crainte vague, une peur indéfinissable qui survient à certains moments; le malade ne peut ni la maîtriser ni lui trouver une cause.

Peu à peu le sentiment d'angoisse se formule d'une manière plus nette, se généralise plus ou moins, et prend une forme mieux définie. Les terreurs sont continues ou se manifestent d'une manière fréquente, et sans qu'aucun motif vienne les provoquer : « J'ai peur, dit le malade, et je ne sais pourquoi. » Ce sont des tressaillements, des mouvements convulsifs que les moindres circonstances viennent à chaque instant provoquer. Cette angoisse morale peut présenter tous les degrés, depuis la simple crainte jusqu'aux terreurs les plus violentes; sous leur influence, ces infortunés poussent des lamentations sans fin et d'affreux gémissements. Le malade, à force de rechercher les causes et l'origine de ses souffrances, de fouiller dans ses souvenirs, finit par trouver une cause possible; il croit à un empoisonnement; il rapporte les tourments qu'il éprouve à des fautes qu'il doit expier; de là une foule de conceptions erronées, un délire systématisé qui doit être considéré comme consécutif.

La physionomie est caractéristique, elle révèle au premier abord les anxiétés qui torturent le malade; le regard est profondément triste et désespéré; la face est quelquefois cyanosée (fig. 10).

Les fonctions de la digestion ne sont pas ordinairement troublées, les malades mangent beaucoup, mais il est à noter que, sous l'influence de la digestion, le délire anxieux semble prendre une nouvelle exacerbation. La constipation est fréquente, comme d'ailleurs cela a lieu dans la plupart des formes aiguës de la folie.

La respiration et la circulation sont le plus souvent entravées; le pouls est petit et fréquent, quelquefois irrégulier; les battements du cœur sont précipités; les mouvements respiratoires sont incomplets, l'inspiration est peu profonde; l'hématose est imparfaite; cette disposition, on le comprend, prédispose à l'œdème et à l'inflammation du parenchyme pulmonaire. Il peut en résulter d'autres conséquences pathologiques non moins fâcheuses. L'entrave que l'oppression morale vient apporter aux fonctions de la respiration a pour résultat, non seulement l'état cyanotique plus ou moins étendu, mais encore la congestion avec infiltration des diverses parties du corps, particulièrement des extrémités inférieures et supérieures.

Les hallucinations de la vue et de l'ouïe sont fréquentes, et contri-

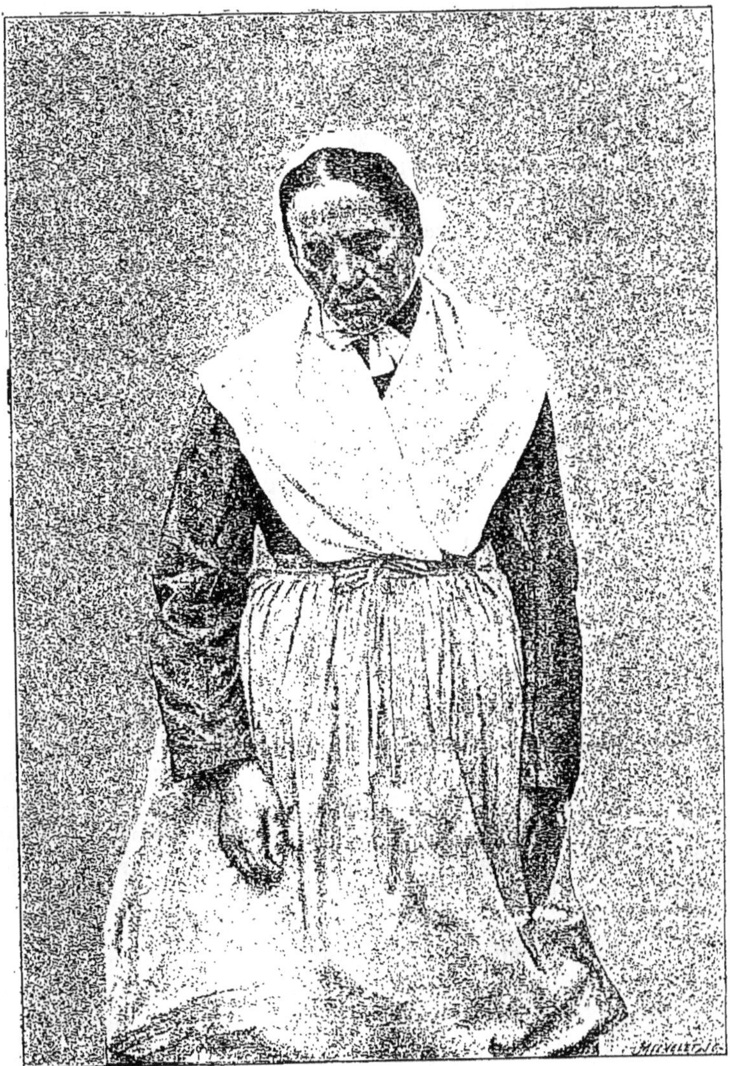

Fig. 10. — Mélancolie anxieuse ; gémissements continuels, culpabilité imaginaire.

buent singulièrement à augmenter les frayeurs du malade ; elles consistent à faire croire qu'il n'y a plus de salut pour lui, qu'il est perdu sans ressources, qu'il va être guillotiné, mis en prison ; qu'il aura à subir les tortures les plus épouvantables, etc.

On peut remarquer, chez ces malades, la perversion morale la plus étrange; ils craignent la mort, et, par une singulière contradiction, ils sont fréquemment dominés par des idées de suicide.

Très souvent aussi ils sont tourmentés par des impulsions homicides qui n'ont quelquefois d'autres motifs que le désir de pouvoir eux-mêmes terminer plus sûrement leur existence, en subissant la peine de l'échafaud pour le crime qu'ils auront commis.

Quelques malades, sous l'influence de la frayeur qu'ils éprouvent, sont dans un état d'agitation extrême, ils courent sans but d'une place à l'autre, renversent les obstacles qui s'opposent à leur passage. Cet état porte le nom de *melancholia agitata*, *errabunda*, *activa* (Spielmann).

Les angoisses ont cela de caractéristique qu'elles s'accompagnent d'oppression et même d'accès de suffocation; c'est un sentiment douloureux que les malades rapportent à la région du cœur.

Pronostic. — Le pronostic de la lypémanie anxieuse est grave, surtout lorsqu'elle donne lieu à des accès fréquents d'agitation et de fureur. Elle se transforme souvent alors en une sorte de démence avec stupeur.

Le pronostic est moins défavorable lorsqu'elle se produit à un âge peu avancé, et qu'elle ne se complique d'aucune lésion organique.

S'il existe dans la mélancolie anxieuse des idées de ruine et de négation reposant sur des troubles profonds de la sensibilité générale, on peut observer la transformation ou la perte de la personnalité (1).

Une malade, citée par J. Dagonet (2) fut atteinte à l'âge de quarante-cinq ans de mélancolie anxieuse; après plusieurs accès pendant lesquels des idées de ruine et de négation se présentèrent avec une certaine persistance, elle fut prise d'un *délire secondaire de négation*, se terminant par la démence. Quand on interroge la malade, elle répond en entrecoupant ses phrases de lamentations : « Je ne suis rien, je n'existe pas. C'est une infirmière, qui a trouvé dans un lit des mains et des cuisses : elle les a habillées pour faire un mannequin. Tout cela ne tient que par la robe. Est-ce drôle, tout cela? Il n'y a pas d'os, pas de poitrine, pas de ventre, j'ai une bouche avec des plumes, etc. »

Traitement. — Le traitement doit avoir pour but de régulariser les fonctions, particulièrement celles de la respiration et de la circulation, de combattre la constipation, et de chercher par un traitement moral bien entendu à diminuer les sentiments d'angoisse. L'opium à faible dose, les préparations de digitale associées à l'aloès, des bains prolongés suivant les circonstances, un régime réparateur, une direction ferme et bienveillante et une occupation régulière, tels sont les moyens qui devront former la base du traitement.

§ 3. — MÉLANCOLIE AVEC EXCITATION. — MELANCHOLIA AGITATA.

Les mélancoliques peuvent présenter une excitation considérable et

(1) Voir *Sentiment de la personnalité*, p. 85, 86 et 87.
(2) J. Dagonet, *Bullet. de méd. ment. de Belgique*, 1891, p. 200.

parfois furieuse; elle est précédée d'une période d'inquiétude inexpliquée, avec insomnie persistante. Parfois cette agitation est momentanée, mais souvent elle domine tout le délire, et persiste pendant toute la durée de l'affection mentale. Ces malades gémissent, pleurent, crient, se plaignent douloureusement et sans trêve; ils souffrent d'une angoisse extrême, accompagnée d'une sensation très pénible partant de la région précordiale. Cette angoisse ressemble tout d'abord à un vertige intellectuel, et le malade ne peut la définir; mais plus tard, il la rattache à ses idées de culpabilité, et l'explique par la crainte d'une catastrophe, d'un châtiment céleste, etc. Le pouls est précipité, la respiration rapide et superficielle; l'insomnie est constante; les aliments sont très souvent repoussés; l'amaigrissement est rapide et en peu de temps ces malades arrivent à ressembler à des squelettes.

Cette forme ressemble beaucoup à un accès maniaque; elle s'en distingue par le petit nombre d'idées émises par le mélancolique, toujours préoccupé exclusivement de sa douleur et de ses motifs de crainte et par la persistance du sentiment douloureux. Les impulsions à l'homicide et au suicide sont très fréquentes.

La mélancolie avec excitation s'observe souvent chez des individus atteints de lésions cardiaques. Elle se termine par la guérison après diminution progressive des symptômes, ou après des alternatives de périodes tranquilles et d'agitation; ou bien par le passage à la mélancolie chronique, se compliquant dans certains cas d'idées de grandeur.

§ 6. — MÉLANCOLIE AVEC STUPEUR (*Melancolia attonita ; Katatonie*).

(Voy. chapitre STUPIDITÉ.)

§ 7. — MÉLANCOLIE HYPOCHONDRIAQUE.

On a désigné sous le nom d'*hypochondrie* deux maladies parfaitement distinctes, l'une l'état hypochondriaque, état nerveux de Sandras, *hypochondrie simple*, dans lequel persiste l'intégrité des facultés intellectuelles; l'autre constituant une véritable forme d'aliénation mentale avec ses hallucinations, ses idées fausses, ses interprétations délirantes et que Marcé a décrite (1) sous le nom de *monomanie hypochondriaque*.

Sans doute il est difficile, dans quelques cas, de distinguer la limite qui sépare ces deux affections; mais cette difficulté, qui doit être l'objet d'une appréciation particulière, ne doit pas, par cela même, devenir une cause de confusion.

Nous nous occuperons seulement de la forme d'aliénation, à laquelle nous conserverons le nom de *mélancolie hypochondriaque*.

L'hypochondrie doit être alors considérée comme une variété de mélancolie; elle a pour caractère principal une préoccupation exagérée et incessante de l'individu au sujet de sa santé.

(1) Marcé, *op. cit.*, p. 371.

Cette affection, d'après Michéa, est une des nombreuses espèces de la monomanie triste ou de la lypémanie ; elle consiste dans une méditation exagérée sur un mal physique, en d'autres termes, dans la terreur extrême d'être affecté de maladies qu'on juge dangereuses, incurables, susceptibles de conduire au tombeau. C'est une disposition particulière, qui ramène constamment les individus à s'occuper de leur santé, à chercher à lire au fond d'eux-mêmes ce qui s'y passe pendant les opérations de la vie matérielle. Cette préoccupation constante de soi-même finit par procurer à l'individu des sensations qu'il n'éprouve pas, et par lui faire croire qu'il est réellement ce qu'il redoute d'être.

Ces malades font le désespoir des médecins, qu'ils poursuivent sans cesse pour avoir l'explication de leur maladie, et la fortune des charlatans dont ils sollicitent les remèdes.

Symptômes. — L'invasion de l'hypochondrie est ordinairement lente, graduée ; elle présente des signes précurseurs qui se caractériseut de plus en plus. Le malade se montre irritable, il s'isole ; le travail lui devient difficile ; il ne prend plus aucun goût aux plaisirs, aux distractions qui l'attiraient. Il est inquiet, préoccupé, et commence à éprouver des craintes à propos de sa santé ; il inspecte minutieusement ses organes ; il examine attentivement ses déjections ; il observe scrupuleusement toutes les règles de l'hygiène ; il recherche avidement les livres de médecine, et éprouve le plus vif désir de converser avec des médecins ; puis les symptômes se formulent d'une manière plus nette.

Au point de vue physique, nous trouvons les caractères suivants : la figure est jaunâtre ; les conjonctives sont ordinairement injectées ; le regard est sombre, farouche, inquiet, interrogateur ; le malade cherche à lire sur la physionomie du médecin l'impression que lui cause le récit de ses souffrances. Il est sujet à des bourdonnements, à des tintements d'oreilles ; la tête est chaude ; les extrémités souvent refroidies. Le sommeil est troublé, interrompu par des cauchemars.

Il existe une sensibilité anormale, une hyperesthésie plutôt apparente que réelle ; le malade ne peut supporter ni le froid ni le chaud ; le moindre contact, la douleur la plus insignifiante lui cause une surexcitation extraordinaire ; cependant il souffre volontiers et avec courage toute opération qui peut avoir pour but de l'affranchir de ses continuelles inquiétudes. Il est nonchalant, comme engourdi.

L'appétit est conservé ; souvent même les hypochondriaques mangent avec voracité ; mais la digestion est paresseuse, et donne lieu à une recrudescence des sensations morbides. Le malade devient plus sombre après les repas ; il est sujet au météorisme et à des flatuosités qui renouvellent ses angoisses et provoquent des accès de suffocation et des battements de cœur; on peut alors remarquer une voussure et une sensibilité anormale de l'épigastre.

La miction est ordinairement fréquente et peu abondante ; l'urine est claire et limpide, son poids spécifique est constamment diminué; ces anomalies paraissent être moins prononcées le matin que le soir et dans la journée.

Au point de vue moral, on observe des symptômes caractéristiques; le malade éprouve des inquiétudes continuelles au sujet de sa santé ; son attention est toujours concentrée sur les mêmes idées, et toutes ses facultés sont tendues vers le même objet, c'est-à-dire la recherche de la nature de sa maladie. Rien ne peut lui enlever la conviction qu'il est atteint d'une affection grave qu'il qualifie d'extraordinaire ; ces idées absorbent toute son attention et le rendent profondément égoïste.

Il prétend éprouver un nombre infini de sensations pénibles qui ont pour siège les parties du corps les plus différentes et souvent les plus inattendues. Ses idées sont très mobiles, et ses actes présentent une sorte d'indécision et même de contradiction. Il semble prêt à suivre les conseils qu'on lui donne, et les rejette l'instant d'après. Les hypochondriaques viennent eux-mêmes réclamer un traitement spécial dans une maison d'aliénés, et à peine sont-ils installés, à peine a-t-on donné satisfaction à leur désir le plus ardent, qu'ils veulent de suite changer le traitement qu'eux-mêmes avaient demandé avec instance et quitter une maison où tout leur devient presque aussitôt à charge. Ils sont sujets à des illusions et à des hallucinations de diverses sortes qui, toutes, se rapportent à la nature même de leurs conceptions délirantes. Toujours à la recherche d'une médication particulière, tantôt ils suivent un régime trop stimulant, tantôt trop débilitant ; ils font un emploi intempestif de médicaments, et, par les absurdes moyens auxquels ils ont recours, ils sont eux-mêmes, quelquefois, la cause du trouble qu'ils éprouvent dans les fonctions de la digestion, de la circulation, de la respiration, etc. Nous devons ajouter qu'ils présentent des idées de suicide, mais qu'il leur arrive rarement de les mettre à exécution.

« Quand l'hypochondrie se développe chez un neurasthénique ou un héréditaire, dit Schüle, on voit se produire dans ces intelligences inquiètes et tourmentées une foule d'idées obsédantes avec ou sans délire du toucher ; on observe en même temps des vertiges intellectuels, de l'agoraphobie. »

Degrés, périodes. — Dubois (d'Amiens) (1) admet trois périodes ou pour mieux dire trois degrés de la maladie.

A un premier degré les malades sont tourmentés par la crainte d'être atteints de certaines affections graves; ils se palpent, s'exami-

(1) Frédéric Dubois, *Histoire philosophique de l'hypochondrie et de l'hystérie.*

nent; ils lisent avidement des livres de médecine ; ils ont des anxiétés morales et font un emploi intempestif des médicaments.

On trouve, à une seconde période, le développement de troubles nerveux variés; du côté des voies digestives : dysphagie, gastralgie, entéralgie, constipation, etc. ; pour les organes de la respiration et de la circulation : palpitations, dyspnée, battement des artères, etc.; pour les organes des sens : bourdonnements, détonations, éblouissements, etc. ; enfin on rencontre d'autres sensations générales : inertie, accablement, faiblesse, sueurs, douleurs vagues, entrave subite à l'exercice des fonctions intellectuelles, etc.

A une troisième période, à un degré avancé de l'affection, on observe l'inflammation chronique et la dégénérescence de divers organes; des lésions organiques variables ayant surtout pour siège les voies digestives; de là des symptômes nombreux et graves, en rapport avec la nature de l'affection.

Variétés. — Brachet admettait plusieurs variétés d'hypochondrie : dans l'hypochondrie *gastrique*, on rencontre des symptômes de dysphagie, de gastralgie, les malades ont des aigreurs, des ardeurs plus ou moins vives; ils éprouvent une tension de la région de l'estomac, etc.

L'hypochondrie est dite *cérébrale* lorsque les accidents prédominent du côté du cerveau. Les malades sont d'une irritabilité, d'une susceptibilité extraordinaires ; tout leur cause un agacement nerveux ; ils se bouchent les oreilles, se ferment les yeux ; ils restent immobiles, cherchent à se soustraire au bruit, à la lumière ; ils sont tourmentés par une céphalalgie plus ou moins intense ; ils se plaignent que leur cerveau est gelé, liquéfié, réduit en bouillie, etc. Ils ont peur de la mort, et, par une contradiction étrange, ils l'invoquent souvent comme seul moyen d'en finir avec leurs éternelles douleurs.

L'hypochondrie est *cutanée* lorsque les fonctions de la peau sont troublées, et qu'il existe de ce côté des sensations anormales ; elle est *spinale* lorsque la moelle épinière semble principalement souffrir.

Elle paraît avoir quelquefois envahi tout le système ganglionnaire : elle donne lieu alors à des symptômes particuliers, tels que des battements dans diverses parties du corps, particulièrement à l'épigastre, palpitations du cœur, arrêt momentané des pulsations; le battement épigastrique est quelquefois si fort que l'on pourrait croire à un anévrysme siégeant sur l'une des branches du tronc cœliaque. Sécrétions difficiles, particulièrement de la salive, de la bile, du mucus intestinal ; développement de gaz ; anomalies de la nutrition, etc.

Pronostic. — L'hypochondrie est toujours une affection grave, de longue durée, et, lorsqu'elle vient à guérir, elle laisse ordinairement une disposition fâcheuse aux récidives.

Les idées délirantes peuvent se mêler à des idées de persécution et former un délire systématisé à évolution chronique (une *Verrücktheit* suivant l'expression des auteurs allemands) ou produire des périodes de stupeur, etc.

On comprend que le pronostic varie suivant la nature même des circonstances qui auront favorisé ou accompagné le développement de cette maladie; ainsi elle peut tenir à une disposition rhumatismale, goutteuse, et elle empire quand ces dispositions pathologiques s'aggravent elles-mêmes.

Lorsqu'elle tient à des pertes séminales chez les jeunes gens, à des habitudes d'onanisme, elle peut disparaître assez facilement, après que ces causes particulières ont elles-mêmes cessé.

Elle coïncide souvent avec un délabrement visible de la santé physique, qui persiste malgré les moyens mis en pratique et l'emploi des médicaments réparateurs.

Rarement les hypochondriaques atteignent un âge avancé; ils sont rapidement enlevés par diverses maladies intercurrentes ; en effet, une bronchite, un catarrhe, une simple congestion des poumons, une affection gastrique revêtent bientôt, chez eux, un véritable caractère de gravité.

« Après la guérison de l'hypochondrie, dit Brachet, les rechutes sont assez fréquentes. Elles seront d'autant plus faciles que la maladie aura duré plus longtemps, et qu'elle aura laissé le moral et le système nerveux central dans un plus haut degré de susceptibilité. Alors les moindres impressions seront senties vivement, les plus légères émotions, les inquiétudes insignifiantes agiront avec force sur l'imagination et feront toujours craindre une récidive (1). »

Causes. — La cause la plus puissante réside dans une disposition héréditaire; c'est une constitution nerveuse, une sorte de diathèse originelle transmise par les parents.

Les circonstances déterminantes les plus ordinaires sont l'onanisme, l'abus des plaisirs vénériens, des écarts de régime, des pertes séminales, des chagrins divers, surtout des espérances déçues, des travaux intellectuels prolongés ; on a dit que l'abus de la bonne chère tendait au même résultat. L'hypochondrie paraît être plus fréquente dans les grandes villes que dans les campagnes, par la raison sans doute que dans les premières l'éducation est plus efféminée, que la vie y est plus sédentaire et plus désœuvrée. On l'observe plus rarement chez la femme que chez l'homme; enfin, elle peut survenir sympathiquement à la suite d'affections organiques diverses. Les affections du foie, les affections rhumatismales, les maladies des voies digestives, celles du cœur, paraissent y prédisposer d'une manière spéciale. Les éruptions cutanées, la syphilis, doivent être également mises au nombre des causes déterminantes.

(1) Brachet, *Traité de l'hypochondrie*, p. 460. Paris, 1844.

Nature de l'affection. — Brachet divise en trois grandes catégories les diverses opinions émises par les auteurs sur le siège et la nature de l'hypochondrie. Dans une première classe figurent les médecins qui ont placé le siège de l'hypochondrie dans les humeurs ; dans une deuxième, ceux qui l'ont placé dans les viscères abdominaux ; dans une troisième, ceux qui le fixent dans le système nerveux.

Pour les humoristes, l'affection tenait à la viscosité du sang de la veine porte, aux vapeurs fuligineuses de l'estomac, aux émanations d'une bile noire et épaisse, etc. Pour les solidistes, c'était une irritation de l'épigastre qui transmettait au cerveau une sorte d'aura perturbatrice ; c'étaient des affections organiques de l'estomac, avec réaction sympathique sur le cerveau.

Comparetti, en 1780 (1), explique l'hypochondrie par différentes affections morbides des nerfs et des ganglions nerveux qui se trouvent dans toutes les parties du corps. Il a trouvé, dans un cas unique, les nerfs et les plexus abdominaux, et notamment le ganglion semi-lunaire, très petits, comme desséchés, plus durs et plus pâles que dans l'état normal ; tandis que Barbier (d'Amiens) les a trouvés au contraire enflammés, rouges et volumineux. Joseph Frank a émis une opinion analogue à celle de Comparetti, mais il n'a produit aucun fait nécropsique à l'appui.

« Les auteurs contemporains s'accordent presque tous à placer le siège de l'hyponchondrie dans le système nerveux ; mais dans le système nerveux, dit Cerise, il y a les *fonctions de nutrition*, les *fonctions sensitives* et les *fonctions intellectuelles*. On s'accorde bien, à la vérité, à reconnaître qu'en général ces trois classes de fonctions sont lésées, mais quelle est celle qui l'est nécessairement et primitivement ? Ce qui, selon les uns, caractérise l'hypochondrie, ce sont les perversions de la sensibilité, donc c'est une névropathie, une affection des nerfs du sentiment, des nerfs ganglionnaires, disent les pathologistes, qui se préoccupent plus ou moins des troubles viscéraux, et, partant, de ceux du système nerveux de la vie de nutrition. Ce qui, selon les autres, caractérise cette maladie, c'est une préoccupation triste, exclusive, presque délirante et relative à la santé, alors même que cette dernière est florissante ; donc c'est une *cérébropathie*, disaient Georget l'organiciste, et après lui Falret, Belhomme et Gérard (de Morteau) ; donc c'est une maladie d'esprit, dit Dubois (d'Amiens) le psychiste. Pour Brachet, l'hypochondrie ne gît point exclusivement dans le cerveau, ni dans le système nerveux cérébral, ni dans le système nerveux ganglionnaire, mais à la fois dans ces trois ordres d'organes ou de systèmes ; tous les trois sont compromis en même temps et chacun y joue un rôle si important que, s'il venait à s'en abstenir, la

(1) Comparetti, *Occursus medici de vaga agritudine infirmitatis nervorum*. Venetiis, 1780.

maladie cesserait d'être de l'hypochondrie ; mais, dans cette association trinitaire, l'un de ces appareils peut se montrer plus en évidence que les autres, et paraître concentrer sur lui l'ensemble des phénomènes. »

Cerise se borne à dire que c'est une variété d'hystéricisme, ce que l'on peut appeler *névropathie protéiforme*, ce que Sydenham appelait l'*atonie nerveuse*.

Aujourd'hui encore on rapproche l'hypochondrie de certaines névroses, de l'hystérie, de la neurasthénie : d'autres auteurs la font rentrer dans la dégénérescence mentale ; l'hypochondriaque présente en effet des traits de perversion morale, ses idées ont un caractère obsédant, mais toutes ces expressions ne donnent pas davantage l'explication de la nature et du siège des phénomènes morbides.

Les lettres écrites par les hypochondriaques sont caractéristiques ; elles sont remarquables par les détails minutieux et la complaisance qu'apportent ces malades dans la description des moindres incidents qui se rapportent à leur santé.

Nous citerons, comme exemple, le fragment suivant d'une longue lettre écrite par un hypochondriaque :

« En passant à Strasbourg, je consultai le docteur Bach, qui ne reconnut chez moi qu'un estomac délabré par le jeûne, le travail et une mauvaise nourriture. Une fois revenu chez mon père, et après quelques jours de repos, un appétit, un insatiable appétit ne tarda pas à se déclarer. J'éprouvais à chaque instant le besoin de manger ; néanmoins je réglai mes repas à quatre par jour, je fis de plus un choix d'aliments toniques et très nourrissants : des consommés, des viandes rôties, du chocolat, tels sont ceux dont je fis le principal usage. J'y joignais du bon vin vieux de Bordeaux ou de Bourgogne et un exercice proportionné à mes forces ; néanmoins mes forces ne revenaient pas. La digestion se faisait cependant avec une grande célérité, sans la plus légère pesanteur à l'estomac, mais elle se faisait sans profit pour ce dernier organe et pour toute l'économie, puisque les fèces étaient limpides, sans consistance ni affinité. Elles étaient du reste toujours très abondantes. Il faut noter de plus que, quelque astringents ou échauffants que fussent les boissons ou les aliments dont je faisais usage, je ne pouvais jamais, contrairement à ma prédisposition habituelle, être resserré ou demeurer seulement deux jours sans selle, ce qui prouve qu'il s'est opéré dans mon tube digestif une bien grande et désavantageuse modification. Voyant au bout de cinq mois que mon régime était sans effet, je le quittai pour satisfaire, sans restriction aucune, toutes les exigences de l'estomac qui devenaient de jour en jour plus impérieuses. Je ne fis plus alors qu'un repas, un petit repas qui durait depuis le lever jusqu'à l'heure de mon coucher, se prolongeant parfois fort avant dans la nuit ; je pouvais ainsi manger nuit et jour sans le moindre renvoi et le plus léger embarras d'estomac, qui semblait toujours vide. Ce dernier organe était réellement devenu le mouvement perpétuel, tant recherché par les philosophes. Les aliments filaient dans ce sac qu'ils ne semblaient qu'effleurer, et, semblable aux Danaïdes, j'étais comme condamné à remplir un vase percé. Au bout de six mois, nouvelle consultation, etc. »

« Je suis atteint depuis un grand nombre d'années, dit un autre hypochondriaque, d'une grande inflammation d'intestins. J'ai eu il y a douze ans une affection syphilitique ; je n'ai pas de force dans les jambes et suis complètement dérangé dans les fonctions érectives ; ma position est excessivement grave ; j'ai l'intérieur brûlé, le feu dans le corps ; les aliments que je prends me montent à la tête et me surexcitent, j'ai les os cariés ; depuis deux ans que je suis en traitement j'ai employé tous les remèdes qu'un homme intelligent puisse prendre, etc... »

Un autre malade, atteint d'hypochondrie avec idées de suicide, nous fait également une interminable description des souffrances qu'il ressent depuis un grand nombre d'années ; nous rapporterons seulement l'extrait suivant de la lettre qu'il nous adresse à ce sujet :

« J'eus de nouveau recours, dit-il, à la médecine, et commençai une vie continuelle de traitement et de remèdes de tous genres. Potions et pilules, camphre, brome, phosphore à l'intérieur, lupuline, ergot de seigle, je ne sais quoi enfin ; toutes choses qui, pour la plupart, quadruplaient le mal. Ajoutez à cela la mauvaise nourriture, l'ennui atroce, le désespoir et la désolation, tout, jusqu'à la fureur et les idées de suicide. Je ressentais toutes les misères d'un affaiblissement général. Je suis dans un affaiblissement complet. Ce qui me gêne le plus, ce sont les battements du pouls qui réveillent mes idées de suicide. Que de fois je me suis mis le canon d'un fusil sur la tempe ou sur la poitrine ; mon cœur battait bien fort dans ces affreux moments, toujours une ombre d'espérance m'empêchait de consommer mon action. Aujourd'hui cette ombre n'existe plus et je maudis les hommes qui m'ont nourri de chimères pareilles. Si l'on m'avait dit que j'avais une maladie incurable, depuis longtemps je n'aurais plus de souffrances physiques et morales à supporter. Si je vivais plus longtemps avec une pareille maladie, je deviendrais véritablement fou, ou bien je crois qu'elle me conduirait à l'idiotisme ou à l'hébétement. J'ai donc juré, et je le jure encore par tous les serments, je désire me tuer le plus honorablement possible... »

Ce malheureux hypochondriaque, obsédé de l'idée qu'il est atteint de maladies incurables, jouit d'ailleurs d'une santé physique qui ne laisse rien à désirer ; il a commis les tentatives de suicide les plus graves.

Moreau (de la Sarthe) cite l'exemple d'un hypochondriaque qui avait fini par donner toute sa confiance aux « jugeurs d'eaux » ; il s'était procuré leurs traités les plus populaires et observait lui-même ses urines avec la plus scrupuleuse attention. Pour éviter toute négligence, il avait fait établir dans sa garde-robe douze à quinze vases de nuit numérotés ; et lorsque son médecin venait lui rendre visite, il devait, sous peine de provoquer une attaque de nerfs, examiner, d'après ces numéros, les urines rendues en différentes heures ou dans différentes circonstances, notées dans une espèce de journal avec beaucoup d'exactitude. Cet homme, comme tous les hypochondriaques, était souvent tourmenté de distensions gazeuses, d'irritations et de palpitations dans différentes parties du corps, de fausses perceptions, de spasmes, de vertiges, etc. Il était d'ailleurs encore jeune ; il avait de la force, de l'embonpoint, dormait bien et mangeait avec appétit. Dans l'espèce de biographie très volumineuse qu'il avait remise à son médecin, pour l'instruire de tous les détails de son tempérament et de sa constitution physique, ce pauvre malade était remonté, comme Tristram Shandy, jusqu'à l'époque de la conception.

Traitement. — Le traitement de la mélancolie hypochondriaque doit être à la fois moral et pharmaceutique. Il y a lieu de prendre en grande considération, d'une part la dépression morale et l'impressionnabilité exagérée que présentent les malades ; d'autre part les anomalies et les troubles organiques qui paraissent être la cause des sensations douloureuses, et qui sont une véritable complication de la maladie.

Le premier soin du médecin est de chercher à s'assurer la confiance du malade ; il doit l'écouter avec bienveillance et ne pas traiter d'imaginaires les souffrances fort réelles qu'il endure ; cette confiance acquise, le médecin doit user de son autorité, avec prudence, mais aussi avec fermeté, pour lutter contre la direction vicieuse des idées de l'hypochondriaque; son langage doit être grave et empreint de franchise sans réticences et surtout sans contradictions.

Ces malades sont souvent des artistes, des hommes de lettres, des savants dont les excès d'étude et le libre champ donné à l'imagination viennent épuiser l'organisme ; on doit, dans ce cas, régler les occupations, les alterner avec d'autres, obtenir que le malade prenne du repos et des distractions ; il ne doit jamais se mettre à travailler après le repas ni prolonger son travail trop avant dans la nuit.

On doit chercher à lui inspirer quelqu'une de ces passions qui viennent faire une puissante diversion sur son moral ; tels sont les sentiments de philanthropie et d'une noble ambition ; cette méthode de substitution des passions était connue des anciens, qui ont su en tirer de grands avantages. L'exercice en plein air, quelques travaux manuels, l'équitation, la chasse, les voyages devront être recommandés. Il importe aussi de prescrire la plus grande modération dans les plaisirs de l'amour.

Les bains seront toujours une partie essentielle du traitement, à moins que le malade ne puisse pas les supporter ; on les fera prendre tièdes, ou chauds, ou frais, selon les dispositions de l'individu ; ils agiront d'autant mieux qu'on les prolongera davantage ; il est bon de pratiquer de temps en temps des lotions froides sur la tête.

Il existe, chez la plupart des hypochondriaques, une certaine paresse des intestins, quelquefois une constipation opiniâtre qui doit être soigneusement combattue : les purgatifs salins répétés tous les jours à petite dose, l'aloès, etc,, suffiront dans la plupart des cas pour faire disparaître ce symptôme.

La rhubarbe, les extraits amers de gentiane, de houblon, activent les fonctions affaiblies de la digestion, et empêchent les flatuosités et la production des gaz intestinaux qui viennent encore assombrir la disposition morale du malade.

Une nourriture variée, de facile digestion, devra être prescrite : le malade évitera soigneusement les boissons trop excitantes.

Les affusions froides sur la colonne vertébrale, des frictions révulsives, rendent d'utiles services dans le cas de douleur spinale ; rarement on doit employer une médication opiacée trop active, alors même qu'il s'agirait de combattre l'insomnie. Nous bornerons à ces indications les considérations que nous croyons devoir émettre à propos du traitement ; nous renvoyons aux nombreux traités qui ont été écrits sur ce sujet le lecteur désireux de faire de cette curieuse névrose une étude plus approfondie.

Nous ne pouvons terminer toutefois sans rapporter ici une sage réflexion de Brachet : « Quelle que soit l'habileté avec laquelle le médecin dirige le traitement, qu'il ne compte pas réussir toujours. Il a affaire à la maladie la plus rebelle, et aux malades les plus capricieux et les plus injustes, qui, au lieu de reconnaissance, le payeront de la plus noire ingratitude en le quittant, et en le blâmant amèrement ; mais que leur infidélité ne l'afflige point ; il est, comme dit Lentilis, débarrassé d'un grand poids, lorsqu'il est délivré d'un malade morose, sans patience, sans idée arrêtée et qui murmure même du bien qu'on lui fait (1). »

§ 8. — MÉLANCOLIE RELIGIEUSE.

La mélancolie religieuse est caractérisée principalement par des idées fixes et des hallucinations de nature religieuse, et qui peuvent varier à l'infini selon les dogmes que le malade professe. Les auteurs allemands la décrivent habituellement avec les délires systématisés.

« Le sentiment religieux si universel et si consolant, dit Calmeil, qui porte l'homme, quelle que soit la place que la Providence lui ait assignée ici-bas, à fléchir le genou, à s'incliner pour offrir à l'Être suprême un tribut d'amour et de vénération, est sujet à plus d'un genre de perversion. L'on peut voir la piété dégénérer en rage forcenée, toujours prête à s'exhaler en imprécations et en blasphèmes contre le créateur. L'exaltation des penchants les plus honteux, le désespoir, le dégoût de la vie, le penchant au suicide viennent souvent compliquer l'aliénation du sentiment religieux ; enfin, les infortunés atteints

(1) Brachet, *loc. cit.*, p. 735.

de ce pénible délire sont poursuivis par les idées fixes les plus désespérantes, et effrayés par les hallucinations les plus capables d'entretenir la terreur dans l'âme (1). »

Cette mélancolie revêt presque constamment une forme anxieuse ; seulement les angoisses qui tourmentent les malades s'expriment par des idées fixes de nature religieuse. Ce sont des frayeurs qui partent d'une conscience timorée, des scrupules qui n'ont pas leur raison d'être, et des craintes de damnation.

Ces aliénés se reprochent leurs actes, leurs paroles, même leurs moindres pensées, se lamentent continuellement et se croient indignes de la miséricorde divine. Ils s'accusent de crimes qu'ils n'ont jamais commis ; ils disent avoir commis des vols, des assassinats, des viols, et presque toujours ces accusations font un singulier contraste avec l'honorabilité parfaite de leur existence passée.

Ils prétendent être la cause de tout le mal qui se fait en ce monde ; ils se croient l'objet de la répulsion générale ; leur existence est un fléau public ; ils méritent le dernier des supplices.

A un degré plus élevé de leur affection, on voit les malades gémir sans cesse, se lamenter, pousser quelquefois d'horribles cris ; ils redoutent à chaque instant les tortures de l'enfer.

Les illusions et les hallucinations sont, on le comprend, inséparables d'une semblable forme d'aliénation ; dans tout ce qui les environne, ces aliénés voient des indices accusateurs de leurs fautes imaginaires, ils entendent des voix menaçantes qui renouvellent leurs incessantes terreurs.

La mélancolie religieuse s'accompagne, ordinairement, d'une perversion profonde de la sensibilité morale, perversion qui pousse les malades à des actes homicides et suicides ; c'est dans cette affection que l'on a observé les exemples de mutilation les plus inconcevables.

Il n'est pas rare de voir ces malheureux se livrer à des actes nuisibles, dangereux contre ceux qui les entourent, et plus souvent à des actes de mutilation contre eux-mêmes ; ils savent tromper avec une ruse extraordinaire la vigilance des gardiens chargés de les surveiller. « Non seulement, dit Wachsmuth, ces malades se torturent, se coupent le cou, avalent des couteaux, des clous pour se faire du mal, mais ils cherchent à se livrer à des actions violentes et nuisibles contre les personnes et les choses ; à faire le mal ; à commettre des crimes, pour justifier, en quelque sorte, les bizarres accusations qu'ils formulent contre eux-mêmes ; pour s'humilier, s'abaisser à leurs propres yeux et aux yeux des autres, en un mot pour être non seulement véritablement coupables, mais encore pour le paraître ; et ils choisissent pour les

(1) Calmeil, *De la folie, considérée sous le point de vue pathologique, philosophique, historique et judiciaire*, t. I, p. 57. Paris, 1845.

victimes de leurs méfaits les personnes mêmes auxquelles ils portaient le plus d'affection.

« Plus une action est infâme et plus ils s'y sentent portés avec une sorte d'irrésistible volupté (1) ».

Les lypémaniaques religieux sont sujets à des accès paroxystiques qui se manifestent, tantôt sous la forme d'une excitation plus ou moins intense, tantôt sous la forme d'extase et d'un véritable état cataleptiforme. Dans cette dernière situation les malades ne paraissent plus avoir le sentiment d'eux-mêmes, ils restent dans une immobilité complète, et ils deviennent insensibles non seulement aux excitants moraux, mais encore à la douleur physique. Nous verrons plus loin les aberrations de la sensibilité générale caractériser l'une des variétés les plus remarquables de la mélancolie religieuse, que nous décrirons sous le nom de démonomanie et de lycanthropie.

En *résumé*, la mélancolie religieuse renferme une classe de malades extrêmement dangereux pour eux-mêmes, comme pour les personnes qui les entourent; les causes qui la déterminent sont celles qui donnent lieu à la mélancolie typique ; on n'en doit pas moins reconnaître que certaines influences spéciales peuvent en activer puissamment le développement : une éducation propre à faire naître des idées superstitieuses, l'exagération des pratiques religieuses imprudemment entretenues ou développées, sont autant de circonstances qui peuvent exercer sur l'esprit une action fâcheuse, et contribuer au développement de la maladie.

Démonomanie. — La *démonomanie*, *démonolâtrie*, forme, nous l'avons dit, une des variétés les plus curieuses de la mélancolie religieuse; elle est devenue à notre époque une affection tout à fait exceptionnelle. Elle consiste dans des hallucinations particulières et la croyance à la possession du démon. Longtemps on a rapporté cette affection à une cause surnaturelle ; de nos jours encore, un certain nombre de personnes croient à la réalité de la *possession* des infortunés qui sont atteints de cette triste maladie, et ont recours à des pratiques d'exorcisme.

La démonomanie, d'après Wachsmuth, appartient presque exclusivement au moyen âge ; de même que les vertus superstitieuses attribuées au magnétisme, à l'électricité, les apparitions des esprits, les tables tournantes et les esprits frappeurs appartiennent aux curiosités physiques de notre époque, de même enfin que les métamorphoses appartiennent à l'antiquité.

Chez les démonomanes, les affections sont perverties à un haut degré ; ils prennent en haine toutes les personnes de leur famille, ils se portent facilement à des actes de fureur ; des idées de meurtre,

(1) Wachsmuth, *op. cit.*, p. 98.

d'incendie, de suicide les dominent presque constamment. Chez les femmes, tout sentiment de pudeur est éteint.

Leurs illusions et leurs hallucinations sont plus bizarres les unes que les autres. Le diable se présente à leur vue sous la forme d'un chien, d'un chat, d'un crapaud. Il pénètre dans leur corps et parle par leur bouche. Il s'empare de leurs facultés; il les brûle, leur arrache le cerveau; il répand autour d'eux une odeur infecte de soufre, de boue, etc. Aux femmes, l'esprit du mal tient des propos obscènes, et il se livre sur elles à de criminelles jouissances.

Ces malades croient appartenir corps et âme au malin esprit. Tout ce qu'ils font, les cris horribles qu'ils poussent, les mutilations qu'ils commettent sur leur propre corps, les violences qu'ils exercent à l'égard d'autres personnes, tout cela ne provient pas d'eux, ils n'en sont pas responsables, il faut en accuser le diable qui demeure en eux. « C'est pourquoi ces malheureux, dit Wachsmuth, ont toujours été un objet d'horreur pour leurs semblables; c'est pourquoi ils ont toujours répandu la terreur autour d'eux. » C'est peut-être aussi (Spielmann) parce qu'on ne voit dans aucune autre forme d'aliénation les impulsions au suicide, et nous ajouterons : à l'homicide, se montrer avec autant d'opiniâtreté, et parce que les tentatives se font avec calme, prévoyance, et avec une persistance redoutable.

On a admis *trois genres* de démonomanie :

Dans le *premier* groupe, démonomanie externe, les malades ont avec le diable des rapports externes, ce ne sont pas de vrais possédés, mais ils voient le diable, ils l'entendent, ils le touchent, ils le sentent; seulement ils ne le portent pas dans leur corps : ce sont des hallucinations et des illusions d'une nature spéciale. Cette forme de démonomanie est la plus fréquente.

Les idées ambitieuses peuvent alterner avec les idées démoniaques, et il se produit une sorte de dédoublement de la personnalité; le malade possédé par le diable l'est ensuite par Dieu; le bon Esprit et le mauvais lui parlent tour à tour. (Voir fig. 11.)

Le *deuxième* groupe, démonomanie interne, comprend les individus véritablement possédés, ceux qui sont convaincus qu'ils portent le diable dans leur corps. Il y a, dans ce cas, lésion de la sensibilité interne. Ce sont en général des hypochondriaques qui ont des douleurs dans l'abdomen, dans la poitrine, dans la tête, mais dont ils dénaturent le caractère. Le craquement des articulations, le simple bruit des borborygmes, le moindre frémissement des artères et des organes internes sont pris pour des sons articulés, pour la voix des démons qui habitent l'intérieur du corps. Ils disent que le diable parle par leur bouche, et qu'ils ne pourraient jamais proférer les horribles paroles qu'ils débitent, s'ils n'y étaient forcés. (Voir fig. 12.)

Le *troisième* groupe est caractérisé principalement par une sorte d'érotomanie. On appelle *démoniaques incubes* les femmes qui ont l'intime et entière conviction d'avoir des rapports sexuels avec le diable. Par contre, on donne le nom de *succubes* aux hommes qui ont

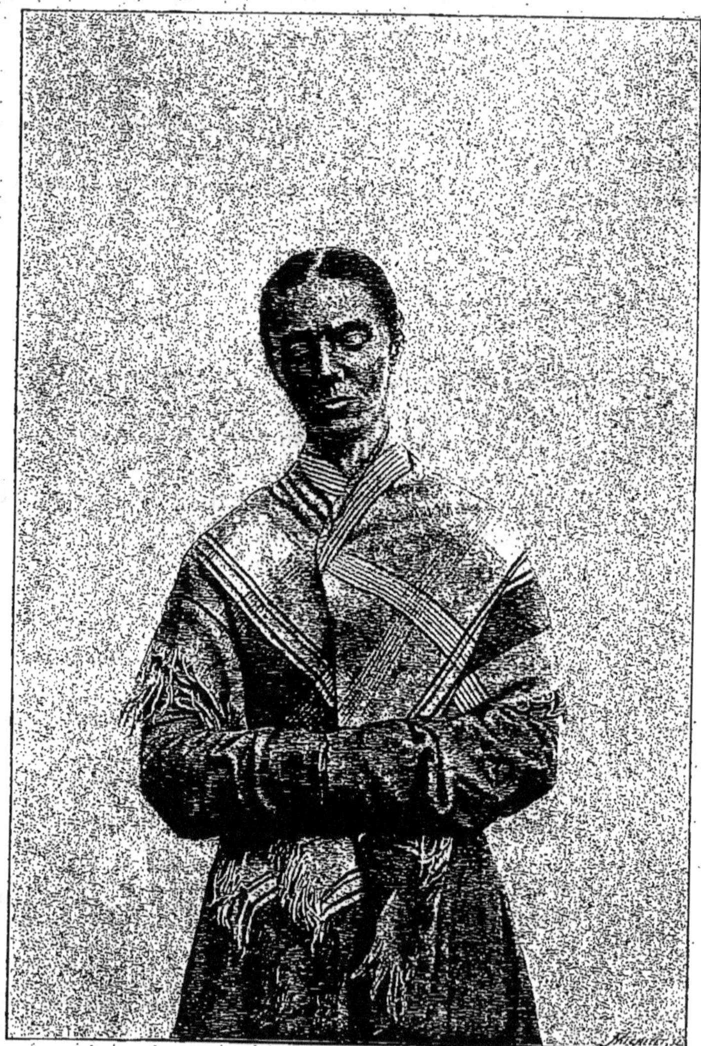

Fig. 11. — Délire mystique. La malade entend des voix intérieures, celle du diable et celle de Dieu; élevée dans un couvent, elle a lu la *Vie de sainte Thérèse* et s'approprie une grande partie de l'histoire de cette dernière; onanisme. (Collection du Dr Malfilâtre.)

une conception délirante analogue. La lésion de la sensibilité génitale forme le caractère principal de cette variété de la démonomanie.

Cette affection est de nos jours plus rare qu'au moyen âge; cependant on peut encore en rencontrer quelques exemples remarquables, surtout chez les femmes.

Lycanthropie, vampirisme. — Ce que l'on a compris sous la dénomination de *lycanthropie*, de *vampirisme*, correspond à des variétés de cette espèce de lypémanie démoniaque, dans lesquelles on rencontre les aberrations de la sensibilité et les idées superstitieuses portées au plus haut degré.

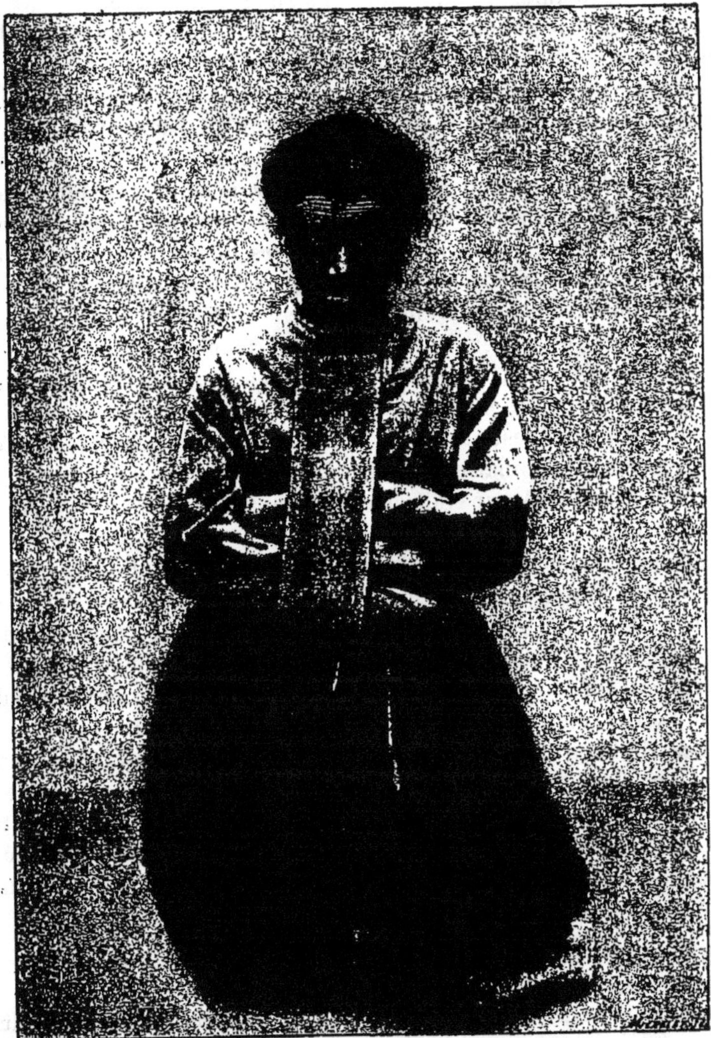

Fig. 12. — Démonomanie. La malade a le diable et la rage dans le corps, elle est cause de tous les malheurs qui tombent sur la France, a voulu se précipiter par la fenêtre pour se débarrasser du diable. (Collection du Dr Malfilâtre.)

Dans la lycanthropie, les malades se croient changés en bêtes sauvages : en chien, en loup; ils sautent, ils rampent, ils mordent, ils hurlent, ils aboient, ils imitent par leurs gestes, par leurs cris, les habitudes des animaux en lesquels ils se croient changés.

Le mot de *vampirisme* sert à désigner une autre variété de délire lypémaniaque, qui a régné d'une manière épidémique au commencement du XVIIIe siècle, dans plusieurs parties de la Hongrie, de la Moravie, dans la Sibérie et dans la Lorraine. « Le mal avait sa source dans une croyance superstitieuse répandue dans ces régions, et suivant laquelle le paysan morave ou hongrois était persuadé qu'après la mort l'âme de son ennemi pouvait non seulement lui apparaître sous diverses formes, mais exercer envers lui ou envers les bestiaux des actes de vengeance, si le corps renfermé dans la tombe n'était pas putréfié ou encloué. Sous l'influence de ces idées absurdes, quelques individus portés à l'exaltation rêvèrent bientôt qu'ils voyaient ces spectres malfaisants, ceux-ci les prenaient à la gorge, les étranglaient et suçaient leur sang. Cette apparition ne tarda pas à se communiquer à d'autres personnes, et bientôt la maladie devint générale. L'effet de la terreur était ordinairement si vif, qu'après l'avoir éprouvée deux ou trois fois, le rêveur était épuisé et mourait dans un état de syncope. Le mal fut porté à un point tel que, ne pouvant guérir ces imaginations malades, les magistrats furent obligés de laisser violer l'asile des morts pour sauver les vivants. On procéda en forme pour cette violation, et on entendit des témoins à charge et à décharge; on fit faire les visites les plus scrupuleuses des cadavres accusés et lorsqu'on leur trouvait quelque signe de vampirisme, on les condamnait à être brûlés ou encloués par la main du bourreau (1) ».

Les victimes des vampires maigrissaient, pâlissaient, tombaient en consomption, tandis que les morts engraissaient, prenaient des couleurs vermeilles, « étaient tout à fait appétissants, » ajoute Voltaire.

C'est là sans doute un triste et remarquable exemple de l'influence que peut exercer sur certaines imaginations la peur, lorsque surtout elle repose sur des idées superstitieuses.

H... compte dans sa famille plusieurs cas d'aliénation mentale. La folie a fait explosion chez lui, une année environ avant son arrivée dans notre service, à la suite de quelques contrariétés. Il affirme être possédé du démon; celui-ci a pris domicile dans son ventre sous la forme d'un serpent. Le malade pousse de temps à autre des cris bizarres; il s'exprime parfois dans une langue incompréhensible; c'est alors, dit-il, le diable qui parle par sa bouche. Il s'établit quelquefois entre le démon et lui un véritable dialogue, dans lequel il reproche à son esprit de lui susciter de mauvaises pensées. Il nous supplie souvent de faire venir le bourreau pour mettre fin à une

(1) Moreau (de la Sarthe), *Encycl. méth.*, t. IX, p. 150.

existence qu'il ne peut plus supporter. En vain implore-t-il le secours des ministres de la religion, aucune consolation ne parvient à calmer son délire. Un jour il dérobe un couteau, et se fait au cou une blessure grave, qui heureusement put être guérie au bout de quelques jours. A peine est-il rétabli qu'il nous reproche vivement de lui avoir sauvé la vie. Le délire cependant acquiert chaque jour une intensité que rien ne peut modérer; il nous prie à chaque instant de lui ouvrir le ventre. Malgré la surveillance spéciale dont il est l'objet, il parvient à cacher un morceau de fer, et s'en sert pour s'ouvrir le ventre. Il en résulte une plaie pénétrante transversale, à bords irréguliers, d'où sortaient l'épiploon et une grande partie des intestins; ces derniers furent aussitôt réduits, et les lèvres de la plaie mises en contact par quelques points de suture. Malgré les soins qui lui furent prodigués, le malade mourut au bout de trois jours. Entre autres altérations notables, on trouve à l'autopsie trois vers lombrics ayant plus de vingt centimètres de longueur, contenus dans l'estomac. Cet organe présente en outre deux ulcérations serpigineuses, à fond rougeâtre, de la grandeur d'environ une pièce de deux francs et dont l'une correspondait à une perforation qui paraît avoir été la cause de la mort subite, quand la plaie de l'abdomen semblait déjà marcher vers une bonne issue.

Rapportons encore l'observation du malade suivant, chez lequel les impulsions au meurtre et au suicide étaient également très développées.

X... s'est converti du catholicisme au protestantisme; on l'a toujours regardé comme un esprit faible et impressionnable; un de ses frères est mort idiot. Les symptômes de l'aliénation mentale se déclarent chez lui à la suite de chagrins violents; il se croit possédé du diable. Le démon lui conseille de tuer sa femme, une de ses filles et de se détruire; contre sa volonté, il a cherché à suivre les conseils que la voix lui donnait. Il souffre d'une céphalalgie intense, et prétend avoir dans la tête une fournée de diables; il se dit l'Antéchrist, et prédit que le monde n'existera plus dans quinze ans. Les objets se transforment à ses yeux en fantômes bizarres, les couleurs sont changées; ce qui est bleu lui paraît rouge, la lumière du jour lui semble toujours terne, de couleur verte ou brune; il éprouve dans les membres quelques secousses spasmodiques; des nuées d'oiseaux voltigent au-dessus de lui; il se figure qu'il existe derrière sa tête une sorte de grosseur qu'il veut à toute force nous faire sentir : c'est dans cette tumeur que logent ses diables. Il voit dans certains moments comme une pluie de sang; le démon lui répète qu'il est damné; il ne cesse de lui crier qu'il n'y a plus de Dieu, que le monde entier va s'abîmer, etc.

CHAPITRE IV

STUPIDITÉ

Synonymie. — *Démence aiguë*, *Verwirrtheit*, *Amentia* (Meynert). — *Stupeur*, *extase*, *Starre*, *Katatonie* (Kahlbaum). *Spannungs-Psychose.*

§ 1. — CONSIDÉRATIONS GÉNÉRALES.

Sous le nom de *stupidité*, les auteurs français ont désigné une forme particulière d'aliénation mentale dans laquelle certaines manifestations délirantes peuvent s'observer, mais dont le symptôme *caractéristique* est un état de stupeur accompagné de l'impossibilité plus ou moins complète dans laquelle se trouve le malade de coordonner ses idées, d'apprécier la nature de ses sensations, et surtout d'accomplir les actes de la volonté nécessaires à la vie de relation.

La *stupeur*, d'où dérive le nom de *stupidité*, donné à l'affection que nous étudions ici, est un phénomène que l'on constate dans les circonstances les plus diverses. Elle résulte d'une prostration morale et intellectuelle qui peut être portée au degré le plus élevé, par suite d'une suspension plus ou moins complète de l'exercice des fonctions psycho-cérébrales. Elle présente naturellement des formes variables, suivant les circonstances au milieu desquelles elle vient à se développer.

La stupeur se produit quelquefois brusquement, à la suite par exemple d'une émotion soudaine et violente ; elle se dissipe alors d'habitude assez rapidement, et semble dans ce cas résulter d'une suspension instantanée des forces nerveuses. Chez les aliénés elle succède, le plus souvent, à un état mental plus ou moins ancien dont elle constitue pour ainsi dire le degré le plus accentué.

La stupeur peut être aussi la conséquence d'une lésion traumatique du crâne, d'un coup, d'une chute sur la tête, d'une commotion cérébrale ; quelquefois elle survient sous l'influence des narcotiques, ou bien on la rencontre dans le cours de certaines affections aiguës, de fièvres adynamiques, etc. Dans ces différents cas, que nous n'avons pas à examiner ici, elle se dissipe plus ou moins rapidement.

Historique. — Pinel a, le premier, appelé l'attention sur cette forme de maladie qu'il avait confondu, sous le nom d'*idiotisme*, avec l'arrêt du développement des facultés intellectuelles.

Certaines personnes, dit cet auteur, douées d'une sensibilité extrême, peuvent recevoir une commotion si profonde, par une affection vive et brusque, que toutes les fonctions morales sont comme suspendues ou oblitérées. Il cite, entre autres exemples remarquables, celui d'un jeune artilleur qui, dans une action sanglante, voit son frère tué d'un coup de feu à côté de lui ; à ce spectacle, il reste immobile, comme une statue, et, chose remarquable, son arrivée dans cet état à la maison paternelle fait une telle impression sur le troisième fils de la même famille, et le jette dans une telle consternation et une telle stupeur, que rien ne réalisait mieux cette immobilité glacée d'effroi, qu'ont peinte tant de poètes anciens et modernes.

D'après Pinel les affections morales, comme les fonctions de l'entendement, semblent entièrement suspendues dans certains cas, et cette sorte de stupeur apathique porte tous les caractères d'un idiotisme passager : regard fixe, sans expression, immobilité automatique, point de paroles, point de geste expressif ; indifférence absolue pour toute espèce d'aliments, etc...

Esquirol avait considéré la stupidité comme une forme particulière de démence, à laquelle il avait donné le nom de *démence aiguë*, forme susceptible de guérison ; son invasion, ajoute cet auteur, est plus brusque que celle de la démence chronique ; elle guérit facilement à l'aide du régime, des toniques, etc.

Esquirol citait, entre autres, l'observation remarquable d'un malade qui passait alternativement d'un état d'agitation à un état contraire de stupeur. « On le voit alors la tête penchée, les yeux fixes et ternes, d'une insensibilité complète pour les objets extérieurs ; il reste à la place où on le met, on est obligé de l'habiller. Une mucosité abondante s'écoule de la bouche et du nez ; l'émission de l'urine est involontaire ; il refuse de prendre des aliments ; il serre la mâchoire lorsqu'on veut lui faire prendre quelques liquides ; il garde un silence absolu que rien ne peut vaincre. Dans les courtes périodes de lucidité qu'on observe chez lui, il cause volontiers et gaiement. L'interroge-t-on sur ce qui se passe en lui, dans la période de stupeur : « Dans cet état, dit-il, mon intelligence est nulle, je ne pense pas, je ne vois et n'entends rien ; si je vois, si j'apprécie les choses, je garde le silence, n'ayant pas le courage de répondre ; mes sensations sont trop faibles pour qu'elles agissent sur ma volonté. »

Esquirol ajoute que plusieurs aliénés, dans cet état, peuvent être dangereux, et qu'il importe de les surveiller attentivement, parce que, sortant par intervalles de leur habituelle stupeur, ils cherchent à se livrer aux actes les plus funestes.

Georget a également admis que cette affection est caractérisée par la suspension des facultés cérébrales, la confusion des idées et l'obtusion de l'intelligence. Les malades dont il cite l'observation ont déclaré que, pendant l'état étrange dans lequel ils se trouvaient, ils ne pensaient à rien ; que les idées leur venaient quelquefois à l'esprit en grand nombre, mais si confusément, qu'il leur était impossible d'en exprimer aucune.

En 1835, Etoc-Demazy considérait la stupidité comme une complication de la monomanie et de la manie, qui consistait tantôt dans une simple diminution des facultés sensitives, intellectuelles et morales, tantôt dans la cessation complète de toutes les fonctions de la vie de relation ; il en rattachait la cause organique à l'infiltration de sérosité dans les hémisphères du cerveau.

Cette dernière opinion est partagée par Guislain.

Baillarger (1) s'est surtout attaché à démontrer la conservation de l'exercice des facultés chez les individus atteints de cette forme de maladie ; il la considère comme une variété du délire mélancolique, et « chez les malades qui en sont atteints, dit-il, il n'existe pas une suspension des facultés, mais des idées de nature triste et un délire sensoriel plus ou moins en rapport avec les idées délirantes ».

D'autres auteurs, parmi lesquels nous citerons les Drs Sauze, Aubanel, Morel, Marcé, Delasiauve, ont émis sur ce sujet des opinions plus ou moins contradictoires.

Le Dr Chaslin (2), dans un travail que nous résumerons, fait les réflexions suivantes :

Dagonet (3), après avoir admis deux sortes de stupidité, l'une avec délire, l'autre sans délire, fait une bonne description de cette sorte de stupeur, dans laquelle on observe une confusion dans les idées, une agitation passagère, des hallucinations de la vue et de l'ouïe, et de la stupeur. Elle peut, suivant lui, survenir d'emblée, ou à la suite d'un accident grave, d'opérations, d'hémorrhagies.

Ach. Foville (4) admet, lui aussi, deux situations mentales bien différentes dans la stupidité, l'une avec délire mélancolique, l'autre caractérisée par une suspension absolue de l'intelligence, sans hallucinations ni délire, et simulant la démence. « C'est, dit-il, une forme de folie aiguë, insolite dans ses allures, et difficile à faire rentrer dans les classifications les plus généralement adoptées. »

Le Dr Chaslin remarque avec raison que le groupe qu'il décrit sous le nom de *confusion mentale*, après avoir été indiqué par différents auteurs français, a été l'objet de nombreux travaux à l'étranger, particulièrement en Allemagne. Avant de les passer en revue, il ajoute qu'il est assez difficile de se reconnaître au milieu des noms différents

(1) Baillarger, *Ann. méd.-psych.*, 1843.
(2) Chaslin, *Ann. méd.-psych.*, 1892.
(3) Dagonet, *De la stupeur* (*Ann. méd.-psych.*, 1872).
(4) A. Foville, *Nouveau dict. de méd.*, t. XI, p. 99 et suiv.

et trop nombreux, employés par nos voisins pour désigner la même chose.

En 1874, Kahlbaum (1) a décrit sous le nom de *Katatonie* une forme particulière de folie qui comprend une grande partie des cas de confusion mentale. Westphal décrit très rapidement, à côté du délire systématisé primitif chronique (*Verrücktheit*), une folie aiguë (*acute primäre Verrücktheit*) qui s'accompagne de confusion sous l'influence d'hallucinations multiples.

Schaefer, en 1880, et surtout Fritsch, en 1881, décrivent bien la forme de folie caractérisée par un état d'affolement, de déréglement, d'obtusion de l'esprit avec ou sans hallucinations.

Le meilleur travail est celui de Wille, qui donne une excellente description de la confusion mentale, en la séparant avec soin, non seulement de la manie et de la mélancolie, mais aussi des formes aiguës, appelées en Allemagne *Paranoia aiguë*, et qui comprennent en partie ce qu'on appelle, en France, les différents délires primitifs plus ou moins systématisés et plus ou moins aigus. Il comprend sous ce nom de *Verwirrtheit* toutes les folies qui s'accompagnent de confusion, y compris le délire aigu.

Bucknill et Tuke ont mentionné des cas de confusion mentale. Morselli (2), parmi les auteurs italiens, aurait également fait une part à ce groupe de maladies, etc.

Définition. — Pour nous, la stupidité repose sur une suspension plus ou moins complète des facultés, qui peut être dans quelques cas portée à ses plus extrêmes limites. L'exercice imparfait de la vie intellectuelle, lorsqu'il a lieu, est lui-même la preuve de cet état de suspension; c'est en effet un chaos, une confusion au milieu de laquelle les malades ne peuvent se reconnaître; et, comme le fait fort bien remarquer Baillarger, il y a chez eux perte de conscience du temps, des lieux, des personnes, et, même suspension de la volonté.

La stupidité, lorsqu'elle ne se manifeste pas comme une affection primitive, peut présenter dans son expression la plus générale les éléments des affections mentales auxquelles elle succède, c'est ce que nous verrons plus tard; si, par exemple, elle succède à la mélancolie, ce qui a lieu le plus ordinairement, elle conservera les idées fixes, les hallucinations, les terreurs, les sentiments de méfiance de l'affection première. Mais il n'en est pas moins vrai qu'elle correspond, une fois développée, à une disposition spéciale de l'esprit, qu'elle a sa manière d'être, ses symptômes, ses complications, qu'elle reconnaît des indications thérapeutiques particulières, et qu'elle doit être par conséquent l'objet d'une étude et d'une description séparées.

(1) Kahlbaum, *Die Katatonie*, Berlin, 1874. Voir aussi Séglas et Chaslin, *Arch. de neur.*, 1888.

(2) Morselli, *Manuela de semeiotica delle malattie mentali*, vol. I, 1885.

On pourrait se demander si la dénomination de *stupidité*, pour désigner l'une des formes les plus remarquables d'aliénation, est une expression heureusement choisie. Sous ce nom, on le sait, on comprend communément l'état d'un individu dépourvu de jugement et d'idée, d'un sot que caractérise la nullité de la pensée.

La stupidité que nous observons chez les aliénés est tout autre chose : l'individu, frappé de stupeur, n'est nullement dépourvu d'intel-

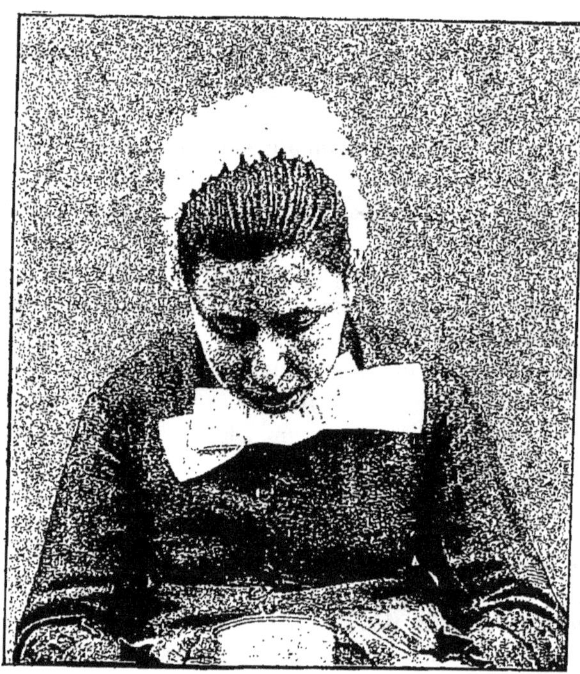

Fig. 13. — Stupeur. Ptyalisme abondant; mutisme. (Collection du Dr Malfilâtre.)

ligence, et il serait préférable de trouver, sous ce rapport, une expression moins vulgaire et plus scientifique.

Quoi qu'il en soit, la stupidité se manifeste dans les conditions les plus diverses : tantôt elle se montre comme une transformation de certaines variétés d'aliénation mentale, de la manie, de la mélancolie, dans lesquelles la tension et l'épuisement des forces morales et intellectuelles ont été portées au plus haut degré ; tantôt, au contraire, elle se produit d'emblée et plus ou moins lentement, à la suite d'un affaiblissement du système nerveux, comme dans le cas d'anémie profonde, après des excès vénériens répétés; quelquefois encore elle survient brusquement, après des impressions morales violentes, des attaques épileptiques, après des accès maniaques intenses dans lesquels s'est produit une déperdition plus ou moins rapide des forces nerveuses.

Elle a par conséquent des symptômes variables et des formes diverses que nous tâcherons de résumer.

Symptômes. — L'individu atteint de stupidité présente, quelle que soit la cause qui ait présidé au développement de sa maladie, une physionomie caractéristique, mais qui peut elle-même indiquer des dispositions d'esprit différentes : tantôt la figure empreinte de stupeur exprime la frayeur et les sensations pénibles qu'éprouve le malade : alors les traits sont contractés et le regard, profondément triste, dénote cependant, par l'animation qu'il montre, l'activité persistante de la pensée. Ces cas se rattachent à la mélancolie avec stupeur (*melancolia attonita, cataleptica*).

Tantôt, au contraire, tout en conservant l'expression de la stupeur, les traits sont relâchés et le regard incertain, tout semble démontrer l'inertie de la pensée et l'absence véritable de l'activité psycho-cérébrale, ce que nous décrivons encore sous le nom de *stupidité psychoasthénique*, et ce qui attirera plus particulièrement notre attention.

Cette expression que revêt la physionomie, soit de frayeur avec étonnement, soit d'inertie plus ou moins complète, *correspond assez bien à deux situations psychologiques* essentiellement distinctes, et dont le pronostic est différent.

Dans *un cas*, ordinairement moins grave, les idées délirantes et les troubles de la sensibilité générale peuvent être portés au plus haut degré ; dans l'*autre cas*, au contraire, d'un pronostic plus défavorable, les manifestations délirantes n'existent plus, ou, si elles existent pour ainsi dire à l'état de germe, elles ne sauraient plus exercer sur l'individu aucune influence.

Les yeux, chez le stupide, sont à demi fermés, fixent le même objet ou sont quelquefois timidement dirigés à terre ; les pupilles sont tantôt dilatées, tantôt fortement contractées ; la dilatation semble correspondre à un défaut d'énergie de l'activité cérébrale.

Dans la forme la plus intense de la stupidité, on rencontre le plus souvent la contraction des pupilles. L'inégalité pupillaire est, on le sait, un signe souvent défavorable, qui peut faire craindre une complication de paralysie générale.

L'*attitude* du stupide est remarquable ; elle indique le défaut de spontanéité qui est le signe distinctif de cette affection. Le malade se tient accroupi sans paraître s'occuper de ce qui se passe autour de lui ; il est triste, taciturne, garde la tête baissée ; lorsqu'on parvient à le faire sortir de son mutisme, il répond avec une sorte d'incohérence ; la lenteur de la pensée, le vague des idées dénotent la confusion et l'embarras de l'intelligence. Sa tenue est malpropre, ses cheveux en désordre ; il laisse couler librement la salive et les sécrétions nasales. Il reste assis ou debout comme une statue, silencieux, la tête inclinée sur la poitrine ; les mains bleues, froides, pendantes, gardent la position qu'on leur donne, ou retombent par leur propre poids quand on les abandonne à elles-mêmes. (Voir fig. 13.)

D'autres fois on le voit se livrer à des actes automatiques, il répète les mouvements qu'il voit faire, emboîte le pas d'un malade qui est près de lui, s'arrête en même temps, etc.

Le *ptyalisme* est chez quelques malades porté au plus haut degré: la salive visqueuse, fétide, s'échappe des deux côtés des lèvres, ou bien elle est retenue dans la bouche, et ce n'est que lorsqu'on force l'individu à l'ouvrir qu'elle s'écoule en quantité plus ou moins considérable; elle peut être gardée par quelques malades pendant plusieurs heures, et alors elle répand une odeur putride. Ce symptôme paraît être d'un augure assez défavorable.

Les individus atteints de stupeur présentent une *insensibilité* plus ou moins marquée, non seulement aux stimulants d'ordre moral et intellectuel, mais encore aux stimulants physiques; il y a lieu de faire, sous ce rapport, une distinction importante suivant le degré même et la forme que présente l'affection mentale; tantôt l'insensibilité est absolue, complète, on peut pincer, piquer les malades, exciter les muqueuses sans qu'ils donnent, sous l'influence de la douleur, le moindre signe de réaction, et plus tard ils affirment n'avoir rien ressenti.

Dans d'autres circonstances, les sensations douloureuses ressenties par les malades se confondent au milieu du trouble et de la confusion de leurs idées, avec les impressions de toutes sortes, internes ou externes, et avec les illusions sensorielles dont ils sont le jouet; il leur est dès lors impossible de faire sous ce rapport aucune distinction, tout se mêle et se confond dans leur esprit.

L'individu peut très bien sentir la douleur; la preuve en est dans la contraction même des traits de la figure lorsqu'on le pique, ou qu'on le pince; seulement il ne fait aucun mouvement pour se soustraire aux souffrances qu'on lui fait éprouver; il les prend pour des épreuves qu'il doit subir, et il les rattache aux convictions délirantes qui le dominent.

Les *diverses fonctions* organiques s'accomplissent d'ailleurs d'une manière assez régulière; cependant les malades, par suite de leur insensibilité et de leur défaut d'initiative, oublient la faim, la soif, et ils succomberaient fatalement, si l'on n'avait soin de pourvoir à leurs besoins les plus urgents. L'absence des soins que leur situation réclame est certainement le plus grand danger qu'ils puissent courir.

Cette inertie dans laquelle ils se maintiennent, la lenteur des mouvements, le défaut d'exercice, finissent par apporter une entrave plus ou moins fâcheuse au jeu normal des fonctions de l'économie. La respiration, la circulation se font souvent d'une manière insuffisante; les mouvements respiratoires, faibles et ralentis, donnent lieu à une hématose incomplète, à l'embarras de la circulation et aux diverses complications qui en résultent; de là, la cyanose, le refroidissement et l'œdème des extrémités, l'infiltration des paupières, etc.

Le pouls est variable, quelquefois fréquent et précipité, d'autres fois ralenti; il participe alors à la torpeur des principales fonctions.

Chez les femmes, la menstruation est ordinairement supprimée, le retour de cette fonction est l'indice d'une guérison prochaine.

Mais c'est surtout au point de vue de l'*état mental* que la stupidité présente des particularités intéressantes à étudier; sous ce rapport on peut admettre *deux formes* principales : dans l'une, l'affection s'accompagne d'un délire sensoriel des plus manifestes; dans l'autre, le délire n'existe pas, ou les idées délirantes, si elles existent, sont fugitives et ne paraissent exercer aucune influence sur le malade.

On pourrait admettre une *troisième* forme, dans laquelle la stupeur vient se confondre avec l'extase et la catalepsie, dont elle emprunte les caractères principaux; c'est la stupidité extatiforme, cataleptiforme. On constate alors des hallucinations affectant souvent un caractère religieux, sur lesquelles toutes les facultés viennent se concentrer; dans la forme cataleptique les malades conservent, nous le verrons, pendant un temps plus ou moins long, la position qu'on a imprimée à leurs membres.

En définitive, les manifestations délirantes chez les aliénés atteints de stupidité sont marquées au coin de la confusion la plus extrême et de l'absence des notions indispensables à tout raisonnement logique; c'est ainsi que l'on voit disparaître les idées d'espace, de durée, de lieu, etc.; les combinaisons intellectuelles qui en résultent rappellent, dès lors, celles qui se manifestent pendant le rêve; chez le rêveur comme chez le stupide, il y a suspension de la volonté.

Les malades dans la stupidité éprouvent en général des sensations pénibles; tout ce qu'ils remarquent leur paraît étrange; ils ont les frayeurs les plus singulières; ils interprètent dans le sens de leur délire tout ce qui se passe autour d'eux; c'est en général dans la stupeur consécutive à l'alcoolisme qu'on voit les terreurs portées au plus haut degré.

Sous l'empire des idées qui les dominent, des hallucinations auxquelles ils sont en butte, on voit quelques-uns d'entre eux opposer une singulière force de résistance aux prescriptions dont ils sont l'objet, et aux mesures prises dans leur intérêt; ils refusent de boire, de manger, de se laisser soigner, et ce n'est qu'avec les plus grands efforts qu'on arrive à leur faire accomplir les actes nécessaires à la conservation de leur existence.

La lutte qu'on est alors obligé de soutenir avec eux les jette dans une violente surexcitation; lorsqu'ils sont à bout de résistance, on les voit se soumettre avec tristesse et verser d'abondantes larmes. Cette obstination n'a d'autre raison d'être que les préoccupations et les appréhensions qui ne cessent de les tourmenter.

Il n'est pas rare de voir quelques-uns de ces malades se livrer tout à coup à des *actes impulsifs* violents, contre eux-mêmes ou contre les personnes qui les entourent. La conscience du trouble qui se passe en eux persiste le plus souvent, et, plus tard, ils peuvent donner des explications sur les sensations qu'ils éprouvaient et l'espèce d'automatisme et d'impuissance où ils étaient réduits.

Cette résistance, souvent désespérée, que certains malades opposent à tout ce que l'on veut leur faire est, on le voit, un des caractères des délires intenses ; on l'observera fréquemment dans la mélancolie avec stupeur.

Dans les cas de stupidité avec confusion des idées, au contraire, le malade est purement passif; il faut le diriger, le faire manger ; il est suivant l'expression de Kahlbaum dans un état négatif (*negatismus*), il ne résiste pas.

En *résumé*, la stupidité présente des signes caractéristiques ; elle ne doit pas être confondue avec quelques états plus ou moins analogues que l'on observe dans certaines formes d'aliénation. Par exemple, on voit des aliénés se renfermer dans un silence obstiné, par suite des convictions fausses qui les dominent; d'autres se maintiennent dans un état d'immobilité complète pour obéir à des voix qu'ils entendent, à des ordres qu'ils croient recevoir ; mais, dans tous ces cas, on ne remarque pas les caractères que la stupeur imprime à la physionomie et à l'attitude du malade.

Après avoir lu les travaux d'un certain nombre d'auteurs allemands à ce sujet, nous croyons que ces derniers décrivent comme nous la stupidité. Les noms si nombreux qu'ils donnent à cette affection indiquent plutôt des variétés ou des degrés dans l'intensité de la maladie.

Pour eux la *démence aiguë ou curable* est caractérisée par l'épuisement cérébral et la suppression des fonctions psychiques, par la confusion profonde des idées, par l'apathie complète des malades, qui peuvent aussi présenter des phénomènes d'automatisme et de stupeur.

L'affection appelée par Meynert *Amentia* est une forme où l'on trouve les mêmes caractères que dans la démence aiguë, mais à un degré moindre d'intensité; de plus, il existe des illusions et des hallucinations ; le malade ne peut s'orienter au milieu d'un chaos d'idées délirantes qui ne peuvent s'enchaîner; les impressions du dehors sont perçues difficilement, le malade paraît distrait ou absorbé; à d'autres moments, il s'irrite et s'emporte, etc.

Nous nous bornerons à résumer succinctement les formes principales que présente la stupidité : la stupidité psycho-asthénique et la stupeur cataleptiforme. Nous verrons aussi que l'on peut retrouver la stupeur et la stupidité dans différentes formes d'aliénation, dans la paralysie générale, dans l'épilepsie, l'alcoolisme, etc.

§ 2. — STUPIDITÉ PSYCHO-ASTHÉNIQUE.

Sous cette dénomination, on doit admettre une forme particulière de stupidité qui n'est pas entretenue par un délire hallucinatoire spécial, mais qui est surtout caractérisée par l'impuissance mentale; elle a été l'objet de nombreuses publications, tant en France qu'à l'étranger. Le Dr Chaslin a publié à ce sujet un intéressant travail sous le titre de *Confusion mentale primitive* (1). La description de Wille serait, suivant lui, la meilleure.

« La confusion mentale, dit Wille (2), est une maladie du cerveau, fonctionnelle, souvent aiguë, mais non rarement chronique, qui commence presque régulièrement par un stade aigu hallucinatoire, se caractérise ultérieurement par de la confusion mentale, un délire désordonné, un manque de repos alternant avec des états intercurrents d'excitation ou de stupeur. On observe aussi des paroles et des actes troublés, dissociés, entrecoupés avec un degré plus ou moins grand d'obscurité et de désorientation (*Benommenheit*), qui se traduisent en même temps par des sensations et des perceptions défectueuses et inexactes, par une appréciation et un jugement insuffisants des perceptions, et par la perte de la mémoire. Les illusions et les hallucinations, que l'on peut reconnaître dans les périodes tranquilles, sont plus frappantes dans les accès d'excitation qui se produisent avec plus ou moins de force et de durée.

» Le caractère de ces accès est très variable ; les malades sont tantôt excités, tantôt tristes, tantôt inquiets, tantôt irrités, tantôt douloureusement impressionnés, ou bien tout cela ensemble ; le plus souvent ces états alternent rapidement. Ces accès se transforment en états stuporeux; souvent ces différents états apparaissent et changent avec une certaine régularité.

» Dans les stades tranquilles (rémissions), les malades donnent l'impression d'un grand affaiblissement ; ils sont affaiblis physiquement et anémiés, ce qui est moins apparent pendant les accès d'excitation. On constate la petitesse et la fréquence du pouls ; la nutrition est diminuée, l'hématose incomplète, l'appétit déréglé, le plus souvent amoindri, la digestion troublée, le sommeil mauvais, la température du corps inférieure à la normale avec intervalles d'élévation ; troubles multiples des sécrétions et des excrétions. »

Suivant Meynert (3), ajoute le Dr Chaslin, l'attention, la perception et l'aperception sont affaiblies dans cette forme d'aliénation ; c'est ce

(1) Chaslin, *Ann. méd.-psych.*, 1892.
(2) Wille, *Arch. f. Psych.*, vol. XIX.
(3) Meynert, *Klinische Vorlesungen über Psychiatrie*, 1890.

qui fait que les malades perden la notion du lieu, du temps, qu'ils font des erreurs sur les personnes qu'ils voient. Les paroles sont souvent incompréhensibles, se rapportant ou non aux idées du malade. Les mots peuvent se suivre, associés par assonance ; quelquefois ils sont prononcés avec effort et incomplètement, comme si le malade ne parvenait pas à s'expliquer comme il le voudrait. Les idées se présentent comme dans le rêve, formant un délire qui s'accompagne ou non d'hallucinations et d'illusions. Enfin l'émotion est généralement affaiblie et elle paraît suivre les phases du délire. Le fond de la maladie est la confusion des idées, sur laquelle vient se greffer l'état de stupidité. Quelquefois les malades (Kahlbaum, Neisser), ont l'aspect d'acteurs déclamant un rôle ou présentent des phénomènes cataleptiformes.

Suivant Meynert, l'affaiblissement, l'épuisement, la dénutrition sont les caractéristiques de cet état. Le malade paraît mal assuré sur ses jambes, il est très amaigri, il a des troubles vaso-moteurs, souvent une fièvre modérée ou, au contraire, un abaissement de la température au-dessous de la normale. On observe des troubles digestifs, quelquefois un gâtisme irrégulier et inconstant.

Il y a souvent dans l'urine de l'albumine, du sucre, des phosphates en excès ; les troubles de la menstruation sont fréquents ainsi que l'insomnie qui est parfois remplacée par une somnolence continuelle.

Marche. — Pronostic. — Le *début* est généralement brusque ; il y a une agitation extrême qui rappelle la manie aiguë, avec perte complète de l'orientation ; d'autres fois le début est graduel et le malade entre d'emblée dans un état qui ressemble absolument à celui du délire alcoolique subaigu. L'état de stupeur peut être très marqué, avec ou sans phénomènes cataleptiformes.

La *marche* de la maladie peut être continue, ou rémittente, ou paroxystique ; mais, le plus souvent, c'est un mélange de stades d'agitation, de calme, de stupidité entrecoupés par des intervalles de lucidité relative.

La durée est très variable, depuis quelques jours jusqu'à plusieurs mois et même plusieurs années. Il y a donc des cas aigus, subaigus et chroniques.

La *terminaison* est la guérison, dans la moitié des cas; elle est constamment précédée d'un stade plus ou moins long d'affaiblissement psychique, accompagné d'une perte de mémoire complète en ce qui concernait les dates et l'existence de la maladie. La guérison peut avoir lieu avec un léger affaiblissement des facultés. Enfin, une démence confirmée peut suivre, souvent alors caractérisée par des accès de stupeur et d'agitation. La mort par suite de pneumonie, de phthisie, de marasme cachectique est aussi à redouter.

Au point de vue de l'anatomie pathologique, on trouverait des états d'anémie, d'œdème cérébral avec opalescence des méninges, ce qui fait dire à Wille que la confusion mentale serait une psychose constituant une forme intermédiaire entre les folies purement fonctionnelles comme la manie, la mélancolie et la paranoïa, et les folies à base anatomique, comme les intoxications et la paralysie générale.

Étiologie. — La plupart des auteurs font jouer à l'hérédité un rôle moindre que pour les autres maladies. On doit attribuer une grande importance à toutes les causes qui ont débilité le système nerveux. Tels sont les excès sexuels, alcooliques, etc., l'accouchement, la lactation, les chocs traumatiques ou mentaux, les opérations chirurgicales, l'inanition et la misère physiologique.

D'après M. Sollier (1) la confusion mentale est pour ainsi dire le type de la *folie puerpérale*. Le rôle de l'infection y est bien démontré; une preuve entre autres bien frappante, c'est que la folie puerpérale a diminué notablement depuis l'antisepsie obstétricale (2).

Quant à ce qui touche à la confusion mentale primitive, Serbsky (3) ayant en vue sa pathogénie, dit que c'est la maladie mentale qui se rapproche le plus de la pathologie interne. Aussi les auteurs s'accordent-ils sur ce point pour considérer le rôle de la « prédisposition » comme très faible.

Le *diagnostic* avec la manie, la mélancolie, la paralysie générale est en général facile (4). On doit ajouter aussi qu'elle peut être la conséquence d'autres maladies mentales dans le cours desquelles on peut encore rencontrer d'une façon passagère des épisodes de cette confusion mentale.

En *résumé*, il existe, dit le Dr Chaslin, une forme de maladie mentale, aiguë ordinairement, qui n'est ni de la manie ni de la mélancolie, qui doit être attribuée à l'épuisement rapide et brusque du système nerveux central (très souvent consécutif, pour les auteurs les plus récents, à l'infection ou à l'auto-intoxication). C'est une forme intermédiaire entre les psychoses et les folies à lésions accentuées et profondes; elle revêt souvent le caractère d'une véritable maladie, par les phénomènes somatiques, dénutrition, fièvre, qui l'accompagnent. Au point de vue psychique, elle est essentiellement caractérisée par la confusion des idées, par suite d'un trouble profond de l'association des idées, de la perception et de l'aperception personnelle; elle peut être ou non accompagnée d'hallucinations, de dépression ou d'agitation. Elle a la plus grande analogie avec les délires par intoxication chronique. Elle a été décrite en France, particulièrement par Delà-

(1) Sollier, *Folie puerpérale*, 1892.
(2) Voir *Folie puerpérale*.
(3) Serbsky, *Allgm. Zeitschr. f. Psych.*, 1892, p. 328.
(4) Chaslin, *Ann. méd.-psych.*, 1892, p. 225.

siauve (1), sous le nom de *confusion mentale*; elle correspond à la forme connue en Allemagne sous le nom de *Verwirrtheit* ou d'*Amentia*. Comme le fait remarquer le Dr Séglas, la conscience ne serait pas conservée dans cette forme de maladie (2).

§ 3. — STUPEUR CATALEPTIFORME.

On la voit dans quelques cas revêtir une forme cataleptique, ce qui lui a fait donner le nom de *stupeur cataleptiforme*; elle semble alors être comme la prolongation d'une attaque véritable de catalepsie. Cette forme assez rare chez les aliénés s'accompagne souvent d'un état cachectique et d'anémie profonde.

Le pouvoir excito-moteur semble avoir disparu : les organes de la vie de relation sont entièrement soustraits à l'influence de la volonté. Le malade reste inerte, passif, incapable de faire le moindre mouvement; il conserve plus ou moins longtemps la position qui a été une fois donnée à ses membres, et, comme on l'a justement remarqué, ceux-ci deviennent semblables à de la cire (*flexibilitas cerea*). Les individus peuvent garder pendant des heures entières l'attitude imposée, même contre les lois de la pesanteur, et la position la plus bizarre, la plus pénible; les muscles cèdent lentement à la pression qu'on exerce sur eux comme s'il s'agissait d'un corps élastique.

Les facultés intellectuelles sont-elles alors suspendues comme le sont celles qui se rapportent à la sensibilité et à la locomotion? C'est là un point sur lequel les opinions sont partagées. Dans quelques cas, les malades ne peuvent plus se rappeler, après leur guérison, les circonstances au milieu desquelles ils se sont trouvés pendant leur état de torpeur; d'autres fois ils font connaître que leur délire a été très actif et la production des idées très rapide.

Kahlbaum a décrit sous le nom de *catatonie* une psychose caractérisée par une succession d'états différents, mélancolie, manie, stupeur avec rigidité musculaire, parfois confusion mentale et démence. Mais comme le remarque Kraepelin, Kahlbaum a confondu sous ce nom *certaines formes périodiques* d'aliénation mentale et des cas de confusion mentale. Le pronostic de la catatonie est des plus défavorables.

§ 4. — STUPEUR DANS L'ALIÉNATION MENTALE ET DANS QUELQUES AUTRES AFFECTIONS.

En dehors des affections mentales, que l'on peut rattacher à un trouble dynamique des centres nerveux et qui rentrent dans la catégorie des névroses, on voit la stupeur se manifester surtout à la suite des affections mentales les plus diverses, elle alterne quelquefois avec

(1) Delasiauve, *Ann. méd.-psych.*, 1851.
(2) *Congrès de médecine mentale de Blois*, août 1892.

elles, elle présente alors une physionomie et des symptômes qui rappellent la forme d'aliénation qui lui a donné naissance.

Elle survient à la suite d'accès violents de *manie aiguë*, lorsque la surexcitation a été portée au plus haut degré, et que les forces des malades paraissent en être comme épuisées. Lorsqu'elle alterne avec des accès maniaques, on voit le malade passer successivement d'un état d'agitation considérable à un état contraire d'immobilité et de stupeur profonde; chez les enfants et les jeunes gens, avant l'époque de la puberté, on la voit souvent revêtir la forme extatique.

La stupeur peut se combiner de diverses manières avec la manie; tantôt elle se produit à la suite des accès maniaques, tantôt elle les précède, et dans ce cas l'excitation maniaque a été considérée, par Pinel et Esquirol, comme une période critique précédant la guérison ; dans d'autres cas elle alterne, comme nous l'avons dit, avec les accès d'agitation maniaque.

Presque toujours l'état de surexcitation, soit qu'il précède la stupeur, soit qu'il lui succède, se manifeste avec un haut degré d'intensité, les traits de la figure sont agités de mouvements spasmodiques, la physionomie présente une expression remarquable de mobilité, le regard est vif, brillant, il a quelque chose de menaçant; le malade a des hallucinations de la vue et de l'ouïe, et de temps à autre il est dominé par des impulsions violentes.

La *mélancolie* est bien certainement, de toutes les formes d'aliénation mentale, celle qui détermine le plus fréquemment la stupeur; celle-ci même paraît être souvent comme la période ultime, le degré le plus intense du délire mélancolique qui lui donne naissance. Dans cette nouvelle phase, les malades conservent les idées fixes, les craintes imaginaires, les convictions erronées qui formaient le caractère essentiel de l'affection primitive, et c'est pour cette raison peut-être que quelques auteurs ont vu, dans la stupeur, une simple variété de la lypémanie.

C'est surtout dans les formes mentales caractérisées par des frayeurs, des *angoisses*, que l'on voit apparaître la stupeur; citons d'abord la mélancolie religieuse, dans laquelle les malades se reprochent des crimes imaginaires, et transforment en fautes impardonnables les faits les plus insignifiants; la crainte de la damnation et les hallucinations en rapport avec leurs idées délirantes continuent à les tourmenter ; les sentiments d'humilité et l'état de prostration peuvent être portés au plus haut degré. Il n'est pas rare d'observer en même temps des impulsions au suicide ; on peut encore rencontrer dans cette catégorie de stupides des impulsions violentes qui dénotent chez eux une profonde perversion morale.

Dans la *stupeur panophobique*, le sentiment de frayeur donne à la physionomie un cachet caractéristique ; le regard effaré, les traits contractés, le malade reste immobile, fixé à la même place ; il ne peut, sans éprouver les plus vives émotions, souffrir l'approche de qui que ce soit.

Tout le monde connaît les travaux de Baillarger sur la stupeur. Cet auteur a démontré que, dans cet état, les facultés cérébrales n'étaient pas toujours suspendues, comme on le croyait généralement, mais que, dans le plus grand nombre des cas, l'exercice des facultés était conservé et que l'on constatait alors des idées délirantes de nature triste, et un délire sensoriel plus ou moins en rapport avec des idées délirantes.

Lorsque le délire forme en quelque sorte le terrain sur lequel repose cet état de stupeur, les malades présentent une physionomie caractéristique qui indique bien leur disposition d'esprit. Les traits sont contractés ; le regard, profondément triste, dénote, par l'animation qu'il présente, l'activité persistante de la pensée. La conscience du trouble qui se passe en eux persiste le plus souvent, et plus tard ils peuvent expliquer les sensations qu'ils éprouvaient, et l'automatisme et l'impuissance où ils étaient réduits.

Cet *état de conscience* éprouve du reste des oscillations que Schüle a bien signalées. « Tantôt, dit-il, il y a absence complète de perceptions tantôt, au contraire, la conscience est troublée et elle est le jouet d'illusions qui font croire au malade les choses les plus singulières. Les états de conscience peuvent alors se transformer d'une minute à l'autre. Ce sont quelquefois des impressions immédiates, qui, appréciées faussement, déterminent la production des idées erronées et des associations fausses ; ou bien ce sont des illusions d'un ou de tous les sens, ou des troubles de la sensibilité générale mêlés à des souvenirs isolés et incomplets qui viennent diriger l'intelligence malade ; la personnalité est dominée tout entière par des sentiments vagues, des obsessions, des désirs insensés et des impulsions étranges. L'individu ressemble à un automate et obéit à des réflexes instinctifs. »

Un *délire systématisé de persécution* intense est quelquefois au fond de cette disposition d'esprit ; l'observation suivante mérite d'être reproduite sous ce rapport.

J... est sorti par guérison de l'asile Sainte-Anne, en 1870, après neuf mois de traitement. Il avait été amené à la suite de plusieurs tentatives de suicide. Il présente à son entrée les signes d'un état de profonde stupeur ; il est impossible de fixer son attention et d'obtenir de lui la moindre réponse aux questions qu'on lui adresse. Peu à peu il s'améliore et il nous explique alors « qu'il se sentait maîtrisé » ; il lui semblait qu'on lui écrasait l'estomac, il ne sait pas ce qui lui est arrivé ni comment il est arrivé à l'asile. Il se croyait perdu, il s'imaginait que la police était après lui, on lui reprochait d'avoir mal parlé de certaines personnes ; on se moquait de lui ; il y avait une dame Testois qui lui faisait entendre toutes sortes de choses ; des voix lui disaient qu'on allait le tuer ; on l'accusait d'avoir dit du mal des religieuses qui le soignaient, etc.

Il nous reste à examiner quelques autres circonstances au milieu desquelles la stupidité se développe et différentes maladies où elle se présente.

Elle peut, comme nous l'avons dit, survenir d'emblée avec les caractères qui lui sont propres, à la suite par exemple d'*émotions violentes*, de mouvements passionnels, etc.

Elle disparaît alors rapidement au fur et à mesure que s'affaiblit la vivacité de l'impression qui l'a fait naître ; quelquefois elle a une durée plus longue, de plusieurs semaines, plusieurs mois.

Une jeune fille, intelligente, laborieuse, se laisse séduire par un jeune homme qui depuis longtemps lui faisait la cour. Celui-ci apprenant qu'elle est enceinte s'emporte contre elle, la frappe, la congédie, en la prévenant que si jamais elle lui apporte un enfant, il le jettera par la fenêtre. Aussitôt sa figure s'altère, son regard devient inquiet, ses membres s'agitent d'un tremblement convulsif, puis elle tombe dans un état de profonde stupeur qui la rend étrangère à se qui se passe autour d'elle ; de temps à autre on l'entend prononcer les mêmes mots entrecoupés : « Adolphe, Adolphe, dit-elle, ne jette pas l'enfant par la fenêtre ! » Quelques jours après, l'accès de délire avait entièrement disparu.

On pourrait citer un grand nombre d'exemples analogues.

La *fièvre typhoïde* détermine, on le sait, dès les premiers jours de son invasion, un état de stupeur qui ne tarde pas à faire des progrès plus ou moins considérables, à mesure que se développe la maladie. Cette sorte de stupeur a été confondue dans quelques cas avec la stupidité des aliénés, et nous avons vu plus d'une fois des erreurs de diagnostic se commettre sous ce rapport. Il suffit d'être prévenu à cet égard pour examiner plus attentivement les signes caractéristiques de la fièvre typhoïde, l'état fébrile, les fuliginosités de la langue, la pulvérulence des narines, le ballonnement et la sensibilité du ventre, les taches lenticulaires, etc.

Mais il n'est pas rare, pendant la période de convalescence de cette maladie, par suite de l'ébranlement subi par le système nerveux, de l'épuisement des forces et de l'état d'anémie profonde, de voir survenir une forme plus ou moins grave de stupidité ; elle alterne alors avec des périodes d'excitation submaniaque ; elle se caractérise en général par des hallucinations qui rappellent celles que l'on observe dans les accès d'alcoolisme aigu : les malades ont des frayeurs, ils voient des animaux plus ou moins bizarres, des loups, des sangliers, ils entendent des bruits étranges, des cris, etc. Les accidents se dissipent d'habitude assez rapidement en même temps que les forces se rétablissent.

On a encore désigné, sous le nom de *stupeur traumatique*, cet état nerveux, cette espèce de torpeur mêlée de craintes, qui s'empare de malheureux blessés après la perte d'un membre, d'un écrasement considérable du thorax, des doigts, des testicules, à la suite d'affreuses brûlures, etc. Certains individus y sont particulièrement prédisposés; les gens nerveux, épuisés ou découragés, les soldats d'une armée vaincue, par exemple.

Les *congestions cérébrales*, les chutes, les coups sur la tête, l'insolation, lorsqu'elle s'ajoute à des fatigues et à la privation de nourriture, peuvent déterminer un état de stupeur mêlé d'excitation maniaque à forme ambitieuse ; on remarque en même temps, dans les gestes, les actes du malade, quelque chose de frénétique, de convulsif qui rappelle de loin les symptômes déterminés par l'irritation et l'inflammation des méninges.

Nous avons pu observer des formes remarquables de stupidité liées à une évidente congestion du cerveau ; pendant la période congestive, qui peut durer plusieurs semaines, les malades perdent entièrement la conscience des phénomènes psychologiques qui se passent en eux, et plus tard ils peuvent n'en pas conserver le moindre souvenir. C'est une obtusion intellectuelle sous l'influence de laquelle les malades restent absolument étrangers à ce qui les entoure ; ils ne comprennent alors aucune des questions qu'on leur adresse, ils commettent des actes déraisonnables, instinctifs, des vols absurdes, des attentats à la pudeur dont ils ne peuvent plus tard rendre compte, qui attirent sur eux des poursuites judiciaires, et qui les ont fait considérer quelquefois comme des simulateurs.

Quand la période de lucidité reparaît, il n'est pas rare de voir persister pendant quelque temps encore la lenteur dans les opérations de l'intelligence. Rien n'est en somme plus difficile que d'établir le diagnostic d'un semblable état mental.

Les habitudes d'onanisme, comme les excès vénériens répétés, sont, on le sait, une cause puissante d'épuisement nerveux ; la stupidité en a été quelquefois la conséquence. On observe alors une forme mixte se rapprochant de l'hypochondrie, quelquefois elle affecte la forme de mélancolie anxieuse.

La stupeur est encore un accident fréquent de certains accès d'*alcoolisme aigu*, elle s'accompagne alors de manifestations délirantes et d'hallucinations caractéristiques. Ces malades tombent dans une sorte de morne stupeur, avec perte plus ou moins complète de la conscience de leur situation.

La stupidité, chez les alcooliques, est en général de courte durée et d'une guérison facile. Outre le délire sensoriel et les interprétations en rapport avec ce délire, on retrouve facilement les symptômes habituels de l'alcoolisme : la céphalalgie, le tremblement et les contractions spasmodiques des muscles de la face et des membres. La stupeur alcoolique est, quelquefois aussi, mêlée d'agitation, de mouvements désordonnés et d'un incessant besoin de déplacement qui rappelle l'excitation maniaque. L'expression d'hébétude que présente la face du malade peut être encore empreinte de frayeur et d'étonnement. Il n'est pas rare de voir des tendances impulsives à l'homicide ou au suicide.

Dans la stupidité alcoolique on retrouve aussi les troubles de la sensibilité générale, si commune dans l'accès d'alcoolisme aigu, les secousses, les crampes, les fourmillements, qui sont l'objet d'interprétations délirantes : les malades se croient couverts de vermine, mordus par des serpents, par des aspics, etc. Il en est de même des troubles de la vue, et de l'ouïe, qui provoquent des hallucinations spéciales de ces organes de la sensibilité spéciale. Enfin, comme élément de diagnostic, on doit encore signaler les troubles de la motilité, la raideur des articulations, la gêne apportée à l'exercice des muscles de la phonation, de la déglutition, de la respiration, les sensations douloureuses ressenties dans différents organes. Les attaques épileptiformes dépendant de l'alcoolisme sont quelquefois aussi suivies d'une période prolongée de stupeur.

L'*épilepsie* doit être placée en tête des affections qui viennent déterminer la stupidité ; on observe sous ce rapport tous les degrés possibles ; à un degré plus faible, on constate, comme état habituel, de l'hébétude, l'embarras du raisonnement, le vague des idées, l'indécision du caractère ; à un degré plus avancé, la lenteur intellectuelle, la difficulté des réponses, l'absence complète du langage, trahissent l'embarras du cerveau ou l'inertie absolue de la pensée. L'expression de stupeur, chez ces malades, ne traduit, comme le remarque justement Delasiauve, aucun sentiment dépressif ; il résulte uniquement de la suspension même de l'activité intellectuelle. Plus les attaques sont fortes, plus la stupidité présente d'intensité ; l'engourdissement moral s'atténue quand les accès diminuent de violence. En tout cas, on doit distinguer cette forme de la variété hallucinatoire qui peut aussi se rencontrer dans l'épilepsie.

L'état de stupeur se manifeste quelquefois à la suite de vertiges épileptiques, et dans ce cas il semble être comme la prolongation du vertige lui-même. Les actes automatiques, inconscients et sans but, constituent l'un des signes caractéristiques de cette forme de maladie.

La stupeur se manifeste aussi dans quelques formes d'aliénation, plus particulièrement liées à une altération organique, par exemple dans la paralysie générale.

Pour la *paralysie générale*, c'est dans la forme dépressive qu'on voit la stupeur se montrer, dans cette variété remarquable qui se caractérise, surtout, par un délire hypochondriaque et panophobique.

Baillarger avait déjà fait la remarque qu'on observait chez beaucoup de paralytiques, à la première période de leur maladie, une stupeur souvent très prononcée qui pouvait se prolonger des mois entiers. Les malades restent inertes, dans un mutisme complet ; cet état s'accompagne de congestion de la face et ordinairement d'inégalité des pupilles. Mais on la voit apparaître aussi à une période avancée de cette affection, et il est alors facile de constater les signes caractéristiques de la paralysie générale.

Sous l'influence de la stupeur, les malades ne semblent plus dominés que par une seule idée déprimante dans laquelle se concentre leur attention; toutes leurs facultés sont absorbées dans cette unique préoccupation; ils répètent qu'ils n'ont plus d'estomac, d'intestins, que le passage est entièrement fermé aux aliments, et que l'obstruction sera d'autant plus grande que l'on fera de plus grands efforts pour introduire des aliments dans l'appareil digestif.

Ces malheureux luttent fortement contre les efforts que l'on tente lorsqu'on veut, dans l'intérêt de leur santé, vaincre leur résistance. On les voit d'ailleurs, à la même place, complètement insensibles à toutes les souffrances qu'ils peuvent endurer; l'hiver, exposés aux rigueurs d'un vent glacial, l'été, à la chaleur ardente d'un soleil brûlant. Le pouls est généralement faible et ralenti; l'immobilité à laquelle ils se condamnent, l'embarras de la circulation et les congestions passives qui en résultent, l'insuffisance de la nourriture augmentent leur état d'affaiblissement, provoquent l'amaigrissement et l'infiltration des diverses parties du corps.

On comprend que le diagnostic de la stupeur simple, mélancolique, avec celle qui se complique de paralysie générale, doive exiger un examen attentif, l'obtusion intellectuelle et les troubles de la motilité qui en sont quelquefois la conséquence, sont une cause d'erreur, souvent difficile à éviter; l'étude des signes différentiels permet seule de faire cette importante distinction.

§ 5. — TRAITEMENT.

En résumé, la stupidité apparaît, on le voit, au milieu des circonstances les plus diverses; on comprend dès lors que les indications thérapeutiques devront varier suivant les conditions au milieu desquelles elle prend naissance, la forme particulière qu'elle présentera et les complications qu'elle pourra déterminer.

Il sera nécessaire de rechercher son point de départ, son mode de développement, d'examiner si elle est survenue comme forme primitive ou consécutive, de constater si elle se rattache à l'alcoolisme, à l'épilepsie, à quelque autre affection organique ou diathésique; si elle est la conséquence de telle ou telle espèce d'aliénation, ou bien encore si elle résulte d'une violente impression, d'une forte secousse morale.

Une première indication à remplir, c'est de remédier aux dangers auxquels sont exposés les malades par le fait même de l'état d'inertie et d'immobilité auquels ils se condamnent. L'absence du sentiment de la faim et de la soif; le défaut d'exercice et le trouble de la circulation qui en résulte; l'atonie que les principales fonctions peuvent éprouver : telles sont les conditions qui font courir aux malheureux atteints de cette maladie les plus graves dangers.

On observe, comme phénomènes morbides secondaires, les œdèmes, les infiltrations séreuses, les congestions passives des différents organes, la rétraction musculaire et la contracture définitive des membres et même d'autres parties du corps, par suite de la position vicieuse dans laquelle les individus se maintiennent avec une sorte d'obstination.

De pareils malades, abandonnés à eux-mêmes ou livrés aux soins inintelligents et inexpérimentés des personnes qui forment leur entourage, ne tardent pas à voir leur situation s'aggraver, et si leur vie n'est pas en danger, ils tombent, en tous cas, dans un état de véritable incurabilité.

On devra donc recourir à tous les moyens possibles pour remédier à ces inconvénients; il faut à tout prix réveiller les fonctions frappées d'inertie, faire appel aux stimulants d'ordre moral et physique pour empêcher l'individu de rester dans un fatal engourdissement, de s'exposer à la faim, à la soif, au froid; mais cette stimulation doit être employée avec persévérance, avec patience, et dans la mesure indiquée par le médecin lui-même.

Lorsqu'il existe un état de concentration de la pensée, une sorte de tension douloureuse des forces morales et intellectuelles, on doit avoir recours aux sédatifs et aux dérivatifs de diverses sortes : les bains, les affusions, les lotions froides sur la tête, les purgatifs légers peuvent donner des résultats avantageux. Les calmants sous diverses formes seront utilement employés; il faut encourager, rassurer le malade, lui donner des conseils bienveillants, éloigner de lui ce qui pourrait être une cause de surexcitation, d'irritation, ce qui pourrait en un mot fournir un nouvel aliment à ses idées fixes, à ses craintes imaginaires.

Si, au contraire, la stupeur dépend d'un affaiblissement de la constitution, d'une sorte d'épuisement du système nerveux, il importe de faire appel à un régime réparateur, aux toniques de diverses sortes; il ne faut pas non plus chercher par de trop grands efforts à faire sortir le malade de son état de torpeur; en un mot, il ne faut pas lui faire violence. Le quinquina, le fer, un régime fortifiant, les bains froids, l'hydrothérapie, les promenades soit à pied, soit en voiture, pourront exercer l'influence la plus favorable, en même temps qu'on recherchera les moyens les plus propres à procurer des impressions douces et agréables.

On peut dire que la stupidité, comme d'autres formes d'aliénation mentale, présente chez chaque individu une physionomie à part, qui fournit elle-même des indications thérapeutiques spéciales. Le traitement, dans tous les cas, devra être tout à la fois moral et physique, comme le sont les causes elles-mêmes qui viennent déterminer la plupart des affections mentales.

CHAPITRE V

DÉLIRES SYSTÉMATISÉS CHRONIQUES

es auteurs allemands ont décrit le délire systématisé sous les noms de *Verrücktheit* et de *Wahnsinn*, ou sous celui de *Paranoïa*.

Ce groupe pathologique repose essentiellement, dit Schüle, sur un trouble primitif du fonctionnement intellectuel. Le délire systématisé chronique typique est, suivant lui, caractérisé par ce qu'on appelle un trouble *partiel* de la conscience, à côté duquel les autres facultés intellectuelles peuvent être conservées saines. A part le cercle de ses idées délirantes, le malade peut conserver pendant longtemps la même aptitude et les mêmes lumières dans certains ordres de connaissance et défend avec la même énergie ses idées exactes et ses conceptions délirantes. Deux personnalités semblent exister dans le même cerveau ; un *moi* nouveau s'établit à côté du *moi* ancien, qui peu à peu se laisse refouler et supplanter.

Dans tous les cas chroniques de délire systématisé, ajoute l'auteur que nous citons, les idées délirantes ont une tendance à se coordonner logiquement entre elles, à former un *système*.

Il est intéressant, comme le remarque le professeur Ball, de suivre l'évolution progressive de ce travail intérieur qui transforme par degrés une notion, d'abord vague et flottante, en une *idée fixe* qui finit à la longue par s'implanter définitivement dans l'intelligence, qu'elle tyrannise d'une manière absolue et dont il est désormais impossible de la déraciner.

C'est en général à la suite d'une longue hésitation que le malade, après avoir flotté dans l'incertitude, finit par trouver la formule de son délire, suivant l'heureuse expression de J. Falret. Parvenu dès lors à la période de *systématisation*, il devient de moins en moins accessible aux influences extérieures, aux idées venues du dehors ; il résiste avec une énergie toujours croissante aux impressions qu'on cherche à lui communiquer. « Sans doute, dit Ball, les circonstances extérieures, les relations sociales, le degré de culture intellectuelle, les souvenirs et les croyances du malade, jouent un rôle immense dans la production du délire ; mais ce sont là seulement, selon l'expression de Kant, les moules dans lesquels il jette sa pensée ; et, dans des circonstances différentes, le délire n'en existerait pas moins ; il emprunterait un autre langage, mais sans se rapprocher davantage de la raison. »

Lorsque le délire a trouvé son expression définitive, rien n'est plus difficile que de faire germer sur ce terrain, si fertile en notions absurdes, une absurdité nouvelle. L'aliéné la repousse sans la moindre hésitation, souvent même il fait preuve d'une puissance de logique et d'une vigueur de bon sens que l'on ne s'attendait guère à trouver chez lui.

Le propre de l'*idée fixe* dans le délire systématisé, c'est que tout se rattache à ce point de départ ; elle est plus ou moins exclusive, elle passionne l'individu et accroît son irritabilité ; ne comprenant pas son erreur, il juge tout au point de vue de sa personnalité. Fixant toute son attention sur ce sujet unique, il épie les moindres circonstances pour justifier l'idée fixe qui sert de point de départ à son délire. Toute son imagination s'exerce à en systématiser les éléments, à en créer même de fictifs. Les meilleures intentions sont méconnues, les faits les plus insignifiants sont travestis. Rien n'égale souvent le génie d'invention que déploient certains aliénés dans l'interprétation des faits dont ils sont témoins ou des sensations qu'ils éprouvent. En dehors de ces idées tyranniques, on voit le jugement reprendre tout son empire. Le cercle des préoccupations fondamentales est plus ou moins étendu, et la systématisation plus ou moins complète.

Ce qui caractérise encore le délire de systématisation, c'est l'*autophilie* des malades qui en sont atteints et qui est la source du développement du délire ambitieux, c'est cette tendance absolument subjective de leur esprit à tout considérer par rapport à eux-mêmes sans jamais tenir compte de l'existence d'autrui (Ball).

C'est en prenant la maladie, sinon à son début, du moins avant qu'elle ait franchi certaines limites, qu'on peut se convaincre que dans un assez grand nombre de cas le délire est rigoureusement limité à une série d'idées toujours les mêmes.

Souvent ce délire a existé longtemps sans être soupçonné, il n'a entraîné aucun désordre. Sans l'aveu du malade lui-même, on ne saurait rien de ses luttes contre une idée fixe qui a fini par le dominer.

On a considéré autrefois le délire systématisé comme un trouble psychique partiel. En réalité, dit Kraepelin (1), cette opinion est insoutenable, puisque (en dehors de beaucoup d'autres objections) on voit les progrès continuels de la maladie et enfin la destruction complète de la personnalité psychique.

D'après Griesinger, le délire systématisé serait le stade secondaire d'un trouble affectif. Mais les recherches de Westphal, Sander, etc., ont

(1) Kraepelin, *op. cit.*, p. 361.

démontré qu'il fallait admettre une forme primaire de ce délire qui qui constitue une *véritable entité.*

Pour Kraepelin la direction générale et vicieuse des pensées, des sentiments, serait la cause originelle des illusions et des associations délirantes (délires primordiaux).

Si l'on examine la manière d'être du délire, on rencontre les variétés les plus nombreuses, les éléments qui paraissent les plus contradictoires, des états expansifs et dépressifs se produisant simultanément. Aussi, il ne peut pas y avoir unité dans la classification des formes que présentent les délires systématisés : l'on doit se borner à décrire les formes dépressives et les formes expansives. Au fond le *délire de persécution* et la *mégalomanie* sont les deux types principaux des délires systématisés. Nous les décrirons avec les détails nécessaires. Ce sont deux manifestations délirantes caractéristiques : l'une étant dépressive, l'autre expansive.

Nous appelons *délires systématisés secondaires* des états qui succèdent à des formes primitives (généralement de nature mélancolique) ; ils se caractérisent par une confusion intellectuelle marquée, par de l'affaiblissement psychique et par l'importance prédominante des hallucinations et des illusions (Voir Schüle) (1).

Kraepelin fait observer que les idées hypochondriaques de quelques délirants systématiques se distinguent des idées hypochondriaques de la mélancolie par leur absurdité et leur exagération ; le délirant systématique objective ses sensations fausses et croit à la réalité des conclusions tirées par lui des troubles sensoriels qu'il éprouve. Ainsi il se plaint que ses os soient raccourcis, ses organes déplacés, qu'on lui ait enlevé certaines parties du corps, etc. Comme nous le verrons plus loin, il s'agit là d'une variété du délire de persécution.

La *marche* du délire systématisé est ordinairement *chronique*, avec des alternatives d'excitation et de rémission. La maladie peut offrir des améliorations plus ou moins durables, des oscillations nombreuses, mais la direction des idées reste toujours la même. L'affection peut rester stationnaire pendant un grand nombre d'années ; la démence, suivant Schüle, dans laquelle on retrouve les vestiges des anciennes idées délirantes, serait la terminaison véritable.

A côté du groupe de la paranoïa chronique, les auteurs allemands admettent un groupe de *paranoïa aiguë*. Ces délires systématisés sont caractérisés par une marche aiguë ou subaiguë, par des hallucinations, par une obnubilation plus ou moins marquée de la conscience. L'humeur est excessivement variable ou quelquefois persistante (elle dépend de la nature des hallucinations) ou bien c'est une indifférence absolue. La conduite du malade est dictée par des hallucinations : c'est

(1) Schüle, *Zur Paranoïafrage*, *Zeitschr. f. Psych.*, vol. L, 1893.

une réaction psychique (type mélancolique); ou bien les actes moteurs sont la conséquence directe de l'irritation cérébrale et de l'épuisement nerveux (types maniaque et stupide); un autre groupe est caractérisé par un trouble spécial de la motilité (*status attonitus*).

Les variétés de la paranoïa aiguë, décrites par Schüle, sont nombreuses : délire systématisé, aigu, sensoriel, mélancolique (démonomaniaque), maniaque, avec *status attonitus* (catatonie), avec stupeur (ou stupeur hallucinatoire). On les trouvera décrites dans les différents chapitres, *Manie*, *Mélancolie*, *Stupidité*, etc.

ARTICLE PREMIER

DÉLIRE DE PERSÉCUTION

Dans les délires systématisés on décrit entre autres une classe d'aliénés fort remarquables, souvent très défiants et très dissimulés. Il s'agit d'une forme tout à fait spéciale d'aliénation mentale.

Le délire de persécution est le type principal des délires systématisés : sous ce nom, Lasègue, d'une part (1), Legrand du Saulle (2), d'autre part, ont décrit une forme d'aliénation mentale présentant des particularités et une physionomie spéciales qui lui donnent une place spéciale parmi les affections mentales.

Les *idées délirantes de persécution* dominent en quelque sorte la pathologie mentale; on les retrouve dans les formes d'aliénation les plus diverses, dans l'alcoolisme, dans la paralysie générale, dans la mégalomanie, etc.

On ne doit pas en faire une véritable espèce morbide, ayant des caractères et une évolution propres, mais elles constituent comme l'hypochondrie, comme les folies impulsives et les nombreuses variétés de la mélancolie, un groupe symptomatologique qui repose sur un même fond morbide, la souffrance morale. « C'est à tort, dit Renaudin, qu'on voudrait admettre autant de types délirants qu'il y a d'erreurs possibles de jugement; le délire des persécutions, celui des richesses, sont des manifestations diverses, mais ne constituent pas l'état pathologique lui-même. » C'est dans le mode de sentir qu'est le point de départ; sous l'influence d'une douleur profonde, le jugement ne s'exerce plus avec une complète liberté.

Le *délire de persécution* a un mode d'*invasion* lent, il présente au début une manière d'être et des signes difficiles à bien apprécier.

C'est d'abord une inquiétude mal définie, que rien ne justifie, qui surprend même ceux qui en sont atteints. C'est alors que l'idée d'une persécution vient à germer dans l'esprit du malade; au commencement, il ne s'y arrête qu'avec une sorte d'indécision; il cherche autour

(1) Lasègue, *Arch. génér. de médecine*, 1852.
(2) Legrand du Saulle, *Délire de persécution*, 1873.

de lui la raison de ses craintes, de ses angoisses; il ne trouve pas à les expliquer par des causes naturelles, et peu à peu, il en arrive à penser que des ennemis cachés sont intéressés à sa perte.

Une fois que toute hésitation s'est effacée, l'aliéné compose d'une manière définitive le *système* auquel il doit s'arrêter; ce travail s'effectue alors avec plus ou moins de lenteur.

Parti de la croyance qu'on le tourmente, dit Lasègue, il est le premier à s'étonner qu'on lui en veuille; il ignore pourquoi on le persécute, il l'avoue ingénûment et ne cherche pas à en savoir davantage. On a beau lui démontrer l'absurdité d'une persécution sans motifs, il persiste néanmoins. Il finit cependant par trouver une raison pour laquelle il se décide, qu'il puise, comme toute l'œuvre de son délire, dans la nature des impressions ; il accuse des êtres mystérieux, la police, les physiciens, les magnétiseurs, etc. Il met en cause des voisins, avec lesquels il n'a jamais cherché à faire connaissance.

L'*idée fixe* dans le délire de persécution a, au début, un peu le caractère d'une idée obsédante; elle est d'abord isolée, fugace, mal définie, le malade se croit l'objet d'une persécution dont il ne peut, à l'origine, comprendre ni la raison d'être ni le mode d'action ; cette croyance ne tarde pas à prendre corps et à donner lieu à un véritable délire systématisé. Le persécuté s'aperçoit bientôt qu'il a affaire à un complot dont les ramifications s'étendent jusqu'aux dernières maisons du quartier qu'il habite, et qui prend nécessairement toutes les formes possibles. La police joue un rôle considérable dans son esprit; elle le poursuit, le surveille, pénètre dans sa chambre, la bouleverse ; s'il est musicien, elle brise les cordes de son violon, détraque son piano, etc.

Chez un grand nombre d'individus, la franc-maçonnerie est une source d'explications des singuliers phénomènes qu'ils ressentent; ils se croient sous sa domination et se plaignent que les francs-maçons viennent interrompre leur sommeil et leur infligent les douleurs qu'ils éprouvent dans différentes parties du corps.

L'idée fixe d'empoisonnement se rencontre fréquemment chez eux ; elle leur sert à expliquer les troubles gastriques auxquels ils peuvent être sujets.

Les *interprétations fausses, délirantes*, sont inséparables des idées fixes; celles-ci engendrent celles-là.

Elles consistent dans une erreur d'appréciation, dans un faux jugement sur les sensations et les impressions les plus diverses éprouvées par les malades; elles tournent toujours dans un même cercle vicieux. Il leur semble que tout ce qui se passe au milieu d'eux est fait pour les tourmenter. On les regarde de travers, on a l'air de se méfier d'eux, on les prend pour des espions, on tient de mauvais propos sur leur compte, on les tourne en ridicule. Les interprétations les plus bizarres se produisent à propos des faits les plus ordinaires, toujours dans le sens de la même idée fixe.

L'électricité, le magnétisme, sont accusés de produire les sensations pénibles éprouvées par ces malades, chez lesquels, on le sait, on rencontre si fréquemment des troubles graves de la sensibilité générale. Ils se plaignent qu'on emploie le magnétisme, l'électricité, pour leur faire ressentir des sensations extraordinaires, des maux de tête, une maladie indéfinissable.

Les *hallucinations de l'ouïe*, comme l'a justement fait remarquer Lasègue, sont prédominantes dans le délire de persécution vrai, essentiel, lorsque celui-ci n'est pas associé, ou, comme nous le verrons plus loin, lorsqu'il ne survient pas secondairement à d'autres formes mentales, telles que l'alcoolisme, la paralysie générale, etc.; elles sont extrêmement fréquentes et elles accompagnent souvent les troubles de la sensibilité générale. Les hallucinations de la *vue* se rencontrent exceptionnellement; elles sont mal définies et n'ont pas la netteté de celles de l'ouïe. L'un de nos malades se plaignait, par exemple, qu'on lui faisait voir des photographies qui retraçaient différents incidents de son existence. Elles précèdent quelquefois le délire, elles en sont même dans certaines circonstances la véritable cause; le plus ordinairement, elles en sont une conséquence.

Les hallucinations sont extrêmement variables; elles ne sont pas toujours comme un écho de la même idée fixe, mais elles sont *multiples*, nombreuses comme les pensées qui traversent l'esprit des malades et dont elles ne sont, après tout, que la manifestation extérieure. Elles sont comme une reproduction fidèle de leurs incessantes préoccupations. S'ils se croient poursuivis par la police, ils entendent proférer contre eux des menaces de mort; aux menaces qu'ils entendent, ils répondent par d'autres menaces. Quelques-uns ont le sentiment, la conscience de la situation étrange dans laquelle ils se trouvent; les hallucinations qu'ils éprouvent sont comme le reflet de cet état de la conscience; on leur dit qu'ils sont fous; quelques-uns conviennent que ce sont leurs propres pensées qui se répètent sous forme de voix (1).

Quelquefois les hallucinations ne sont pas nettes, claires, ce sont des voix basses; le malade suppose qu'on parle de lui (c'est plutôt, en ce cas, une interprétation délirante); il cherche à comprendre ces voix, il leur dit de parler plus haut. A un degré plus élevé, c'est un véritable délire sensoriel; quelques persécutés hallucinés prétendent que la maison qu'ils habitent est remplie de tubes, de tuyaux; les voix sortent de tous les côtés, des murs, des calorifères, etc... ils entretiennent avec elles de véritables conversations.

Les *troubles de la sensibilité générale* qui caractérisent le délire de

(1) Voy. chap. *Symptomatologie*, p. 70.

persécution ont été longuement décrits; nous ne croyons pas devoir nous appesantir longtemps sur ce sujet. Dans la généralité des cas, c'est un des symptômes les plus ordinaires. Ils dépendent évidemment de l'irritation du système nerveux central, particulièrement des centres qui président aux actes de la vie organique. Ils ne sont pas limités, comme chez les hypochondriaques, à une même région ; ils sont, au contraire, généralisés. Les malades font à ce sujet les interprétations les plus bizarres, et donnent les explications les plus étranges. Ils ressentent des commotions, il leur semble que quelque chose leur entre dans le cerveau par l'oreille; ce sont des sensations qui leur causent une fatigue dans les oreilles, dans les yeux, des espèces de tressaillements dans les jambes, des craquements dans les articulations. On les électrise, on les magnétise, on les hypnotise, on leur lance des jets de vitriol ; l'un de nos malades se plaint qu'on charge sa femme d'électricité pour lui donner des secousses.

Les troubles de la *sensibilité génitale* se remarquent fréquemment chez les femmes, mais on les trouve souvent aussi chez les hommes. Ceux-ci se plaignent des pratiques de sodomie, d'onanisme, qu'on exerce sur eux ; les femmes affirment qu'on leur introduit des corps étrangers dans les parties sexuelles.

Les sensations bizarres qu'ils éprouvent ont pour but, disent ces malades, de leur faire subir des épreuves ; un malade prétend que les théologiens (c'est ainsi qu'il appelle ses persécuteurs) arrêtent tout à coup ses doigts pour l'empêcher d'écrire ; un autre déclare qu'on lui fait pénétrer le fluide électrique par les pieds, ce qui lui cause une chaleur intolérable ; on lui fait ressentir par le même moyen diverses sensations douloureuses dans la poitrine, des points de côté, comme si on lui arrachait les poumons.

Nous verrons que chez les alcooliques persécutés les troubles de la sensibilité générale sont extrêmement marqués.

Nous pourrions multiplier à l'infini ces considérations ; on observe tous les degrés, toutes les formes possibles de troubles de la sensibilité générale ; lorsqu'ils sont très accentués, l'affection a été désignée sous le nom de forme *cérébro-spinale.*

En dehors des troubles de la sensibilité générale, on constate quelques autres symptômes d'ordre physique que l'on rencontre d'habitude dans la mélancolie ; il faut en tenir compte. Dans les périodes d'exacerbation, les malades se plaignent de maux de tête, d'insomnie. Ils se plaignent d'étourdissements, leur vue est fatiguée.

Leur attitude est remarquable, mystérieuse, le regard soupçonneux, méfiant, quelquefois timide ; chez beaucoup d'entre eux, l'expression de la figure est triste, découragée.

Le *langage* lui-même a quelque chose de caractéristique. Chez quelques-uns, les expressions dont ils se servent pour faire comprendre ce qu'ils ressentent, sont bizarres, en rapport avec l'étrangeté des sensations qu'ils éprouvent. X... nous dit qu'on lui fait des méchancetés, des *infernaleries* ; il entend comme des voix sourdes, il les appelle le *parlement sourd*; même quand il s'éloigne de ce pays, lorsqu'il va à 70 lieues de Paris, on lui fait entendre le même *parlement*.

Le persécuté ne déforme pas seulement les mots, mais souvent, dès le début de l'affection, on voit qu'il attache une importance très grande aux mots les plus simples, il y découvre toutes sortes de significations, il fait les rapprochements les plus bizarres.

Ce qui caractérise l'état psychique chez le plus grand nombre, c'est la *dépression de la volonté*, l'absence de toute initiative. Ils disent eux-mêmes qu'ils sont placés sous une espèce de domination contre laquelle ils s'efforcent en vain de réagir. Ils cherchent quelquefois à échapper par différents moyens, par les actes les plus bizarres, et souvent les plus dangereux, à cette force qui les domine. X... tire contre un mur plusieurs balles de son revolver, croyant atteindre ses ennemis. Un autre de nos malades se poignarde par suite du découragement profond où il est tombé.

La souffrance morale, plus encore que les souffrances physiques, rend à ces malheureux l'existence intolérable.

Quelques hallucinés restent enfermés chez eux sans vouloir communiquer avec personne; persuadés que la police les suit, ils se barricadent chez eux, regardent à travers les persiennes, changent leur lit de place, frappent le plancher pour empêcher les voix d'en sortir. Un de nos malades part pour l'Amérique pour fuir ses persécuteurs, et se fait arrêter à Rio-Janeiro.

On a divisé les aliénés persécutés en deux catégories, les persécutés *passifs* et les persécutés *actifs* ; les premiers restent dans un état de tristesse et d'inertie et subissent passivement les souffrances qu'ils endurent; les seconds, au contraire, qui réagissent, qui veulent se venger de leurs ennemis imaginaires, ont été, pour cette raison, désignés sous le nom de *persécutés persécuteurs*.

Cette division a sa raison d'être au point de vue surtout des *actes* commis par les malades; mais elle ne caractérise pas absolument deux catégories distinctes de persécutés; le même individu, après être resté passif pendant un temps plus on moins long, finit par devenir actif, et se transforme en persécuteur; ce sont même, chez quelques individus, des périodes qui se succèdent les unes aux autres à des intervalles irréguliers.

Il existe cependant une autre variété de persécutés persécuteurs qui peut être classée près des *fous moraux*. Ils sont particulièrement dangereux; les annales de la science contiennent sous ce rapport de nombreuses observations. Le plus grand nombre de ces aliénés font les dénonciations les plus déraisonnables, se livrent aux récriminations les plus passionnées. Ils font les efforts les plus énergiques pour intéresser le public à leur cause, et, comme nous le verrons, quelques-uns finissent par trouver dans certains journaux, absolument incapables d'apprécier une pareille situation, un appui qui leur permet de donner du retentissement à leurs accusations les plus perfides.

Sous le titre *les Persécutés en liberté*, Ball a décrit une catégorie de persécutés, qu'il a appelés les persécutés migrateurs.

1° Les uns, *voyageurs*, partent brusquement pour accomplir un long voyage, non seulement jusqu'au bout de la France, mais encore jusqu'au fond de l'Amérique. Ils obéissent à une idée depuis longtemps caressée et qui découle de toute une série de conceptions délirantes. Tourmentés sans cesse par d'invisibles ennemis, ils veulent à tout prix leur échapper : de là ces fugues désespérées, ces départs pour un lieu souvent très lointain, qui ont toujours pour but de les soustraire à une position intolérable.

2° Les persécutés *déménageurs*, qui sans cesse déménagent d'une rue à l'autre, de quartier en quartier, sans jamais trouver le calme auquel ils aspirent.

3° Les persécuteurs *visiteurs*, qui entreprennent des séries de visites qui deviennent une véritable calamité pour ceux qui en sont l'objet. Ils exigent la réparation des injustices dont ils se disent victimes, la restitution d'une fortune imaginaire, les récompenses qu'ils ont méritées. Tantôt, au contraire, il s'agit pour eux de déposer des plaintes, de se faire délivrer des certificats, etc.

On pourrait multiplier à l'infini ces divisions, suivant les actes bizarres auxquels ces malheureux sont poussés pour mettre fin à leurs tourments. Le professeur Ball a fait à ce sujet une observation juste, que tout médecin expérimenté ne doit pas perdre de vue en pareille circonstance : il faut résister, à l'égard d'un persécuté, à la bienveillance naturelle qui nous anime envers ceux qui souffrent. L'expérience démontre, en effet, que toute personne qui s'est intéressée à un persécuté et qui a cherché à lui rendre service, devient invariablement, par là même, l'objet de sa haine.

D'une manière générale, l'*évolution* du délire systématisé de persécution est celle que l'on rencontre pour les autres vésanies, lorsqu'elles ne sont pas associées à d'autres affections organiques. Le délire, par lui-même, n'a qu'une influence secondaire sur l'organisme ; il n'apporte à l'exercice normal des fonctions d'autre entrave que celle que peuvent produire les actes déraisonnables du malade, et les conséquences qui en résultent (l'abstinence, par exemple, déterminée par la crainte du poison).

Le délire de persécution, celui surtout qui ne se combine pas avec d'autres formes mentales, constitue d'habitude un état *stationnaire*, avec des périodes de calme et d'excitation, qui peut durer de longues années, sans présenter la moindre modification, quelquefois même pendant tout le cours de l'existence. Comme pour les autres vésanies, il détermine, lorsqu'il est dégagé de toute complication, l'affaiblissement progressif des facultés et un état plus ou moins marqué de démence.

Dans quelques cas exceptionnels, la guérison peut être obtenue après une durée d'un ou deux ans, mais avec une tendance à récidiver.

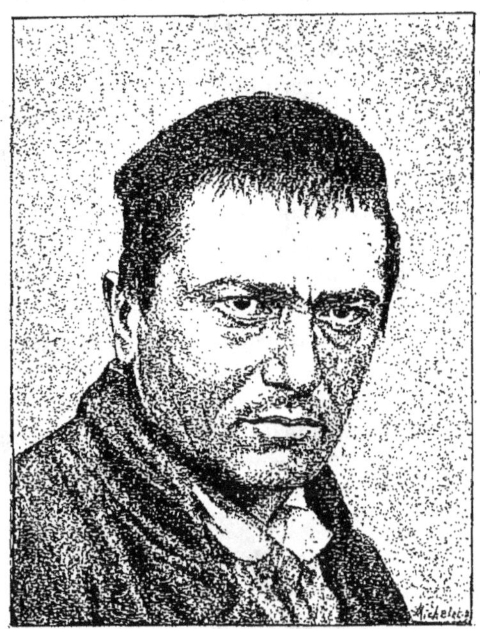

Fig. 14. — Délire de persécution, hallucinations de l'ouïe. (Collection du Dr Cayré).

Dans quelques cas, enfin, le délire existe sous une forme *intermittente*. Nous passerons rapidement en revue les variétés principales que présente le délire de persécution.

§ 1er. — DÉLIRE DE PERSÉCUTION SYSTÉMATISÉ PROPREMENT DIT. FORME TYPIQUE DE LASÈGUE.

Le délire de persécution nettement systématisé, celui qui a été particulièrement décrit par Lasègue, mérite d'être considéré comme une forme véritablement typique.

L'idée fixe, obsédante, de persécution, les interprétations délirantes, les hallucinations de l'ouïe et les troubles de la sensibilité générale en sont les caractères principaux. Ces caractères, qui souvent sont réunis, peuvent aussi se présenter à l'état isolé et indépendants les uns des autres, surtout au début de la maladie.

Dans la grande majorité des cas, on voit l'idée délirante se développer la première, puis surviennent peu à peu les hallucinations de l'ouïe, les troubles de la sensilibité générale et les interprétations délirantes. Rarement les hallucinations de l'ouïe précèdent le délire, elles doivent en être considérées comme une conséquence et non comme la cause; elles caractérisent presque à elles seules, avec les fausses interprétations, cette espèce de délire.

La systématisation ne tarde pas à se faire avec une cohésion plus ou moins forte, une logique plus ou moins serrée. La plupart des malades finissent par personnifier leur délire.

Lasègue a donné à cet égard quelques indications précieuses : la première, c'est que le plus souvent cette personnification du délire tient à une circonstance accidentelle et est basée sur un fait vrai, qui a motivé chez le malade son inimitié pour une personne déterminée. Une fois le point de départ établi, le persécuté ne l'abandonne jamais; il l'accepte aveuglément, pendant toute la vie, alors même que beaucoup d'autres faits plus importants viendraient s'y ajouter plus tard et motiveraient beaucoup mieux des sentiments de haine, de rancune et de vengeance. Enfin, une troisième remarque, également faite par Lasègue, c'est que les faits qui donnent naissance à la personnification du délire, ne sont jamais des faits récents, mais remontent déjà à une date ancienne; le malade les retrouve dans sa mémoire, par suite d'un travail rétrospectif, d'une rumination prolongée.

§ 2. — VARIÉTÉS ET FORMES COMBINÉES DU DÉLIRE DE PERSÉCUTION.

Le délire de persécution semble, dans quelques cas, reposer entièrement sur des hallucinations de l'ouïe, généralement très intenses, en dehors desquelles on n'observe pas d'autres symptômes prédominants. C'est un délire franchement *hallucinatoire*, mais à forme de persécution.

Le trait caractéristique de cette forme, dit Kraepelin (1), consiste dans un délire systématisé qui est la conséquence d'illusions et d'hallucinations multiples, persistantes et uniformes. Le malade montre, au début, de la méfiance contre son entourage, s'isole complètement; puis on voit peu à peu se produire des hallucinations pénibles de l'ouïe; d'abord ce sont des injures isolées qu'il entend, puis des phrases, des discours; on l'accuse de crimes qu'il n'a pas commis, on lui fait des reproches de toutes sortes; chez les femmes, ce sont des hallucinations portant atteinte à leur honneur, on leur dit qu'elles sont prostituées, qu'elles ont des enfants illégitimes, etc...

Le malade s'imagine alors qu'il y a quelque machination dirigée contre lui, il pense que ce sont les personnes de son entourage qui forment un complot (Voir fig. 15).

(1) Kraepelin, *op. cit.*, p. 363.

Comme il entend ces accusations partout, le complot s'élargit, prend d'immenses proportions, le persécuté se croit entouré d'ennemis, d'espions, qui n'ont pas le courage de lui dire ces injures en face et qui emploient des procédés tortueux pour le pousser au désespoir. L'observation suivante nous a paru intéressante sous ce rapport.

J... est, *depuis vingt ans*, atteint de cette forme de délire de persécution avec périodes d'exacerbation. Il ne cessait d'avoir des discussions avec les voisins, entendait des voix; on l'insultait dans la rue, il ouvrait la fenêtre de sa chambre pour répondre aux voix qui l'injuriaient. « Est-il permis à quelqu'un, écrit-il, de vous suivre partout où vous allez, pour vous faire mépriser, d'aller jusque chez le patron ? Je ne peux passer nulle part sans être insulté; mes voisins trouvent la chose plaisante, et sont tous les premiers à guetter ce qui se fait chez nous pour le faire répéter à voix basse par le premier passant. »

Les hallucinations d'autres sens viennent s'ajouter à celles de l'ouïe; les aliments sont empoisonnés, on fait sentir au malade des odeurs affreuses; pour la vue, il remarque que les personnes de son entourage le méprisent, qu'elles ont une physionomie railleuse. Il cherche en vain à échapper à ces persécutions; il voyage, change de logement; finalement il reconnaît avec désespoir qu'il lui est impossible d'échapper à ces conjurations dirigées contre son repos, son honneur et sa vie, etc. Tantôt il tombe dans un état d'amère résignation, tantôt il réagit d'une manière plus énergique; il s'adresse et à ceux qu'il connaît, et à des inconnus, pour leur reprocher la fausseté de leurs accusations, etc.; ou bien, dans le but de se protéger lui-même, il se livre à des actes de violence contre les personnes qu'il soupçonne; quelquefois enfin il se suicide.

Dans l'asile, ces sortes de malades s'irritent contre les aliénés qui les entourent, contre les médecins dont les observations les plus bienveillantes augmentent encore leur irritation.

On voit ce délire, dans quelques cas, accompagné de véritables *accès maniaques*. On observe alors les symptômes habituels de l'excitation maniaque, l'incohérence, l'agitation, les actes de violence, la physionomie si caractéristique du maniaque, les yeux brillants, menaçants, les traits mobiles; et, au milieu de ce désordre, on remarque des idées délirantes de persécution plus ou moins accentuées. Dans la *forme maniaque* du délire des persécutions, d'après Schüle, l'excitabilité, l'irritabilité maniaque peuvent masquer la forme spéciale du délire. Les malades commettent toutes sortes de sottises par irréflexion; ils sont comme un volcan prêt à faire éruption, et pour les moindres causes ils se livrent à une brutale fureur. Il est difficile de fixer leur attention et d'obtenir d'eux une réponse aux questions qu'on leur adresse; ils ont des hallucinations de l'ouïe, entendent des voix; ils ont de l'insomnie, des cauchemars ; ils crient la nuit, se plaignent qu'on les persécute, qu'on leur fasse ressentir, au moyen de l'électricité, des sensations douloureuses, — ils sont violents, frappent ceux qui les entourent. — On se sert de la chimie pour leur enlever leurs facultés, on se moque d'eux, on cherche à les empoisonner. Ils s'approchent des portes, écoutent dans les coins, etc... Quelques malades ont des accès absolument transitoires, de courte durée, mais qui re-

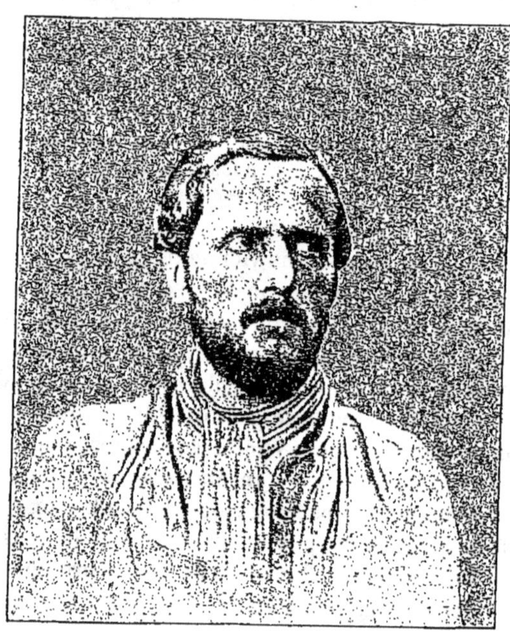

Fig. 15. — Délire de persécution, hallucinations multiples, périodes d'excitation maniaque. Dans toutes les personnes qui l'approchent, X. voit des espions, des ennemis qu'il se promet de poursuivre à son tour. En disant ces mots il pâlit, ses lèvres tremblent. (Collection du Dr Hildenbrand.)

viennent sous l'influence des moindres contrariétés et se passent rapidement sous l'influence du calme et de l'isolement.

L'observation suivante concerne également un délire hallucinatoire, mais compliqué d'une grande *perversion morale* et de la possibilité de dissimuler le délire. C'est là une forme combinée; elle se rapproche de la catégorie des « persécutés raisonnants » décrite par Falret, qui présentent au plus haut degré la manie des querelles, le besoin de se plaindre et d'accuser, chez lesquels on rencontre, en un mot, les actes délirants et l'intégrité de l'intelligence en dehors du délire (Ritti)(1).

F... vient de Charenton; le docteur Calmeil expose, dans son certificat, « qu'il présente tous les signes du délire mélancolique le plus actif; il est

(1) Voir Ritti, *op. cit.*, p. 365, et chap. *Folie morale.*

dominé par des idées d'empoisonnement, par des hallucinations de l'odorat et de l'ouïe qui égarent son jugement, et qui lui persuadent que ses plus proches parents se concertent pour attenter à son existence; il dépeint dans les paroxysmes d'exaltation les supplices qu'on lui fait subir, tandis qu'en réalité sa malheureuse femme a été vingt fois victime de ses violences, *il peut dissimuler* les caractères de sa maladie avec habileté, mais il est des périodes où son délire l'emporte sur sa dissimulation et où il raconte tout haut les souffrances qu'il endure ».

Ce malade, en effet, nous raconte qu'on cherchait à l'empoisonner; sa femme, ses filles mettaient des substances nuisibles dans le vin de quinquina qu'il préparait lui-même ; elles se refusaient à en boire, ce qui a naturellement confirmé ses soupçons. Elles complotent contre lui et l'ont fait enfermer parce qu'il voyait bien ce qui se passait et qu'il ne pouvait le tolérer. Les médecins ont donné des certificats de complaisance ; « cela est facile, avec de l'argent on peut tout ».

De tout temps, il a tourmenté sa famille, portant contre elle des accusations ignobles; il était dangereux pour ses enfants, et surtout pour sa femme qu'il frappait sans cesse; il fermait au cadenas les portes et les fenêtres, enfermant ses enfants des heures entières pendant qu'il sortait; prétendait qu'on avait retiré le mastic des carreaux pour laisser entrer un homme, devenait violent, prenait à la gorge sa femme, ses enfants, manifestait les sentiments de la plus violente jalousie, prétendait que sa jeune fille faisait venir des hommes pour sa femme. Était jaloux de son fils, affirmant qu'il était débauché par sa mère, a failli le tuer en lui jetant un marteau à la tête. Il était d'un caractère dissimulé et faisait preuve d'une grande perversion morale.

Nous devons mentionner aussi le *délire systématisé hystérique*. Aucune des formes *de folie hystérique*, dit Schüle (1), n'est aussi intimement unie au tempérament hystérique que la paranoïa (délire systématisé); on peut la considérer comme le développement naturel et complet de la folie hystérique.

Cet état consiste principalement dans l'exagération de la prédisposition capricieuse des hystériques. Les malades recherchent les démonstrations baroques; elles font preuve d'un égoïsme toujours plus profond; elles font le tourment de leur famille; elles éprouvent les sensations les plus subtiles, elles sont insociables, capricieuses à l'excès, pleines de prétentions, se plaignant sans cesse. Elles rendent impossible la vie en commun, finissent par s'isoler et se complaisent dans des actes bizarres (toilettes ridicules, etc.). Souvent elles conservent pendant longtemps une intelligence lucide. D'autres fois, c'est un délire de persécution vague, mobile et mal systématisé, avec des tendances érotiques et un état moral capricieux; il existe quelquefois une véritable impulsion à l'onanisme.

Chez les femmes, le délire de persécution s'associe souvent à des *idées érotiques*; ce sont des projets de mariage dont on empêche la

(1) Schüle, *op. cit.*, p. 233.

réalisation; la nuit on vient les violer, on cherche sans cesse à offenser leur pudeur, quelques-unes disent être accouchées de sept mille enfants, ont eu des relations avec des empereurs, etc.

Le *délire de jalousie* forme aussi chez quelques femmes la base fondamentale de leur délire de persécution. Elles accusent leurs maris d'avoir des relations avec d'autres femmes, elles les suivent, ne les quittent plus un instant. Les hommes manifestent également un délire semblable, qui devient alors la caractéristique du délire de persécution dont ils sont atteints.

Dans quelques formes, on observe les troubles prédominants de la *sensibilité générale* qui sont l'origine des explications les plus bizarres et qui viennent démontrer le trouble profond de l'intelligence. Les malades accusent leurs persécuteurs des sensations pénibles et bizarres qu'ils ressentent, et donnent les détails les plus fantaisistes sur les moyens employés pour agir sur eux. On lit dans leurs pensées qui sont répétées à haute voix (1), etc.

Cette forme de troubles prédominants de la sensibilité générale paraît se rencontrer fréquemment dans la prédisposition psychopathique, comme forme dégénérative. Kraepelin a observé deux sœurs qui ont présenté le même délire absurde indépendamment l'une de l'autre, car elles n'habitaient pas le même pays.

Cette forme serait plus grave que la variété franchement hallucinatoire.

Dans d'autres cas, on voit se manifester des idées ambitieuses, mais les idées de persécution persistent.

On peut désigner, dit Kraepelin, sous le nom de *formes combinées* la manifestation *simultanée* de délires contradictoires ou même la *transition* d'une phase à l'autre, par exemple la présence du délire ambitieux concurremment avec le délire de persécution.

Le malade croit que parmi les personnes qui l'entourent et qui le persécutent sont de hauts personnages qui ont intérêt à lui nuire, à le tourmenter. Ils sont des prétendants secrets à la couronne, ou bien ils jouent un rôle politique important.

Dans quelques cas les idées ambitieuses paraissent dépendre des hallucinations qui viennent s'associer au délire de persécution. Le chef de l'État, le roi, l'empereur s'intéressent à leur situation, ils veulent mettre un terme aux machinations tramées contre lui, etc.

3. — FORME MÉGALOMANIAQUE DU DÉLIRE DE PERSÉCUTION.

Le délire de persécution s'associe assez souvent à des idées ambitieuses; cette association constitue dès lors une forme complexe.

Dans quelques cas, on voit apparaître des idées ambitieuses en

(1) Voir p. 70.

même temps que le délire de persécution, et elles persistent indéfiniment avec lui; mais, comme le remarque Schüle (1), on observe plus souvent, comme modification clinique importante du délire des persécutions, l'adjonction du délire ambitieux à la dépression, ou la substitution de celui-là à celle-ci.

Les sentiments dépressifs se transforment en sentiments expansifs; les idées d'oppression et de persécution deviennent des idées de grandeur. Ou bien, dit Schüle, le délire ambitieux succède à un délire de persécution plus ou moins prolongé, ce dernier disparaissant entièrement ; les idées anciennes s'effacent, le malade est régénéré, il abandonne son ancienne personnalité. Ou bien les douleurs anciennes et les joies nouvelles existent ensemble et se disputent la prédominance, qui passe des unes aux autres. Mais il est à remarquer que le délire des persécutions prédomine généralement.

Les deux phases peuvent alterner; un délire de persécution périodique alterne avec un délire ambitieux également périodique. L'adjonction du délire ambitieux est, suivant Schüle, un signe d'une haute gravité, sinon de l'incurabilité.

Quelquefois la période ambitieuse revêt la forme d'un accès maniaque intense avec troubles vaso-moteurs; on voit alors arriver plus rapidement la déchéance intellectuelle (Schüle).

Quoi qu'il en soit, cette transformation du délire de persécution est loin d'être la règle (2) ; elle constitue seulement une forme particulière et une complication; on peut la rencontrer dans le cinquième environ des cas de délire de persécution.

Cette complication ne donne pas lieu d'habitude à une évolution plus rapide de l'affection mentale avec tendance à la démence. Nous avons dit que cette tendance se montre surtout, lorsque le délire expansif s'accompagne, par exemple, d'une *agitation maniaque* violente, avec troubles vaso-moteurs plus ou moins intenses.

En dehors de ces cas particuliers, cette forme complexe, ce mélange d'idées ambitieuses et de délire de persécution n'aboutit pas plus vite à un état de démence que le type pur du délire systématisé de persécution. Nous pourrions citer des observations de malades qui pendant quinze, vingt ans, ont présenté cette association, ce double délire, sans avoir offert pendant cette longue période d'autre modification au point de vue intellectuel (3).

C'est chez eux un mélange curieux de préoccupations tristes et

(1) Schüle, *Traité des maladies mentales*, p. 152.

(2) M. Gérente a admis (*Thèse* et *Arch. de neur.*, 1883) une succession de phases et une évolution régulière (période d'inquiétude, délire de persécution, idées de grandeur, démence). Cette « loi générale », de même que la tentative de M. Magnan d'opposer cette forme (*délire chronique*) à la dégénérescence mentale, n'a pas été admise, étant en contradiction avec les faits cliniques.

(3) H. Dagonet, *Délire de la persécution* (*Ann. psych.*, novembre 1890).

d'idées de grandeur, de sentiments contraires de satisfaction et de dépression morale. Les hallucinations de l'ouïe les entretiennent à la fois dans leurs préoccupations ambitieuses et leurs idées de persécution ; au fond, c'est la souffrance morale qui domine. Le malade n'a pas ce contentement et cette exubérance continuelle qu'on remarque chez les véritables mégalomanes, il reste plutôt déprimé, se plaignant des persécutions auxquelles il est en butte et qui l'empêchent de jouir des privilèges auxquels sa fortune, sa haute naissance et sa grande intelligence lui donnent droit. Il est malheureux au milieu de ses grandeurs, c'est le supplice de Tantale ajouté à tant d'autres qu'il subit (ainsi une malade, observée par nous, se dénomme elle-même la reine Vitriol).

Marche de la forme mégalomaniaque. — La marche de cette forme est lente, et on doit reconnaître une aggravation progressive. Dès le début, ces aliénés n'ont aucune conscience de leur maladie ; ils donnent les explications les plus bizarres et ont une conception de plus en plus invraisemblable de ce qui les entoure.

Certains accès présentent aussi, suivant Schüle, une marche intermittente très remarquable : la maladie revêt d'abord la forme du délire de persécution ou du délire ambitieux ; le sujet redevient normal après un temps assez court, et peut quitter l'asile étant guéri ou amélioré. Puis se produit une rechute de durée plus longue, mais le malade peut encore guérir ou s'améliorer. Ce cycle peut être parcouru plusieurs fois, l'affection devenant toujours plus sérieuse et plus longue, et enfin incurable.

§ 4. — FORMES SECONDAIRES DU DÉLIRE DE PERSÉCUTION.

Le délire de persécution peut encore se présenter d'une manière en quelque sorte secondaire, comme complication d'autres affections mentales, dans la démence sénile, dans la paralysie générale et surtout dans l'alcoolisme.

Nous résumerons rapidement les considérations qui ont trait à ces formes secondaires.

La *démence sénile* peut présenter de nombreux accidents cérébraux en rapport avec les altérations cérébrales qui lui ont donné naissance.

La diminution de la mémoire, l'affaiblissement des facultés motrices, les troubles de la parole, la difficulté dans la coordination des idées, tels sont les symptômes principaux qui caractérisent cette situation. En même temps, on remarque chez quelques-uns de ces malades des périodes d'excitation avec impulsions violentes et souvent aussi des idées de persécution.

Ils ont des interprétations délirantes de toutes sortes ; on leur fait des misères, les gens qui les entourent les persécutent, leur font des méchancetés ; on met dans leurs aliments, dans leurs vêtements des choses nuisibles; on les empêche de dormir. Beaucoup se plaignent d'être volés, ruinés, etc. Chez quelques-uns on rencontre en même temps des idées ambitieuses et de persécution.

« On observe très fréquemment, dit Ritti (1), chez les vieillards, des idées de persécution d'une nature spéciale. On sait que la défiance est une des caractéristiques de l'état mental sénile; elle constitue le fond du délire qu'on observe chez eux. » Il ajoute plus loin : « Cette question des idées de persécution des vieillards, encore insuffisamment étudiée, présente surtout un grand intérêt au point de vue médico-légal. »

Dans la *paralysie générale* on rencontre aussi les manifestations délirantes habituelles associées à des idées de persécution prédominantes. L'affaiblissement intellectuel est plus ou moins considérable. Les idées sont mal coordonnées, la systématisation est insuffisante, on observe des interprétations délirantes, des sensations anormales et des hallucinations de l'ouïe. La période d'incubation de la paralysie générale se caractérise même quelquefois par un délire des persécutions plus ou moins accentué.

« Les idées de persécution peuvent se présenter, dit Ritti, soit à la période prodromique, soit dans le cours de la paralysie générale.

» Lasègue en avait déjà fait la remarque. Au milieu de la mobilité des idées délirantes absurdes et contradictoires, exprimées par les malades, on les entend souvent se plaindre d'injures qu'on leur adresse, d'accusations infâmes qu'on porte contre eux (2). »

Le délire des persécutions présente dans l'*alcoolisme* diverses particularités. Tantôt il est transitoire et suraigu; il se montre alors quelques heures après l'excès alcoolique. D'autres fois, il se développe spontanément ou à la suite de quelques contrariétés ou d'un accès de colère.

Les troubles de la sensibilité générale sont plus accentués; les hallucinations de la vue, peu fréquentes dans le délire ordinaire des persécutions, s'ajoutent fréquemment alors aux hallucinations de l'ouïe. Chez la plupart de ces malades, le délire disparaît en même temps que l'intoxication alcoolique perd de son intensité.

Souvent il existe une prédisposition héréditaire, et les mêmes accès se reproduisent sous l'influence des moindres causes excitantes. L'accès disparaît avec la cause occasionnelle qui l'a fait naître, ne laissant après lui d'autres traces que le souvenir plus ou moins vague d'un cauchemar pénible.

Quelques-uns de ces malades sont extrêmement dangereux dans leurs moments d'excitation.

Dech .. est un type d'alcoolique persécuté avec tendance du délire à se généraliser; il a des habitudes alcooliques, boit surtout de l'absinthe. Il a failli

(1) Ritti, *loc. cit.*, p. 588.

(2) Linas, *Recherches cliniques sur les questions les plus controversées de la paralysie générale*. Thèse de Paris, 1858, p. 42 et suiv.

tuer sa belle-mère, a voulu étrangler sa femme ; il a été arrêté à trois heures du matin, alors qu'il chantait la messe sur les marches d'une église. Tremblement alcoolique très marqué. Il n'existe chez lui aucune prédisposition héréditaire. Il entend Dieu lui parler, il répond à ses questions. Il aurait voulu faire condamner sa femme aux travaux forcés, faire casser son mariage et obtenir du pape la permission de se remarier. Les tourments qu'il ressent datent déjà, dit-il, de dix ans. Il a commencé à s'apercevoir que *sa femme lui faisait des infidélités*. On mettait de l'arsenic dans ses aliments, dans le café, dans l'eau sucrée qu'il prenait. On lui a même dernièrement donné des cantharides, il s'en est aperçu par une irritation qu'il ressentait à la gorge. Le sacristain de l'église est de complicité avec sa femme, qui est la cause des persécutions qu'on lui fait endurer. Le délire partiel et systématique tend à se généraliser, ses explications finissent par devenir confuses et presque incohérentes...

Les observations d'alcooliques persécutés sont très nombreuses, elles sont trop connues pour que nous insistions davantage à ce sujet. Nous rappelerons que les *idées de jalousie* sont assez habituelles dans l'alcoolisme et que le délire de persécution peut présenter une marche fort longue. (Voir chapitre *Alcoolisme*.)

En *résumé*, le délire de persécution constitue, dans beaucoup de cas, une forme ayant ses caractères propres et, surtout, des idées nettement systématisées. Mais on le rencontre souvent aussi comme une complication dans d'autres formes d'aliénation mentale.

ARTICLE II

DÉLIRE AMBITIEUX. — MÉGALOMANIE

Synonymie. — *Monomanie* (Esquirol), *monomanie des grandeurs. Manie ambitieuse*, *vaniteuse* (Guislain). *Manie narcisse*, *aménomanie. Fanatisme* (Gessen). *Monomanie exaltée*, *aliénation partielle expansive* (Falret). *Manie systématisée* (Morel). *Verrücktheit*, *Grössenwahn*, etc.

La forme expansive du délire systématisé a été généralement décrite sous le nom de mégalomanie.

Esquirol en faisait une variété de la *monomanie*, mais il comprenait sous cette expression toute une catégorie de malades qui présentent en définitive les affections les plus dissemblables. C'est ainsi qu'on a décrit, comme monomanes, les individus à idées fixes prédominantes, portés par la nature même de leur délire à des actes bizarres, excentriques, dont ils peuvent eux-mêmes discuter et justifier d'une manière plus ou moins logique la raison d'être. On a de même considéré comme des monomanes des hypochondriaques qui n'osaient faire un mouvement, s'imaginant avoir des jambes de verre, ou se croyaient de beurre et n'osaient approcher du feu; ou des lypémaniaques ayant les conceptions délirantes les plus absurdes, retenant leurs urines de peur de produire des inondations, etc...

Esquirol ne reconnaissait d'ailleurs, en dehors de la démence, que deux sortes d'aliénés : les maniaques à délire généralisé, les monomaniaques à délire partiel systématisé. Il divisait la monomanie en deux formes principales : l'une, la *monomanie* proprement dite, *monomanie ambitieuse*, caractérisée par un délire partiel, gai ou ambitieux; l'autre, la *monomanie triste* ou *lypémanie*, caractérisée aussi par un délire partiel, mais triste, et dont nous avons résumé dans le chapitre précédent les symptômes particuliers.

L'observation plus minutieuse et plus exacte a fait reconnaître depuis, que, dans la monomanie ambitieuse, Esquirol avait rangé une foule de malades qui présentaient bien un délire ambitieux, mais dont les uns étaient des maniaques avec des idées ambitieuses dont le délire n'était nullement restreint ni systématisé, et les autres des individus atteints de la maladie bien étudiée dans ces derniers temps sous le nom de *paralysie générale*.

On a d'ailleurs attaqué ce terme de *monomanie*, qui exprimait une idée fausse, celle d'un délire non seulement partiel mais limité, comme l'indique le nom de μονος, à une seule préoccupation fixe, délirante, en dehors de laquelle les individus jouiraient entièrement de l'intégrité de leur raison. L'on a ajouté, fort justement, que s'il existait une pareille affection dans laquelle on observerait une lésion tout à fait isolée de l'intelligence, il faudrait bien admettre des degrés variables de la responsabilité morale chez les sujets qui seraient atteints d'une semblable maladie, et qui auraient commis des actes répréhensibles.

Il existe en effet, nous le verrons plus loin (les annales de la science en renferment de nombreux et d'incontestables exemples), des malheureux dont la folie a justement pour caractère prédominant des impulsions dangereuses, violentes, irrésistibles, dont ils peuvent avoir la conscience, qui provoquent chez eux un sentiment d'horreur, contre lesquelles ils luttent avec une énergie plus ou moins grande, et auxquelles ils finissent souvent par succomber malgré leurs efforts. Mais, comme nous le remarquerons, ces impulsions se manifestent sous l'influence de conditions névropathiques particulières, elles constituent une *forme impulsive* ; il existe toujours, à côté de ce phénomène morbide prédominant, un ensemble pathologique dont il importe de bien apprécier les causes, la marche et les signes caractéristiques. Nous reviendrons plus loin sur ce sujet.

Sous le nom de *monomanie sensoriale* Esquirol, et plus tard Marcé (1), ont décrit une forme d'aliénation mentale qui repose essentiellement sur des hallucinations; nous l'avons particulièrement rattachée à l'une des variétés de la manie, et désignée sous le nom de *délire*

(1) Marcé, *op. cit.*, p. 378.

sensoriel. Dans cette forme, toutes les préoccupations qui dominent l'esprit, tous les actes bizarres auxquels l'individu est sans cesse entraîné, n'ont d'autre raison que les hallucinations auxquelles il est sujet. Dans la plupart des cas, on observe alors un délire généralisé en rapport avec la pluralité des hallucinations ressenties.

La *monomanie intellectuelle* d'Esquirol, que Marcé a également conservée et décrite, comprend, elle aussi, des troubles intellectuels partiels, systématisés, caractérisés par des idées fixes, mais présentant aussi des symptômes variables et même opposés entre eux. Tels sont les faits que nous décrirons sous les noms de *mégalomanie* ou de *délire religieux, démonolâtrie*, etc., que nous avons compris au nombre des variétés que présente la mélancolie.

En résumé, le terme de *monomanie* doit disparaître de la science où il devient une cause de confusion et d'embarras pour l'étude des faits pathologiques.

Les principaux états morbides qui ont été décrits dans la monomanie peuvent se ranger, suivant nous, dans les deux classes de maladies suivantes, que nous désignerons, l'une sous le nom de *mégalomanie*, l'autre sous celui de *folie impulsive*.

§ 1er. — MÉGALOMANIE (MONOMANIE AMBITIEUSE d'Esquirol).

Définition. — On peut définir la mégalomanie, une affection mentale caractérisée par un délire systématisé, une exagération du sentiment de la personnalité d'où résulte la surexcitation expansive des facultés et des sentiments, des impulsions violentes, énergiques, et une attitude caractéristique.

Considérations générales. — On a mis en doute cette forme d'aliénation. Marcé en conteste l'existence. « Les faits, dit-il, qu'Esquirol désignait sous le nom de *monomanie ambitieuse*, doivent se rattacher, grâce à une analyse symptomatique plus rigoureuse, soit à la manie, soit à la paralysie générale (1) ».

D'autres recherches, parmi lesquelles nous citerons particulièrement l'important travail d'Achille Foville (2), ont démontré que le délire ambitieux n'était pas exclusif à une forme spéciale d'aliénation, mais qu'on le rencontrait au contraire associé aux affections mentales les plus diverses ; c'est pour cela qu'on a admis des manies, des lypémanies ambitieuses, dans lesquelles on voit les idées de grandeur se mêler aux autres symptômes qui caractérisent la maladie. On les observe surtout, on le sait, dans la paralysie générale et la manie congestive, qui peut facilement se confondre avec cette dernière affection.

(1) Marcé, *op. cit.*, p. 350.

(2) A. Foville, *Étude clinique de la folie avec prédominance du délire des grandeurs*. Paris, 1871.

Quoi qu'il en soit, il existe des cas essentiellement caractérisés par un délire de grandeur fixe, cohérent, systématisé et entièrement distinct, par cela même, de celui qui se présente dans la paralysie générale.

La plupart des auteurs, Georget, Calmeil, Esquirol, Parchappe, Brierre de Boismont, Trélat, Baillarger, Delasiauve, J. Falret, etc., ont reconnu l'existence de ce délire ambitieux en dehors de toute paralysie générale.

Symptomatologie. — Nous résumerons succinctement les caractères principaux qui appartiennent à la mégalomanie.

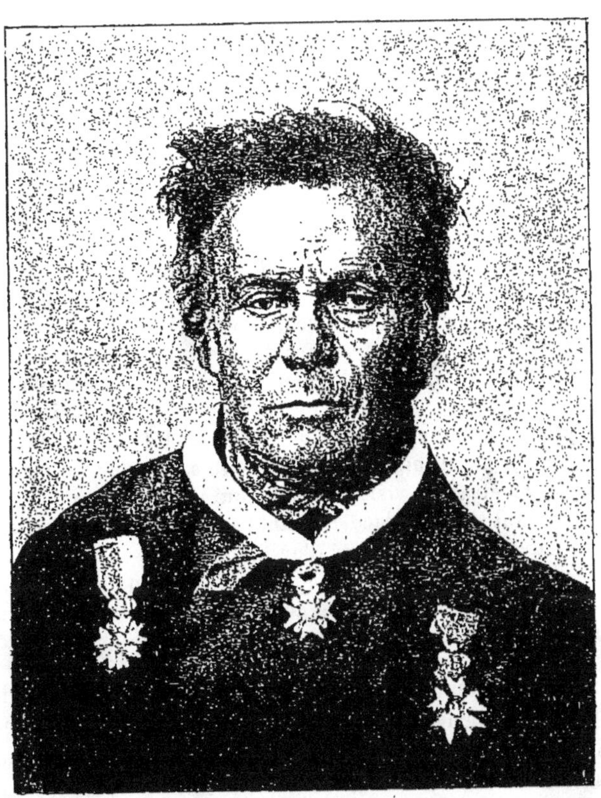

Fig. 16. — Mégalomanie. Le malade se couvre de décorations, il a un mérite exceptionnel et toutes les dignités ; il est sorti de l'école des empereurs ; il est grand roi du Languedoc et généralissime des armées de France. (Collection du Dr Cayré.)

Caractères physiques, physionomie, attitude. — Le mégalomaniaque présente une physionomie caractéristique qui réfléchit, d'une manière remarquable, les préoccupations orgueilleuses et les sentiments exclusifs qui dominent son esprit (voy. fig. 16). Les traits de son visage, la manière de se tenir, de se mouvoir ; sa démarche originale, sa pose excentrique, la bizarrerie de ses manières, tout dans son extérieur forme un ensemble de phénomènes suffisant pour faire reconnaitre à l'œil exercé de l'observateur la nature des conceptions délirantes.

La figure est ordinairement colorée, les yeux sont vifs, animés, brillants, quelquefois mobiles, le regard est fier, hautain, dédaigneux.

Le malade marche la tête haute, avec assurance ; sa parole est brève et impérieuse ; il recherche souvent l'isolement et dédaigne la société de ceux qui l'entourent ; il est grossier, orgueilleux ; sa conduite varie nécessairement suivant la nature des préoccupations qui le dominent.

Rien n'est caractéristique comme la tenue des mégalomanes ; ils se drapent dans leurs vêtements, dit Calmeil (1), ils fabriquent des épaulettes, des décorations, ils se couvrent de ces indices de leurs dignités. Ils prennent le costume, les manières des personnages historiques qu'ils se persuadent être ; ils racontent comme leurs propres actions celles qui ont illustré ces mêmes personnages.

Un aliéné, M. P..., que nous avons observé, et dont l'histoire est rapportée par Morel (2), est un exemple remarquable de mégalomanie. Il a une taille superbe, sa tête a conservé tous ses cheveux ; il porte la queue comme au commencement de ce siècle ; son front est élevé, il a le regard fin et spirituel, l'œil vif et brillant. Il est tellement identifié à son rôle de mégalomane que la voix a pris l'habitude du commandement. Il ne sort, même dans les plus grandes chaleurs, qu'avec un manteau doublé d'une étoffe rouge : il a un képi, et jamais il ne quitte sa canne de commandant.

Il n'est pas un étranger, visitant l'asile, qui ne demande quel est cet officier supérieur. Avant d'être placé à l'établissement de Maréville, on voyait M. P.., en habit de général, armé d'un grand sabre, et porteur de toutes sortes de décorations, se pavaner au milieu de la ville de Nancy. Les fêtes et les réunions publiques n'avaient pas de spectateur plus assidu ; monté sur un mauvais cheval, il caracolait au milieu de la foule.

Les mégalomanes ont, nous venons de le dire, une manière d'agir, de se vêtir, de parler, qui dénote bien vite le genre de leur aberration. Ils aiment et recherchent la vivacité des couleurs. Les femmes apportent une attention minutieuse à leur toilette, mais presque toujours il y a quelque chose de choquant dans leur arrangement. Comme le maniaque, dit Spielmann, le mégalomane a besoin de mouvement ; mais quelle différence, cependant ! tandis que chez le maniaque le mouvement n'a pas de but, le mégalomane se meut, s'agite, parce que le mouvement, l'agitation constituent sa joie, son bonheur, sa vie ; chez lui aucun mouvement n'est fortuit, n'a lieu sans motifs ; sa volonté est toujours en jeu, ses actes ont un but déterminé ; s'il est

(1) Calmeil, *Dict. méd.*, art. MONOMANIE.
(2) Morel, *Études cliniques*, t. I, p. 341.

violent, c'est pour faire exécuter ses ordres, ses résolutions, c'est pour faire voir sa force capable de tout détruire, de tout anéantir ; ce n'est pas l'esprit de destruction qui l'anime, c'est le besoin de révéler, de manifester sa force, son pouvoir.

Les fonctions de la vie d'assimilation ne sont pas altérées chez les mégalomaniaques ; elles s'accomplissent d'habitude avec une parfaite régularité. Il semble même que la forme expansive de leur affection, le contentement d'eux-mêmes et l'extrême satisfaction dans laquelle ils ne cessent de vivre, impriment aux appareils de la vie organique un surcroît d'activité, d'où résulte en quelque sorte un excès de santé.

Sensibilité morale. — Passions. — Les symptômes de l'ordre moral et intellectuel sont véritablement caractéristiques ; comme dans toutes les maladies mentales, on rencontre du côté de la sensibilité morale des particularités plus ou moins remarquables. Cette faculté principale est profondément lésée.

On n'observe point, comme dans la manie, cette surexcitation générale, d'où résulte la mobilité des impressions, et ces dispositions changeantes en vertu desquelles les malades passent instantanément de la joie à la tristesse, de la fureur aux sentiments opposés de bienveillance et d'affectueuse expansion ; loin de là, la sensibilité est exaltée, mais toujours dans le même sens.

A l'inverse du mélancolique, chez lequel on observe les sentiments dépressifs sous toutes les formes, tels que la haine, la méfiance, les craintes, les angoisses, chez le mégalomane tout est en rapport avec le sentiment exagéré du moi, avec cette satisfaction intime et constante qui résulte de l'exhaussement de son individualité. « Chez les individus atteints de cette affection, les passions, dit Esquirol, sont exaltées et expansives ; ayant le sentiment d'un état de santé parfaite et inaltérable, d'une force musculaire augmentée, d'un bien-être général, ils saisissent le bon côté des choses ; satisfaits d'eux-mêmes, ils sont contents des autres, ils sont heureux, joyeux, communicatifs ; ils chantent, rient, dansent ; dominés par l'orgueil, la vanité, l'amour-propre, ils se complaisent dans leurs convictions vaniteuses ; ils sont actifs, pétulants, d'une loquacité intarissable, parlant sans cesse de leur félicité ; leurs impressions sont vives, leurs affections énergiques, leurs déterminations violentes (1). »

Tant qu'on ne froisse pas ses sentiments, qu'on ne fait pas opposition à ses idées, le mégalomane est de bonne humeur et affable avec les personnes qui l'entourent ; mais si on cherche à le contredire, il devient arrogant, farouche, se livre à des actes de fureur, se venge sans pitié pour peu que l'on mette en doute son pouvoir sans

(1) Esquirol, t. I, p. 6.

bornes, la profondeur de sa raison et l'immensité de son savoir. Il est sous ce rapport d'une susceptibilité excessive, le moindre obstacle, la plus légère opposition ne tarde pas à développer son irritabilité au plus haut degré, et à donner lieu à des accès d'agitation qui peuvent alors le faire ressembler à un maniaque.

On rencontre en même temps une transformation plus ou moins grande du caractère ; autrefois timide, pusillanime jusqu'à l'indécision, on voit le malade devenir peu à peu décidé, hardi, entreprenant ; rien ne l'arrête plus lorsqu'il s'agit de mettre ses idées à exécution ; il ne connaît ni obstacle ni difficulté, du moment qu'il veut poursuivre la réalisation de ses chimériques projets.

Le sens moral, et surtout les sentiments affectifs, sont d'habitude profondément pervertis ; si les malades n'ont pas conçu une profonde antipathie à l'égard des personnes qui leur étaient le plus chères, ils n'ont plus, pour elles, que l'indifférence la plus complète. Ils n'hésiteraient pas un seul instant à sacrifier amis, parents, aux idées qui les préoccupent et aux impulsions que viennent provoquer chez eux les illusions et les hallucinations auxquelles ils sont en proie.

On trouve chez les mégalomanes l'affaiblissement, la perte même de toute conscience de leur situation ; les maniaques se rendent compte, à certains moments, de leur état ; même au plus fort de leur agitation ils ne perdent pas toujours le sentiment d'eux-mêmes ; souvent aussi, chez les mélancoliques, la conservation de ce sens intime fait un singulier contraste avec leur état d'abaissement moral. Au contraire, chez le mégalomaniaque, il y a perte entière de la conscience, il ne se sent plus lui-même, jamais il ne doute de la réalité de ses convictions ; il est loin de se croire malade, et quand arrive la convalescence, son étonnement est extrême, et il ne peut comprendre comment, sous l'influence de sa maladie, il lui était impossible d'entrevoir jamais la fausseté de ces étranges aberrations.

Ainsi que cela a lieu dans quelques formes d'aliénation, les moindres circonstances agissent puissamment sur la sensibilité, et tendent instantanément à surexciter les passions. Sous l'influence de la musique, d'une scène de déclamation, d'une réunion chantante, en présence d'un spectacle, les malades ne se contiennent plus ; ils s'exaltent, ils pleurent, ils chantent, ils se substituent aux acteurs ; ces aliénés remplissent parfaitement les rôles qu'on leur fait jouer, lorsque surtout ceux-ci sont en rapport avec leurs idées favorites. On les voit s'identifier avec le personnage qu'ils représentent, et dans quelques cas, ce n'est pas sans danger qu'on les laisse se livrer à leur enthousiasme.

Délire. — Le délire du mégalomane est des plus caractéristiques. Ce qui le distingue, c'est son peu d'étendue, c'est le cercle restreint dans lequel se maintiennent les conceptions du malade; c'est en même temps la netteté des idées et l'intégrité apparente des facultés intellectuelles, pour peu qu'on n'éveille pas les préoccupations maladives. Hors de leur délire, les mégalomanes sentent, raisonnent, agissent comme tout le monde. Ils conservent plus ou moins le masque et le geste de l'homme normal.

L'orgueil est en quelque sorte le principe générateur des idées fixes et des convictions erronées dans lesquelles leur esprit ne cesse de s'entretenir; c'est le pivot autour duquel roulent leurs pensées les plus chères. On conçoit toutes les variétés et tous les degrés que l'on peut observer sous ce rapport.

« L'orgueil, chez le mégalomaniaque, peut aller aussi loin que possible; il s'élève à tout ce que l'imagination est capable de concevoir, sans considérer l'inanité de sa base. On dirait même qu'il est d'autant plus hardi qu'il germe dans un entendement moins cultivé. L'homme instruit, quand il est aveuglé par cette passion, monte quelques degrés; l'homme ignorant va d'un seul bond jusqu'au sommet; le premier se fait ministre, roi ou empereur; le second s'arrête rarement à ces dignités trop fragiles, il se fait Dieu. Les dieux que l'on rencontre dans les maisons d'aliénés appartiennent presque tous à la classe pauvre (1). »

Il serait difficile d'énumérer toutes les idées chimériques que peut créer l'imagination des mégalomanes. Les uns se croient prophètes, dieux; les autres sont riches, puissants, ce sont des généraux, des ministres, de grands seigneurs, des princes, des rois; ils commandent à l'univers entier, ils donnent avec dignité des ordres à ceux qui les entourent; quelques-uns se croient des savants distingués, des poètes, des orateurs, etc... D'autres sont des réformateurs en politique, en finances, en religion; ils réforment jusqu'à la langue et se composent de nouveaux dictionnaires.

Chaque sexe a un cachet particulier. C'est la folie des richesses qui prédomine chez les femmes; elles ont équipage et laquais, elles aspirent à d'illustres alliances ou sont issues de familles princières; elles sont filles ou épouses de rois et de grands personnages. C'est la gloire et la renommée qui surexcitent les hommes.

La manière de parler, d'écrire, peut dénoter la nature des aberrations, le caractère du délire. Nous reproduirons plus loin un dessin fait par un mégalomane, qui se présentait aux élections législatives (Voir fig. 17). Les malades aiment les phrases sonores, les tournures hardies, les antithèses; leur style est imagé, fleuri, symbolique; souvent il est laconique, impératif. Quelques mégalomanes ont un dictionnaire à eux.

(1) Leuret, *Fragments psychologiques*, p. 322.

L'observation d'un malade cité par Morel est un exemple frappant.

M. P..., outre les titres et les honneurs qu'il s'imagine posséder, se croit encore réservé à une gloire nouvelle, celle de réformer la langue française par la création d'un dictionnaire nouveau, et d'une langue où l'on n'entendra plus aucune des assonances qui heurtent le bon goût et blessent la morale. L'examen des livres qu'il lit (et il lit énormément), est le monument le plus curieux de ses excentricités actuelles; il corrige à la marge les auteurs, réforme les mots, en invente de nouveaux, et si de temps à autre il émet une idée heureuse, elle se trouve bientôt étouffée sous le nombre de ses idées délirantes ou burlesques (1).

Une femme atteinte de mégalomanie écrit, le lendemain de son arrivée à l'asile de Stéphansfeld, la lettre suivante : « Français ! je suis dans une maison de santé qui appartient au gouvernement; deux médecins sont venus m'annoncer que j'étais devenue folle et que c'était là la cause que je me disais reine. On veut me faire travailler et me mettre avec les autres malades; on me traite en esclave au point que je suis obligée de manger comme tout le monde, chose qui m'est impossible; enfin, on va jusqu'à me menacer de m'ôter mes habits pour me revêtir de ceux de la maison.

» Dépêchez-vous de m'arracher d'ici!

» C'est toujours Marie-Anne Hommel, première reine de France, élue du vrai Dieu, qui vous écrit, et qui vous déclare plus que jamais, que si Dieu l'a destinée pour régner, elle emportera plutôt sa couronne au tombeau que de donner ce que Dieu lui a confié; elle défend même qu'on s'en serve après sa mort.

» L'on veut me forcer de donner ma couronne aux démons...

» Jamais! »

Le mégalomane conserve, nous l'avons dit, l'intégrité de son entendement sur tout ce qui est en dehors de ses fausses croyances; l'idée première de son délire supposée juste, tout vient s'enchaîner dans un ordre logique et naturel. Seulement, il ne peut diriger sa raison dans le cercle d'activité que la maladie lui a imprimée, dans l'ordre des convictions en quelque sorte génératrices et caractéristiques de son affection.

On comprend dès lors que les objections ne puissent avoir aucune prise sur son esprit; elles restent sans influence sur lui, sa conscience les repousse sans examen préalable, on l'offense par cela même qu'on les lui présente ; elles n'ont d'autre résultat que de provoquer chez lui la colère et la fureur.

Nous devons aussi mentionner une particularité de la mégalomanie, c'est que le délire tend souvent à se généraliser, et que les idées deviennent confuses, presque incohérentes, dès que le malade vient à être placé, et comme poussé sur le terrain même de ses conceptions délirantes.

(1) Morel, *op. cit.*, t. I, p. 354.

On conçoit toute l'influence qu'une semblable disposition d'esprit peut exercer sur les déterminations. La volonté est véritablement opprimée, elle est dirigée dans le sens des préoccupations ardentes et vivaces qui dominent le malade. Non seulement il n'a pas la conscience de son état, mais, fasciné pour ainsi dire par la satisfaction exagérée de lui-même, par la conviction que rien n'égale son pouvoir et son mérite, on ne le voit apporter aucune hésitation à la réalisation de ses projets.

« Si la mégalomanie était plus fréquente, dit Wachsmuth (1), il serait plus souvent question de crimes et de délits commis par les malades qui en sont atteints, parce qu'aucune affection ne pousse davantage à des actions dangereuses. Elle fait disparaître à leurs yeux toutes les limites, tous les obstacles ; ils conservent en outre assez de raison pour employer sûrement les moyens utiles au but qu'ils veulent atteindre. »

Nous avons déja fait remarquer ailleurs que les idées fixes revê:aient, dans cette forme d'aliénation plus que dans toute autre, un véritable caractère d'irrésistibilité ; nous devons ajouter que le délire sensoriel, qui donne lieu à une conviction absolue, est également un symptôme d'une extrême fréquence.

Illusions et hallucinations. — Les mégalomanes, d'après Esquirol, sont sujets aux illusions et aux hallucinations ; souvent même ces ymptômes caractérisent seuls leur délire, et sont la cause de la perersion de leurs affections et du dérèglement de leurs actes ; les faits bondent pour justifier cette proposition.

Les objets qui frappent leurs regards, les paroles qu'ils entendent ont, pour eux, le sujet d'une interprétation délirante qui vient ournir un nouvel aliment à leur conceptions fausses.

Les hallucinations du mégalomane sont extrêmement vives, elles xercent sur lui un empire absolu et irrésistible ; celles de l'ouïe sont urtout fréquentes, elles font entendre au malade des voix qui l'enretiennent dans ses idées de grandeur et d'orgueilleuse vanité.

Madame de R..., citée par Esquirol, s'entretient avec des princes, des rois ui sont ses ancètres ; les plus grands monarques lui rendent des visites ; es morts les plus illustres lui apparaissent, elle cause avec eux tantôt avec mportement, leur faisant des reproches, tantôt avec tranquillité, leur donnant es conseils, et leur annonçant de grands événements : cette dame se pose n souveraine, elle porte la tête haute, proclame sa puissance, sa force, rdonne avec fierté...

Un autre mégalomane, dont l'observation est citée par le même auteur, oit entendre un ange qui lui ordonne d'immoler son fils à l'exemple 'Abraham, et, sans hésiter, il consomme son sacrifice.

(1) Wachsmuth, *op. cit.*, p. 305 et 306.

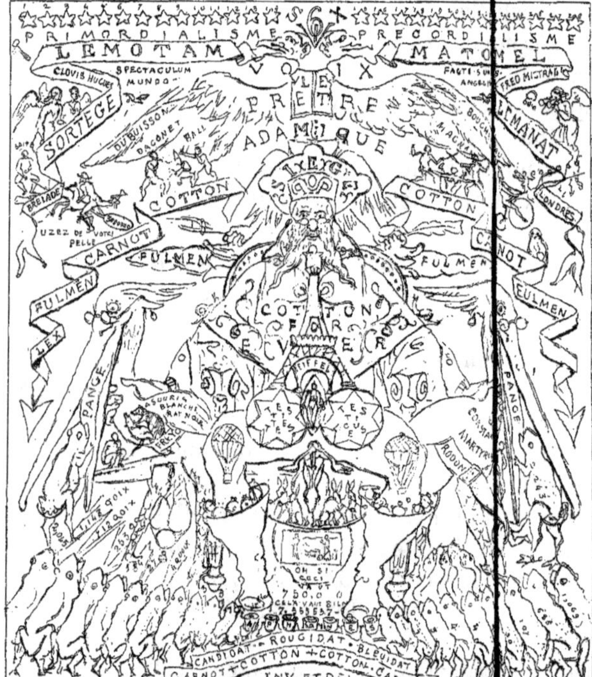

Fig. 17.

L'élection de Votatov en Apiqa, ou de Clignancourt à Paris.

Ce dessin, qui a un caractère rabelaisien, est composé avec un sentiment réellement artistique : il rappelle les compositions du moyen âge, celles entre autres qui ont trait à la tentation de saint Antoine. On en remarquera la symétrie parfaite.

Cotton Carnot Flumen (le nom de notre mégalomane est inscrit dans deux paraphes qui symbolisent la foudre) s'est présenté aux élections législatives de Clignancourt comme *candidat rougidat* et *bleuidat*.

Son programme se résume en deux mots, écrits en haut du dessin, le *primordialisme* et le *précordialisme*. Chacun de ces mots se compose de 14 lettres qui peuvent être représentées par 14 étoiles ; au milieu, on lit le nombre de voix qu'il a obtenues (6 voix). Il le répète sous trois formes différentes, en lettres (six), en chiffres arabes (6), et en chiffres romains (VI), — ce qui assure le succès de sa candidature — aussi a-t-il écrit sur son couvre-chef : *Siège OQP* (occupé).

Cotton Carnot Fulmen trône sur le siège de Clignancourt ou mieux de *Votator*. Ce dernier mot peut se lire de gauche à droite ou de droite à gauche, comme *Lemotam Matomel*, symbole de l'éternité, qui est composé de 14 lettres. *Sortège Lemanat* comprend aussi 14 lettres : il signifie les entreprises considérables qui vont être menées à bonne fin, le desséchement du lac *Léman* entre autres.

Une nouvelle ère commence : Paris, l'ancienne Lutèce, doit porter un nom nouveau, celui d'*Apiqa*. Ce nom a l'avantage de se lire dans les deux sens, il a une ressemblance avec le mot latin « apis » ce qui fait penser de suite à une ruche d'abeilles. Fulmen Cotton, Pontife suprême, a revêtu les attributs du *Prêtre Adamique* ; au-dessus de lui plane un aigle à deux têtes, sur sa poitrine on lit *Cotton for ever*, il est « sans culotte » parce qu'il est le représentant de Clignancourt ; la Tour Eiffel symbolise sa puissance virile, etc.. ; il tient deux hérons, mâle et femelle, portant comme lui des lunettes, ce sont ses ministres qui alimentent des reptiles et dévorent les grenouilles.

Les grenouilles, en rang serré, représentent les différents candidats, qui ont sollicité l'honneur de représenter les électeurs de Votatov : ils ont obtenu un nombre de voix (*yoix*) plus ou moins grand. Au centre sont les candidats *aphones*. Au-dessus on peut lire : Si ceci (le tableau de Millet, l'*Angelus*,) vaut 750000 francs, cela vaut bien 7555537.

Il y a bien d'autres détails, difficiles à expliquer : les ballons sur les cuisses, les sacs d'écus dans les bottes, dans le vase, les lapins qui fument la pipe, etc.

Les hallucinations existent pour ainsi dire d'une manière constante, dans la mégalomanie religieuse; il n'est guère de malade qui n'en soit affecté. Nous en citerons plus loin des exemples remarquables.

Excitation maniaque. — Les accès d'agitation ne sont pas rares dans la mégalomanie ; l'on peut même dire que la plupart des malades présentent une sorte de disposition maniaque qui se traduit, à certains moments, par des accès caractéristiques d'agitation, avec prédominance d'idées orgueilleuses.

Ainsi que l'a fait remarquer Renaudin, cette affection présente deux formes différentes qui caractérisent les deux degrés d'une même maladie.

Tantôt la surexcitation est telle que le malade, entièrement absorbé par son erreur, ne peut fixer son attention sur aucune autre idée; son agitation est portée à ce point, que tout travail suivi lui est devenu impossible; la rapidité de son élocution simule assez bien l'incohérence de la manie; l'irritabilité est excessive; le malade ne voit rien, n'entend rien, tout l'impressione si vivement que toute discussion est impossible, même sur les sujets étrangers au délire.

Dans une autre forme, au contraire, lorsque surtout le malade est soustrait à toute cause d'excitation, l'irritabilité est moins prononcée et l'idée fixe semble le préoccuper d'une manière moins exclusive. Il peut être occupé, il est raisonnable tant qu'on ne fait pas vibrer la corde sensible. Il discute même l'objet de son erreur, et cherche à opposer des raisons plausibles aux tentatives que l'on fait pour le détromper.

Résumé. — La mégalomanie constitue une forme typique, et présente des symptômes caractéristiques.

Attitude orgueilleuse, figure ordinairement colorée, regard assuré, hautain, physionomie exprimant le dédain et la fierté. Les malades prennent le costume, les manières des personnages qu'ils se persuadent être; ils s'identifient avec le rôle qu'ils se croient appelés à jouer, ils agissent, parlent et se vêtent en conséquence.

Ils sont doués d'une certaine mobilité, ils sont remuants, actifs, entreprenants; mais chez eux ce surcroît d'activité a un but déterminé, celui de faire voir leur force extraordinaire et leur pouvoir sans bornes.

Ce qui caractérise surtout cette forme d'aliénation, c'est l'exagération du sentiment de la personnalité et les passions expansives qui en sont la conséquence ; les mégalomanes sont contents, satisfaits d'eux-mêmes, et parlent sans cesse de leur félicité sans bornes.

Le malade est susceptible, irritable, il peut être pris de fureur lorsque l'on vient à faire une opposition maladroite aux idées qui le dominent.

Le sens moral est presque toujours profondément perverti ; les sentiments affectifs sont nuls; le malade devient non seulement d'une indifférence complète pour les personnes qu'il aimait auparavant, mais il les prend souvent en profonde aversion.

Il présente un délire plus ou moins restreint, mais toujours caractéristique ; en dehors de ce délire il peut conserver une netteté d'idées remarquable, et l'intégrité apparente de ses facultés.

L'orgueil est le sentiment générateur de ses conceptions, il se croit riche, puissant, général, roi, dieu ; il est poète, musicien, orateur, etc. Le délire tend à se généraliser et les idées à devenir confuses.

La conscience de sa maladie lui échappe entièrement; jamais il ne met en doute la réalité de ses convictions erronées.

Le mégalomane ne voit à ses projets aucun obstacle; rien ne l'arrête pour arriver au but auquel il tend ; les idées fixes qui le dominent peuvent donner lieu à des impulsions qui ont un caractère d'irrésistibilité ; il est d'autant plus dangereux qu'il conserve assez de raison pour calculer sûrement les moyens d'arriver à ses fins.

Il existe des illusions et des hallucinations de différents sens, extrêmement vives, et qui sont en rapport avec le caractère même du délire ambitieux.

On observe des accès d'excitation maniaque qui se produisent d'une manière intermittente, et qui sont en général de courte durée.

Les fonctions d'assimilation s'accomplissent régulièrement, les fonctions organiques semblent même éprouver un surcroît d'activité. Cependant on remarque un léger degré d'excitation dans la circulation, le pouls est fort, la face est animée, la chaleur de la peau est plus sensible; le sommeil est agité; les malades mangent beaucoup et sont sujets à la constipation.

Tels sont les signes caractéristiques, et en quelque sorte pathognomoniques de cette affection ; il nous reste à examiner son mode de développement et sa marche habituelle.

Développement, marche de la maladie. — La mégalomanie succède parfois, pour Baillarger, à un désordre plus ou moins général de l'intelligence ; l'idée fixe est alors, suivant l'expression de Moreau, l'idée principale d'un rêve qui survit au rêve lui-même (1).

La mégalomanie a, comme toutes les formes d'aliénation, sa période d'*incubation*. Celle-ci est d'une durée variable, souvent prolongée, on peut alors voir l'individu lutter contre le délire qui le surprend et le domine parfois, malgré ses efforts. Pendant cette période d'incubation, il peut jouir d'une conscience encore assez lucide pour dissimuler sa fâcheuse situation aux yeux des personnes qui l'entourent ; tout au plus remarque-t-on chez lui une susceptibilité inaccoutumée, et des singularités de conduite que l'on a peine à s'expliquer.

(1) Moreau, *Ann. méd. psych.*, 1846.

Après cette première phase, la maladie ne tarde pas à se caractériser, l'irritabilité devient plus marquée, et le délire ambitieux tend à se formuler de plus en plus ; les idées fixes se coordonnent graduellement ; le malade est tourmenté par un surcroît d'activité ; le sommeil devient plus difficile, la face se colore et la constipation est plus opiniâtre.

L'individu s'irrite à l'idée qu'on puisse le croire dérangé, il se trouve au contraire plus heureux, mieux disposé que jamais ; des rêves nombreux troublent son sommeil, et des *hallucinations* de plus en plus fréquentes viennent le confirmer dans ses orgueilleuses obsessions.

Puis la mégalomanie s'établit définitivement et ne laisse plus, aux personnes qui vivent dans l'intimité du malade, aucune espèce de doute sur la nature des conceptions délirantes.

Cette forme de début, qui s'annonce déjà par les symptômes propres à la mégalomanie, est relativement rare ; cette affection est plus souvent la conséquence et, en quelque sorte, *la transformation d'une autre forme de délire.*

Lorsque la forme mégalomaniaque apparaît dès l'origine, on peut considérer cette évolution comme un symptôme d'un augure plus favorable. Dans le cas contraire, elle semble être d'un pronostic plus grave, et il n'est pas rare de la voir alterner avec l'une ou l'autre des formes d'aliénation auxquelles elle a succédé.

La mégalomanie, d'après Spielmann (1), se développe de deux manières : elle peut être précédée de la manie, et alors elle atteint rapidement tout son développement ; ou bien elle apparaît successivement, comme par accès, et alors le délire se développe lentement, insensiblement. Dans les deux cas, les caractères de la maladie sont les mêmes ; quelques signes différencient cependant les malades de la première catégorie de ceux de la seconde.

Les malades de la *première catégorie* ont quelque chose de plus vaste dans leur délire, et de plus grandiose dans leurs actions ; ils sont plus tranchants dans leur manière de s'exprimer, leur ton est plus persuasif et plus entraînant. Ce qu'il y a de plus frappant chez eux, ce sont les restes de la manie ; ils font tout avec précipitation, avec violence ; plus ils peuvent faire de bruit, et plus ils sont contents ; beaucoup de leurs actions n'ont d'autre but que de faire voir leur force et leur courage. Cette pétulance est un vestige, un écho de l'agitation maniaque qui, on le sait, est toujours spontanée, non motivée.

Le *second mode* de développement a lieu lorsque la mégalomanie procède de la mélancolie ; il est toutefois moins fréquent. Cette transition de la forme dépressive à la forme expansive de délire se mani-

(1) Spielmann, *op. cit.*, p. 200.

feste d'une manière assez brusque. Dans l'espace de quelques jours, souvent même de quelques heures, le malade présente une expression tout autre, et une disposition morale absolument contraire. Nous en avons observé un exemple des plus remarquables.

Le professeur Albers (de Bonn) exprime la même opinion au sujet de la fréquence du développement de la mégalomanie, comme transformation de la folie avec dépression ou avec excitation (lypémanie, manie). La mégalomanie, qui débute d'emblée avec les caractères qui lui sont propres, sans phénomènes d'excitation ou de dépression, est une des plus grandes raretés, à tel point que l'auteur que nous venons de citer prétend ne l'avoir jamais observée. Suivant lui elle paraît souvent primitive, parce que, dans quelques cas, le stade d'excitation est peu marqué et qu'il disparaît rapidement.

Quelquefois cette affection alterne avec des accès d'agitation maniaque d'une durée variable.

Sa *marche* est ordinairement *lente*; cependant nous avons observé quelques exemples dans lesquels la maladie avait rapidement parcouru ses différentes périodes, et s'était terminée par la guérison, dans l'espace de quatre mois. C'est ce que l'on observe lorsqu'elle atteint les individus peu avancés en âge, et lorsqu'elle débute d'emblée avec les symptômes qui lui sont sont propres.

Esquirol a admis que la mégalomanie pouvait être rémittente ou intermittente; dans le premier cas on voit les symptômes s'exaspérer, particulièrement chez les femmes aux époques menstruelles. Nous ne nous rappelons pas avoir observé d'exemple évident de mégalomanie intermittente; toutefois nous avons rencontré des *récidives* assez fréquentes chez une personne, entre autres, d'un esprit distingué et d'un caractère des plus estimables. Les accès se manifestaient chaque fois, sous la même forme et avec les mêmes idées fixes; ils se terminaient invariablement après une durée de trois à quatre mois.

Lorsque l'affection mentale tend vers la *guérison*, on voit le malade prêter plus d'attention aux observations qui lui sont faites; il devient moins susceptible, les objections ont plus de prise sur lui, et ses idées fixes semblent dominer son esprit avec beaucoup moins de ténacité. Une fois guéris, ces individus se souviennent parfaitement de la forme et de la nature de leurs préoccupations : ils se rappellent l'incroyable opiniâtreté avec laquelle ils restaient attachés à leurs chimériques convictions; ils sont même étonnés de l'étrangeté des sentiments qu'ils éprouvaient, et ils ne comprennent pas comment il leur était devenu impossible d'entrevoir la fausseté de leurs singulières illusions.

La mégalomanie, après avoir duré des années entières, peut avoir encore une issue favorable. Sans admettre les idées sans doute trop exclusives d'Esquirol, au sujet des crises qui viennent juger les différentes formes d'aliénation mentale, nous pensons avec lui que le délire partiel des mégalomanes peut, dans quelque cas, disparaître à la suite d'affections intercurrentes ; nous en avons vu un exemple remarquable chez une dame qui était atteinte de lésions cardiaques.

Il n'est pas rare de voir la mégalomanie affecter une *marche chronique* et persister, avec les symptômes les plus caractérisés, pendant l'existence entière.

De toutes les formes d'aliénation, elle est peut-être celle qui est le plus compatible avec la prolongation de l'existence. Les exemples de longévité des mégalomanes ne sont pas rares dans les établissements d'aliénés; il semble même que la vie tranquille qu'ils mènent, l'éloignement de toute cause d'excitation, et le parfait contentement d'eux-mêmes, soient autant de circonstances qui favorisent le jeu régulier des fonctions organiques.

Renaudin cite l'exemple d'une femme qu'il a observée et qui, depuis quarante ans, était atteinte de mégalomanie. Quoique déjà âgée de soixante-douze ans, elle jouissait d'une bonne santé; douée d'une grande activité, elle prenait part à tous les travaux et tenait d'autant plus à l'établissement qu'elle se persuadait en être la propriétaire.

Nous avons observé un malade qui, après avoir souffert pendant plusieurs années de mélancolie, est devenu presque tout à coup mégalomane. Sa constitution était profondément altérée, et sa santé très affaiblie aussi longtemps qu'il était resté lypémaniaque; ses forces ne tardèrent pas à reprendre une nouvelle vigueur, dès que son affection mentale vint à se transformer en mégalomanie.

Cette affection peut enfin se terminer par la *démence*, les idées deviennentalors plus confuses, plus incohérentes, la mémoire s'affaiblit, et bientôt l'on n'observe plus que les traces fugitives des préoccupations premières.

Diagnostic différentiel. Fréquence. — La mégalomanie doit être nettement séparée des autres formes d'aliénation, de la manie, de la folie circulaire, de la démence et de la paralysie générale. Le lypémaniaque, ainsi que le fait observer Bucknill (1), concentre toutes ses pensées, toutes ses affections sur lui-même ; il est égoïste, il vit en lui-même. Dans la mégalomanie, au contraire, la sensibilité est agréablement excitée, les passions gaies et expansives réagissent sur l'entendement et la volonté. Ces différences ne sont pas moins profondes lorsqu'il s'agit de la distinguer de la manie; le caractère en quelque sorte limité du désordre mental sont des signes véritablement distinctifs. L'état d'excitation, de susceptibilité, de fureur même que l'on rencontre quelquefois chez ces malades ne suffit pas, comme le fait justement remarquer Esquirol, pour permettre une semblable confusion.

(1) Bucknill, *op. cit. Exaltation partielle, aménomanie.*

Mais tout en distinguant de la sorte cette folie orgueilleuse (mégalomanie) de la mélancolie, d'une part, et de la manie, d'autre part, il faut bien se garder de croire que la mégalomanie proprement dite se rencontre fréquemment ; elle est au contraire extrêmement rare. Guislain compte qu'il y a un malade, sur 300 admissions dans un asile, atteint de cette forme expansive du délire systématisé, en dehors de la paralysie générale, dans laquelle on rencontre si souvent des idées extravagantes de richesses.

Causes spéciales. — La mégalomanie est, ainsi que nous venons de le dire, une affection peu fréquente ; on ne saurait lui reconnaître de causes spéciales autres que celles qui viennent produire la folie en général.

On a cité, parmi les causes spéciales, un tempérament nerveux, sanguin, une disposition à l'exaltation, la lecture d'ouvrages mystiques, de romans, quelquefois un caractère naturellement orgueilleux et dont l'exagération vient, en quelque sorte, imprimer au délire une physionomie spéciale. Comme pour le délire systématisé de persécution, il s'agit ici d'une affection très probablement constitutionnelle.

Parmi les influences physiques, on trouve les excès de boissons, les circonstances nombreuses et variables qui peuvent entretenir la surexcitation permanente du cerveau, un travail excessif, l'onanisme chez les jeunes gens ; l'on doit encore admettre des causes particulières telles que les traumatismes crâniens, l'insolation, certaines diathèses (rhumatismale et goutteuse).

Traitement. — Le traitement de la mégalomanie, dit Esquirol, doit, comme pour les autres formes d'aliénation mentale, être dirigé d'après l'appréciation des prédispositions, des causes excitantes de la maladie, et d'après les désordres physiques ; les symptômes intellectuels et moraux peuvent eux-mêmes fournir des indications spéciales pour la thérapeutique.

Tant que la période d'irritation existe, que le malade est agité, que son sommeil est troublé, que les hallucinations exercent une influence marquée sur lui, on doit employer les moyens habituels pour combattre cette irritation.

Le repos, les bains tièdes plus ou moins prolongés, les affusions froides sur la tête contribueront à diminuer la susceptibilité nerveuse ; il sera toujours bon de joindre à ces moyens les laxatifs, et, suivant les circonstances, l'opium, et le bromure de potassium.

Une des premières conditions à remplir, c'est d'isoler le malade le plus tôt possible, de l'éloigner de son entourage et des conditions qui étaient de nature à entretenir sa disposition à l'exaltation. « C'est aux aliénés ambitieux que l'isolement est le plus utile, dit Renaudin. La vie extérieure les use, tandis que le séjour dans les établissements d'aliénés les met à l'abri de tout danger. » Les distractions trop grandes, les spectacles, les voyages doivent être formellement interdits; ce sont des éléments de dangereuse surexcitation.

Le traitement moral convenablement établi vient exercer une influence favorable. Une occupation régulière, physique ou intellectuelle, peut faire une utile diversion aux préoccupations maladives; autant que possible il faut choisir un travail qui rentre dans les habitudes du malade qui, jusqu'à un certain point, lui soit agréable.

Les symptômes que nous venons d'exposer se rattachent principalement à la forme typique de la mégalomanie; il nous reste à décrire deux autres variétés principales, autrefois désignées sous les noms de monomanie *religieuse* et de monomanie *érotique*, et qui ont pour caractère prédominant, l'une l'exaltation maladive du sentiment religieux, l'autre l'exagération anormale du sentiment érotique.

§ 2. — MÉGALOMANIE RELIGIEUSE (THÉOMANIE).

La mégalomanie religieuse, pour Spielmann, est l'opposé de la mélancolie religieuse. Ce qui distingue celle-ci, c'est la souffrance morale, l'accusation de soi-même, l'indignité personnelle; au contraire, ce qui caractérise la mégalomanie religieuse, c'est le bien-être physique, le ravissement d'une joie céleste, une exaltation qui élève l'individu jusqu'au ciel, jusqu'à Dieu.

« Les individus atteints de cette forme, dit Esquirol, se croient des dieux, ils prétendent être en communication avec le ciel, assurent qu'ils ont une mission céleste; ils se donnent pour prophètes, pour devins; on les a appelés *théomanes*. Platon admettait une folie par inspiration, et la regardait comme un bienfait des dieux. Le souffle divin animait les prophétesses et les sybilles et leur inspirait la connaissance de l'avenir. Arétée, Cœlius Aurelianus, admettaient aussi un délire sacré. La monomanie d'enthousiasme de Paul d'Égine appartient à la même variété de délire. Ces mégalomaniaques se croient excités, agités, éclairés par une puissance surnaturelle (1). »

Caractères. — Les mégalomanes religieux montrent la même exagération du sentiment de la personnalité qui est le caractère distinctif de la mégalomanie. Seulement l'exaltation religieuse est le point de départ, et en quelque sorte l'élément générateur des manifestations délirantes.

Le mégalomane religieux garde constamment une attitude fière, hautaine; son regard est assuré et sa parole impérieuse; il lui faut du mouvement, de l'activité. Les fonctions d'assimilation s'accomplissent d'habitude avec une parfaite régularité.

Chez ces malades, plus que dans toute autre forme d'aliénation, la sensibilité morale et affective est profondément pervertie. Non seu-

(1) Esquirol, t. II, p. 6.

lement ils sont irritables, violents, et ne souffrent aucune espèce d'opposition à leurs idées fixes, mais ils sont prêts à sacrifier même les personnes qui autrefois leur étaient le plus chères, à ce qu'ils appellent leur devoir.

C'est surtout chez les aliénés de cette espèce que nous remarquons la perversion des sentiments affectifs. Sous l'influence de l'exaltation spéciale qui les domine, la voix de la nature n'est plus entendue, et l'histoire est là pour attester les crimes auxquels le fanatisme peut conduire. Toutes les affections sont sacrifiées à ce sentiment exclusif.

Deux frères, à la suite de prédications fanatiques, sont pris de théomanie ; l'un des deux explique à l'autre qu'il a entendu la voix de Dieu, et qu'il a reçu l'ordre de renouveler sur lui le sacrifice d'Abraham, et du tranchant de son épée il coupe la tête de son frère, et la fait rouler aux pieds de ses parents et de ses amis, glacés d'épouvante à la vue de ce spectacle. Le meurtrier sort aussitôt dans la rue, portant encore à sa main l'épée fumante du sang de son frère ; puis, d'une voix effrayante : « La volonté du Père céleste est accomplie ! » s'écrie-t-il (1).

Les idées délirantes peuvent être innombrables ; le plus grand nombre de ces malades se croient prophètes ; ils sont le Messie envoyé pour sauver le monde, ils ont reçu la mission de prêcher dans l'univers entier, ils prédisent les événements futurs et emploient, lorsqu'ils parlent, le style biblique. Le délire roule principalement sur les idées qui se rapportent à l'Être suprême, aux anges, à la mysticité, aux miracles, à la prédiction des événements futurs. Les aliénés prétendent avoir reçu des inspirations divines, ils se croient appeler à réformer la religion du peuple, à établir une religion universelle ; ils sont immortels, invulnérables, ils peuvent faire des miracles, etc. Quelques-uns prennent un plaisir infini à s'affubler d'ornements en rapport avec la nature de leurs idées prédominantes, ce sont des chapelets autour du bras, des croix tracées sur les vêtements, des images religieuses, des médailles sur la poitrine ; partout ils croient voir des hérétiques qu'ils veulent convertir à leur nouvelle religion.

Ces malades chantent des psaumes, des cantiques ; ils émettent des citations de l'Évangile d'une manière plus ou moins intempestive, en font une application plus ou moins juste aux événements les plus insignifiants qui se passent autour d'eux.

Quelquefois la langue n'est pas assez riche pour suffire à l'expression de leurs idées, ils se créent alors un *langage nouveau*, et se servent de signes cabalistiques dont eux seuls peuvent comprendre la signification (2).

(1) Calmeil, *De la folie*, etc., t. II, p. 252.
(2) Snell, *Allgem. Zeitschr.*, t. IX, p. 3.

Cette disposition à former des mots nouveaux peut se trouver dans les différentes variétés de l'aliénation mentale ; mais on l'observe particulièrement chez les individus atteints de mégalomanie; elle a tantôt sa source dans les hallucinations qui elles-mêmes font entendre au malade les paroles caractéristiques, tantôt dans les impressions nouvelles et étranges qu'ils ressentent. Leur interprétation des faits qui se passent sous leurs yeux, s'écarte tellement de celle qu'ils auraient acceptée dans d'autres circonstances, leur disposition est si étrangement modifiée, qu'il leur faut à eux-mêmes de nouvelles désignations pour les phénomènes qu'ils ressentent.

Ces malades, sont sujets à des *hallucinations* de l'ouïe et de la vue, en rapport avec leurs conceptions délirantes; ils entendent la voix de Dieu ; ils se trouvent face à face avec des anges resplendissants de clarté, ils s'enivrent de l'harmonie céleste, de senteurs qui n'ont rien de commun avec les odeurs terrestres; quelquefois le firmament s'ouvre devant leurs yeux éblouis, et ils contemplent à loisir le trône du Créateur, la splendeur des chérubins et du paradis. Leurs conceptions délirantes, leurs hallucinations persistent presque toujours pendant qu'ils dorment. Ils continuent à apercevoir des météores enflammés, des êtres mystérieux, des animaux emblématiques, ils entendent gronder la foudre, retentir les éclats de la trompette, et s'appuient encore au réveil sur ces prétendues preuves, pour se poser avec plus d'assurance en véritables prophètes (1).

Les hallucinations multiples portent sur tous les sens; souvent aussi des *voix intérieures* leur indiquent tout ce qu'il y a de surnaturel dans ces choses et leur montrent clairement que Dieu est en eux ; c'est lui qui dirige tous leurs actes, ils obéissent à ses commandements.

L'*extase* (2) est une des complications de la théomanie ; jamais les fausses sensations, les hallucinations, les idées délirantes ne sont plus nombreuses, et en apparence plus dégagées de la matière que pendant la durée du transport extatique. Elle présente les caractères suivants : suspension presque complète des sens et du mouvement; concentration de toutes les facultés sur un seul objet ; jouissance pour ainsi dire infinie de l'idéal qui absorbe toute l'intelligence et toutes les affections ; enfin la physionomie revêt l'expression la plus vive de l'idée qui prédominait au moment où l'accès a commencé.

Dans l'état extatique, le malade perd presque complètement la perception du monde extérieur : il ne sent plus, n'entend plus, il n'éprouve plus qu'un vague sentiment de l'existence matérielle. Les yeux ordinairement levés et fixes sous la paupière, la figure illuminée d'un rayon de bonheur indicible, la tête renversée en arrière,

(1) Calmeil, *op. cit.*, t. II, p. 825.
(2) Voir *Stupeur cataleptiforme*, p. 340.

le cou tendu, les membres immobiles dans une position une fois prise, il paraît en proie aux hallucinations les plus vives et les plus douces. Pendant l'extase, il survient souvent des convulsions de la face, quelquefois de tout le corps. Plus tard, il se met à prophétiser et il se livre à des improvisations parfois éloquentes ; d'autres fois l'improvisation a lieu dans une langue inintelligible.

On observe aussi quelques idées de *nature mélancolique* qui viennent se mêler aux idées ambitieuses : le malade verse des larmes, il se reproche certaines fautes, veut racheter le monde et cherche à se mutiler.

Marche, terminaison. — La marche de la mégalomanie religieuse est celle de la forme typique. Sa durée est ordinairement longue, et sa terminaison par la guérison est relativement moins fréquente que pour d'autres formes d'aliénation.

Ces malades sont extrêmement *dangereux* ; ils résument toutes les anomalies psychiques les plus fâcheuses. La perversion de leurs sentiments, l'exaltation de leurs idées, le fanatisme religieux (la plus redoutable des passions), les hallucinations auxquelles ils sont en proie et le caractère d'irrésistibilité des *impulsions* auxquelles ils sont entraînés, sont autant de raisons qui doivent faire prendre à leur égard les mesures que réclame la prudence la plus vulgaire.

Parfois il se produit chez eux une *agitation maniaque* ordinairement violente. Il n'est pas rare de voir, dans ces conditions, la maladie se transformer en une *démence incurable*.

A un degré moins élevé, la mégalomanie religieuse peut revêtir une *forme chronique* et durer de longues années, sans apporter aucun obstacle à l'exercice des fonctions cérébrales organiques.

Nous avons observé l'évolution de cette affection chez une jeune fille qui devint successivement stupide, maniaque et démente.

Étiologie. — En dehors des causes habituelles qui viennent prédisposer au développement des diverses formes de l'aliénation, on doit admettre que le mysticisme, les pratiques d'une dévotion exagérée et inintelligente, la lecture d'ouvrages abstraits et la fréquentation abusive des conférences religieuses, sont autant de causes provocantes qui viennent favoriser l'explosion de ce délire.

La mégalomanie religieuse est une des affections qui peuvent se propager le plus facilement par imitation ; elle a donné lieu à ces folies épidémiques qui ont été observées d'une manière si fréquente à diverses époques du moyen âge, et dont Calmeil a fait une savante relation.

Madame Th... est aliénée depuis vingt-sept ans. Elle est entrée à l'asile de Stéphansfeld en 1847. Le premier accès d'aliénation a éclaté d'une manière subite en 1834, deux mois après ses couches. A cette époque, elle a cherché à plusieurs reprises à s'ôter la vie. Six autres couches ont succédé aux premières, et chaque fois des accès de folie se sont déclarés et n'ont disparu que lorsque la malade se trouvait de nouveau enceinte. Les accès étaient caractérisés par une grande loquacité, par une violente agitation, surtout la nuit, et par des tentatives réitérées de suicide. Les idées prédominantes étaient de nature ambitieuse et surtout religieuse. Il existe une prédisposition héréditaire, deux oncles du côté maternel ont été aliénés.

La malade, d'une taille au-dessus de la moyenne, est d'une constitution scrofuleuse. Sa démarche est affectée, elle cherche à rendre son port majestueux ; elle redresse la tête en rejetant le tronc en arrière.

Dès son arrivée, elle se dit heureuse de se trouver au milieu de toutes ces folles auxquelles elle est appelée à rendre de grands services ; elle affirme que c'est Dieu qui lui a commandé de se rendre à l'asile, pour ramener dans la voie ces pauvres créatures qui n'ont personne qu'elle au monde, pour les soigner et les empêcher de tomber dans le précipice ouvert sous leurs pas. Elle cause beaucoup, rit souvent, puis par moments prend un air réfléchi, surtout quand elle se sait observée; alors elle ferme à moitié les yeux et se pince les lèvres. Elle soutient qu'elle est une personne d'importance qui sera utile à l'humanité, le jour où Dieu le lui commandera ; elle est l'ange gardien de toutes les personnes souffrantes ; elle est envoyée par Dieu pour les protéger. Elle se croit reine et destinée à opérer des miracles ; son mari a été nommé roi, et c'est à son intercession auprès de la sainte Vierge qu'il doit sa couronne. Elle reste des heures entières debout sous un arbre du préau, et se met à improviser des sermons qu'elle débite avec emphase ; elle s'exalte alors de plus en plus et finit parfois par devenir réellement éloquente. Elle se couvre de chapelets, d'amulettes et de médailles ; sa taille est serrée par une corde et sa main droite étreint constamment un crucifix en bois, fabriqué par elle-même. Tous les vendredis elle pleure, et on la voit s'agenouiller devant la chapelle, gémissant et se frappant la poitrine ; elle nous affirme que chaque vendredi les cicatrices des scrofules qu'elle porte sur le corps se rouvrent : ce sont les sept plaies de Jésus-Christ qui saignent par elles. Elle recueille avec une avidité extrême toutes les nouvelles du dehors, puis elle les revêt d'une couleur religieuse et les fait passer pour des prophéties.

« Dieu est en moi ! s'écrie-t-elle ; rien ne saurait m'émouvoir ni ébranler ma foi ; il m'a fait part de treize révélations, je vous les dirai, je ne me gênerai pas de les crier à haute voix par-dessus les toits, afin que tout le monde m'entende et que les pécheurs se convertissent. Écoutez ! Dieu parle par ma voix :

» Je suis la dispensatrice de l'amour de Dieu, de son serment et de sa miséricorde.

» Dieu le Seigneur m'a dit : « Ton mari ne te reconnaîtra pas et ne saura » t'apprécier que lorsque l'heure de sa mort aura sonnée.

» Marie-Élisabeth, tu es l'élue du Seigneur et tu feras passer l'idolâtrie par » un tamis.

» Je retiens ma malédiction pendant vingt-six ans, puis je la placerai entre » tes mains. Les vingt-six ans sont passés depuis 1850, et depuis ce temps » la malédiction divine imposée par moi, au nom de Dieu, repose sur le » monde entier.

» La république seule existera.

» Sois forte, Marie-Élisabeth, je me rendrai auprès de toi, je n'y resterai » que peu de temps, et en remontant au ciel je remettrai ma puissance entre » tes mains, etc. »

Madame Th..., en veut à l'empereur et au pape. Parfois elle est excessivement violente, et on ne parvient à la réduire à l'obéissance qu'en la privant du service divin.

Mademoiselle X..., est atteinte d'une forme remarquable de délire religieux (ascétisme) qui lui fit refuser, jusqu'à la dernière heure de son existence, les aliments les plus nécessaires. Quoique présentant une prédisposition héréditaire, elle était cependant arrivée jusqu'à l'âge de quarante ans, sans avoir offert rien qui pût faire craindre l'invasion de l'aliénation mentale.

L'âge critique, et peut-être aussi une inclination contrariée, tardivement survenue, paraissent avoir imprimé à ses croyances religieuses une exaltation qui devait aboutir rapidement au trouble de sa raison.

Le caractère prédominant du délire consiste dans des idées d'humilité religieuse poussées à leur plus extrême exagération, et qui viennent faire un singulier contraste avec son orgueilleuse obstination. Elle refuse les aliments par esprit de pénitence; ses raisonnements sont d'ailleurs empreints d'une logique presque irréfutable. Son unique et constante préoccupation est de soulager les pauvres, de soigner leurs enfants; elle pleure à l'idée de tout le bien qu'elle peut faire de ce côté.

« Mon bon père, écrit-elle à un ecclésiastique, ne me retirez pas vos conseils spirituels; je suis détachée des biens de cette terre, autant que de l'affection particulière aux créatures, et depuis huit mois je jouis du bonheur inexprimable de cette liberté d'esprit que donne le dégagement des soins personnels de son propre corps. »

Et, en effet, cette malade ne souffrait d'autres vêtements sur elle que des haillons sordides, et si quelquefois elle consentait à manger c'était quand elle pouvait trouver elle-même le rebut des aliments les plus grossiers.

Nulle prière, nulle considération, ne pouvait lui enlever cette idée fixe qui la poussait incessamment à macérer son corps, pour arriver à l'éternelle félicité, et la portait ainsi à un véritable suicide. Elle croyait, dans l'exaltation du sentiment qui la dominait, devoir expier jusqu'à la satisfaction intérieure que procure l'accomplissement d'œuvres charitables et d'actes empreints de l'abnégation et du dévouement le plus pur. « Encore une fois, ajoutait-elle, est-ce péché que de se nourrir ou de se vêtir de la manière dont je l'ai fait? Quand je dis que je suis détachée de toute affection aux créatures, je crains de manquer de sincérité, parce que je regrette souvent une petite fille de quelques mois que je soignais dans mon village; je me réjouissais et j'espérais trouver moyen de lui faire prononcer d'abord les noms de Jésus et de Marie, avant ceux de père et mère naturels, de lui parler de Dieu, et de tâcher de porter son cœur innocent à l'aimer, et ses premières pensées à se porter vers d'autres choses que les choses de ce monde. Que Dieu me pardonne et je trouverai à me faire de nouvelles privations pour ôter le trop sensuel d'une si heureuse vie. » Singulier contraste! ces sentiments d'excessive humilité cachaient un orgueil invincible, qui la portait même à résister aux injonctions de l'ecclésiastique dans lequel elle avait mis toute sa confiance.

§ 3. — MÉGALOMANIE ÉROTIQUE. ÉROTOMANIE, MONOMANIE ÉROTIQUE (ESQUIROL).

Mégalomanie érotique. — Voici comment Esquirol a résumé les caractères qui appartiennent à cette forme particulière d'aliénation mentale : « C'est une affection chronique, caractérisée par un amour excessif, tantôt pour un objet connu, tantôt pour un objet imaginaire, et dans laquelle les idées sont fixes et dominantes. L'érotomanie diffère essentiellement de la nymphomanie et du satyriasis; nous pourrions ajouter de la manie érotique, qui est elle-même un degré inférieur des deux autres formes d'aliénation. »

L'érotomanie est à la nymphomanie et au satyriasis ce que les affections vives du cœur, chastes et honnêtes, sont au libertinage effréné.

L'érotomane ne songe même pas aux faveurs auxquelles il pourrait prétendre de l'objet de sa folle tendresse, quelquefois même son amour a pour objet des personnes imaginaires.

Dans l'érotomanie, comme l'a décrit Esquirol, les yeux sont vifs, animés, le regard passionné, les propos tendres, les actions expansives, mais les érotomanes ne sortent jamais des bornes de la décence. Ces malades sont ordinairement d'une loquacité intarissable, parlant toujours de leur amour; pendant le sommeil, ils ont des rêves qui ont enfanté les succubes et les incubes. Sans trêve et sans repos, nuit et jour ils sont poursuivis par les mêmes idées, par les mêmes affections; ils négligent, ils abandonnent, puis ils fuient leurs parents, leurs amis; ils dédaignent la fortune, méprisent les convenances sociales; ils sont capables des actions les plus extraordinaires, les plus difficiles, les plus pénibles, les plus bizarres.

Si cette forme, d'ailleurs assez rare, doit être nettement distinguée de la manie érotique, de la nymphomanie et du satyriasis, elle doit aussi être soigneusement séparée de la mélancolie érotique, dans laquelle on observe avant tout les signes de la dépression morale, et bien souvent des *idées de suicide et d'homicide.*

Chez le mégalomane érotique, au contraire, on remarque toujours le contentement de soi-même, l'exagération du sentiment de sa personnalité; il est heureux, content, et ses hommages s'adressent à des personnes placées dans les conditions sociales les plus élevées, qu'il croit éprises de ses avantages personnels et de son rare mérite.

« C'est souvent, dit Marc (1), un amour purement imaginaire, ou bien il porte sans être partagé, c'est-à-dire sans être payé de retour, sur une personne qui, par sa fortune, son rang, en un mot par sa po-

(1) Marc, t. I, p. 185.

sition sociale ne veut répondre au sentiment qu'elle inspire, et dont souvent elle ne se doute même pas d'être l'objet. Cet amour exclusif, presque romanesque, s'observe plus communément chez les femmes que chez les hommes. »

« Rien de plus curieux, ajoute Guislain (1), que d'entendre la conversation de ces érotomanes, d'observer leurs minauderies, leur toilette. Les doigts garnis de bagues, le corps couvert de brillantes étoffes, veuves le plus souvent, grand'mères parfois, elles font la désolation de leur famille, et en causent ordinairement la ruine par leurs dépenses frivoles. »

Chez quelques malades, l'amour s'idéalise à tel point qu'il captive exclusivement toute l'organisation. Les diverses fonctions sympathisent avec cette surexcitation. Le sommeil devient agité par des rêves qui conduisent bientôt ces infortunés malades à l'état de succubes ou d'incubes.

Le délire religieux s'allie, dans certains cas, à la passion érotique.

Par exemple, une demoiselle, qui s'est toujours fait remarquer par ses principes de piété et de chasteté, et qui a passé la soixantaine, reçoit chaque nuit la visite d'un être mystérieux qui lui procure les jouissances les plus pures.

L'érotomanie peut revêtir différents degrés, et l'excitation sensuelle peut être portée au point de lui donner de nombreux points de contact avec la manie érotique, et une physionomie qui rend difficile toute distinction avec cette forme d'aliénation.

Il n'est pas rare d'observer des *hallucinations* de l'ouïe, qui rappelent aux malades l'objet habituel de leurs préoccupations érotiques. Une jeune fille entend sans cesse prononcer son nom et des paroles d'amour, par celui qui est l'objet exclusif de ses sentiments et de ses idées fixes.

L'érotomanie s'accompagne assez fréquemment, chez les jeunes filles, de *symptômes hystériques;* les attaques convulsives ont alors une durée variable, et sont plus ou moins franchement caractérisés.

Étiologie. — On a cité, comme pouvant prédisposer plus particulièrement à la monomanie érotique, la suppression cataméniale chez les femmes, l'onanisme chez les jeunes gens. On peut l'observer à tout âge, depuis l'époque de la puberté jusqu'à l'âge le plus avancé. Une vie efféminée, une imagination vive, romanesque, la lecture d'ouvrages érotiques prédisposent à cette affection. On a encore indiqué comme causes spéciales certaines lésions organiques, telles que les affections vermineuses, la présence d'ascarides logés dans les parties voisines des organes de la génération, les affections herpétiques, l'irritation hémorrhoïdale, etc.

(1) Guislain, *op. cit.*, t. I, p. 17.

Il existe dans la généralité des cas une prédisposition héréditaire.

Guislain admet une *érotomanie sénile* qui arriverait chez les femmes aussi bien que chez les hommes, à un âge très avancé.

Marche, terminaison. — « L'érotomanie dégénère comme toutes les monomanies, dit Esquirol, le délire s'étend à un plus grand nombre d'idées, il devient général, et par les progrès de l'âge il finit par la *démence*, dans laquelle on retrouve encore les premiers éléments du désordre intellectuel et moral qui caractérisait le début de la maladie. »

L'érotomanie chez les personnes âgées, s'accompagne généralement de démence; mais elle peut durer des mois et même des années avant de subir cette transformation. A un âge avancé, la démence paraît survenir plus promptement chez les hommes que chez les femmes.

L'érotomanie est susceptible de *guérison* lorsqu'elle se manifeste surtout chez les jeunes personnes, et lorsque son invasion s'est faite d'une manière en quelque sorte brusque et rapide.

Lorsqu'elle se présente sous forme de délire tranquille, que l'aberration l'emporte pour ainsi dire sur la manifestation des sentiments érotiques, la marche de la maladie devient essentiellement *chronique*.

Elle est quelquefois une affection *transitoire*, et comme une période d'incubation d'autres affections mentales, dans lesquelles elle se transforme, telles que la manie, la stupeur; dans ces conditions, elle présente des chances plus nombreuses de guérison.

Une mégalomane érotique que nous avons eu l'occasion d'observer, mère de famille, et âgée de plus de cinquante ans, remettait à chaque instant à l'interne chargé du service, des lettres dans lesquelles elle lui exprimait les sentiments les plus tendres. Nous extrayons d'une de ces lettres les passages suivants :

« O amour, quel est ton charme! tu donnes de la vie, du sentiment à un être froid comme le marbre; je crois sentir encore un cœur vibrer en moi; mais ce cœur sec et froid fait, hélas! de vains efforts. Comme une nouvelle Héloïse, j'étreins une ombre, je la combats après, je la quitte pour la ressaisir de nouveau, mais sans en obtenir plus de bonheur... Qui ne comprend pas le bonheur d'aimer et d'être aimé, est pour moi un être incompréhensible; car l'amour élève, agrandit l'âme; l'amour répand un charme sur tout ce qui nous environne, et par ce charme on voit les choses les plus abjectes de la nature sous une autre forme, une autre couleur, on est porté à aimer tout ce qui vous environne; si l'amour était complet, comme il devrait l'être, quel être pourrait se trouver malheureux, dût-on même ne jamais posséder l'objet de nos désirs. Que d'embarras, que de futilités on pourrait se ménager, et auxquels on attache malheureusement un trop haute importance!

» Pourquoi ne te dirai-je pas tout ce que tu me fais éprouver? ne suis-je pas environnée de dangers de toutes parts et à toute heure du jour? Je sais que la damnation m'est inévitable... Malédiction! et tout me porte vers toi! je te cherche partout et tu me poursuis partout. J'ai commencé à rentrer dans ton temple par vanité; maintenant c'est l'amour qui m'y entraîne : je e mange des yeux... à la vérité tu es un morceau friand, tu as encore une candeur dans ta physionomie qui pourrait faire croire... A cette candeur tu joins une gravité qui te sied à merveille ; tu as réellement, je crois, la fierté romaine, sans en avoir l'ambition. Serais-tu un être accompli ? cet être que je cherche depuis que j'ai compris ce que c'était qu'un cœur... et maintenant que je n'en ai plus, que je suis un être inanimé, je fais ta connaissance, et je te tiens un langage... Damnation! damnation ! Ton ascendant, ta science ont tant de force, que je me plie sous ton pouvoir : je te parle comme te parlerait une créature mortelle; c'est toi que je reconnais et prends pour Dieu ; mais si je me trompais sur ton compte ? Oh ! alors je n'aurais plus la force de nourrir un amour qui doit m'amener à une damnation certaine... Maintenant je me figure que tu me connais d'ancienne date, de celle où je voulais, où je croyais pouvoir embrasser la vie religieuse, etc. »

Traitement. — Nous nous bornerons à quelques indications thérapeutiques :

La première est de chercher à diminuer l'excitation prédominante des organes génitaux ; les bains froids, les lavements froids, le camphre associé à de petites doses d'opium, le bromure de potassium, peuvent apporter une sédation utile sous ce rapport. Les bains prolongés, avec affusions froides sur la tête, sont aussi d'une incontestable utilité, à la condition, toutefois, que les malades seront surveillés, et qu'au moyen d'un vêtement spécial on les empêchera de se livrer à de secrètes habitudes qui ne manqueraient pas de réveiller chez eux une fâcheuse surexcitation.

Dans tous les cas, il y a lieu d'examiner attentivement la constitution et le tempérament de l'individu, et de rechercher les causes dont l'affection peut dépendre. Il peut, nous l'avons dit, exister un état d'irritation des organes génitaux ; quelques éruptions cutanées, exanthémateuses ou herpétiques peuvent siéger au voisinage de ces organes. On rencontre quelquefois, chez les femmes, des accidents hystériques et surtout un état chlorotique ; on conçoit qu'il faudra s'attacher à combattre ces différentes affections qui contribuent, pour une grande part, à entretenir cette forme spéciale du délire.

Le traitement moral doit être surtout l'objet de l'attention du médecin. L'éloignement de toute cause d'excitation, l'isolement de l'entourage, qui pourrait réveiller les idées morbides et les sentiments érotiques ou leur donner naissance, une occupation active, intellectuelle ou plutôt manuelle, de longues promenades, l'exercice et la fatigue musculaire qui font appel au sommeil, tels sont les moyens susceptibles d'exercer une diversion utile et de nature à calmer l'imagination surexcitée des malades.

Résumé. — Le délire ambitieux se présente donc avec ou sans hallucinations ; il se développe d'emblée, ou après un stade mélancolique ou de persécution. Ces idées mélancoliques et de persécution se produisent souvent dans le cours du délire ambitieux : elles peuvent se montrer parallèlement ou alterner avec les idées ambitieuses. On observe sous ce rapport toutes les variétés.

Les mêmes considérations s'appliquent au délire de persécution. Christian (1) a fait remarquer avec raison que le délire ambitieux est une complication du délire de persécution : on ne doit pas le considérer comme une étape dans la marche de ce délire primitif.

On voit donc l'analogie des délires systématisés chroniques entre eux : aussi presque tous les auteurs allemands ont-ils rangé dans le groupe *Verrücktheit* ou *Paranoïa*, le délire mélancolique de possession, le délire de persécution, les délires ambitieux, les aliénés processifs, la folie originaire, le délire hypocondriaque, etc.

(1) Christian, *Arch. de neur.*, 1892.

CHAPITRE VI

FOLIES DANS LA DÉGÉNÉRESCENCE MENTALE

ARTICLE PREMIER

DÉGÉNÉRESCENCE MENTALE

La dégénérescence mentale (désignée par quelques auteurs allemands sous le nom de *cerveau invalide*), se caractérise d'une manière générale par un développement incomplet ou par des anomalies des facultés morales et intellectuelles; on observe souvent aussi des tares physiques qui sont les signes extérieurs de la dégénérescence.

Les troubles psychiques se manifestent déjà dans l'enfance, le plus ordinairement à l'approche de la puberté; ils reconnaissent d'habitude une prédisposition héréditaire (1).

§ 1er. — CARACTÈRES GÉNÉRAUX.

Tares physiques. — Les tares physiques (2) (ou signes anatomiques de dégénérescence), sont surtout accentuées chez les idiots et les imbéciles; elles existent encore, mais moins marquées et moins nombreuses, chez les individus qu'on a nommés les dégénérés supérieurs.

Du côté du *système osseux*, on observe certaines anomalies de développement du crâne et de la face (microcéphalie, acrocéphalie, etc., exagération des bosses crâniennes; hydrocéphalie ; la face est asymétrique; la voûte palatine est ogivale, ou aplatie d'un seul côté ; le nez est très oblique); pied-bot, main-bote, mains inégales, etc.

Krafft-Ebing fait remarquer que le développement du cerveau et celui de son enveloppe osseuse se tiennent, c'est-à-dire que la microcéphalie peut dépendre d'une synostose des os du crâne, et que, inversement, un arrêt de développement du cerveau peut produire cette même microcéphalie. Chez les crétins, on observe fréquemment la synostose de la base du crâne. D'autre part, on a observé souvent la microcéphalie, sans traces de synostose.

On admet aujourd'hui, que la croissance de l'os est entièrement

(1) Voir *Hérédité*, p. 117.
(2) Legrand du Saulle, *Ann. méd.-psych.*, mai 1876.

subordonnée à celle du cerveau et que les synostoses se produisent à la suite des arrêts de développement de l'encéphale (1).

A côté des troubles du développement du crâne et du cerveau, il convient de signaler les recherches de Arndt, qui aurait observé, chez des individus à tare neuropathique originaire, des cellules nerveuses du cerveau qui étaient restées au stade embryonnaire ; il existait aussi des anomalies de la gaine de myéline qui était incomplète ; les vaisseaux et les gaines lymphatiques étaient aussi incomplètement développées ; mais malgré la publication de quelques cas des plus intéressants où le développement du système nerveux était resté imparfait, on ne peut pas dire encore que la prédisposition héréditaire soit expliquée.

La dégénérescence acquise peut être produite par des maladies graves, par des excès d'alcool, etc.

Organes des sens. — 1° *Oreille.* Les déformations de l'oreille externe, signalées par Morel, sont très fréquentes ; situation anormale de l'oreille, petitesse ou grandeur exagérée ; adhérence du lobule, anomalies de l'hélix, l'hélix peut faire défaut, l'oreille est déplissée (oreille de Morel). Le dédoublement de l'hélix a été signalé quelquefois ; on sait que l'oreille de Mozart présentait cette particularité. Le nodule de Darwin peut être très accentué, l'extrémité supérieure de l'oreille est pointue, ce qui la fait ressembler à l'oreille d'un satyre (oreille de Darwin) ; ou bien les parties centrales du pavillon, l'anthélix, sont très saillantes (oreille de Wildermuth). L'oreille est parfois très détachée de la tête, l'angle par la réunion des deux plans est à peu près droit. Mais on ne doit pas attacher une importance exagérée à ces malformations. La surdi-mutité est fréquente.

2° *Œil.* Les troubles principaux sont : la cécité congénitale, la rétinite pigmentaire, les pigmentations irrégulières de la choroïde, l'albinisme, l'émergence anormale de l'artère centrale de la rétine, le coloboma de l'iris et de la choroïde, etc.

3° *Voix.* Il existe un fonctionnement imparfait du côté de l'articulation des sons (bégaiement, blésité) ; le timbre de la voix peut présenter certaines particularités qui tiennent au développement anormal du larynx.

Appareil digestif. — La bouche est souvent très grande ou très petite ; la lèvre inférieure est hypertrophiée ; on observe souvent le bec-de-lièvre, simple ou compliqué, des anomalies de la dentition ; la seconde dentition peut manquer ; les dents ont une implantation vicieuse, présentent des anomalies de développement. Les dents peuvent former une double rangée, le nombre restant cependant normal : cette anomalie a pour cause le développement imparfait de la base

(1) Benedikt, *Centr. f. d. med. Wiss.*, 1882.

du crâne. Le maxillaire inférieur proémine. Virchow pense que le prognathisme des crétins tient au développement exagéré de la langue.

Appareil génito-urinaire. — On rencontre chez les dégénérés l'hypospadias, l'épispadias ; une petitesse anormale de la verge ; la microrchidie, la monorchidie, l'anorchidie, l'hermaphrodisme ; chez les femmes, on observe parfois l'imperforation et le cloisonnement du vagin, l'utérus bicorne, l'absence de mamelles (chez l'homme, au contraire, on a signalé la gynécomastie), etc.

Peau. — La peau est souvent le siège de troubles circulatoires, elle est alors froide et violacée, dégage fréquemment une odeur spéciale. Les taches pigmentaires de la peau (*nævi*) seraient, d'après Féré (1), très fréquentes chez les dégénérés et les épileptiques ; il les aurait trouvées dans les proportions de 82 p. 100. Le système pileux est anormalement développé (femmes barbues) ; on constate le double tourbillon de cheveux qui témoigne d'une anomalie de développement du canal vertébral (Féré).

A côté de ces troubles, qui peuvent porter sur tous les systèmes (système circulatoire, etc.) et dont le nombre serait pour ainsi dire infini, on en observe de plus généraux, qui portent sur les membres (polydactylie), ou sur l'ensemble de l'individu (nanisme, infantilisme, myxœdème), etc.

En *résumé*, les tares physiques décrites sont des plus nombreuses et certains auteurs ont cette tendance malheureuse d'attacher une grande valeur à ces anomalies, sans se demander si elles sont héritées ou si elles résultent de maladies du fœtus ou de l'enfant.

Næcke dit très justement : « Il n'y a qu'un *nombre très restreint de signes de dégénérescence*, et il faut s'élever énergiquement contre les tendances de Lombroso et d'autres auteurs de mettre sous cette étiquette les choses les plus disparates. Très peu d'anomalies appartiennent à l'atavisme, presque toutes doivent être attribuées à des arrêts de développement pendant la vie fœtale (2). »

Les tares physiques se rencontrent d'autre part chez des personnes normales ; elles n'auront d'importance que dans certains cas douteux de diagnostic, lorsqu'elles seront multiples et associées aux tares psychiques.

État psychique. — Ce que l'on remarque surtout au point de vue intellectuel, ce sont des *lacunes dans le fonctionnement des principales facultés*.

Il y a de ce côté un défaut d'équilibre, un manque de pondération. En même temps que l'on constate l'activité exagérée de certaines facultés, de la mémoire, de l'imagination, de l'association des idées, on rencontre, d'un autre côté, l'affaiblissement de la volonté, du juge-

(1) Féré, *Soc. de biologie*, 1893.
(2) Næcke, *Verbrechen und Wahnsinn beim Weibe*, 1894.

ment, de la réflexion; quelques individus peuvent être doués d'une grande intelligence et, malgré cela, se montrer d'une crédulité puérile et commettre des actes d'une évidente absurdité.

« Ces individus mal nés, au physique comme au moral, dit J. Falret (1), *dégénérés* comme Morel les appelle, sont prédisposés dès leur naissance à la folie et passent pour ainsi dire toute leur existence dans un état permanent de folie raisonnante à divers degrés. Si l'on remonte dans l'histoire de leurs ascendants, on y découvre de nombreux exemples d'aliénation mentale et de maladies nerveuses : l'hérédité morbide est, en quelque sorte, accumulée dans la famille de ces aliénés, qui résument en eux la plupart des caractères maladifs de leur race.

« Dès leur enfance, ils ont ordinairement manifesté des *facultés intellectuelles très inégalement développées*, faibles dans leur ensemble et remarquables par certaines aptitudes spéciales ; ils ont montré, par exemple, des dispositions exceptionnelles pour le dessin, le calcul, la musique, la sculpture ou la mécanique, des mémoires exceptionnelles pour les dates ou les événements historiques, et à côté de ces facultés isolément développées qui les ont fait passer pour de petits prodiges, ils ont offert la plupart du temps d'énormes lacunes dans leur intelligence et une faiblesse vraiment radicale des autres facultés. Au *moral* on a constaté chez eux les mêmes contrastes et les mêmes singularités, etc. »

Parmi les hommes célèbres, on a cité Pascal comme un exemple de dégénérescence psychique. Voici le portrait qu'en a tracé un écrivain distingué :

« Il ne fut jamais au monde un plus puissant génie que celui de Pascal. Il n'en fut pas de plus misérable. Géomètre, il est l'égal des plus grands, et il détourne son esprit le plus possible de la géométrie... Il fait d'importantes découvertes en physique, sans la moindre curiosité de pénétrer les secrets de la nature. Il ne s'intéresse qu'à ceux qu'il découvre et ne se soucie nullement de ceux que les autres ont découverts. Il écrit, d'après les extraits que ses amis lui font, un livre de circonstance qui ne devait pas survivre à la querelle des moines dont il traite et que la perfection de l'art rend immortel.

» Malade, sans sommeil, il jette la nuit sur des chiffons de papier des notes pour une apologie de la religion chrétienne ; et ces notes qu'on publie après sa mort, suspectes aux catholiques, font depuis deux cents ans les délices des penseurs libres et des sceptiques.

» Cet homme prodigieux était un malade et un halluciné. De l'âge de dix-huit ans à celui de trente-neuf, auquel il mourut, il ne passa pas un jour sans souffrir. Son mal, dont il sentait les effets dans sa tête, produisait des troubles graves dans les fonctions des sens. Il croyait toujours avoir un abîme à son côté gauche, et il semble, par l'étrange amulette qu'on trouva cousue dans son habit, qu'il vit parfois des flammes danser devant ses yeux.

(1) J. Falret, *Ann. méd.-psych.*, 1866.

» Si l'on songe que ce malade était le fils d'un homme qui croyait aux sorciers et en qui le sentiment religieux était très exalté, on ne sera pas surpris du caractère profond et sombre de sa foi.

» Il vivait dans l'ordure, s'opposait à ce que l'on balayât sa chambre ; redoutant les amitiés les plus innocentes, il ne témoignait que de l'éloignement à ses deux sœurs Jacqueline et Gilberte, afin de ne pas occuper un cœur qui devait être à Dieu seul... Il aimait les pauvres et il en logeait chez lui, mais il ne les aimait que pour l'avantage qu'il espérait en tirer, car c'est en aimant les pauvres qu'on gagne le ciel et qu'on fait son salut (1). »

Quelques dégénérés dont l'intelligence était plus ou moins élevée, se sont fait remarquer par des habitudes singulières et des pratiques bizarres.

Un magistrat distingué, cité par Morel, avait soin, durant ses promenades, de ne pas appuyer son pied à angle droit avec les points de jonction des pavés ; toute disposition simulant une croix devenait pour lui un signe de mauvais augure.

La dégénérescence psychique entraîne souvent un certain degré de faiblesse intellectuelle. Il se fait, à une période peu avancée de la vie, un arrêt des facultés intellectuelles qui rend l'éducation difficile. Mais c'est surtout au point de vue des différents modes de perversité morale qu'on observe, dans la véritable dégénérescence psychique, les particularités les plus remarquables.

Sensibilité morale. — L'intelligence et la sensibilité morale, qui chez l'homme constituent l'état psychique et lui donnent son caractère personnel, peuvent agir parallèlement et être indépendantes l'une de l'autre. Elles ont évidemment entre elle des rapports qui les rendent, à l'état normal, solidaires ; ces rapports ne sauraient être troublés sans apporter dans l'état de santé et de raison une perturbation plus ou moins profonde.

La réaction de l'une sur l'autre est réciproque, et si l'excitation de la sensibilité morale imprime aux fonctions de l'intelligence une évidente impulsion, on observe de même l'excitation morale sous l'influence de la manifestation plus active de certaines facultés intellectuelles, de la mémoire, de l'imagination, de la création et de la combinaison de certaines idées.

Mais on ne saurait nier, comme l'ont remarqué quelques philosophes, de Laromiguière entre autres, que ces deux grandes facultés, l'intelligence et la sensibilité morale, ne puissent exister et agir séparément. Le développement de celle-ci n'entraîne pas nécessairement le développement de celle-là ; on peut même observer chez certains individus un arrêt de développement du sens moral, sans arrêt parallèle du développement intellectuel.

(1) Anatole France, *Le Temps*, 23 novembre 1890.

« Tous les hommes, dit Laromiguière, sont doués des mêmes sens, reçoivent les mêmes impressions, éprouvent des sensations semblables et cependant quelle différence prodigieuse dans leur intelligence. Un certain nombre d'individus, dont les facultés intellectuelles sont très peu développées, possèdent cependant des sens fort remarquables par leur énergie et leur extraordinaire activité. Beaucoup sentir n'est donc pas une raison pour penser beaucoup... Ceux qui, comme Condillac, ont placé l'intelligence dans la sensation, ont donné une extension forcée au mot sentir; ils l'ont appliqué à des choses pour lesquelles il n'est pas fait. Les idées acquises par les sensations sont le commencement de l'intelligence, les sensations précèdent les autres manières de sentir, mais ne les engendrent pas. Les idées qu'on nomme sensibles ne peuvent jamais se transformer en idées de rapport, en idées morales; elles sont les premières en ordre de succession, mais non pas sous les rapports qui donnent à notre être toute sa dignité, à notre raison toute sa puissance (1). »

Quoi qu'il en soit, on trouve chez quelques dégénérés les anomalies les plus extraordinaires du côté de la sensibilité morale. C'est tantôt une réaction exagérée, que les moindres causes suffisent à mettre en jeu (de là les *émotifs*) ; tantôt c'est une perversion qui peut devenir la source de certaines formes de *folie morale*, et qui, chez l'individu non aliéné, le porte à des actes de la plus profonde immoralité, tout en lui laissant la netteté de son intelligence et son entière raison. Ou bien encore c'est un affaiblissement de la conscience, une véritable absence de sens moral, comme on l'observe si souvent chez les faibles d'esprit et les imbéciles.

La volonté agit comme une sorte de phénomène réflexe et subit un entraînement dont on comprend facilement la raison d'être. Les émotifs que Cerise et Morel nous ont décrits, les névropathes dont Sandras et Brochin nous ont si bien retracé l'histoire, présentent cette sensibilité exagérée, cet état de continuelle surexcitation, et ces mouvements passionnels portés quelquefois jusqu'à la plus dangereuse exaltation; on les voit alors franchir brusquement les limites qui séparent la folie de la raison.

D'après Brochin (2), les individus atteints de cet état maladif, caractérisé par les attributs propres au tempérament nerveux porté au plus haut degré, se font remarquer par la mobilité des sensations, la susceptibilité de tout le système nerveux ; un rien les trouble et les agite ; ils éprouvent des souffrances sans cause, ou par suite des causes les plus insignifiantes; jamais complètement maîtres d'eux-mêmes, tout en possédant généralement la plénitude de leur raison, ils expriment leurs souffrances par des expressions qui nous paraissent presque tou-

(1) Voir *Leçons de philosophie* et *Dict. des sc. méd.*, t. LI, p. 54.
(2) Brochin, *Dict. encycl. des sc. méd.*, t. XII, p. 335.

jours exagérées, alors qu'elles n'expriment souvent qu'imparfaitement leurs impressions réelles. La couche corticale paraît douée chez eux, suivant la remarque de Jules Morel (1), d'une véritable hyperesthésie; la moindre sensation, la moindre impression est centuplée.

Au point de vue moral, les personnes qui sont atteintes de cette sorte de névrose présentent en général une certaine susceptibilité qui se traduit par des pleurs, des rires sans motifs, par de brusques changements d'humeur; elles supportent difficilement la contradiction, l'ironie, surtout en ce qui concerne leurs souffrances.

On doit encore signaler, comme un trait caractéristique, l'extrême facilité et la promptitude avec lesquelles ces malaises, même les plus aigus, cessent quelquefois d'une manière complète, mais pour se reproduire sous le plus léger motif, après un intervalle plus ou moins long de bien-être et de calme. « *Varium et mutabile semper*, dit Sandras (2), tel est l'un des attributs les plus communs de cet état nerveux. »

Cet état névropathique constitue souvent une variété de dégénérescence. Lorsqu'il entraîne la perte de la raison, on retrouve, dans les différentes formes que revêt l'aliénation mentale, quelques-uns des caractères que nous venons de passer rapidement en revue.

Perversion du sens génital. — La *perversion du sens génital* a été considérée avec raison comme étant le plus souvent le signe d'une dégénérescence psychique.

Les perversions génitales ont été l'objet de nombreuses descriptions; on les rencontre souvent chez les faibles d'esprit. Le professeur Krafft-Ebing en cite des exemples remarquables; Trélat (3) nous rapporte l'observation d'une jeune fille, faible d'esprit, mariée à un jeune homme noble et lui-même faible d'esprit; elle donnait pour rivaux à son mari tous les fournisseurs qui venaient chez lui et, entre autres, le garçon boucher... *pseudo-marito rivalem dedit non modo lanium, verum etiam lanii canem molossum*. C'était une dégénérée, fille elle-même d'une femme galante.

La *bestialité*, cette déviation de l'appétit vénérien, se montrerait plus fréquemment dans les campagnes que dans les villes. Le docteur Hospital (4) a dernièrement rapporté une intéressante observation, sous le titre de *folie érotique*, d'accès de folie impulsive, particulièrement caractérisée par des actes de bestialité, chez un héréditaire dégénéré.

Toutes les monstruosités imaginables peuvent s'observer de ce côté, même la cohabitation avec les morts. Hérodote fait dire à Sosiclès,

(1) J. Morel, *Bulletin de la Société de médecine mentale belge*, juin 1890, p. 209.
(2) Sandras, *Maladies nerveuses*.
(3) Trélat, *Folie lucide*, p. 39.
(4) Hospital, *Ann. méd.-psych.*, janvier 1891.

député de Corinthe, que Périandre, tyran de cette ville, avait joui de sa femme après sa mort.

Le 3 février 1891, on arrêtait le cocher de l'hospice Saint-Louis, à La Rochelle, qui avait commis d'odieuses profanations sur les corps de quelques femmes, mortes à l'hospice, quels que fussent l'âge des défuntes et la maladie qui avait occasionné la mort. Il avait lui-même avoué les faits qui lui étaient reprochés.

Brierre de Boismont (1) fait justement remarquer que, chez ces tristes amants de la mort, on ne peut pas toujours reconnaître un état de folie proprement dite. Si cette perversion rentre dans le domaine des passions, nous croyons aussi qu'elle doit être évidemment considérée comme un indice d'une dégérescence psychique.

On observe d'ailleurs toutes les perversions sexuelles possibles. Quelques-unes semblent plus fréquentes chez les dégénérés. Ainsi Krafft-Ebing a décrit sous le nom d'*inversion du sens génital* (*conträre Sexualempfindung*) la tendance anormale de certains d'entre eux à rechercher les individus du même sexe. On connaît le *sadisme* et le *masochisme* ; on a signalé les cas de malades *obsédés* qui éprouvaient certaines *impulsions* bizarres à exhiber leurs organes génitaux, à se mutiler, à voler des vêtements de femme, à couper des nattes de cheveux, etc..., dans un but de satisfaction génésique.

Le docteur Motet (2) cite à ce sujet l'observation d'un de ces obsédés érotiques :

C'était, dit le malade, comme une exaltation de désirs extraordinaires, comme une attraction ; je m'approchais pour toucher les cheveux pendants ; femme ou jeune fille, je ne choisissais pas, je ne cherchais pas à l'avance, et quand j'avais touché, c'était une force surhumaine qui me possédait ; quand j'avais les cheveux dans la main, il serait arrivé n'importe quoi, je n'aurais pas lâché prise ; quand je pouvais, je coupais et je m'enfuyais la main crispée sur les cheveux... Lorsque j'ai été arrêté, j'avais essayé plusieurs fois de m'approcher de la jeune fille, je n'avais pas pu y parvenir, et j'étais encore plus excité, j'ai dû écarter les personnes qui me séparaient d'elle ; malgré l'effet produit sur moi par l'arrestation, je serais incapable de dire par où j'ai passé pour aller au poste ; je n'ai recouvré ma présence d'esprit que plusieurs heures après.

M. Magnan a classé les individus atteints de perversion sexuelle en spinaux, spinaux cérébraux postérieurs, et spinaux cérébraux antérieurs ou psychiques. « C'est là, dit justement Næcke, une théorie qui n'est basée sur rien et qui présente une allure fortement phrénologique. »

Næcke s'élève contre l'abus fait en psychiatrie et en anthropologie

(1) Brierre de Boismont, *Ann. méd.-psych.*, 1850, p. 107.

(2) Motet, *Ann. d'hygiène*, avril 1891, p. 337.

criminelle de la théorie des localisations. En ce qui concerne l'instinct sexuel, Benedikt a montré qu'il ne peut être question de un ou de plusieurs centres génitaux; les processus d'association les plus variés interviennent. On a tort également de placer dans le lobe frontal le siège de l'intelligence. Meynert et Munk ont montré que cette localisation n'est pas admissible; le lobe frontal n'est pas purement intellectuel, c'est aussi une sphère sensible. « L'écorce cérébrale emmagasine les impressions venues du dehors sous forme d'images. C'est l'association de ces images et des impressions nouvelles qui forme l'intelligence, la sensibilité morale, la conscience. On ne peut admettre que la pensée, le sentiment, la volonté soient distincts et localisés; ils viennent des mêmes sources, et trouvent, comme la mémoire, leur substratum physiologique dans l'écorce cérébrale (1). »

Dépravation morale. Criminalité. — La dépravation morale, que l'on observe souvent chez les dégénérés devenus *criminels* (2), présente naturellement toutes les variétés possibles. L'instinct de la cruauté, la disposition au libertinage peuvent coïncider aussi avec la conservation parfaite de la raison et quelquefois avec un degré assez élevé d'intelligence.

On connaît la théorie de Lombroso sur l'atavisme du crime; les criminels seraient des représentants des peuples primitifs. Mais le type criminel qu'il décrit n'est pas autre chose que le fou moral des aliénistes; le fou moral, pour lui, n'est pas un aliéné, mais bien un criminel-né.

Lombroso a voulu comparer la dégénérescence épileptique à la disposition au crime, ce qu'on ne peut admettre. Il appelle les stigmates trouvés chez les criminels des signes de dégénérescence. Mais la distinction n'est pas faite entre le crime et la dégénérescence. « Il est difficile, dit Kurella (3), de séparer nettement ces deux états, la dégénérescence et la criminalité, et cependant, il est certain qu'ils ne sont pas identiques.

» En France, on tient surtout compte du milieu social, tout en admettant bien que les criminels sont des êtres pathologiques et des dégénérés; mais on croit que, placés dans de bonnes conditions de milieu, ils ne seraient pas devenus des criminels. En tout cas, il serait important de distinguer deux classes différentes, les cas congénitaux et les cas acquis. »

Résumé. — En résumé, la dégénérescence se traduit dans l'ordre physique par une malformation, dans l'ordre psychique par un arrêt de développement soit de l'ensemble des facultés, soit seulement d'un certain nombre d'entre elles.

(1) Næcke, *Neurol. Centralbl.*, 1893, n° 19.
(2) Voir Féré, *Dégénérescence et criminalité*, 1888.
(3) Kurella, *Naturgesch. des Verbr.*, 1893.

Elle caractérise certaines formes anormales et graves de l'aliénation mentale, mais il faut reconnaître que certains auteurs ont voulu étendre outre mesure les limites de la dégénérescence, jusqu'au point d'amener la confusion la plus fâcheuse.

« C'est une lourde faute, dit Kurella, que de placer ensemble et pêle-mêle tous les signes de dégénérescence transmis par l'hérédité ou acquis; de sorte qu'on trouve ensemble des dispositions héréditaires, des faits tératologiques, des arrêts de développement, des troubles multiples résultant des maladies fœtales, d'affections cérébrales et spinales survenues pendant l'enfance.

» L'enseignement actuel des signes de dégénérescence ne saurait être accepté sans une revision sévère, et il en est de même pour l'enseignement des psychoses héréditaires, dégénératives. »

§ 2. — ÉTIOLOGIE.

Si dans beaucoup de cas la dégénérescence est, suivant Christian (1), une conséquence de l'*hérédité*, il arrive aussi qu'on ne constate chez un grand nombre de dégénérés *aucun antécédent héréditaire* quelconque (d'hérédité directe ou collatérale). Il a, dit-il, connu plusieurs familles dans lesquelles étaient des dégénérés ; il a pu recueillir des données certaines sur elles pendant plusieurs générations successives, sans constater de cause héréditaire ; d'autre part, il a vu des aliénés sortir d'une souche absolument indemne et présenter cependant les caractères de ce que l'on désigne sous le nom de folie héréditaire.

Suivant lui, ce qu'il faut surtout considérer lorsqu'il s'agit de déterminer la cause principale des dégénérescences, c'est l'état du père au moment de la conception, celui de la mère pendant tout le temps de la grossesse.

Il est aussi une *seconde catégorie* de dégénérés, celle qui comprend des enfants venus au monde dans des conditions normales et chez lesquels, dans la première enfance, est survenu un incident pathologique qui a eu pour conséquence un arrêt de développement. Par exemple un enfant aura été atteint de méningite à l'âge de deux ans ; un jeune homme atteint de fièvre typhoïde; ou encore on notera une chute sur la tête, ou bien le surmenage intellectuel; ce sont là autant de causes de dégénérescence, survenues à différentes époques de la vie.

Le *traumatisme* (2) peut, en dehors de la prédisposition héréditaire, déterminer à un âge peu avancé l'état de dégénérescence, qui plus tard donne lieu à une forme particulière d'aliénation mentale.

Nous avons rapporté ailleurs (3) l'observation d'une jeune fille, sans antécédents héréditaires, qui, vers l'âge de sept ans, fit une chute sur

(1) Christian, *Ann. méd.-psych.*, septembre 1886, p. 260.
(2) Voir *Étiologie*, p. 139.
(3) Dagonet, *Ann. méd.-psych.*, 1858.

la tête en tombant sur l'angle d'un poêle ; elle portait à la région frontale une cicatrice avec enfoncement de l'os; depuis ce moment on avait observé chez elle des bizarreries de caractère et, plus tard, vers l'âge de dix-huit ans, elle fut prise d'une forme circulaire d'aliénation mentale avec accès de délire ambitieux.

L'*hystérie* imprime, elle aussi, au caractère de celles qui en sont atteintes une disposition qui rappelle les signes que l'on observe dans la dégénérescence. « Elle est, dit Briquet, la folie de la sensibilité. » A un degré avancé, l'hystérique devient un véritable danger ; elle trompe les magistrats, calomnie les personnes les plus innocentes, elle se dit victime d'attentats imaginaires ; elle est sujette à des impulsions irrésistibles et se livre à des excentricités désordonnées.

On doit encore faire remarquer la facilité avec laquelle la plupart des dégénérés subissent les moindres intoxications, particulièrement l'intoxication alcoolique. Il y a, en effet, des individus qui, pour n'avoir absorbé qu'une faible quantité d'alcool, pour n'avoir fait que par hasard des excès alcooliques, sont atteints de *delirium tremens* ou de tout autre délire alcoolique. On ne doit pas les confondre avec de simples alcooliques.

ARTICLE II

FOLIE DES DÉGÉNÉRÉS

« Un des caractères les plus importants de la *dégénérescence* dite *héréditaire* est marqué par le début précoce des accidents. Les difformités physiques sont congénitales, apparaissent dans les premières années de la vie ; il en est de même des stigmates moraux : dès l'enfance se manifestent ces bizarreries, ces instincts pervers sur lesquels Morel a si justement appelé l'attention.

» Les soi-disant héréditaires sont donc avant tout des congénitaux, des infantiles ou même des juvéniles; leur caractère est d'avoir été frappés pendant la période de croissance et de présenter par conséquent des arrêts de développement et des malformations aussi bien au physique qu'au moral (1). »

Nous avons reconnu cette *dégénérescence héréditaire*, il y a fort longtemps. En effet, nous écrivions, en 1853 : « Non seulement l'aliénation mentale, mais encore toutes les causes qui chez les parents produisent l'énervement et la débilité du système nerveux viennent retentir d'une manière fâcheuse sur les enfants et les prédisposent à des névroses de toutes sortes, et surtout aux troubles divers de l'intelligence.

» Cette transmission, quelle que soit la manière dont elle s'opère, se révèle ordinairement dès le jeune âge par des caractères qui font

(1) J. Cotard, *Ann. méd.-psych.*, 1886 et *Études sur les maladies cérébrales*, Paris, 1891

deviner à l'œil exercé le germe d'une maladie dont l'évolution sera plus ou moins favorisée par les circonstances. » Moreau (de Tours) critiquait alors cette manière de voir, et disait qu'elle trouverait de nombreux incrédules : il mentionnait aussi deux autres opinions que nous émettions au sujet du rôle de l'hérédité, à savoir que l'hérédité n'exerçait pas toujours une influence fâcheuse sur la terminaison de la folie, et que les rechutes étaient plus fréquentes dans les cas où la folie était héréditaire (1).

Nous sommes donc parmi ceux qui ont toujours reconnu le rôle considérable de l'hérédité, en aliénation mentale. Pourtant nous ne croyons pas devoir admettre, et cela à l'exemple d'un grand nombre d'auteurs, une *folie* dite *héréditaire*, adoptée par Morel et ses élèves, et dont les caractères propres ont été particulièrement indiqués par Morel, à savoir : explosion plus subite, plus instantanée du délire sous l'influence de la moindre cause déterminante ; périodes d'alternance et de rémittence beaucoup plus nettement marquées, cessation subite des phénomènes délirants, en rapport avec leur instantanéité ; grande tendance à la systématisation des idées délirantes et à l'explosion d'actes instinctifs, avec conservation apparente des facultés intellectuelles ; conservation d'aptitudes pour les arts d'imagination ; symptômes physiques : forme vicieuse du crâne et de la face, anomalies dans les fonctions génitales, etc.

« Malgré les faits nombreux cités par Morel, dit le professeur Ball (2), malgré la précision de ses descriptions, il ne put faire accepter ce nouveau groupe de folies auquel il avait donné le nom de folie héréditaire.

» L'hérédité est la cause la plus générale et la plus universelle de la folie. Mais rien ne justifie la création d'une maladie spéciale, appelée *folie héréditaire*.

» Au premier abord, l'idée paraît séduisante, mais dès qu'on veut la soumettre à l'analyse d'une critique sévère, toute la réalité objective disparaît, et l'on reste en présence d'une série d'hypothèses sans preuves, et d'assertions sans autorité.

» Voilà pourquoi le Congrès des aliénistes de 1889 a sagement fait d'écarter, dans la classification qu'il a formulée, l'expression de folie héréditaire ou de folie des dégénérés et d'adopter le mot de *folie morale* qui répond à l'état actuel de la science et aux données positives de l'observation clinique.

» On a même fini, ajoute-t-il très justement, par créer avec la dégénérescence une sorte de *remise* qui sert à loger, sans aucun effort d'esprit, tous les cas embarrassants. Quant à l'état délirant, il comprend une si grande variété de formes diverses qu'il est absolument impossible d'en reconnaître les limites et de les fixer avec exactitude. »

(1) Dagonet, *Ann. méd.-psych.*, 1853.
(2) Ball, *loc. cit.*

Falret fait remarquer de son côté que tous les héréditaires ne sont pas fatalement des aliénés ; qu'il faut se garder de trop généraliser et que l'on ne doit pas ranger sous cette étiquette de « dégénérés » des anormaux qui ne pèchent que par des bizarreries de caractère. La limite physiologique ne doit pas être, suivant lui (1), reportée trop loin, il faut se garder de donner une extension trop grande au domaine de la folie héréditaire. C'est ainsi que l'on a fait rentrer dans la folie héréditaire la folie raisonnante, les folies impulsives, les folies avec conscience, etc., qui peuvent aussi se montrer en dehors de toute prédisposition héréditaire.

Le Dr Bouchereau ajoute que, si l'hérédité est un des facteurs les plus puissants dans la genèse des maladies mentales, il est un point de doctrine admis par tous ceux qui s'occupent d'aliénation mentale, c'est que la prédisposition n'agit pas de la même façon chez tous les aliénés. « Si, dit-il, Morel a eu raison de rapprocher certains types d'aliénés des idiots, des imbéciles et de montrer que tous provenaient d'une cause commune, la dégénérescence, il n'y a pas lieu d'admettre comme spéciaux les *syndromes* qu'on a voulu attribuer à ce que l'on a appelé la folie héréditaire. Le nom de folie héréditaire est mal choisi, celui de folie des dégénérés conviendrait mieux. Il existe des aliénés héréditaires chez lesquels, dans tout le cours de leur existence, on n'observe aucun des syndromes attribués aux dégénérés, ni l'état mental indiqué comme type de cette forme d'aliénation mentale ; ces malades ne sont pas impulsifs, ils n'ont aucune perversion morale, nulle obsession. On rencontre chez eux, par exemple, des accès maniaques, sous leur forme la plus commune, débutant et se terminant de la même façon.

» D'autres malheureux essentiellement héréditaires, destinés à finir leurs jours par le *suicide*, sont très réguliers dans leur conduite, dévoués à leur famille ; leur jugement est droit, ils ne sont pas tristes ; tout en eux paraît pondéré, jusqu'au jour où le délire éclate ; et sous l'influence d'une impulsion irrésistible, on les voit mettre fin à une existence qui semblait devoir être heureuse et longue ; ils se suicident au même âge et de la même manière que leur père ou leur mère, ou qu'un grand-père. Comme on ne trouve en eux *aucune tare* physique ou morale, *aucune obsession* maladive, personne n'a le droit de les classer au rang des dégénérés. » Il ajoute que Baillarger aurait observé des cas de ce genre.

A son avis, on a confondu à tort la *folie héréditaire* et la *folie des dégénérés*. La première obéit aux lois et aux conditions de transmission ordinaires dans les autres maladies ; elle peut s'accroître, se transformer ou disparaître, suivant les circonstances. L'hérédité, même

(1) Falret, *Ann. méd.-psych.*, mars 1886, p. 277 et *Études sur les maladies mentales*, Paris, 1889.

accumulée, ne suffit pas pour faire cet être que l'on désigne sous le nom de dégénéré, qui n'est pas toujours un héréditaire ; on peut dire avec Cotard que les dégénérés sont avant tout des congénitaux, des infantiles ou même des juvéniles; leur caractère propre est qu'ils ont été frappés pendant la période de croissance, et qu'ils présentent par conséquent des arrêts de développement et des malformations aussi bien au physique qu'au moral (1).

L'hérédité, suivant Christian (2), est sans doute un facteur étiologique important, mais dont il faut savoir limiter et surtout préciser la sphère d'action. Elle n'a pas une influence aussi générale qu'on est tenté de l'admettre; et si l'on n'y prend garde, elle deviendra quelque chose de vague qu'on invoquerait d'autant plus facilement qu'elle échapperait à toute délimitation rigoureuse.

En définitive, si on ne peut admettre une *folie héréditaire*, on peut accepter une *folie des dégénérés*.

Nous partageons les opinions des auteurs que nous venons de citer et qui ne croient pas devoir admettre ce groupe de *folie héréditaire* que l'on a voulu créer; nous accepterons d'autre part celui que l'on a désigné sous le nom de *folie des dégénérés*, et nous résumerons plus loin les particularités qui la caractérisent.

§ 1er. — DÉBILITÉ MENTALE.

En tête des anomalies psychiques qui caractérisent les dégénérés, on doit placer la *débilité mentale*, plus ou moins accentuée.

Elle est généralement désignée, à son premier degré, sous le nom de *faiblesse d'esprit*. Ceux qui en sont atteints sont conformés comme tout le monde; leur langage est plus ou moins perfectionné ; ils ont des sentiments et ne sont pas dénués de sens moral ; ils sont crédules et deviennent facilement victimes du charlatanisme et de la superstition.

Les yeux ne manquent pas chez eux d'expression ; mais leur regard a quelque chose d'interrogateur, on dirait qu'ils sentent le besoin d'une force étrangère. Leur mise pèche généralement par l'assortiment des couleurs; les couleurs vives et tranchées sont presque toujours préférées ; ils mettent des boutons rouges sur un gilet blanc, des pantalons bigarrés à coupe plus ou moins fantastique ; des espèces d'oriflammes multicolores leur servent de cravates; des coiffures hétéroclites couvrent leur tête et marquent leur place entre les imbéciles d'une part et les originaux excentriques qui ne sont pas encore des aliénés, d'autre part.

En société, les simples d'esprit s'observent, mais ils sont généralement distraits.

Les uns sont d'une indolence extrême et se trouvent sous l'influence

(1) Bouchereau, *Ann. méd.-psych.*, 1886.
(2) Christian, *Ann. méd.-psych.*, 1886, p. 264.

d'un état dépressif; les autres, au contraire, sont d'une pétulance sans bornes et semblent être gouvernés par une puissance expansive. Ils se livrent avec ardeur à une foule de travaux, qu'ils abandonnent avec autant de facilité qu'ils avaient mis d'empressement à les entreprendre.

L'association des idées laisse beaucoup à désirer chez eux. Le simple d'esprit manque de jugement et a besoin de beaucoup de temps pour comprendre, pour apprendre et pour réfléchir à ce qu'il doit dire; ses réponses se font attendre longtemps et les reparties n'existent pas chez lui. La mémoire peut être très développée, mais elle n'est jamais basée sur le jugement des faits et leur compréhension. (Un simple d'esprit, dans l'asile d'aliénés de Prague, savait dire par cœur le nom de chaque saint correspondant à chaque jour de l'année.) Les simples d'esprit possèdent souvent une faculté d'imitation extraordinaire; mais lorsqu'ils puisent leurs inspirations en eux-mêmes, ils tombent dans le grotesque. Il existe chez eux une grande mobilité; ils manquent de volonté et n'ont que celle des autres ; ils ne savent rien prévoir, ni rien conserver. Ils ont beaucoup de penchant à parler seuls ; ils peuvent être bavards en société, mais ils s'écoutent parler ; leur conversation est stérile ; elle peut briller par les dehors, mais on s'aperçoit bien vite que ces dehors brillants sont trompeurs et cachent un esprit borné, incapable de juger les choses à un véritable point de vue et de raisonner juste. Pour exprimer les choses les plus simples, ils ont recours aux expressions ronflantes et sonores, ce qui tient au bonheur qu'ils éprouvent de se faire valoir. Ils ajoutent volontiers foi aux contes qu'on leur débite, et, comme nous l'avons dit, ils se laissent facilement duper.

L'un de nos malades entre pour la troisième fois en 1886, à l'asile Sainte-Anne. La prédisposition héréditaire est chez lui très accusée ; le père est mort dans notre service, de paralysie générale ; un oncle paternel et un cousin ont été aliénés ; sa mère est devenue elle-même aliénée quelques années après la séquestration de son fils. Cet individu est un débile, mais surtout au point de vue du sens moral et de la volonté. Son intelligence est médiocre ; il a, du reste, pu faire son service militaire.

Il se fait surtout exploiter par les femmes de mauvaise vie et les filles de brasserie.

Le simple d'esprit est vaniteux, il dépense sans discernement ; il est susceptible et par cela même irritable ; égoïste et pusillanime, il se laisse facilement décourager ; la triste réalité, lorsqu'elle vient à a pparaître, le jette dans une prostration d'autant plus grande que les illusions dans lesquelles il s'était entretenu avaient revêtu un caractère plus élevé d'ambition.

En *résumé*, chez les individus atteints de débilité mentale, tout est emprunté, factice ; la spontanéité leur fait défaut, leur langage et leur tenue sont copiés sur un modèle toujours le même ; dans leurs paroles comme dans leurs écrits, ils se répètent; l'imitation est leur faculté dominante; leur délire est mobile, multiple, le plus souvent copié. Cette catégorie de dégénérés acquièrent certaines notions; ils n'inventent pas, ils ne créent pas; les aptitudes exceptionnelles que l'on trouve chez les plus favorisés sont des facultés d'imitation (1).

Nous n'insisterons pas davantage sur les signes qui caractérisent cette catégorie d'individus; leur état de dégénérescence psychique les prédispose naturellement à la folie; il nous a paru intéressant d'examiner les formes d'aliénation mentale que l'on observe d'habitude chez la plupart d'entre eux. Il importe d'ailleurs de bien distinguer sous ce rapport *deux catégories* de débiles : ceux qui ont une évidente prédisposition à la folie, qui deviennent aliénés temporairement sous l'influence des causes les plus insignifiantes; et ceux qui ne présentent pas cette prédisposition.

Formes d'aliénation. — D'une manière générale, les faibles d'esprit présentent les mêmes formes d'aliénation mentale que celles que l'on observe dans d'autres circonstances, seulement la débilité mentale leur imprime un cachet particulier; les observations que nous citerons le feront ressortir.

Ce qu'on remarque le plus fréquemment chez ceux qui en sont atteints, ce sont les *accès maniaques* qui reviennent d'une manière plus ou moins *périodique*, quelquefois sous l'influence de causes, morales ou autres, peu importantes.

Ces accès ont des caractères qui méritent d'être particulièrement signalés. L'irritabilité chez les malades est très grande et les porte quelquefois à des actes de violence redoutable. Dans les moments d'excitation, on les voit briser tout ce qui se trouve à leur proximité, les meubles, les carreaux. Non seulement alors leurs actes sont absolument inconscients, mais ils sont accompagnés de symptômes extraordinaires, parfois de sensations bizarres : ce sont des bourdonnements fatigants, des douleurs singulières dans la tête, l'estomac, ou bien des angoisses et de vagues frayeurs.

L'un de nos malades éprouve, sous l'influence de son accès maniaque, les impressions les plus bizarres. Étant en chemin de fer, un monsieur et une dame se trouvaient près de lui et portaient des vêtements dont le contact lui était désagréable : cela, nous dit-il, faisait chauffer une chaîne qu'il portait au cou, il se sentait brûler; il s'est mis alors à crier, à gesticuler et la dame a heureusement fini par changer de wagon.

Les accès maniaques des débiles revêtent souvent un caractère de *perversité morale* remarquable; leurs déterminations deviennent de véritables *impulsions*. Les actes délictueux qu'ils commettent sont, dans quelques cas, empreints d'une évidente absurdité.

(1) Bouchereau, *loc. cit.*, p. 99.

L'un de nos malades, atteint de débilité mentale, âgé de vingt ans, a été arrêté pour vol et incendie. Il nous explique lui-même qu'il est sujet à des moments d'excitation, pendant lesquels il se sent dominé par des impulsions violentes et dangereuses. Il a été pris de ces sortes d'accès vers l'âge de seize ans. Il entre alors dans un état de fureur dont il ne se rend pas compte, il se met à courir à travers le jardin, sans but, et à frapper sans motifs. L'accès s'accompagne de peurs, d'hallucinations ; il voit un individu armé d'un pistolet, d'un couteau, il se frappe la tête, se donne des coups de poing, il éprouve de l'oppression et une sensation douloureuse qui part, en s'irradiant, de l'estomac. Dans une semblable disposition d'esprit, il avait mis le feu à la baraque d'un propriétaire chez lequel son père travaillait comme jardinier ; un jour, il avait tout cassé chez lui et il avait failli donner un coup de couteau à sa mère.

Les accès maniaques ne se caractérisent pas seulement chez les faibles d'esprit par cette perversité instinctive et par l'incohérence et l'irritabilité qui forment le fond de tout état maniaque, mais souvent aussi par des conceptions délirantes, multiples, bizarres et surtout ambitieuses. Dans quelques cas, ils présentent aussi un caractère de systématisation plus ou moins parfaite.

Un de nos malades se plaint qu'on agit sur lui, qu'on a changé son caractère, sa pensée ; on lui dit de s'évader de l'asile, et, arrivé à Paris, d'entrer dans un restaurant ; puis il ajoute qu'il est Jésus, que c'est lui qui fait descendre le monde du ciel, que le duc Doré et le baron de Ségur sont dans son corps et vivent dans lui, etc.

Le *mélange de conceptions délirantes*, en contradiction les unes avec les autres, se remarque dans les accès dont sont atteints quelques débiles. Les idées confuses de persécution sont associées aux idées de grandeur les plus extraordinaires, quelquefois traduites dans un langage incompréhensible.

F..., âgé de vingt ans, est atteint de faiblesse d'esprit, il a été arrêté dans un restaurant où il ne voulait pas payer sa dépense. Il a fait une chute à l'âge de six ans (il porte en effet une cicatrice au front à gauche), et depuis cet accident, dit-il, son cerveau ne fonctionne plus bien. Il lui vient de temps à autre des idées bizarres et des impulsions mauvaises. Il a des habitudes d'onanisme et déclare qu'il aurait besoin d'une femme. Quand ses accès le prennent, il s'exprime dans un langage singulier. Il dit « qu'on le mortifie et alors il mortifie les autres ; il voit bien quelles sont les personnes qui ont des idées faibles (c'est-à-dire déraisonnables). Ceux qui le soignent ont des idées faibles. » Il regarde en dessous son interlocuteur. Il raconte à ses amis des choses extraordinaires, leur confie qu'il a des millions, etc., il manifeste de mauvais sentiments à l'égard de ses parents, il ne veut pas que sa mère l'aime trop, parce qu'à son grand âge cela pourrait la surexciter. Déjà, à l'âge de quinze ans, habitant chez son frère à Cuba, il était dominé par des idées de suicide, il menaçait de se jeter à la mer.

On trouve chez lui comme antécédents, en dehors d'un traumatisme crânien, une fièvre typhoïde ; un de ses cousins est aliéné.

Les *hallucinations* accompagnent souvent les accès maniaques ; celles de la vue paraissent être les plus fréquentes ; il est inutile d'ajouter qu'elles se manifestent facilement, surtout chez les individus qui commettent des excès de boisson.

L'un de nos malades, E..., présente le véritable type de l'accès maniaque chez le faible d'esprit; on trouve chez lui l'irritabilité, l'insomnie, l'incohérence et les idées ambitieuses.

Il est âgé de dix-neuf ans, ajusteur de son état ; il bégaye, c'est un simple d'esprit. Il a été atteint de chorée à l'âge de onze ans à la suite de frayeurs, et de coups qu'il avait reçus. Sa chorée s'est passée au bout de six mois, mais dès ce moment ses facultés paraissent avoir subi une légère atteinte. Depuis cette époque, on a observé des accès d'agitation, principalement caractérisés par des frayeurs : il avait peur surtout des sergents de ville.

A l'âge de dix-sept ans, on est obligé de le placer à Bicêtre pour des accès d'agitation avec hallucinations ; il y reste six mois.

Il est de nouveau arrêté à la suite d'une violente colère sous l'influence de laquelle il casse les carreaux. Il manifeste en même temps des idées de grandeur, il veut faire des commandes, voir l'empereur, s'engager, quoique ne sachant pas chanter, dans un concert où il pourra gagner 250 francs par jour; ses lettres sont tout à fait incohérentes.

Nous ne voulons pas multiplier davantage ces observations, elles ne sauraient apporter à cette étude d'autres éléments que ceux que nous avons indiqués. Nous croyons cependant devoir citer encore l'exemple suivant, rapporté par Trélat :

La fille d'un riche fabricant est faible d'esprit ; elle a un oncle bizarre, devenu sourd très jeune. Elle avait pu apprendre à lire et à écrire, répétant assez bien ses leçons d'histoire et de géographie, et jouait un peu de piano. A dix ans, elle avait l'intelligence des enfants de son âge; mais à quatorze, à quinze, à seize, à dix-huit et à vingt ans, elle n'avait toujours que l'intelligence et la conversation d'une petite fille de dix ans. Non seulement cette jeune personne était dépourvue d'esprit, mais elle était prise de temps en temps d'accès pendant lesquels elle parlait et agissait avec déraison. Alors elle mettait dans des pots de confiture et enfermait dans les armoires les objets les plus sales et les plus répugnants ; elle devenait exaltée, et, un crayon à la main, elle écrivait, en marchant, des choses ridicules qu'elle déclamait.

Quand elle était ainsi agitée, elle ne prenait aucun soin de sa toilette, aimait la malpropreté et salissait souvent son lit. L'accès passé, elle redevenait ce qu'elle était auparavant, bonne petite fille, faisant un peu de musique, pas trop mal, écrivant ses devoirs et donnant à manger à ses oiseaux.

Chez un grand nombre de ces imbéciles, dit Trélat (1) la *vanité* est très développée. Il cite l'observation remarquable d'une jeune fille,

(1) Trélat, *loc. cit.*, p. 32.

faible d'esprit, et traitée dans son service pour une forme de manie ambitieuse, avec dégénérescence.

Les accès maniaques, chez les faibles d'esprit, sont le plus souvent *transitoires*, de courte durée, disparaissant au bout de quelques semaines, pour apparaître plus tard dans les mêmes conditions. Ils se montrent chez ces individus, à un âge peu avancé, à une époque où se produisent rarement de semblables accidents, et sont, nous l'avons dit, caractérisés par la perversité dans les actes et la manifestation fréquente d'idées ambitieuses.

Le *délire ambitieux* revêt, dans ce cas, les caractères principaux que l'on observe dans la paralysie générale, mais, bien entendu, sans la présence d'aucun signe de paralysie. C'est la même puérilité dans les actes, le même enfantillage dans la conduite; comme le paralytique général, le faible d'esprit, dans ses accès de manie ambitieuse, est entraîné à la satisfaction de toutes ses passions, de tous ses désirs; il le fait avec une imprévoyance complète, souvent même les objets dont il s'empare ne peuvent lui être d'aucune utilité. Les préoccupations ambitieuses sont chez lui sans lien et sans base, mal coordonnées ; aucune raison n'en justifie l'existence.

En *résumé*, on observe chez les faibles d'esprit les formes ordinaires que présente l'aliénation mentale, mais plus fréquemment les accès d'excitation maniaque. Ceux-ci sont, en général, de courte durée ; ils sont caractérisés par des actes d'une grande violence et souvent par des idées ambitieuses.

Marcé avait remarqué que la manie ambitieuse était rare à l'état simple et qu'elle éveillait toujours l'idée d'une paralysie générale. Baillarger pensait de même que les délires incohérents et diffus à forme ambitieuse ne pouvaient pas être considérés comme des cas de folie simple, mais faisaient penser à une paralysie générale et pouvaient la faire redouter (1).

Nous avons vu que, chez les faibles d'esprit, la vanité et les idées ambitieuses formaient le plus souvent, avec des notions bornées, le caractère principal de leur état mental ; on comprend donc que ces dispositions naturelles se reproduisent, lorsque des accès d'excitation maniaque viennent à se développer. La mélancolie et la folie impulsive que l'on remarque chez quelques-uns d'entre eux ont aussi le cachet particulier que leur imprime l'état habituel de faiblesse d'esprit.

§ 2. — DÉBILITÉ ET IMBÉCILLITÉ MORALE.

Il est une forme de dégénérescence que l'on peut désigner sous le nom d'imbécillité morale.

Maudsley (2), a particulièrement insisté à ce sujet. On voit parfois,

(1) Voir *Ann. méd.-psych.*, 1883, p. 211.
(2) Maudsley, *Crime et Folie*, p. 56 et 58.

dit-il, des enfants appartenant aux meilleures familles être frappés d'imbécillité morale. Ils n'aiment personne et ne montrent pas plus de penchant pour le bien que de regret pour le mal. Ils manifestent de mauvais instincts et sont inéducables. Si alors l'enquête héréditaire est possible, on trouve que ces enfants appartiennent à des familles où domine la folie ou un nervosisme plus ou moins marqué... L'oblitération du sens moral est non seulement le premier signe de la dégénérescence de la race, mais il est encore le premier signe qui se manifeste dans la plupart des cas où la folie prend naissance dans la famille.

Cette absence de sens moral est sans doute souvent accompagnée d'une diminution plus ou moins grande de l'intelligence, mais non pas toujours ; il arrive même parfois que l'intelligence est remarquablement aiguisée, tandis qu'il n'y a pas trace de facultés morales. Les exemples ne sont pas rares de familles où l'un des membres est fou tandis qu'un autre est négligent, dissipé, dépravé ou même criminel. Morel et Prichard citent plusieurs cas de ce genre.

L'auteur dont nous résumons l'opinion admettrait même qu'une certaine catégorie de criminels, les *criminels invétérés* sont primitivement atteints d'imbécillité morale. Leur insensibilité, sous ce rapport, serait telle qu'en présence de la tentation, ils n'ont contre le crime aucun pouvoir sur eux-mêmes.

Nous n'avons pas en vue les individus de cette catégorie : c'est une étude qui ne saurait rentrer dans le cadre auquel nous devons nous limiter. Nous ne chercherons donc pas à discuter les allégations du célèbre médecin anglais ; nous voulons seulement rapporter quelques exemples d'imbécillité morale, survenus à la suite de causes accidentelles, soit sous l'influence de conditions pathologiques diverses, soit pendant l'enfance, soit à un âge avancé.

En général, comme nous l'avons dit, l'imbécillité morale s'accompagne souvent d'un même degré de faiblesse intellectuelle ; l'arrêt de développement est produit également des deux côtés, comme une conséquence de la loi qui préside à la solidarité des facultés entre elles. Les causes qui viennent exercer, sous ce rapport, une influence funeste sont nombreuses. Nous nous bornerons à citer les exemples suivants :

X..., âgé de vingt-deux ans, est faible d'esprit ; il a appris à lire et à écrire avec la plus grande difficulté ; sa mémoire est faible ; il sait compter ; toutefois les calculs les plus simples exigent de sa part la plus grande attention. Il aide son père dans son état de tailleur et il sait coudre ; mais il faut toujours lui préparer à l'avance son travail ; de lui-même, il est incapable d'appliquer une pièce à un vêtement déchiré. Ce pauvre garçon a la prononciation vicieuse de la plupart des individus atteints de débilité mentale. Il est doux de caractère, mais *dénué de sens moral*, et il commettrait à chaque instant des actes de méchanceté, s'il n'était convenablement surveillé et immédiatement puni. La société des femmes, celle des jeunes filles l'embarrassent au plus haut degré, et c'est surtout contre elles que se tournent ses

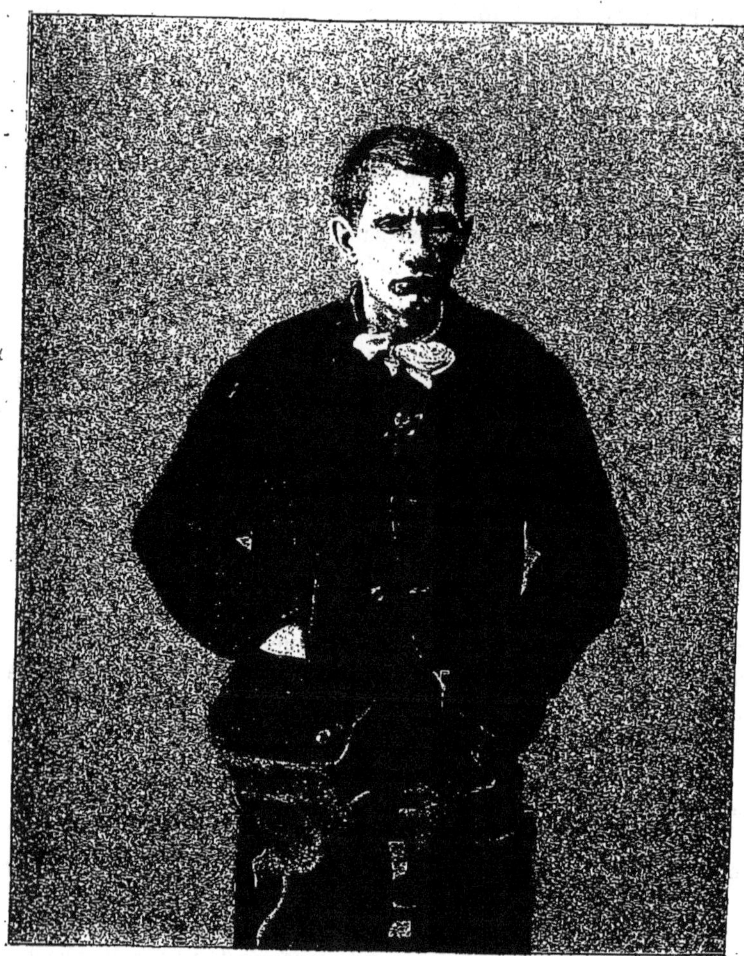

Fig. 18. — Débilité mentale, a été atteint de chorée, puis de fièvre typhoïde; perversions instinctives, se sauvait de chez ses parents, peur d'être empoisonné; devenu très incohérent.

mauvaises dispositions. Il est un jour arrêté après avoir piqué à la cuisse, à travers ses vêtements, une femme se trouvant près de lui, et qu'il ne connaissait d'ailleurs pas, avec une aiguille de tailleur fixée à un morceau de bois.

Un jeune homme, âgé de vingt-six ans, appartenant à une bonne famille, aurait été atteint dès l'âge de deux ans de convulsions qui auraient duré jusqu'à l'âge de douze ans; depuis ce temps il est resté faible d'esprit, ce n'est qu'avec la plus grande difficulté qu'il a pu faire quelques études. Il avait été placé en dernier lieu chez un huissier où il n'avait d'autre fonction, ou plutôt d'autre rôle à remplir que celui de témoin. Le sens moral est peu développé chez lui et lorsqu'il a fait des excès d'absinthe auxquels il s'adonne de temps à autre, l'affaiblissement du sens moral est porté au plus haut degré; alors il s'approprie tous les objets qui le tentent, même les objets qui n'ont aucune valeur et qui ne peuvent lui être d'aucune utilité. Il est d'habitude assez facile à diriger, mais lorsqu'il est excité, il ne voit pas pourquoi on lui défend de boire de l'absinthe, il ne trouve pas que sa conduite soit répréhensible; impossible de lui faire admettre que le vol est une action blâmable. Il est inutile de raisonner avec lui, on n'arriverait pas à lui donner, sous ce rapport, la moindre conviction.

Citons encore un dernier exemple de faiblesse morale survenue à la suite d'accidents cérébraux graves.

X..., est âgé de vingt-deux ans. Il a été atteint, il y a quatre ans, d'une encéphalopathie syphilitique caractérisée par des convulsions épileptiformes, un trouble des facultés et une hémiplégie du côté gauche. Grâce à une médication énergique, il a recouvré presque complètement la santé, tout en conservant cependant une grande faiblesse du bras gauche; la main de ce côté est en effet atrophiée et déformée. Depuis ce moment, on a observé chez lui un affaiblissement considérable du sens moral. Le malade vole ses parents, vend à vil prix ses habits, les bijoux qu'il a pu soustraire à sa famille; il disparaît des semaines entières, se livre au vagabondage, à l'escroquerie, et ne reparaît chez lui que lorsqu'il se fait arrêter ou lorsqu'il est plongé dans la plus extrême misère.

Nous retrouverons dans la classe des folies morales les faits d'imbécillité morale que nous venons de citer.

§ 3. — FOLIE DES DÉGÉNÉRÉS PSYCHIQUES.

On s'est demandé si l'aliénation mentale, lorsqu'elle vient à se déclarer chez le dégénéré psychique, présentait une forme spéciale qui pourrait être distinguée dans tous les cas.

Quelques auteurs, à la suite de Morel, ont admis et décrit une classe de *folies des dégénérés*, auxquelles on a assigné les caractères les plus variables, souvent mal définis; on a réuni, sous cette désignation, toute une catégorie d'individus chez lesquels on rencontrait les anomalies les plus étranges, les tendances impulsives, les obsessions (1), etc.

Non seulement les actes de dégénérés devenus aliénés sont, a-t-on dit, empreints d'un caractère d'obsession, mais on remarque chez ces malades les bizarreries les plus étranges; on constate encore une foule de manies instinctives, des impulsions au suicide, à l'homicide,

(1) Voir *Idées obsédantes*, p. 52, et *Actes impulsifs*, p. 92 et 95.

au vol, à l'incendie, les perversions et les aberrations sexuelles les plus variées. Les exhibitionnistes de Lasègue, les individus à inversion du sens génital de Krafft-Ebing ont été placés dans la classe des dégénérés.

Schüle (1) a donné la meilleure description que nous connaissions des symptômes principaux qui caractérisent la folie des dégénérés. La disposition psychique des dégénérés se compose, suivant lui, d'une hyperexcitabilité accompagnée de faiblesse. Au point de vue *émotif*, on remarque une sensibilité pathologique, une humeur inconstante passant de l'indifférence à une sensibilité excessive; du côté de l'intelligence, c'est une *désharmonie* des différentes facultés avec tendance aux *idées obsédantes*; au point de vue psychomoteur, c'est un élan exagéré à côté d'une volonté affaiblie, un enthousiasme qui ne dure pas, ou bien une dépression considérable.

Les dispositions pathologiques des névrosés héréditaires sont, d'après Schüle, la tendance aux *actes impulsifs* criminels, la méchanceté instinctive conduisant à la folie morale, la misanthropie avec tendance au délire des persécutions, une paresse morale qui fait mener à ces individus la vie la plus bizarre ; ils se privent de tout, ne changent pas de linge, restent dans la saleté et l'ordure, etc.

Quant aux formes d'aliénation mentale, on constate suivant Schüle, les caractères suivants : les types cliniques sont rarement accentués ; on y retrouve l'instabilité native de l'intelligence des héréditaires, la tendance aux idées obsédantes, aux mouvements impulsifs, la perversion des sentiments et en même temps la *conservation* remarquable, bien qu'incomplète, de *l'intelligence*. Enfin, un trait caractéristique, est l'apparition précoce de ces états psychopathiques souvent combinés, se produisant sans cause extérieure ou pour la cause la plus légère, etc.

On a voulu comprendre dans cette grande classe de la dégénérescence mentale les états psychiques les plus variables, ceux qui s'accompagnent d'*idées obsédantes*, d'*impulsions*, les *délires émotifs*, la *folie avec conscience*, la *folie morale*, les formes *intermittentes*, la *folie circulaire*, les *délires transitoires*, certains *délires systématisés chroniques*, la *catatonie*, la *démence précoce*, etc.

Malgré toutes les bonnes raisons que l'on pourrait donner, nous croyons qu'il y a là un abus. On ne doit pas, selon nous, donner une extension, en quelque sorte indéfinie, aux folies dégénératives. Morel a dit, il est vrai, que l'aliénation mentale est une dégénérescence, mais si l'on veut tirer un profit de ces théories pour les besoins de la clinique, il faut tracer des limites très précises à la dégénérescence mentale et la restreindre autant que possible, en se gardant bien, à

(1) Schüle, trad. J. Dagonet et G. Duhamel, p. 431.

l'exemple de certains auteurs, d'y placer toutes les formes d'aliénation qui ne trouvent pas facilement leur place dans le cadre ordinairement adopté des maladies mentales.

Nous renverrons le lecteur aux différents chapitres de ce Traité et nous nous bornerons ici à la description de quelques formes, telles que la *folie du doute* et l'*agoraphobie*, qui peuvent être aussi bien décrites dans le chapitre des folies neurasthéniques, et nous indiquerons comment la dégénérescence vient imprimer à d'autres formes d'aliénation son cachet particulier.

Trélat (1), sous le nom de *fous lucides*, avait réuni tout un groupe d'individus pris dans les catégories d'aliénés les plus diverses, et, pour en faire une description pratique, il les avait divisés suivant les traits principaux, les défauts, les passions qu'ils présentaient. « Ces malades sont fous, dit-il, mais il ne le paraissent pas, parce qu'ils s'expriment avec lucidité. Ils sont fous *dans leurs actes*, plutôt que dans leurs paroles. Ils sont lucides jusque dans leurs conceptions délirantes. Leur folie est lucide. »

Ces fous lucides, dont Trélat nous rapporte l'intéressante observation, présentent pour la plupart une prédisposition héréditaire plus ou moins marquée; ils appartiennent aux différentes catégories de la folie et leur examen offre certainement les plus sérieuses difficultés; ce qui les caractérise, c'est la *lucidité* au milieu même de leurs conceptions délirantes et la disparition brusque de ces dernières sous l'influence de distractions, d'occupations, de tout ce qui vient apporter une diversion aux idées du malade.

A un point de vue général, on peut admettre pour l'aliénation mentale chez les dégénérés psychiques *deux catégories* principales, l'une dans laquelle prédominent des *troubles intellectuels* et des manifestations délirantes nettement accusées, l'*autre* dans laquelle on observe plus particulièrement les *anomalies* et les désordres de la *sensibilité morale*; dans cette dernière catégorie rentrent naturellement les folies morales que caractérisent la perversion des sentiments affectifs, les aberrations du sens génital, la méchanceté, les diverses passions, l'orgueil, etc.

Enfin nous trouverons encore les formes *mixtes*, dans lesquelles on rencontre à la fois les troubles de l'intelligence, et ceux de la sensibilité morale.

On remarque en outre dans ces différentes catégories la persistance des signes qui ont caractérisé la dégénérescence psychique. C'est ainsi que nous retrouverons les groupes principaux que l'on rencontre dans la dégénérescence, les extravagants, les nerveux, les exaltés, ceux qui se caractérisent par l'absence ou la perversion du sens moral, etc.

(1) Trélat, *Folie lucide*, p. 12.

Nous passerons rapidement en revue ces différents groupes et nous résumerons les observations qui nous paraîtront présenter quelque intérêt sous ce rapport.

I. — Troubles intellectuels observés chez les dégénérés psychiques.

En tête des manifestations délirantes que présentent les individus atteints de dégénérescence psychique, les auteurs ont placé ce qu'ils ont appelé la folie du doute. Nous en dirons peu de mots : elle a été l'objet dans ces derniers temps de mémoires intéressants.

Schüle l'a décrite dans la classe des psychoses dégénératives. J. Falret pense également que cette forme d'aliénation mentale mérite une description à part et doit rentrer dans la catégorie des folies se rattachant à la dégénérescence mentale. Nous la placerons donc dans cette grande classe de maladies et nous résumerons ci-dessous les caractères principaux qui lui appartiennent.

Folie du doute avec délire du toucher.

« Sous cette dénomination, on désigne, dit Ritti (1), une variété de folie avec conscience, caractérisée par deux ordres de symptômes prédominants : l'interrogation mentale produite par le doute, et la crainte du contact des objets extérieurs. »

Cette forme de délire se rencontre bien plus souvent dans la clientèle privée que dans les établissements publics.

On retrouve dans Esquirol (2) la première observation authentique publiée à ce sujet.

Il s'agit d'une jeune fille élevée dans le commerce et qui, par un excès de scrupules, craignait de faire tort aux autres. Lorsqu'elle faisait un compte, elle appréhendait de se tromper au préjudice d'autrui. Un jour, à l'âge de dix-huit ans, en sortant de chez une tante qu'elle fréquentait habituellement, elle est saisie de l'inquiétude qu'elle pourrait, sans le vouloir, emporter dans les poches de son tablier quelque objet appartenant à sa tante.

Plus tard, elle met beaucoup de temps pour apurer ses comptes et ses factures dans la crainte de commettre quelque erreur, et de faire tort aux acheteurs. Plus tard encore, elle craint, en touchant à la monnaie, de retenir dans ses doigts quelque chose de valeur. Aux objections qu'on lui fait, elle convient que son inquiétude est absurde et ridicule, mais qu'elle ne peut s'en défendre. Peu après, ses appréhensions augmentèrent au point de tyranniser sa vie tout entière.

Cet état singulier, dont il faut lire dans Esquirol la description intéressante, soumettait la malade aux pratiques les plus absurdes, dont elle reconnaissait elle-même le côté ridicule.

(1) Ritti, *Dict. encycl. des sc. méd.*, t. III, p. 339.
(2) Esquirol, t. I, p. 361.

Depuis cette époque, dit Ball, la question a été étudiée et retournée dans tous les sens par Parchappe, Trélat, Baillarger, Delasiauve, Morel et Marcé. Legrand du Saulle, résumant en quelque sorte les travaux de ses devanciers, a publié, en 1875, une monographie sur cette affection, sous le nom, assez impropre d'ailleurs, de *folie du doute avec délire du toucher;* enfin Ritti a publié une étude intéressante sur cette question (1).

Griesinger avait aussi rapporté quelques observations se rapprochant des faits que Falret avait décrits sous le nom de la *maladie du doute.*

Plus tard, Oscar Berger a publié sous le nom de *Grübelsucht* (manie de subtilités), une description d'une variété de la folie du doute.

Symptomatologie. — La folie du doute ne se manifeste pas brusquement, elle procède en quelque sorte par bonds, par poussées, son évolution est lente et caractérisée par des phases suspensives, quelquefois assez longues pour que l'on puisse croire à des guérisons définitives.

Le délire du toucher ne s'établit pas d'emblée, il est la conséquence des anxiétés produites par le doute.

Legrand du Saulle admet trois périodes dans cette maladie; cette division, que confirme l'observation des malades, mérite d'être conservée (2).

Le *début* peut passer inaperçu; la névrose commence de la manière la plus insidieuse, ce sont des scrupules de diverses natures, des craintes puériles et exagérées, que les malades, qui conservent la conscience complète de leur état pathologique, cherchent à dissimuler; mais bientôt, poussés par leurs angoisses, ils révèlent avec la plus grande sincérité leurs tourments, et viennent réclamer auprès du médecin la guérison.

« Le fond véritable de cette maladie mentale est une disposition générale de l'intelligence à revenir sans cesse sur les mêmes idées ou les mêmes actes, à éprouver le besoin continuel de répéter les mêmes mots ou d'accomplir les mêmes actions, sans arriver jamais à se satisfaire ou à se convaincre, même par l'évidence (3). »

C'est, suivant l'expression de Legrand du Saulle, une sorte de rumination psychologique, dont il faut citer quelques exemples cliniques pour bien la faire comprendre.

Une jeune artiste de vingt-quatre ans donne des leçons en ville; quoique très intelligente et très active, elle ne peut sortir seule dans la rue sans qu'elle soit immédiatement assaillie par les préoccupations suivantes : « Ne

(1) Ritti, *Gazette hebdomadaire*, 1877, et *Dictionnaire encyclopédique.*
(2) Legrand du Saulle, *La folie du doute*, Paris, 1875.
(3) Falret, *Folie morale*, 1866, p. 41 et *Études sur les maladies mentales*, Paris, 1890.

va-t-il pas tomber quelqu'un du haut d'une fenêtre à mes pieds? Sera-ce un homme ou une femme? Cette personne se blessera-t-elle ou se tuera-t-elle? Est-ce qu'il y aura du sang sur le trottoir? Devrai-je appeler au secours? Ne m'accusera-t-on pas d'être la cause de cet événement? Mes élèves ne me quitteront-elles pas? Mon innocence pourra-t-elle être reconnue (1)?

Un jeune homme, dont l'histoire est racontée par Griesinger (2), était assailli par une foule de pensées dès que son intelligence n'était plus absorbée par des occupations journalières; le *pourquoi* et le *comment* d'une foule de choses l'envahissaient. Quelle est l'origine de la création? D'où provient la terre? D'où partent les étoiles? Pourquoi l'homme et la femme existent-ils? Par qui a été créé le Créateur?

Les *idées obsédantes*, dit Schüle, la *folie du doute*, celle du *toucher*, forment le bagage ordinaire des folies consécutives à la dégénérescence psychique. « Une fois l'obsession créée, ajoute cet auteur, le repos moral est perdu. Le malade cherche en vain une explication à l'état neurasthénique qui l'a envahi; un mot qu'il lit, une parole qu'il entend, tout augmente son angoisse; il éprouve un *irrésistible* besoin de faire toujours de nouvelles questions, de vérifier les réponses qui lui sont faites; le silence l'irrite encore davantage, il ne peut le supporter.

» L'eau doit-elle être plus chaude, plus froide? quels aliments doit-il employer? doit-il se reposer, prendre de l'exercice? quels mouvements doit-il faire? etc.

» Tout est pour lui un motif de *questions* et d'*anxiété pénible*. Il a des remords, se fait des reproches sur sa coupable indifférence. Les semaines s'écoulent au milieu d'une douleur infinie, rien ne peut le soustraire à son angoisse (3). »

La *deuxième période* consiste, d'après Legrand de Saulle, dans le récit prolixe que fait le malade de ses souffrances intimes, dans la sollicitation réitérée de paroles rassurantes et dans l'extrême facilité avec laquelle une personne de l'entourage dissipe momentanément les perplexités les plus vives. C'est à ce moment aussi que le malade vous déclare « qu'il a peur de toucher les pièces de monnaie, que les objets métalliques luisants l'effrayent, qu'il ne touche au bouton d'une porte ou à l'espagnolette d'une fenêtre qu'après s'être enveloppé la main de son mouchoir ou du pan de sa redingote. Vous l'interrogez, et il déclare qu'il craint d'être accusé d'avoir détourné des valeurs d'or ou d'argent; il redoute la malpropreté des objets précités, ou enfin il tient à éviter le contact de substances malfaisantes ou toxiques (Legrand du Saulle). Parfois, il se rend compte du ridicule de ses actes, mais il ne peut éviter de les accomplir.

(1) Legrand du Saulle, *op. cit.*, p. 11.
(2) Griesinger, *Arch. für Psych.*, t. I, p. 630.
(3) Schüle, *loc. cit.*, p. 444.

Parmi les objets dont le contact est le plus redouté, on doit citer les métaux, les boutons de portes, le verre. Le malade est obligé de se faire aider par une autre personne, pour ne pas tomber dans une crise qu'il ne saurait autrement éviter.

C'est pendant cette deuxième période que l'on remarque un ensemble de symptômes particuliers, véritable exacerbation que les malades appellent eux-mêmes des *crises*.

« Après une intense contention d'esprit, des interrogations multipliées, des angoisses qu'ils se reprochent d'éprouver ou des frayeurs qu'ils trouvent ridicules, ils ressentent, à un moment donné, une impression indéfinissable partant de l'épigastre, sorte d'aura s'irradiant dans le système nerveux cérébro-spinal. On les voit alors aller et venir, ne pas pouvoir rester en place, se plaindre de la chaleur, accuser de la céphalalgie, de la rachialgie, ils sont couverts de sueur, le bruit les irrite, le regard les importune, la moindre parole les exaspère, les craintes les plus diverses se succèdent, leur inquiétude est à son comble; les pleurs, les spasmes, les sanglots, les demi-défaillances syncopales et l'excitation turbulente constituent une scène morbide qui dure habituellement quatre, cinq, six heures, quelquefois vingt-quatre heures. A tous les retours des périodes d'exacerbation, mêmes tendances panophobiques, mêmes impressions morbides et mêmes actes étranges (1). »

On observe, à cette deuxième période, des *rémissions* plus ou moins complètes qui peuvent même simuler un retour complet à la santé antérieure et que l'on a vues se prolonger pendant plusieurs mois, même quelques années, chez ceux surtout où la prédisposition héréditaire était moins accentuée.

A une *troisième* période, les intermissions et les rémissions, dit Ritti, n'existent plus; c'est en quelque sorte une période de cristallisation. Les malades vivent pour ainsi dire avec leurs idées délirantes et leurs peurs. Le cercle des idées se rétrécit, mais les angoisses s'accroissent. A ce moment, ils passent leur temps dans des hésitations continuelles, ils n'écrivent plus du tout; la conversation les fatigue ou les ennuie ; mais ils se parlent à eux-mêmes, à demi-voix, puis à voix basse, quelques-uns finissent par remuer simplement les lèvres par une sorte de mussitation.

Malgré tout cet ensemble de symptômes, qui semble indiquer un affaiblissement notable des fonctions cérébrales, on ne peut dire que ces malades soient en démence, ni même qu'ils doivent y arriver jamais; contrairement à ce qui arrive pour le plus grand nombre des maladies mentales, la démence n'est pas l'aboutissant nécessaire et fatal de la folie du doute. « Il est remarquable, en effet, dit Falret, que

(1) Legrand du Saulle, *loc. cit.*

cet état mental qui se prolonge souvent pendant toute la vie, avec des alternatives irrégulières de paroxysmes et de rémissions quelquefois très prononcées, n'*aboutit* jamais à une véritable démence (1). »

La folie du doute comporte, suivant Ball, une infinité de formes; en tête, il place les *métaphysiciens*, ceux qui se préoccupent sans cesse des grands problèmes insolubles. Ils s'interrogent sans cesse sur Dieu, sur l'univers, sur la création, l'immortalité de l'âme, etc. Les *réalistes*, s'occupent de questions plus triviales, ne montrent pas la même élévation de la pensée, ils se demandent pourquoi les hommes ne sont pas aussi grands que des maisons, pourquoi il n'existe qu'une lune au lieu de deux; les *scrupuleux*, s'adressent perpétuellement des reproches à propos de tout; les *timorés*, qui craignent toujours de se compromettre, prennent à chaque instant des précautions exagérées et vivent dans une inquiétude perpétuelle; les *compteurs*, ont une manie insupportable : partout où ils sont, ils se préoccupent du nombre des objets qu'ils ont sous les yeux, comptent les boutons que porte à son gilet le médecin qu'ils consultent, les volumes posés sur la table, etc. « Napoléon, dit Ball, présentait aussi la singulière manie de compter par couples les fenêtres des maisons, quand il passait dans la rue. »

« Il est, ajoute Ball, d'autres formes qui échappent à toute classification. Tantôt on observe un trouble particulier de la volonté; le malade veut-il entrer dans une maison ou en sortir, il éprouve au seuil de la chambre une résistance invincible, il faut qu'on le pousse pour lui faire franchir l'obstacle; ou bien il est poursuivi, comme chez les sujets atteints d'impulsions intellectuelles, par certains mots, tels que *corbillard*, par exemple. Le mot entré dans son esprit le hante tout le jour (2.) »

Ball fait encore la remarque que certains de ces malades sont sans doute affectés d'une crainte exagérée du contact des objets, comme nombre d'observateurs l'ont signalé, mais que la folie du doute peut aussi exister sans cette complication, comme le *délire du toucher* peut se manifester sans folie de doute. Morel en a lui-même rapporté quelques exemples dans son travail sur les délires émotifs.

La folie du doute est, en définitive, un *délire avec conscience* : les malades se rendent compte de leur état; ils n'ont presque jamais d'hallucinations, et ils éprouvent le besoin perpétuel de voir soulager leur doute par l'affirmation d'une autre personne.

C'est une maladie qui guérit difficilement; mais on voit se produire d'assez longues périodes de rémission pendant lesquelles le sujet semble revenir à son état normal; malheureusement, il est rare que cette amélioration soit permanente.

Si la folie du doute guérit difficilement, elle ne finit presque jamais

(1) Ritti, *loc. cit.* — Falret, *Folie morale*, p. 43 et *Études sur les maladies mentales*, Paris, 1890.
(2) Ball, *Leçons*, p. 620.

par la démence ; arrivés à la dernière étape de leur maladie (Ball), les sujets restent figés dans leur délire. Incapables de tout travail, tristes et moroses, ils s'éloignent de la société et vivent dans un état de séquestration volontaire.

Les *causes* de la folie du doute sont assez nombreuses. En première ligne, il faut placer l'hérédité; il est pourtant certains sujets chez lesquels on ne trouve aucune trace d'hérédité.

La puberté, les excès sexuels, l'onanisme, les préoccupations et les fatigues de l'esprit ont été invoquées comme autant de causes de cette maladie. On prétend, enfin, qu'elle atteint beaucoup plus les femmes que les hommes.

Quant au *traitement*, il doit surtout être moral ; il faut combattre le désœuvrement et détourner au profit du corps l'activité douloureuse de l'esprit par de longs voyages. La séquestration dans une maison d'aliénés est plutôt contre-indiquée.

Pour le traitement physique, on a conseillé les toniques, les ferrugineux, l'hydrothérapie ; ces moyens peuvent, dans quelque cas, rendre de véritables services.

Agoraphobie.

« Parmi les idées obsédantes qui déterminent un vertige, dit Schüle (1), il faut citer la peur des espaces, l'*agoraphobie*, si fréquente chez les névropathes ; c'est l'idée obsédante qui fait croire qu'on ne peut traverser une place sans être accompagné, et cette idée produit une *angoisse* croissante. Les signes particuliers qui la caractérisent, doivent la faire placer au nombre des psychoses dégénératives. »

Ritti (2) a fait une intéressante description de cette variété. Legrand du Saulle lui avait donné le nom de *peur des espaces*, Cordes celui de *Platzangst* ; Westphal (3) l'a décrite sous le nom d'agoraphobie, Morel (4) l'avait entrevue en 1866. Depuis, l'attention une fois portée sur cet état morbide étrange, de nombreuses observations ne tardèrent pas à être publiées.

En *résumé*, on observe les caractères suivants : état d'angoisse ou sentiment de crainte exagérée en traversant une place, un pont, une église, un endroit désert, etc. Cette terreur irrésistible est le plus souvent accompagnée de tremblement et de faiblesse des membres inférieurs.

Les malades, persuadés qu'ils ne pourront traverser l'espace qui se présente devant eux, se refusent à marcher ; néanmoins l'angoisse

(1) Schüle, *op. cit.*, p. 426.
(2) Ritti, *Dict. des sciences méd.*, art. Folie avec conscience, t. III, p. 310.
(3) Westphal, *Arch. f. Psych.*, 1872.
(4) Morel, *Délire émotif* (*Arch. génér. de méd.*, 1866).

diminue et cesse même complètement s'ils sont accompagnés, s'ils peuvent prendre le bras d'un passant, même s'ils ont seulement l'appui d'une canne ou d'un parapluie.

Un malade, cité par Westphal, ne présentant aucun trouble de la motilité, se plaint de ne pouvoir traverser les places et de ressentir dans ces moments un sentiment d'angoisse, dont le siège est plutôt dans la tête que dans le cœur.

Ainsi, s'il doit traverser une des grandes places de Berlin, il a le sentiment que cette distance est de plusieurs milles, que jamais il ne pourra atteindre le but et en même temps l'angoisse le saisit, ainsi qu'un tremblement général, etc.

Outre cette peur du vide, il existe, dit Ritti, d'autres symptômes dont il faut tenir compte. L'angoisse caractéristique se manifeste presque toujours par un serrement de cœur instantané; le cœur bat avec violence et le visage rougit; la plupart des malades sentent leurs jambes se dérober sous eux, les pavés deviennent mobiles, mous et gras. Il semble à quelques-uns qu'ils s'enfoncent dans de l'argile, que les pavés coulent en torrent sous leurs pas (Westphal).

Ils ont tous la conscience de leur état; ce qui les tourmente, c'est qu'on puisse les considérer comme aliénés. Un fait digne de remarque, c'est qu'une distraction passagère, tout ce qui détourne leur attention suffit pour empêcher la crise de se produire. Ils luttent le plus souvent très énergiquement contre leurs craintes exagérées, ils se raisonnent, s'adressent à eux-mêmes des blâmes, des encouragements. Quelquefois, il arrive, au commencement de la maladie, qu'ils parviennent à se vaincre; mais, avec le temps, la peur devient irrésistible, et, malgré les luttes intérieures les plus violentes, les malades sont vaincus et demeurent cloués sur place. Les agoraphobes ont une certaine propension à écrire; leur correspondance est une autobiographie psychique, scrupuleusement exacte; ils mettent, avec une satisfaction relative, leur médecin au courant de leurs angoisses, de leurs émotions et de leurs aventures. Ils diffèrent en cela des hypochondriaques qui, dans leurs écrits, se livrent à toutes les exagérations de langage, sont d'une prolixité désespérante dans la description de leurs souffrances imaginaires et dans des lettres de plusieurs pages, ont de la peine à passer en revue tous leurs maux.

L'agoraphobie est une affection qui s'observe plus souvent chez les hommes; elle semble être, a-t-on dit, le monopole des hommes intelligents, lettrés, exerçant des professions libérales.

Cordes, pour la genèse de cette affection, indique, en dehors d'une prédisposition héréditaire, des causes déterminantes multiples, généralement de nature débilitante, telles que le travail cérébral exagéré,

(1) Cordes, *Die Platzangst* (*Archiv für Psychiatrie*, t. III, p. 646).

des préoccupations morales très vives, des affections chroniques, les excès vénériens, l'onanisme, la spermatorrhée, les troubles gastriques prolongés, etc.

L'agoraphobie n'est pas une maladie qui compromette l'existence : mais, si elle n'est pas dangereuse par elle-même, le pronostic en est presque toujours assez grave. En effet les guérisons sont rares, les récidives et les rechutes fréquentes.

Le *traitement* est physique ou moral, suivant que l'affection est primitive ou qu'elle se manifeste consécutivement à d'autres maladies. Dans le premier cas, les indications thérapeutiques doivent consister dans le repos cérébral absolu ou tout au moins relatif, dans l'emploi des toniques généraux, dans le séjour à la campagne, les bains de rivière, l'hydrothérapie.

Le traitement moral consiste surtout dans la persuasion morale; il faut que le médecin impose sa volonté et ne cesse de démontrer avec conviction l'inanité du péril. Le malade doit s'habituer à vaincre ses terreurs, à franchir, malgré ses angoisses, des espaces restreints pour aborder ensuite des espaces plus étendus. C'est une sorte de gymnastique qui a réussi dans quelques cas.

Manie avec extravagance.

Les *extravagants* constituent l'un des groupes les plus nombreux de dégénérés; inutile d'ajouter que ces demi-aliénés sont pour leur famille, comme pour la société, un véritable fléau. Ils présentent, en effet, de sérieuses difficultés pour le diagnostic et surtout pour les mesures à prendre dans l'intérêt de la sécurité et de la tranquillité de ceux qui les entourent. Leur conduite est étrange, leurs actes bizarres, inexplicables; ils peuvent vivre longtemps sans être atteints d'un véritable accès de folie qui permette enfin de les interner dans un asile, au grand soulagement de ceux qui sont obligés de vivre avec eux. Lorsqu'ils commettent des actes nuisibles, criminels ou délictueux, on ne sait jusqu'à quel point on doit les rendre responsables. Souvent leur accès d'aliénation mentale n'est qu'une exagération considérable de leur état habituel.

Trélat a décrit, sous le nom de *maniaques lucides* (manies avec conscience), des malades qui, tout en ayant des accès de manie bien caractérisés, conservent assez de puissance sur eux-mêmes pour les contenir et, jusqu'à un certain point, pour les ajourner. L'état de la plupart d'entre eux est, dit-il, longtemps ignoré dans le monde. Ils sont toujours lucides, ils le sont jusque dans leurs accès, et ces accès n'éclatent ordinairement que dans l'intérieur de la famille.

Ceux qui les voient chez eux et ailleurs les tiendront pendant plusieurs années pour gens raisonnables. Ils peuvent sortir chaque jour, faire et recevoir de nombreuses visites, obtenir des succès, contracter des liens intimes, mais non solides. S'ils veulent se marier, ils emploient, pour arriver à leur but, des efforts inouïs et, aussitôt qu'ils y sont parvenus, comme ils n'ont plus d'intérêt à feindre, ils ne dissimulent plus. Leurs emportements maniaques ont quelque analogie avec les accès de colère, qui peuvent en apparence reconnaître une cause accidentelle, mais que rien n'eût pu ni éviter ni prévenir. C'est au milieu de la conversation la plus paisible qu'éclate une fureur que rien ne peut modérer. En cédant à leur accès, ils obéissent au délire qui les domine et les entraîne. La contradiction les irrite, ils n'admettent aucune explication, ils cèdent invinciblement à l'impulsion morbide; jusqu'au milieu de leur fureur, ils restent lucides, conservent un souvenir parfait de tout ce qui s'est passé (1).

X..., est un type de cette forme de manie extravagante et lucide.

Son existence a été bizarre; élevé dans un séminaire, il se lie avec une femme; jaloux, très violent avec elle, il cherche un jour à l'étrangler, puis la poursuit avec un poignard. Tout est pour lui prétexte de jalousie, de scènes violentes et d'accès de rage; il s'engage enfin dans les zouaves pontificaux.

L'accès maniaque pour lequel il est placé à l'asile Sainte-Anne, et dont il se guérit rapidement, était caractérisé, suivant le certificat du Dr Legrand du Saulle, par des périodes d'excitation maniaque violente, des extravagances, des impulsions subites et des menaces de mort, et par des alternatives de dépression mélancolique, de découragement, de mysticisme et des aspirations vagues vers un idéal inconnu.

On observait chez lui une grande mobilité dans les projets, dans les sentiments; il passait, sans transition, de l'amour à la haine, de la confiance aux soupçons les plus exagérés, des témoignages d'amitié à des menaces de violence, interprétant dans le sens de ses conceptions délirantes momentanées des faits actuels ou des paroles prononcées auprès de lui.

La mère de L..., est aliénée, traitée à Ville-Évrard. Depuis l'âge de dix-sept ans, L... se conduit déraisonnablement; il a dépensé plus de 30000 francs; il fait toutes sortes d'extravagances, se montre très changeant. Il a presque tous les ans des accès maniaques qui ne durent que peu de temps. Ceux-ci revêtent particulièrement une forme ambitieuse et se caractérisent par des actes extravagants, souvent indélicats. Il prend une voiture pour se faire conduire au Grand-Hôtel, sous prétexte d'aller voir un marquis, ou bien au Conservatoire de musique, se croyant grand musicien; il prétend être préfet, avocat célèbre, affirme avoir pris son café avec l'impératrice, donne au cocher qui le conduit un centime pour un franc, etc. Une fois l'accès passé, il a conscience de toutes ses extravagances.

On peut rencontrer dans cette catégorie d'extravagants des individus forts intelligents.

(1) Trélat, *loc. cit.*, p. 289, 312.

G... a publié nombre de travaux, un livre entre autres, qui a eu trois éditions; c'est un homme extravagant, dominé par des idées de grandeur, satisfait de lui-même, entêté, orgueilleux et violent; toute sa vie, il s'est occupé de réformes sociales. Sujet à des accès d'excitation maniaque, il veut alors tout changer en médecine, en administration, il offre à tous sa collaboration, il se croit la victime de manœuvres coupables de la part des ministres de plusieurs nations étrangères qui influenceraient les médecins. Quoique très intelligent, il est incapable de se diriger seul, toute sa vie a été remplie par des excentricités; ses idées sont changeantes, il passe sans transition d'un sujet à un autre; une fois il vend son mobilier en l'absence de sa famille, il prend des voitures sans les payer; c'est le type de l'esprit de désordre; lorsqu'on le contrarie, il devient incohérent; il avait des dettes dans le quartier qu'il habitait, achetait des pendules pour les revendre ensuite, dépensait de tous côtés sans la moindre réflexion. Il est à l'état normal aliéné à demi, et le devient tout à fait sous l'influence de certaines contrariétés.

L'accès maniaque chez les dégénérés à conduite extravagante peut d'ailleurs prendre les formes les plus diverses; on observe quelquefois un véritable *délire hallucinatoire avec conservation de la conscience*; les hallucinations se reproduisent dans quelques cas par le seul fait de la volonté de l'individu.

H... nous offre un curieux exemple de cette forme de maladie. Il a été placé une vingtaine de fois dans les asiles de la Seine; il existe chez lui une prédisposition héréditaire très marquée; grand-père maternel procédurier et dissipateur, grand-père paternel alcoolique; mère nerveuse, tante hystérique, oncle paternel hypochondriaque avec idées de persécution, intelligent et conservant la conscience de ses conceptions délirantes.

Il avait, étant jeune, une disposition au délire, qu'une simple indigestion suffisait à provoquer; jusqu'à l'âge de neuf ans, il fut sujet à des accès de somnambulisme; il se levait la nuit les yeux grands ouverts et allait se coucher avec un de ses parents; le matin, il ne voulait pas le croire. A l'âge de treize ans, il s'échappa du collège pour aller en Italie se faire chef de brigands; puis il voulait être comédien, saltimbanque. Il se fit recevoir, à l'âge de vingt-six ans, avec la plus grande facilité, capitaine au long cours.

Il nous raconte lui-même qu'il a une grande disposition aux hallucinations; elles se produisent chez lui volontairement par le seul fait de fermer les yeux et surtout dans la période intermédiaire à la veille et au sommeil. Elles s'accompagnent souvent de secousses nerveuses le long de l'épine dorsale. Ses idées, ses souvenirs se répètent à certains moments à son oreille sous forme d'écho. Les hallucinations de la vue sont plus fréquentes chez lui que celles de l'ouïe. Il voit non seulement des personnages plus ou moins éloignés, mais d'autres objets, des rochers, des champs, des boulevards animés, etc. Il a la conscience parfaite de cette disposition psychologique.

Dégénérés névropathes.

L'état névropathique crée nécessairement chez les dégénérés les dispositions morales les plus diverses; les formes d'aliénation mentale qui en résultent présentent, elles aussi, les variétés les plus nombreuses. On retrouve chez les uns la dépression mélancolique, chez les autres l'exaltation mégalomaniaque, chez le plus grand nombre, de véritables accès maniaques ; dans tous les cas, on constate l'empreinte de la dégénérescence psychique qui a préexisté.

Les accès maniaques chez les dégénérés *névropathes* se produisent brusquement, sans être précédés de périodes de dépression ou d'autres symptômes prémonitoires. Ces individus, dont l'esprit est naturellement changeant et que les moindres contrariétés surexcitent, présentent tout à coup le désordre le plus extraordinaire dans les actes et dans les idées ; l'agitation prend rapidement des proportions considérables ; on observe chez eux des bizarreries étranges, de l'insomnie et une impressionnabilité telle que les moindres bruits suffisent pour leur causer de véritables tressaillements.

Les *troubles de la sensibilité générale* sont très accentués chez eux. Ils se plaignent de maux de tête, de bourdonnements d'oreilles, de la fatigue que leur occasionne le plus léger travail ; ils ont des frayeurs que rien ne motive, une disposition aux hallucinations ; toute application leur est pénible, ils sont même incapables de faire une lecture un peu suivie. Il en est qui se plaignent d'éprouver des sensations extraordinaires, ils sentent comme un fluide s'échapper de leur corps, etc.

« Il existe dans la société, dit Brierre de Boismont, un bon nombre d'esprits exaltés, qui s'enflamment à la moindre contrariété, cherchant des querelles, des duels, parlant à chaque instant de se tuer ; véritables fléaux pour leurs familles et leurs connaissances, ces individus attentent souvent à leurs jours. Ces caractères exaltés s'emportent avec une extrême facilité, ne veulent écouter aucune observation.

» Pour ces organisations malheureuses, tout devient une cause de suicide ; une jeune fille se jette à l'eau parce que son beau-frère avait refusé de la mener au bal (1). »

Nous ajouterons que le moindre fait suffit aussi à produire de l'excitation maniaque.

H... a des accès maniaques convulsifs ; il est âgé de vingt-six ans, son père est mort aliéné dans une maison de santé ; il a toujours été mauvais sujet, accusait sa mère de ne pas lui donner à manger, voulait la tuer ; il a été condamné pour vagabondage, rupture de ban, et placé sous la surveillance de la police. Étant catholique, il se fait protestant. Il est sujet, surtout le matin, à des accès d'agitation avec prédominance d'idées ambitieuses ; il dit alors que toute la terre lui appartient ; il a des vertiges, quelquefois des syncopes incomplètes.

(1) Brierre de Boismont, *Traité du suicide*.

Les *crises* dont ce malade est pris presque tous les matins sont caractéristiques. C'est une excitation maniaque, avec idées de richesses; il se promène alors dans un état d'agitation convulsive, il répète qu'il a beaucoup d'or; de temps à autre il pousse des cris affreux; en même temps les muscles des bras, des mains, sont contractés; il se courbe et se plie sur lui-même d'une manière convulsive; il paraît ressentir des crampes. L'attaque dure une demi-heure et le prend tout à coup au milieu d'une conversation. Il ne conserve de son accès d'agitation qu'un souvenir imparfait, il se rappelle seulement qu'il éprouvait dans les membres des douleurs intolérables, comme si on lui arrachait les nerfs.

Tout est anormal dans la manifestation de ces sortes d'accès maniaques.

La brusquerie des accès et leur guérison rapide caractérisent, en général, chez les dégénérés *nerveux*, les formes d'aliénation mentale qu'ils présentent.

G... est très impressionnable : tout l'émeut vivement, la lecture des journaux, les paroles qu'on prononce autour de lui. Il est sujet à des accès d'agitation maniaque, qui le prennent presque tous les ans et qui sont de courte durée ; alors il a, nous dit-il, comme des crises nerveuses, il mord son lit ; il a de l'insomnie, un malaise inexplicable et ne peut se rendre compte de son état.

La mère de X... est nerveuse, exaltée, son père l'était également. X... est homme de lettres : il a toujours été bizarre, nerveux et d'un caractère inégal. Il est sujet à des accès maniaques fugaces qui se caractérisent, dit-il, par une espèce de transport au cerveau ; alors il est pris la nuit de frayeur, il croit entendre le cri de la chouette, il se met à pousser des cris terribles ; il se montre dans son accès, incohérent, violent, sa figure a une expression menaçante.

Persécutés persécuteurs.

Dans cette catégorie d'accès maniaques à *type anormal* que présentent ces dégénérés que l'on a désignés sous le nom de *névrosés*, on peut ranger les malades, dont Trélat nous a résumé d'intéressantes observations : ils délirent dans leurs actes, mais ne délirent pas dans leurs paroles. Leur déraison, dit-il, n'est connue que dans leur entourage et ne se fait pas jour au dehors. C'est parmi eux que se trouvent un assez grand nombre d'individus, tantôt considérés comme aliénés, tantôt comme malfaiteurs, et qui ont alternativement résidé dans les asiles et dans les prisons. Nous avons connu, ajoute-il, un ménage où les emportements maniaques du mari, quoique d'une très grande fréquence, furent absolument ignorés pendant dix ans. Au bout de ce temps les accès, en se rapprochant, ont acquis une telle violence qu'il a fallu le placer dans une maison de santé, où il est mort de méningite. Il y avait eu plusieurs aliénés dans sa famille.

Esquirol cite, de son côté, une malade qui fatiguait tout le monde par ses prétentions, sa loquacité, ses plaintes, ses projets, ses espérances, traitait avec dédain les autres pensionnaires, les chefs, les employés, les serviteurs de la maison. Elle écrivait au préfet de police, aux magistrats, à des avocats, des lettres dont la rédaction trompait les personnes auxquelles elles étaient adressées. Jusqu'au milieu de ses accès, Mme X... se contenait en présence des étrangers et des personnes qu'elle voulait convaincre de sa bonne santé intellectuelle et morale. Elle était un fléau pour les établissements où elle était placée.

Nous pourrions citer bien d'autres exemples de ces individus, persécutés persécuteurs, chez lesquels les *manifestations délirantes* ne se produisent d'une manière caractéristique qu'à certains moments d'excitation. Leurs bizarreries, leur originalité se transforment en une véritable folie lorsqu'ils sont placés sous l'influence des moindres causes excitantes qui viennent alors réveiller certaines passions mal contenues, telles, par exemple, que l'ambition et l'irrésistible besoin d'attirer sur soi l'attention publique.

Ils peuvent vivre dans la société sans inconvénient; ils y conservent les apparences de la raison, se conduisent convenablement, on les voit même diriger leurs propres affaires avec intelligence, souvent avec succès. Mais ce sont toujours des demi-aliénés, ils touchent presque continuellement à la limite de la folie et il suffit de la moindre occasion pour leur faire commettre des actes extravagants, qui viennent jeter le trouble et le désordre dans le milieu où ils vivent. Leurs accès de folie transitoire prennent quelquefois des proportions telles qu'il devient indispensable de les renfermer pendant un temps plus ou moins long dans une maison de santé.

Inutile d'ajouter que les persécutés persécuteurs sont pour les médecins et les magistrats obligés de s'occuper d'eux une source de difficultés. Ils les accablent de leurs plaintes et de leurs récriminations. Ils dirigent contre eux d'incessantes attaques, ils mettent dans leurs poursuites une passion et un acharnement extrêmes.

Un malade dont j'ai rapporté l'observation (1), qui s'était distingué par ses excentricités et en même temps par son intelligence, nous faisait lui-même la confidence qu'il avait une grande disposition à l'exaltation, qu'à certains moments il était pris d'une telle surexcitation qu'il lui semblait perdre tout à fait la raison et que, dans ce cas, il se sentait entièrement incapable de se dominer et de diriger ses actes. Il nous confiait en même temps qu'il existait chez lui une *prédisposition héréditaire*, que sa mère avait été atteinte d'aliénation mentale; il avait eu aussi un frère qui avait été frappé de la même maladie. Ce malade présentait un singulier mélange de folie et de

(1) Dagonet, *Ann. méd.-psych.*, septembre 1871.

raison; il était sujet à des crises d'excitation maniaque parfaitement caractérisées; mais il était aussi un homme astucieux, sans cesse à la recherche d'une situation à exploiter, et très audacieux.

De semblables individus sont dangereux en ce sens qu'ils vont droit à leur but, sans s'inquiéter des obstacles qu'ils rencontrent sur leur chemin et des calomnies qu'ils répandent sur leur route. Le public qui ne les connaît pas, dont ils cherchent à frapper l'attention et devant lequel ils se posent en victimes, se laisse trop souvent prendre à leurs récriminations injustes, violentes et souvent absurdes(1).

II. — Troubles moraux observés chez les dégénérés psychiques.

La perversion, l'affaiblissement du sens moral caractérisent toute une catégorie de dégénérés psychiques; nous retrouverons chez ces individus devenus aliénés les diverses manifestations de l'affection que l'on a désignée sous le nom de *folie morale.*

Dans cette forme de délire, rentrent les *obsessions* et les *impulsions* dangereuses dont nous résumerons la description dans le chapitre suivant.

La *folie impulsive* est bien certainement le type le plus remarquable de la folie morale. Les auteurs la considèrent généralement comme une forme d'aliénation, particulièrement liée à un état de dégénérescence psychique.

La nature étrange des faits, le contraste d'une raison saine en apparence avec la manifestation d'anomalies bizarres et d'actes inexplicables, tout contribue à accroître les difficultés et à jeter l'incertitude dans l'esprit des magistrats qui mettent en doute notre science et le résultat des expertises les plus consciencieuses.

Ils sont heureusement rares, ces fous dont les déterminations imprévues, réalisées dans des conditions absurdes et sans aucune des précautions prises par les criminels ordinaires, causent notre profond étonnement par l'absence de motifs et sont même en désaccord avec l'éducation, les sentiments, la conduite antérieure. Rien à l'extérieur ne trahit la compromission intellectuelle. Le malade regrette le fait accompli, mais il ne manifeste aucun remords. C'était une chose fatale, il était poussé par une force irrésistible.

On pourrait se demander si l'on ne doit pas admettre une zone intermédiaire entre le crime et la folie. Il existe, en effet, une catégorie d'individus dont l'existence se partage entre la prison et l'asile. Ces irréguliers, pour me servir de l'expression du Dr Garnier, louvoyant sur les frontières du crime et de la folie, ont pour caractère d'être avant tout des êtres dangereux, qu'il est impossible de conserver dans les asiles, et dont la place n'est pas davantage dans les maisons de détention(2).

(1) Voir J. Falret, *Études sur les maladies mentales*, et Pottier, *Les aliénés persécuteurs*, (thèse Paris, 1886.)

(2) P. Garnier, *Le criminel instinctif* (*Ann. d'hyg.* 1890, p. 414) et *La folie à Paris*, 1890.

Les conceptions multiples, le mélange de folie morale et intellectuelle, forment également un signe caractéristique de dégénérescence chez ces aliénés. L'observation suivante nous a paru intéressante à ce point de vue.

V..., âgé de quinze ans, est atteint d'aliénation mentale partielle, d'après le certificat du Dr J. Falret, avec prédominance d'hallucinations de l'ouïe et de la vue, et avec l'idée dominante qu'il a assassiné une jeune personne qui est maintenant au ciel et qui lui donne des ordres qu'il exécute ponctuellement.

Sous l'influence de ces idées délirantes et de plusieurs autres qui viennent s'y ajouter, il est poussé au suicide et à des actes qui le rendent dangereux. Tantôt il s'imagine qu'il est une femme et qu'il doit se vêtir en conséquence pour représenter sur la terre celle qu'il dit avoir assassinée; tantôt il croit qu'il doit jouer la folie et il se livre volontairement à des actes désordonnés, pousse des cris perçants pour se faire placer dans la section des agités; enfin, il dit qu'il doit se jeter à la Seine pour arriver plus vite au ciel, ou bien accomplir un voyage pour obéir à celle qui lui donne des ordres du haut du ciel.

Ce jeune homme n'offre aucun symptôme de débilité mentale, il est intelligent, il paraît surtout aimer à jouer un rôle; il prétend qu'il a fait des romans et qu'il a gagné de l'argent en les vendant ; à plusieurs reprises il a disparu de chez lui ; une fois il est resté quinze jours absent après avoir pris 1500 francs à sa mère ; à son retour, il a prétendu avoir été en Afrique, il rapporte 1000 francs. Une autre fois, il disparaît après s'être habillé en fille ; il rentre quelques jours après dans ce costume chez la concierge de sa mère, etc.

On remarque chez lui de l'orgueil et de véritables impulsions à faire le mal, surtout à commettre des vols; il dit à son père que si on le met dans une maison de correction, il tuera le directeur.

Il présente une physionomie caractéristique, le front est bas, le regard exprime de l'intelligence, mais en même temps quelque chose de faux et de sinistre.

La perversion morale est très grande chez lui, il se plaît à tenir des conversations indécentes : il raconte qu'il a été avec des garçons de son âge se livrer à des actes de pédérastie près du Palais-Royal; il aime surtout à dire devant sa sœur des choses inconvenantes. Il raconte aussi toutes sortes de mensonges.

Ce jeune homme s'est évadé de l'asile ; l'état de dégénérescence psychique était manifeste chez lui, il nous a été impossible de savoir s'il présentait une prédisposition héréditaire ; on avait remarqué chez lui, étant jeune, un caractère extrêmement changeant et une perversion morale précoce. Vers l'âge de quinze ans, à l'époque où nous avons pu l'observer, il fut pris d'accès d'aliénation mentale, caractérisés par un mélange de folie intellectuelle et de folie impulsive, l'une alternant quelquefois avec l'autre.

Les dégénérés, dit le Dr Motet, qui peuvent présenter des facultés très développées, brillantes même, sont souvent, par accès, absolument incapables de résister à des obsessions pathologiques, à des sollicitations instinctives que la volonté ne peut réprimer. Aussi longtemps que l'accès dure, l'obsédé ne s'appartient plus, ne se dirige pas, il subit sans résistance possible l'entraînement morbide, ce que l'on appelait autrefois la *monomanie instinctive*, que l'on rattache aujourd'hui au groupe des folies héréditaires. »

Dans ces moments d'exaltation, l'individu perd sa présence d'esprit, il ne se possède plus, il n'est plus le maître de diriger ses facultés.

Cet état d'exaltation que le dégénéré est incapable de réprimer, est, dans quelques cas, provoqué à l'état normal par le simple fait de la volonté chez des individus nerveux et sous l'influence de circonstances particulières.

Des compositeurs, des artistes dramatiques peuvent arriver à déterminer chez eux l'exaltation qui doit engendrer des œuvres, amener des effets qu'ils tiennent à produire ; mais ils conservent la force nécessaire pour la réprimer à un moment donné.

Dans la classe des dégénérés avec folie morale peuvent encore se placer ces jeunes gens, ces jeunes filles qui ont présenté une perversité précoce, et qui répandent sur les personnes les plus honorables les accusations les plus perfides.

On sait que, d'une manière générale, les *aliénés accusateurs* se retrouvent dans les formes d'aliénation mentale les plus variables. Le malade, dans le *délire systématisé*, sous l'influence de ses hallucinations de l'ouïe, porte contre les personnes de son entourage, contre le médecin surtout, les accusations les plus graves. Le *mégalomane*, qui se croit appelé à remplir une mission religieuse, politique ou sociale, ou qui se croit persécuté, devient facilement accusateur. Les *hypochondriaques* sont, on le sait, la terreur du médecin qui les soigne ; ils l'accusent d'avoir institué pour eux un traitement incendiaire, d'avoir aggravé leurs souffrances, plusieurs se sont livrés contre lui à des actes de violence redoutables. Des individus atteints de *paralysie générale* accusent, eux aussi, le médecin, d'avoir volé leurs millions, etc. Ici il s'agit de dégénérés qui possèdent leur raison, mais qui, sous l'influence d'une rare perversité ou simplement dans un but de chantage, émettent les accusations les plus graves avec une prodigieuse habileté.

Nous avons connu une jeune fille, qui présentait le type de la plus extraordinaire perfidie.

Devenue orpheline vers l'âge de dix-huit ans, elle est recueillie par son oncle et par sa tante qui lui témoignent la plus vive affection. Rien au dehors ne pouvait faire soupçonner la folie morale dont elle était atteinte.

En apparence, elle donnait à ses parents les marques d'une grande tendresse, mais à sa tante elle faisait contre son oncle les confidences les plus graves, et de même confidentiellement auprès de son oncle, elle accusait sa tante de tenir une conduite odieuse ; tous deux avaient ajouté foi au langage persuasif de leur nièce, et ils avaient fini par se brouiller complètement jusqu'au moment où la perfidie de celle qu'ils avaient recueillie leur fut enfin démontrée. Placée dans l'établissement de Stéphansfeld, elle ne cessait de faire les plus abominables dénonciations, accusant avec habileté les religieuses et d'autres personnes d'actions qu'elles étaient incapables de commettre et conservant toujours, même au milieu des périodes d'excitation, la plus grande lucidité.

Tous ces faits, dont on pourrait facilement multiplier les exemples, sont parfaitement connus des médecins aliénistes. Trélat cite plusieurs observations intéressantes : « Ces malades, dit-il, prennent irrésistiblement un vif plaisir à organiser des intrigues, à brouiller et à diviser ceux qui les entourent. On ne saurait croire jusqu'où peut aller l'habileté de ces aliénés, à ourdir leurs complots, à prévoir les incidents, à prévenir les causes qui pourraient s'opposer à la réussite de leurs projets. » Pinel et Esquirol ont parlé de ces malades, Guislain leur a consacré de belles pages.

Il faut aussi ranger dans cette catégorie de dégénérés psychiques avec tendance à la folie morale, ces malheureux enfants qui portent contre les personnes les plus honorables des accusations graves, qui ont rendu nécessaire dans quelques circonstances des expertises médico-légales.

Le Dr Motet (1) a rapporté les deux faits suivants :

Au mois de mai dernier, une petite fille de quatorze ans était trouvée dans un jardin, vêtue simplement d'une chemise et d'une camisole; elle était en proie à une grande agitation et criait tout haut que son oncle avait voulu la violer. Une instruction fut ouverte ; le médecin commis pour examiner l'enfant ne trouva aucune trace de violence.

Plus tard, on s'aperçut que cette fillette, médiocre d'intelligence, de caractère et de sens moral, avait agi sous l'influence d'une excitation alcoolique, qu'elle avait eu une crise délirante, peut-être à cause de l'apparition de ses règles, et l'on acquit la certitude que les faits qu'elle annonçait n'avaient existé que dans son imagination. Elle revint, d'ailleurs, sur ses premières affirmations et avoua que son récit était de pure invention.

Le second fait fut communiqué au Dr Motet par le rapporteur du 1er conseil de guerre maritime de Toulon. Il s'agit de trois fillettes qui avaient de mauvaises habitudes. La mère de l'une d'elles montra son enfant à une sage-femme, qui conclut que la petite fille avait dû subir les derniers outrages de la part d'un homme malade. Celle-ci de raconter immédiatement qu'elle avait été violée par un inconnu, dans un corridor ; ses compagnes confirmaient son récit et affirmaient qu'elles pourraient reconnaître le coupable.

Sur les indications de sa mère, un individu fut arrêté. Aux fillettes qui avaient prétendu pouvoir reconnaître le criminel, on présenta séparément

(1) Motet, *Les faux témoignages des enfants devant la justice* (*Annales d'hygiène*, 1887, t. XVII, p. 481).

le secrétaire du juge d'instruction à l'une, un pompier de la marine à l'autre; elles n'hésitèrent pas à affirmer que l'homme qu'on leur montrait était bien celui qui avait commis un attentat sur leur compagne.

Si, au lieu d'user de ce subterfuge, on leur avait présenté l'individu arrêté sur les indications de la mère, nul doute que les affirmations des enfants eussent été aussi positives. On prévoit les difficultés qui auraient pu en résulter pour l'instruction.

Conclusions.

L'étude que nous venons de résumer aurait dû, pour être complète, passer en revue d'autres manifestations délirantes que l'on observe encore chez les individus atteints de dégénérescence, le délire des persécutions qui entre autres se rencontre d'une manière assez fréquente, etc.

Nous avons voulu nous borner à ces simples indications pour montrer que l'on pouvait remarquer chez les dégénérés les formes d'aliénation mentale les plus diverses, et que celles-ci revêtaient, en général, une physionomie particulière, rappelant par quelques-uns de ses traits la dégénérescence psychique dont l'individu était atteint.

L'aliénation mentale revêt une forme insolite dans ses phases comme dans les manifestations délirantes qui la caractérisent. On peut observer, par exemple, la conservation de la conscience, quelquefois même l'apparence de la raison au milieu du trouble psychique le plus accentué. La solidarité qui relie entre elles les facultés morales et intellectuelles fait le plus souvent défaut, les troubles sont prédominants tantôt du côté moral, tantôt du côté de l'intelligence.

Le délire présente une manière d'être anormale, comme l'ont indiqué plusieurs auteurs. Ainsi on observe la folie du doute, la persistance d'un état névropathique, le dédoublement de la personnalité, l'angoisse bizarre connue sous les noms d'agoraphobie, de claustrophobie, les impulsions instinctives, à l'exclusion de manifestations délirantes nettement accusées, ce qu'Esquirol désignait sous le nom de monomanies.

La dégénérescence psychique n'entraîne pas nécessairement une disposition à la folie, et les accès d'aliénation, lorsqu'ils surviennent, peuvent guérir facilement; mais il persiste alors une tendance à la récidive; lorsque l'aliénation mentale revêt une forme complexe, comme le mélange de plusieurs délires, on ne saurait en méconnaître la gravité au point de vue surtout du pronostic.

CHAPITRE VII

FOLIE MORALE ET FOLIE IMPULSIVE

ARTICLE PREMIER

FOLIE MORALE

La folie morale est un état morbide particulièrement caractérisé par une exagération passionnelle et un extraordinaire affaiblissement de la volonté plutôt que par le trouble même des facultés intellectuelles, en un mot par un entraînement souvent *irrésistible* à des actes blâmables ou dangereux.

On peut citer sous ce rapport, les nombreuses et remarquables observations d'aliénés méchants, orgueilleux, jaloux, érotiques, dipsomanes, dissipateurs, voleurs, etc., rapportées dans l'ouvrage sur la folie lucide du Dr Trélat.

« Les aliénés lucides, dit cet auteur, répondent exactement aux questions qu'on leur fait, ne paraissent pas aliénés aux observateurs superficiels et souvent ne se laissent pénétrer et deviner que dans la vie intime. »

On s'est demandé si une forme d'aliénation mentale reposant pour ainsi dire sur une simple perversion morale pouvait exister, s'il était prudent de l'admettre au point de vue judiciaire et social; la réponse cependant n'est pas douteuse. Les auteurs les plus recommandables ont apporté un tel faisceau de preuves que celui-là seul qui manque d'une expérience suffisante peut en contester l'existence.

Maudsley, dans son remarquable ouvrage (1), a cherché à étendre jusqu'à des limites extrêmes le cadre dans lequel doivent être comprises les folies dites morales. Nous ne le suivrons pas jusque-là.

En dehors de ces exemples d'individus, prédestinés par le fait d'une prédisposition héréditaire au crime ou à la folie et dont nous avons parlé dans le chapitre de la dégénérescence mentale, nous aurons à examiner des cas de folie morale véritable, survenus à la suite de conditions pathologiques variables.

Des auteurs, en Angleterre et surtout en Allemagne, ont distingué deux espèces d'aliénation mentale, se rattachant, l'une à des

(1) Maudsley, *Crime et folie*.

troubles intellectuels, l'autre à des troubles d'ordre moral. Il est certain que la folie peut s'exprimer par la perversion et l'excitation désordonnée des facultés morales, comme elle s'exprime d'autre part par le trouble correspondant des facultés intellectuelles. Nous le verrons dans la suite, il existe bien réellement des cas où le trouble des facultés morales est prédominant, quelquefois même exclusif et, en apparence, indépendant du trouble des facultés intellectuelles.

Nous croyons, avec le Dr Flemming, que la folie morale est une affection peu fréquente ; toutes les facultés étant étroitement liées les unes aux autres, on ne saurait facilement comprendre qu'une faculté vînt à rester isolément troublée sans entraîner une lésion plus ou moins générale du reste de l'entendement.

Depuis que Prichard, en 1844, a attiré l'attention sur cette forme de folie à laquelle il a donné le nom de *moral insanity*, les médecins ont eu une tendance à en élargir les limites. Maudsley semble lui-même penser que, comme l'intelligence, le sens moral peut être affecté isolément.

En *résumé*, la folie morale ne doit pas être considérée comme une forme clinique spéciale, mais comme un trouble mental dont le symptôme saillant est la perturbation du sens moral et des tendances instinctives.

Si la folie morale est une forme d'aliénation mentale peu fréquente, son existence ne saurait être mise en doute; chez les aliénés, on voit d'habitude les troubles de l'intelligence associés et se développant parallèlement avec les désordres plus ou moins considérables de la sensibilité morale ; mais on observe aussi des cas de folie nettement caractérisés à différents points de vue, dans lesquels on constate le trouble des sentiments, la perversion morale, alors qu'il est à peu près imposible de trouver un trouble plus ou moins apparent du côté de l'intelligence.

Nous rencontrons d'ailleurs, en dehors des faits qui doivent rentrer dans le cadre des maladies mentales, des altérations plus ou moins profondes de la sensibilité morale se manifestant sous l'influence de conditions pathologiques diverses sans entraîner le trouble des facultés intellectuelles.

On voit, par exemple, des femmes, à la suite d'attaques hystériques, se mettre à rire, à pleurer, à pousser des cris, sans que rien motive cet accès de joie, de tristesse ou de colère ; les malades conservent la conscience de cette singulière situation et ne présentent du côté de l'intelligence aucun désordre appréciable.

Il en est de même dans d'autres circonstances, sous l'influence de la fatigue, de faiblesse accidentelle, des progrès de l'âge, d'attaques d'apoplexie, etc.; on voit des individus acquérir une sensibilité exagérée, ressentir les émotions les plus inexplicables, pleurer, pousser des sanglots que rien ne justifie, par exemple lorsqu'ils font effort pour prononcer quelques paroles et pour répondre aux questions les plus ordinaires, les moins susceptibles de provoquer cette exagération de la sensibilité :

« Tous ceux, dit Maudsley (1), qui ont écrit sur l'aliénation mentale, sont contraints, par l'observation des faits, à reconnaître qu'il est, pour cette affection, des variétés où le délire n'existe pas, une folie où il y a principalement insanité du sentiment et de la conduite. Ainsi dans les deux grandes divisions primaires, appelées la mélancolie et la manie, on distingue une *mélancolie simple* ou sans délire et une *manie sans délire*. Ces variétés ont réellement une importance beaucoup plus grande qu'on n'en jugerait à l'apparence et à la simplicité de leur caractère, car c'est dans les affections de cette classe que les dangereuses propensions à l'homicide, au suicide, ou aux autres actes de destruction, sont le plus spécialement susceptibles de se produire. Or, toute la différence entre la mélancolie sans délire et la manie sans délire, c'est qu'il y a dans celle-là dépression mentale marquée et point de dépression notable dans celle-ci. »

L'observation clinique établit pour la folie morale, comme pour la folie intellectuelle, un grand nombre de variétés, dont il serait difficile de faire l'histoire détaillée.

§ 1er. — FOLIE MORALE MANIAQUE, MANIE RAISONNANTE.

Synonymie. — *Manie sans délire* (Pinel), *monomanie raisonnante* (Esquirol), *monomanie instinctive* (Marc), *manie occulte, latente, impulsive, Folie morale, moral insanity* (Prichard), *Insania malitiosa* (Kieser).

Sous ces différents noms, on a désigné une forme de manie remarquable, dans laquelle l'individu semble moins privé de sa raison et de son jugement que de la possibilité de diriger ses actes.

Cette variété d'aliénation, qui depuis longtemps avait attiré l'attention des auteurs, est l'une des formes les plus ordinaires et les plus remarquables de la folie morale. Elle est principalement caractérisée par l'enchaînement de la volonté et l'impossibilité pour les malades de se conduire raisonnablement, une fois livrés à eux-mêmes et abandonnés à leurs propres forces. Dans presque tous les cas, il existe chez eux une perversion morale profonde : c'est une mauvaise action que l'individu est toujours poussé à commettre, c'est l'impossibilité pour lui de diriger ses actes vers un but avouable et, malgré ses promesses les plus formelles, malgré son intérêt le plus grand, de maintenir ses bonnes résolutions.

Pinel avait observé de pareils aliénés : « Les malades font les réponses les plus justes et les plus précises ; ils lisent et écrivent

(1) Maudsley, *op. cit.*, p. 125 et 126.

comme si leur entendement était parfaitement sain et, par un contraste singulier, on les voit mettre en pièces leurs vêtements, déchirer leurs couvertures ou la paille de leur couche, et trouver quelque raison plausible pour justifier leurs écarts et leurs emportements. (1) »

« Ces individus, ajoute Trélat, sont fous, mais ne paraissent pas fous parce qu'ils s'expriment avec lucidité. Ils sont fous dans leurs *actes* plutôt que dans leurs paroles. Ils ont assez d'attention pour ne laisser échapper rien de ce qu'ils entendent, souvent pour ne faire aucune omission dans l'accomplissement d'un projet.

» Ces sortes de malades, qui sont le fléau le plus redoutable, se contiennent parfaitement devant les personnes étrangères ; ils peuvent exercer sur eux une puissance remarquable ; mais une fois abandonnés à eux-mêmes, chez eux, dans leur intérieur, là où ils savent ne trouver aucune résistance, on les voit se livrer aux actes les plus désordonnés, aux emportements que rien ne motive, aux actions les plus noires et les plus méchantes (2). »

« La manie raisonnante, dit d'autre part le Dr Campagne (3), fait partie du groupe de maladies qu'on pourrait appeler groupe des folies lucides ou des folies raisonnantes. L'observation des malades qui en sont atteints est hérissée de difficultés ; les personnes qui les soignent, malgré l'habitude que leur donne une longue expérience, sont fortement disposées à les prendre pour des êtres affligés d'une perversion congénitale plus digne d'une maison de correction que d'un asile d'aliénés. »

Quelle que soit l'origine, la cause des accidents nerveux qui ont présidé au développement de cette affection, la manie raisonnante, véritable folie morale maniaque, repose sur la mobilité des impressions, la perversion des sentiments et une excitation désordonnée de la sensibilité morale. Ce désordre moral s'accompagne de manifestations délirantes plus ou moins apparentes ; tantôt il alterne avec des périodes de manie plus ou moins aiguë ; d'autres fois, il succède à diverses affections mentales, la mélancolie, la manie, la folie congestive, la stupeur, etc.

Cet état peut se prolonger plus ou moins longtemps, mais alors avec tous les caractères d'une maladie, dont on peut indiquer les causes, les périodes de développement, les transformations, etc.

Caractères psychiques. — Cette affection présente les caractères psychiques suivants :

Les malades, privés beaucoup moins de leur raison et de leur intelligence que de la possibilité de diriger leurs actes, subissent l'influence de toutes les impressions qu'ils ressentent et se laissent entraîner par toutes les impulsions qui viennent les dominer. Leur

(1) Pinel, *Traité méd.-psych. sur l'alién. ment.*, p. 93.
(2) Trélat, *Folie lucide*, p. 297.
(3) Campagne, *Manie raisonnante*, p. 41, 42.

volonté est tellement faible qu'une fois livrés à eux-mêmes, on les voit obéir aux entraînements les plus contraires. La première idée qui traverse leur esprit, le moindre fait qui frappe leur regard devient une cause puissante d'excitation qui les porte tout à coup aux actes les plus regrettables. En un mot l'individu est incapable de se maîtriser, et ce sont surtout les mauvaises passions qui viennent sans cesse l'agiter.

Sans doute une observation prolongée, attentive, permet dans la plupart des cas, de reconnaître que ces individus possèdent un *état intellectuel* plus solide en apparence qu'en réalité. Ils peuvent raisonner logiquement dans le cercle étroit de certaines données, mais si on prolonge la conversation, si on l'étend à quelque sujet étranger à leurs préoccupations habituelles, on ne tarde pas à voir apparaître tout un ordre de phénomènes caractéristiques : idées fixes, illusions étranges, erreurs nombreuses, amour-propre exagéré, etc. Presque toujours enfin, on constatera divers accidents nerveux, des troubles plus ou moins marqués de la sensibilité générale.

Il y a aussi, pour l'appréciation d'une semblable maladie, à tenir grand compte des circonstances commémoratives. Ainsi l'affection se sera déclarée à la suite de causes physiques ou morales. On aura pu constater un changement considérable dans la manière d'être, la conduite, les habitudes, le caractère de l'individu. L'état pathologique aura lui-même présenté des périodes de développement, des moments de recrudescence, pendant lesquels certains troubles auront été plus ou moins saillants, tels que l'insomnie, l'altération des fonctions digestives, etc.

Enfin, on ne doit pas oublier, comme nous l'avons fait déjà remarquer, que la manie raisonnante est souvent la *période prodromique d'une autre forme* d'aliénation, que souvent aussi elle survient *à la suite* d'accès de folie, ou bien qu'elle *alterne* avec eux.

Nous nous bornerons à citer les quelques exemples suivants :

Nous avons eu dernièrement à l'asile Sainte-Anne un malade fort dangereux. Sa folie est caractérisée, pendant certaines périodes, par des troubles intellectuels à forme maniaque, très accentués ; à d'autres moments, on observe seulement une perversion morale profonde qui le rend un objet de crainte sérieuse pour ceux qui l'entourent (sans manifestation apparente de troubles intellectuels). Dans la période délirante, ce malade est sujet à des hallucinations qui lui causent de vives frayeurs, il est dominé par les idées fixes et les interprétations les plus déraisonnables ; il accuse sa femme d'avoir des relations coupables avec son propre père ; la nuit, il a des terreurs, il entend sans cesse parler autour de lui, il se cache sous son lit... Puis ces troubles disparaissent entièrement, et la folie morale apparaît. Le malade raisonne alors parfaitement, il sent très bien qu'il fait mal, qu'il est méchant, dangereux ; il en a la conscience, mais il ajoute qu'il n'a nullement envie de changer. Cela lui fait plaisir d'agir de cette manière, et alors il insulte les gardiens, il profère contre eux les plus abominables paroles, il couvre d'excréments les murs, les serrures, il menace de tuer sa femme, il tient à l'égard de sa mère les propos les plus honteux, exprime l'intention d'étrangler le médecin, etc... En un mot, nous n'avons pas de malade plus redoutable, et toutes ces manifestations se font, pour ainsi dire, à froid. Lui-même nous explique qu'il n'a pas toujours de si mauvaises dispositions, qu'il a même fait preuve, avant de devenir malade, de sentiments fort honorables ; c'est, ajoute-t-il, sa folie qui le pousse à proférer les injures, à dire les calomnies, et à faire les méchancetés qu'on lui voit sans cesse commettre.

Trélat cite l'observation suivante :

Mlle X... est presque périodiquement sujette à des accès de manie pendant lesquels elle frappe à coups redoublés tout ce qui est à sa disposition, déchire ses vêtements, ses draps, ses couvertures et ses matelas, brise ses meubles et tout ce qu'elle peut trouver sous sa main. Pendant ce temps et jusqu'au milieu de sa plus grande violence, elle conserve et possède toute son intelligence, ne fait jamais répéter ce qu'on lui dit, répond immédiatement et toujours juste aux questions qu'on lui adresse, ne se fâche pas si on la gronde, si on lui reproche de tout détruire, mais dit et affirme qu'elle ne peut faire autrement.

Le même auteur cite encore, parlant de ce qu'il appelle les maniaques lucides, l'exemple d'une autre malade qui, de temps à autre, un mois sur deux, est prise d'un accès de manie morale. Alors elle devient nuisible et dangereuse pour ses voisines. Elle les pousse, les pique, les pince, elle place sur leur chaise un corps étranger qui puisse leur faire mal au moment où elles vont s'asseoir. En même temps, elle s'empare rapidement de leur ouvrage, le coupe, le salit, et le remet bien vite en place. Dans ces moments, elle parle un peu plus et accuse les personnes qui l'entourent, invente les imputations les plus artificieuses, déchire les objets de literie, les rideaux de fenêtre, etc. Si on lui fait connaître qu'on sait parfaitement à quoi s'en tenir sur son compte, si on lui montre les objets qu'elle a déchirés, les ecchymoses qu'elle a faites à ses voisines en les pinçant, elle ne dit rien, ne bouge pas, sa figure demeure terne et immobile. Cette hypocrite a les meilleures armes à son service. Elle est toujours lucide et conserve dans ses accès l'apparence du calme le plus profond ; on doit ajouter qu'il existe plusieurs aliénés dans sa famille (1).

§ 2. — MÉLANCOLIE RAISONNANTE.

Sous le nom de *lypémanie raisonnante*, Esquirol a décrit une forme remarquable d'aliénation, que d'autres auteurs ont désignée sous le nom de mélancolie morale, mélancolie sans délire ; cette affection se rapproche beaucoup de l'hypochondrie.

Cet état nerveux est caractérisé par une altération considérable de la sensibilité morale ; il ne semble pas s'accompagner toujours de conceptions délirantes, et souvent il est impossible de constater le moindre

(1) Trélat, *Folie lucide*, p. 297 et 302.

trouble de l'intelligence, mais le sens moral présente les aberrations les plus singulières. Profondément attristés, les malades restent dans une tenue négligée, malpropre, indécente même ; ils semblent dépourvus de toute espèce d'initiative ; ils sont nonchalants, apathiques, tout indique chez eux l'impuissance de la volonté ; et cependant ils ont la conscience de cette impuissance, de cet abandon auquel ils se laissent aller ; ils déplorent amèrement leur état ; ils peuvent raisonner avec une parfaite lucidité, et manifestent même le désir de revenir à des sentiments plus conformes à leur dignité ; mais ils se disent incapables d'apporter le moindre changement à cette situation, qui choque le sentiment des convenances, et fait un contraste si frappant avec leur éducation et leurs habitudes antérieures.

Bien plus, ils opposent une *résistance passive* à tout ce qu'on leur conseille ; ils refusent ordinairement les soins qu'on leur donne, ils ne montrent de volonté que pour faire le contraire de ce qu'on leur propose ; ils ont une horreur invincible pour tout changement et tout mouvement.

Esquirol cite l'exemple d'un ancien magistrat, très distingué par son savoir et la puissance de sa parole, qui avait été atteint à la suite de violents chagrins d'un semblable accès d'aliénation. Aux conseils qu'on lui donnait, il répondait invariablement : « Je sais parfaitement ce que je devrais faire, vos conseils sont fort bons et j'ai le meilleur désir de les suivre ; mais faites que je puisse vouloir, de ce vouloir qui détermine et exécute. Il est certain que je n'ai de volonté que pour ne pas vouloir, car j'ai toute ma raison, mais la force m'abandonne lorsque je devrais agir. »

« Rien n'est étonnant, dit Guislain, comme ces hommes profondément attristés qui analysent toutes leurs idées, tous les phénomènes de leur situation maladive, qui raisonnent avec une entière lucidité de conscience sur l'impuissance de leur volonté, sur l'extrême désir qu'ils éprouvent de sortir de cet état de crainte et d'amertume (1). »

Les malades présentent donc les caractères de la dépression morale, sans lésion apparente des facultés intellectuelles ; ils sont tristes sans savoir pourquoi, apathiques, indolents, sans pouvoir surmonter ce défaut d'énergie. Cependant il est bien rare, en suivant de près leur observation, qu'on ne trouve pas chez eux quelques particularités qui pourraient déjà former un certain ensemble d'idées délirantes. On remarque par exemple des appréciations erronées sur divers sujets, ou bien des phénomènes illusoires surtout pour les objets qui se rapportent à leur situation ; ainsi ces malades trouvent, dans ce qui les entoure, une source continuelle de chagrins et de tourments ; tout est fait à dessein pour les tourmenter.

(1) Guislain, *op. cit.*, t. I, p. 115.

A un degré plus élevé de leur maladie, leur attention se concentre uniquement sur leur triste situation ; ils la considèrent comme désespérée ; leurs idées deviennent de plus en plus vagues, et leur conception plus lente. A l'insensibilité morale se joint quelquefois une diminution notable de la sensibilité physique ; d'une malpropreté repoussante, ils sont indifférents à tout, on les voit exercer sur eux-mêmes des mutilations plus ou moins graves.

« Beaucoup de médecins aliénistes, dit Guislain, ont passé sous silence cette variété si remarquable de la mélancolie, que caractérise une absence d'idées délirantes. Depuis Pinel, on a dit que la mélancolie consiste dans l'extrême intensité d'un délire exclusif ; on veut qu'il y ait dans cette affection un certain désordre appréciable dans les conceptions, cependant Lorry avait parfaitement bien fait connaître la *melancholia sine delirio*, en combattant l'idée de Boerhaave, qui ne voyait dans cette affection que des idées délirantes. »

L'appréciation d'une semblable disposition morale présente une grande importance, surtout au point de vue du pronostic. Ainsi l'expérience semble démontrer que, plus la mélancolie s'écarte de son type habituel, fondamental, moins les chances de guérison sont nombreuses.

Il ne faut pas oublier non plus qu'au fond de cette disposition morale, derrière cette lésion profonde, qui porte particulièrement sur la sensibilité morale, il existe certaines affections organiques : ainsi on peut observer un état cachectique, des œdèmes, une tuberculose, etc. ; on rencontre des troubles variables de la digestion, de la circulation, l'altération d'organes importants, des troubles de diverses sécrétions, etc. Ces lésions peuvent être souvent difficiles à reconnaître au début de la maladie, mais elles n'en doivent pas moins attirer sérieusement l'attention du médecin.

Mme X... a, de tout temps, éprouvé des symptômes nerveux particuliers qui ont déterminé l'affection mentale dont elle souffre depuis longtemps. Les digestions ont toujours été pénibles et les excrétions accompagnées de douleur, et le plus souvent suivies d'un sentiment de faiblesse indéfinissable. L'époque menstruelle s'accompagne surtout d'une mélancolie profonde. Cette malade est tombée depuis plusieurs années dans un affaissement dont rien ne peut la faire sortir. Tout la mécontente ; elle se plaint d'être abandonnée, de ne pas recevoir les soins que comporte sa situation ; elle pousse à chaque instant des gémissements, qui la rendent plus qu'incommode aux personnes qui se trouvent près d'elle. D'une incroyable irrésolution, sans aucune initiative, elle se borne à opposer à tous les moyens qu'on emploie pour l'occuper et la distraire, une singulière force de résistance. Elle repousse les médicaments qui lui sont prescrits, parce que, dit-elle, sa maladie est devenue incurable, qu'elle ne peut plus les supporter, et l'instant d'après elle se repent de ne pas les avoir pris. Elle reproche amèrement aux religieuses qui la soignent de ne pas faire assez attention à elle, de laisser ignorer au médecin les souffrances qu'elle endure ; et si on la presse pour s'expliquer elle-même, elle prétend que c'est maintenant inutile et qu'il n'y a plus rien à faire ; puis elle recommence ses plaintes et ses éternels gémissements. Et cependant cette dame est douée d'une intelligence remarquable, et possède une véritable instruction. Sa conversation a toujours de l'intérêt, et on la voit souvent émettre, sur les sujets les plus variés, des idées fort justes et des appréciations ingénieuses. Il lui manque seulement cette force morale, sans laquelle les facultés ne peuvent entrer en exercice, et qui ne lui servent plus qu'à sentir l'impuissance à laquelle elle est réduite, et dont elle cherche en vain la cause possible.

ARTICLE II

FOLIE MORALE IMPULSIVE (MONOMANIE INSTINCTIVE D'ESQUIROL)

§ 1er. — CARACTÈRES GÉNÉRAUX.

Nous avons vu que les impulsions pouvaient se manifester dans les formes d'aliénation mentale les plus diverses (1), qu'elles étaient alors plus ou moins en rapport avec le caractère même du délire, avec les conceptions délirantes, les idées fixes et les hallucinations. Les impulsions peuvent aussi apparaître dans les différentes affections mentales comme un phénomène morbide, isolé, indépendant de toute préoccupation maladive, venant ainsi s'ajouter aux autres éléments qui caractérisent l'état mental. Il nous reste à examiner les impulsions se produisant comme le symptôme essentiel, prédominant et pathognomonique d'une variété d'aliénation, à laquelle on peut justement donner le nom de *folie impulsive*.

C'est là heureusement une affection peu fréquente, et dont l'existence, non contestée, nous paraît scientifiquement démontrée ; elle soulève, pour la médecine légale, les difficultés les plus sérieuses et les problèmes les plus graves. Elle n'est point, comme l'a dit M. Lacaze, conseiller à la cour d'Amiens, une vaine hypothèse fondée sur l'existence d'un délire qui aurait son siège dans la lésion d'une seule faculté ; c'est, au contraire, une maladie véritable, qui ne repose pas sur un caractère unique, mais sur un ensemble pathologique dont l'appréciation peut être plus ou moins difficile. Le délire consiste, en effet, moins dans le trouble des facultés intellectuelles que dans les altérations de la sensibilité morale, et dans des mouvements impulsifs qui provoquent chez le malade un bouleversement et une émotion profonde, en le poussant malgré lui à des actes que sa conscience réprouve. S'il est comme on l'a dit, *conscius sui*, il n'est plus *compos sui*.

Période prodromique. — Une semblable affection se produit rarement d'une manière subite, mais les signes prodromiques qui auraient

(1) Voir chap. *Symptomatologie*, p. 95.

pu l'annoncer passent souvent inaperçus. Comme l'a remarqué Esquirol (1), on a observé, avant la manifestation des symptômes qui caractérisent l'accès impulsif, d'importants changements. Chez ces malades, comme chez d'autres aliénés, on a pu constater une modification de la sensibilité morale, du caractère, de la manière de vivre, etc. Chez tous il est facile de fixer l'époque des changements observés, celle de l'explosion maladive, etc. Des causes morales ou physiques ont presque toujours déterminé cette affection.

L'incubation peut être longue et les signes qui la caractérisent fugaces, difficiles à distinguer, se produisant souvent d'une manière insidieuse. Les malades se plaignent de souffrances vagues, d'une sorte de malaise, de lassitude, de l'impossibilité où ils sont de fixer leur attention, de se livrer à un travail suivi ; ils ont des insomnies, des appréhensions nullement motivées, ils conviennent enfin eux-mêmes qu'il est des moments où ils sentent qu'ils n'ont plus la tête à eux.

Symptomatologie. — Une fois déclarée, la maladie se présente ordinairement sous la forme d'*accès*; les individus ressentent alors des phénomènes morbides variables.

Flemming (2) signale comme caractéristiques la céphalalgie et la douleur précordiale : « Sous ce rapport, dit-il, les malades varient peu dans leurs explications, ils ont éprouvé une sensation douloureuse soit à la tête, soit à la région précordiale; chez quelques-uns, c'est un sentiment d'inexprimable angoisse. »

C'est là un fait important à établir que, chez les aliénés impulsifs, les actes auxquels ils ont été entraînés ont toujours été précédés de symptômes précurseurs, qu'eux seuls, malheureusement, ont pu apprécier dans le plus grand nombre des cas, et qu'ils n'ont fait connaître que plus tard.

L'*angoisse* accusée par la plupart d'entre eux est extrêmement remarquable : elle consiste dans un sentiment d'indéfinissable inquiétude; il leur semble alors que l'accomplissement de l'acte violent auquel ils sont poussés mettra un terme à leur intolérable souffrance, et cette conviction est pour eux un nouvel élément d'excitation.

« La maladie revêt le plus souvent la forme intermittente ; elle se produit ordinairement plusieurs fois sous forme d'accès dans la vie d'un même malade; elle est fréquemment héréditaire, et liée à d'autres maladies nerveuses, enfin elle s'accompagne presque toujours de signes physiques tels que : anesthésie, hyperesthésie, sensation douloureuse dans diverses parties du corps, symptômes d'hystérie ou d'hypochondrie, d'anxiété précordiale (phénomène constant), sentiment de vacuité ou de pression à la tête, palpitations, malaise géné-

(1) Esquirol, t. II, p. 357.
(2) Flemming, *Études sur la symptomatologie*.

ral, besoin incessant de mouvement; ces symptômes physiques liés à un sentiment moral d'angoisse et de désespoir disparaissent tout à coup, comme par enchantement, lors de la guérison de l'accès (1). »

Les sensations douloureuses ressenties pendant les accès impulsifs varient d'ailleurs quant à leur siège; elles existent le plus souvent à la région épigastrique; elles peuvent se manifester dans d'autres parties du corps, particulièrement à la tête. Un malade, cité par Morel (2), sentait le sang lui monter à la tête. « Rien n'étonne, ajoute l'auteur que nous citons, comme la mobilité des sensations et le degré d'impressionnabilité de semblables malades. Il suffit chez quelques-uns d'un geste, d'un mot, d'un seul regard pour donner lieu à de véritables crises convulsives. »

Cette impressionnabilité excessive, cette *faiblesse irritable* comme on l'a appelée, nous donne la raison de la violence et de la mobilité des sensations éprouvées par les individus atteints de cette singulière névrose. Elle fait comprendre le rôle puissant que l'imitation vient exercer sur ces malades, rôle dont les auteurs ont signalé l'influence fâcheuse.

L'*influence de l'imitation* a été particulièrement démontrée par Calmeil; les exemples de folie homicide, suicide, incendiaire, de mutilation partielle, comme ceux de chorée, d'extase, de convulsions hystériques, peut-être même d'épilepsie, dus à l'imitation, cette cause puissante de contagion, ne laissent sous ce rapport aucune espèce de doute.

Paul Jacoby (3) remarque que, dans la folie impulsive, on trouve *à côté de l'anéantissement momentané de la volonté une grande pauvreté d'idées;* celles-ci restent vagues et ne prennent pas de formes déterminées. Dans cet état de vide, la première perception, la première idée qui se présente s'impose impérieusement; elle n'est ni refoulée ni combattue, il ne surgit pas d'autres pensées qui pourraient entrer en lutte, éloigner ou modifier l'impulsion, qui se fixe dans l'esprit et le force de l'accepter.

Quoi qu'il en soit, l'*impulsion* vient se manifester avec plus ou moins de violence, elle constitue le caractère essentiel de l'accès de folie impulsive. « Pendant l'intermittence, dit Esquirol, ou lorsque le désir du meurtre a cessé, ces malheureux rendent compte des plus petits détails. Nul motif ne les excitait; ils étaient entraînés, disaient-ils, emportés, poussés. Plusieurs font connaître qu'ils n'ont pas succombé, non parce que leur raison a triomphé, mais parce qu'ils ont fui, ou parce qu'ils ont éloigné les instruments ou les objets de meurtre. Chez ces individus, l'idée de tuer est une idée exclusive, *tantôt fixe*, *tantôt*

(1) J. Falret, *Ann. méd.-psych.*, t. I, p. 518, et *Études sur les maladies mentales*, Paris, 1890.
(2) Morel, *Malad. ment.*, t. I, p. 329.
(3) P. Jacoby, *op. cit.*, p. 61.

intermittente, dont ils ne peuvent pas plus se débarrasser que les aliénés ne peuvent chasser les idées qui les dominent (1). »

L'accès impulsif n'est quelquefois que le degré le plus élevé de la période d'exacerbation d'un état névropathique habituel. Les émotions les plus légères, les circonstances les plus insignifiantes suffisent alors pour provoquer la plus violente surexcitation; et, chose remarquable, il a suffi aussi dans quelques cas du moindre obstacle, de l'incident le moins important, pour détourner du même coup et faire disparaître les pensées dangereuses. C'est alors qu'on voit ces malheureux fuir avec précipitation, et se soustraire à la vue des objets qui pourraient réveiller leurs affreuses idées.

Un malade, dont nous avons rapporté ailleurs l'observation, faisait le voyage de Paris à Marseille pour tâcher d'échapper à ses redoutables obsessions.

Un chimiste distingué, cité par Georget (2), d'un caractère naturellement doux et sociable, est dominé à certains moments par des impulsions homicides; en vain recourt-il à tous les moyens pour se débarrasser de ses horribles impulsions; lorsqu'il sent enfin sa volonté fléchir, il se fait lier avec un ruban les pouces l'un contre l'autre, et cette frêle ligature suffit pour le calmer.

L'*insensibilité morale* que présentent les individus à la suite de leur accès impulsif, lorsqu'ils viennent d'accomplir l'acte criminel, est un fait très remarquable qui vient causer aux personnes de leur entourage un profond étonnement. Ils n'éprouvent pas la moindre émotion, quelle que soit l'action commise; ils en racontent avec sang-froid jusqu'aux détails les plus minutieux.

Cette indifférence a sa raison d'être dans la conviction qu'il leur était impossible d'agir autrement; ce degré d'insensibilité ne s'observe même pas chez les criminels les plus endurcis.

La folie impulsive présente encore quelques autres particularités qu'il importe de signaler : ainsi, on observe chez ces malades un esprit mobile et inconstant, des dispositions morales toujours extrêmes, et des périodes d'exaltation qui bientôt font place à des états contraires de dépression morale.

La période d'exaltation passe souvent inaperçue, les individus se montrent alors heureux, contents de tout, pleins d'illusions et de bons sentiments, capables d'actions énergiques; ils suivent avec résolution le but vers lequel les entraînent les ardentes convictions qui les dominent momentanément.

La période de dépression, qui ne tarde pas à se manifester, se caractérise par une disposition tout opposée, par le découragement, le dégoût de la vie et une tendance à l'hypochondrie. Le malade a

(1) Esquirol, t. II, p. 357.
(2) Georget, *Discuss. médico-lég.*, p. 47.

conscience de l'entraînement que subit sa volonté, et c'est au plus fort de cette période de prostration que surgissent les impulsions dangereuses.

Formes principales de la folie impulsive. — La folie impulsive, quel que soit le caractère même des impulsions qui la distinguent, se présente sous deux formes principales; dans l'une les sensations éprouvées par le malade, les impulsions, les idées de suicide, d'homicide, se manifestent toujours identiques à elles-mêmes, avec une persistance et une intensité plus ou moins grandes; dans l'autre forme, au contraire, les phénomènes morbides sont essentiellement variables; la maladie conserve bien toujours le caractère impulsif, mais les impulsions sont changeantes, celle qui suit diffère de celle qui précède; elles se manifestent d'habitude sous l'influence de certaines causes excitantes.

Dans le premier cas, on a une sorte de *délire impulsif restreint*, plus ou moins systématisé; dans le second, le délire impulsif est plutôt *généralisé*, c'est une *forme maniaque*.

La folie impulsive a été décrite par Esquirol, suivant le caractère des impulsions, sous les différents noms de *monomanie homicide, suicide*, etc. Elle ne s'accompagne d'aucune idée délirante appréciable; elle a, nous l'avons dit, pour signe distinctif, la persistance et la fixité des sensations morbides éprouvées par le malade.

Dans la forme maniaque les impulsions, très différentes entre elles, ont le même caractère d'irrésistibilité; elles se produisent avec la conservation du raisonnement et de la conscience.

Le fait suivant mérite, sous ce rapport, d'être cité :

Un jeune homme de vingt-deux ans est placé dans une maison de santé. Il déclare lui-même n'être pas aliéné, mais il fait connaître que depuis deux ans, époque de sa sortie du collège, il a perdu toute force de caractère. D'abord, il lui prenait l'idée de jeter de petits objets dans le feu, des allumettes, du papier, plus tard des objets plus importants; ainsi, il jetait dans la rivière son fusil et un couvert d'argent, une autre fois, le cachet du notaire chez lequel il travaillait, etc. Quelquefois il résistait à ses impulsions, mais le plus souvent et depuis quelque temps surtout, il ne pouvait plus s'en empêcher, c'était plus fort que lui : il sentait toujours que cela n'était pas bien, il le regrettait vivement, et après il n'avait de repos s'il ne retrouvait l'objet jeté; il était aussi dominé par un besoin de changement, un désir d'aller et de venir.

La folie impulsive, surtout dans sa forme maniaque, présente dans quelques cas une grande analogie avec les accès de délire momentané que l'on a encore désignés sous le nom de *folies transitoires*.

« La science est malheureusement forcée de reconnaître, parce que les faits le démontrent, que l'esprit humain est parfois susceptible d'éprouver un dérangement, une aliénation subite, purement transitoire. Tous les individus chez lesquels on est à même de noter de pareils dérangements ne sauraient point être classés dans une même catégorie, attendu que les uns obéissent, en accomplissant le mal, à la suggestion d'une sensation erronée; les autres, à une conception maladive, absurde et déraisonnable; d'autres enfin, à une sorte de détermination comme automatique qui fait qu'ils agissent sans trop se rendre compte des motifs de leurs actions, qu'ils ont même par la suite beaucoup de peine à expliquer.

» La science parvient à constater encore que ces sortes d'aliénations éclatent, de préférence, chez les individus qui sont prédisposés, par des influences héréditaires, à l'invasion de toutes les folies, chez les individus que l'afflux trop copieux du sang vers la tête incommode souvent, chez les épileptiques, chez les sujets qui sont habituellement en proie à des idées de mélancolie, à la taciturnité, etc. (1). »

La *folie transitoire*, on le sait, reconnaît le plus souvent une cause spéciale; on l'observe à la suite d'attaques d'épilepsie; quelquefois de courts accès de manie furieuse remplacent ces attaques elles-mêmes; on la rencontre chez les femmes à la suite de couches, sous l'influence de l'alcoolisme, ou à la suite de l'intoxication par diverses substances.

Mais les accidents de délire transitoire provoqués par des causes morales, des impressions violentes, une grande et brusque déperdition de forces nerveuses, ne sauraient faire l'objet d'aucune espèce de doute; on les trouve particulièrement chez les personnes qui présentent une évidente prédisposition héréditaire à l'aliénation. Dans presque tous les cas les individus ne conservent plus le souvenir, ou ne conservent du moins qu'un souvenir très confus des actes commis sous l'empire de leur état de surexcitation.

Au contraire, dans la folie impulsive véritable, qu'elle se présente sous forme de délire ou sous une forme maniaque, l'acte impulsif a été comme la crise d'un état névropathique, d'un trouble mental particulier qui durait depuis plus ou moins de temps. L'individu a conservé la conscience et le souvenir des phénomènes qui se sont produits, des impressions qu'il a ressenties, des bizarreries et des obsessions auxquelles il a été en butte.

Marche. Durée. — La folie impulsive est une maladie à marche ordinairement *continue*, d'une durée variable, et qui le plus souvent se présente sous forme *rémittente*; les accès dans ce cas reviennent sans cause apparente, ils sont quelquefois provoqués par des excès, par des contrariétés, des chagrins; l'accès persiste des semaines, des mois entiers sans qu'il soit toujours facile de bien l'apprécier; les symptômes qui le caractérisent ne se révèlent en effet que dans les moments

(1) Calmeil, Devergie, Tardieu, *Rapport sur J.-R.* (*Ann. méd.-psch.*, 1856).

d'extrême surexcitation. Les malades, quoique intérieurement en proie aux plus affreux tourments, restent assez maîtres d'eux-mêmes pour dissimuler le trouble qui les agite, et ce n'est que par une observation attentive que l'on peut constater le changement qui s'est fait en eux, la mobilité de leurs idées, et les périodes de dépression et d'exaltation qu'ils offrent d'habitude.

Cette maladie peut être, ainsi que nous l'avons indiqué page 95, la *période prodromique* d'un état d'aliénation mentale qui ne tarde pas à se caractériser d'une manière plus significative ; tel est le cas de cette servante de la famille de Humboldt, cité par Marc, qui ne pouvait déshabiller l'enfant de ses maîtres sans être prise de l'envie de lui plonger un couteau dans le ventre.

Considérations médico-légales. — Les auteurs de la théorie du Code pénal, MM. Chauveau et Hellie ont dit que, « dans la monomanie, la responsabilité doit être partielle de même que la folie est partielle ».

Il y a là, suivant nous, une confusion dans les termes ; la « monomanie » est une folie véritable, qui a ses périodes et ses caractères. Le délire est partiel en ce sens que le malade conserve des idées justes, même sur les points qui constituent sa maladie ; mais, chez lui comme chez les autres aliénés, la raison est absente. Il diffère des malades ordinaires en ce sens que ses actes ne sont point la conséquence logique d'idées délirantes, de convictions fausses, mais il est peut être plus dérangé à ce point de vue qu'il a moins d'empire sur lui-même, que sa volonté est plus fortement opprimée, et qu'il ne peut plus diriger ses actions dans le sens de ses idées fausses ou vraies. Il est livré tout entier à un pouvoir supérieur qui l'obsède et le maîtrise.

Ce n'est pas « un monomane qui aurait une seule idée délirante, en dehors de laquelle tout serait normal; c'est plus que cela, c'est un malade présentant une affection terrible, caractérisée par des phénomènes complexes, et au milieu de laquelle se manifestent comme l'expression la plus accentuée, les impulsions dangereuses souvent irrésistibles ». Il rentre dans cette catégorie d'aliénés qui ont, comme Marc le fait remarquer, la conscience de ce qu'ils font et qui, tout en reconnaissant l'illégalité, la cruauté de leurs actions, ne peuvent cependant s'empêcher de les commettre.

L'on ne doit pas davantage assimiler la folie impulsive à une sorte de passion. La *passion* est un état physiologique, elle est même, jusqu'à un certain degré, nécessaire à la santé ; les actes qu'elle provoque portent son empreinte et son cachet particulier. Il est aussi impossible à l'homme de vivre sans passion que d'exister sans sentiments ; elles sont nécessaires à la vie. « Le cœur de l'homme, a dit Juvénal, a le vide en horreur. Il n'y a que l'abus des passions qui soit condamnable. »

La passion, personne ne le nie, est une cause d'atténuation : elle nous rend, il est vrai, passifs sous l'action d'un objet. « Comme on voit un homme possédé par une idée fixe qui n'a de réalité que dans son esprit, rapporter tout ce qu'il sent, pense et fait à cette idée et tout apprécier par elle, la passion aussi a son idée fixe, dit Bautain, et c'est pourquoi elle est une espèce de folie. Celui dont elle agite le cœur a nécessairement l'esprit troublé, l'entendement obscurci, l'imagination confuse; il est incapable de voir les choses sainement; les images sont inexactes, fausses, sans rapport avec la réalité. » Enfin on peut admettre que, dans certains cas, une passion comme la colère, poussée à son extrême limite, donne une véritable ivresse pendant laquelle l'individu frappe aveuglément ceux qui l'entourent.

On ne doit pas cependant comparer la puissance des passions humaines à l'aliénation mentale, ni la fureur de l'homme en proie à la jalousie ou au désespoir, à la fureur de l'aliéné. Ce sont deux situations entièrement distinctes, et si la passion excuse et justifie l'action criminelle, la folie, qui est la négation la plus entière du libre arbitre, doit l'absoudre entièrement.

Les faits qui démontrent l'irresponsabilité sont, d'après le docteur Mandon (1), somatiques et psychiques; les premiers ont été méconnus par la plupart des légistes parce que les médecins seuls peuvent les apprécier; les autres, qui ne sauraient être bien appréciés, étudiés isolément, ont été pour cette raison interprétés d'une façon erronée. L'aliénation mentale, dit aussi Renaudin, n'est pas une passion, mais un état pathologique bien constaté; les actes commis sous son influence ne sauraient constituer une infraction punissable, quelles que puissent être les apparences du discernement.

Les aliénés impulsifs, lorsqu'on les interroge sur les motifs qui les ont poussés à commettre les actes qui leur sont reprochés, ne peuvent faire connaître de mobiles sérieux; ils répondent tous de la même manière. C'est une impulsion violente, contre laquelle ils ont en vain lutté, qui les a sollicités. Aucun d'eux ne cherche, comme le criminel dont une passion coupable a armé la main, à justifier le crime commis. Loin de là, ils s'expliquent sans réticence et avec le ton de la plus entière franchise, et il est rare que l'on trouve un motif plausible à l'acte accompli.

Sans doute un défenseur habile, ou un criminel adroit, s'il a acquis quelque notion des phénomènes morbides par lesquels s'exprime l'aliénation, pourra donner comme motifs du crime accompli des impulsions irrésistibles; mais il pourra difficilement renouer la chaîne des faits pathologiques qui se seraient insensiblement développés chez lui pour aboutir aux actes de violence qui lui sont reprochés.

Nous n'en admettons pas moins que, dans quelques circonstances,

(1) Mandon, *Folie instinctive*, p. 151.

les faits peuvent être complexes, difficiles à élucider et qu'ils réclament toute la perspicacité du médecin.

Tel est le cas de cette fille incendiaire, Victorine Despertes, qui a été l'objet d'un rapport médico-légal fort remarquable du docteur Trélat. Cette fille prétendait avoir commis sous l'influence d'un état maladif les nombreux incendies dont elle était accusée ; elle disait avoir ressenti des maux de tête et avoir été dominée par des impulsions irrésistibles à mettre le feu, phénomène coïncidant avec l'apparition des règles. Il fut prouvé plus tard, grâce aux investigations de ce savant médecin, que cette fille mentait ; qu'elle entretenait des relations, qui avaient été ignorées, avec un jeune malfaiteur, et que celui-ci lui avait conseillé et l'avait en quelque sorte forcée de mettre le feu, afin de pouvoir se livrer plus facilement à des actes de pillage (1).

Diagnostic. Pronostic. — Le diagnostic de la folie impulsive est donc souvent environné de grandes difficultés. L'individu, jusqu'au moment où il a commis l'acte qui a jeté autour de lui l'épouvante et la consternation, peut n'avoir présenté aucune disposition morbide bien accentuée ; jusque-là il avait laissé ignorer les phénomènes étranges qui l'agitaient ; il avait pu dominer les impulsions qui le tourmentaient ; la crise a fait explosion, pour ainsi dire, d'une manière subite et inattendue, et c'est avec surprise que l'on constate la complète transformation subie par celui qui s'était jusqu'alors distingué par la bienveillance de son caractère, l'honorabilité et la droiture de sa conduite.

Mais souvent aussi on pourra observer des signes qui mettront sur la trace d'une évidente maladie. Les individus auront fait à différentes reprises la confidence des affreuses pensées qui ne cessaient de les obséder ; quelquefois ils seront allés se dénoncer à l'autorité ; leur sommeil est troublé, ils accusent diverses sensations douloureuses, des vertiges, des tintements d'oreilles, des étourdissements ; ils sont tristes, mélancoliques, portés au suicide ; à certains moments ces symptômes se seront manifestés avec une intensité plus grande ; on constatera enfin, chez eux, une prédisposition héréditaire plus ou moins marquée.

Le médecin aura donc, pour reconstituer l'histoire de la maladie, un ensemble de faits que l'observation attentive permettra seule de lui faire connaître, et qui presque toujours suffira pour apporter la conviction dans son esprit.

On peut se demander si les malheureux atteints de folie impulsive confirmée sont susceptibles de guérison. La réponse à une semblable question n'est pas sans présenter une certaine difficulté ; les observations laissent en effet beaucoup à désirer, et tout dépend d'une foule de circonstances.

(1) Trélat, *Ann. médico-psych.*, 1861, p. 377.

Des accès impulsifs se sont montrés d'une manière éphémère, chez des individus placés momentanément sous l'influence de conditions qui n'ont pas tardé à se modifier, sous l'action par exemple de la puberté, à la suite de chagrins violents, de vives contrariétés, d'une dépression morale accidentelle, causée elle-même par de grands travaux, des excès non habituels. Le sergent Bertrand, pris de la folie impulsive la plus monstrueuse, paraît, d'après le rapport de Morel, avoir été complètement guéri.

Il est des individus chez lesquels la volonté est tellement affaiblie qu'ils ne peuvent être impunément livrés à eux-mêmes ; les accès et les impulsions morbides qui les dominent reviennent avec une déplorable facilité, et sous l'empire des circonstances les plus insignifiantes. Aussi doit-on reconnaître que la maladie, une fois déclarée, crée chez celui qui en est atteint une disposition des plus fâcheuses : elle doit le rendre, de la part de la famille comme de celle de l'autorité, l'objet d'une surveillance attentive.

§ 2. — VARIÉTÉS DE LA FOLIE IMPULSIVE.

La folie impulsive peut se présenter sous les formes les plus diverses, au point de vue surtout des impulsions qui la caractérisent ; c'est ainsi qu'on a décrit des variétés différentes suivant les impulsions qui portent des malades à l'homicide, au suicide, au vol, à mettre le feu ou à commettre des actes de la plus étrange et de la plus monstrueuse aberration.

Quelles que soient les tendances variables qui se manifestent, la maladie présente toujours au fond les mêmes caractères ; nous nous bornerons à résumer les formes principales.

Folie homicide.

Les impulsions homicides et suicides sont beaucoup plus fréquentes que celles qui portent au vol, à l'incendie, au viol, etc.

Le délire qui pousse au meurtre, comme le fait remarquer Aubanel, la folie homicide proprement dite, peut revêtir *deux formes* distinctes ; dans l'*une* le malade est entraîné au meurtre par une raison plus ou moins logique, par une hallucination ou une préoccupation délirante ; dans l'*autre* le malade obéit à une impulsion aveugle, à quelque chose d'indéfinissable, qui le pousse à tuer, sans qu'il existe un trouble appréciable des facultés intellectuelles.

« Il est si vrai, ajoute Aubanel (1), que cette lésion isolée de la volonté, sur laquelle elle repose, existe, que les malheureux qui en sont atteints conservent toute leur raison et la conscience de leur action.

(1) Aubanel, *Ann. médico-psych.*, 1849, p. 89.

Ils luttent quelquefois longtemps contre cette impulsion irrésistible ; ils ne cèdent en définitive qu'à la violence de l'entraînement qui les domine. L'aliéné homicide a quelquefois choisi depuis longtemps celui qui doit devenir sa victime. D'autres fois, sa détermination est plus prompte, une circonstance toute fortuite, le motif le plus frivole le décide, il frappe une personne inconnue ou qui n'avait aucun sujet de se méfier de lui. »

La folie homicide est le plus ordinairement caractérisée par une *impulsion spontanée*, d'une durée variable, et qui n'a sa raison d'être dans aucune espèce de mobile. On trouve dans les annales de la science des exemples remarquables.

Nous empruntons à Paul Jacoby le fait suivant :

Barbara Erkhow, paysanne âgée de vingt ans, accouche d'un fils, après un an de mariage. Le 23 décembre, deux semaines après l'accouchement, son mari va à un village voisin laissant à la maison sa femme, sa mère et son grand-père. Pendant que Barbara allaite l'enfant, la belle-mère fait du feu dans le poèle et quitte pour un moment la chambre. Barbara, qui n'y pensait pas un instant auparavant, jette tout à coup l'enfant au feu et se couche sur un banc. La belle-mère, rentrée dans la chambre, voit l'enfant dans le poèle, le retire immédiatement, mais l'enfant meurt dans ses bras. Arrêtée, Barbara ne peut pas expliquer son action. C'est quelque chose qui l'a saisie, et elle a jeté l'enfant au feu sans savoir pourquoi, automatiquement, sans y penser.

L'instruction a montré que, déjà dans les *derniers mois de sa grossesse*, Barbara était devenue sombre et taciturne, refusant de prendre de la nourriture et se plaignant souvent de maux de tête. Du reste elle assure avoir été toujours saine d'esprit, aimée de son mari et de sa famille, heureuse en ménage, aimant son enfant, elle n'avait aucune raison pour commettre ce crime (1).

Une disposition hypochondriaque, un état habituel de souffrance, des peines morales vives qui ont peu à peu déterminé une irritabilité et une impressionnabilité anormales, telles sont les circonstances que l'on rencontre le plus souvent comme signes antérieurs.

J.-P. Falret (2) cite l'observation suivante, intéressante à divers points de vue :

La nommée Ch..., femme tranquille, laborieuse et d'un caractère doux, s'est vue tout à coup dominée par une impulsion violente contre une de ses tantes âgée de soixante-cinq ans, qui était pour elle une seconde mère, et qu'elle aimait avec tendresse. Sans aucune incitation extérieure, elle se jette sur elle, la renverse violemment par terre et lui assène plusieurs coups de poing. Un moment après, elle était si honteuse de son action qu'elle a cherché à attenter à ses jours. A la suite de cette impulsion violente et de cette entative de suicide, elle est restée deux mois et demi dans son lit éprouvant

(1) P. Jacoby, *Archives de méd. lég. russe*, juin 1866, p. 83.
(2) J.-P. Falret, *Des maladies mentales*. Paris, 1864, p. 159.

une lassitude générale très marquée, une profonde apathie et un ennui presque continuel. A cet état se joignait habituellement une grande confusion dans les idées.

Cette femme, depuis, a été sujette à d'assez fréquents accès de manie. En dehors de ses accès, elle est souvent poussée à faire du mal, selon son expression, surtout aux *époques menstruelles*; mais alors la conscience de ses mauvais desseins s'éveille vivement, elle réagit avec force, et si elle sent que la réaction soit impuissante, elle a assez de raison pour demander la camisole et sa translation dans le quartier des agités.

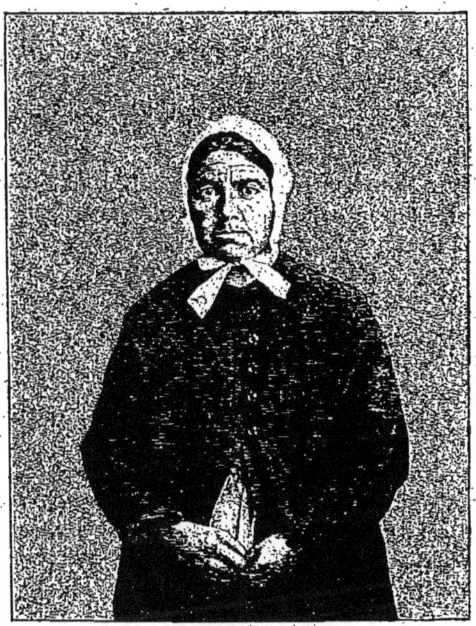

Fig. 19. — Folie impulsive, suicide et homicide; idées de meurtre sur ses enfants; jadis douce et laborieuse (Collection du Dr Bonnet).

Les impulsions violentes paraissent, dans ce cas, avoir été un phénomène précurseur, un symptôme de la période prodromique d'une folie maniaque à forme intermittente, qui n'a pas tardé à présenter les symptômes habituels.

Le fait suivant mérite encore d'être cité comme un exemple d'un accès de folie impulsive, faisant explosion d'une manière subite, et s'accompagnant d'un état habituel de mélancolie.

J. R... est inculpé d'homicide volontaire (1). Le 10 novembre 1854, sans motifs, en plein jour, en présence de son père, il tue sa belle-mère d'un coup de pistolet; il s'écrie aussitôt qu'il est fou et va se mettre entre les mains de

(1) Calmiel, Devergie et Tardieu, *Rapport sur J. R.* (*Ann. méd.-psych.*, 1856).

la justice. Dès l'âge de dix ans il avait manifesté de la jalousie, de la haine, de l'aversion pour la seconde femme de son père, plus récemment de la mélancolie avec propension au suicide. Il n'avait jamais fait preuve que de douceur, d'honnêteté, de bonté, mais quand il était excité, il fallait que sa colère se portât sur quelque chose. Enfin on remarquait une disposition héréditaire assez accentuée ; on trouvait dans sa famille un grand-oncle maternel qui s'était suicidé, une tante maternelle qui s'était également suicidée, et une autre tante hystérique et très exaltée.

On n'avait observé dans la journée du crime, ni dans les précédentes, rien

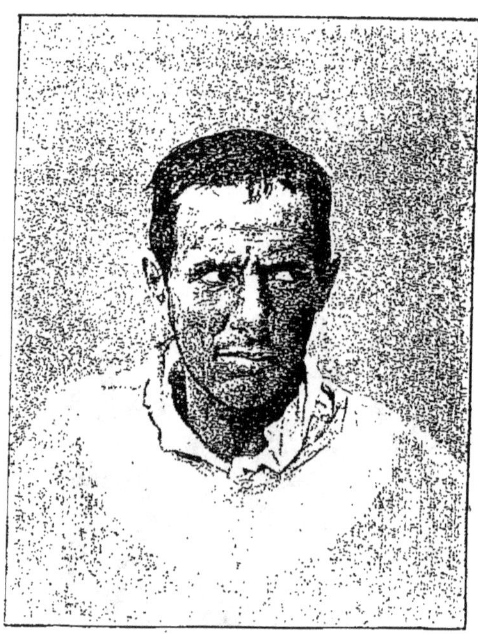

Fig. 20. — Folie suicide et homicide, impulsions irrésistibles ; malade très dangereux (Collection du Dr Hildenbrand).

dans les gestes ni dans les paroles qui vînt déceler chez J. R... un trouble de l'intelligence, ou qui pût révéler l'explosion prochaine d'une maladie de l'esprit ; de même tout ce qui se passe après la consommation de l'attentat ne fait, aux yeux des experts, que témoigner en faveur de la rectitude de son esprit et de son jugement.

L'inculpé dit avoir cédé, en accomplissant ce meurtre, à un acte de folie subite, à une sorte d'égarement de la volonté ; en partant de la salle à manger où il venait d'immoler sa belle-mère, il s'était écrié : « Je suis fou, j'ai perdu la tête, j'ai tué la femme de mon père, quel malheur ! il va m'assassiner ! » Loin de chercher à échapper à la justice, il s'est au contraire livré lui-même. Il a dit au commissaire de police : « J'ai allumé une bougie, et à l'instant l'horrible pensée d'attenter aux jours de ma belle-mère m'est venue avec *une force telle, qu'il m'a été impossible d'y résister.* » Au juge d'instruction il a répondu : « En montant dans ma chambre, je ne songeais à rien, et j'y montai parce que je ne trouvai pas de feu dans le salon. Depuis quelque temps je n'avais pas la tête à moi, je tombais dans des accès de mélancolie dont je ne puis pas m'expliquer la cause. C'est ainsi qu'arrivé dans ma chambre, sans aucune intention mauvaise, l'*idée de suicide* me vint à l'esprit; puis ma pensée prenant une autre direction, je jetai mon fusil, je courus dans la chambre de mon père m'armer de deux pistolets, et je descendis dans la salle à manger, poussé par je ne sais quelle force qui m'entraînait malgré moi.

» Si, au moment où je suis rentré dans la salle à manger, Dieu eût permis que mon père m'eût adressé un seul mot, ma raison serait revenue, j'en suis sûr; je ne me serais pas rendu coupable du crime que j'ai commis. Après la mort de ma belle-mère, la raison m'est revenue. Je comprends toute l'énormité de mon crime, et c'est à peine si je puis encore croire à ce que j'ai fait. »

La folie homicide se présente le plus ordinairement sous une forme persistante; l'individu est dominé par la même impulsion violente pendant un temps plus ou moins long. L'impulsion dégagée de toute autre manifestation délirante est parfaitement comprise par le malade, il en a conscience, il ne peut la repousser, et l'empire qu'elle exerce sur lui le rend extrêmement malheureux; elle témoigne hautement de l'affaiblissement survenu du côté de la volonté.

L'observation suivante est également très remarquable :

J. Glenadel, dit Calmeil, était assis sur son lit, ayant une corde autour du cou, fixée par l'autre bout au chevet de son lit; il avait les bras liés ensemble au poignet avec une autre corde. Voici le résultat de sa conversation en présence de son frère et de sa belle-sœur : « Êtes-vous malade? — Je me porte bien, ma santé n'est que trop bonne. — Comment vous appelez-vous? — Jean Glenadel. — Quel âge avez-vous? — Quarante-trois ans. — Est-ce de force ou de votre consentement que vous êtes attaché? — C'est de mon consentement et je l'ai même demandé. — Et pourquoi cela? — Pour m'empêcher d'exécuter un crime dont j'ai horreur, que je me sens malgré moi porté à commettre. J'ai une idée qui m'obsède et dont je ne suis plus maître; il faut que je tue ma belle-sœur, et je le ferai, si je n'en suis pas empêché... Il y a six ou sept ans environ que j'ai cette idée... J'ai eu étant jeune l'idée de tuer ma mère. »

Pour se soustraire, dit le rapporteur, à ses idées fixes, il s'engage, fait la campagne d'Espagne, revient chez lui; la même idée le poursuit. Pour échapper encore à la tentation, il se réengage... Puis l'idée de tuer sa belle-sœur le prend, et cependant il l'aime comme il a aimé sa mère.

Ce délire, ajoute Baillarger (1) qui cite cette observation, durait depuis vingt-six ans; pendant plus de vingt ans Glenadel a pu résister seul aux impulsions qui le poursuivaient, et conserver toutes les apparences d'un homme sain d'esprit.

On conçoit très bien, dit cet auteur, que des folies de ce genre, si elles peuvent s'aggraver, doivent aussi quelquefois guérir,

(1) Baillarger, *Ann. médico-psych.*, 1846, p. 16,

sans être sorties des limites étroites que nous venons d'indiquer. Une maladie incidente, un événement heureux, peuvent très bien amener ce résultat. Nous pourrions citer plusieurs personnes qui, pendant deux mois et plus, ont eu des idées de suicide ou d'homicide, et chez lesquelles ce symptôme a disparu spontanément, sans laisser aucune trace. Ces personnes n'ont parlé de ce qu'elles avaient éprouvé qu'après leur guérison, et on ne peut douter que beaucoup de cas de ce genre ne passent inaperçus.

P... est atteint d'une prédisposition héréditaire. Par suite de chagrins divers, il devient triste, recherche la solitude ; il portait du reste la plus grande affection à sa famille. « C'est, dit-il, vers la fin de février, que me vint l'idée de tuer mes enfants. Encore maître de moi, je ne pouvais dormir ; je sentais comme un poids sur l'estomac (il indique de la main le creux de l'estomac et la région du cœur) ; j'avais des maux de tête ; je ne mangeais plus, j'oubliais même le tabac à priser qui m'était plus nécessaire que le pain ; cet état n'a fait que croître et me dominer. Il y avait quatre ou cinq mois que j'étais tourmenté par ces pensées, je sentais que j'étais poussé ; j'avais toujours la même pensée, j'essayais de la repousser, elle me revenait toujours, la nuit comme le jour et au travail... Pendant trois nuits, je me suis levé de mon lit pour tuer mes enfants. La première nuit, je suis sorti dans ma cour pour tâcher de dissiper cette mauvaise pensée ; après une demi-heure, je rentre plus calme et je me couche. La seconde nuit, même sortie ; puis je rentre allumer ma chandelle, je prends un rasoir qui était dans le meuble, je me promène de long en large, le rasoir à la main, regardant mes enfants ardemment : j'ai replacé le rasoir dans le buffet, puis je suis allé soigner mes bestiaux. » Cette narration de la seconde nuit est extrêmement fidèle, elle est consignée dans la déposition du fils qui avait suivi avec la plus grande émotion les mouvements du père, et qui, le lendemain, en avait fait part à ses sœurs, les engageant à quitter la maison.

La troisième nuit, je suis sorti plusieurs fois et je suis rentré pour faire l'action, j'étais prêt... Je suis rentré dans la chambre de mes enfants, tenant d'une main la chandelle, de l'autre la bêche... j'ai regardé si mon fils était dans son lit, les rideaux étaient entr'ouverts, il n'y était pas. Ceux de mes filles étaient entr'ouverts aussi, j'ai bien vu qu'elles étaient dans leur lit ; je me suis approché, j'ai placé, pour avoir plus de force, le pied gauche sur la chaise qui était près du lit ; je me suis approché et j'ai frappé à coups redoublés sur leur tête... Elles dormaient, elles n'ont fait aucun mouvement, je ne sais combien j'ai porté de coups...

Avant le crime je ne pensais qu'à le commettre et à m'enfuir ; après, je ne regardai pas même les cadavres, mais j'ai éprouvé un très grand soulagement qui a duré jusqu'à mon arrivée dans le bois. Alors, je me suis senti faible, et je me suis écrié en pleurant : « Je suis un homme perdu ! » Puis, il ajouta : « Il fallait que cela se fît, je n'ai pas pu m'empêcher de les tuer (1). »

Cette folie homicide qu'on peut appeler instinctive, dit le doc-

(1) Payen, *Rapport médico-lég.* (*Ann. médico-psych.*, 1862, p. 48).

teur Payen, par cela même qu'elle ne se fonde sur aucun motif avoué, sur aucune hallucination, mais qu'elle résulte d'une impulsion aveugle, de quelque chose d'indéfinissable qui porte à verser le sang, ne saurait laisser ici le moindre doute sur son existence. Elle consiste en une lésion isolée de la volonté, et bien que les malheureux qui en sont atteints conservent toute leur raison et toute la conscience de leur action, ils luttent quelquefois longtemps contre cette impulsion irrésistible; ils ne cèdent qu'à la violence de l'entraînement qui les domine.

La femme d'un cordonnier, dit Georget, *se plaint d'avoir des idées à immoler ses enfants*, quoiqu'elle les aime plus qu'elle-même. Elle n'a pas de mauvaises idées contre les autres enfants; elle monte et descend les escaliers un grand nombre de fois pour faire diversion à ses pensées. Le docteur Mandon, qui cite cette observation (1), trouve dans ce fait un exemple d'impulsions dites *instinctives*, émanant de sentiments pervertis. Mais, dans ce cas, la perversion des sentiments n'existait pas, puisque, au contraire, cette femme aimait ses enfants: tel n'a pas été le mobile des impulsions qui l'ont dominée, puisqu'elle se plaignait des idées qui ne cessaient de la tourmenter, et que, pour leur échapper, elle employait tous les moyens possibles.

L'impression causée par la lecture de procès criminels, par la description et la vue d'actes sanglants, est une des causes les plus puissantes de la manifestation d'impulsions violentes et dangereuses chez ceux qui offrent, sous ce rapport, une disposition particulière. La science a recueilli à cet égard des observations remarquables.

Esquirol rappelle, entre autres faits, l'exemple d'un homme âgé de cinquante-quatre ans qui avait lu l'acte d'accusation de la fille Cornier, sans y faire d'abord grande attention. Cependant, la nuit, il est réveillé en sursaut par la pensée de tuer sa femme, couchée à côté de lui. Trois fois en trois semaines, ce phénomène se reproduit, toujours pendant la nuit. « Il jouit de sa raison, dit Esquirol, il n'a aucun motif d'en vouloir à sa femme, il l'a quittée cependant dans la crainte de succomber (2). »

Il arrive souvent aussi que l'impulsion homicide se confonde avec une forme d'hallucinations vagues, mal déterminées; les phénomènes ressentis par l'individu sont complexes, comme dans le cas suivant:

Thiel est âgé de quarante et un ans et adonné à l'ivrognerie ; c'est du reste un homme laborieux, honnête, très attaché à sa famille; sans être en état d'ivresse il tue son fils, un enfant âgé de cinq ans. Il regrette l'action qu'il a commise, mais il dit au juge d'instruction qu'il n'a pu faire autrement. Étant au lit, il se sentit pris tout à coup d'une telle anxiété qu'il tremblait de tout

(1) Mandon, *Folie instinctive*, p. 110.
(2) Esquirol, *op. cit.*, p. 344.

son corps, et, en même temps, il sentit comme si quelqu'un lui disait : « Tu dois maintenant tuer immédiatement ton fils. »

Effrayé de cette horrible idée, il se lève et marche par la chambre, priant Dieu et disant : « Oh! mon Dieu, dois-je donc tuer mon enfant? » Ensuite, il se couche après avoir caressé l'enfant, mais une fois au lit, il ressent la même anxiété, la même pression, et entend quelque chose lui dire impérieusement : « Tu dois immédiatement tuer ton fils! »

Ne pouvant plus résister, il se lève en chemise, prend de dessous le lit de ses deux filles la hache, et va vers le petit lit de son fils. Il était grand jour, la vue de son enfant l'émeut, ses larmes coulent, mais la résistance à l'impulsion homicide était impossible ; il assène trois ou quatre coups de hache sur la tête de son enfant. Voyant le sang couler, il réveille une de ses filles et lui dit : « Va réveiller la mère, dis-lui que je viens de tuer le petit Charles. » Le crime accompli, il tombe dans un morne silence et ne peut pas comprendre comment il a pu en venir là (1).

Nous n'insisterons pas sur les exemples nombreux, cités par les auteurs, de cette forme de folie avec impulsions homicides; il nous suffit d'avoir passé en revue quelques-uns des phénomènes qui se rattachent à ce genre de maladie et qui peuvent servir à la caractériser. Nous verrons les mêmes faits se reproduire pour les autres espèces de folie impulsive, quel que soit d'ailleurs le caractère des impulsions.

Folie impulsive suicide.

La folie impulsive suicide complique souvent la folie homicide ; on voit alors les impulsions suicides coïncider avec les tendances au meurtre ou bien alterner avec elles.

L'impulsion au suicide n'est pas un phénomène absolument isolé, le seul symptôme qui puisse caractériser d'une manière absolue la maladie. Elle se montre, comme dans la folie homicide, avec la conservation plus ou moins complète de l'intelligence et de la conscience ; mais elle n'est, après tout, que le signe extérieur le plus apparent d'un état de souffrance générale et d'accidents névropathiques variables, qu'une observation attentive peut seule faire reconnaître.

Tantôt l'impulsion surgit brusquement, d'une manière presque inattendue, au milieu de l'irritation produite par une sorte de névrose ganglionnaire ou cérébro-spinale ; tantôt, au contraire, elle se montre dans des conditions opposées, d'une manière persistante et avec une fixité qui désespère le malade, et qui augmente son état de souffrance et de dépression morale.

Le fait suivant, rapporté par Georget, est un mélange d'idées homicides et suicides :

(1) Knopp, *Paradoxie des Willens*, p. 8.

La femme d'un chaudronnier, nommée Ny, vint me demander des conseils pour un état qui la mettait au désespoir; elle avait l'apparence de la santé, elle dormait bien, avait bon appétit, ses règles étaient régulières, elle n'éprouvait aucune douleur, la circulation n'offrait rien de particulier; mais la femme Ny se plaint d'avoir par instants des idées qui la portent à immoler ses quatre enfants, quoiqu'elle les aime, dit-elle, plus qu'elle-même. Elle craint alors de faire un mauvais coup, elle pleure et se désespère; elle a envie de se jeter par la fenêtre. Dans ces moments, elle devient rouge, elle ressent une *impulsion irrésistible*, non motivée, ce qui lui donne un saisissement et un tremblement général. Elle n'a pas de mauvaises idées contre les autres enfants; elle a le soin de fuir les siens, de se tenir hors de chez elle, de rester chez une voisine, de cacher couteaux et ciseaux; on n'observe aucune autre lésion mentale. Cet état dure depuis un mois; trois mois auparavant la malade avait éprouvé une vive contrariété, étant dans ses règles; celles-ci continuèrent de couler et sont revenues avec régularité. « Supposez, dit Georget, un peu plus d'intensité à cette impulsion involontaire, et la femme Ny aurait pu commettre contre son gré le plus horrible forfait (1). »

Personne ne doute aujourd'hui de l'état de folie de la plupart des malheureux qui se livrent au suicide. On trouve dans ce genre de délire les mêmes formes que dans la folie homicide. Il en est qui se tuent sans motifs, c'est une force intérieure qui les pousse, qui les maîtrise à un tel point qu'ils sont obligés d'y obéir subitement ou après une lutte plus ou moins longue.

L'observation suivante nous a paru être un exemple remarquable de la persistance et de l'intensité des idées de suicide.

F. de L..., officier, âgé de vingt-sept ans, à la suite d'une fièvre rhumatismale, devient timide, taciturne, mais reste parfaitement raisonnable et lucide dans ses paroles comme dans ses écrits. Un soir il demande à son domestique une paire de pistolets, et comme celui-ci regarde cette demande comme une plaisanterie, il lui offre 80 francs pour qu'il le jette par la fenêtre. Après le refus du domestique, il lui ordonne de lui apporter un couteau bien effilé, en ajoutant qu'il veut se donner la mort. Il dormit bien la nuit, mais le lendemain il s'adressa à la cuisinière avec la même demande, et ensuite il s'informa si la cour était pavée de pierres sous les fenêtres de sa chambre.

Laissé seul pour un moment, il se jette par la fenêtre du deuxième étage : par bonheur, cette chute n'eut pas de résultats sérieux. Interrogé sur le motif d'une action aussi folle, il avoue que depuis quelque temps il est obsédé par l'idée de s'ôter la vie, idée qui ne lui est jamais venue auparavant, mais dont il ne pouvait pas se débarrasser; malgré tous ses efforts, il ne pouvait chasser cette envie irrésistible. Ni ses principes religieux, ni la raison, ni la honte pour sa famille, rien ne pouvait vaincre cette impulsion qui pourtant lui faisait une telle horreur, qu'il pleurait et priait Dieu de lui

(1) Georget, *Discussion médico-légale sur la folie*. Paris, 1826, p. 21.

donner la force de résister. Le séjour aux eaux et un voyage d'agrément le rétablirent complètement (1).

« Dans la monomanie suicide, dit Bucknill (2), c'est l'instinct de la conservation qui est le plus particulièrement altéré, qui agit même, pour ainsi dire, en sens contraire. L'impulsion est alors aveugle, profondément empreinte de déraison, irrésistible : c'est une véritable monomanie. »

Un malade riche, se trouvant parfaitement heureux, n'avait aucun sujet de contrariétés : une seule chose le tourmentait, c'était le désir, la pensée, la tentation violente de se couper la gorge chaque fois qu'il se faisait la barbe. Il éprouvait le sentiment comme d'un indicible plaisir qui en devait résulter pour lui. Souvent il était obligé de jeter son rasoir.

Ce genre de folie suicide, d'après Bucknill, nous offre le spectacle d'un individu parfaitement raisonnable, professant des opinions religieuses, heureux physiquement et moralement, entièrement convaincu que le suicide est un acte criminel, et qui pourtant y est poussé en dépit de lui-même, par une force en quelque sorte mécanique qui maîtrise sa raison et enchaîne sa volonté.

Comme pour la folie homicide, l'*imitation* peut exercer la plus funeste influence : le spectacle d'un suicide, la description des scènes dans lesquelles s'accomplit la mort volontaire suffisent pour réveiller, chez les personnes prédisposées, des impulsions semblables, plus ou moins irrésistibles.

La *transmission héréditaire* se remarque fréquemment dans les faits d'impulsion au suicide ; la science renferme sous ce rapport les exemples les plus attristants ; on a pu observer des familles entières qui ont été atteintes de cette triste maladie. Gall cite une famille où le grand-père, le père et le fils se suicidèrent.

Nous avons connu un jeune homme qui est allé se noyer l'endroit où son père s'était jeté lui-même quelques années auparavant.

Falret a aussi relaté l'histoire d'une famille qui se composait de cinq fils et d'une fille. L'aîné des fils se tua à quarante ans, le second se pendit à trente-cinq ans. Le troisième se jeta par une fenêtre sans éprouver de mal ; le quatrième tenta de se tirer un coup de pistolet au cou. Le cinquième et sa sœur devinrent mélancoliques, mais sans attenter à leur vie. On doit ajouter enfin qu'un cousin se noya.

Chez les aliénés, comme le fait remarquer le Dr Bouchet, le suicide est produit par deux ordres d'influences : 1° il y a un rapport direct entre le suicide et le genre du délire, les malades entendent des voix accusatrices, etc. ; 2° il n'y a aucun rapport direct entre l'état

(1) Knopp, *op. cit.*, p. 67.
(2) Bucknill et Hack Tuke, *op. cit.*

actuel, ordinaire, de l'aliéné et le suicide. Ce dernier est alors le résultat d'un trouble cérébral qui anéantit à l'instant toute conscience, ou du moins toute volonté. L'aliéné se tue sans aucune espèce de raisonnement, sans aucun enchaînement d'idés. Il obéit à un instinct aveugle dont il ne peut lui-même rendre compte (1).

Kleptomanie.

Il n'entre pas dans notre intention de passer en revue toutes les impulsions par lesquelles se caractérise la folie impulsive, et qui peuvent constituer autant de variétés de cette maladie. Les auteurs, dans la description qu'ils ont pu faire de ces formes spéciales, ont émis à ce sujet des considérations et cité des faits que nous ne pourrions que répéter. Ce sont toujours les mêmes particularités, des impulsions irrésistibles, un affaissement momentané de la volonté, des conditions névropathiques variables, dont l'ensemble constitue le fait pathologique. C'est la même affection, la forme seule diffère avec le caractère de l'impulsion.

La folie impulsive qui porte au vol, et que l'on a décrite sous le nom de *kleptomanie*, se montre dans les mêmes circonstances que celles que nous avons décrites. Tantôt elle se manifeste d'une manière brusque, instantanée, sous forme d'accès, et rappelle alors quelques-uns des symptômes que l'on observe dans l'excitation maniaque ; tantôt au contraire elle se montre persistante, et les impulsions peuvent être alors assimilées aux idées fixes que l'on rencontre dans d'autres espèces d'aliénation mentale.

L'influence de la prédisposition héréditaire ou de famille est énergique, si constante et si commune, disent Esquirol et Marc dans un savant rapport sur un fait de ce genre, que, si un petit nombre de données, dans un cas contesté de folie, sont de nature à faire pencher l'avis du médecin en faveur de la réalité du désordre intellectuel, elle donne à ce faisceau de données une force qui doit exclure le doute.

Tel est le cas de Mme M..., veuve d'un vérificateur des domaines, condamnée une première fois à 13 mois de prison et à 25 francs d'amende, pour avoir commis divers larcins dans des magasins. Cette dame allègue qu'elle était malade, qu'elle était poussée invinciblement à prendre, et que sa volonté y était étrangère. « Je sais bien que je fais mal, disait-elle, mais c'est plus fort que moi, je ne puis m'en empêcher. » La folie, et partant l'irresponsabilité, fut démontrée par un rapport du Dr Girard (2), et l'acquittement prononcé.

Cette dame présentait un tempérament nerveux, il existait chez elle des antécédents héréditaires très marqués ; sa mère était affectée d'une propension bizarre, *irrésistible*, à absorber des boissons alcooliques ; il lui

(1) Bouchet, *Ann. médico-psych.*, 1844, p. 244.
(2) Girard, *Ann. méd. psych.* 1845, p. 231.

arrivait de perdre la raison à la suite de ces excès, dont rien ne pouvait la détourner, ni les conseils de ses amis, ni les préceptes de la morale et de la religion. Une tante, du côté maternel, était aliénée depuis plus de vingt ans ; un de ses oncles également du côté maternel, devenu aliéné, s'était brûlé la cervelle à la suite d'une querelle futile.

Mme M... a eu des convulsions dans la première enfance, elle est restée depuis ce temps d'une impressionnabilité extrême, ne pouvant supporter la plus légère contrariété et sujette la nuit à des rêves et à des cauchemars. La menstruation, à l'époque de la puberté, s'était établie difficilement, elle s'était accompagnée de maux de tête, de douleurs dans les membres, de bizarreries dans le caractère, dans les goûts. Le premier écoulement menstruel avait donné lieu à des attaques de nerfs avec perte de connaissance. C'était du reste une personne douée de sentiments généreux et d'une moralité à toute épreuve.

Le 21 novembre, après une nuit passée dans l'insomnie et l'agitation, se plaignant de maux de tête, de soif, de chaleurs intestinales, de constipation, d'inquiétude dans les membres, obsédée du désir de soustraire quelque chose, elle se lève à sept heures du matin ; elle entre dans un magasin où elle a habitude de se servir, aperçoit sur le comptoir, au milieu de pièces d'étoffes étalées, un tissu de laine dit alpaga, de la valeur de 43 francs. Elle veut d'abord résister au désir de s'en emparer, appréciant l'odieux de cette action ; mais cette idée de possession la domine au point de subjuguer sa volonté, sa raison ; elle est pâle, tremblante, éprouve une violente céphalalgie et cède à son désir, en ayant soin de cacher son larcin sous son manteau.

Cette malade était portée à voler, dit le Dr Mandon (1), comme Glenadel et tant d'autres à tuer, sans pouvoir résister à cette idée, quoiqu'elle la sentît coupable. Une pareille obsession, quand elle est sans motifs d'intérêt, ne s'explique que par la folie.

Pyromanie.

La folie incendiaire, l'impulsion qui porte quelques malades à mettre le feu, se présente dans des conditions identiques et avec le même cortège de symptômes généraux déjà indiqués.

Ainsi on rencontre l'hérédité morbide, le développement anormal des facultés, le retour périodique des différents troubles nerveux, certaines imperfections physiques, des tics, des mouvements spasmodiques, en un mot les signes de la dégénérescence mentale qui forment le caractère général de ces variétés d'aliénation, que nous rattachons à la folie impulsive.

Mais, comme le fait remarquer Bucknill, en examinant un grand nombre de cas de pyromanie, on est forcé d'admettre qu'il s'en rencontre beaucoup qui n'ont aucun rapport avec les formes d'aliénation instinctive ou impulsive. Tantôt on trouve certains mobiles, un senti-

(1) Mandon, *op. cit.*, p. 128.

ment de vengeance, d'autres fois un véritable dérangement mental. Sur vingt cas rapportés par Klein et Platner, il s'en trouve seize qui semblent avoir eu quelque mobile, quoique le motif ait été dans quelques cas bien insignifiant. Il est aussi remarquable que, dans des cas de cette nature aussi bien que dans ceux où se rencontre le caractère impulsif, les individus étaient toujours au-dessous ou approchant de l'âge de la puberté, et qu'il y avait plus de jeunes filles que de jeunes garçons.

Marc fait également cette remarque, que la période de la vie où l'on observe le plus souvent la pyromanie, est l'époque de la *puberté*, entre douze ans et vingt ans; la cause en serait le développement irrégulier des fonctions sexuelles. Suivant cet auteur on observe alors, outre les désordres du système nerveux, un changement dans le caractère, une tendance à la tristesse, de l'irascibilité, ou quelque autre fait indiquant le désordre des fonctions psychiques.

Dans un certain nombre de cas, il y avait depuis l'enfance un état d'esprit confinant à l'imbécillité.

Les cas de véritable pyromanie, sans troubles marqués de l'intelligence, sont véritablement rares; Bucknill (1) en cite quelques exemples remarquables.

Il rapporte, d'après Roy (2), le cas d'une jeune paysanne de dix-sept ans qui fut prise tout à coup d'un irrésistible désir de mettre le feu en revenant d'un bal. Après une lutte de trois jours contre cette impulsion, elle y céda; elle dit qu'en voyant s'élever la flamme elle éprouva une joie telle qu'elle n'en avait jamais ressentie de pareille.

Il cite encore le fait d'une jeune servante de vingt-deux ans, qui alluma trois incendies. Sa maîtresse avait observé qu'elle était triste, qu'elle semblait souvent plongée dans ses réflexions et qu'elle jetait des cris pendant son sommeil. Elle avait eu deux ans auparavant de violents maux de tête et des *accès d'épilepsie*; depuis lors il existait une suppression de la menstruation.

Les cas d'impulsions incendiaires liées à des troubles de l'intelligence manifestes, à un état de dépression ou de faiblesse de facultés intellectuelles sont infiniment plus fréquents; nous nous bornerons à citer l'exemple suivant :

Le nommé X..., messager, est âgé de dix-neuf ans; il a été arrêté à la suite de nombreux incendies allumés dans les environs de Meaux, et dont l'auteur était resté longtemps inconnu. Après avoir été l'objet d'une expertise médico-légale, une ordonnance de non-lieu avait été rendue, et il avait été placé, au mois de janvier 1873, à l'asile Saint-Anne.

Ce jeune homme a mis le feu pendant l'hiver successivement à plusieurs maisons situées auprès de chez lui; il a toujours été bizarre et faible

(1) Bucknill, *op. cit.*, chap. *Pyromanie.*
(2) Roy, *Medical Jurisp. of Insanity.*

d'esprit, il n'avait jamais pu apprendre à lire ni à écrire. Il avait quelquefois de violentes colères, il disait qu'alors il n'était plus maître de lui; on avait remarqué que, depuis quelque temps, il parlait seul, rêvait beaucoup.

Il est de taille moyenne, la tête est bien conformée, mais on remarque comme imperfection physique l'atrophie des testicules et un développement mammaire considérable (gynécomastie).

Depuis quelque temps il rêve beaucoup, et ses rêves lui retracent toujours des incendies : il voit des flammes, de la fumée, son lit brûle, etc. De temps à autre, il est pris d'accès maniaques véritables; alors il se met à crier au feu, traite de lâches les pompiers, frappe à coups de poing contre le mur; d'autres fois il voit des hommes entrer dans sa cellule, ils allument de la paille avec des allumettes pour le brûler, quelquefois il s'imagine que le feu est après sa blouse, il fait pour l'éteindre des efforts considérables, etc.

L'accès maniaque dure quelques heures : une fois terminé, le malade ne se rappelle plus ce qui s'est passé ni les hallucinations qui l'ont obsédé ; il souffre seulement pendant quelque temps de maux de tête et d'inappétence.

Il croit bien, puisque surtout on le lui a dit, qu'il a mis le feu à cinq ou six maisons de son village, mais il ne sait pas comment cela s'est fait, et, sous ce rapport, il ne peut donner aucun détail. Il sent bien qu'il a comme des impulsions à mettre le feu, et que, quand cela le prend, c'est plus fort que lui; il faut qu'il cède à l'impulsion ; une fois celle-ci passée, il ne se souvient de rien. Il ne connaissait même pas les habitants des maisons qu'il avait brûlées, il ne pouvait donc être animé contre eux de sentiments de haine ou de vengeance. Il ne croit pas d'ailleurs que les gens de son pays lui en veuillent, même ceux dont il a brûlé les propriétés ; il voudrait bien qu'on le laissât retourner dans son pays, mais il ne peut pas promettre qu'il ne recommencerait pas ; il sent bien aussi qu'il a quelquefois comme la tête troublée.

Autres formes de folie impulsive. Anthropophagie.

La folie impulsive peut encore se manifester par les aberrations les plus étranges, les plus monstrueuses, et telles que l'imagination se refuse à les concevoir.

Marcé a décrit, sous le nom d'*anthropophagie*, une espèce d'aliénation, se présentant sous forme d'accès irréguliers, de durée variable, et dans laquelle on retrouve les caractères particuliers de la folie impulsive. Au début, malaise, insomnie, tristesse, confusion dans les idées, hallucinations, puis développement d'une impulsion irrésistible contre laquelle le malade lutte en vain.

L'histoire du sergent Bertrand est un des exemples les plus curieux de cette sorte de délire. Dans tous les faits analogues, les antécédents héréditaires du sujet, le récit détaillé de ses impressions, les circonstances au milieu desquelles l'acte a été commis mettront bien vite sur les traces du trouble mental, et ne devront jamais être négligées par le médecin (1).

(1) Marcé, *Dict. de méd. et de chir. prat.*, art. ANTHROPOPHAGIE. Paris, 1865, t. II, p. 570.

On pourrait encore rappeler les actes de *bestialité* qui se rattachent à la même forme d'aliénation, et qui se trouvent rapportés par différents auteurs.

Tel est le cas de cet aliéné, Jacques Maxime, âgé de cinquante-trois ans, homme généralement estimé, intelligent, laborieux, probe et pieux, marié et ayant quatre enfants; malgré ses rapports conjugaux très fréquents avec sa femme, il s'adonnait à la masturbation. « Il éprouvait souvent aussi le désir de cohabiter avec le bétail, et il ne pouvait résister à l'entraînement qui le sollicitait, tout en déplorant l'affreux péché qu'il commettait. Il priait Dieu inutilement. » Malgré son vif attachement à sa famille, il tue un jour sa femme et ses quatre enfants; il en fut vivement affligé. A l'interrogatoire il se montre parfaitement lucide, sans aucune idée délirante; son intelligence était au-dessus de la moyenne (1).

Dipsomanie (Monomanie d'ivresse d'Esquirol).

Au nombre de toutes ces formes de « manie instinctive » qui ne devraient être considérées, d'après la remarque d'Achille Foville, que comme des variétés d'une même espèce pathologique à laquelle le nom de folie impulsive conviendrait mieux, il faut placer la *dipsomanie*, c'est-à-dire l'impulsion irrésistible à commettre, à certains moments, des excès de boisson.

Il ne faut pas confondre la *dipsomanie* avec l'habitude de l'ivrognerie, ni avec les troubles du système nerveux qui peuvent en être la conséquence, et que l'on a décrits sous le terme générique d'alcoolisme : « C'est un entraînement maladif, comme l'a dit Esquirol, qui porte certains individus à abuser de boissons fermentées. Ce besoin des boissons alcooliques persiste pendant toute la durée du paroxysme ; il est instinctif, impérieux, irrésistible (2). »

Cette affection se présente d'habitude sous forme d'*accès*. Les malades, qui avaient jusque-là des habitudes sobres, une conduite régulière, sont pris d'accès dipsomaniaques sous l'influence de certaines causes physiques et morales.

Quelques signes précurseurs se manifestent ; le malade se plaint d'un malaise d'estomac qui le jette dans un état de prostration extrêmement pénible, il se montre sans énergie, incapable de penser et d'agir, accablé d'ennuis et de tristesse. Puis il éprouve une irrésistible propension pour les boissons alcooliques; le besoin de boire devient instinctif, irrésistible ; le malade absorbe toutes sortes de boissons fortes; il s'irrite et devient dangereux s'il ne peut contenter le besoin des boissons alcooliques qui persiste pendant toute la durée du paroxysme. Après l'accès, les malades reprennent leurs habitudes et leur vie ré-

(1) P. Jacoby, *Monomanie imp.*, p. 39.
(2) Esquirol, t. II, p. 81.

gulière, manifestent même un dégoût prononcé pour toute boisson fermentée, jusqu'au moment où les symptômes de leur triste et redoutable affection viennent à se reproduire de nouveau. Les accès reviennent à intervalles plus ou moins réguliers ; ils se terminent brusquement.

On rencontre du reste, comme le fait observer Achille Foville (1), pour la dipsomanie, comme pour les autres affections dont nous venons de résumer les caractères, un ensemble de manifestations anormales qui forment la caractéristique de ces singulières affections. Ainsi on observe l'hérédité morbide, le caractère inégal, fantasque, un développement anormal des facultés morales et intellectuelles, un retour *périodique* de différents troubles nerveux, tantôt toujours semblables, tantôt variables dans leur forme ; on peut joindre à cet ensemble de symptômes certaines imperfections physiques telles que tics, spasmes, strabisme, mauvaise conformation du crâne, qui constituent le fond commun à toutes ces variétés de dégénérescence mentale désignées aussi sous les noms de manie sans délire, manie instinctive, délire des actes, *moral insanity*.

Les causes les plus ordinaires de cette affection mentale, qui peut se transformer en une folie chronique, sont la prédisposition héréditaire, des peines morales plus ou moins vives ; chez la femme, les difficultés de la menstruation, la grossesse, l'âge critique, etc. ; on l'observe fréquemment aussi dans l'épilepsie et l'alcoolisme.

Marc cite l'observation (2) d'un homme qui présentait au plus haut degré les caractères de cette redoutable maladie. Le besoin irrésistible de boire lui venait régulièrement tous les trois ou quatre mois pendant huit jours. Quand l'accès arrivait, cet homme, jusque-là si laborieux et si économe, quittait le travail et buvait jusqu'à ce qu'il eût dépensé tout son argent, n'ayant la tête à lui ni jour ni nuit, et ne ressemblant en rien à un être raisonnable. Prières, représentations, menaces, mauvais traitements même de la part de ses proches ne produisaient pas plus d'effet que la soustraction absolue de l'argent et de la boisson. N'avait-il rien dans sa bourse ? Lui, qui d'ordinaire était bien vêtu, allait en haillons sales et déchirés, mendiant d'un air hébété qui décelait le bouleversement de ses facultés morales. Oubliant ses habitudes de propreté il buvait l'eau-de-vie dans les vases les plus dégoûtants, sans s'inquiéter de ce qui pouvait y être mêlé.

« La dipsomanie, ajoute Foville, n'est qu'un trait dominant qui, joint à bien d'autres, sert à caractériser une variété spéciale de manie instinctive ; au lieu de la considérer comme une entité morbide indépendante, il est plus juste de l'envisager avec plusieurs auteurs comme un symptôme dépendant d'une affection générale.

(1) Achille Foville, *Nouv. Dict. de méd. et de chir.* Paris, 1869, t. XI, p. 646, et *Journal de méd. ment. de Delasiauve.* — Voir aussi Trélat, *Folie lucide.*

(2) Marc, *Annales de Henke*, 1837.

» Cette manière de voir permet d'expliquer facilement ses analogies avec différents états morbides voisins ; bien d'autres variétés de manie instinctive se composent d'un état ordinaire, caractérisé par les symptômes généraux que nous avons signalés, auxquels s'ajoutent, par accès plus ou moins réguliers dans leur retour, diverses impulsions irrésistibles à commettre des actes déraisonnables, dépravés ou coupables. C'est dans ces conditions que l'on observe le plus souvent les tendances maladives au vol, à l'incendie, au meurtre, au suicide, voire même à la profanation des cadavres et à l'anthropophagie, etc. ; souvent plusieurs de ces impulsions peuvent se développer à la fois.

» Ces diverses formes de manie instinctive, au lieu d'être autant de maladies distinctes et de monomanies indépendantes, ne constituent, à notre avis, qu'une seule espèce pathologique à laquelle conviendrait le nom de névrose ou de *folie impulsive* à accès rémittents, et comprenant différentes variétés caractérisées par les entraînements spéciaux qui servent de mobiles à chaque série d'actes morbides; la dipsomanie serait une de ces variétés. »

Résumé. — En résumé, dans les formes d'aliénation les plus diverses, des malades peuvent être dominés par des impulsions violentes, irrésistibles.

L'impulsion chez les aliénés peut être motivée ou non ; dans le premier cas elle est en rapport avec les manifestations délirantes, les sentiments pervertis, les hallucinations, les idées obsédantes, elle est, en un mot, la conséquence logique des dispositions anormales que la maladie a créées (1). Dans le second cas, l'impulsion n'est nullement motivée, elle survient brusquement, elle est un phénomène morbide, indépendant des autres symptômes qui caractérisent le trouble des facultés ; en un mot, elle n'a aucun rapport avec les idées délirantes du malade. C'est sous cette forme qu'on l'observe chez les *dégénérés héréditaires*.

(1) Paul Jacoby, *Monomanie imp.*, p. 39.

CHAPITRE VIII

FORMES SECONDAIRES.

Nous avons indiqué les causes physiques qui, de diverses manières, contribuent à déterminer le développement de l'aliénation mentale ; nous avons également examiné les manifestations délirantes que l'on peut rencontrer dans le cours de certaines affections aiguës (1); il nous reste à étudier les *formes dites secondaires*, celles qui présentent un rapport intime avec les différentes affections qui les ont fait naître, et qui leur donnent une physionomie spéciale. Telles sont les folies consécutives aux névroses (épilepsie, hystérie, chorée, neurasthénie), celles qui sont dues à l'état puerpéral, à la syphilis, à la pellagre ou causées par des intoxications (alcoolisme, morphinisme, etc.). L'alcoolisme dont l'importance est si considérable, sera décrit dans un chapitre spécial.

ARTICLE PREMIER

INFLUENCE DES NÉVROSES SUR LE DÉVELOPPEMENT DE L'ALIÉNATION MENTALE.

Il existe, entre les névroses et les diverses formes d'aliénation, des points de contact vraiment remarquables; non seulement il y a entre les unes et les autres des rapports nombreux de causalité, mais elles présentent encore une véritable analogie de nature, tant par leur caractère symptomatologique que par leur siège. Dans quelques cas même, elles s'engendrent les unes et les autres, et se remplacent réciproquement. Pour la plupart des individus atteints d'aliénation, comme pour ceux affectés de névroses, il existe un état organopathique commun, que nous pouvons appeler l'*état nerveux*.

Cet état nerveux, décrit par Sandras, peut être lui-même déjà considéré, lorsqu'il est porté à un certain degré, comme constituant une forme particulière d'aliénation. Il se caractérise par une susceptibilité maladive que mettent en jeu et que surexcitent les circonstances les plus insignifiantes. Les personnes qui en sont atteintes versent des larmes ou poussent des éclats de rire pour

(1) Voir chapitre *Étiologie*, p. 131.

les motifs les plus futiles; elles sont sujettes à des angoisses précordiales, à une tristesse inexplicable qu'une diversion imprévue dissipe en un clin d'œil. Les circonstances extérieures les impressionnent singulièrement; les occupations sérieuses les fatiguent à l'excès. Les sens sont l'objet des perceptions les plus bizarres : la vue perçoit des formes vagues, des lueurs extraordinaires; l'ouïe est fatiguée de bruits étranges : ce sont des sifflements, des tintements de clochettes; l'odorat acquiert un haut degré de sensibilité; les odeurs, bonnes ou

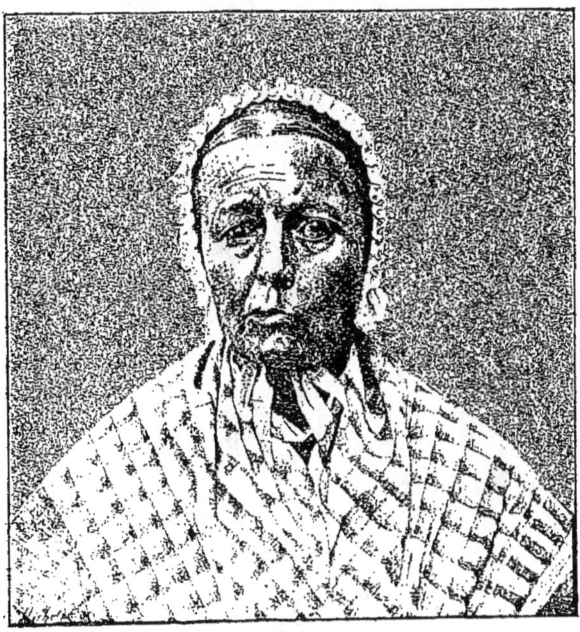

Fig. 21. — Épilepsie; paralysie faciale remontant aux premières années de la naissance; affaiblissement intellectuel; entrée à l'asile pour un accès maniaque. (Collection du Dr Malfilâtre.) (Voir p. 475.)

mauvaises, aggravent cet état nerveux. Le sens du goût est également modifié, les choses aigres, acides, sont vivement désirées par les malades. Le toucher prend quelquefois une susceptibilité incroyable; le plus simple contact devient une cause de douleurs intolérables, de sensations inattendues. Les organes de la locomotion présentent aussi des troubles particuliers : tantôt ils sont doués d'une énergie excessive, tantôt c'est un abattement que rien n'explique; plus souvent on remarque des tics, des mouvements convulsifs, des spasmes involontaires de quelques muscles de la face ou du tronc. Les grandes fonctions de l'économie, la respiration, la circulation, la sécrétion, peuvent également présenter des symptômes caractéristiques.

Cet état nerveux est un des signes prodromiques presque constants des diverses formes d'aliénation mentale ; il mérite, à ce titre, de fixer l'attention d'une manière spéciale.

De toutes les névroses, c'est surtout l'épilepsie, l'hystérie et la neurasthénie, qui coïncident le plus fréquemment avec l'aliénation mentale. L'extase et la catalepsie peuvent compliquer quelques-unes des formes de l'aliénation ; elles se rencontrent à un degré plus ou moins marqué

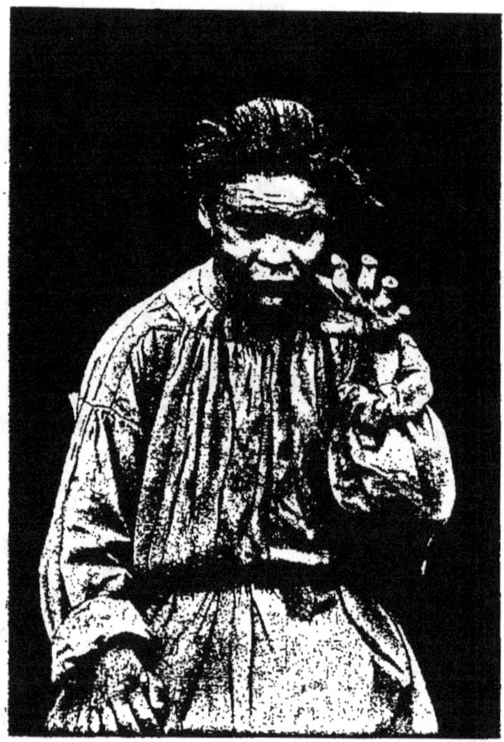

Fig. 22. — Épilepsie ; déformation de la main (patte de grenouille) consécutive à une lésion médullaire. (Collection du Dr Malfilâtre.) (Voir p. 478.)

dans cette variété délirante qu'on a désignée sous le nom de stupidité. La chorée, comme cause ou comme complication, est une des névroses que l'on observe le moins fréquemment.

§ 1er. — ÉPILEPSIE.

L'épilepsie (*mal caduc*, *morbus sacer*, *morbus comitialis*) mérite une place à part dans l'histoire de l'aliénation. Son influence sur le développement des troubles de l'intelligence est tellement puissante, que l'on peut affirmer que tout épileptique, sujet à de fréquents accès, ne peut guère espérer de voir sa raison se conserver longtemps.

Esquirol, et avant lui d'autres observateurs, avaient fait remarquer l'influence redoutable que cette affection exerce sur le cerveau :

« Chez quelques enfants épileptiques, la raison ne se développe pas, ils deviennent idiots ; chez d'autres, elle se développe, mais elle se perd lentement. » Lorsque l'épilepsie éclate après la puberté, mais surtout dans l'âge adulte, la raison se perd plus lentement, mais chaque accès ajoute à l'affaiblissement de l'intelligence jusqu'à ce que la démence soit complète.

Sur un relevé de trois cent trente-neuf femmes épileptiques, recueilli à la Salpêtrière, Esquirol a trouvé que deux cent soixante-neuf, c'est-à-dire les quatre cinquièmes, étaient plus ou moins aliénées. « Les perturbations violentes et souvent répétées du système nerveux produisent, à la longue, des lésions dans les organes de la vie de nutrition, aussi bien que des altérations du cerveau et de ses fonctions. Les traits de la face grossissent, les paupières inférieures se gonflent, les lèvres deviennent épaisses, les plus jolis visages enlaidissent ; il y a dans le regard quelque chose d'incertain ; les yeux sont vacillants, les pupilles dilatées. On observe des mouvements convulsifs de quelques muscles de la face. En général, ceux qui en sont atteints ne parviennent pas à une longue vieillesse (1). »

Non seulement les accès d'épilepsie, en se répétant, modifient peu à peu l'habitude extérieure, le facies du malade ; mais lors même que cette triste affection n'apporte pas aux facultés un trouble plus ou moins profond, elle modifie et altère insensiblement l'idiosyncrasie morale.

Tous les auteurs ont remarqué que le *caractère* des épileptiques présente des particularités anormales. Ils sont susceptibles, irritables, méfiants ; leur humeur est morose, et leur colère se change rapidement en fureur. Calmeil signale les épileptiques non encore aliénés comme très irascibles, très impressionnables, comme enclins aux fausses interprétations ; ce qui, dit-il, ébranle à peine un homme d'une susceptibilité ordinaire, porte dans leurs sens un trouble profond. Delasiauve indique les mêmes traits dans le caractère de certains épileptiques et il conclut que cet état ne doit pas être considéré comme une véritable maladie, mais comme une disposition extra-physiologique. Baillarger ajoute que l'épilepsie, avant de conduire à la folie complète, produit dans l'état intellectuel et moral de certains malades des modifications très importantes ; ces malades deviennent susceptibles, très irritables, et les motifs les plus légers les portent souvent à des actes de violence ; toutes leurs passions acquièrent une énergie extrême (2). Il y a chez eux une sorte d'hypochondrie qui les rend malheureux eux-mêmes, et qui fait qu'ils sont pour leur entourage une cause de tourments continuels.

(1) Esquirol, t. I, p. 282.
(2) Baillarger, *Union méd.*, 21 mars 1861, p. 526.

J. Falret fait également remarquer (1) que les épileptiques présentent très fréquemment des altérations de l'esprit et du caractère, dans l'intervalle de leurs attaques, alors même qu'ils ne peuvent pas être considérés comme aliénés. Ils sont irritables, soupçonneux, sujets à des colères passagères et à des périodes de tristesse et de découragement. Ce que l'on constate surtout chez ces malades, c'est l'extrême variabilité de l'humeur et des dispositions morales, selon les moments où on les observe.

L'épilepsie peut survenir, exceptionnellement, à la suite d'un trouble mental qui lui-même a pu être causé par les progrès d'une altération organique. L'épilepsie peut ainsi se produire *secondairement*, par exemple, dans certains cas de méningite chronique, à la suite de tumeurs intra-crâniennes, lorsque quelque ostéophyte s'est développé entre les feuillets de la dure-mère ; se compliquer de paralysie faciale (fig. 21), etc. Mais, nous l'avons vu, l'épilepsie est bien plus souvent *primitive* ; elle peut déterminer différentes formes de trouble intellectuel.

Les *attaques* d'épilepsie peuvent être précédées ou suivies de troubles particuliers, avoir un stade préépileptique et postépileptique. Elles s'accompagnent de congestion cérébrale qui, selon les circonstances, présente des symptômes différents. Tantôt, et c'est ce qui arrive le plus ordinairement, on observe un ensemble de phénomènes qui permettent de donner à la congestion le nom d'*apoplectique* ; on voit alors apparaître les symptômes suivants : engourdissement, torpeur, sommeil stertoreux, coma, quelquefois rigidité. Tantôt, mais plus rarement, les signes extérieurs se rapprochent de la période la plus intense de la méningite : prostration avec fièvre ardente, chaleur au front, sécheresse de la langue et de la bouche, délire plus ou moins furieux. On pourrait donner à cette forme de congestion le nom de *méningitique*.

Ces sortes d'oppression cérébrale peuvent présenter des dangers sérieux pour la vie du malade, et nécessitent d'ordinaire un traitement approprié. Enfin on peut voir survenir, sous l'influence des attaques, des perturbations mentales nombreuses et variées.

Sous le nom de *délire épileptique*, J. Falret a décrit un trouble spécial qui présente des traits caractéristiques, et il les résume de la manière suivante : « Le délire se présente sous forme d'accès, d'une durée relativement courte, si on les compare à la plupart des autres maladies mentales. L'explosion en est rapide, le délire a pour caractères la violence et l'instantanéité des actes auxquels se livrent les malades, ainsi que la nature pénible ou effrayante des conceptions délirantes et des hallucinations qui les dominent ; on constate enfin

(1) Falret, *État mental des épileptiques*, 1860, et *Études sur les maladies mentales et nerveuses*. Paris, 1890.

une cessation des accès aussi brusque que l'a été leur invasion, et un oubli partiel ou total de ces accès après leur disparition.

« Ce délire présente naturellement des degrés variables en durée et en intensité ; il existe des états intermédiaires depuis le simple obscurcissement passager de l'intelligence, sorte d'étourdissement psychique, jusqu'à l'agitation maniaque la plus violente et la fureur la plus incoercible (1). »

C'est surtout à la suite d'attaques d'épilepsie, dans le stade post-épileptique que l'on voit survenir des perturbations mentales nombreuses.

Manie épileptique. — Un des accidents les plus fréquents, et en même temps les plus redoutables, ce sont les accès d'excitation maniaque qui peuvent se produire avant, comme après l'attaque d'épilepsie, et qui peuvent être portés jusqu'à l'état de fureur le plus inconcevable. « L'épileptique, dit Delasiauve, parcourt en quelque sorte tous les tons de la gamme maniaque, depuis l'irascibilité capricieuse, l'excitation turbulente, jusqu'à l'incohérence et la fureur la plus déréglée. »

Les auteurs ont remarqué, avec raison, que la manie épileptique a une tendance toute spéciale à affecter la forme *furieuse*. Ordinairement la phase délirante ne s'étend pas au delà de trois à quatre jours ; quelquefois même elle est beaucoup plus fugitive, et se limite à une sorte d'égarement sur lequel les médecins aliénistes ont insisté avec raison, et qui présente une grande importance au point de vue médico-légal.

La manie épileptique est commune chez les enfants, et elle touche par quelques points à l'extase : le malade prend des attitudes variées ; son regard est fixe, immobile ; il paraît en proie à une vision intérieure, et articule des paroles confuses, inintelligibles. Il n'est pas rare de voir chez ces malades les accès revêtir un caractère de fureur redoutable, et être intimement liés à des mouvements convulsifs isolés, quelquefois paroxystiques qui, presque toujours, précèdent le trouble mental ; dans quelques cas ils en sont comme la période critique.

Le délire furieux peut survenir brusquement chez les épileptiques, et donner lieu à des actes de violence redoutable dont les malades ne conservent *pas le souvenir*. Ces *impulsions* se produisent, le plus habituellement, immédiatement après l'attaque. L'épileptique peut commettre un homicide, un suicide, mettre le feu, etc.

« On peut affirmer, presque sans crainte de se tromper, dit Trousseau, que si un homme, sans aucun trouble intellectuel préalable, sans avoir jusqu'alors donné signe de folie ou de fureur, sans être empoisonné par l'alcool ou par toute autre substance qui exerce une action

(1) Falret, *loc. cit.*

énergique sur le système nerveux, se suicide ou tue quelqu'un, on peut dire que cet homme est un épileptique, et qu'il a eu une grande attaque, ou bien ce qui est plus ordinaire, un vertige comitial (1). »

Mais, d'habitude, l'accès d'agitation ne se développe pas brusquement : presque toujours il est précédé de signes *précurseurs*, qui se répètent chaque fois avec les mêmes caractères, et annoncent d'une manière certaine sa prochaine explosion. Le malade devient sombre, taciturne, plus irritable ; ou bien il se montre d'une gaieté exagérée, turbulente ; il a des rires convulsifs, on le dirait ivre ; il se plaint d'oppression, de douleurs épigastriques, de céphalalgie. Quelquefois il éprouve une ardeur des intestins, de l'inappétence, de l'insomnie ; ses idées se troublent, ses sentiments se pervertissent, le délire croît rapidement jusqu'au paroxysme de la fureur. La physionomie revêt une expression de cynisme ; la face est congestionnée, le regard brillant ; les forces musculaires semblent décuplées ; le malade crie, hurle, brise tout ce qui se trouve à sa portée ; ses actes sont automatiques, convulsifs ; aucune idée dominante ne paraît présider à ses déterminations. L'agitation dure trois ou quatre jours, quelquefois plus longtemps ; après quoi l'individu revient insensiblement au calme et à la conscience de lui-même ; il conserve tout au plus un souvenir vague de ce qui s'est passé pendant sa redoutable agitation.

Chez quelques épileptiques, le retour du délire est annoncé par des signes prodromiques d'une nature singulière. Nous avons observé un malade qui, à l'approche de chaque accès, commence par dire lui-même, avec l'accent de la terreur : « Je sens mon mal revenir » ; ensuite il s'agite, il prend son violon, et il se met à parcourir le préau, en chantant et en s'accompagnant des sons discordants de son instrument.

Cette forme maniaque, qui est sous la dépendance des attaques d'épilepsie, est une des affections mentales qui méritent le plus de fixer l'attention par les signes vraiment caractéristiques qu'elle présente.

Rarement elle alterne chez le même malade avec d'autres variétés de délire ; elle se présente presque constamment avec les mêmes caractères.

Stupeur épileptique. — Delasiauve a décrit sous le nom de stupidité des épileptiques, une forme d'aliénation également liée aux attaques convulsives, et qui serait particulièrement caractérisée par de l'hébétude et de la stupeur (1).

Les idées sont vagues, la mémoire vacillante, le raisonnement embarrassé, le caractère indécis. Il y a de la lenteur intellectuelle, de

(1) Trousseau, *Union méd.*, 17 janvier 1861, et *Clinique médicale de l'Hôtel-Dieu*, 8ᵉ édition. Paris, 1894.

(2) Voir chap. *Stupidité*, p. 345.

la difficulté dans les réponses; la physionomie revêt une expression d'abêtissement. Cet état résulte de la suspension plus ou moins complète de l'activité cérébrale. Si les accès convulsifs diminuent de violence, l'engourdissement moral diminue dans la même proportion, et l'intelligence reprend peu à peu ses droits.

Ce genre d'aliénation est plus persistant que l'affection maniaque, qui la complique ou lui succède dans une foule de cas. Les *hallucinations* sont fréquentes, souvent de nature terrifiante; quelquefois cependant elles sont de nature agréable.

Un malade que nous avons observé était atteint presque constamment, à la suite de ses attaques, de cette forme de délire; il voyait des anges dont la voix lui commandait l'homicide; sous l'empire de ces hallucinations il a failli couper la tête à un de ses camarades endormi à côté de lui.

L'épileptique atteint de stupidité se livre, comme le maniaque, à des *actes automatiques*; il présente quelquefois la lourde physionomie d'un homme aviné; on le voit occupé à faire et à défaire son lit, à boutonner et à déboutonner ses vêtements, etc.

Mélancolie épileptique. — La tendance mélancolique n'est point rare chez les individus atteints d'épilepsie; mais elle ne survient pas accidentellement et passagèrement, comme les formes que nous venons de décrire; elle est le résultat progressif des atteintes cérébrales. Quelquefois elle semble être la conséquence du désespoir profond qu'inspire à ces infortunés le sentiment de leur situation. Elle n'offre rien de spécial; dans quelques cas, elle revêt un caractère hypochondriaque. Les auteurs ont remarqué qu'elle est souvent accompagnée d'impulsions homicides.

Démence épileptique. — Mais, ainsi que l'a remarqué Esquirol, la démence est la forme d'aliénation mentale qui menace le plus ordinairement les épileptiques. Sous l'influence des attaques répétées, on voit peu à peu l'intelligence s'affaiblir. L'individu tombe dans un degré plus ou moins profond d'anéantissement moral; les facultés s'éteignent, les mouvements perdent leur énergie, et la physionomie ne tarde pas à exprimer un état d'annihilation caractéristique (fig. 22).

Esquirol a émis cette opinion, dont nous n'avons pas eu cependant l'occasion de vérifier la justesse, que la tendance vers la démence est plus directement liée à la fréquence des vertiges qu'à celle des accès épileptiques; les vertiges auraient, suivant lui, une influence plus active, plus énergique sur le cerveau que le grand mal ou l'accès complet.

Nous ne nous étendrons pas davantage sur toutes les questions qui pourraient se rattacher à l'épilepsie dans ses rapports avec l'aliénation, et nous renverrons le lecteur désireux d'approfondir ce sujet aux travaux spéciaux d'Esquirol sur l'épilepsie (1), de Herpin (de Genève) (2), de Delasiauve, de M. Auguste Voisin (3), comme aux ouvrages plus récents de MM. Christian (4), Féré (5), etc.

Épilepsie larvée. — Sous ce nom d'*épilepsie larvée*, on a désigné un état psychologique morbide particulier dont nous résumerons, d'après le Dr Legrand du Saulle, les principaux caractères.

Les malades qui en sont atteints présentent tout à coup, à des époques jusqu'à un certain point périodiques, des anomalies intellectuelles d'une durée très brève, des étrangetés de caractère, des violences de langage, des écarts de conduite ou des impulsions fâcheuses, avec ou sans troubles hallucinatoires de la vue, parfois avec un véritable aura, mais accompagnés invariablement de la *perte absolue du souvenir* de tout ce qui a pu se passer pendant ces éclipses partielles de la raison, de la volonté et de la liberté morale.

Ces épileptiques qui accomplissent parfois les actes les plus inattendus, dès qu'ils sont repris de leurs *absences*, disent identiquement les mêmes mots, s'emportent de la même façon, profèrent les mêmes injures, commettent les mêmes actes, obéissent aux mêmes impulsions. Il y a là comme un mécanisme à répétition et des retours identiques de la manifestation vésanique, qui lui donnent un cachet indélébile.

Ces individus sont fréquemment pris, dans leurs moments de trouble, du besoin automatique de marcher droit devant eux, sans but défini, sans direction arrêtée ; c'est une course insconsciente qui prend fin lorsqu'ils reviennent à eux. Chez eux le vertige, l'accès incomplet et la grande attaque convulsive font défaut, ne se produisent que beaucoup plus tard, ou sont remplacés par l'état mental particulier et inconscient qui caractérise cette forme particulière, à laquelle on a donné le nom d'*épilepsie larvée*. L'amnésie, un état d'inconscience complète, et les actes automatiques et impulsifs en sont les caractères principaux (6).

Cette épilepsie dite *larvée*, qui donne lieu à des accès de délire inconscient en dehors des crises convulsives, accès qui semblent même quelquefois remplacer les crises, être les équivalents de l'attaque, se manifeste dans la majorité des cas par des actes automatiques souvent furieux ; mais elle ne doit pas être considérée comme une forme spéciale d'épilepsie, présentant la répétition, sous forme périodique, des

(1) Esquirol, *Mal. ment.*, t. I.

(2) Herpin, *Pronostic et traitement de l'épilepsie*. Paris, 1850. — *Des accès incomplets d'épilepsie*. Paris, 1867.

(3) A. Voisin, *Nouv. Dict. de méd. et de chir. prat.*, art. ÉPILEPSIE. Paris, 1870. t. XIII, p. 581 et *Leçons cliniques sur les maladies mentales et les maladies nerveuses*. Paris, 1883.

(4) Christian, *Folie épileptique. Épilepsie*. Paris, 1890.

(5) Féré, *Les épilepsies et les épileptiques*, 1890.

(6) Legrand du Saulle, *Des actes commis par les épileptiques* (*Ann. d'hyg.*, 1875, t. XLIII, p. 421, 422). Voy. aussi *Discussion à la Société de médecine légale* (*Ann. d'hyg.*, 1875, t. XLIV, p. 401 et suiv.).

mêmes manifestations, ayant constamment la même physionomie. C'est une manifestation de l'épilepsie se produisant indifféremment chez tel ou tel épileptique, même lorsque les attaques convulsives ne présentent ni une intensité particulière ni une forme spéciale. Ce n'est pas une entité morbide, et on ne peut comparer ces accidents aux accès de délire survenant chez des hystériques, sans attaques convulsives, et qui produisent un dédoublement de la personnalité.

Au point de vue de la pathogénie, on peut affirmer avec le Dr Garimond (1), que sous la même forme symptomatologique peuvent se cacher les épilepsies d'origines les plus diverses, héréditaires, organiques, symptomatiques, traumatiques, de cause toxique, celles dites essentielles, etc.

L'uniformité dans les manifestations, dit l'auteur que nous citons, en même temps que la multiplicité des causes qui le produisent, prouve qu'il y a entre elles un lien commun, un point où elles aboutissent toutes, où elles se confondent et d'où émane la forme pathologique. Des études récentes reconnaissent qu'elle est due à une modification de la moelle, et surtout de la protubérance et du bulbe. « On ne peut nier, d'après ses fonctions, écrivent MM. Ferrand et Vidal (2), que ce dernier organe ne soit le centre convulsivant par excellence, l'organe qui répond à la forme la plus grave des accidents convulsifs, aux phénomènes épileptiformes. C'est un fait que les expériences de Küssmaul et Tenner ont mis hors de doute et qui leur a permis d'appeler le bulbe du nom de *nodus epilepticus*... Les troubles de la respiration d'abord, ceux de la déglutition, de la mastication, ceux de la parole, de la mimique faciale, qui appartiennent à l'attaque épileptiforme, peuvent être rapportés à une perturbation brusque, profonde, survenue dans le centre nerveux bulbaire. »

Les altérations anatomiques, ajoute le Dr Garimond, sont peut-être aussi variables que le nombre des épilepsies ; bien rarement les lésions sont identiques. On ne pourrait trouver une apparence d'uniformité que dans les points mêmes où se réalise la convulsion, dans le bulbe et la protubérance.

On a donné comme signes caractéristiques de l'épilepsie larvée, la perte du souvenir, l'instantanéité, la rapidité, la violence du délire, les propensions homicides et suicides, enfin les hallucinations terrifiantes ; ces signes ne suffisent pas, comme le remarque Garimond, et il faut quelque chose de plus, que l'étude des antécédents peut seule donner. Un accès épileptique ayant précédé la folie, quelle qu'elle soit, fera plus pour en dévoiler la nature que toutes les symptomatologies

(1) Garimond, *Contribution à l'histoire de l'épilepsie dans ses rapports avec l'aliénation mentale* (*Annales méd. psych.*, janvier 1878, p. 29).

(2) Ferrand et Vidal, *Dict. encycl. des sciences méd.*, vol. XX, p. 246 et *Annales méd. psych.*, 1878, p. 193.

possibles; il n'y a donc point, suivant ce dernier auteur, d'épilepsie larvée, mais simplement une folie avec épilepsie.

« Pour être autorisé, ajoute-t-il (1), lorqu'un malade se présente atteint d'aliénation mentale, à déclarer que celle-ci dépend de l'épilepsie, il faut absolument qu'on ait constaté au moins un accès. On est cependant en droit de soupconner la présence de l'accès si le malade s'est livré à des actes de violence, avec délire furieux, aveugle et instinctif; mais on doit s'arrêter à ce point, jusqu'à ce que l'observation ait permis d'acquérir la conviction de quelque manifestation épileptique. Le diagnostic ne pourra s'établir avec certitude que par cette donnée. »

On se rappellera aussi que l'épilepsie peut être *nocturne* et passer inaperçue assez longtemps; dans ce cas le diagnostic sera fixé par certaines particularités, propres à l'épilepsie; le malade aura uriné au lit, il se sera fait, pendant l'attaque, des morsures à la langue et des ecchymoses à la face; au réveil il présentera une lassitude générale.

Le *pronostic* et le *traitement* sont ceux de l'épilepsie et nous renvoyons le lecteur aux traités spéciaux. Nous n'avions en vue que la description des troubles psychiques qui dépendent de cette névrose, nous avons cherché à montrer combien le diagnostic doit être réservé dans l'épilepsie larvée et combien il faut se garder de la tendance trop générale de faire de l'épilepsie le pivot de toutes les psychoses à forme intermittente.

2. — HYSTÉRIE.

L'aliénation mentale peut se compliquer d'hystérie. Dans certains cas cette névrose doit être considérée comme une cause déterminante ou prédisposante. En émettant cette opinion, nous n'avons en vue que l'affection simple, en quelque sorte sporadique, et non les cas d'hystérie qui se sont produits sous forme épidémique, à certaines époques du moyen âge, et dont Calmeil nous a donné l'intéressante relation. Ces épidémies, autrefois si fréquentes, de délire sensoriel et d'accès d'agitation consécutifs à des attaques hystériques ne sont plus observées que très rarement. L'hystérie n'affecte pas le cerveau comme l'épilepsie; ses effets sont plus fugaces; elle arrive d'ailleurs à un âge où l'aliénation, elle-même, ne se manifeste pas encore chez les femmes dans sa plus grande fréquence.

Briquet, disait qu'il existait à Paris, entre l'âge de treize à trente-cinq ans, 50000 femmes hystériques, dont 10000 avaient des attaques. Cette névrose ne se rencontre pas très fréquemment dans les établissements d'aliénés.

« La diminution et la perversion de l'intelligence, dit Brachet (2),

(1) Garimond, *loc. cit.*, p. 215.
(2) Brachet, *Hystérie*, p. 389.

forment une complication rare de l'hystérie. Le plus souvent les facultés éprouvent une sorte d'exaltation qui se met en harmonie avec le degré de susceptibilité nerveuse. »

Quelquefois l'aliénation mentale est le résultat d'attaques successives et violentes : elle peut alors être considérée comme une complication.

Esquirol s'est demandé pourquoi les convulsions hystériques, qui sont si intenses, qui persistent durant plusieurs heures et même plusieurs jours, ne conduisent pas à la démence, comme les accès épileptiques et surtout comme les vertiges (1) ? L'hystérie même prolongée, ajoute-t-il, ne détruit pas les facultés intellectuelles. Il est vrai que cet auteur (2) a dit aussi que l'hystérie dégénère souvent en folie, et que dans beaucoup de cas elle n'en est, comme l'hypochondrie, qu'un premier degré.

Quoi qu'il en soit, l'hystérie peut être considérée comme une cause d'aliénation mentale. On sait qu'elle donne aux femmes qui en sont atteintes une disposition morale particulière, un caractère spécial, qui les porte à l'exaltation, à l'excentricité, et leur fait avidemment rechercher tout ce qui peut avoir un côté surnaturel et merveilleux. Le *caractère hystérique* comprend en outre une mobilité toute particulière, et une exagération marquée des réactions sous l'influence des causes morales les plus minimes.

Georget (3) a fait ressortir avec beaucoup de justesse ces modifications du caractère et de l'intelligence.

« Presque tous les sujets hystériques, dit cet auteur, sont nerveux, mobiles, très susceptibles, d'une imagination vive, faciles à s'inquiéter pour les plus légers motifs ; impatients, irascibles, entêtés, opiniâtres. Les sens sont très irritables ; une lumière trop vive, certains sons, certaines odeurs, les variations de température, l'atmosphère chargée d'électricité, les affectent vivement ; les occupations un peu sérieuses les fatiguent, leur causent des maux de tête... La plupart sont habituellement mélancoliques, solitaires, portées aux idées noires, quelquefois ont un désir vague de suicide ; quelques-unes sont d'une gaieté extrême et rient sans cesse pour des causes légères, ou sans savoir pourquoi ; d'autres sont tourmentées par des envies de pleurer. On observe aussi chez ces malades des migraines, des constrictions du pharynx, des besoins de respirer qui nécessitent plusieurs inspirations profondes ; des palpitations, des étouffements, des gastralgies, de la constipation. Le flux menstruel est quelquefois irrégulier, ou bien, s'il vient chaque mois, il s'établit difficilement, dure peu, et

(1) Esquirol, *op. cit.* t. I, p. 289.
(2) Esquirol, *op. cit.*, p. 74.
(3) Georget, *Dict. de méd.* en 30 vol., t. XVI, art. HYSTÉRIE. — Voy. aussi Bernutz, *Nouv. Dict. de méd. et de chir. pratiques.* Paris, 1874, t. XVIII, p. 182.

s'accompagne de maux de tête, de malaise, de changements dans le caractère, etc. »

Troubles intellectuels déterminés par l'hystérie. — Sans entrer dans la description des symptômes si nombreux qui caractérisent cette névrose, et des formes variables qu'elle peut présenter, nous examinerons les troubles intellectuels qu'elle détermine assez fréquemment.

A ce point de vue, il convient de séparer le délire passager qui se manifeste pendant l'accès convulsif lui-même, des différentes formes d'aliénation mentale que l'on a pu observer chez les hystériques, et que l'on a généralement désignées sous le terme de folie hystérique.

On peut, d'une manière générale, distinguer deux formes d'hystérie, avec ou sans attaques convulsives.

L'attaque peut être précédée de prodromes d'une durée plus ou moins longue : frissons, bâillements, palpitations, fatigue, inquiétude, envies fréquentes d'uriner, sentiment de constriction ascendante, quelquefois éclats de rire, parfois aussi un peu d'agitation, d'incohérence, de loquacité et même des hallucinations.

L'*attaque* une fois déclarée (1) se compose de spasmes purement toniques, souvent aussi accompagnés ou suivis de spasmes cloniques. Le sujet tombe alors (comme dans l'épilepsie, mais avec cette différence qu'il n'est pas immédiatement frappé) ; la perte de connaissance ne devient pas brusquement complète. Durant l'attaque, le ventre est ballonné, on observe des mouvements désordonnés de tout le corps, parmi lesquels on a décrit le spasme cynique, cette folie libidineuse des anciens, singulier phénomène par suite duquel, comme le fait remarquer M. Courty, « les jeunes filles les plus ignorantes de l'amour imitent les élans les plus fougueux de la volupté ». Parfois l'attaque se passe en silence ; d'autres fois elle est accompagnée de sanglots bruyants ; la malade, qui suffoque, porte les mains à son cou et à la poitrine comme pour arracher le poids qui l'oppresse. Les attaques sont suivies fréquemment d'obnubilation de la conscience plus ou moins prolongée.

On peut observer pendant l'accès convulsif un *délire passager*, que Briquet a comparé à celui du chloroforme : « Il est, dit cet auteur, toujours bruyant, très agité, rarement incohérent. Il a généralement rapport à des scènes auxquelles la malade se croit présente ou auxquelles elle se reporte, ou bien aux pensées qui l'occupent habituellement ou qui l'ont beaucoup frappée ; il faut le considérer comme une sorte de *rêve*. Quelquefois les fonctions de l'encéphale sont tellement exaltées, que l'intelligence et la sensibilité prennent une activité surprenante. Ainsi, dans quelques cas, les malades se servent d'un

(1) Duponchel, *Folie hystérique*, thèse de Paris, 1874.

langage plus distingué que celui dont elles usent d'habitude; on en a vu qui faisaient des vers (1). »

Marcé fait remarquer que ce délire se rapproch notablement de l'excitation maniaque; il ajoute que, « d'après l'observation de Landouzy, les hallucinations, les illusions et la perversion des sens se rencontrent quelquefois pendant la durée même de l'accès ». Parmi les malades, les unes aperçoivent sans cesse, au moment même de la crise, l'objet qui a causé leur première frayeur; les autres accusent les sensations les plus extraordinaires, se plaignent « de cordes qui leur compriment les membres, de bêtes qui leur rongent les os »; ces divers troubles n'ont qu'une durée passagère et disparaissent avec les mouvements convulsifs (2).

Les *hallucinations* sont très fréquentes; elles portent sur tous les sens, particulièrement sur celui de la vue.

C'est surtout dans l'attaque d'*hystéro-épilepsie*, dont Charcot a résumé d'une manière remarquable les caractères, que l'on observe ce délire transitoire porté parfois au plus haut degré d'intensité.

Les symptômes qui caractérisent l'attaque convulsive se ressemblent beaucoup, ainsi que le fait remarquer Charcot, dans les deux affections, l'épilepsie et l'hystéro-épilepsie; la tête et les yeux sont déviés de la même façon, les membres sont pris de convulsions toniques, tout le corps devient rigide, la face se congestionne, et il s'écoule de la bouche une écume sanguinolente.

Mais les différences reparaissent bientôt, au moment où l'épileptique est pris d'un ronflement, qui rappelle le stertor apoplectique; l'hystéro-épileptique semble se réveiller au contraire, tantôt pour revenir à sa situation habituelle, tantôt pour offrir une succession de symptômes composant, en quelque sorte, une nouvelle période qu'on pourrait désigner sous le nom de *période des contorsions*. Ces contorsions si bizarres, si effrayantes parfois, sont très variables quant à la forme, et on peut dire que chez chaque malade, malgré quelques traits communs, elles se présentent sous un aspect particulier. Pendant ce temps l'hystéro-épileptique paraît être sous le coup d'un délire parfois bruyant, qui semble en grande partie déterminer le genre des contorsions, des attitudes, des gestes à caractère intentionnel (délire d'action).

Calmeil, dans son remarquable ouvrage, a cité des exemples nombreux de ces convulsions étranges, empruntées surtout aux épidémies de Loudun et de Saint-Médard.

Aux contorsions succède, chez les hystéro-épileptiques, un délire relativement tranquille, accompagné d'*hallucinations* de la vue et de l'ouïe. « Les malades, dit Charcot, entendent des cloches qui sonnent à

(1) Briquet, *Traité de l'hystérie*. Paris, 1859, p. 363.
(2) Marcé, *Mal. ment.*, p. 564.

toute volée, etc., elles voient des animaux de toute espèce, des papillons qui voltigent au plafond, des lézards qui grimpent le long des murs, des corbeaux qui viennent pour les piquer au visage ; elles s'efforcent par des gestes d'éloigner ces êtres imaginaires ; d'autres fois elles se figurent marcher sur des serpents, et font des sauts pour les éviter, etc., etc.

» Ce délire qui, par ce point, se rapproche dans une certaine mesure du délire des alcooliques, est bien différent du délire épileptique, lequel consiste surtout, comme on le sait, en une excitation maniaque, quelquefois d'une violence extrême, d'un caractère sombre, et qui rend les malades très dangereux.

» Quelquefois, aussi bien dans l'hystéro-épilepsie que dans l'épilepsie, les accès s'enchaînent par séries et produisent ici l'*état de mal épileptique*, là l'*état de mal hystéro-épileptique*. En pareil cas, le thermomètre fournit des indications très utiles ; chez l'épileptique, dans l'état de mal, la température atteint rapidement un chiffre très élevé, 40°, 41°, même 42° et la mort vient souvent clore la scène morbide ; chez l'hystéro-épileptique, en dépit de la répétition presque incessante d'attaques d'une intensité extrême, le thermomètre marque 37°,5, 38° et quelques dixièmes au plus. Après cinquante, cent, deux cents attaques d'hystéro-épilepsie, la température en définitive est la même qu'à la fin d'une seule attaque.

» En dehors de ces accidents convulsifs, il est d'autres caractères qui facilitent le diagnostic. Les épileptiques sont irascibles, sujets à des impulsions qui les rendent dangereux ; les hystéro-épileptiques sont capricieuses, fantasques, mais en somme elles ne sont guère redoutables.

» L'état mental, circonstance déjà relevée par maints auteurs, se montre à la longue très différent dans les deux maladies. L'hystéro-épileptique conserve telles quelles les facultés qu'elle avait originellement. L'épileptique, au contraire, voit décliner chaque jour son intelligence, et au bout d'un temps plus ou moins court, il tombe dans une sorte de stupeur qui se termine communément par une véritable démence (1). »

Folie hystérique. — En dehors des troubles intellectuels qui se rattachent aux accès convulsifs, et qui constituent un délire essentiellement passager, on peut voir associées à l'hystérie toutes les formes possibles d'aliénation mentale.

Les troubles psychopathiques sont le plus souvent *épisodiques*, tandis que le caractère hystérique et la dégénérescence morale qui l'accompagne sont persistants. Ces troubles sont très variables. Mais il faut se souvenir qu'on a trop souvent abusé du terme d'hystérie, et

(1) Charcot, *Progrès méd.*, 10 janvier 1874.

qu'il faut rechercher avec soin non seulement les attaques convulsives, mais aussi les différents stigmates hystériques, douleur ovarienne, anesthésies, troubles visuels, paralysies, etc., l'état mental particulier, le somnambulisme, etc...

Ainsi que le fait remarquer justement M. Duponchel, la folie hystérique ne saurait constituer une véritable entité pathologique, en ce sens qu'il n'existe pas une sorte de conceptions délirantes absolument spéciale à l'hystérie.

Loin de là, il est facile de constater que *toutes les formes* d'aliénation mentale sont possibles dans l'hystérie ; les illusions, les hallucinations, les impulsions à l'homicide, au suicide, le délire ambitieux ou religieux, peuvent se rencontrer dans la folie hystérique, se succéder au besoin chez la même aliénée. Mais il n'en est pas moins vrai que l'on constate les caractères spéciaux de l'hystérie, tels que les rires suivis de pleurs, les tendances érotiques, les troubles de la sensibilité générale, le sentiment d'angoisse, d'oppression, de constriction, les impulsions bizarres, l'inertie presque complète de la volonté jointe à une activité souvent démesurée de l'intelligence (1).

L'hystérie vient, en définitive, imprimer son cachet aux formes les plus diverses d'aliénation mentale avec lesquelles elle se combine, et dont elle est une complication ; il n'y a donc pas lieu de décrire, ainsi que l'ont fait quelques auteurs, Marcé entre autres, une manie, une mélancolie et une hypochondrie hystériques.

Toutefois, il est un fait d'observation généralement admis par les médecins qui se sont occupés de cette question, c'est que les hystériques sont sujettes, comme les neurasthéniques et les dégénérés, à des *impulsions irrésistibles*, d'une nature spéciale, et qui forment une sorte de folie morale à laquelle on peut donner le nom de folie hystérique. Ces impulsions, comme le fait remarquer Marcé, n'ont pas le caractère violent et dangereux des impulsions des épileptiques ; elles consistent plutôt en une tendance anxieuse et instinctive à commettre des actes extravagants ou ridicules.

« On voit, dit Marcé, des hystériques qui, sans être complètement aliénées, sentent un besoin irrésistible de parler, de faire de grands éclats de voix, de tout bouleverser autour d'elles, de briser les objets qui leur tombent sous la main, et cela tout en comprenant combien une pareille conduite est absurde et déplorable ; elles sentent en elles quelque chose qui les pousse malgré leur volonté, et dont il faut savoir tenir compte, sinon comme excuse, du moins comme atténuation dans l'appréciation médico-légale de leurs actions (2). »

Quoi qu'il en soit, la *folie morale* chez les hystériques présente des

(1) Duponchel, thèse 1874, p. 33.
(2) Marcé, *Traité des mal. ment.* Paris, 1862, p. 568.

signes qui nous paraissent importants à connaître, et que nous résumerons d'après le travail du docteur Duponchel.

Cette forme d'aliénation peut exister indépendamment des troubles intellectuels; elle peut les précéder, subsister encore lorsqu'ils ont disparu. Elle se distingue surtout par une tendance à satisfaire, à n'importe quel prix, les instincts les plus insatiables et les plus étranges, les appétits les plus désordonnés. Pour asssouvir leurs passions les plus bizarres, les hystériques ne reculent même pas devant les moyens les plus criminels; toujours elles font preuve d'une profonde duplicité. Elles jouissent d'une merveilleuse facilité à se poser en victimes, alors même qu'elles sont les plus insupportables des tyrans.

Parmi les troubles moraux des hystériques, il en est un qui revêt une haute importance, surtout en raison des difficultés dont il entoure l'étude si complexe déjà d'une affection à manifestations aussi variées que bizarres, nous voulons parler de la *tendance qu'ont ces malades à simuler*. Pour elles, tromper ceux qui les entourent : parents, amis, médecins, confesseurs, est un besoin toujours nouveau, toujours inassouvi. Toutes les ressources de l'imagination la plus désordonnée sont employées par elles pour s'attribuer des maladies inconnues, impossibles, pour persuader à leur entourage qu'elles ont quelque chose d'anormal, de surnaturel. Elles mettent à satisfaire cette incroyable passion une persistance peu en rapport avec la mobilité ordinaire de leur caractère, elle ne reculent ni devant les privations ni devant les pratiques les plus pénibles ou les plus repoussantes.

On peut trouver, dans les auteurs, les exemples les plus remarquables de la duplicité des hystériques; cette tendance à la simulation ne saurait être compatible avec un état mental parfaitement sain. Ainsi que le fait justement remarquer M. Bouchard, il n'est pas rare en effet de découvrir chez ces malades, qui ne cessent de simuler, d'autres troubles de l'esprit.

Par suite de leur besoin de surnaturel et de merveilleux, les hystériques ont été, de tout temps, portées à exagérer jusqu'au délire les idées religieuses et mystiques. Au moyen âge (on sait le rôle important que le diable jouait dans les mœurs à cette époque), les hystériques étaient naturellement conduites à rapporter de préférence les sensations internes qu'elles éprouvaient aux manœuvres de l'esprit malin; toutes leurs conceptions délirantes participaient de cette idée, elles se croyaient réellement possédées. Les Allemands ont désigné, sous le nom caractéristique de *hyperesthesia psychica sexualis*, les singulières illusions qui ont donné naissance à la catégorie des fous dits *incubes* et *succubes* (1).

Comme l'idée du diable joue un rôle moins important dans nos

(1) Voir *Délire systématisé hystérique*, p. 361.

mœurs, le délire érotico-religieux est moins fréquent; mais ce que l'on rencontre, ce sont des femmes qui déclarent avoir été violées par tel ou tel qu'elles désignent; elles sont absolument certaines du fait, le racontent avec force détails, ne varient jamais sur leur thème, et font peser sur des innocents les accusations les plus graves.

Les auteurs ont observé, sous ce rapport, les faits les plus extraordinaires. Nous nous rappelons entre autres une jeune fille hystérique qui avait été recueillie par un oncle et une tante. Ceux-ci avaient jusqu'alors vécu dans la plus parfaite harmonie; par ses confidences perfides elle était arrivée à semer entre eux la désunion la plus profonde; à son oncle elle avait confidentiellement fait connaître que sa tante avait des amants; à sa tante elle avait secrètement déclaré que son oncle avait à plusieurs reprises, cherché à exercer sur elle des violences odieuses.

Ainsi que le fait remarquer Duponchel, l'éducation, le milieu, les lectures, le genre habituel d'occupations contribuent beaucoup à donner aux conceptions délirantes des malades leur cachet particulier.

La folie hystérique, lorsqu'elle se présente surtout sous forme de perversion morale, de folie morale, est grave, car elle peut entraîner les inconvénients les plus fâcheux pour les personnes en contact habituel avec ces malades, pour leur famille, pour la société; ces inconvénients sont d'autant plus graves que la folie est plus larvée, si l'on peut parler ainsi; que le délire est plus dissimulé et plus difficile à pénétrer (1).

Le caractère des actes commis par les hystériques n'est pas toujours, suivant Tardieu, facile à déterminer; c'est en combinant le mensonge qui leur est naturel, avec l'altération de leurs facultés affectives, qu'elles arrivent à des actes qui sont l'effet d'une perversion instinctive de la volonté, ce qui atténue considérablement la responsabilité de certaines hystériques. Un trait commun les caractérise, c'est la *simulation* instinctive, le besoin invétéré et incessant de mentir sans intérêt, sans objet, uniquement pour mentir, et cela non seulement en paroles, mais encore en actions, par une sorte de mise en scène où l'imagination joue le principale rôle, enfante les péripéties les plus inconcevables et porte, parfois, aux extrémités les plus funestes (2).

« Le talent de ces malades, pour inventer des états par lesquels elles se promettent de faire sensation ou d'exciter la pitié, touche à l'incroyable. Le vrai et le faux sont souvent bien difficiles à distinguer. L'homme crédule est souvent dupé, et l'on doit adopter pour principe d'accueillir avec une extrême méfiance toute allégation extraordinaire de leur part, comme par exemple qu'elles ne prennent aucune nourriture, qu'elles ne rendent ni selles ni urines, qu'elles ont vomi

(1) Duponchel, *op. cit.*, p. 83.
(2) Tardieu, *Étude médico-légale sur la folie*, 2e édition. Paris, 1880.

du sang, des vers, ou des objets étranges. Tous les jours on rencontre des femmes hystériques qui prétendent qu'il leur est impossible d'uriner, qui se font sonder, et d'autres qui passent au lit des mois et des années, soutenant qu'il leur est impossible de se lever. On conçoit que le magnétisme animal devienne une véritable mine à exploiter pour les malades hystériques, etc. (1). »

Nous n'insisterons pas davantage sur l'hystérie dans ses rapports avec l'aliénation mentale. On pourra d'ailleurs trouver dans les différents auteurs qui se sont occupés de ce sujet, Moreau (de Tours), Tardieu, Trélat, Legrand du Saulle, etc., les détails nécessaires.

Nous ne dirons aussi que peu de mots sur le *traitement*; la première indication, en cas de folie hystérique bien constatée, est évidemment de prescrire l'isolement, le placement dans un établissement spécial : il importe, dans l'intérêt des malades comme dans celui de la société et de la famille, de les soustraire au milieu même où elles trouvent des éléments d'excitation de toutes sortes.

Les bains tièdes, les affusions froides et les moyens hydrothérapiques, la suralimentation (régime de Weir-Mitchell), etc., ont été fortement préconisés dans le traitement de la folie hystérique. Les antispasmodiques, l'éther, la valériane peuvent contribuer à diminuer l'agitation. Suivant Marcé, l'opium rend à lui seul plus de services que tous les antispasmotiques dans le traitement de l'hystérie; il le conseille à dose continue et progressivement croissante, depuis 5 centigrammes jusqu'à 30 et 40 centigrammes d'extrait thébaïque donnés chaque jour. M. A. Voisin croit avoir trouvé une certaine efficacité dans les injections hypodermiques de chlorhydrate de morphine, longtemps continuées, et employées dans quelques cas jusqu'à une dose véritablement considérable. Mais cette méthode a contre elle, on ne l'oubliera pas, le danger du morphinisme.

Le traitement moral, convenablement appliqué, peut exercer l'influence la plus salutaire; il faut à ces malades des occupations régulières, sérieuses, une direction ferme et énergique, en un mot tout ce qui peut contribuer à faire disparaître peu à peu les mouvements passionnels et les tendances bizarres auxquels les hystériques se laissent facilement entraîner.

§ 3. — CHORÉE.

Ce que nous venons de dire de l'hystérie peut s'appliquer en partie à la chorée, mais cette dernière affection doit être considérée comme une cause rare d'aliénation.

On confond d'ailleurs, sous le nom de chorée, beaucoup d'affections différentes qu'il serait fort important de distinguer nettement : aussi la description des psychoses choréiques est-elle fort confuse. Il

(1) Niemeyer, traduction Culmann, t. II, p. 421.

faudrait rejeter ici les formes qui appartiennent à l'hystérie comme la chorée épidémique. « La chorée épidémique, dit le professeur Puccinotti (de Pise), a eu au moyen âge une raison d'être suffisante dans la situation morale et politique de cette époque. La différence dans les symptômes, dans la marche et dans les terminaisons de la maladie est telle qu'on ne peut les confondre l'une avec l'autre. » Il ne saurait être question ici, on le comprend facilement, ni de la chorée sénile, ni de la chorée des femmes en couches, mais plus particulièrement de la chorée de Sydenham.

Deux formes distinctes doivent être admises, d'après Marcé, dans le délire des choréiques : tantôt c'est un délire incohérent pendant lequel les malades, au milieu d'une agitation effrayante, poussent des cris rauques et inarticulés et laissent échapper des paroles sans suite, au milieu desquelles il est impossible de saisir la moindre systématisation délirante; tantôt, au contraire, ce délire se rattache d'une manière intime à des hallucinations de la vue et de l'ouïe, sous l'influence desquelles les facultés intellectuelles peuvent présenter une exaltation considérable.

La chorée ne s'accompagne, dans un tiers environ des cas, d'aucun trouble appréciable de l'intelligence; dans les deux autres tiers, les fonctions cérébrales sont évidemment altérées. « Les complications que la chorée présente du côté intellectuel, dit Marcé, ne nécessitent un traitement spécial que dans les cas où elles présentent une grande intensité ; habituellement les moyens thérapeutiques dirigés contre les convulsions choréiques suffisent pour modifier avantageusement l'état mental : tels sont les affusions froides, les bains sulfureux, la valériane et les antispasmodiques, les bains tièdes prolongés avec irrigation d'eau froide sur la tête, l'opium à doses progressivement croissantes, la strychnine, le fer et les toniques. A mesure que les mouvements choréiques perdent de leur intensité, les modifications du caractère et de la sensibilité morale, ainsi que les hallucinations, disparaissent pour faire place à l'état normal.

» Dans la chorée compliquée de délire maniaque, l'agitation peut être tellement intense que l'emploi des bains devienne impossible ou dangereux, les malades se projetant avec force contre les parois de la baignoire, et ne pouvant un seul instant conserver l'immobilité ; dans un cas de cette nature, où la déglutition des médicaments liquides ou solides était en même temps très difficile, les inhalations de chloroforme, répétées à plusieurs reprises, ont été suivies d'effets excellents. Elles calment l'agitation musculaire et amènent une sédation instantanée ; c'est un moyen puissant et rapide auquel il faut recourir quand le danger est pressant (1). »

(1) Marcé, *Mal. mentales*, p. 589.

Le professeur Ball (1) parle du caractère des troubles intellectuels que l'on observe dans la chorée. Suivant lui, ces caractères sont peu connus et l'on s'accordait assez habituellement autrefois à croire que la chorée n'entraîne aucun désordre de l'intelligence ; mais il n'en est rien.

Marcé le premier a eu le mérite de montrer qu'il existe chez les choréiques des *troubles intellectuels* spéciaux ; depuis, de nombreux auteurs, parmi lesquels Russel, Arndt, L. Meyer se sont occupés de cette question. L'opinion générale, dit Ball, est que la plupart des choréiques conservent l'intégrité de leurs facultés intellectuelles. Mais si l'on pense à la singularité de leur caractère, aux ruptures d'équilibre mental si fréquentes, on arrive à une proportion beaucoup plus forte. On peut affirmer que, dans ses formes légères, la folie choréique est très commune, tandis que, dans ses formes graves, c'est une affection rare.

On observe d'habitude, chez les enfants atteints de chorée, des bizarreries de caractère. Ils s'emportent au moindre motif et il est très difficile de leur faire accepter la plus légère remontrance. De plus, ce qu'on remarque chez presque tous, c'est le défaut d'attention ; il est presque impossible d'amener ces enfants à fixer leur attention sur un objet quelconque : ce sont de mauvais élèves, toujours des sujets difficiles.

Au défaut d'attention se joint l'affaiblissement de la mémoire. Marcé cite l'exemple d'une jeune fille qui, sur trois commissions dont elle était chargée, en oubliait invariablement deux. La névrose, dans ce cas, fait remarquer l'auteur que nous citons, confine réellement à la maladie mentale.

Un grand fait que Marcé a eu le mérite de mettre le premier en lumière, c'est l'existence des *hallucinations*. La folie choréique est accompagnée de troubles hallucinatoires semblables en beaucoup de points à ceux des autres folies névropathiques ; mais il faut renverser ici la proportion habituelle dans les vésanies. Dans les folies vésaniques, ce sont les hallucinations de l'ouïe qui occupent le premier rang. Dans la folie choréique, au contraire, elles occupent le dernier. Il est assez rare de voir des hallucinations de la vue dans la folie ordinaire ; dans la folie épileptique, dans la folie choréique, au contraire, les hallucinations de la vue sont extrêmement fréquentes, et elles donnent souvent au délire un caractère terrifiant. D'autres sens peuvent également entrer en jeu ; on observe, par exemple, des hallucinations du sens du toucher ; ce sont des sensations de brûlure, des impressions pénibles de froid, des secousses électriques. Enfin, quelquefois, on observe des hallucinations génitales et des troubles sensoriels de l'odorat et de l'ouïe.

(1) Ball, *Leçons sur les maladies mentales*, 1881.

Comme caractères de la psychose choréique, le professeur Ball dit qu'il y a d'abord un premier point qui sépare la folie choréique des autres folies névropathiques. C'est qu'il existe un rapport intime entre les troubles de la motilité et les troubles de l'intelligence. L'individu atteint de la maladie comitiale a des convulsions pendant lesquelles le délire est moins fréquent. Souvent, chez les épileptiques, la crise convulsive est remplacée par le délire d'action. De même, dans le cours de la maladie, la disparition des troubles moteurs est souvent le point de départ de troubles intellectuels. Dans la folie choréique, il en est tout autrement : si l'on fait disparaître les accidents du côté de la motilité, on arrête en même temps les désordres de l'intelligence ; ce point sert, dans une certaine mesure, à différencier la folie choréique des autres folies convulsives.

Quelles sont, dans leurs principales manifestations, les *formes* que peut offrir la folie choréique ?

A côté des troubles psychiques élémentaires, de l'irritabilité ou de l'apathie, du manque d'attention, de la diminution de la mémoire, et des hallucinations dont nous venons de parler, on peut observer l'excitation maniaque ou la manie choréique, décrite par Marcé.

L'individu présente une excitation vive, énergique et qui n'offre point comme la manie ordinaire, une sorte de tendance vers une direction quelconque. L'individu se fait remarquer par l'incohérence de son délire et de ses idées agressives. Il veut frapper les autres et c'est sur lui-même qu'il portera ses coups.

D'autres cas de manie choréique présentent une gravité particulière et peuvent se terminer par la mort.

Une jeune femme, citée par L. Meyer, arrive de la campagne et entre en service ; elle est prise pendant quelques jours d'accidents rhumatismaux, puis guérit. Un jour, elle s'aperçoit qu'elle est de plus en plus maladroite, elle casse tous les objets qu'elle touche, enfin elle présente les symptômes de la chorée et on la fait entrer à l'hôpital ; mais elle est prise d'une fièvre vive, et, bientôt se déclare un délire des plus intenses. Elle s'agite avec une violence excessive ; on est obligé de lui mettre la camisole et peu après le début, il se produit une suppuration des parotides. Ce fut le signal de la cessation du délire ; quelques jours après, cette femme était complètement guérie.

Quand la mort arrive, on constate, à l'autopsie, de la méningite ou des points de ramollissement de certaines régions cérébrales ; ces cas ne doivent plus être considérés comme des psychoses choréiques, mais ce sont des méningites rhumatismales, du délire aigu, ou des formes infectieuses.

Rappelons ici l'opinion de certains auteurs sur la chorée, qui serait non pas une névrose, mais une maladie infectieuse, « surtout, dit

Koch (1), quand on la voit s'accompagner de polyarthrite et d'endocardite ».

A côté des deux terminaisons dont nous venons de parler, par la guérison ou par la mort, il en est une autre : la *stupeur*. On voit les facultés baisser peu à peu et, lorsque cet état se prolonge, le malade entre sans secousse dans la démence. Cette fin n'est pas fréquente et presque tous les choréiques en état de stupeur arrivent progressivement à la guérison.

Krafft-Ebing dit qu'on a observé aussi de la mélancolie active et du délire des persécutions à teinte démonomaniaque. Pour cet auteur, les psychoses choréiques sont des psychoses par inanition : elles sont dues à l'épuisement qui résulte de l'absence de sommeil et des mouvements incessants des malades.

§ 4. — NEURASTHÉNIE. FOLIE NEURASTHÉNIQUE.

La neurasthénie, décrite par Bouchut sous le nom de *nervosisme*, puis sous son nom actuel par Beard et Weir-Mitchell, n'est pas toujours une affection nerveuse à manifestations multiples et générales. Elle peut, d'après M. Huchard, se traduire pendant un temps plus ou moins long par un seul accident périphérique ou viscéral.

La neurasthénie locale périphérique prend surtout la forme douloureuse. Ce sont des douleurs incessantes, variables, vagues et indéterminées par leur siège, comme par leur nature ; ce sont, par exemple, des sensations de brûlure, de cuisson, etc. Elles ne sont jamais augmentées par la pression et ne suivent pas le trajet des nerfs. Elles sont constituées par des plaques douloureuses, et le nom de *topoalgies*, que Blocq leur a attribué, les caractérise parfaitement.

Elles peuvent siéger au niveau des seins, à la région lombaire, à la partie antérieure de la cuisse, à l'épigastre, etc., pouvant ainsi faire croire aux malades qu'ils ont une lésion viscérale ou profonde. Elles ne s'accompagnent pas d'hyperesthésie cutanée, ni d'aucun des stigmates de l'hystérie. Elles sont souvent très tenaces.

M. Huchard préfère à la dénomination de *topoalgies*, celles d'*algies psychiques* ou *centrales*.

La neurasthénie, primitivement locale, peut se généraliser tôt ou tard. En outre, à côté de ces manifestations locales, on retrouve les stigmates de la neurasthénie. Les plus constants, d'après Huchard, sont l'asthénie neuro-musculaire, la diminution d'aptitude fonctionnelle des organes et surtout l'état cérébral des sujets. Ces malades sont, en effet, des sensitifs en état de faiblesse irritable, capables d'efforts intenses qui durent peu, incapables de volonté suivie, d'at-

(1) Koch, *Deutsches Arch. f. klin. Medicin*, vol. XL.

tention prolongée. Ce sont des pessimistes, mais qui cherchent à être rassurés, ce qui les distingue des hypochondriaques (1).

La neurasthénie peut être une cause d'aliénation mentale, elle présente dans ce cas quelques caractères spéciaux.

Le caractère commun de toutes les psychoses dues à une névrose générale consiste dans des troubles fonctionnels nerveux surajoutés à la psychose.

La disposition nerveuse qu'on voit se manifester dans la névrose est congénitale ou acquise de bonne heure. Plus rarement, elle se rattache à des causes extérieures. Les commotions, suites d'accidents de chemin de fer, créent souvent aussi un état neurasthénique.

Le signe prédominant de la neurasthénie, nous l'avons vu, c'est la faiblesse irritable du système nerveux, l'augmentation de son excitabilité et en même temps son épuisement rapide.

Symptômes. — Le professeur Kraepelin a tracé de cette affection un tableau fort exact et nous résumerons la description qu'il a faite (2).

Le premier degré de la neurasthénie, dit-il, c'est la fatigue nerveuse avec une plus grande irritabilité; quand cet état se prolonge, on voit diminuer la force de l'attention, que le moindre incident détourne.

Au fur et à mesure que le malade devient moins apte à des travaux intellectuels, il se désintéresse de ses occupations habituelles. Il devient distrait, oublieux surtout en ce qui concerne les noms, les chiffres, et il fait avec une plus grande difficulté ce qu'autrefois il faisait aisément. Puis le caractère se modifie, le malade devient excité, irritable, chagrin, mécontent de ses relations ; les moindres choses le surexcitent, le portent à des actes que plus tard il regrette vivement. D'autres fois, il est pris d'une apathie insurmontable, il n'éprouve plus de satisfaction pour rien, tout est pour lui une cause d'irritation. De là deux formes de neurasthénie, l'une torpide, l'autre éréthique, suivant la prédominance de tel ou tel symptôme.

La forme éréthique reconnaît surtout des causes morales, tandis que la forme torpide paraît être particulièrement due à un surmenage intellectuel.

Avec les symptômes psychiques, on voit apparaître toute une série de phénomènes physiques, la céphalalgie, le sentiment d'une pression qui empêche tout travail et qui finit par devenir insupportable : le siège de cette fatigue (du cercle de constriction) est frontal, pariétal ou occipital, quelquefois bilatéral ; ou bien ce sont des migraines hémi ou bilatérales.

Les régions orbitaire et occipitale sont le siège le plus fréquent de ces douleurs. Habituellement les branches du trijumeau et l'occipital sont douloureuses à la pression. Assez souvent le malade se plaint de

(1) Huchard, *Arch. gén. de méd.*, déc. 1892 et *Bull. méd.* 1892, p. 1568.
(2) Kraepelin, *Psychiatrie*, 1889.

vertiges légers et passagers, de mouches volantes dans les yeux, d'autres phénomènes morbides caractérisant l'asthénopie.

Dans le reste du corps, on remarque aussi toute une série de troubles fonctionnels, une fatigue générale; une diminution réelle de la force musculaire n'existe cependant pas, c'est un manque d'énergie qui oblige le malade à des efforts considérables pour les moindres choses. Certains muscles du visage sont agités de légères secousses, ce qui détermine une vive inquiétude chez le malade; il se plaint que sa parole est plus lente, qu'il a des hésitations de la parole, surtout en société; on ne constate cependant que quelques contractions fibrillaires de la langue.

Troubles sensoriels de toutes sortes : paresthésies le long de la colonne vertébrale, dans les bras, les jambes, les testicules; douleurs rayonnantes, secousses, fourmillements, sensations de brûlure, etc., objectivement, on ne trouve pas de troubles de la sensibilité, mais une exagération des réflexes. *Troubles circulatoires*, battements de cœur, sensations de déchirure, de brûlure dans la région précordiale, battements dans la tête, chaleurs passagères, sécheresse anormale ou sécrétion exagérée de la peau, etc. *Troubles génitaux :* excitation anormale, pollutions fréquentes, impuissance de cause psychique. Appétit diminué, langue chargée, constipation, sensations stomacales désagréables, calmées par le repos. Sommeil mauvais, rêves fréquents, le matin, fatigue générale : dans quelques cas, somnolence dans la journée même en société, au théâtre, etc.

A côté de ce syndrome, on voit persister la conscience de cet état morbide. Le malade comprend la modification qui s'est produite en lui et la considère comme un état pathologique. Il craint de voir son état s'aggraver, de là ce trouble hypochondriaque que l'on considère aujourd'hui comme un caractère de la neurasthénie. Cette dépression hypochondriaque se développe différemment suivant certaines causes individuelles. Une bronchite est prise pour une tuberculose, des boutons d'acné pour de la syphilis, un battement de cœur pour une lésion cardiaque, etc. La disposition à l'oubli, pour le médecin atteint de neurasthénie, est considérée par lui comme un signe de paralysie générale; les paresthésies sont de l'ataxie; la sensation de pression à la tête est un symptôme de tumeur cérébrale, etc.

Ces idées sont rejetées au début comme ridicules, mais les idées hypochondriaques, reprenant le dessus, deviennent des conceptions délirantes fixes.

Les formes légères de neurasthénie sont très fréquentes; la description de cette maladie est due à Beard (1880), qui a étudié la neurasthénie en Amérique où elle est si fréquente. Cette affection, qui caractérise si bien l'épuisement nerveux, est due à un surmenage cérébral, causé surtout par des actes accompagnés de grande excitation morale et d'importante responsabilité.

Ce sont surtout les gens intelligents et actifs qui sont prédisposés à la neurasthénie, ainsi que les femmes, dont l'excitabilité morale est plus grande et la résistance moindre.

Une vie irrégulière, le manque de sommeil et de repos favorisent cette situation. La prédisposition originelle, des traumatismes graves sont autant de causes. La *maladie de Graves* ou *de Basedow* peut jouer un rôle par les troubles vaso-moteurs qui la caractérisent.

Le développement de la neurasthénie est généralement progressif : elle peut déterminer la *confusion mentale*, la *stupeur asthénique* et la *démence aiguë*.

La marche présente des oscillations, des périodes d'aggravation et d'amélioration : en dehors de certaines rémissions vespérales les malades reprennent leur état normal, mais pour retomber ensuite dans un état plus grave.

Au plus haut degré de la maladie, on remarque des accès d'agitation et d'*angoisse* avec l'idée fixe d'une mort prochaine et la crainte de devenir fou; ces *crises* peuvent déterminer des impulsions et même des tentatives de suicide.

Nous nous rappelons avoir observé de ces crises fort remarquables chez un de nos malades neurasthénique. Il était pris tout à coup d'angoisse et de sensations vertigineuses qui l'obligeaient à tourner sur lui-même. Il poussait alors des cris affreux, se tenait la tête et croyait qu'il allait être foudroyé.

Un signe caractéristique de la neurasthénie, d'après Kraepelin, c'est l'*alternance* dans les symptômes. Quand la maladie dure longtemps, les symptômes spéciaux (myélasthénie), peuvent être remplacés par des symptômes cérébraux (phrénasthénie).

Le *pronostic* est variable suivant que la maladie est due à des causes externes ou à une prédisposition psychopathique. Dans le premier cas, la disparition des causes amène la guérison qui est, dans l'autre cas, plus difficile et moins stable.

Le *diagnostic* est important et il est nécessaire de bien constater si les craintes du malade sont fondées.

Le tabès se constate par l'examen des réflexes, des pupilles et du signe de Romberg. Par contre, on aura une grande difficulté à reconnaître un début de paralysie générale; l'affaiblissement de l'attention, de la réflexion, de la mémoire, les troubles de la pupille, l'analgésie permettront d'établir ce diagnostic.

La disparition brusque de la tristesse sous l'influence des moindres distractions, la conscience de la maladie, etc., suffisent à distinguer l'état neurasthénique de la dépression qui précède les psychoses.

Le neurasthénique se différencie de l'hypochondriaque, réellement délirant, par la confiance qu'il témoigne envers son médecin, dont les affirmations le tranquillisent momentanément; l'hypochondriaque, au contraire, conçoit un mépris profond pour la médecine qui ne peut le guérir.

Pour le *traitement*, on peut recommander les moyens prophylactiques, diététiques et psychiques; l'hydrothérapie, le massage, la gymnastique, la faradisation, les distractions, la confiance inspirée aux malades, etc.

Résumé. — En résumé la prédisposition individuelle est évidente dans la neurasthénie congénitale, souvent difficile à séparer de la neurasthénie acquise.

La forme la plus simple de neurasthénie congénitale serait la folie raisonnante mélancolique (Krafft-Ebing). Les malades qui ont une lourde tare neuropathique ont, depuis leur enfance, une tendance à voir dans tous les événements le mauvais côté seulement; ils ne sont sensibles qu'aux désillusions et ne peuvent trouver aucune joie sans mélange de préoccupations tristes et de craintes pour l'avenir. L'activité de la vie est un lourd devoir qu'ils accceptent avec résignation, ils ignorent la joie de vivre et le plaisir de l'acte accompli. Le caractère de cet état consiste dans l'impuissance psychique. Des efforts psychiques amènent vite une fatigue disproportionnée et une irritabilité exagérée; de là des explosions impulsives non motivées, une méfiance absurde, etc.

En même temps reviennent les symptômes nerveux déjà décrits, constriction, douleurs de tête, insomnie, pulsations, etc.

Ce tableau n'est autre chose que la variété d'états psychopathiques sur lesquels se développeront les formes d'aliénation mentale.

C'est aussi une transition vers les formes dégénératives de la mélancolie périodique, que nous pourrions considérer à bon droit comme des exacerbations typiques et prolongées des symptômes que nous venons de décrire.

D'autre part, on voit également les ressemblances qui unissent la neurasthénie congénitale aux états hystériques.

Le développement de la mélancolie raisonnante est en général lent, la marche est habituellement stationnaire (1), etc.

La prédominance des tendances impulsives et des idées obsédantes irrésistibles (2), caractérisent toute une série d'états de neurasthénie congénitale. L'individu perd la possession de lui-même et ne peut résister aux entraînements pathologiques qui le dominent: il conserve la conscience de cette situation morbide et il a parfois le sentiment extrêmement pénible de cette situation.

On retrouve en partie cette disposition fâcheuse dans la surexcitation que nous procure l'insomnie, pendant laquelle nous ne pouvons chasser, malgré tous nos efforts, un certain nombre d'idées

(1) Voy. *Mélancolie raisonnante*, p. 412.
(2) Voir p. 52, 92, 95, 417, 445.

plus ou moins banales et absurdes qui reviennent continuellement.

Une malade devait sans cesse penser aux noms de personnes éloignées; elle inscrivait ces noms sur les murs pour pouvoir les retrouver plus facilement au besoin.

La direction de la marche des idées est influencée comme dans la folie du doute (manie d'ergotage, *Grübelsucht*).

Ces états se distinguent toujours des autres formes de mélancolie par la conscience que le malade conserve de sa situation. La personnalité psychique peut encore au début résister jusqu'à ce que finalement elle soit envahie ou débordée.

L'agoraphobie, la crainte de l'espace, peut être considérée comme une des formes de la neurasthénie acquise. (Voy. *Agoraphobie*, p. 424.

Le sentiment de l'angoisse est, on le sait, normal dans certaines circonstances même chez des personnes tout à fait bien portantes, lorsque, par exemple, on se trouve sur une tour élevée, au bord d'un précipice, et alors même que toute espèce de danger est impossible. Chez les neurasthéniques, on observe ces accès anxieux lorsqu'ils se trouvent au milieu d'un grand espace, dans une église, un théâtre, au milieu de la foule, dans l'obscurité (nyctophobie, claustrophobie, agoraphobie).

Ces états se distinguent du vertige par l'absence complète du sentiment de rotation, d'oscillations, signe fort douteux, d'après Schüle.

La diminution de la résistance psychique est, en définitive, le caractère de ces sortes de folies neurasthéniques, surtout pour les formes impulsives. La marche de tous ces états graves est naturellement chronique, mais avec des oscillations; le pronostic dépendra du degré de l'état psychopathique; il sera plus favorable pour les obsessions simples, l'agoraphobie; plus fâcheux au contraire, pour la folie d'ergotage (*Grübelsucht*); le délire du toucher et les impulsions présentent une grande tendance aux récidives.

Les neurasthéniques deviennent facilement des morphinomanes, de là le danger d'un traitement par la morphine (1).

ARTICLE II

PSYCHOSES INFECTIEUSES ET TOXIQUES.

§ 1er. — ÉTAT PUERPÉRAL. FOLIE PUERPÉRALE.

L'état puerpéral est signalé par tous les auteurs comme une cause d'aliénation assez fréquente. Il n'est pas sans importance d'examiner ce qu'on doit entendre, sous le nom d'état puerpéral, lorsque surtout il s'agit de rechercher le rôle pathogénique que cette situation vient jouer dans le développement des accidents cérébraux.

(1) Kraepelin, *Psychiatrie*. Leipzig, 1889.

L'état puerpéral ne comprend à vrai dire que l'ensemble des modifications fonctionnelles et organiques qui surviennent chez les femmes pendant et après la parturition, jusqu'au retour des règles, ou jusqu'à l'établissement de la lactation. Cette manière de considérer l'état puerpéral nous paraît la plus rationnelle. Cependant, au point de vue de notre sujet, nous admettons les trois périodes suivantes : 1° période de *gestation*; 2° de *parturition* ; 3° de *lactation*.

On observe (Krafft-Ebing) les proportions suivantes pour la fréquence de la folie, à ces différentes périodes :

Grossesse....................................	3,1 p. 100
État puerpéral................................	9,2 —
Lactation.....................................	5,6 —

La folie puerpérale est assez fréquente. Suivant Esquirol, on la rencontre une fois sur 12 aliénées ; cette fréquence paraît être plus grande encore dans la pratique civile ; l'auteur que nous citons a trouvé la proportion de 1 sur 7.

Le docteur Webster a trouvé, à Bedlam, une femme atteinte de folie puerpérale sur 18 aliénées. Il faut remarquer que cette affection est plus fatale pour les classes élevées que pour les classes inférieures.

Elle se déclarerait plus fréquemment aussi après le sevrage que durant l'allaitement.

L'âge est, en général, de vingt à trente ans. Trois cas sur cinq éclatent avant le quatorzième jour de la délivrance, tandis que le danger diminue à mesure qu'on s'éloigne de la parturition. Autrefois la maladie était moins fréquente (1).

Première période de la folie puerpérale. — Grossesse. — Si quelques phénomènes nerveux apparaissent au début de la grossesse, on peut surtout les observer à mesure que celle-ci avance, et particulièrement dans les trois derniers mois de la gestation, lorsque le sang vient à subir d'importantes modifications. D'une part, la fibrine augmente et se rapproche de la proportion que l'on rencontre dans les phlegmasies, de l'autre, il y a diminution des globules et de l'albumine ; le sérum devient moins riche en matériaux solides ; il y a tendance à l'anémie et prédisposition aux hydropisies. On observerait dans quelques cas, à la face interne des os du crâne, le développement d'ostéophytes qui prouvent la suractivité de la nutrition.

L'altération chloro-anémique que subissent les femmes enceintes, et l'influence sympathique exercée par l'utérus sur le système nerveux, nous expliquent en partie les phénomènes morbides qu'on peut alors observer : tels sont les migraines, les névralgies de diverses parties du corps, la gastralgie, les appétits bizarres, les vomissements plus ou moins opiniâtres.

(1) Webster, *Ann. méd.-psych.*, 1850, p. 814.

L'utérus gravide peut exercer une certaine influence sur le cerveau par la voie de l'innervation. On peut le considérer comme un nouveau centre de vie qui, à l'aide des nerfs du grand sympathique et de la moelle, peut agir sur toute l'économie; et le cerveau n'échappe pas à cette action.

Mais ce n'est pas là le seul mode d'influence que peut exercer l'utérus gravide sur les centres nerveux. La gestation influe aussi sur la distribution des liquides aux centres nerveux, et sur leur composition indispensable à l'exercice normal des fonctions nerveuses.

Par son volume, l'organe gestateur agit d'abord mécaniquement sur la circulation du petit bassin, puis sur toute la circulation abdominale et enfin sur celle du thorax et du cerveau. La gêne de la circulation cérébrale est donc un phénomène assez fréquent de la gestation; mais elle agit aussi sur les phénomènes de nutrition, de respiration, de sécrétion et d'excrétion, et la modification du sang peut retentir sur les fonctions cérébrales, comme nous voyons ces fonctions être influencées par l'anémie, l'albuminurie, le diabète, les cachexies, etc.

Voilà donc bien des voies par lesquelles l'utérus gravide peut agir sur le cerveau, sans avoir besoin de l'action vague des sympathies; si, maintenant, on arrive aux faits proprement dits, on peut diviser les phénomènes qui se manifestent pendant la gestation en trois groupes ou degrés.

A un premier degré, le plus léger, il y a des troubles cérébraux assez fréquents, mais sans altération bien notable des phénomènes de volition et de jugement. On peut observer quelques bizarreries de caractère, une exagération de la sensibilité locale et générale, la femme peut manifester quelques caprices ou des craintes exagérées, mais la raison et la volonté sont conservées. Rien n'est plus fréquent que d'entendre les femmes dire à toutes les époques de la grossesse : « Si je m'écoutais, je ferais telle ou telle chose, mais je comprends que cela me nuirait et nuirait à l'enfant que je porte ».

A un deuxième degré, la volition et le jugement sont altérés, mais partiellement. La femme fait alors ce qu'elle ne devrait pas, parce qu'elle ne comprend pas qu'elle fait mal, ou parce qu'elle ne peut pas s'empêcher de le faire. C'est ainsi qu'on a acquitté des femmes coupables de délit envers les choses, vols, incendies, etc., ou envers les personnes, voies de fait, homicides, etc. On les a excusées, lorsqu'elles avaient manqué aux lois de l'honneur et de la probité, par cela seul qu'elles étaient enceintes. Mais c'est ici que commence l'exagération. La question des « envies », comme moyen de transmission des impressions de la mère sur le corps de l'enfant, est aussi ancienne que l'histoire, il en est question dans la Bible à propos de Jacob; il n'y a même pas longtemps encore que les médecins y croyaient aussi; rien, pourtant, n'est plus inexact. Il existe seulement, chez la femme grosse, des désirs si intenses qu'ils deviennent des idées fixes. Ainsi il est positif que la femme, pendant la gestation, peut quelquefois avoir des mouvements très prononcés de sympathie ou d'antipathie; mais ces mouvements sont-ils plus forts que l'empire de la volonté raisonnée et raisonnable?

Une jeune mariée avait pour son mari une répulsion invincible, mais elle avait la conscience de la peine qu'elle lui causait; elle n'aimait pas pour cela un autre homme. Cette répulsion a pris fin en même temps que la grossesse. Il est inutile de faire l'histoire des envies que les femmes enceintes manifestent avec impatience et vivacité, mais jamais la volonté n'a été assez troublée pour permettre quelque acte nuisible, un vol, un homicide, etc. La femme conserve assez de force de volonté pour résister quand elle le doit.

A un troisième degré les facultés sont troublées dans leur généralité : c'est la folie avec ses degrés et ses variétés.

M. Mattei, dont nous résumons les idées, exprime cette opinion : que les aliénistes ont confondu la folie qui survient pendant l'état puerpéral avec celle qui est uniquement causée par cet état. Ainsi les chagrins, les accès de folie antérieurs, la prédisposition héréditaire sont les causes habituelles de l'aliénation, et non l'état puerpéral lui-même. Quoi qu'il en soit, des milliers de femmes enceintes, qu'il a eues sous les yeux, ne lui ont pas fourni un véritable cas de folie *exclusivement* causée par l'état de gestation.

Les cas de folie tenant uniquement à la grossesse sont donc excessivement rares, et si une femme grosse en offre les signes, il faut plutôt en chercher la cause ailleurs que dans l'état puerpéral. Cet état peut être mis au nombre des causes *occasionnelles* de folie. L'espoir d'une guérison après la cessation de l'état puerpéral exige par conséquent beaucoup de réserve, et il vaudrait mieux combattre la maladie dès qu'elle paraît, sans attendre la fin de l'état puerpéral.

En un mot, ou bien la femme a des impulsions et commet des actes de folie, comme une malade dans tout autre état que la grossesse, et alors elle rentre dans les cas ordinaires ; ou bien elle est exempte de ces maladies, et l'état puerpéral ne la prive pas assez de son libre arbitre pour qu'elle ne puisse pas répondre des actes qu'elle savait d'avance être blâmables ou punissables. Les femmes qui ont invoqué cet état pour se faire absoudre, en ont, par conséquent, le plus souvent imposé à leurs juges. Il n'en est pas moins vrai que l'état puerpéral modifie légèrement, en plus ou en moins, les facultés intellectuelles, et que c'est là un motif d'accorder facilement les circonstances atténuantes (1).

Cette dernière réserve, faite par le Dr Mattei, prouve suffisamment la

(1) Mattei, *Gaz. des hôp.*, 26 août 1865.

nécessité de soumettre chaque cas particulier à un examen attentif et à une appréciation spéciale. Nous avons observé, pour notre part, un très petit nombre de femmes devenues aliénées pendant leur grossesse; quelques-unes, à la suite de vomissements incoercibles, de contrariétés diverses, surtout du chagrin de se voir de nouveau enceintes, ont été prises d'aliénation mentale; elles ont pu se rétablir dans les derniers mois de la grossesse; l'accouchement n'a apporté pour les autres aucune amélioration dans leur état mental.

Suivant Marcé (1), la folie qui paraît se rattacher au travail de la gestation ou en recevoir sa cause excitante, ne débute guère qu'à partir du quatrième mois, pour croître ensuite progressivement, tandis que les troubles moraux sympathiques, très marqués dans les premiers mois, vont généralement ensuite en s'effaçant.

D'après l'auteur que nous citons, la mélancolie serait la forme d'aliénation prédominante.

Schmidt donne pour les formes d'aliénation mentale qui dépendent de la grossesse les proportions suivantes:

52.9 p. 100	Mélancolie.
31,3 —	Manie.
10 —	Délire systématisé chronique.
5,8 —	Paralysie générale.

Parmi les faits nombreux que Marcé a pu étudier à ce point de vue, il ne se trouve qu'un très petit nombre de cas où l'accouchement ait mis fin au trouble intellectuel survenu pendant la grossesse; le plus souvent même le trouble s'est aggravé et la mélancolie s'est transformée en un état maniaque plus ou moins violent; l'avortement, proposé comme moyen de guérison de la folie des femmes grosses, doit donc être sévèrement réprouvé.

Le Dr Cerise s'était élevé déjà contre cette pratique de l'avortement qu'il avait vu employer en Angleterre. Dans le cas qu'il a eu l'occasion d'observer, la malade succomba aux suites de l'avortement, sans qu'il se fût manifesté la moindre amélioration de l'état mental.

La grossesse, chez les aliénées, est habituellement normale; bien plus, on a observé des cas où des femmes, tant qu'elles restaient bien portantes, étaient sans cesse exposées à faire des fausses couches; elles accouchaient au contraire à terme, lorsqu'elles étaient prises d'aliénation mentale.

Quant à l'influence heureuse, admise par quelques auteurs de la grossesse elle-même sur le désordre mental, elle est des plus contestables. Esquirol regarde comme exceptionnelle la guérison de la folie par le mariage et par l'accouchement; il dit, avoir vu, au contraire, beaucoup

(1) Marcé, *Traité de la folie des femmes enceintes*. Paris, 1858.

de folies, non seulement persister, mais encore s'aggraver dans de telles conditions.

Les observations que nous avons faites nous-même à ce sujet nous confirment dans cette opinion. Nous nous souvenons d'une jeune fille atteinte de nymphomanie, et qui devint enceinte après être sortie, par amélioration, de l'établissement de Stéphansfeld. Cette malheureuse a vu sa folie s'aggraver par le fait de la grossesse et de l'accouchement.

Les psychoses qui se produisent dans les premiers temps de la grossesse ont un pronostic moins grave que celles qui surviennent plus tard. Leur durée est en général de quelques mois et les récidives sont fréquentes pendant les autres grossesses.

Deuxième période de l'état puerpéral. Folie puerpérale proprement dite. — L'état puerpéral proprement dit comprend non seulement l'acte même de l'expulsion du fœtus, mais encore les modifications locales ou générales qui surviennent à la suite du travail de l'accouchement jusqu'au moment où les organes de la génération ont repris leurs fonctions normales suspendues par la gestation.

L'aliénation puerpérale, proprement dite, est celle qui se développe dans les quatre ou cinq semaines qui suivent l'accouchement, jusqu'au rétablissement régulier de la menstruation, ou jusqu'à l'époque où la lactation, est devenue un état véritablement physiologique, si la femme allaite.

Il est inutile d'énumérer les *causes* qui prédisposent les femmes à l'aliénation pendant l'état puerpéral; les douleurs térébrantes du travail de l'enfantement, l'anxiété qui les accompagne, l'impatience qui domine à ce moment les femmes, souvent même les mouvements de colère qu'elles ne peuvent retenir ; telles sont les causes puissantes d'excitation cérébrale. Si l'on y ajoute cet excessif besoin de sommeil qui tourmente les nouvelles accouchées, et que viennent interrompre à chaque instant de nouvelles douleurs, l'état d'anémie profonde et les hémorrhagies qui peuvent survenir à la suite du travail, on comprendra combien sont nombreux les éléments morbides qui viennent aggraver cette disposition spéciale. « Pendant le travail, dit le professeur Nægelé (1), il se passe une modification importante dans tout le système nerveux de la femme, qui se fait voir par le changement de son caractère et par les émotions qui l'agitent. Les femmes les plus sensées, les plus courageuses, divaguent alors et deviennent pusillanimes. La physionomie est altérée, les yeux sont hagards, le regard fixe ; mais c'est surtout pendant la troisième et la quatrième période du travail que cet état ressemble à un véritable accès d'aliénation mentale. »

Suivant certains auteurs on voit, dans l'accouchement normal, le délire survenir assez fréquemment pendant quelques minutes, et per-

(1) Nægelé, *Traité pratique de l'art des accouchements*. 2e édition. Paris, 1880.

sister même des heures entières, au moment de la dilatation du col ou par suite du passage de la tête.

Ce délire passager, qui se manifeste pendant l'accouchement et souvent immédiatement après, a été désigné par quelques médecins sous le nom de *folie transitoire* (*paraphrosyne*).

Klug rapporte le cas d'une paysanne admise à l'hôpital de Berlin, qui fut prise, à la suite d'un accouchement laborieux, d'une agitation extrêmement violente, au point qu'elle cherchait, aussitôt après avoir accouché, à saisir son enfant pour l'étrangler. Cet état d'agitation dura environ quatre heures, puis elle se remit tout à coup comme si elle sortait d'un rêve, demandant à la gardienne des explications sur ce qui s'était passé. On comprend quelles difficultés l'appréciation de semblables accès peut présenter en médecine légale.

Le travail de l'enfantement, sa durée, ses difficultés, les vives douleurs qui l'accompagnent, les hémorrhagies plus ou moins abondantes, exercent sans doute une influence puissante sur le développement de la prédisposition à l'aliénation; mais les impressions morales jouent un rôle bien autrement important dans la production de cette maladie : le chagrin, la honte, la misère, la jalousie, etc., telles sont les causes habituelles signalées par les auteurs. Esquirol a trouvé que les influences agissant sur le moral sont quatre fois plus nombreuses que celles qui ont une action physique.

Parmi les causes physiques, on a cité les écarts de régime, l'impression du froid, qui aurait déterminé la suppression des lochies.

L'*hérédité* joue, dans la production de la folie puerpérale, un rôle considérable. Burrow a cherché à démontrer que la moitié au moins des femmes atteintes de folie puerpérale présentent une disposition héréditaire.

D'après le docteur Helft (de Berlin), la proportion serait de 39 p. 100. Sur trente malades que j'ai observées à Stéphansfeld et devenues aliénées à la suite de couches, quatorze avaient des parents aliénés, soit 46 p. 100.

Campbell Clark (1) insiste tout particulièrement sur l'*infection*, qu'il considère comme l'une des causes qui peuvent produire, même en dehors de toute prédisposition, la psychose puerpérale.

Cette toxémie peut résulter :

1° De la diminution, des modifications ou même de l'arrêt des sécrétions et excrétions de l'organisme (bile, suc intestinal, urine souvent albumineuse, lochies, lait);

2° De l'absorption de la sepsine, provoquée par les nombreuses affections de la matrice consécutives aux couches;

3° Des processus de fermentation;

(1) Campbell Clark, *Pathology of puerperal insanity* (*Journal of Mental Science*, juillet 1887).

4° Des intoxications nouvelles ou accidentelles, typhus, scarlatine; emploi exagéré de l'alcool, du chloroforme, etc.

Le docteur Idanof (de Moscou) (1) considère comme trop exclusives les théories de Hansen, en Allemagne, et de Cramer (de Prague) sur l'action toxémique comme cause de la folie puerpérale; il pense que ce sont surtout les émotions morales qui viennent influer sur l'organisme de la femme dont les forces physiques et nerveuses sont déprimées par les couches.

Les grandes pertes sanguines doivent être, suivant Idanof, considérées comme un facteur étiologique puissant, fréquent surtout parmi les habitants des campagnes et dans la classe pauvre des grandes villes. Lorsque l'hémorrhagie a été abondante il suffit, dit-il, d'une forte émotion pour provoquer la psychose, surtout si le sujet est prédisposé aux maladies mentales.

En résumé, d'après cet auteur, les psychoses observées dans le cours de la période puerpérale ont des causes variées qui peuvent se diviser en deux groupes :

a) Causes qui prédisposent;

b) Causes qui produisent.

Dans la première catégorie on doit classer : 1° l'hérédité, qui a une très grande importance puisqu'on l'observe dans 56 p. 100 des cas; 2° à cette catégorie se rapporte également l'influence compliquée de la première grossesse et des premières couches. Comparée à celle des couches suivantes, l'influence des premières couches s'observe dans 45 p. 100 des cas de psychose puerpérale, presque moitié des cas.

Dans la deuxième catégorie, l'infection doit être placée au premier rang, mais cette infection, comme le remarque Campbell Clark, peut provenir soit de la matrice, soit des autres organes, tels que les reins, les intestins, etc. Ainsi 70 p. 100 appartiennent à l'infection : sur ce chiffre l'infection provenait soixante-six fois de la matrice et quatre fois des reins. Dans plus de la moitié des cas, des émotions morales plus ou moins fortes avaient eu lieu concurremment.

Il est à remarquer, comme le fait le docteur Idanof, que, d'après les comptes rendus des établissements d'obstétrique, la proportion des troubles puerpéraux de la matrice atteint une moyenne de 8 à 9 p. 100. Si l'on considère le chiffre total des couches, on verra qu'un très grand nombre de femmes ont été atteintes de fièvre et en général, d'infection puerpérale, et que, néanmoins, les cas de psychose puerpérale sont assez rares. Les émotions morales doivent donc être considérées comme exerçant une action puissante, l'infection à elle seule n'aurait pas suffi dans la plupart des cas à déterminer la psychose.

Quoi qu'il en soit, il est indispensable, pendant la période puerpé-

(1) Idanof (de Moscou), *Rapport présenté à la Société de psychiatrie de Moscou*, 17 janvier 1892, in *Ann. méd.-psych.*, avril 1893.

rale, de préserver la femme aussi bien de toute cause d'infection que des émotions morales; et lorsque la psychose s'est produite, il est de toute nécessité, pour élucider définitivement l'étiologie, de procéder soigneusement à l'examen gynécologique et d'explorer avec attention tous les autres organes, les causes d'infection pouvant provenir d'un grand nombre d'organes externes.

Début de la folie puerpérale. — C'est ordinairement du cinquième au dixième jour après l'accouchement, quand la sécrétion du lait est en train de s'établir, qu'on observe le plus communément l'explosion de la folie puerpérale.

On trouve comme symptômes précurseurs, plus ou moins longtemps avant l'invasion de la maladie, une irritabilité extraordinaire, de l'insommie, de la céphalalgie, le regard brillant, la figure animée, exprimant déjà un certain degré d'agitation ; la sécrétion du lait diminue, s'arrête même; il y a de la constipation.

Cet état peut être accompagné ou non d'un mouvement fébrile; tantôt le pouls reste faible et tranquille, tantôt il est petit et rapide. La peau peut être chaude, humide, mais c'est surtout à la tête que la chaleur se porte; on constate parfois des bourdonnements d'oreilles; la langue est blanche, le ventre reste souple, les malades se montrent d'abord mécontentes, silencieuses, et témoignent de l'indifférence à l'égard de leur enfant, puis le délire se caractérise de plus en plus.

Lorsque celui-ci revêt une forme grave, souvent mortelle, on voit la langue devenir sèche et fuligineuse ; les sécrétions cessent brusquement; les malades tombent dans un état d'indifférence, d'hébétude et bientôt de coma, qui ne tarde pas à amener la mort.

Formes d'aliénation de cause puerpérale. — Les formes les plus diverses ont été observées dans la folie puerpérale. On trouve toutefois, par ordre de fréquence, la manie, la mélancolie et les différentes variétés du délire systématisé. La démence qui survient immédiatement à la suite de l'état puerpéral est assez rare. Esquirol ne l'a observée que huit fois dans quatre-vingt-douze cas.

Schmidt (1), cité par Krafft-Ebing, a trouvé pour la folie puerpérale proprement dite (suite de couches) les proportions suivantes pour les formes d'aliénation mentale :

47,8 p. 100	Manie.
37,9 —	Mélancolie.
5,5 —	Délire systématisé.
5,5 —	Stupidité (démence aiguë).
1,4 —	Folie circulaire.

Suivant Fürstner les *hallucinations* sont si fréquentes que, pour le moins, on pourrait les appeler des folies hallucinatoires. Pour les mélancolies, Schmidt fait ressortir qu'à côté des hallucinations et des

(1) Schmidt, *Arch. f. Psych.*, vol. XI.

accès intercurrents d'angoisse, on constate l'état inconscient, l'*état de rêve*, la distraction, les perturbations de la mémoire. « Ce qui frappe, dit Krafft-Ebing, c'est le caractère de démence et le trouble profond de la conscience, qui sont dus à l'épuisement (1). »

La *manie* ne présente pas, à vrai dire, des caractères différents de ceux qu'on observe d'habitude ; cependant le désordre des idées est plus intense, l'excitation générale est plus violente qu'on ne l'observe dans la généralité des cas, et elle se complique plus souvent d'*impulsions* irrésistibles, dangereuses, et d'idées érotiques. Les malades se livrent facilement, à l'égard de l'enfant qu'elles viennent de mettre au monde, à des actes d'une redoutable violence qui ont leur raison d'être dans la perversion du sentiment maternel. Les discours qu'elles tiennent sont obscènes, elles cherchent à se découvrir, etc. Lorsqu'il y a rémission des accès, il est assez commun d'observer de la pesanteur de tête, une altération des traits plus ou moins marquée, et une sorte de malaise général.

La *mélancolie* nous a aussi paru, dans la plupart des cas, offrir des caractères plus tranchés que d'habitude. La physionomie revêt une remarquable expression de souffrance ; la figure est amaigrie et les traits sont profondément altérés. La perversion des sentiments naturels, et particulièrement du sentiment de la maternité, les impulsions homicides et les tendances au suicide ont été observées dans la mélancolie, comme dans la manie des nouvelles accouchées.

Pronostic. — Dans la majorité des cas, la guérison se fait assez rapidement ; il n'est pas rare de voir celle-ci précédée du rétablissement des fonctions physiologiques.

Les mélancolies sont plus graves, suivant Kraepelin, et plus longues. Elles sont caractérisées par une tendance à des états de stupeur, des actes impulsifs, meurtre, suicide, etc.

Troisième période de l'état puerpéral : période de lactation. Folie des nourrices. — La folie des nourrices est de moitié moins fréquente que celle des nouvelles accouchées.

Mais, comme le fait remarquer Marcé, il s'en faut de beaucoup que toutes les femmes allaitent leurs enfants, et cela diminue d'autant l'importance de cette comparaison. Circonstance remarquable, tous les cas de folie survenus pendant l'allaitement se partagent en *deux catégories* ; les uns se sont produits dans les six ou sept premières semaines de la lactation, les autres après huit mois au moins d'allaitement. Cette circonstance serait importante au point de vue étiologique ; car si les faits du premier groupe paraissent se rattacher encore à l'état puerpéral proprement dit, les autres se lient à l'épuisement des forces qui résultent de la lactation prolongée.

(1) Voir *Stupidité psycho-asthénique*, p. 337 et 339.

Aussi est-ce, dans ce dernier cas, avec les marques de l'anémie et d'une profonde débilitation, que les malades se présentent ordinairement (1).

Schmidt a trouvé les proportions suivantes :

42 p. 100	Manie.
40 —	Mélancolie.
6,7 —	Démence aiguë.
3,4 —	Paralysie générale.

Les psychoses se développent, suivant lui, tardivement, pas avant le troisième mois; le pronostic n'est pas défavorable; plus grave cependant que les folies puerpérales proprement dites, leur durée moyenne est de neuf mois.

Enfin, d'après Kraepelin, les formes dépressives avec hallucinations de l'ouïe sont plus fréquentes que les formes maniaques et comportent naturellement un pronostic plus grave.

Avortement. — Les *folies, suite d'avortement*, suivant Krafft-Ebing, doivent être considérées comme des folies puerpérales; elles se caractérisent par des hallucinations multiples, surtout de la vue; les convulsions sont également assez fréquentes. Le pronostic est favorable, Ripping donne à la durée de ces psychoses par avortement une moyenne de cinq mois.

Éclampsie. — Olshausen (2) a particulièrement étudié les rapports de l'*éclampsie* avec la psychose puerpérale. Cette dernière se produirait dans le sixième des cas d'éclampsie — trente et un cas sur cinq cent quinze d'éclampsie. Il aurait trouvé, parmi ses observations personnelles, sur deux cents cas d'éclampsie, onze fois la folie.

Simpson avait déjà fait remarquer le rapport entre l'albuminurie des femmes enceintes et les psychoses.

Les troubles psychiques que l'on peut observer dans les affections aiguës ou chroniques des reins sont, en effet, hors de doute. Suivant Binswanger ils seraient analogues à ceux qu'on observe dans certaines intoxications : saturnisme, morphinisme, alcoolisme chronique. Ces troubles, causés par l'urémie aiguë ou chronique, sont en tout cas fort rares; ce sont des intoxications provoquées par les produits de décomposition provenant des échanges nutritifs.

Les psychoses qui arrivent après l'éclampsie se produisent dans les premiers jours qui suivent l'accouchement, du deuxième au quatrième jour, c'est-à-dire avant l'époque où d'habitude se montrent les psychoses puerpérales; elles succèdent ordinairement au réveil qui suit le coma éclamptique et surviennent souvent aussi un jour après

(1) Marcé, *Traité de la folie des femmes enceintes, des nouvelles accouchées*, etc. Paris, 1858.

(2) Olshausen, *Zeitschr. für Geburtsh. und Gynaekol.*, XXI, fasc. 2.

l'attaque éclamptique. La folie, suivant Olshausen, a une marche aiguë, non fébrile, présentant un caractère hallucinatoire très prononcé. La marche et la guérison sont très rapides : c'est pour cette raison que la plupart des cas n'ont pas été observés dans les asiles et qu'ils n'ont pas trouvé place dans les études de psychiatrie.

Résumé. — L'auteur que nous citons divise de la manière suivante les psychoses puerpérales : 1° celles qui dépendent directement d'une affection puerpérale fébrile, ou *psychoses infectieuses*; 2° celles qu'il désigne sous le nom d'*idiopathiques*, sans affection fébrile et sans lésions organiques; dans ce groupe rentrent les psychoses de la grossesse et de la lactation et une partie de celles qui surviennent à la suite de couches, pour lesquelles on peut accuser des causes débilitantes, hémorrhagies abondantes, etc.; 3° enfin les psychoses par intoxication, suite d'*éclampsie*, et, exceptionnellement, dans l'urémie sans éclampsie. Ce serait surtout, suivant Westphal, après la pyohémie puerpérale et l'endocardite ulcéreuse qu'on observerait des psychoses aiguës.

Traitement. — On comprend les indications thérapeutiques qui peuvent résulter des considérations que nous venons d'exposer. L'éloignement de toute cause irritante, un régime tonique, des spiritueux ou des moyens calmants, quelques purgatifs doux, quelquefois l'opium uni à l'aloès, le chloral hydraté en lavements, tels sont les moyens principaux qui doivent être employés dans la plupart des cas.

Les lésions trouvées à l'*autopsie* des femmes atteintes de folie puerpérale sont extrêmement variables. Au début de la maladie, il paraît y avoir communément une turgescence vasculaire du cerveau plus ou moins intense, et, dans quelques cas exceptionnels, on a rencontré une exsudation hémorrhagique de nature passive.

§ 2. — SYPHILIS.

La syphilis peut être une source d'inquiétudes, d'humiliation, de peines morales diverses, lorsqu'elle vient par exemple apporter le trouble et le désordre au foyer de la famille. Elle est par sa nature, plus que toute autre maladie, la cause de chagrins de diverses sortes et de regrets incessants. Il est peu d'établissements qui ne présentent des exemples remarquables de cette espèce d'*hypochondrie*, de mélancolie inquiète qu'on a désignée, avec assez de justesse, sous le nom de *syphilophobie*.

Nous nous souvenons avoir entendu citer par Ricord des exemples bien curieux de cette disposition morale, qui consiste à s'examiner dans tous les détails et dans toutes les circonstances, à scruter toutes les excrétions, etc.; disposition bien propre à assombrir l'existence et à produire sur le système cérébral une atteinte susceptible de déterminer un état d'aliénation.

Mais, en dehors de cette cause morale, la syphilis peut agir directement, et, dans quelques cas, on peut attribuer à son influence immédiate la manifestation du délire. Quels sont alors les accidents syphilitiques qui viennent déterminer la folie ?

On comprend les difficultés qui environnent la solution d'une semblable question. On conçoit aussi combien l'attention de l'observateur doit être exercée pour ne pas confondre, dans certaines circonstances, le résultat d'excès auxquels se sont livrés quelques individus atteints de syphilis, avec celui qui est uniquement produit par cette triste maladie.

On n'en doit pas moins reconnaître que la syphilis, dans quelques cas, rares cependant, porte son action sur les centres nerveux, et particulièrement sur les diverses parties du cerveau chargées des fonctions intellectuelles et morales. Mon ancien interne, le Dr Hildenbrand, a fait, à ce sujet, un travail intéressant dont nous croyons devoir résumer les idées principales (1).

Des auteurs, qui font autorité dans la science, admettent que la syphilis peut être une cause d'aliénation et d'accidents nerveux variés. Esquirol, Ferrus, Trélat, Trousseau (2), Vidal, Ricord (3), Simon, Yvaren (4) ; en Allemagne, Esmarch et Jessen, etc., ont émis l'opinion que diverses formes d'aliénation peuvent être une des conséquences de l'infection syphilitique.

On doit considérer cette maladie comme agissant de diverses manières. Ricord admet que, sous l'influence syphilitique, il se produit d'abord chez certains sujets un appauvrissement du sang, et tous les phénomènes qu'on rencontre dans la chlorose en général, l'altération de la motilité, de la sensibilité, l'affaiblissement physique et moral, le visage terne, l'œil éteint, les douleurs rhumatoïdes, etc. Dans ce cas, la syphilis constitutionnelle n'agirait qu'en déterminant une chlorose spéciale.

Son action n'apparaît d'une manière manifeste que lorsqu'elle porte sur les enveloppes du cerveau et sur le parenchyme cérébral lui-même. Ici nous trouvons les lésions cérébrales suivantes qui viennent suffisamment rendre compte des affections mentales symptomatiques. Telles sont les diverses espèces de périostose, que Ricord a décrites sous les noms de *périostoses phlegmoneuse*, *gommeuse* et *plastique*, et qui donnent lieu tantôt à de la suppuration, tantôt à une production de liquide séro-albumineux, qui va peu à peu en s'épaississant pour se transformer en une substance gommeuse, susceptible de résolution franche ; ou qui déterminent une tumeur par suite d'un épanchement plastique qui peut lui-même se transformer en tissu osseux, et donner

(1) Hildenbrand, *Thèse*, Strasbourg, 1857.
(2) Trousseau, *Clinique médicale de l'Hôtel-Dieu*, 8e édit. Paris, 1894.
(3) Ricord, *Lettres sur la syphilis*, 3e édit. Paris, 1863.
(4) Yvaren, *Métamorphoses de la syphilis*. Paris, 1854.

naissance à l'exostose épiphysaire (1); celle-ci, d'abord indépendante de l'os, finit par faire corps avec lui. Les exostoses syphilitiques présentent d'ailleurs rarement un volume considérable; tantôt elles forment une couche osseuse peu épaisse, déposée à la surface de l'os, tantôt une tumeur hémisphérique ou pédiculée; leur surface est ordinairement régulière.

Le Dr Sandberg, cité par Flemming, trouva à l'autopsie d'un dément paralytique atteint antérieurement de syphilis, une exostose considérable de la base du crâne. Rayer a rencontré, chez un individu mort à la suite d'accidents cérébraux divers, une tumeur gommeuse, adhérente à la base du crâne, et qui avait déterminé l'inflammation et le ramollissement de la région correspondante du cerveau.

La dure-mère, membrane fibreuse, peut être primitivement atteinte. Rayer croit à la possibilité d'un travail phlogistique spécial des méninges sous l'influence de la syphilis, travail analogue à celui qu'elle détermine dans le périoste pour donner lieu à la périostose (2).

Si pour les os du crâne, si pour les enveloppes du cerveau, la lésion syphilitique paraît peu douteuse, en est-il de même pour l'organe cérébral? La syphilis exerce-t-elle sur le parenchyme une action directe? Malgré le nombre restreint d'observations, la réponse paraît peu douteuse.

Flemming (3) rapporte le cas d'une jeune fille atteinte d'accidents syphilitiques secondaires et décédée à la suite d'une encéphalite violente.

A l'autopsie, on trouva en arrière du ventricule latéral gauche, la substance cérébrale transformée, dans l'étendue de quelques lignes, en une masse d'aspect lardacé; à côté, se trouvait une petite caverne dont les parois étaient mamelonnées et recouvertes d'un enduit rougeâtre. Cette dégénérescence du tissu lui a paru être un produit de la syphilis secondaire.

Ludger Lallemand a présenté à la Société médicale d'émulation de Paris l'observation d'une tumeur présumée syphilitique, développée dans le cerveau, qui fut soumise à l'examen microscopique par Lélut; cet observateur a également pensé qu'il s'agissait dans ce cas d'une tumeur gommeuse ancienne, en partie calcifiée.

Ricord et Cullerier ont rencontré et présenté à l'Académie de médecine des nodules syphilitiques développés dans le corps strié dans un cas, et dans un autre cas à la base du cerveau.

On connaît mieux aujourd'hui les lésions que la syphilis peut produire dans les centres nerveux et il suffira à ce sujet de se reporter aux travaux du Dr Lancereaux (4) et du Prof. Fournier. La syphilis

(1) Albert (de Bonn), *Ostéophytes*.
(2) Rayer, *Ann. de thérap.*, décembre 1857.
(3) Flemming, *Pathologie und Therap. der Psychosen*, 1859.
(4) Lancereaux, *Traité de la syphilis*.

peut agir par l'anémie qu'elle provoque et qui sera une cause de psycho-névrose, ou à la manière des maladies infectieuses, mais ce sont beaucoup plus souvent les différents processus pathologiques qui sont l'origine des troubles psychiques (gommes, encéphalites, altérations des vaisseaux, etc.).

De ces considérations, que nous ne voulons pas prolonger davantage, il résulte que les lésions de nature syphilitique du cerveau ou de ses enveloppes, peuvent avoir pour conséquence des formes variées d'aliénation mentale.

Il n'est pas indifférent que l'attention soit fixée à cet égard, puisque, par un traitement approprié, il est possible de modifier heureusement certains états psychopathiques dont autrement le pronostic pourrait être défavorable ; et les auteurs citent plusieurs faits authentiques d'affection mentale guéris par un traitement antisyphilitique.

Suivant le docteur Wille (1), le symptôme le plus fréquent des formes d'aliénation syphilitique est une *démence progressive* avec perte considérable de la mémoire, mais sans idées de grandeurs ou de richesse, état très ordinairement précédé d'une période prodromique de dépression mélancolique hypochondriaque.

L'aliénation syphilitique *aiguë* peut, selon lui, revêtir toutes les formes connues des maladies mentales ; elle alterne souvent avec l'état de dépression et d'affaiblissement intellectuel mentionné plus haut. Presque toujours existent en outre, des symptômes physiques de troubles cérébraux tels que : paralysies ou hyperesthésies de l'un ou de l'autre nerf crânien, hémiplégies ; phénomènes d'irritation, convulsions, tremblement musculaire, etc. Il faut encore ajouter ici la céphalée caractéristique, etc..

L'aliénation d'origine syphilitique peut éclater aussitôt après l'infection ; mais souvent aussi elle est précédée d'accès épileptiques et apoplectiformes, à la suite desquels elle se développe insensiblement, parfois enfin, elle se présente sous la forme de manie furieuse de délire hallucinatoire, ou de mélancolie aiguë. Ce seraient là les cas les plus rares. L'affection a le plus souvent un début insidieux et une marche chronique, sous forme de démence progresive.

Kraepelin admet pour la clinique les trois groupes suivants qui ont été décrits par Heubner (2), et qui sont basés sur les différents processus pathologiques : la *première forme*, due à l'irritation produite par les néoformations gommeuses de la convexité du cerveau, est surtout caractérisée par de la dépression ou de l'irritabilité pouvant aller jusqu'à l'excitation violente. L'intelligence et la mémoire diminuent ; il se produit des troubles aphasiques et des attaques épileptiques. Dans le *second groupe* sont réunis les cas où il s'agit de lésions des

(1) Wille, *Mémoire sur la syphilis dans ses rapports avec les psychoses*. Zurich.
(2) Heubner, *Ziemssen's Handb.* Vol. 11.

artères de la base du crâne amenant le rétrécissement puis l'oblitération des vaisseaux terminaux ; à côté de l'affaiblissement des facultés, on observe des attaques d'apoplexie et des paralysies durables. Heubner a fait ressortir les troubles qui suivent certains de ces ictus cérébraux, psychiques ou moteurs, et qui sont caractérisés par des états passagers d'inconscience assez semblables à l'ivresse, ou par des états de somnolence pouvant devenir du coma. Le *troisième groupe* comprend les cas analogues à la paralysie générale.

Nous verrons, à propos de cette dernière maladie, le rôle étiologique

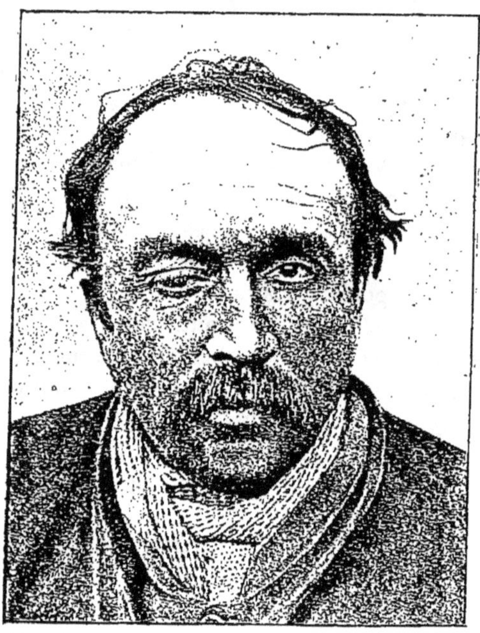

Fig. 23. — Syphilis cérébrale. Paralysie complète du moteur oculaire commun du côté droit (*ptosis, strabisme externe, mydriase,* causés par la paralysie des muscles élévateur de la paupière, droit interne, accommodateur et du sphincter de l'iris); guérison par l'iodure de potassium à doses massives.

important joué par la syphilis ; toutefois nous croyons qu'on ne doit pas, comme certains auteurs allemands, faire de la paralysie générale une affection syphilitique.

Le *diagnostic* de l'aliénation mentale syphilitique se basera surtout sur l'anamnèse, sur la présence des symptômes de syphilis constitutionnelle, sur le ptosis fréquent, etc., comme sur la symptomatologie physique et psychique qui lui est propre. Très souvent, on ne peut poser qu'un diagnostic de probabilité. Il devient certain, en tout cas, lorsque le traitement antisyphilitique fait disparaître les troubles psychiques.

Le *pronostic* doit être réservé : favorable dans certains cas où la psychose est primaire et sans complications, grave lorsqu'il existe des phénomènes de paralysies localisées, des attaques épileptiformes, surtout si l'affaiblissement psychique est très prononcé et si l'affection prend les symptômes de la paralysie générale progressive (1).

§ 3. — FOLIE PELLAGREUSE.

L'affection qui sévit surtout dans la vallée du Pô, et qu'on désigne sous le nom de *pellagre*, se complique souvent de troubles cérébraux.

La pellagre (*pellis ægra*, *peau malade*), qui ne diffère pas essentiellement des maladies connues sous le nom de *scorbut des Alpes*, *mal de la Rosa des Asturies*, *mal de la Teste* (2), porte particulièrement sur trois grands systèmes de l'économie. La *peau* présente un exanthème caractéristique qui affecte principalement les poignets, le dos des mains, le cou-de-pied, quelquefois le visage; l'érythème donne aux mains un aspect raboteux, comme celui d'une patte d'oie; il se complique quelquefois de bulles, et il est suivi de desquamation. Après une phase plus ou moins longue de poussées érythémateuses, la peau s'atrophie et présente un grand amincissement (3). La *muqueuse intestinale* est aussi lésée, il en résulte des douleurs abdominales, une diarrhée opiniâtre, de l'amaigrissement, et, comme conséquence, le marasme, l'infiltration des membres, des épanchements séreux dans les cavités, etc. Des accidents plus ou moins graves se manifestent enfin, comme conséquence de la lésion du *système cérébro-spinal* (4). En même temps que surviennent des douleurs lombaires, on voit apparaître la faiblesse des membres inférieurs qui indique la lésion de la moelle. On trouve chez quelques pellagreux une sorte de tremblement, des mouvements désordonnés, ce qui donne à leur démarche un cachet spécial, qui peut présenter les caractères des mouvements choréiques.

Au point de vue psychique, on observe au début une apathie morne, une tristesse profonde, des idées de suicide, quelquefois des impulsions homicides (*mélancolie pellagreuse*). Strambia considère le désir effréné de se noyer comme le caractère propre de la maladie, d'où le nom d'*hydromanie* qu'il a voulu lui donner. A cette période de dépression succède bientôt une agitation plus ou moins intense, une excitation maniaque avec prédominance d'idées de grandeur, ou de nature religieuse, et qui mène insensiblement à un état de démence paralytique.

Le docteur Théophile Roussel (5) attribue à l'usage du maïs le développement de cette maladie.

(1) Voir p. 576, *Paralysie générale*, et Gajkiewicz, *Syphilis du système nerveux*. Paris, 1892.

(2) Landouzy, *Union médicale*, juin 1861.

(3) Raymond, *Ann. de dermatol.* 1889.

(4) La moelle, d'après Tüczek (*Die Pellagra*, Berlin, 1893) présente des lésions combinées et fasciculées : les troubles spasmodiques et paralytiques prédominent, on n'observerait pas d'ataxie, malgré la sclérose des cordons postérieurs.

(5) Th. Roussel, *Traité de la pellagre*. Paris, 1866.

Un médecin italien, Balardini, dit avoir découvert une maladie du maïs, causée par la présence d'un parasite connu sous le nom de *verderame*. Cette altération, suivant lui, cause principale de la pellagre, ne se manifesterait qu'après la récolte et lorsque le grain est placé dans les greniers (1).

Gibert et Ferrus ne partagent pas l'opinion des médecins qui admettent l'influence du maïs comme cause productrice de la pellagre. Nous nous rappelons avoir entendu le médecin en chef du Manicome de Milan exprimer cette opinion que des conditions de misère, d'hérédité, etc., semblent surtout présider au développement de cette redoutable affection, qui s'attaque presque uniquement à la classe pauvre.

Depaul a exposé, devant la Société d'émulation de Paris (4 août 1860), des considérations intéressantes sur la pellagre. Voici les conclusions auxquelles il est arrivé :

1° L'usage du maïs sain ou atteint de *verdet*, n'est pas la cause unique ni même la cause principale de la pellagre ;

2° On ne compte plus aujourd'hui les faits qui démontrent que la pellagre peut apparaître chez les individus qui n'ont jamais fait usage du maïs ;

3° C'est dans des conditions plus générales qu'il faut chercher la cause de cette maladie ;

4° On a beaucoup exagéré tout ce que l'on a dit de la propagation du verderame dans nos départements pyrénéens : cette maladie du maïs constitue encore une exception assez rare, ce qui s'explique par le soin qu'on met à le récolter seulement lorsqu'il est parfaitement mûr, et par les précautions qu'on prend pour le conserver ;

5° C'est à une bonne application des lois de l'hygiène qu'il faut demander l'extirpation de la pellagre (2).

Le professeur Filippo Lussana (3) croit à l'innocuité du *Sporisorium maydis*, vulgairement appelé verdet ; ce ne serait pas suivant lui la cause de la pellagre.

La Haute-Italie, à elle seule, fournit plus de soixante mille pellagreux, dont la mortalité annuelle est de plus du dixième, et qui du reste sont tous destinés à une mort précoce par le fait d'accidents pathologiques multiples dépendant de leur maladie (4). L'auteur que nous citons fait remarquer que le verdet est excessivement rare dans les contrées où règne la pellagre, et que cette maladie se développe chez des individus qui n'ont jamais employé le maïs dans leur alimentation. Il s'élève contre l'idée d'admettre, comme cause de la pellagre, un *toxique* dû

(1) Costallat, *Étiologie et prophylaxie de la pellagre* (*Ann. d'hyg.*, 1860, t. XIII, p. 5).
(2) Depaul, *Union médicale*, 24 nov. 1860.
(3) Lussana, *Gaz. med. italiana*, 1872.
(4) Pour Tüczek, 10 p. 100 des pellagreux deviendraient aliénés.

à une altération du maïs, toxique qui épargnerait les classes aisées pour frapper les classes pauvres et qui, dans une famille, soumise à un régime alimentaire commun, atteindrait seulement quelques membres à l'exception des autres. De plus, les toxiques ont une action limitée et qui s'éteint à la faveur du temps, tandis que la pellagre, une fois développée, se continue pendant toute la durée de la vie. La pellagre ne reconnaîtrait donc pour cause qu'une alimentation insuffisante.

Le professeur Béhier (1) partageait cette opinion; pour lui, la maladie que l'on a désignée sous le nom de pellagre ne devrait pas être considérée comme une entité morbide spéciale, une maladie spécifique. C'est purement et simplement une *cachexie*, une détérioration lente et profonde de l'économie, conséquence de la misère et de toutes les causes débilitantes. De là, le défaut de résistance de la plupart des organes; la peau se défend mal contre les agents extérieurs et spécialement contre les rayons du soleil; le tube digestif devient à son tour impressionnable; enfin les lésions, tant inflammatoires que dégénératives que l'insolation et l'alcoolisme provoquent du côté du cerveau et des méninges, entraînent après elles tout le cortège des troubles psychiques, depuis l'apathie et la mélancolie jusqu'à la manie et la démence.

C'est en améliorant le sort des populations, en assainissant les campagnes, en rendant le travail plus assuré et plus fructueux, en réprimant l'alcoolisme et les vices qu'engendre la misère, que l'on parviendra à triompher de cette affection tenace et ordinairement endémique.

Le docteur Balardini combat cette manière de voir; il affirme que les ouvriers se nourrissent en général de grain altéré, de mauvaise qualité, dans lequel des champignons se développent très vite, surtout dans les temps humides; les troubles que l'on observe ne se rapportent pas seulement à l'alimentation insuffisante, mais à un véritable empoisonnement. La vraie pellagre ne se développerait que par l'usage longtemps prolongé du maïs altéré et envahi par des végétations.

En définitive, la pellagre est déterminée par une altération particulière et profonde de la nutrition, causée elle-même par l'usage prolongé du maïs altéré; c'est une *intoxication* (2) qui peut être comparée à l'*ergotisme* par exemple, et les cas isolés que quelques médecins ont observés en France, notamment Landouzy et Billod, viennent également se rattacher à des causes analogues.

§ 4. — AFFECTIONS CUTANÉES.

Les *affections cutanées* sont une cause assez rare d'aliénation mentale.

(1) Béhier, *Leçons sur la pellagre*, recueillies par Liouville et Strauss (*Progrès médical*, nov. 1875).

(2) Cette intoxication, pour Lombroso, serait le fait de substances chimiques contenues dans le maïs altéré et produites par les microorganismes qui ne seraient pas nuisibles par eux-mêmes.

Esquirol cite « les dartres répercutées », ou longtemps stationnaires, comme ayant déterminé quelquefois la manie. Cette cause agirait plus ordinairement vers l'âge de trente-cinq à quarante-cinq ans, et chez les femmes pendant les anomalies de la dernière menstruation. « Aussi, ajoute-t-il, n'est-il pas rare de retirer alors de très bons effets des exutoires qui, en excitant la peau, y déterminent un point d'irritation ou un foyer d'évacuation salutaire. »

Guislain a également observé le « vice dartreux » dans l'aliénation symptomatique. Il lui est arrivé plusieurs fois de voir disparaître cette dernière, grâce à la réapparition d'une éruption dartreuse dont le malade avait été atteint récemment.

Quoique l'observation nous ait démontré que cette cause était exceptionnelle, nous croyons cependant qu'elle doit être admise. Nous avons observé un malade dont le corps était couvert de larges plaques de *psoriasis diffusa inveterata*, et qui était en même temps atteint d'une manie ambitieuse tendant à la démence. Cette affection alternait chez ce malade avec des périodes de stupeur, accompagnées de symptômes de congestion cérébrale.

Il règne dans quelques contrées, et particulièrement en Scandinavie, une variété de lèpre, décrite sous le nom de *Spedalskehd* (1), qui, dans quelques cas, s'accompagne de manifestations délirantes.

Mais les affections cutanées dépendant de lésions nerveuses sont beaucoup plus fréquentes ; on connaît les travaux de Bœhrensprung montrant l'influence des nerfs trophiques dans la production de l'herpès zoster et les différentes trophonévroses, bien étudiées de nos jours. Dans les formes chroniques d'aliénation mentale, on observe fréquemment des troubles trophiques de la peau, des pigmentations anormales, du vitiligo ou des éruptions tenant à un état cachectique, du pemphigus, etc.

§ 5. — FOLIES TOXIQUES.

Un certain nombre d'agents toxiques exercent une action particulièrement fâcheuse sur le système nerveux, tels sont le plomb, le mercure, etc.

Saturnisme. — Les symptômes du *saturnisme* sont bien connus, nous dirons seulement qu'au point de vue psychique on peut observer des complications aiguës et passagères : il s'agit habituellement de confusion mentale avec des périodes d'excitation et de dépression, accompagnées d'hallucinations et alternant avec des états comateux ou des attaques épileptiformes. D'autres accidents sont chroniques : ils sont caractérisés par de l'affaiblissement des facultés morales et intel-

(1) Daniellsen, *Traité de la Spedalskehd*. Paris, 1848. — Labarraque, *Nouv. Dict. de méd. et de chir. prat.*, de Jaccoud, art. LÈPRE. Paris, 1875, t. XX, p. 340.

lectuelles, la diminution de la mémoire, etc., troubles rappelant le tableau clinique de la paralysie générale (1).

Nous décrirons rapidement le morphinisme et le cocaïnisme avant d'aborder dans le chapitre *suivant* l'étude si importante de l'alcoolisme.

Morphinisme. — On désigne sous le nom de *morphinisme* les effets pathologiques produits sur l'organisme par l'usage prolongé et immodéré de la morphine. Cette intoxication est aujourd'hui très fréquente, elle a deux origines, la crainte de la douleur, et la recherche du sentiment d'enphorie qui suit l'injection. Le plus souvent, c'est après quelques injections pratiquées par le médecin que le malade prend l'habitude de la morphine ; et il en continue l'usage jusqu'à l'intoxication.

L'étude du morphinisme a été faite par plusieurs auteurs (Levinstein, Erlenmeyer (2), Ball, Pichon, Guimbail (3), etc. On observe dans le morphinisme des troubles de la motilité, de la nutrition, de la sensibilité, de l'intelligence. Les désordres psychiques doivent seuls nous arrêter. Notons cependant le tremblement, de la parésie, l'impuissance chez l'homme et l'aménorrhée chez la femme. Les dents s'altèrent, la peau devient sèche et écailleuse ; il se produit parfois des états fébriles. Levinstein (4) a décrit trois types fébriles : une forme intermittente ; une autre caractérisée par l'élévation vespérale de la température ; enfin une forme typhoïdique. Erlenmeyer et d'autres auteurs n'ont pas confirmé cette manière de voir.

On observe des sueurs, de l'amaigrissement, de la diarrhée, parfois au contraire une constipation particulièrement opiniâtre. L'hyperesthésie est fréquente, ainsi que les névralgies.

Les *désordres psychiques* produits par la morphine sont les uns passagers, les autres durables ; les premiers consistent en hallucinations de la vue, en états d'anxiété, ou une somnolence apathique dont le malade est difficilement tiré ; ils succèdent à un abus momentané.

Les troubles psychiques durables, qui se rattachent au morphinisme chronique sont caractérisés par un affaiblissement des facultés intellectuelles et morales ; la volonté surtout est diminuée, ainsi que la mémoire. Le malade ne peut résister au désir, au besoin qui le tourmente ; il ment, il emploie mille ruses pour se procurer le poison que l'habitude lui fait considérer comme indispensable à son existence. Il existe une véritable perversion morale : le morphinomane commet des indélicatesses, des vols ; souvent il fait des prosélytes dans son entourage, le mari fait des injections de morphine à sa femme, on a rapporté le cas d'une mère qui faisait des piqûres à son enfant âgé de trois ans. A côté de ces symptômes de déchéance physique et psychique, il faut

(1) Voir *Paralysie générale*, p. 604.
(2) Erlenmeyer, *Morphinismus*, 3e éd., 1887.
(3) Guimbail, *Les morphinomanes*. Paris, 1892.
(4) Levinstein, *Allg. med. Centr. Zeit.* 1879. N° 27.

placer de *véritables psychoses* ; la forme mélancolique avec idées de persécution est la plus ordinaire.

L'*abstinence* brusque de morphine détermine les accidents les plus graves ; on voit assez fréquemment éclater un délire hallucinatoire qui ressemble beaucoup au délire alcoolique. Levinstein l'a même désigné sous le nom de *delirium tremens des morphinomanes*. Cependant, ce délire présente surtout un caractère maniaque ; il dure moins longtemps que le délire alcoolique (48 heures, en général), et les injections de morphine le font disparaître. Dans d'autres cas, on observe seulement une vive irritabilité, un besoin incessant de mouvement, des gémissements, de l'insomnie. Les hallucinations de la vue sont très fréquentes.

Enfin, la privation brusque et absolue peut même avoir pour conséquence un état très grave de collapsus, parfois suivi de mort.

Le *pronostic* du morphinisme est grave, les malades étant presque toujours incapables de renoncer à leur habitude funeste.

Traitement. — Bentley, en 1878, a conseillé de remplacer la morphine par la cocaïne ; mais le résultat de ce procédé est le plus souvent défavorable, et l'on se trouve en présence d'une intoxication double (morphino-cocaïnisme). L'emploi du chloral présente le même inconvénient.

La suppression du poison peut être pratiquée de deux manières ; certains médecins ne craignent pas de priver brusquement le malade de son poison habituel, en le surveillant toutefois avec la plus grande attention pour parer sans retard aux accidents graves qui ne manquent presque jamais de se produire. La suppression lente et graduelle présente beaucoup moins de dangers et nous paraît préférable. Mais il ne faut pas oublier que la volonté défaillante du morphinomane a besoin d'être suppléée ; l'isolement dans une maison de santé est presque toujours nécessaire pour éviter les rechutes ; il existe à l'étranger, en Allemagne et en Angleterre, des établissements spéciaux pour le traitement du morphinisme.

Les accidents de collapsus seront combattus par les révulsifs cutanés, la faradisation, les injections d'éther, de caféine, et surtout par l'administration de la morphine à dose modérée.

Le traitement du morphinisme chronique consiste, en résumé, essentiellement dans la suppression graduelle du poison (l'isolement étant souvent nécessaire pour l'obtenir). L'hydrothérapie et les exercices physiques seront des adjuvants d'une incontestable utilité.

Cocaïnisme. — Au Congrès de Copenhague (1884), Obersteiner, recommandant l'emploi de la cocaïne, donnait déjà cet avertissement que cette substance peut déterminer de l'insomnie, de l'excitation sexuelle, et des hallucinations intenses des différents sens. Erlenmeyer (1) s'est efforcé de détourner les médecins de la pratique des

(1) Erlenmeyer, Journal *l'Encéphale*, 1886.

injections de cocaïne et il a décrit le premier les résultats de l'intoxication chronique, le cocaïnisme.

On peut distinguer *deux formes* de cocaïnisme, le type pur et le type bâtard, celui-ci correspond au morphino-cocaïnisme, et il est le plus fréquent.

On observe dans cette intoxication des troubles sensoriels multiples, des hallucinations de la vue, de l'ouïe, de la sensibilité cutanée, de l'affaiblissement psychique et des idées délirantes hypochondriaques et de persécution.

Les hallucinations de la vue consistent en images d'hommes, d'animaux, et surtout de points noirs, de taches brunes (scotomes); les malades s'imaginent voir des puces, des insectes qui rampent ou qui sautent autour d'eux; surtout ils croient en voir à la surface de la peau, où ils éprouvent des sensations toutes spéciales de fourmillement, de grouillement; ils se plaignent d'être couverts d'insectes, de vers, etc.

La psychose hallucinatoire cocaïnique peut être confondue avec une psychose provoquée par l'abstinence de morphine; mais le délire débute brusquement et provoque des réactions violentes et des actes impulsifs, et, d'autre part, dans le cocaïnisme seulement on rencontre ces hallucinations ayant pour origine des sensations cutanées.

Le *traitement*, comme dans le morphinisme, consiste dans la suppression brusque ou graduelle de la cocaïne. La seconde méthode nous paraît devoir être préférée. L'anatomie pathologie révèle des lésions de la peau, des abcès cutanés, des dégénérescences graisseuses du cœur et des viscères; la tuberculose est rencontrée fréquemment.

Chloralisme, étherisme. — D'autres substances toxiques sont encore absorbées avec excès et d'une façon continue; c'est le cas de l'hydrate de chloral, de l'éther. Ces intoxications sont moins graves que les précédentes, et ne déterminent pas de psychoses bien caractérisées. Il semble beaucoup plus juste de dire que seuls des individus prédisposés par une hérédité pathologique ou par toute autre cause sont menacés de contracter facilement ces habitudes fâcheuses. Le chloralisme produit surtout de l'affaiblissement intellectuel; il est particulièrement à redouter chez les sujets atteints de lésions cardiaques, à cause de l'action dépressive exercée sur le cœur par le chloral.

CHAPITRE IX

ALCOOLISME.

En tête des causes physiques qui produisent un trouble plus ou moins durable des facultés, se trouvent les excès alcooliques.

Magnus Huss a décrit, sous le nom d'*alcoolisme*, toutes les particularités que présente cette intoxication.

L'empoisonnement par les boissons alcooliques a été observé à toutes les époques, et chez les peuples les plus divers; mais il ne paraît pas avoir été jamais porté à un degré aussi fâcheux que de nos jours.

Le rôle de l'ivrognerie, dans la production de la folie, est surtout considérable dans les pays du Nord, en Suède, en Angleterre, en Russie et dans l'Allemagne du Nord, où l'on trouverait pour les hommes devenus aliénés un tiers d'ivrognes. En France, on observe les proportions suivantes de folies alcooliques sur cent admissions dans les asiles d'aliénés, pour les hommes — 1856, 14 p. 100; — 1864, 18 p. 100. — 1867, 22 p. 100 (Lunier). Actuellement cette proportion atteint en moyenne le tiers des admissions dans les asiles de la Seine. « Et comme les excès alcooliques entraînent toute espèce de désordres, on peut ajouter, dit Decaisne, que sur 500 familles environ d'ouvriers livrés à la misère 400 se trouvent dans cette situation par suite de l'ivrognerie du chef de famille (1). »

ARTICLE PREMIER

CONSIDÉRATIONS GÉNÉRALES

Action physiologique. — L'alcool, absorbé dans l'estomac, se retrouve en nature dans le sang et dans les viscères, notamment dans l'encéphale et le foie; une petite quantité seulement est décomposée au contact des ferments de l'estomac et transformée en acide acétique, et c'est peut-être ce dernier acide qui est l'une des causes les plus actives des gastrites que l'on rencontre si fréquemment chez les buveurs. L'alcool une fois versé dans la circulation générale imprègne les tissus, les organes, les parenchymes; l'analyse chimique l'y

(1) Decaisne, *Acad. des sciences*, 5 juin 1871. — Voyez Jolly, *le Tabac et l'Absinthe*, 2e édition. Paris, 1887. — Bergeret, *l'Alcoolisme, dangers et inconvénients pour les individus, la famille et la société*. Paris, 1889.

découvre facilement, quelquefois même l'odorat suffit à l'y révéler (élimination de l'aldéhyde par les poumons). Pris même à faible dose, il fait un séjour assez long dans l'organisme; après l'ingestion d'une quantité modérée de boissons spiritueuses, les poumons éliminent de l'alcool pendant huit heures, et les reins pendant quatorze (1).

Sans admettre d'une manière absolue, comme le veut une certaine doctrine, que l'alcool reste inaltérable pendant son séjour dans l'économie, nous croyons qu'il y séjourne en nature dans des proportions bien plus considérables qu'on ne le croyait jusqu'à ce jour, qu'il est détruit moins rapidement et moins complètement qu'on ne l'avait supposé et enfin que certains parenchymes le retiennent de préférence.

Il n'est point, comme on le croyait généralement, un aliment réparateur de l'économie, mais un modificateur agissant à faible dose comme stimulant, et à dose élevée comme stupéfiant.

Pour certains physiologistes, il remplirait encore un autre rôle dans la nutrition, il diminuerait et ralentirait les phénomènes chimiques dont l'ensemble constitue la désassimilation.

Quoi qu'il en soit, l'alcool agit à la façon des poisons qui imprègnent l'économie et créent un état morbide frappant plus particulièrement tel ou tel système organique, et donnant lieu, par conséquent, à une symptomatologie extrêmement variée et étendue. Suivant le docteur Marvaud (2), l'alcool exerce sur l'organisme une action complexe qui dépend : 1° de sa présence à l'état libre dans le sang ; 2° des altérations qu'il subit dans l'économie. A l'état libre, il produit des effets manifestes sur le sang en altérant la forme des globules, et en déterminant une coagulation d'autant plus rapide qu'il est plus concentré. Il agit sur le système nerveux, à faible dose, en excitant ses fonctions, ainsi que la motilité, la sensibilité, l'intelligence; à haute dose, il amène une perturbation, une dépression et l'abolition de ces mêmes fonctions; il modifie enfin la circulation, la respiration et la production du calorique dans les différentes parties du corps.

Une partie de l'alcool absorbé subit dans l'économie des transformations, encore peu connues, mais qui consistent dans une combustion plus ou moins complète de ses éléments; dans cet état de transformation, il exerce sur la nutrition une action particulière. Il devient alors, non plus un aliment respiratoire, mais un aliment anticalorique et antidéperditeur, car il diminue la quantité d'acide carbonique éliminée par les poumons, abaisse la température organique, restreint la proportion des résidus éliminés par les urines, enraye la désassimilation et favorise la stéatose.

(1) Alfred Fournier, *Nouv. dict. de méd. et de chir.*, t. I. Paris, 1864, art. ALCOOLISME.
(2) Marvaud, *l'Alcool, son action physiologique, son utilité et ses applications*. Paris, 1870.

A ce titre, il joue un rôle considérable dans l'hygiène et la matière médicale, il peut être en effet administré comme stimulant général du système nerveux, comme anticalorique et comme antidéperditeur.

Anatomie pathologique. — Les lésions du système nerveux déterminées par l'alcoolisme, dit le docteur Lancereaux (1), quoique d'une appréciation difficile ne sauraient être mises en doute, et l'on ne saurait méconnaître la cause qui vient leur donner naissance.

La dure-mère, dans quelques circonstances, est le siège d'un travail phlegmasique que l'on a décrit sous le nom de *pachyméningite*. L'arachnoïde et la pie-mère, souvent adhérentes à la dure-mère crânienne, présentent fréquemment, chez les vieux ivrognes, des vaisseaux dilatés et gorgés de sang et des traînées blanchâtres le long des parois vasculaires plus ou moins altérées. Ces lésions des méninges sont surtout accentuées vers les parties supérieures des hémisphères. Par suite des altérations vasculaires, on constate dans l'épaisseur des membranes des taches ecchymotiques d'une petite étendue, ou des plaques jaune d'ocre constituées par la matière colorante du sang.

Les lésions cérébrales se présentent avec des degrés d'intensité variables. A un premier degré, le microscope peut déjà constater l'altération de quelques-uns des éléments anatomiques du cerveau. Les capillaires sinueux et dilatés présentent, de place en place, dans l'épaisseur de leurs parois et surtout au niveau des points de bifurcation, des granulations jaunâtres qui paraissent être le résultat d'un commencement de désorganisation de l'élément contractile de la paroi. Cette altération graisseuse est une cause de trouble de la circulation capillaire et de stase sanguine.

Les éléments cellulaires de la substance grise, qui avoisinent les vaisseaux malades, contiennent des granulations brillantes ayant les apparences de petits globules graisseux.

A une période avancée, les lésions de l'encéphale deviennent de plus en plus manifestes, même à l'œil nu ; tantôt diffuses, tantôt circonscrites, elles ont pour siège de prédilection la périphérie du cerveau ou du cervelet, le corps strié et les couches optiques.

On observe fréquemment encore l'atrophie cérébrale, avec induration de la masse encéphalique ; assez rarement la pie-mère est adhérente à la surface des circonvolutions ; les adhérences sont dues à l'hyperplasie conjonctive qui a pour point de départ principal les tuniques des capillaires qui, de la pie-mère, pénètrent dans la substance nerveuse.

Outre ces lésions diffuses, on rencontre chez les buveurs des plaques jaunâtres, dues à une encéphalite partielle et à une dégénérescence granulo-graisseuse des vaisseaux et des éléments nerveux (2).

Suivant Hayem, dans l'alcoolisme chronique, outre l'épaississement

(1) Lancereaux, *Dict. encyclop. des sc. méd.*, art. ALCOOLISME.
(2) Calmeil, t. II, p. 279.

des méninges et la coïncidence fréquente de la pachyméningite, il existe aussi des altérations cérébrales analogues à celles de la paralysie générale, et caractérisées surtout par une multiplication abondante et diffuse des éléments conjonctifs des vaisseaux et de la névroglie (1).

Les lésions de la moelle épinière sont mal connues ; il est probable que les recherches ultérieures feront reconnaître les mêmes altérations que pour le cerveau (2). Enfin l'alcool agit sur le système nerveux périphérique et il est la cause de certaines *névrites* bien connues.

Les autres lésions organiques dues à l'alcoolisme sont étudiées dans les *Traités d'anatomie pathologique* (3).

En résumé, l'alcool se comporte vis-à-vis de l'économie comme antidéperditeur, et comme tel il enraye les oxydations organiques et les fonctions vitales. Parmi les altérations qu'il provoque, la plus commune et la mieux démontrée est la dégénérescence graisseuse, qui accompagne presque toujours la nécrobiose des éléments physiologiques et des éléments morbides de nouvelle formation. La stéatose paraît être, en définitive, comme la conséquence ultime et nécessaire de l'action des substances antinutritives, parmi lesquelles les alcools doivent être rangés (4).

D'après une note de MM. Dujardin-Beaumetz et Audigé (5), les propriétés toxiques dans la série des alcools de fermentation suivent, d'une façon mathématique pour ainsi dire, leur composition atomique ; plus celle-ci est réprésentée par des chiffres élevés, plus l'action toxique est considérable, et cela aussi bien lorsqu'on les introduit par la peau que par l'estomac.

Ainsi on a la série toxicologique suivante : 1° alcool méthylique, peu actif; 2° alcool éthylique, peu actif; 3° alcool butylique, toxique ; 4° alcool amylique, très toxique.

Il résulte des analyses que l'alcoolisme est dû plus à la mauvaise qualité qu'à la quantité d'alcool absorbé. La plupart des alcools sont imparfaitement rectifiés ; le bas prix n'excuse même pas la falsification, car l'alcool le plus mauvais n'est pas toujours celui qui se vend le meilleur marché. L'alcool servi aux ouvriers, aux cochers, dans les débits qu'ils fréquentent a été souvent noté *dangereux* à l'analyse ; il provient d'un trois-six impur contenant de l'alcool amylique.

Symptômes de l'alcoolisme.

Quoi qu'il en soit, l'intoxication alcoolique, suivant le degré qu'elle présente et l'organe qu'elle affecte, donne lieu à des phénomènes mor-

(1) Hayem, *Étude sur les diverses formes de l'encéphalite*, 1868.
(2) Lancereaux, *op. cit.*
(3) Voyez aussi Coyne, *Traité élémentaire d'anatomie pathologique*. Paris, 1894.
(4) Marvaud, *op. cit.*, p. 78.
(5) Dujardin-Beaumetz et Audigé, *Bull. de l'Académie de méd.*, 26 juillet 1875.

bides complexes, remarquables surtout au point de vue du système nerveux, et que l'on peut suivre à travers l'évolution des formes d'aliénation les plus diverses. Nous les résumerons d'une manière aussi succincte que possible.

Sens de la vue. — La vue est peut-être le sens qui, chez les individus atteints d'alcoolisme, présente les troubles fonctionnels les plus caractéristiques ; il est même rare que ceux-ci ne fournissent pas, pour le diagnostic différentiel, des indications précieuses ; nous devons ajouter aussi qu'ils disparaissent assez rapidement à mesure que s'éloigne la cause qui les a fait naître.

Ces troubles se manifestent comme l'un des premiers symptômes de l'intoxication alcoolique; ils se montrent quelquefois avec une intensité considérable. Ils sont nombreux et variables, suivant certaines conditions, telles que la prédisposition individuelle, la sensibilité de l'organe, le degré et la nature de l'intoxication ; suivant enfin que cette dernière se présente à l'état aigu ou à l'état chronique, et qu'elle se produit sous la forme d'accès plus ou moins violents et greffés sur un état cachectique plus ou moins intense.

D'une manière générale, on peut diviser les troubles de la vue en *phénomènes d'excitation* ou *hypéresthésiques*, et en *phénomènes anesthésiques* ou d'*insensibilité* ; dans ce dernier cas, on observe l'affaiblissement progressif de l'organe de la vue.

L'un des symptômes que l'on remarque fréquemment au début de l'alcoolisme, surtout à sa période aiguë, c'est une sorte de *trémulation* ou plutôt de vibration spasmodique, en vertu de laquelle les objets paraissent animés de mouvements incessants, changent de place, de forme, de volume, grandissent et se rapetissent, s'éloignent et se rapprochent, ou prennent successivement les formes les plus bizarres et les plus diverses.

On dirait que les éléments nerveux qui composent la rétine sont animés du même tremblement convulsif qui agite les fibres musculaires et quelquefois les muscles de la vie de relation ; il en résulte une espèce d'instabilité et de *mobilité des images* d'autant plus grande, que l'état d'excitation que subit l'appareil de la vision est plus marqué ; et ce ne sont pas seulement les objets eux-mêmes qui présentent ce caractère singulier de mobilité et de transformation, mais encore les hallucinations spéciales que nous décrirons plus loin.

Nous pourrions citer sous ce rapport des exemples remarquables : ainsi les malades croient voir les murs se couvrir d'animaux fantastiques, de rats, d'araignées, de crapauds qui se meuvent sans cesse ; tantôt ce sont des espèces de colonnes qui s'élèvent en grossissant, des cristaux qui s'allongent, des lapins qui tombent du plafond, des animaux de toutes sortes qui voltigent dans les airs, des fourmilières d'insectes qui sortent de dessous terre et que le malade s'efforce sans cesse de ramasser; tantôt ce sont les objets avoisinants qui semblent s'agiter et prendre successivement la forme d'animaux, de fleurs, de serpents, etc.

L'effort fait pour fixer l'image, pour en déterminer l'aspect et les contours, suffit pour donner une nouvelle intensité à ces troubles de la vision; l'un de nos malades, par exemple, voit sortir du plancher, dès qu'il le fixe, les animaux les plus bizarres et toutes sortes de points jaunes. Dans la plupart des cas, cependant, ces phénomènes morbides se manifestent spontanément.

Il est un autre symptôme qui ne nous paraît pas avoir suffisamment appelé l'attention des observateurs, et que nous avons rencontré chez un certain nombre d'alcooliques, à la période aiguë, c'est le mouvement spasmodique des globes oculaires, que l'on a décrit sous le nom de *nystagmus*. Nous l'avons remarqué, dans certaines circonstances, avec un caractère d'intensité très prononcée, disparaissant au fur et à mesure que cessaient les autres symptômes déterminés par l'intoxication. Nous ne devons pas oublier qu'on peut rencontrer aussi, dans certaines formes d'excitation maniaque, cette espèce de vacillation des globes oculaires ; mais lorsqu'elle a pour origine des excès de boisson, elle s'accompagne toujours du tremblement caractéristique des muscles de la face, de la langue, des membres ainsi que des sensations douloureuses que nous décrirons plus loin, et qui sont si caractéristiques de l'affection dont nous nous occupons.

Le docteur Galezowski a résumé (1), les désordres fonctionnels que l'on peut observer du côté de la vue dans l'alcoolisme.

Suivant lui, l'*amblyopie alcoolique*, presque exclusivement propre au sexe masculin, présente les caractères suivants : 1° la vue s'affaiblit d'une manière assez brusque, elle reste ensuite sans grand changement pendant des mois entiers; 2° l'acuité visuelle s'affaiblit au point que les malades peuvent à peine distinguer de très gros caractères; 3° la vision éloignée se perd d'une manière très sensible, et à quelques pas, il est impossible de reconnaître la figure d'une personne; 4° le soir, les malades semblent voir mieux, le trouble de la vue est moins accentué ; la même chose a lieu le matin; ils peuvent très bien lire dans leur lit, tandis qu'ils voient à peine dans la journée pour se conduire ; 5° par moments il y a de la diplopie ou de la polyopie, ou bien les objets semblent se rapprocher ou s'éloigner, lorsqu'on les fixe; ce phénomène ne peut être expliqué que par un spasme du muscle accommodateur; 6° les troubles chromatiques ne sont pas constants ; le rouge paraît brun ou noir, et le vert devient gris ; 7° les pupilles sont souvent inégales, fortement dilatées ; 8° à l'examen ophthalmoscopique, on ne remarque généralement aucune altération :

(1) Galezowski, *Sur l'amblyopie chez les alcooliques* (*Bull. de l'Académie de médecine*, 28 février 1871, t. XXXVI), et *Traité des mal. des yeux*, 3e édition, 1888.

chez quelques individus on constate pourtant des infiltrations rétiniennes, séreuses, et des contractions apparentes dans les artères; 9° cette affection est ordinairement rebelle au traitement, elle dure très longtemps et ne disparait qu'après la cessation complète de l'usage des alcools.

L'auteur que nous citons ajoute, en outre, que l'alcoolisme a encore un effet désastreux sur les opérations oculaires, une simple érosion de l'iris peut alors être suivie d'une iritis, la plaie cornéenne reste quelquefois deux, trois semaines sans cicatrisation. Des accidents bien plus graves peuvent survenir consécutivement à une opération de la cataracte par extraction; on voit apparaître des iritis suppuratives et des sphacèles de la cornée.

Une des particularités les plus curieuses de certaines formes d'alcoolisme, c'est une sorte d'*achromatopsie*, caractérisée par l'affaiblissement et quelquefois la perte momentanée de la notion des couleurs, et particulièrement des teintes secondaires, en même temps qu'on rencontre, dans la généralité des cas, d'autres troubles de la vision, par exemple la *diplopie*, l'affaiblissement accidentel de la vue, etc. Cette anomalie ne se rencontre d'ailleurs que chez un nombre de malades assez restreint; nous l'avons observée quelquefois comme une exagération d'une disposition congénitale.

Ce trouble disparaît, comme tant d'autres, à mesure que l'individu revient à la santé.

Nous rapporterons comme l'un des exemples les plus remarquables que nous ayons eus sous ce rapport, le fait suivant :

Le nommé Th..., entré dans notre service en 1863, est atteint d'alcoolisme chronique bien caractérisé ; ses facultés sont affaiblies; il est méchant, irritable, dominé par des idées ambitieuses; il se plaint de maux de tête, bégaye; on observe en outre des troubles singuliers de la vue; il ne peut plus distinguer les couleurs les unes des autres, l'or de l'argent, il lui est surtout impossible de reconnaître le bleu du vert. Cet individu, employé de commerce pour les soieries, ne pouvait plus, par suite de cette difficulté, suffire aux exigences de son travail; il avait dû abandonner sa position, ce qui l'avait vivement contrarié et avait contribué à aggraver son affection mentale.

Après quelques mois de traitement, cette disposition maladive s'est entièrement dissipée; depuis sa sortie de l'asile il n'a plus fait d'excès, et plus de trois ans après, nous avons pu constater que ce trouble spécial de la vue ne s'était pas reproduit.

Il ne faut pas confondre cette incapacité de percevoir les couleurs, avec un autre symptôme qui se rapproche de l'affaiblissement de la sensibilité spéciale, et que l'on observe fréquemment; ce symptôme consiste dans le ralentissement des différentes sensations successivement éprouvées; ce même phénomène, nous le verrons se reproduire dans d'autres conditions analogues.

Ainsi quelques malades ne peuvent désigner les couleurs qu'on leur présente les unes après les autres; lorsqu'on leur fait, par exemple, passer un peu trop vite et successivement sous les yeux des bandes bleues, jaunes, vertes, il leur est impossible d'indiquer la couleur qu'on leur montre, si on ne leur laisse pas un temps suffisant et quelquefois prolongé pour que l'impression première ait entièrement disparu, de manière à permettre à celle qui suit d'être transmise au centre de perception. Ils ont conservé la notion des couleurs, mais à la condition qu'on donne plus de temps à la perception ralentie.

C'est le même symptôme que nous retrouverons plus tard pour la sensibilité générale ; les malades ne sentent que longtemps après les piqûres ou les brûlures qu'on leur a faites.

Enfin quelques individus ne peuvent distinguer à une certaine distance les couleurs qu'on leur présente, mais ce signe doit se rattacher à la diminution d'acuité de la vision.

Les troubles *hyperesthésiques*, qui dépendent de la sensibilité générale et qui se manifestent dans différentes parties du corps, se rencontrent également pour le sens de la vue ; c'est ainsi qu'on voit des malades, en même temps qu'ils accusent des sensations bizarres et douloureuses dans d'autres parties du corps, se plaindre qu'on leur jette dans les yeux des substances nuisibles qui les brûlent, les piquent, leur font éprouver les douleurs les plus vives.

On doit encore attribuer à la même cause, à l'hyperesthésie, d'autres symptômes fréquents ; telles sont les lueurs, les étincelles, les flammes, les lumières vives, les bluettes ou ces sensations bizarres qui font dire aux malades qu'ils voient du plomb fondu, des fils de verre qui semblent s'étirer, des grains d'or qui sautent devant les yeux, des pluies de feu, des girandoles de diverses couleurs, des figures bleues, blanches, noires, rouges, des grains de sable, des pièces de monnaie qu'ils cherchent en vain à ramasser ; toutes sensations analogues à celles qui se rattachent à l'hyperesthésie cutanée dont nous verrons ces malades se plaindre, en prétendant qu'ils sont couverts de poux, de vermine, d'insectes, dont ils cherchent sans cesse à se débarrasser.

La disposition à voir certains objets revêtir particulièrement la teinte rouge peut aussi dépendre d'une lésion organique commençante ; elle doit en conséquence attirer plus particulièrement l'attention.

L'affaiblissement de la vue est, nous l'avons dit, un caractère fréquent de l'intoxication alcoolique, et donne lieu à différents symptômes que nous ne ferons que mentionner.

Ainsi beaucoup de ces malades ne peuvent plus distinguer nettement le contour des objets; ils se plaignent d'avoir toujours devant les yeux comme de la fumée, comme un nuage de poussière ; le soir ils voient difficilement ; souvent aussi le champ de la vision se rétrécit, etc. On peut encore, dans quelques cas, observer une fatigue de la vue, excessive et douloureuse, lorsque le regard vient à se fixer pendant quelque temps.

L'affaiblissement de la vue est souvent momentané, comme les autres symptômes. Mais on doit reconnaître que c'est, en général, un indice

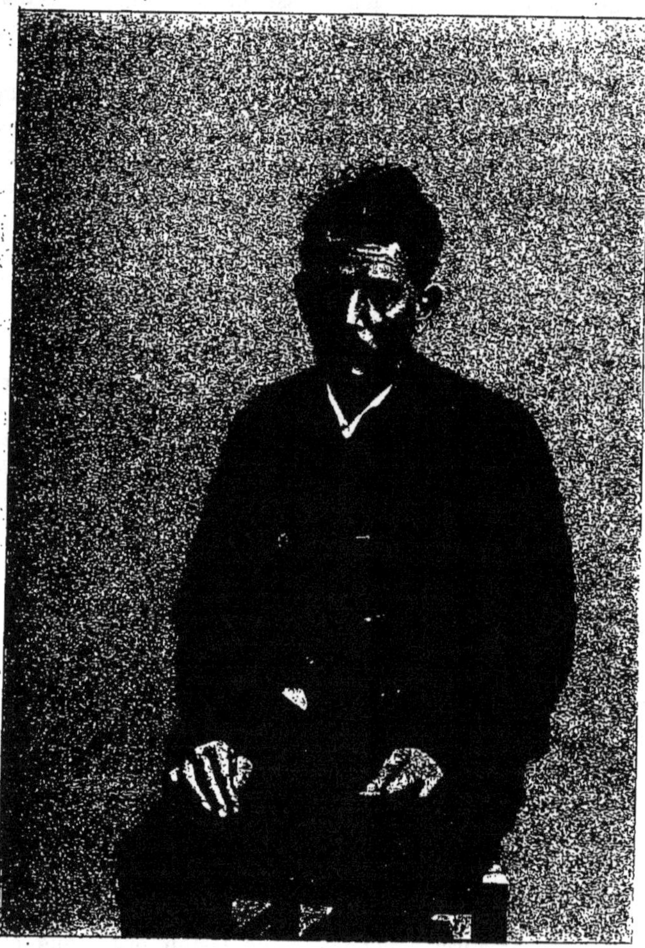

Fig. 24. — Délire alcoolique ; frayeurs continuelles; il cherche à se sauver pour échapper à ceux qui le poursuivent.

d'une certaine gravité, qui se rencontre fréquemment dans les formes graves de l'alcoolisme, dans celles qui tendent vers la démence et la paralysie.

Le *strabisme* a été encore observé par suite de la paralysie des différents muscles du globe oculaire.

Hallucinations de la vue. — Mais les hallucinations de la vue offrent bien certainement l'un des signes les plus caractéristiques du délire alcoolique. L'hallucination, nous n'avons pas besoin de le faire remarquer, doit être ici soigneusement séparée des troubles de la sensibilité spéciale que nous venons d'examiner. C'est un phénomène essentiellement psychique, pour lequel l'appareil de la sensation n'intervient plus que d'une manière indirecte; c'est une création de l'esprit qui peut avoir son origine au foyer même où viennent converger et se réfléchir les impressions sensorielles.

Les *hallucinations de la vue* dans l'alcoolisme, comme celles de l'*ouïe*, s'accompagnent presque constamment d'une dépression morale sous l'influence de laquelle le malade reste sans cesse plongé dans une *anxiété* plus ou moins profonde. Le délire sensoriel et les cauchemars qui viennent à chaque instant troubler le sommeil, ne sont pas la principale cause de l'état de frayeur si remarquable que l'on observe alors; c'est bien plutôt cette disposition morale qui est la cause génératrice de ces hallucinations singulières et pénibles; elle les précède presque toujours.

Quoi qu'il en soit, les hallucinations de la vue présentent, suivant la forme du délire, des degrés variables; elles sont surtout très marquées dans l'accès d'alcoolisme aigu, et alors elles disparaissent rapidement après une durée de quelques jours, quelquefois même de quelques heures. Dans l'alcoolisme chronique, on les voit se reproduire à certaines périodes d'exacerbation, et sous l'influence de causes particulières, avec les mêmes caractères et souvent la même intensité; elles sont du reste beaucoup moins persistantes que les hallucinations de l'ouïe.

Une des particularités les plus remarquables de ces hallucinations, c'est l'apparition de figures d'animaux plus ou moins bizarres, et qui excitent la plus vive frayeur. On peut dire que, sous ce rapport, toutes les observations se ressemblent. Ces apparitions se manifestent d'habitude aussi dans les accès qui suivent les attaques épileptiformes d'origine alcoolique.

Le malade voit tout à coup apparaître des chats, des chiens qui cherchent à le mordre, des sangliers qu'il entend grogner, des loups qu'il entend hurler, des lions, des renards, des serpents qui sifflent, des rats, des souris qui grimpent après ses jambes et qui lui causent une douleur excessive. Des animaux bizarres de couleur noire volent dans l'air, des ours, des hyènes s'acharnent à sa poursuite et veulent le dévorer; des mouches, des insectes ne cessent de voltiger autour de lui, remplissent son lit, ses habits, et lui procurent des tourments inexprimables.

Toutes ces visions le jettent dans une profonde terreur et donnent à sa physionomie une expression caractéristique (Voir fig. 24).

Les hallucinations de la vue peuvent être, on le comprend, aussi variées que le sont les combinaisons de la pensée et de l'imagination ; elles peuvent aussi se rapporter à d'autres objets que ceux dont nous venons de parler, mais elles ont cela de particulier qu'elles s'accompagnent presque toujours d'un sentiment d'*angoisse* ou de *frayeur*.

Au lieu de figures d'animaux, le malade voit quelquefois se dresser devant lui les spectres de parents morts depuis longtemps, d'un père, d'une mère, d'une femme dont il sent la main froide et décharnée s'appliquer sur son épaule. D'autres fois, c'est un homme qui descend dans sa cave, ou bien un assassinat que l'on commet dans la rue ; il entend, il reconnaît l'assassin, et, dominé par cette idée, il court chez le commissaire de police dénoncer le meurtrier. Tantôt des hommes armés le menacent, le poursuivent, le frappent ; ou c'est une tête de femme qui se change en figure ignoble et veut l'embrasser; il voit, dans l'église où il s'arrête pour prier, l'ange exterminateur se poser sur son épaule et le menacer de son épée; des ouvriers, des camarades courent après lui pour le tuer, il les voit armés de couteaux, il entend les coups de fusil, et pour se soustraire à leur poursuite il se jette dans un puits, sans être autrement dominé par des idées de suicide. Des fantômes lui font croire qu'il assiste au Jugement dernier, ou des individus masqués chuchotent entre eux pour décider le genre de mort qui devra lui être appliqué; ou enfin ce sont des précipices qui s'entr'ouvrent sous ses pas; des tableaux sinistres défilent devant ses yeux, des voleurs viennent le dévaliser, des ombres lui passent la main sur la figure, etc.

Toutes ces visions sont caractérisées par leur intensité, et nous l'avons dit, par le sentiment de frayeur qui les accompagne : c'est pourquoi on les a désignées sous le nom d'hallucinations terrifiantes.

Un autre caractère des perceptions illusoires des alcooliques, bien indiqué par Lasègue, doit être particulièrement signalé. Hommes, choses ou animaux, tout ce qui fait l'objet des hallucinations se meut et se déplace (voir plus haut) ; de là aussi la mobilité des idées et des actes de l'alcoolique (1).

Sens de l'ouïe. — Les troubles qui existent du côté de l'appareil auditif sont analogues à ceux que l'on observe pour la vue ; mais ils sont moins variés, et peut-être aussi moins bien caractérisés, par cette raison sans doute que les sensations fournies par l'ouïe sont plus restreintes.

En même temps qu'ils accusent une céphalalgie plus ou moins intense et d'autres sensations pénibles, les malades se plaignent d'entendre sans cesse résonner à leurs oreilles des bruits insupportables; c'est une sorte de bourdonnement, de bruissement, de bruit de feuilles sèches ; des mouches bourdonnent dans les oreilles; c'est une sensa-

(1) Lasègue, *Alcoolisme* (*Arch. génér. de méd.*, 1869).

tion de souffle dans le conduit auditif; ou bien un bruit de musique, de coups de tonnerre, de coups de fusil, ou de jets d'eau, de télégraphe; ce sont quelquefois des sifflements plus ou moins douloureux.

La sensibilité des organes de l'ouïe est, dans certains cas, exaltée au plus haut degré, et alors les malades se plaignent du moindre bruit qui se passe autour d'eux, de l'éclat de la voix, alors qu'on leur parle presque à voix basse, de la répétition et de l'écho qui se produit pour chaque parole qu'on leur adresse.

Les bruits peuvent offrir tous les degrés possibles; ils persistent souvent quelque temps encore après que les hallucinations ont cessé.

On doit encore noter que, chez les individus qui présentent un commencement de surdité, celle-ci augmente sous l'influence de l'intoxication alcoolique, pour diminuer quand cette dernière vient à disparaître.

Hallucinations de l'ouïe. — Les hallucinations de l'ouïe, sur lesquelles nous n'insisterons pas, ont le même caractère que celles de la vue. Elles sont accompagnées d'un sentiment d'angoisse, de vive frayeur, et lorsque l'accès d'alcoolisme est intense, ou après certaines attaques épileptiformes, elles s'accompagnent d'une surexcitation violente. Presque toujours, enfin, les hallucinations de la vue et de l'ouïe existent simultanément.

Le malade voit des individus animés d'intentions malveillantes et s'entend menacer et injurier par eux; il entend tirer des coups de fusil; des animaux s'apprêtent à le dévorer et poussent d'affreux rugissements. D'autres fois ce sont des voix très distinctes; on lui fait des reproches sur sa conduite passée, on le menace des plus horribles supplices; on lui dit qu'il sera fusillé, pendu, guillotiné; on l'appelle coquin, voleur, assassin; il entend dire qu'on le coupera en morceaux; on le bafoue, on le raille, on se moque de lui, on le traite de mouchard, on l'accuse d'avoir conspiré contre la sûreté de l'État, on le menace des plus grands malheurs, etc.

Sous l'influence de ces hallucinations, un grand nombre d'individus se rendent eux-mêmes au poste pour dénoncer les accusations mensongères dont ils se croient l'objet, et implorer de l'autorité aide et protection.

Les hallucinations peuvent, dans quelques cas, s'éloigner de la physionomie générale que nous venons de décrire, et se rapprocher de celles qu'on observe dans les formes d'aliénation qui ne reconnaissent pas une origine alcoolique. C'est ainsi que les malades se plaignent des paroles contradictoires qu'ils entendent prononcer, ou bien de ce qu'on révèle à haute voix leurs pensées les plus secrètes.

L'un de nos aliénés, par exemple, encore sous l'influence de l'intoxication alcoolique, prétend qu'on lui envoie dans les yeux des coups de lancette; et même temps, il entend une voix qui lui répète : « Je vous fais du mal ; défendez-vous. » Cette même voix ne cesse de le contredire, elle lui dit la nuit : « Vous ne dormirez pas ; » ou bien elle l'engage à se regarder dans la glace, et aussitôt il reçoit un soufflet.

Il est fréquent d'entendre encore dire à ces malades qu'ils assistent à des luttes, à des batailles, à des scènes violentes dont ils ne peuvent comprendre la raison, et qui redoublent leurs terreurs.

Hallucinations multiples. Goût. Odorat. — Les hallucinations de cause alcoolique occupent quelquefois tous les sens; elles déterminent alors une excitation maniaque intéressante à étudier, et qui repose essentiellement sur ce *délire sensoriel généralisé*.

Les aberrations sensorielles du goût, de l'odorat, font ressentir des saveurs, des odeurs insupportables. Elles entretiennent les malades dans l'idée fixe qu'on cherche à les empoisonner; ils se plaignent des substances nuisibles qu'on mêle à leur boisson, à leurs aliments, dans le but de les faire mourir, de les rendre fous. Le poison qu'on a mis dans leur pain, dans leur vin, leur a causé de violentes coliques; on a mélangé aux légumes qui leur sont servis des poudres qui leur donnent un goût détestable; les boulangers ont reçu l'ordre d'empoisonner le pain qu'ils leur vendent.

L'idée fixe du poison est, en effet, une des interprétations délirantes que l'on rencontre fréquemment dans l'alcoolisme; elle sert à ces malades à expliquer les sensations douloureuses anormales qu'ils ressentent dans diverses parties du corps. Cette croyance à l'existence du poison, à la réalité des hallucinations et des illusions éprouvées, persiste souvent longtemps après que les principaux accidents ont entièrement disparu; c'est ce qu'on remarque, surtout lorsqu'il existe une prédisposition héréditaire, et dans ce cas les manifestations délirantes présentent une ténacité plus grande.

Hallucinations volontaires et hypnagogiques. — Chez un petit nombre seulement d'individus, on observe des hallucinations qui sont provoquées par le fait même de la volonté. Ils peuvent faire réapparaître à leur gré les sensations anormales, les scènes étranges, la vue d'animaux, de bêtes féroces qui les avaient jetés dans une vive frayeur pendant la période aiguë de leur affection; mais comme ils se rendent parfaitement compte de ces aberrations sensorielles, elles n'exercent plus sur leur esprit la même influence fâcheuse.

Du reste, les hallucinations de l'alcoolisme ne présentent pas toujours une netteté parfaite, elles peuvent être confuses, mal définies, et plus ou moins en rapport avec certaines formes du délire, celles par exemple qui s'accompagnent d'un état habituel de congestion cérébrale, ou de stupeur, de démence et de paralysie.

Nous ajouterons, pour terminer ce qui a trait à cet ordre de phénomènes, que c'est surtout chez les alcooliques que l'on rencontre les hallucinations que l'on a désignées sous le nom d'*hypnagogiques*, c'est-à-dire celles qui se produisent dans l'état intermédiaire à la veille et au sommeil ; on peut les observer quelque temps encore après la disparition des autres symptômes caractéristiques.

Troubles de la sensibilité générale. — Les troubles de la sensibilité, ceux de la motilité ne sont ni moins nombreux, ni moins variés.

Les sensations éprouvées par le malade peuvent se rapporter, comme les faits précédents, à ces deux ordres de phénomènes morbides : l'hyperesthésie et l'anesthésie. Dans le premier cas, au lieu de lueurs, d'étincelles, de flammes, de bruits, de sons de cloches, de coups de canon, etc., qui dépendent d'un trouble fonctionnel de la sensibilité spéciale, nous trouvons les crampes, les fourmillements, les secousses, etc., qui se rattachent à un désordre analogue survenu du côté de la sensibilité générale. Nous verrons de même les signes qui caractérisent l'état d'anesthésie plus ou moins marqué, et que nous étudierons plus loin ; toutes ces sensations, nous n'avons pas besoin de le répéter, sont de la part des malades l'objet des interprétations les plus délirantes.

Les auteurs qui ont écrit sur l'alcoolisme n'ont pas manqué de mentionner l'hyperesthésie si remarquable que l'on observe à la suite de cette intoxication. Magnus Huss admettait déjà une *forme hyperesthésique*.

« Les douleurs accusées par les malades, dit le docteur Leudet (1), offrent dans la forme hyperesthésique des caractères différents ; elles sont fréquemment gravatives, contusives, quelquefois même térébrantes, lancinantes et accompagnées de troubles de la motilité, de soubresauts, de crampes, etc., qui augmentent l'angoisse du malade. »

Bouchardat (2), reconnaît également dans l'alcoolisme une forme hyperesthésique, qui pourrait se diviser en deux variétés : l'hyperesthésie *cutanée*, dans laquelle la peau est tellement sensible que le malade tressaille et pousse des cris au moindre attouchement, et l'hyperesthésie des parties *profondes*, dans laquelle les douleurs semblent siéger dans les muscles ou dans la moelle des os.

Le docteur A. Ferrand (3) examine les différentes modifications de la sensibilité qui précèdent si souvent la paralysie en général et l'anesthésie en particulier. Les douleurs musculaires diffuses, le fourmillement des extrémités surviennent souvent avant les phénomènes de paralysie. « Rien, dit-il, n'est plus fréquent que ce mode d'invasion dans les paralysies d'orgine périphérique. La nutrition des nerfs périphé-

(1) Leudet, *Arch. génér. de médecine*, janvier 1867 et *Clinique médicale de l'Hôtel-Dieu de Rouen*. Paris, 1874.
(2) Bouchardat, *Journal de la santé publique*, 27 mai 1869.
(3) A. Ferrand, *Intoxication alcoolique* (*Union méd.*, 23 novembre 1872).

riques étant atteinte sur place, et gravement altérée, trahit ainsi les troubles qu'elle éprouve, jusqu'à ce qu'une altération dynamique ou matérielle de ses éléments se soit développée au point d'en rendre les fonctions impossibles. Sans doute les mêmes sensations peuvent encore se produire en cas de lésions nerveuses centrales, et par un mécanisme bien différent ; mais, dans ce dernier cas, elles ont quelque chose de spécial. »

Decaisne, au sujet de l'*anesthésie alcoolique* que nous examinerons plus loin, a émis les considérations suivantes (1) :

« Le caractère le plus fréquent de l'alcoolisme, c'est la diminution de la sensibilité. Avant qu'il y ait empoisonnement complet par l'alcool, on observe comme une demi-paralysie. Le malade s'aperçoit bientôt de la diminution de la sensibilité tactile, surtout au bout des orteils ; elle gagne la plante des pieds, la face dorsale, le tibia, le mollet, le creux du jarret où généralement elle s'arrête. Les mêmes phénomènes se présentent du côté de l'avant-bras. Ce n'est qu'à la superficie qu'on observe cette anesthésie ; elle n'envahit pas l'épaisseur des muscles ; en même temps on observe des fourmillements et un certain tremblement. Lorsque cet état ne s'améliore pas, au bout d'un temps plus ou moins long, on voit le malade maigrir considérablement et son intelligence s'affaiblir progressivement. Tous les sentiments moraux disparaissent, ainsi que la distinction du bien et du mal, pour arriver à l'abrutissement complet. »

Nous ne croyons pas qu'il soit utile d'admettre, ainsi que l'a proposé Bouchardat, une forme spéciale hyperesthésique de l'alcoolisme. En effet, sous l'influence de cette intoxication, les sensations anormales se manifestent dans presque tous les cas ; elles constituent, en quelque sorte, un symptôme caractéristique ; seulement elles sont souvent passagères.

L'une des souffrances les plus ordinairement accusées par les malades, surtout à la période aiguë, c'est une *céphalalgie* plus ou moins intense.

Celle-ci présente un caractère variable suivant la sensation éprouvée et le siège plus ou moins limité qu'elle occupe. Ceux qui en sont atteints se plaignent de sentir comme des battements, des coups, à l'intérieur de la tête, quelquefois c'est une simple pesanteur. La céphalalgie est d'autant plus forte que les excès alcooliques ont été plus considérables, ou qu'ils ont été commis avec des boissons qui portent sur le système nerveux une atteinte plus profonde, par exemple le vin blanc, l'absinthe, d'autres liqueurs fortement aromatisées et fabriquées avec des alcools de mauvaise provenance, tels que les eaux-de-vie de grain, etc.

(1) Decaisne, *Compte rendu de l'Académie des sciences*, 5 juin 1871.

La douleur s'étend le plus souvent à toute la tête, quelquefois elle est limitée à la partie supérieure, ou bien à la partie occipitale, souvent aussi à la région frontale, surtout entre les deux yeux.

On l'observe particulièrement dans les *affections mentales* avec dépression morale considérable, dans la stupeur, la mélancolie avec idées de suicide, la démence, etc. Nous avons rencontré ce symptôme chez les trois quarts des malades atteints de ces différentes espèces d'aliénation; dans la manie aiguë, dans les délires ambitieux et dans la forme expansive de la paralysie générale, on le remarque plus rarement.

Les *désordres de la sensibilité générale* que nous devons examiner sont autrement importants; ils présentent, quant à leur siège et à leurs manifestations, des particularités intéressantes; on peut, d'une manière générale, les diviser en troubles graves et en troubles légers.

On observe sous ce rapport tous les degrés, depuis la douleur la plus violente, la plus aiguë, jusqu'à l'insensibilité la plus complète et la plus étendue. Nous devons ajouter qu'il est quelquefois difficile, à travers les dénominations bizarres dont se servent les malades d'en bien préciser la nature et le véritable caractère.

Au point de vue de l'intensité des douleurs, on trouve les fourmillements simples, les picotements et les démangeaisons; puis la sensation de morsure, de brûlure, les crampes, les douleurs fulgurantes, la contraction douloureuse des membres, enfin l'hyperesthésie musculaire profonde plus ou moins aiguë, siégeant sur différentes parties du corps.

Ces derniers accidents se dissipent assez rapidement, surtout dans les accès d'alcoolisme aigu; mais ils disparaissent difficilement dans la forme chronique de cette affection. Ils sont, nous l'avons dit, l'objet d'interprétations bizarres, de la part des malades, qui se plaignent de sentir des poux, de la vermine, répandus à la surface du corps (hyperesthésie cutanée superficielle), et retirent sans cesse leurs vêtements pour les secouer, pour chasser les insectes dont ils les croient remplis.

Les sensations douloureuses sont ordinairement limitées à une partie restreinte du corps, à un membre; quelquefois elles occupent le corps entier; les expressions dont se servent les malades pour les désigner sont extrêmement bizarres. Ils disent qu'on leur donne des coups de lancette, qu'on les pique, qu'on les poignarde, qu'on leur arrache les parties; on leur envoie des douleurs lancinantes dans la tête, on leur serre la poitrine, etc.

La douleur s'accompagne des hallucinations spéciales de la vue et de l'ouïe que nous avons décrites et il n'est pas rare d'entendre dire à ces malheureux que des animaux féroces les mordent; ils voient, lorsque surtout ils sont sur le point de s'endormir, des chats, des chiens, des souris courir autour d'eux ou remplir leur lit; quelquefois ces souffrances occupent une partie restreinte du corps; l'un de nos malades se plaint, par exemple, que des chiens le mordent à la figure.

On peut encore admettre, avec Magnus Huss, une hyperesthésie périphérique consistant en des *douleurs erratiques* qui font quelquefois pousser des cris aux malades par le seul contact des objets extérieurs, et une hyperesthésie profonde ou musculaire qui s'exagère par le mouvement et la pression.

L'anesthésie présente également tous les degrés, depuis l'engourdissement, l'obtusion, jusqu'à l'insensibilité la plus complète.

Les *crampes* se montrent également d'une manière fréquente, dans la période aiguë comme dans l'état chronique de l'alcoolisme. Tantôt elles sont passagères, d'autres fois elles sont persistantes; elles accompagnent d'habitude les formes graves.

La contraction douloureuse des muscles a son siège de prédilection dans les mollets, mais elle peut apparaître aussi dans les parties du corps les plus diverses. Elle se produit pendant le jour, et souvent pendant la nuit, au milieu du sommeil qu'elle interrompt; elle se manifeste aussi au moindre mouvement d'extension ou de flexion. Cette disposition aux crampes ne tarde pas à disparaître, à mesure que diminuent les autres symptômes de l'intoxication alcoolique. On l'observe chez le tiers environ des malades.

Toutes ces sensations se rattachent en définitive au même genre de lésion, à l'irritation des appareils nerveux qui président à la sensibilité générale.

L'hyperesthésie est un symptôme grave lorsqu'elle persiste; mais on la voit d'habitude disparaître quelles qu'en soient la gravité et l'intensité, sous l'influence d'un régime approprié et de la privation des excitants alcooliques.

L'*analgésie* et l'*anesthésie* présentent d'habitude une certaine gravité; il est rare qu'elles ne s'accompagnent pas de certaines lésions de la motilité.

Elles offrent, comme les signes que nous avons examinés plus haut, des degrés variables et des formes différentes. Rarement l'anesthésie est généralisée; dans la grande majorité des cas, elle est symétrique et occupe une région limitée, particulièrement les doigts du pied et de la main, une partie de l'avant bras, etc. Les malades n'ont souvent pas la conscience de ce trouble spécial, ils en expriment leur étonnement lorsqu'on appelle leur attention à ce sujet.

Un autre phénomène qui se rapporte à la même catégorie d'accidents, et qui est d'ailleurs essentiellement transitoire, c'est le *ralentissement des sensations*. L'impression ne parvient au centre de perception qu'un temps plus ou moins long après que l'excitation a été provoquée. Ainsi les malades ne ressentent les piqûres, les brûlures, ou ne perçoivent les odeurs qu'un certain temps après qu'on leur a fait éprouver ces diverses sensations. Ces faits sont d'ailleurs peu fréquents.

Le nommé L..., atteint depuis nombre d'années d'accès d'alcoolisme, nous offre les symptômes les plus caractéristiques : maux de tête, frayeurs, hallucinations spéciales, idées et tentatives de suicide, rien ne manque. A ces accidents s'ajoutent les troubles suivants de la sensibilité générale : picotements et fourmillements dans les doigts, dans les jambes, crampes dans les mollets, anesthésie symétrique ayant pour siège les mains et les doigts et portée à ce point que le malade, peintre de son état, ne peut plus sentir le manche de ses pinceaux. Ce qu'il y avait encore de remarquable, c'était le ralentissement de sensations; il ne ressentait la douleur qu'un certain temps après l'impression qui l'avait produite.

Quoi qu'il en soit, les troubles de la sensibilité générale et spéciale sont exceptionnels, lorsqu'ils sont portés à un degré élevé. Ils n'en sont pas moins caractéristiques de l'alcoolisme; ils offrent cette particularité de paraître et de disparaître sous l'influence des moindres circonstances; on peut les suivre à travers les formes d'aliénation les plus diverses, et dans certains cas, si l'attention n'est pas suffisamment portée de ce côté, ils peuvent induire en erreur et être confondus avec des symptômes analogues qui caractérisent d'autres affections mentales.

Troubles de la motilité. — Le *tremblement* se manifeste au début de l'intoxication alcoolique; il est également l'un des symptômes qui persiste le plus longtemps; il devient définitif chez les individus atteints d'alcoolisme chronique. Il dépend presque toujours d'une irritation spéciale des centres nerveux et des nerfs périphériques; il diffère sous ce rapport de celui qu'on observe dans la paralysie générale, et qui est causé par l'affaiblissement de l'activité nerveuse et l'insuffisance de la contraction musculaire.

Il a pour siège ordinaire les mains, les doigts surtout, la langue, les lèvres, les muscles de la face, les paupières; il peut même occuper les parties du corps les plus différentes; c'est à lui qu'est due cette vacillation des globes oculaires plus ou moins marquée, dont nous avons parlé plus haut. On observe quelquefois le tremblement en masse du corps tout entier; la langue, les membres ne peuvent alors être mis en mouvement sans être pris d'une sorte d'agitation qui rappelle celle qu'on observe dans la chorée ou dans la paralysie agitante.

On rencontre dans les mêmes conditions des spasmes convulsifs, espèce de tics nerveux qui occupent les muscles de la face; ces *contractions spasmodiques* peuvent siéger sur d'autres parties du corps, elles se remarquent en général dans les cas d'intoxication grave, et s'accompagnent d'autres troubles, tels que les crampes, les soubresauts des tendons, l'exagération des réflexes, etc.

Épilepsie alcoolique. — Les attaques d'épilepsie forment l'un des symptômes les plus fâcheux, et quelquefois les plus graves de l'alcoolisme. « Dans l'ivresse convulsive, dont Percy a indiqué les principaux traits, on voit survenir, dit Marcé (1), des convulsions cloniques, pendant lesquelles le malade se roule et s'agite en faisant des mouvements tellement désordonnés que plusieurs hommes peuvent à peine le contenir; abandonné à lui-même, il peut se précipiter par la fenêtre ou se blesser dangereusement en se roulant sur le pavé, en se heurtant la tête contre les murs. Les accès convulsifs peuvent se terminer en moins de vingt-quatre heures par la mort ou d'une manière heureuse en laissant après eux un état d'hébétude qui se dissipe au bout d'un certain nombre d'heures. »

L'épilepsie d'origine alcoolique, et les attaques épileptiformes qui ne doivent être considérées que comme un phénomène transitoire de l'alcoolisme, ne diffèrent pas essentiellement dans leurs manifestations extérieures de l'épilepsie vraie; cependant on peut dire, d'une manière générale, que les convulsions de cause alcoolique présentent une intensité plus grande, qu'elles se montrent plus particulièrement sous la forme de paroxysmes, c'est-à-dire d'accès répétés à une courte distance les uns des autres; qu'elles déterminent enfin sur les facultés une atteinte plus profonde.

Nous ne rappellerons pas la description de l'attaque épileptique, si bien tracée par le professeur Axenfeld, et qui s'applique également aux attaques épileptiformes. Cet auteur fait remarquer, du reste, que l'attaque épileptique peut revêtir les formes les plus variables; elle peut être incomplète, ne se manifester que par l'un ou l'autre de ses symptômes habituels; elle est quelquefois remplacée par un simple vertige, et dans ce cas elle est encore désignée sous le nom d'absence. Enfin, elle peut se manifester sous la forme d'un délire plus ou moins violent, suivi d'un état de collapsus plus ou moins prolongé; on lui donne alors le nom d'épilepsie larvée.

On s'accorde généralement à reconnaître, surtout depuis les travaux de Schrœder van der Kolk, que l'excitation des nerfs moteurs, qui se traduit dans l'accès d'epilepsie par les convulsions et les autres désordres caractéristiques, a son point de départ dans la moelle allongée, et notamment dans la substance grise de l'isthme encéphalique. Ainsi on trouverait des altérations manifestes du noyau de l'hypoglosse, chez les malades qui se mordent la langue pendant leurs accès. On sait, du reste, que l'irritation de la moelle allongée, cause des convulsions épileptiques, peut être provoquée par la transmission d'une excitation provenant des diverses régions du cerveau ou de la périphérie du corps.

(1) Marcé, *Traité des maladies mentales*. Paris, 1862, p. 610.
(2) Voir plus loin, *Épilepsie dans l'alcoolisme aigu et chronique*.

Quoi qu'il en soit, les attaques épileptiformes se manifestent d'une manière accidentelle et passagère, à la suite d'accès alcooliques intenses et répétés.

Lorsqu'elles se montrent dans l'alcoolisme chronique, comme une forme définitive, elles rentrent dans les conditions de l'épilepsie ordinaire.

Tantôt les attaques convulsives sont isolées de toute autre complication; elle n'apparaissent qu'à de rares intervalles, sous l'influence d'impressions morales vives ou d'excès nouveaux; tantôt elles reviennent d'une manière périodique et à des époques plus ou moins régulières.

Les attaques épileptiformes de cause alcoolique s'éloignent souvent du type indiqué pour l'épilepsie ordinaire; elles sont presque toujours d'une durée plus longue; le malade peut rester un quart d'heure, une demi-heure, des heures entières sans connaissance, en proie à des convulsions qui se répètent incessamment; elles affectent quelquefois une forme paroxystique, se reproduisant cinq, six, dix fois dans la même journée, à de courts intervalles; presque toujours elles sont suivies d'un délire furieux avec hallucinations, ou d'une dépression morale considérable; elles donnent lieu, plus souvent encore que l'épilepsie simple, à une perte de conscience et à une absence de la mémoire, qui peut se prolonger pendant des journées entières.

On voit alors l'individu marcher devant lui sans but, répondre sans suite aux questions qu'on lui adresse; il ne sait où il va, ni où on le conduit; et il ne se rappelle pas, lorsqu'il sort de cette espèce de torpeur intellectuelle, ce qui s'est passé depuis le moment où les convulsions sont survenues, ni les événements qui ont nécessité son placement dans la maison de santé. Nous reviendrons plus loin sur cette forme d'*amnésie alcoolique*.

Les attaques épileptiformes cessent d'habitude si les excès ne sont plus continués, si surtout les malades, dont la sensibilité morale est exaltée, sont l'objet de quelques ménagements, et si on éloigne d'eux tout ce qui pourrait être une nouvelle cause de contrariétés. Mais lorsqu'elles se manifestent déjà depuis quelque temps, et qu'elles reviennent à des époques plus ou moins régulières, elles se montrent alors comme une habitude acquise, désormais difficile à détruire.

La forme convulsive constitue une variété grave de l'alcoolisme; la guérison cependant est un fait qui est loin d'être rare, nous pourrions en citer des exemples incontestables, même chez des individus qui présentaient les complications les plus fâcheuses, telles que l'embarras de la parole, l'inégalité des pupilles, l'affaiblissement des facultés et de la mémoire.

Les attaques épileptiformes et l'épilepsie alcoolique provoquent en général, sur le système nerveux, un trouble dynamique plus considérable que l'épilepsie ordinaire.

Dans la généralité des cas, elles déterminent le retour d'accès d'alcoolisme aigu (que nous décrivons plus loin), ou bien un état plus ou moins prolongé d'amnésie avec perte absolue de la conscience.

Enfin, elles peuvent amener, à leur suite, l'affaiblissement progressif de l'intelligence et de la motilité, qui caractérise alors l'affection désignée sous le nom de *démence paralytique*. Dans ce cas, on constate un tremblement plus marqué, la lenteur de la parole, une difficulté particulière de la prononciation, une hémiplégie incomplète, l'affaiblissement de la vue et des autres organes de la sensibilité spéciale.

La *prédisposition héréditaire*, et nous entendons par là celle qui provient de parents épileptiques, est une circonstance aggravante ; non seulement elle détermine, sous l'influence des moindres excès, des attaques d'épilepsie, mais elle leur donne aussi une gravité particulière.

On s'est demandé si l'*absinthe* avait une propriété spéciale pour déterminer des convulsions. « Des nuances symptomatiques très accusées, dit Marcé (1), séparent l'intoxication alcoolique simple de l'intoxication à l'aide de la liqueur d'absinthe. Chez ceux qui font abus de ce dernier poison, on voit prédominer la stupeur, l'hébétude, les hallucinations terrifiantes, et l'affaissement intellectuel arrive avec une extrême rapidité. Ces différences cliniques permettent de supposer que l'absinthe exerce par elle-même une action spéciale.

» Afin de vérifier cette hypothèse, j'ai cherché à isoler, à l'aide d'expériences sur les animaux, les effets toxiques dus à l'absinthe de ceux qui dépendent de l'alcoolisme. Des faits nombreux d'expérimentation ne laissent aucun doute sur l'action toxique de cette dernière substance qui, à la dose de 2 à 3 grammes, détermine du tremblement, de la stupeur, de l'hébétude, de l'insensibilité et toutes les apparences d'une terreur profonde, et à dose plus élevée (3 à 8 gr.) des *convulsions chroniques épileptiformes* avec évacuations involontaires, écume aux lèvres et respiration stortoreuse. Ces accidents sont passagers et n'entraînent pas la mort.

» Ces résultats, ajoute Marcé, expliquent les effets spéciaux de la liqueur d'absinthe sur le système nerveux. »

M. Magnan a répété les expériences de Marcé ; pour lui l'épilepsie est le caractère de l'absinthisme, au point que l'on peut dire d'une façon générale : « Point d'attaques, pas d'absinthe (2). »

Le Dr Laborde (3) fait remarquer que la liqueur d'absinthe consommée à Paris ne contient que peu d'absinthe, et que, par conséquent

(1) Marcé, *Comptes rendus de l'Académie des sciences*, 1864.
(2) Magnan, *De l'alcoolisme*, Paris, 1874.
(3) Laborde, *Société de biologie*, septembre 1871.

les effets nuisibles que produit la liqueur du commerce ne peuvent pas être imputés à cette plante. Cadéac et Meunier ont expérimenté récemment les diverses essences qui entrent dans la composition de la liqueur d'absinthe : les unes ont une action épileptogène et parmi ces dernières la plus dangereuse serait l'essence d'anis (1).

On ne saurait nier la fréquence des attaques convulsives dans l'absinthisme, mais l'expérience clinique démontre que ces convulsions existent dans d'autres formes d'alcoolisme. Il n'est pas rare d'observer des individus qui n'ont jamais fait usage d'absinthe, et qui n'en ont pas moins été sujets, à la suite d'excès alcooliques divers, à des attaques épileptiformes. Par contre, nous avons vu des cas d'ivresse profonde et des accès d'alcoolisme aigu violents, provoqués par l'absorption d'une grande quantité de verres d'absinthe dans la même journée, et qui n'ont pas été suivis de convulsions.

D'après Westphal, le tiers environ des individus atteints de *delirium tremens* à Berlin seraient sujets à des attaques d'épilepsie. Le Dr Samt (2) ajoute : « Si, comme l'affirme M. Magnan, l'absinthe et non l'alcool produit l'épilepsie chez les alcooliques parisiens, il faudrait conclure que le cumin mêlé au rhum, l'air et l'esprit du pays constitueraient pour les centres du Nord autant d'éléments épileptogènes autrement actifs que l'absinthe ».

On ne peut donc pas admettre l'opinion absolue de M. Magnan ; mais nous sommes entièrement d'accord avec le Dr Lancereaux, en reconnaissant avec lui des degrés dans l'intoxication alcoolique, suivant la qualité des boissons spiritueuses.

Le Dr Lancereaux admet, au point de vue clinique, trois ordres d'intoxication, par le vin, les alcools, l'absinthe et les liqueurs similaires. L'intoxication par l'*absinthe* et les *liqueurs similaires* qui renferment des huiles essentielles est une des plus graves ; elle provoque très fréquemment l'épilepsie. Il en est de même du vin blanc livré à la consommation de la classe ouvrière à Paris : nous avons souvent observé des attaques et des vertiges épileptiques à la suite d'excès commis avec cette boisson, surtout chez les ouvriers qui ont l'habitude de boire du vin blanc à jeun.

L'intoxication agit avec d'autant plus de violence, que l'individu se trouve dans des conditions organiques plus défavorables, c'est ce que l'on remarque, par exemple, à la période de convalescence d'une affection somatique plus ou moins grave.

Troubles psychiques. — La peur, l'angoisse, la frayeur, sont les symptômes prédominants et parfois les plus caractéristiques de l'accès d'alcoolisme. On peut même dire que cette disposition morale

(1) Cadéac, *Sémiologie diagnostic de traitement des maladies des Animaux domestiques*, Paris, 1894, tome II (*Encyclopédie vétérinaire*).
(2) Samt, *Arch. f. Psychiatrie*, p. 146, 1875.

particulière est bien réellement le principe générateur, et comme le terrain sur lequel se développent les autres manifestations morbides, telles que les hallucinations, les idées de suicide, le délire de persécution, les actes extravagants.

La *physionomie* porte l'empreinte caractéristique du sentiment qui saisit le malade, soit que la terreur paralyse ses mouvements et le cloue pour ainsi dire à la même place, soit qu'elle précipite sa fuite, comme on l'observe encore (Voir fig. 24).

La *fuite*, sous l'influence de la frayeur et des hallucinations, est un fait significatif dans l'alcoolisme. L'individu s'élance à travers l'espace, sans réflexion comme sans hésitation, brisant les obstacles qui se rencontrent sur sa route et frappant ceux qui cherchent à arrêter sa course insensée; il se jette par les fenêtres, comme par les portes, des hauteurs les plus élevées, sans souci du péril qu'il ne voit pas, se donnant même quelquefois volontairement la mort pour échapper à un danger chimérique. On voit chez ces malheureux, avec la perte de toute conscience, une impossibilité complète de juger et d'apprécier les conditions particulières et anormales dans lesquelles ils se trouvent placés.

Le nommé D..., pris d'un accès d'alcoolisme aigu, voit apparaître tout à coup un homme devant lui, tout petit d'abord, qui devient très grand ensuite; ce fantôme lui parle et disparaît aussitôt sous la forme d'une flamme; saisi de frayeur il se sauve, emportant sa chemise sous son bras, et n'ayant d'autre vêtement que son pantalon.

Un autre, le nommé L..., sort presque nu de son logement; il avait vu des chiens, des chats, des lapins courir autour de lui, il avait entendu des coups de tonnerre, etc.; il ne tarde pas cependant à reprendre le calme de son esprit et à revenir à une appréciation plus raisonnable, mais il conserve longtemps l'idée fixe que la femme de son patron avait mis dans sa boisson une substance nuisible.

On a désigné sous le nom de *panophobie* une affection mentale qui se manifeste principalement par une sorte d'angoisse, sans être accompagnée en général d'hallucinations, ni de délire systématisé, et dans laquelle le malade ne peut rendre compte de la frayeur qui le saisit; il ne sait pas pourquoi il a peur. On rencontre quelque chose d'analogue dans l'alcoolisme; il est rare cependant que l'état de dépression morale n'engendre pas rapidement le délire sensoriel si caractéristique, et pour lequel l'excitation des organes de la sensibilité crée une prédisposition particulière.

Quelquefois on ne trouve, comme symptôme spécial, que des *interprétations délirantes* ou des croyances erronées qui ne peuvent s'expliquer ni par des hallucinations, ni même par les angoisses et la frayeur qui semblent constamment dominer l'alcoolique.

Le nommé D..., par exemple, prétend qu'on va enterrer ses enfants, il ne sait pourquoi il a cette singulière idée, personne ne le lui a dit, au contraire on lui a assuré que ses enfants n'étaient pas malades; mais il ne peut détacher son esprit de cette préoccupation.

Un autre se reproche d'avoir commis les plus grands crimes, rien ne peut lui enlever cette pensée.

On voit dans ces conditions, une foule de malades s'accuser à la police de crimes imaginaires. C'est ainsi qu'après le crime de Pantin, un grand nombre d'ivrognes sont venus se dénoncer comme complices de Troppmann.

Les interprétations délirantes sont nombreuses et fort différentes les unes des autres; l'idée du poison est l'une de celles que l'on rencontre le plus fréquemment. Ce *délire de persécution* survient ordinairement à la suite d'accès répétés d'alcoolisme, et souvent dans les cas de prédisposition héréditaire ; il rend d'habitude les malades fort dangereux.

Ch... accuse sa femme de le tourmenter de diverses manières, de lui mettre, pour arriver à ses fins, des poudres dans ce qu'il mange, d'arrêter la circulation du sang; les violences auxquelles il se livre oblige celle-ci, qui ne croyait pas à un dérangement d'esprit chez son mari, à s'adresser à la justice pour obtenir une séparation de corps.

Un autre malade est en proie, depuis plus de huit jours, à une insomnie et à une agitation que rien ne peut calmer. Il s'imagine que tout le monde dans le quartier lui en veut; que tout ce qui se passe autour de lui est fait pour le contrarier; que les marchands de vin préparent pour lui des bouteilles de différentes couleurs; qu'on le regarde de travers, etc.

Toutes ces interprétations délirantes, comme les hallucinations elles-mêmes, présentent une physionomie caractéristique en rapport avec la disposition morale que détermine l'alcoolisme, et qui est comme le point de départ et pour ainsi dire le pivot autour duquel elles tournent.

Les *idées de suicide*, chez les individus atteints d'alcoolisme, rentrent dans la même catégorie de phénomènes; elles diffèrent de celles que l'on observe dans d'autres formes d'aliénation en ce sens qu'elles se manifestent le plus souvent sous l'influence de conditions particulières et accidentelles. Rien n'est plus commun que les tentatives de suicide à la suite d'excès alcooliques accidentels ou prolongés ; les relevés statistiques présentent, sous ce rapport, les faits les plus incontestables.

En France, les suicides par ivrognerie habituelle, qui étaient en 1848 de 142, atteignaient en 1868 le chiffre de 471, chiffre qui marque l'effrayante progression de l'alcoolisme : on compte en général, un suicide de femmes sur 7 suicides d'hommes par le fait de l'ivrognerie habituelle (1).

L'habitude de la boisson détermine peu à peu chez celui qui s'y adonne un dégoût profond de l'existence. Un certain nombre de ces malheureux ont conscience de leur impuissance et de leur dégradation morale; ils se sentent incapables de s'arrêter sur la pente dangereuse où ils se sont laissé entraîner; leurs forces morales et l'énergie qu'ils retrouveraient dans l'accomplissement du devoir, présentent une défaillance qu'ils ne peuvent plus surmonter; rien ne peut vaincre leur découragement, l'idée de suicide les poursuit alors comme le seul remède à une existence qui n'est plus qu'une source de regrets et d'amères déceptions; elle leur apparaît comme l'unique moyen d'en finir avec des souffrances morales intolérables.

Il est même des malades tombés dans un anéantissement voisin de la *stupeur*, qui semblent incapables d'aucune espèce d'initiative et qui, cependant, malgré l'état de prostration et d'indifférence dans lequel ils semblent plongés, sont continuellement dominés par des idées de suicide dont ils ne peuvent donner aucun motif plausible; ce que l'on observe surtout chez eux, c'est le sentiment exagéré de leur indignité (*formes mélancoliques de l'alcoolisme*).

L'idée de suicide, loin de se développer lentement et de se préparer à l'avance, se manifeste le plus souvent brusquement; l'individu ne pouvant plus opposer la moindre résistance à l'impulsion qui le saisit, la met tout à coup à exécution; nous verrons plus loin que cet affaissement moral est précisément l'un des effets les plus ordinaires des excès alcooliques, lorsque surtout ceux-ci sont répétés et prolongés.

Mais, dans la plupart des cas, le suicide est, comme on le sait, la conséquence directe des hallucinations et des manifestations délirantes que développe l'alcoolisme. Il est des malades qui commettent, chaque fois qu'ils reprennent leurs habitudes de boisson, les mêmes tentatives de suicide.

Le nommé C... a été plusieurs fois aliéné à la suite d'excès de boisson. Chaque fois qu'il commet de nouveaux excès, il va régulièrement se jeter à à la Seine. Il devient méchant, pleure comme un enfant, souffre de céphalalgie, d'insomnie, de sensations douloureuses dans diverses parties du corps. Il dit lui-même qu'il n'a pas la tête forte; il cède, en effet, sans leur opposer le moindre effort, aux *impulsions* qui viennent le dominer. Il s'est cassé une fois la cuisse en sautant par la fenêtre d'un premier étage.

L'insomnie, les rêves, les cauchemars sont l'une des particularités caractéristiques de l'alcoolisme, surtout à sa période aiguë.

Le *sommeil* est, en général, interrompu par des *cauchemars* affreux

(1) Decaisne, *Compte rendu de l'Académie des sciences*, 5 juin 1871, et *Annales d'hygiène*.

qui rappellent les hallucinations et les sensations pénibles qui se sont produites pendant la veille.

Au moment où le malade fatigué sent ses paupières s'appesantir, et où il espère voir apporter à ses souffrances un repos si désiré et si nécessaire, les terreurs les plus vives et les visions les plus effrayantes viennent de nouveau assiéger son esprit; il se réveille en sursaut, en proie aux plus violentes angoisses, le corps baigné de sueur.

L'insomnie, l'agitation nocturne, les cauchemars peuvent persister longtemps après que les principaux caractères du délire alcoolique ont disparu; et il y a là une indication pour le médecin, qui ne doit pas croire à la guérison, tant que se manifeste cette impressionnabilité particulière.

La *mémoire* présente aussi, dans l'alcoolisme, des particularités intéressantes à signaler. Elle s'affaiblit progressivement dans les affections qui tendent à la démence et à la paralysie; elle est alors en rapport direct avec le degré d'affaiblissement des autres facultés, qui caractérise ces maladies.

Lorsque le délire alcoolique est intense, la mémoire reste longtemps confuse; mais le souvenir reparaît peu à peu, d'autant plus net que l'individu reprend davantage la possession de lui-même et l'usage normal de ses facultés.

La perte de la mémoire est accidentelle dans deux circonstances principales : à la suite des attaques épileptiformes d'origine alcoolique, et dans les accès d'alcoolisme portés au plus haut degré d'intensité. L'*amnésie* n'existe alors que pour les faits qui se sont passés, à la suite de l'attaque convulsive, pendant la période de délire qui en est la conséquence. Les individus ne peuvent fournir les moindres explications; ils conservent tout au plus, dans quelques cas, un souvenir extrêmement confus. C'est là un symptôme caractéristique de la plupart des *délires transitoires*, sous l'influence desquels on voit se produire les aberrations les plus étranges et souvent aussi les impulsions les plus dangereuses. Les malades ne peuvent en indiquer les mobiles ni rappeler les circonstances au milieu desquelles ils se sont livrés à des actes regrettables.

En *résumé*, l'intoxication alcoolique détermine un ensemble de symptômes particuliers; on les retrouve à travers les manifestations délirantes que l'individu peut présenter, et ils permettent d'établir, dans de nombreuses circonstances, le diagnostic différentiel.

L'alcoolisme imprime à la longue, chez celui qui en est atteint, une sorte d'affaissement. L'individu devient pusillanime, sans énergie, hors d'état d'opposer la moindre résistance aux affections psychiques ou morales qui peuvent l'atteindre. Il est sans défense en face des émotions les plus insignifiantes qui viennent exercer sur lui une action nullement en rapport avec la cause qui l'a fait naître. On le voit perdre tout sang-froid en présence des situations les moins périlleuses, et concevoir sans motifs les craintes les plus déraisonnables ; ses efforts restent impuissants pour dominer l'agitation qui s'empare de lui et qui bouleverse son esprit.

De même, on voit les états fébriles les plus légers revêtir tout à coup un caractère de gravité inattendu, et présenter des manifestations délirantes que ne saurait expliquer la maladie incidente qui les produit.

On ne peut également nier le rôle de la *prédisposition* héréditaire pour développer, conjointement avec l'alcoolisme, l'une ou l'autre des diverses formes d'aliénation mentale. Les moindres excès suffisent à provoquer des accidents graves, de délire, chez les individus prédisposés : c'est ce que l'on a appelé l'*ivresse pathologique*. Les faits qui prouvent l'influence héréditaire ont nombreux et incontestables, et l'on n'a, pour citer des exemples, que l'embarras du choix.

ARTICLE II

DÉLIRE ALCOOLIQUE. FOLIES ALCOOLIQUES.

Nous examinerons les manifestations délirantes et les formes d'aliénation mentale qui peuvent être une conséquence plus ou moins directe de l'alcoolisme.

§ 1er. — IVRESSE.

L'un des premiers effets de l'intoxication par l'alcool est, on le sait, de provoquer l'ivresse. Nous dirons peu de choses de cet état si bien décrit par différents auteurs, et surtout par Delasiauve.

L'*ivresse* suit de près l'absorption de l'alcool ingéré en quantité excessive; elle se manifeste d'autant plus vite que les individus se livrent moins souvent à des excès alcooliques. On doit admettre aussi que certaines boissons spiritueuses exercent sur le système nerveux une action plus rapide, et développent quelquefois des accidents plus graves.

L'état ébrieux, d'après le Dr Fournier (1) auquel nous emprunterons une partie de cette description, comporte plusieurs degrés qui constituent en se succédant la scène complète de l'ivresse.

A un premier degré ce sont des phénomènes d'excitation ; l'œil est brillant, la circulation s'accélère, la chaleur s'accroît, les idées se pressent; la parole, le geste s'animent, etc. Puis l'individu éprouve un sentiment de vertige qui ne fait que s'accroître, l'intelligence s'obscurcit, les idées s'entremêlent, deviennent incohérentes, le bavardage devient inepte, et la raison, achevant de se perdre, ne tarde pas

(1) Alf. Fournier, article ALCOOLISME du *Dictionnaire de médecine et de chirurgie pratiques* de Jaccoud. Paris, 1864, t. I, p. 617.

à faire place au délire. Le visage trahit ce trouble profond des facultés, l'œil devient hébété, hagard, les paupières s'appesantissent et se ferment à demi. A ce moment l'individu n'a déjà plus la conscience de lui-même, il se livre à des actes extravagants.

Les facultés locomotrices subissent des troubles parallèles, il se produit un défaut d'équilibre ; l'homme, encore maître de sa raison, sent ses jambes mal assurées et marche de travers, il cherche autant que possible à dissimuler cet état. L'incertitude du mouvement s'accroît bientôt et se généralise, les mouvements deviennent indécis, la langue s'embarrasse et l'articulation des mots est de plus en plus difficile. Puis la station devient impossible, et après plusieurs chutes l'ivrogne finit par rester à terre, sans pouvoir se relever, dans un état de résolution musculaire absolue.

La sensibilité générale et spéciale se pervertit, se déprime et s'éteint. Ce sont d'abord des tintements, des bourdonnements d'oreilles, des troubles de la vue : l'œil ne distingue plus qu'à travers un brouillard, n'apprécie plus les distances, voit double, etc., puis la sensibilité générale s'éteint totalement.

« L'abolition de la sensibilité sous l'influence de l'alcool, dit le Dr Marvaud (1), était un fait connu bien longtemps avant la découverte des anesthésiques, et la torpeur ébrieuse a été utilisée dans quelques cas pour pratiquer certaines opérations chirurgicales. »

A cette période de l'ivresse, la rougeur de la face, les battements des artères du cou, le gonflement des jugulaires, la contraction des pupilles, la somnolence, puis le sommeil profond, décèlent manifestement l'état congestif qui se fait vers le cerveau.

D'abord accélérée, la respiration se ralentit, devient profonde, stertoreuse et embarrassée. La peau se couvre de sueur ; parfois des vomissements se manifestent, phénomène heureux en ce qu'il débarrasse le malade d'une partie de l'alcool ingéré.

Le dernier degré de l'ivresse est constitué par un état comateux d'où rien ne peut tirer le malade. L'intelligence, la motilité, la sensibilité, sont à la fois suspendues ; la température s'abaisse, la pupille se dilate, l'œil devient vitreux et atone. L'homme ivre n'est plus alors qu'un corps inerte, à face pâle ou livide, à pouls misérable, à respiration stertoreuse. Dans cet état on dit vulgairement qu'il est *ivre-mort*.

L'ivresse se juge habituellement par un sommeil profond pendant lequel se manifeste une transpiration abondante. Ce sommeil peut se prolonger seize, vingt-quatre et même quarante-huit heures dans les cas graves. Au réveil, si l'ivresse a été peu intense, le malade est guéri ; dans le cas contraire, il persiste pendant quelques jours un certain malaise, de la lourdeur de tête, de la courbature, accélération

(1) Marvaud, *l'Alcool*, 1872, p. 31.

légère du pouls, *crapularis febricula*, anorexie avec pesanteur épigastrique, langue saburrale, bouche pâteuse, soif, vomissements, parfois aussi diarrhée bilieuse, symptômes qui indiquent l'intolérance du tube digestif. Ce malaise se prolonge quelque temps sous forme d'embarras gastrique accompagné parfois d'ictère.

La mort peut être le résultat de l'ivresse, elle se produit généralement au milieu de symptômes d'apoplexie comateuse, stertor, lividité, embarras de la respiration. Quelquefois elle est très rapide, elle peut même être subite. Ces cas ne s'observent qu'à la suite de grands excès, d'ingestion excessive d'eau-de-vie (un demi-litre, un litre et même au delà). Ils semblent même être favorisés par certaines circonstances étrangères, impression soudaine d'un froid rigoureux, émotion vive, colère, rixe, etc. Flourens pense que la suspension des fonctions se produit lorsque les toxiques et les anesthésiques portent leur action sur le bulbe, et cette observation, d'après le Dr Racle, peut aussi s'appliquer à l'alcool.

Les enfants, les femmes, les sujets non habitués aux boissons spiritueuses sont rapidement étourdis par une faible dose d'alcool. De même la vacuité de l'estomac, les mélanges de vins de divers crus ou de diverses couleurs, l'animation du repas, l'excitation morale, etc., paraissent développer rapidement l'ivresse : il en est de même encore du passage subit d'un air froid à un air chaud (Alf. Fournier).

On a distingué deux sortes d'ivresse grave : l'une *apoplectiforme* est celle que nous venons de décrire ; l'autre est la *forme convulsive*. Certaines liqueurs, d'après le Dr Lancereaux (1), l'eau-de-vie de grains, de genièvre, les vins frelatés additionnés d'alcool, peuvent donner lieu à la forme convulsive. Dans ce dernier cas le malade éprouve une céphalalgie intense, les yeux sont brillants, hagards, les tendons agités de soubresauts, puis il survient une attaque convulsive ordinairement violente.

Les mâchoires sont serrées l'une contre l'autre, et les convulsions ne tardent pas à apparaître, pouvant simuler une attaque d'épilepsie ; les secousses convulsives s'étendent aux muscles de la face, aux membres, les dents grincent les unes contre les autres, une salive spumeuse, souvent sanguinolente, s'écoule de la bouche. L'attaque se prolonge plus longtemps que dans l'épilepsie simple ; elle est quelquefois suivie de plusieurs autres qui se succèdent à court intervalle. Elle fait place presque toujours à des accès d'agitation et de délire furieux. Alors les malades brisent, déchirent, détruisent les objets qui se trouvent à proximité. Les convulsions et le délire furieux qui les accompagnent ou qui en est la suite présentent une telle intensité, qu'il est nécessaire d'employer plusieurs personnes pour maîtriser le malade.

(1) Lancereaux, *Dict. encyclop. des sciences méd.*, art. ALCOOLISME.

Dans cette forme d'ivresse convulsive, on a remarqué que les membres exécutaient, plutôt que dans l'épilepsie simple, de grands mouvements, se tordaient d'une façon extraordinaire ou étaient pris de raideur tétanique; et les attaques convulsives décrites par le Dr Lancereaux, dans l'absinthisme, se rapprochent des attaques hystériques. Quoi qu'il en soit, l'individu perd toute conscience de ce qui se passe, et lorsque l'attaque est terminée, il ne conserve plus le moindre souvenir du terrible désordre qui s'est emparé de lui.

Cet état si alarmant en apparence, dit le Dr Alfred Fournier (1), se juge presque toujours en quelques heures d'une façon favorable. Ainsi, sur dix-huit cas observés par Parcy, aucun ne fut mortel. Le danger le plus réel consiste dans les blessures graves que se font ces malades pendant leurs accès.

A l'autopsie de ceux qui succombent à la suite de l'ivresse, on trouve tous les signes de la congestion cérébrale et pulmonaire et parfois une hémorrhagie méningée.

En résumé, l'alcool porte son action sur les centres nerveux. L'intelligence est atteinte la première, puis les fonctions locomotrices sont troublées, et d'abord aux membres inférieurs; les mouvements respiratoires ne sont modifiés qu'en dernier lieu.

L'altération fonctionnelle du système nerveux cérébro-spinal domine la série progressive des phénomènes morbides. A mesure que l'alcool s'accumule dans le système nerveux, les fonctions cérébro-spinales se pervertissent, s'affaiblissent et s'éteignent.

Les phénomènes vasculaires ne suffisent pas à eux seuls à expliquer les désordres du système nerveux. L'ivresse, dit Claude Bernard, ne peut être considérée uniquement comme une conséquence des modifications de la vascularisation générale qu'on observe pendant sa durée. Elle tient à la présence de l'alcool dans le sang et à son action directe sur les éléments nerveux.

Mais en quoi consiste cette action ? Certes, dans l'état actuel de la science, il serait difficile de répondre à une semblable question. On a émis les explications les plus hasardées.

On a invoqué une altération organique des éléments nerveux eux-mêmes, la compression des fibres et des cellules nerveuses par les vapeurs alcooliques ayant une tension élevée (2); la propriété pour les substances alcooliques de stupéfier, de cataleptiser les fibres nerveuses; car, ajoute Moleschott, la pensée est un mouvement de la matière, et les fibres cérébrales entrent en vibration sous l'influence de la pensée et de la volonté; l'alcool, après l'avoir excité, arrête ce mouvement de vibration. D'après le même auteur, les anesthésiques et l'alcool agissent de la même façon.

(1) Fournier, *op. cit.*
(2) Coze, *op. cit*

Toutes ces théories, dit le Dr Marvaud, ne reposent que sur des hypothèses hasardées, et il y a lieu d'attendre de nouvelles recherches.

En résumé, l'alcool agit sur le système nerveux : 1° par des modifications particulières qu'il apporte à la circulation cérébrale ; 2° par une action directe sur les éléments eux-mêmes, action encore inconnue dans sa nature et indéterminée dans ses caractères, mais qu'il est permis de rattacher sans doute à une lésion organique, soit passagère comme dans l'alcoolisme aigu, soit persistante comme dans l'alcoolisme chronique (1).

On doit constater seulement, ajoute le même auteur, que les phénomènes initiaux de l'intoxication alcoolique sont les troubles de l'intelligence et l'incertitude des mouvements. Ces résultats indiquent que le cerveau et le cervelet sont atteints en premier lieu, car il n'est pas besoin de s'appesantir sur le rôle que les physiologistes font jouer au cerveau, comme centre des facultés intellectuelles, et sur la faculté plus discutée cependant, dévolue au cervelet, comme centre d'équilibre et de coordination des mouvements.

Nous n'insisterons pas davantage sur les données de physiologie pathologique, qui ne peuvent encore reposer que sur des hypothèses plus ou moins ingénieuses ; on les trouvera exposées avec clarté dans le mémoire du Dr Marvaud, et nous reviendrons à l'étude symptomatologique, que nous avons plus particulièrement en vue.

L'ivresse présente des formes très diverses suivant les individus ; le vin est gai pour l'un, triste pour l'autre, violent pour celui-ci, tendre pour celui-là. Elle peut varier suivant les formes sous lesquelles l'alcool est ingéré, et les mélanges auxquels on l'associe. L'ivresse par l'eau-de-vie est plus profonde, par l'absinthe plus turbulente et plus agressive, etc. (2).

Folie transitoire. — L'ivresse peut aussi donner lieu à de véritables accès de *folie transitoire* (3), sous l'influence desquels l'individu présente un trouble des facultés plus ou moins considérable. On le voit alors commettre des actes fort dangereux, dont il ne conserve le plus souvent qu'un souvenir extrêmement confus, et qui peuvent donner lieu à des actions judiciaires dans lesquelles le médecin est appelé à intervenir. Entre l'ivresse proprement dite et l'accès de folie transitoire qui peut en être la conséquence, il existe des nuances parfois très difficiles à apprécier ; et celui-ci ne diffère parfois de l'ivresse que par sa durée qui dépasse l'effet ordinaire des boissons enivrantes.

En parcourant la relation des faits de ce genre, épars dans les

(1) Marvaud, *op. cit.*, p. 41.
(2) Fournier, *op. cit.*
(3) Voir *Manie transitoire*, p. 280.

recueils, il ne paraît pas bien difficile, au point de vue pratique, de séparer la folie transitoire, suite de l'ivresse, de l'ivresse proprement dite, et par conséquent de lui enlever le caractère d'imputabilité que la loi française assigne à l'ivresse (1).

Dans tous les cas de délire transitoire, dans ceux particulièrement qui surviennent à la suite d'excès alcooliques, les individus ne conservent qu'*un souvenir très confus* des circonstances au milieu desquelles les actes qui leur sont reprochés ont été commis. Ils ne peuvent se rappeler que d'une manière imparfaite les impulsions violentes qui les ont dominés, et presque toujours, après l'accès, ils tombent dans un état de prostration, de stupeur et d'hébétude.

Une femme citée par Toll, éprouvait, dès qu'elle avait bu, un désir irrésistible de mettre le feu à quelques maisons ; dès que la crise était passée elle avait horreur d'elle-même ; néanmoins elle n'avait pas commis moins de quatorze incendies.

Cette folie transitoire s'observerait plus souvent, d'après quelques auteurs, à la suite d'excès isolés et non habituels.

C'est sous l'influence d'un semblable délire qu'un certain nombre d'individus sont pris tout à coup d'idées impulsives brusques, et nullement motivées, auxquelles il leur est impossible de résister ; on les voit alors se pendre ou se jeter à la Seine sans qu'ils puissent indiquer, une fois revenus à eux-mêmes, le mobile des actions qu'ils ont accomplies ; ils affirment même qu'ils n'ont été guidés par aucune espèce de motifs, ils ont été dominés par une force dont ils ne se rendent pas compte et à laquelle ils ont obéi aveuglément. L'absinthe peut être regardée comme produisant à cet égard les effets les plus fâcheux.

L'un de nos malades nous offre un exemple caractéristique. Il est pris d'un délire transitoire, qui présente, chaque fois qu'il s'enivre, les mêmes caractères et ne dure que quelques heures. C'est un jeune homme âgé de vingt-neuf ans, bon ouvrier sculpteur et d'un caractère très doux ; il boit de l'absinthe et s'enivre intentionnellement avec cette liqueur lorsqu'il est contrarié. Aussitôt que se manifeste l'excitation alcoolique, il devient méchant et violent, et il est préférable alors de le laisser entièrement livré à lui-même sans lui faire la moindre observation. Dans cet état, en effet, il devient extrêmement dangereux ; ses idées n'ont plus de suite ; il marche devant lui sans but, le regard menaçant, frappant les murs avec son maillet de sculpteur et criant de toutes ses forces. L'orage s'apaise au bout de quelques heures, et après l'accès il ne lui reste qu'un léger embarras gastrique, un peu de fatigue, une perte complète de la mémoire pour tout ce qui s'est passé pendant la période d'excitation, et le regret profond des extravagances auxquelles il s'est livré.

(1) Marcé, *Traité des maladies mentales*, p. 639 et suiv.

§ 2. — ALCOOLISME AIGU.

L'alcoolisme aigu a reçu différentes dénominations ; on l'a désigné sous le nom *delirium tremens* (1), délire des ivrognes, folie ébrieuse, *crapula potatorum*, encéphalopathie crapuleuse, etc.

L'alcoolisme aigu se manifeste sous la forme d'accès, d'une durée plus ou moins longue, ordinairement à la suite d'excès alcooliques récents ; mais ces accès aigus apparaissent bien plus fréquemment chez les individus atteints d'*alcoolisme chronique*, indépendamment d'excès alcooliques récents et sous la seule influence de contrariétés, d'impressions morales plus ou moins vives, ou d'une maladie accidentelle.

Il s'accompagne en général, surtout au début, d'un léger état fébrile et d'embarras gastrique : le malade est altéré ; la langue est couverte d'un enduit saburral, quelquefois sèche ; on observe de l'inappétence, une constipation opiniâtre ; le pouls est quelquefois accéléré, la face injectée et la peau couverte de sueur, surtout dans les accès intenses.

La physionomie présente une expression en rapport avec les sensations, les idées et les hallucinations qui bouleversent l'esprit de l'alcoolique (Voir fig. 24) ; elle offre un mélange d'étonnement et d'hébétude ; les actes sont naturellement en corrélation avec l'état d'agitation et sont plus ou moins désordonnés ; l'insomnie est caractéristique et persiste longtemps, malgré les moyens employés pour la combattre ; elle disparaît peu à peu, au fur et à mesure que diminue l'excitation.

L'accès d'alcoolisme aigu se développe en général brusquement, le malade arrive rapidement à un état de surexcitation violente ; on observe quelquefois des signes prodromiques qui apparaissent un ou deux jours auparavant, et qui consistent dans une sorte de malaise, d'inquiétude, de fatigue, avec des sensations douloureuses mal définies, de l'insomnie, des cauchemars plus intenses ; puis le délire éclate, plus ou moins violent, et avec les caractères qui lui sont propres.

Ce *délire* est très caractéristique, et il présente pour ainsi dire la même physionomie chez tous les malades. Ce qui lui donne un cachet particulier, ce sont les hallucinations de la vue et de l'ouïe, les terreurs qui les accompagnent, les actes violents qu'elles déterminent, enfin les troubles de la sensibilité et de la motilité qui sont inséparables de ce désordre des facultés.

Les signes morbides, que nous avons décrits dans l'étude précédente, se présentent ici d'une manière plus intense et plus aiguë.

Le délire sensoriel est bien certainement le phénomène prédominant et le plus apparent ; c'est celui qui frappe le plus l'esprit du

(1) Rayer, *Mémoire sur le delirium tremens*. Paris, 1819.

malade, et dont il conserve, surtout pendant les premiers jours, le souvenir le plus vivace. Ce délire présente souvent le caractère d'un délire systématisé aigu, suivant l'expression des auteurs allemands, en ce sens que les récits des malades s'enchaînent avec une certaine logique, malgré la rapidité des scènes qui se déroulent devant le malade. [Voir entre autres les observations détaillées que nous avons publiées ailleurs (1).]

Les troubles de la vue sont nombreux et pathognomoniques ; ils sont en rapport avec l'état de frayeur et d'angoisse. La mobilité et l'espèce de trémulation et de transformation, d'éloignement et de rapprochement, que présentent les images perçues par le malade, deviennent pour lui la cause d'une vive perplexité ; il les explique par la magie et la sorcellerie, et conçoit à l'égard de ceux qui l'entourent des sentiments de méfiance.

Une des singularités les plus remarquables et les plus caractéristiques de l'accès d'alcoolisme aigu, c'est la vue d'animaux qui prennent les formes les plus diverses et plus effrayantes les unes que les autres : chats, chiens, rats, bêtes féroces de toutes sorte, crapauds, araignées, sauterelles voltigent et sautent de tous côtés, grimpent après les murs, sortent du plancher, du plafond, et causent au malade une inexprimable terreur.

Les *hallucinations de la vue* cependant peuvent reproduire d'autres images, mais elles s'accompagnent toujours d'une excessive frayeur : ce sont des gens armés, des bandes d'assassins qui courent à la poursuite du malheureux halluciné et dont il cherche à fuir les redoutables menaces. Ou bien encore, ce sont des apparitions, des spectres, des fantômes, des tableaux sanglants, des scènes de meurtre, de carnage, dont le malade cherche en vain à éloigner de ses regards l'affreux spectacle.

On observe encore du côté de la vue d'autres désordres qui se rattachent à l'hyperesthésie des organes de la sensibilité spéciale ; telles sont les lueurs, les flammes, les étincelles, la couleur rouge que revêtent les objets, les douleurs que les individus ressentent au fond des yeux et les sensations bizarres qu'ils accusent de ce côté. On peut enfin constater quelques-uns des symptômes déjà indiqués, tels que la diplopie, l'amblyopie, l'affaiblissement plus ou moins momentané de la vue, qui ne permet de distinguer les objets qu'à travers une sorte de nuage, de brouillard, etc.

Les *hallucinations de l'ouïe* sont également fréquentes et caractéristiques dans l'accès d'alcoolisme aigu ; les malades se plaignent de bruits insupportables, de tintements, de bourdonnements d'oreilles, de craquements, de coups de fusil, de sifflements, de bruits de trom-

(1) Dagonet, *Du rêve et du délire alcoolique* (*Ann. méd.-psych.*, 1889).

pettes, etc., ou bien ils entendent des voix en rapport avec leur état de dépression morale ; ce sont des menaces de mort, des accusations de crimes imaginaires ; l'individu entend dire qu'il sera tué, guillotiné, mutilé, scalpé ; qu'on le brûlera à petit feu, qu'on fera des boutons avec ses os, etc... ; il entend les cris sauvages et les hurlements des loups, des lions, des hyènes qui s'apprêtent à le dévorer ; toutes ces sensations lui causent, on le comprend, la frayeur et l'agitation les plus vives.

« Le délire, dit le docteur A. Fournier, est en quelque sorte moulé sur les hallucinations ; le malade crie au feu, appelle au secours, veut fuir les flammes, sauver les personnes du danger, etc.

» La tendance à s'échapper, qui en est le corollaire logique, se présente comme le phénomène le plus naturel et le plus remarquable. L'individu est ici conséquent avec son délire ; il fuit les brigands, les voleurs, les animaux qui veulent le dévorer. Il se précipite par toutes les issues, et quelquefois, en raison du trouble des facultés qui dénature les objets extérieurs, il donne de la tête contre les murs, se jette par la fenêtre, dans la rivière, etc. Quelqu'un s'efforce-t-il de le contenir, il le prend pour un assaillant, et se défend contre lui. »

On a remarqué, qu'au milieu même de ces excitations désordonnées, au plus fort du délire, la conscience était rarement anéantie. En interpellant vivement le malade, en lui parlant haut et sur le ton de l'autorité, on peut presque toujours fixer son attention et interrompre le délire. Mais la résipiscence n'est jamais que momentanée, les hallucinations et le délire ne tardent pas à reparaître.

La mémoire reste intacte, même au milieu des interprétations délirantes nombreuses et souvent confuses, au milieu desquelles le malade s'agite ; et plus tard il peut, plus ou moins exactement, rendre compte non seulement des circonstances qui ont déterminé l'explosion du délire, mais encore des phénomènes psychologiques qui l'ont caractérisé.

La *frayeur* et l'*angoisse* sont, nous l'avons dit, l'un des phénomènes caractéristiques de l'accès d'alcoolisme aigu ; elles présentent à des degrés variables.

L'individu est effrayé de ce qu'il sent et de ce qu'il perçoit, mais quelquefois aussi il a des frayeurs qui ne sont nullement motivées ; il ne sait pas pourquoi il a peur ; il reste immobile, cloué à la même place, sans pouvoir indiquer la cause de sa terreur. C'est lorsque celle-ci est portée au plus haut degré qu'on voit ces malheureux marcher et courir devant eux, sans savoir où ils vont, brisant et frappant tous les obstacles qui s'opposent à leur fuite ; dans d'autres circonstances, on les voit se rendre simplement au poste pour réclamer de l'autorité aide et protection.

Les idées fixes sont naturellement en rapport avec les phénomènes que nous venons de décrire. Un grand nombre de malades sont dominés par l'*idée du poison*, et tout ce qui les entoure devient pour eux l'objet d'interprétations délirantes. D'autres sont en proie à des *idées de suicide*; ils cherchent à se tuer, tantôt pour échapper à un danger imaginaire, tantôt pour obéir aux voix qu'ils entendent, qui leur disent qu'ils sont les plus méprisables des homme et qu'ils doivent disparaître par conséquent de la surface de la terre; ceux-ci périssent par accident parce qu'ils n'ont pas aperçu le danger auquel ils s'exposaient; ceux-là enfin s'ôtent la vie pour obéir à des impulsions isolées, absolument accidentelles et indépendantes de toute espèce de mobile.

Ce qui donne aussi à ce délire alcoolique un caractère spécial, ce sont les troubles de la motilité et de la sensibilité, extrêmement accentués dans les premiers jours, mais qui ne tardent pas à disparaître. Nous ne rappellerons qu'en peu de mots ce qui a été dit à ce sujet dans la première partie de ce travail.

Les *troubles de la motilité* que l'on observe dans le *delirium tremens*, ainsi que le remarque le docteur Fournier consistent presque exclusivement en une agitation convulsive du système musculaire. Le tremblement est surtout remarquable aux lèvres, à la face, à la langue, aux mains et dans les membres. De là, ajoute l'auteur que nous citons, des troubles fonctionnels corrélatifs: la parole est saccadée, l'attitude incertaine, les mouvements indécis, les malades sont maladroits; s'ils veulent boire, ils ne portent le verre à la bouche qu'avec de grands efforts, et répandent une partie du liquide; s'ils marchent, la progression est mal assurée, vacillante et ne se fait pas en mesure. La contraction musculaire en un mot manque de précision, de coordination; elle est pervertie plutôt que diminuée. Dans quelques cas, le tremblement se généralise et constitue une sorte de frémissement universel; 'e malade semble alors vibrer tout entier sous la main (1).

En même temps ces individus ressentent une céphalalgie ordinairement violente, accompagnée quelquefois de vertiges, d'étourdissements, et d'une insomnie opiniâtre que rien ne peut vaincre.

Les troubles *hyperesthésiques* se manifestent avec une intensité plus ou moins grande; les malades se plaignent de sensations pénibles, circonscrites à une région ou généralisées, superficielles ou profondes, qu'ils désignent presque toujours par une dénomination bizarre.

Ils accusent des fourmillements, des picotements, des démangeaisons à la surface de la peau, qui leur font croire que leurs habits sont pleins de vermine, que leur corps est couvert de fils qu'ils déroulent s'en pouvoir s'en débarrasser; ou bien ce sont des souffrances plus violentes situées plus profondément, une sensation de brûlure, de morsure, de crampes des doigts, des membres, des mollets, enfin de véritables

(1) A. Fournier, *op. cit.*

douleurs fulgurantes qui semblent siéger dans la continuité des os. Toutes ces douleurs extraordinaires augmentent la violence du délire et l'intensité des interprétations erronées. On peut encore observer des mouvements spasmodiques, des soubresauts des tendons et des secousses que les malades comparent à des commotions électriques.

Tels sont, à un point de vue général, les symptômes qui caractérisent l'accès d'alcoolisme aigu; ils présentent naturellement tous les degrés, toutes les nuances possibles; ils peuvent être portés jusqu'à l'état paroxystique le plus effroyable; mais ils disparaissent assez rapidement. Tantôt le délire est calme, à peine apparent; on ne constate qu'une sorte d'agitation, une vague appréhension, de l'insomnie, et le tremblement caractéristique; tantôt au contraire le délire est des plus violents, l'individu est en proie à la terreur la plus épouvantable, obsédé par les hallucinations les plus effrayantes, dominé par les idées fixes les plus terribles qui le portent par suite aux actes les plus redoutables.

Delirium tremens fébrile. — Le docteur Delasiauve (1) a décrit de la manière suivante cette *forme suraiguë* de l'alcoolisme. « Ce qui distingue surtout cette forme, dit-il, c'est la prodigieuse activité nerveuse. Le malade n'a ni paix ni trêve; aucune partie du corps n'est exempte d'agitation. Les *membres tremblent*, la face vultueuse, rouge, violacée même, grimace par le frémissement prononcé des muscles, les yeux roulent dans les orbites. La *peau chaude et brûlante* s'humecte d'une sueur profonde, la langue peut conserver sa fraicheur naturelle, mais elle est plus souvent desséchée et couverte, de même que les lèvres, de croûtes *fuligineuses*. Communément la soif est vive, inextinguible; la respiration est plus ou moins gênée, l'expression des traits indique une altération profonde. Quant au pouls, tantôt il est accéléré et déprimé, d'autres fois il contraste par son rhythme normal avec l'ensemble des symptômes. L'incohérence est complète, et tour à tour se peignent à l'esprit les scènes les plus désordonnées. Les paroles se pressent dans la bouche en phrases saccadées, entrecoupées et souvent inintelligibles. Le malade est dans un état d'incessante et de violente agitation, et pour le contenir on est obligé de l'attacher sur son lit ou de le faire maintenir par plusieurs personnes. Enfin on peut observer des secousses convulsives, des rigidités tétaniques et des crises épileptiques. »

Cette forme offre une gravité particulière et se termine fréquemment par la mort. De nombreux auteurs ont depuis insisté sur cette forme fébrile, parmi lesquels Marcé, Lasègue, etc. M. Magnan (2) s'exprime ainsi: « On s'accorde généralement à donner aux accidents suraigus de l'alcoolisme la même dénomination de *delirium tremens*, dont

(1) Delasiauve, *Revue médicale française et étrangère*, 30 avril 1852.
(2) Magnan, *De l'alcoolisme*. Paris, 1874, p. 3.

on admet deux formes : l'une, fébrile et grave l'autre apyrétique et généralement bénigne. »

La *forme maniaque* est la plus fréquente. Sous l'influence des hallucinations, des frayeurs qui ne cessent de l'agiter, des voix qu'il entend, le malade témoigne de l'incohérence la plus complète et se livre aux actes les plus désordonnés.

Dans la *forme mélancolique* la dépression est plus ou moins considérable, l'individu se croit en prison, s'imagine qu'il va passer devant un tribunal; on l'accuse de différents crimes. Il est sombre, inquiet, défiant, effrayé; il cherche à fuir, quelquefois même il conçoit des idées d'homicide et de suicide. A un degré plus élevé, sous l'influence des terreurs qui le dominent, des supplices qu'il redoute, épouvanté, il reste immobile dans un état de complète *stupeur* (Voir *Stupidité*, p. 344.)

Ces états peuvent se combiner entre eux et déterminer des formes mixtes; mais ces manifestations délirantes sont sans action sur la marche de la maladie, elles ne donnent lieu à aucune indication thérapeutique, elles n'ont qu'une importance secondaire.

« Les idées au caractère expansif, gaies ou ambitieuses, se montrent exceptionnellement, ajoute M. Magnan, chez les alcooliques aigus; dans l'alcoolisme chronique le délire ambitieux a plus d'importance puisque dans certains cas douteux, il peut faire craindre la tendance de l'alcoolisme chronique vers la paralysie générale. »

Épilepsie alcoolique (1). — L'une des formes les plus graves de l'alcoolisme aigu est celle qui s'accompagne de convulsions épileptiques ou épileptiformes.

L'épilepsie alcoolique se montre plus souvent dans l'alcoolisme chronique que dans l'alcoolisme aigu; dans ce dernier cas, les attaques se manifestent, d'ordinaire, d'une manière accidentelle, et disparaissent avec la cause qui les a produites.

L'épilepsie alcoolique ne doit véritablement prendre ce nom que lorsqu'elle constitue une forme définitive, dans laquelle on voit les convulsions se reproduire, sans cause appréciable, comme par une sorte d'habitude acquise; les attaques alors ne présentent pas une violence particulière, elles n'exercent pas enfin sur l'intelligence une atteinte plus profonde, et elles ne nuisent pas à l'existence plus qu'on ne l'observe dans d'autres circonstances. Cette variété d'épilepsie est l'une des manifestations de l'alcoolisme chronique que nous étudierons plus loin.

« L'épilepsie alcoolique, dit M. Magnan (2), n'est pas, comme on le pense généralement, la plus haute expression des troubles de la motilité chez les alcooliques; ce n'est pas le degré le plus élevé de cette trémulation générale que l'on trouve dans le *delirium tremens*; c'est un

(1) Voy. p. 549 et, plus loin, *Alcoolisme chronique*.

(2) Magnan, *loc. cit.*, p. 80.

accident d'un autre ordre qui se surajoute aux autres phénomènes moteurs. Il suffit pour s'en convaincre d'observer les circonstances au milieu desquelles les attaques se produisent. Tantôt elles surprennent les malades au début, tantôt au déclin de l'accès du délire alcoolique, quand le tremblement est peu accusé; d'autres fois, au contraire, elles se montrent au milieu de l'accès quand le tremblement est à son apogée; mais quel que soit le moment de l'apparition de l'attaque, le tremblement reste, après elle, ce qu'il était avant. »

Les attaques convulsives sont précédées, mais bien plus souvent suivies, dans l'alcoolisme aigu, d'un trouble intellectuel profond, dans lequel on peut remarquer une agitation considérable, l'altération des traits, un délire furieux, des hallucinations intenses et des impulsions au suicide et à l'homicide. Lorsque le délire a cessé, le malade ne conserve plus le moindre souvenir de ce qui s'est passé pendant son agitation.

Le *délire impulsif* peut être l'une des manifestations prédominantes de l'accès d'alcoolisme aigu ; on voit alors le malade dominé par des idées de meurtres ou des idées de suicide qui peuvent le rendre extrêmement dangereux. Ces impulsions violentes se rattachent dans ce cas directement à l'intoxication même ; elles cessent au bout de quelques heures, en même temps que disparaît l'accès d'alcoolisme. C'est un délire absolument transitoire, qui reconnaît comme cause l'irritation déterminée par l'alcool sur les diverses parties du système nerveux.

Le nommé R... avait été contrarié dans la journée, et s'était mis à boire de l'absinthe; dans la soirée, au moment de se coucher, il est pris d'une sorte de délire furieux; il sort de chez lui, nu-pieds, et armé d'une hachette pour aller tuer sa sœur, qui demeurait à une certaine distance de chez lui ; arrivé chez elle ses dispositions changent, il quitte la hachette et se laisse tranquillement reconduire à son logis. Il ne s'est d'ailleurs plus rappelé ce qui s'était passé sous l'influence du délire auquel il avait été en proie. Huit jours auparavant, à la suite des mêmes excès, il avait rêvé qu'on voulait tuer son frère, et il avait conservé de ce rêve la plus vive impression. Cet homme présentait d'ailleurs les signes de l'alcoolisme porté à un certain degré d'intensité : il avait des hallucinations caractéristiques, il voyait des animaux qui sautaient et subissaient toutes sortes de transformations ; on observait les mouvements spasmodiques des muscles de la face et le tremblement de la langue; il ressentait de la céphalalgie, des secousses dans les membres, des fourmillements dans les jambes, une sensation de brûlure dans le corps, etc.

Nous verrons plus loin que c'est surtout dans l'alcoolisme chronique que l'on rencontre un affaiblissement de la volonté porté à un tel degré que les individus restent incapables d'opposer la moindre résistance aux désirs impulsifs qui peuvent les surprendre ; et c'est là ce qui rend encore plus graves certains accès d'alcoolisme aigu qui viennent, en quelque sorte, se greffer sur l'alcoolisme chronique.

L'accès d'alcoolisme aigu est généralement de *courte durée*. Ware estimait que sa durée moyenne oscillait le plus ordinairement entre deux et trois jours; il se prolonge parfois quatre à six jours, rarement au delà ; on l'a vu durer trois ou quatre semaines, mais ce sont des faits exceptionnels. L'exacerbation du délire a lieu surtout à l'approche de la nuit; enfin on peut observer des rémissions et des fluctuations notables.

La *guérison* est obtenue dans la grande majorité des cas; il est à remarquer que souvent, après la cessation des principaux accidents, on voit persister pendant quelque temps une disposition aux rêves, aux cauchemars, enfin à ces sortes d'hallucinations que l'on a désignées sous le nom d'*hypnagogiques*. En un mot, le délire sensoriel tend à reparaître au moment où l'individu commence à perdre la possession de lui-même, c'est-à-dire dans l'état intermédiaire à la veille et au sommeil, et l'agitation qui en résulte vient par suite empêcher un repos qui lui serait si nécessaire.

Les malades peuvent conserver dans la période de convalescence, pendant plus ou moins longtemps, une croyance absolue à la réalité des sensations erronées dont ils ont été le jouet; de même ils continuent à croire aux persécutions imaginaires, et aux tentatives d'empoisonnement dont ils se plaignent d'avoir été l'objet; ils affirment, par exemple, qu'on a mêlé à leurs aliments, à leurs boissons, des substances nuisibles.

Tant que l'insomnie et que cette disposition aux rêves et à ces fausses appréciations persistent, on ne doit pas considérer le malade comme guéri.

Il arrive quelquefois qu'après la cessation des accidents aigus, les désordres se continuent avec une physionomie toute différente, et qu'ils viennent alors caractériser l'une ou l'autre des différentes formes d'aliénation que nous décrirons plus loin ; mais, nous le verrons aussi, celles-ci peuvent encore se développer sans être nécessairement précédées de l'accès d'alcoolisme aigu.

La *mort* survient dans quelques circonstances à la suite de l'état d'excessive agitation et d'adynamie profonde qui en résulte, à la suite d'une congestion cérébrale et pulmonaire, quelquefois consécutivement à des attaques convulsives; la terminaison funeste s'observe surtout dans la forme suraiguë de cette maladie.

Les *lésions anatomiques* rencontrées à l'autopsie sont communément l'injection veineuse intense des méninges, la congestion du cerveau et des différents viscères ; le sang est noir, poisseux, il ne s'oxydait pas et les malades semblent morts d'asphyxie. Ces lésions du sang sont l'effet direct de l'intoxication et paraissent bien autrement graves que les lésions des centres nerveux, qui sont souvent peu appréciables.

Le *traitement* de semblables accès doit consister dans l'usage de moyens calmants; les bains tièdes un peu prolongés, les lotions froides sur la tête, de légers purgatifs; s'efforcer de conserver les forces du malade par une alimentation appropriée, par le lait; telles sont les indications qui nous ont paru devoir être suivies en pareille circonstance. L'opium, les médicaments actifs, le chloral, auxquels on pourra recourir souvent avec succès, présentent parfois des inconvénients.

Le traitement moral doit agir, autant que possible, concurremment avec le traitement médical. Rassurer le malade, calmer par toutes sortes d'égards et de paroles affectueuses ses angoisses et ses sinistres appréhensions, lui faire comprendre que ce qu'il ressent dépend uniquement d'une surexcitation cérébrale, relever son moral déprimé, le placer dans les conditions d'isolement les plus favorables pour lui faire reprendre le calme intérieur et la possession de lui-même, éviter les moyens de contrainte, telles sont les conditions que l'on cherche à remplir avec avantage, et qui permettront dans la plupart des cas d'abréger la durée de la maladie.

§ 3. — ALCOOLISME CHRONIQUE.

Avant d'examiner les formes d'aliénation mentale qui peuvent être la conséquence d'excès alcooliques répétés, il nous paraît utile de résumer d'une manière très succincte les principales particularités qui caractérisent l'*alcoolisme chronique*.

Sous cette dénomination, on comprend un certain nombre de phénomènes morbides plus ou moins permanents qui dépendent de l'altération survenue dans les différentes fonctions de l'économie, par suite de l'intoxication prolongée par l'alcool.

Sans doute l'altération fonctionnelle peut atteindre simultanément ou plus particulièrement l'un ou l'autre des différents appareils de l'organisme; mais l'on doit admettre que, dans tous les cas, le système cérébro-spinal est le premier lésé.

L'alcoolisme chronique, dit le docteur Lancereaux (1), s'accompagne de la dégénérescence graisseuse ou d'une inflammation spéciale non suppurative des organes; il en résulte divers symptômes qui dépendent de ces différentes altérations.

De là des gastrites simples, ulcéreuses, et les troubles digestifs qui en sont la conséquence, l'inappétence, la douleur épigastrique, les gastralgies, les nausées, les vomituritions, les gastrorrhées que l'on observe si communément chez les buveurs; ou bien les affections du foie, induration, cirrhose, stéatose, si bien décrites par les auteurs,

(1) Lancereaux, *Dict. encycl. des sc. méd.*, art. ALCOOLISME.

enfin ce que les Anglais ont désigné sous le nom de *gin drinkers liver*, chez les buveurs d'eau-de-vie, de gin et d'absinthe. De là encore l'amaigrissement, les douleurs hépatiques, la coloration jaunâtre, ictérique de la peau, enfin l'épanchement ascitique qui est une des dernières conséquences de la cirrhose hépatique.

Magnus Huss a, l'un des premiers, appelé l'attention sur les troubles variables de la respiration, que l'on rencontre chez les buveurs de profession; il a décrit l'altération si caractéristique de la laryngo-bronchite; l'épaississement, avec injection violacée et parsemée de taches ecchymotiques, de la muqueuse; la prédisposition particulière que présentent ceux qui sont adonnés à des habitudes d'ivrognerie aux congestions pulmonaires, quelquefois même aux infiltrations hémorrhagiques des poumons. Du côté du cœur, on observe que les parois musculaires deviennent flasques et friables, pour subir peu à peu la dégénérescence graisseuse; et, pour le sang, on constate la déformation des globules rouges, la diminution de la fibrine et l'augmentation du nombre des globules blancs.

Toutes ces *lésions* ont pour conséquence des troubles fonctionnels variables, et plus ou moins intenses, sur lesquels nous n'avons pas à insister; ainsi on remarque l'altération de la voix, l'aphonie même, les quintes de toux, les oppressions si fréquentes chez les buveurs; enfin les troubles cardiaques et les accidents qui en résultent : la dyspnée, les palpitations, l'infiltration séreuse de la face et des diverses parties du corps, les taches ecchymotiques, et le purpura hémorrhagique qui sont une des conséquences ordinaires de la défibrination du sang, et des altérations vasculaires.

Tous ces désordres si nombreux et si variables ne doivent pas nous occuper ici; nous devons nous borner à examiner très rapidement les phénomènes morbides que l'on constate du côté du système cérébro-spinal.

La lésion des centres nerveux, dit le docteur Lancereaux, quoique d'une appréciation difficile, ne saurait être mise en doute dans l'alcoolisme chronique : elle présente naturellement des modes et des degrés variables.

A un premier degré, dans le *delirium tremens*, par exemple, le microscope peut déjà constater l'altération de quelques-uns des éléments anatomiques du cerveau. Les capillaires sinueux et dilatés présentent de place en place, dans l'épaisseur de leurs parois, des granulations grisâtres ou jaunâtres qui paraissent résulter d'un commencement de désorganisation de l'élément contractile de la paroi; de là le trouble de la circulation capillaire et la stase sanguine. Sur le trajet des parois, dans leur épaisseur et dans leur voisinage, on trouve encore des traînées de grains d'un rouge jaunâtre qui semblent provenir de la matière colorante du sang extravasé.

Les éléments cellulaires de la substance grise, les cellules nerveuses, surtout celles qui avoisinent les vaisseaux malades, sont affectés de la même dégénération ; un grand nombre d'entre elles contiennent des granules brillants ayant, quelques-uns au moins, les apparences de petits globules graisseux.

A un degré plus avancé, ces lésions, qui ont pour siège de prédilection la périphérie du cerveau ou du cervelet, les corps striés et les couches optiques, deviennent de plus en plus manifestes. On peut observer alors l'atrophie avec induration de la substance cérébrale, les épanchements dans les ventricules, l'épaississement de la membrane qui les recouvre avec production de nombreux corpuscules amyloïdes. La disparition des fibres à myéline décrite par Tüczek dans la paralysie générale a été également constaté dans certaines formes d'alcoolisme chronique (1).

On peut encore rencontrer chez les buveurs, outre ces lésions diffuses, des plaques jaunâtres et des points de ramollissement de la masse encéphalique, dus à une encéphalite partielle et à une dégénérescence granulo-graisseuse des vaisseaux et des éléments nerveux, portée au point de former une véritable émulsion. Cette altération amène quelquefois à la surface du cerveau des dépressions plus ou moins profondes, au niveau desquelles on trouve une sorte de bouillie crémeuse, mélangée avec des détritus de tissu cellulaire (2).

L'induration, le ramollissement, ajoute le docteur Lancereaux, ne sont que des degrés divers d'un même processus pathologique, la dégénérescence graisseuse des vaisseaux.

L'alcoolisme chronique présente en résumé, du côté du système nerveux, des troubles variables ; de là des symptômes très divers, suivant l'intensité et suivant le mode d'enchaînement qu'ils présentent : quelques-uns peuvent manquer, tandis que d'autres apparaissent avec une prédominance marquée ; il en résulte, en définitive, un ensemble pathologique variable, mais qui n'en est pas moins caractéristique et qu'il importe de bien connaître.

L'altération de la *motilité*, dans cette forme d'intoxication chronique, se manifeste comme le symptôme le plus apparent et en quelque sorte pathognomonique : nous nous bornerons à rappeler, sous ce rapport, les phénomènes que l'on observe et que nous avons déjà décrits ailleurs avec détails.

C'est d'abord, dit le docteur A. Fournier (3), le tremblement ; plus tard la puissance musculaire est atteinte et diminuée ; on voit enfin s'ajouter d'autres désordres plus graves tels que les spasmes, les soubresauts des tendons, les accès convulsifs et les attaques épileptiformes.

(1) Voir *Paralysie générale*.
(2) Calmeil, t. II, p. 279.
(3) A. Fournier, *Dict. de méd. et de chir.* Paris, 1864, t. I, art. ALCOOLISME.

Les mains sont les premières affectées, puis les bras, les jambes, la langue, les lèvres se prennent tour à tour. Tout cela, d'abord léger et susceptible d'amendement, s'accroît et devient continu si les habitudes alcooliques persistent.

Le plus souvent le tremblement alcoolique consiste en une succession de petites secousses rhythmiques ; dans quelques cas, les contractions sont plus étendues et simulent véritablement les spasmes de la chorée, d'où le nom de *chorée des ivrognes* donné à cette forme par certains auteurs.

A mesure qu'il s'accroît, le tremblement se complique d'un autre désordre fonctionnel plus important, l'affaiblissement musculaire.

Cette *paralysie alcoolique*, qui peut s'étendre progressivement des muscles supérieurs aux membres inférieurs et aux muscles du tronc, n'est jamais complète ; c'est une parésie plutôt qu'une paralysie vraie. Bien qu'impuissant à saisir les objets ou à marcher, le malade conserve toujours la faculté de mouvoir ses membres. S'il en est autrement, c'est qu'il s'est ajouté à l'influence alcoolique quelque lésion indépendante (1). D'autre part, les phénomènes affectent une marche centripète, se portant de l'extrémité des membres vers le tronc (2).

A côté de l'affaiblissement général musculaire, on connaît les paralysies alcooliques dus aux *névrites*, celles des *extenseurs des orteils* qui rendent la marche des alcooliques si caractéristique, et produisent le steppage.

A ces manifestations habituelles de l'alcoolisme s'ajoutent d'autres désordres fonctionnels du système musculaire, tels que les spasmes toniques, les soubresauts dans les membres, les convulsions partielles ou générales.

Les troubles de *la sensibilité* sont moins constants que ceux de la motilité ; ils apparaissent d'habitude à une période avancée de la maladie ; nous les avons déjà indiqués, ce sont les sensations douloureuses, les fourmillements dans les extrémités, les crampes, les douleurs fulgurantes, les secousses nerveuses que les malades comparent aux commotions électriques, enfin la contracture douloureuse des différentes parties du corps. L'hyperesthésie est rarement généralisée, le plus souvent elle est partielle ; elle occupe alors une partie limitée du corps, le moindre contact détermine les plus violentes douleurs.

Enfin on peut observer l'abolition plus ou moins complète des fonctions sensitives, l'*anesthésie symétrique* et localisée aux mains, aux pieds, aux jambes. Celle-ci est rarement complète, elle présente le plus souvent les caractères d'une simple analgésie ; elle est d'ailleurs sujette comme les troubles de la motilité à des périodes de rémission,

(1) Lasègue, *op. cit.*
(2) Magnus Huss, *op. cit.*

et après avoir duré pendant des semaines et des mois entiers, elle peut disparaître définitivement si l'individu a cessé entièrement ses habitudes d'intempérance pendant un temps suffisamment prolongé; l'*hémianesthésie* est exceptionnelle.

L'altération de la *vue* est moins accentuée que dans la forme aiguë de l'intoxication alcoolique : on observe plutôt une tendance à l'affaiblissement de la vision et à l'amaurose, par atrophie des nerfs optiques.

Les *troubles intellectuels* sont peu apparents dans l'alcoolisme chronique; on les rencontre plus spécialement dans les périodes d'exacerbation qui se manifestent alors sous forme d'accès d'alcoolisme aigu, plus ou moins complets, et dont le retour est si fréquent, comme nous le verrons plus loin. Il existe une disposition particulière en vertu de laquelle l'alcoolique chronique se met à délirer sous l'influence des causes les plus légères, des moindres contrariétés ou des maladies les plus insignifiantes.

Mais c'est au point de vue *moral* surtout que l'individu, frappé de cette variété de dégénérescence, offre une physionomie caractéristique qu'il importe de faire ressortir. Tout est marqué chez lui au coin d'une sorte d'affaiblissement et de véritable dégradation.

La volonté et la force de caractère sont déprimées à ce point que l'alcoolique chronique n'est plus en état d'opposer la moindre résistance aux influences qui viennent porter atteinte à ses facultés morales. Il subit avec une déplorable facilité les entraînements, les sollicitations, les impulsions dont, à un moment donné, il peut être l'objet. Ce n'est plus un homme, a-t-on dit, c'est un vieillard.

Il fait preuve en effet d'une sensiblerie puérile, il s'exalte sans motifs, pleure et rit sans raison. On constate dans la plupart des cas un affaiblissement, et plus souvent encore une véritable *perversion des sentiments* sous l'influence desquels il devient indifférent aux peines, au déshonneur et souvent à la ruine de sa famille. Il conserve, en présence même des misères qu'il a créées, ses tristes habitudes.

La *modification du caractère* est l'une des premières conséquences de l'alcoolisme chronique. L'individu devient méchant, irritable, violent, il frappe sans cesse ceux qui l'entourent, sa femme, ses enfants.

La physionomie revêt une expression qui dénote plus ou moins l'abrutissement et l'état de dégradation. Le besoin de boire est impérieux, et, pour le satisfaire, l'alcoolique est capable des actes les plus honteux. Sa passion brutale le domine : il perd tout sentiment d'honneur et de dignité.

Quelquefois, cependant, ces malades gardent la conscience de leur abaissement et de leur impuissance à dominer leur passion, alors ils se font horreur, ils conçoivent d'eux-mêmes un profond dégoût; ils sentent qu'ils sont pour tous un objet de répulsion; tristes et découragés, le suicide leur apparaît comme une suprême solution aux maux qu'ils endurent.

L'état moral des individus atteints d'alcoolisme chronique mérite d'être étudié attentivement. En dehors de toute manifestation délirante, d'un trouble intellectuel nettement accusé, on observe chez eux tous les signes d'un affaiblissement plus ou moins profond du sens moral; leur tenue est négligée, malpropre; l'absence de tout respect humain, leurs habitudes crapuleuses, l'égoïsme, l'indifférence pour tout ce qui ne se rapporte pas à eux finissent par les rendre, pour ceux qui les entourent, un objet de crainte, de fatigue et de soucis de toutes sortes.

Le docteur Lasègue en avait fait la remarque, c'est dans de semblables conditions que l'on voit survenir ces accès d'alcoolisme aigu, chez des individus qui, même depuis quelque temps, n'avaient commis aucune espèce d'excès. Il suffit des moindres incidents pour déterminer l'explosion du délire; c'est ce que l'on constate par exemple chez des prisonniers enfermés depuis quelque temps, ou chez des individus en traitement depuis plus ou moins longtemps dans un service d'hôpital.

On sait que dans l'alcoolisme la dépression de la vitalité donne souvent un certain degré de gravité aux affections incidentes ; il y a dans ce fait, pour le traitement des maladies internes, comme pour celui des affections chirurgicales, une source de dangers et de difficultés sérieuses. On doit enfin ajouter que l'intoxication alcoolique détermine fréquemment l'appauvrissement du sang, la gêne et l'embarras de la circulation et de la respiration, les infiltrations séreuses qui en sont la conséquence, la pâleur et la bouffissure de la face, l'oppression et les palpitations, etc.

L'une des formes les plus graves de l'alcoolisme chronique est bien certainement l'*épilepsie alcoolique* (1). Nous ne reviendrons pas sur ce que nous avons dit dans une précédente partie de ce travail; mais nous nous bornerons aux quelques observations suivantes :

L'épilepsie qui se rattache à l'alcoolisme chronique est une maladie acquise, d'une durée ordinairement longue ou même indéfinie; les accès se produisent à des époques indéterminées, plus ou moins rapprochées, et en dehors de toute cause appréciable. L'épilepsie d'origine alcoolique, comme l'épilepsie ordinaire, constitue une affection trop souvent définitive, ayant ses caractères, ses conséquences, ses complications, se manifestant sous l'influence de lois encore mal déterminées, qui régissent les phénomènes de la vie organique. « Il y a lieu, dit M. Magnan, de séparer dans la recherche des accidents convulsifs chez les alcooliques les attaques convulsives *épileptiformes* qu'on peut

(1) Voir page 539.

rencontrer dans l'alcoolisme chronique, et qui sont analogues à celles que présentent les paralytiques généraux, les déments séniles, les malades atteints de tumeurs cérébrales, etc., des *attaques franches* d'épilepsie observées dans l'alcoolisme aigu (1). »

Au point de vue *symptomatologique*, il est assez difficile de distinguer l'attaque épileptiforme de l'attaque épileptique; on peut dire, d'une manière générale, que la première est d'ordinaire plus longue, qu'elle présente moins souvent les phénomènes de l'aura et du cri initial, qu'elle se manifeste plus souvent sous la forme paroxystique, et qu'elle produit sur le cerveau une atteinte plus considérable.

L'épilepsie alcoolique n'est pas une affection absolument incurable; bien souvent elle est entretenue par la continuation des excès, elle peut disparaître lorsque ceux-ci ont eux-mêmes entièrement cessé. Lorsqu'elle existe depuis un grand nombre d'années, il est, on le comprend, bien difficile d'en espérer la guérison.

Il survient quelquefois aussi, à la suite de certaines attaques, une perte plus ou moins complète de la parole : c'est là une forme particulièrement grave de cette maladie. On la voit disparaître au bout de quelques jours pour se reproduire avec un caractère plus fâcheux à la suite de nouveaux accès, et persister enfin en s'aggravant d'une manière insensible.

Les attaques convulsives de l'alcoolisme chronique peuvent amener à leur suite, comme l'épilepsie ordinaire, des paralysies partielles avec atrophie et déformation des membres; cette complication consécutive à la lésion organique du cerveau se présente d'ailleurs dans des cas tout à fait exceptionnels.

En *résumé*, l'épilepsie alcoolique offre des caractères qui permettent souvent de la distinguer de celle qui est produite par d'autres causes, et particulièrement de celle qui remonte à l'enfance ou qui a été déterminée par des impressions morales plus ou moins violentes.

On retrouve en effet les signes habituels de l'intoxication alcoolique, le tremblement des muscles de la face, de la langue, des mains; les troubles de la sensibilité générale, les hyperesthésies siégeant à la surface ou dans les parties profondes du corps, enfin les désordres survenus du côté de la vue.

Les accès d'agitation et le délire qui suivent les attaques épileptiques présentent une physionomie qui rappelle les symptômes habituels de l'alcoolisme; ainsi on observera le délire sensoriel et l'état panophobique qui caractérisent la forme aiguë de cette intoxication. Quelquefois on pourra rencontrer cette *absence* intellectuelle, ordinairement de courte durée, mais qui peut se prolonger pendant plusieurs jours, et dont nous avons déjà parlé; le ma-

(1) Magnan, *loc. cit.*, p. 83.

lade, sous l'influence de ce trouble particulier, marche sans but devant lui, répond au hasard aux questions qu'on lui adresse et se montre absolument inconscient de ce qui se passe autour de lui; plus tard, lorsque l'intelligence sort de ce singulier sommeil, il lui est impossible de se rappeler, et encore moins d'expliquer les actes extravagants auxquels il s'est livré. Il est rare que, même dans cette forme d'amnésie passagère, on ne rencontre pas quelques-uns des symptômes qui caractérisent l'alcoolisme; enfin les renseignements commémoratifs pourront encore mettre sur la voie du diagnostic différentiel.

On comprend combien il importe d'être fixé à cet égard, puisque l'épilepsie d'origine alcoolique présente des chances plus grandes de guérison. Nous n'avons pas besoin d'ajouter que la démence est une terminaison fréquente, surtout lorsque les attaques se montrent depuis longtemps, qu'elles sont violentes et se répètent avec une certaine intensité.

§ 4. — ALIÉNATION MENTALE DANS L'ALCOOLISME CHRONIQUE.

Nous avons dit que l'aliénation mentale pouvait se manifester à la suite de l'accès d'alcoolisme aigu; mais souvent aussi elle se développe en dehors de cet accès, et comme une conséquence de l'excitation entretenue par les habitudes d'intempérance. Il ne faut pas oublier non plus que, là surtout, les causes de surexcitation sont nombreuses et leur action complexe, et que l'on doit tenir grand compte de la part commune qu'elles apportent au développement de la maladie.

On doit placer en première ligne la *prédisposition héréditaire* dont l'influence est, on le comprend, extrêmement marquée et dont le rôle pathogénique se manifeste au milieu des impressions morales, des désordres, des scènes violentes, des pertes d'argent, des difficultés d'existence, de la ruine et de la misère qui rendent l'habitude de l'ivrognerie plus invétérée. Les débiles supportent mal les excès alcooliques, et on a fait de cette action de l'alcool un critérium du cerveau invalide; enfin, en dehors de la prédisposition héréditaire, on peut rencontrer diverses *affections physiques*, les coups, les chutes, les blessures, la frayeur et l'irritation qui en résultent. Dans l'examen étiologique, il faut faire la part de ces différentes influences; ces dernières agissent de la même manière que chez les débiles, parce que le système nerveux présente dans ces conditions une force de résistance moindre.

Les *formes* d'aliénation mentale les plus diverses peuvent être la conséquence des excès de boisson; elles présenteront les caractères propres à chacune d'elles, mais dans un grand nombre de circonstances, il sera possible à des signes particuliers d'en reconnaître l'origine alcoolique.

(1) Morel, *Traité des maladies mentales*, p. 251.

Morel a voulu assigner aux *folies alcooliques*, comme il les a appelées, un caractère spécial, ce que l'observation clinique ne paraît pas justifier. Dans son essai de classification étiologique des maladies mentales, cet auteur a admis un groupe, qu'il a intitulé *aliénation mentale par intoxication*. Suivant lui (1), dans les troubles intellectuels qui sont dus aux diverses substances ébriantes ou toxiques on remarque, plus que dans toute autre variété de folie, la manifestation des relations intimes qui existent entre la nature de la cause et le trouble fonctionnel ou de l'organe. Il en résulte des symptômes propres, et il se produit invariablement dans la sphère des fonctions physiologiques et intellectuelles, des désordres et des troubles qui sont identiquement les mêmes chez tous les individus soumis à ces causes. Il ajoute : « L'ingestion des liqueurs alcooliques suscite, chez les individus, des perturbations identiques du système nerveux : tels sont le délire avec hallucinations spéciales, troubles du système digestif, tremblement des membres, anesthésies partielles, convulsions, contractions et finalement la mort (1). »

Morel s'est borné, on le voit, à décrire dans ce groupe des folies par intoxication alcoolique les signes mêmes de cette intoxication; mais il n'a cherché nulle part à démontrer ce que pouvaient avoir de particulier, sous ce rapport, les diverses espèces d'aliénation causées par les excès de boisson. Il n'a pas examiné, en vue d'étayer son système de classification, si, en dehors des accidents qui se rattachent à l'alcoolisme aigu ou chronique (qui doivent être alors considérés comme une complication, et qui peuvent ne pas exister), il existait pour les folies d'origine alcoolique, au point de vue surtout du délire, des signes particuliers assez bien caractérisés pour déceler, dans tous les cas, l'origine alcoolique.

Les habitudes d'intempérance et les excès plus ou moins répétés d'alcoolisme aigu entrent, nous l'avons dit, pour une part très importante dans le développement de la folie; c'est un fait incontestable, que de nombreuses statistiques ont mis hors de doute. Un grand nombre d'individus atteints de mélancolie, de stupeur, de manie, de paralysie générale ne doivent leur maladie qu'à ces déplorables excès; mais les différentes formes d'aliénation mentale dont ils ont été atteints, ont-elles présenté une physionomie spéciale, un caractère particulier? C'est ce que nous avons cherché à examiner, et dans ce but nous avons consulté les observations de plus de trois cents aliénés, qui avaient fait des excès alcooliques avant le développement de leur maladie; nous résumerons ci-dessous le résultat de nos observations.

S'il est possible de suivre, dans la généralité des cas, à travers les manifestations délirantes que présentent les aliénés, les traces de

(1) Morel, *op. cit.*, p. 262.

l'intoxication dont ils peuvent être atteints, on n'en doit pas moins reconnaître qu'en dehors de ces signes, la folie ne présente pas de physionomie caractéristique. Celle-ci, ainsi que nous l'avons déjà fait remarquer, peut débuter à la suite d'un accès d'alcoolisme aigu ou sous l'influence de l'intoxication chronique, et alors les symptômes qui la caractérisent se mélangent à ceux qui se rattachent à l'alcoolisme; d'autres fois, au contraire, elle se développe consécutivement à des excès de boisson qui n'ont pas déterminé une véritable intoxication, et dans ces cas on peut observer quelques particularités que nous indiquerons succinctement.

Nous devons ajouter que les individus atteints d'aliénation mentale peuvent aussi commettre, sous l'influence même de leur excitation maladive, des excès de boisson, et être pris alors d'une attaque d'alcoolisme aigu plus ou moins caractérisée. On voit, dans ce cas, celle-ci se manifester avec les signes qui lui sont propres : l'insomnie, les hallucinations, les frayeurs, le tremblement spécial, etc.; et, une fois l'accès d'alcoolisme passé, l'individu présente de nouveau les idées fixes, les aberrations de la folie momentanément interrompue, ou plutôt masquée par le nouveau trouble mental qui était venu se greffer sur elle.

Pour Baillarger, il existe des *folies congestives* qui ne sont pas la première période de la paralysie générale, mais qui sont, dit-il, encore moins des folies simples.

Manie congestive. — Il a proposé de donner le nom de *manie congestive* à des accès d'aliénation mentale caractérisés par de l'excitation maniaque, avec prédominance d'un délire des grandeurs diffus, contradictoire, incohérent, présentant peu ou point d'embarras de la parole et pouvant se terminer par la guérison.

Cette manie congestive différerait de la paralysie générale par l'absence ou le peu d'intensité des troubles de la motilité, et par la terminaison moins constamment funeste. Elle différerait de la manie simple par sa gravité, parce qu'à côté de quelques cas de guérison il y en aurait un grand nombre qui aboutiraient à la démence paralytique; elle en différerait aussi, parce que le cerveau présenterait encore un état spécial de congestion (1).

Marcé a fait également l'observation que l'alcoolisme donne lieu, dans quelques cas, à des formes de délire grave qui simulent la paralysie générale, et que le médecin doit être sur ses gardes lorsqu'il s'agit de fixer le pronostic; car, dit-il, en dehors de l'alcoolisme, lorsqu'il existe un délire ambitieux bien accusé, la guérison ne doit être considérée comme sérieuse qu'après une longue épreuve ; elle est en somme une rare exception (2).

(1) A. Foville, *Folie des grandeurs*, p. 48.
(2) Marcé, *Traité des mal. ment.*, p. 477.

Baillarger cite (1), à propos de la paralysie générale, des observations de manie congestive qui avait été confondue avec la paralysie générale, et dont la guérison s'était parfaitement maintenue.

Tout en pensant que la manie congestive constitue une maladie à part, qui ne doit pas être confondue avec la paralysie générale, Baillarger reconnaît cependant qu'elle y prédispose et qu'elle y conduit le plus souvent.

Nous avons vu cette affection se manifester dans quelques cas d'alcoolisme, à la suite par exemple d'attaques épileptiformes; les symptômes simulent alors ceux de la paralysie générale avec laquelle on la confond entièrement, surtout si l'on ne peut avoir de renseignements sur les antécédents et le début des accidents, sur les attaques épileptiformes, sur les habitudes du malade, etc.

La manie congestive, suite d'alcoolisme, peut se présenter avec les manifestations délirantes les plus variables; le délire ambitieux n'en est pas le caractère inséparable, pas plus qu'il ne l'est de la paralysie générale elle-même. Quelquefois on observe les alternatives d'idées ambitieuses et de préoccupations hypochondriaques, de dépression morale et de stupeur panophobique qui rappellent à la fois la physionomie de l'accès d'alcoolisme intense, et celle de la paralysie générale.

Le diagnostic de la manie congestive donne lieu certainement à des difficultés sérieuses, et le médecin, pour fixer son opinion, doit avoir présents à l'esprit les symptômes qui se rattachent particulièrement à l'alcoolisme: tels sont les troubles de la motilité et de la sensibilité, les crampes dans les mollets, les hallucinations spéciales, rares dans la paralysie générale, lorsque surtout celle-ci ne reconnaît pas une origine alcoolique; enfin il importe de rechercher soigneusement les commémoratifs.

Sans insister plus longtemps sur ce sujet, nous résumerons rapidement les considérations qui se rattachent à la paralysie générale dans ses rapports avec l'alcoolisme.

Paralysie générale. — Cette redoutable affection peut certainement être une conséquence des excès alcooliques; les faits observés ne laissent aucune espèce de doute. Dans quelle proportion cette cause agit-elle? C'est ce qu'il nous a été impossible de rechercher; toutefois cette proportion nous paraît être moins importante que pour les autres formes d'aliénation. Nous croyons en effet qu'il existe pour la paralysie générale, dans la grande majorité des cas, bien d'autres causes et une prédisposition particulière en vertu de laquelle la paralysie générale peut se développer indépendamment de toute cause déterminante. On n'en doit pas moins admettre que les excès alcooliques

(1) Baillarger, *Appendice* au *Traité des maladies mentales*, de Griesinger.

peuvent amener cette prédisposition en provoquant des accès répétés de congestion cérébrale.

La paralysie générale d'origine alcoolique présente, avec les signes qui lui sont propres, tantôt le délire ambitieux et expansif si caractéristique, tantôt la forme hypochondriaque ou la démence paralytique.

Marcé croit avoir remarqué que, dans la paralysie générale, suite d'alcoolisme, on notait au début une intensité plus grande des ondulations fibrillaires des muscles vocaux ; il ajoute en outre qu'il existe chez plusieurs une sorte de retentissement de l'intoxication primitive et des hallucinations très intenses (1). Mais, pour cet auteur, ces diverses nuances sont insuffisantes pour constituer une espèce à part, et bientôt la maladie retombe dans la symptomatologie qui lui est habituelle.

Il n'est pas rare en effet d'observer, surtout au début, le tremblement plus marqué des muscles de la face et des mains, les hyperesthésies qui rappellent d'une manière plus ou moins accentuée les accès d'alcoolisme aigu. La paralysie générale alcoolique paraît avoir en général une marche plus rapidement progressive, et semble déterminer un trouble des facultés plus profond.

On rencontre souvent chez de tels malades une *forme complexe* présentant à la fois les symptômes de l'alcoolisme, ceux de la stupeur panophobique et ceux de la paralysie générale.

L'attitude est alors caractéristique, l'individu reste immobile, la physionomie revêt une expression d'étonnement et de frayeur ; et lorsqu'on pénètre au fond de sa pensée, on retrouve, au milieu de la confusion des idées, les signes de l'alcoolisme et les préoccupations ambitieuses et puériles qui caractérisent la paralysie générale.

Cette affection, nous l'avons déjà fait remarquer, peut offrir à certains instants, comme les autres formes d'aliénation qui dépendent de la même cause, de véritables attaques d'alcoolisme aigu. Rien n'est alors plus curieux que de voir ces nouveaux accès se manifester avec leur physionomie habituelle, et masquer momentanément les symptômes particuliers de la paralysie générale, qui reprend ensuite sa marche et sa symptomatologie ordinaires.

Le nommé B... est un exemple remarquable sous ce rapport : sa mémoire est affaiblie, sa parole embarrassée ; il a, dit-il, 40 000 francs de rentes, des valeurs italiennes en quantité, etc. A certains moments, il est pris d'un accès d'alcoolisme violent ; il a alors des visions effrayantes, il voit des animaux monstrueux, il assiste à des batailles épouvantables, il croit en même temps recevoir des coups sur la tête ; puis l'accès passé, la maladie dont il est atteint reprend ses symptômes habituels.

(1) Marcé, *op. cit.*, p. 623.

La paralysie générale, lorsqu'elle est arrivée à sa dernière période, détermine on le sait, dans le plus grand nombre de cas, des attaques épileptiformes qui mettent fin à l'existence du malade ; quelquefois même ces attaques se produisent sans perte de connaissance.

Ces convulsions peuvent aussi se montrer au début même de la paralysie générale, et il n'est pas rare de les rencontrer dans les cas compliqués d'intoxication alcoolique.

La prédisposition héréditaire joue le plus souvent un rôle dans le développement de cette maladie et lui donne une gravité particulière.

Stupidité. — Nous avons étudié, dans un autre chapitre, cette forme particulière qu'on a désignée sous le nom de *stupidité* ; nous l'avons également examinée dans ses rapports avec l'alcoolisme, aussi nous bornerons-nous à de courtes indications.

La stupeur est souvent liée à un simple accès d'alcoolisme aigu ; dans ce cas elle s'accompagne d'un délire intense et d'hallucinations violentes. Les malades, plongés dans une sorte de sombre prostration, restent des heures entières dans l'immobilité la plus complète et se montrent incapables d'aucun acte de volonté ; cet état alterne souvent avec des périodes d'agitation et de délire furieux, sous l'influence desquelles l'individu peut commettre des actes fort dangereux.

En dehors de l'accès d'alcoolisme aigu, la stupeur, suite d'excès de boisson, peut se manifester comme une forme définitive d'aliénation mentale, et elle présente, dans ce cas, quelques particularités intéressantes.

Habituellement, la stupeur alcoolique guérit plus facilement que celle qui est due à d'autres causes.

On retrouve les hallucinations spéciales, les interprétations délirantes et les symptômes qui dépendent de l'alcoolisme, la céphalalgie, le tremblement et les mouvements convulsifs des muscles de la face et des diverses parties du corps. Elle s'accompagne souvent aussi, comme Magnus Huss en fait la remarque, d'une teinte ictérique de la peau, et d'une coloration violacée des muqueuses ; on peut enfin observer des *impulsions au suicide*, motivées ou non motivées, et plus ou moins indépendantes de manifestations délirantes ; on rencontre encore comme élément de diagnostic différentiel les troubles de la sensibilité générale.

Il n'est pas rare d'observer, dans cette forme particulière de stupidité, des idées ambitieuses mêlées à des idées contraires de terreur et à une dépression morale évidente.

Pour les autres formes d'aliénation que les excès de boisson peuvent déterminer, nous retrouverons à peu près les particularités que nous avons déjà résumées.

Manie. — La *manie*, comme la mélancolie, quelle que soit la cause qui lui ait donné naissance, présente nécessairement les caractères qui lui sont propres; les symptômes ne diffèrent pas essentiellement de ceux que l'on rencontre habituellement.

Elle n'accuse l'origine alcoolique que par la persistance même des signes particuliers que l'intoxication a pu développer.

La manie consécutive à l'alcoolisme s'accompagne souvent d'idées prédominantes de grandeurs. Les malades, incohérents, irritables, manifestent des préoccupations ambitieuses ; ils se croient riches, décorés, et donnent sans cesse les marques de la plus grande satisfaction.

De temps à autre ils éprouvent des hallucinations spéciales ; ils voient des hommes armés, entendent des menaces qui les jettent dans la plus vive frayeur; ils ressentent enfin dans différentes parties du corps les sensations douloureuses caractéristiques de l'alcoolisme, telles que coups d'épingle dans les jambes, secousses électriques, etc. En général la manie, suite d'alcoolisme, lorsque surtout elle revêt un caractère nettement ambitieux, présente, au point de vue de la durée, un pronostic peu favorable.

Mélancolie. — La mélancolie, en dehors des symptômes particuliers de l'alcoolisme, ne présente pas de signes distinctifs dignes d'être signalés.

En général, sous l'influence de l'intoxication alcoolique, les manifestations délirantes sont plus accentuées ; la peur, la frayeur, l'angoisse, symptômes prédominants de l'accès d'alcoolisme aigu, peuvent persister après la disparition de cet accès ; elles viennent alors s'ajouter comme un nouveau phénomène aux autres éléments qui constituent le délire mélancolique.

Celui-ci peut se montrer, dans quelques circonstances, comme la prolongation et le reflet de l'accès d'alcoolisme. Le malade continue à entendre les mêmes menaces, les mêmes injures ; il a les mêmes hallucinations spéciales de la vue, il voit des animaux qui veulent le dévorer ; il accuse les personnes qui se trouvent autour de lui d'être la cause des sensations extraordinaires qu'il éprouve.

Quelques malades conservent la conscience de l'affaiblissement de leur volonté, de cette espèce d'impuissance où ils sont de réagir contre les impulsions qui les dominent, et d'éloigner les idées fixes et les pensées dangereuses qui viennent sans cesse assiéger leur esprit ; ils se plaignent amèrement de cette sorte d'automatisme auquel ils sont réduits ; en même temps on observe chez eux de la céphalalgie, des crampes, des étourdissements, et quelques autres accidents sur lesquels il nous paraît inutile de nous arrêter plus longtemps.

Il existe chez tous ces malades un changement profond de caractère, et cette modification du caractère est, nous l'avons dit, une des conséquences les plus fréquentes des habitudes d'intempérance.

En définitive, la mélancolie de cause alcoolique ne présente pas de caractères qui lui soient propres ; mais elle offre des particularités et une physionomie qui peuvent en faire soupçonner l'origine ; il serait d'ailleurs difficile de la reconnaître en dehors des renseignements commémoratifs et de la présence nettement accentuée des symptômes caractéristiques de l'intoxication alcoolique.

Délire des persécutions. — Cette forme est très fréquente et son pronostic peu favorable. On reconnaît l'origine alcoolique à la présence des symptômes sur lesquels nous avons insisté et par l'anamnèse. Les idées de persécution plus ou moins bien systématisées s'accompagnent d'hallucinations multiples et de troubles de la sensibilité générale : elles sont entremêlées d'idées ambitieuses. Parmi les idées délirantes caractéristiques, les auteurs ont attiré l'attention sur les *idées de jalousie* : les persécutés alcooliques accusent leurs femmes d'inconduite, ils interprètent, dans ce sens délirant, les moindres faits, et se laissent entraîner souvent aux actes les plus dangereux.

Démence. — La démence est une des conséquences fréquentes de l'alcoolisme chronique et des accès d'alcoolisme aigu ; elle offre naturellement des symptômes variables, en rapport avec les différentes lésions qui peuvent atteindre le cerveau.

Avec la démence, quelle que soit d'ailleurs la nature de la lésion organique du cerveau, on voit survenir et s'accroître tous les signes de l'affaiblissement intellectuel, la diminution et la perte de la mémoire, la confusion, puis l'incohérence des idées, l'hésitation et l'empâtement de la parole, le tremblement souvent considérable des doigts, au point que les malades ne peuvent plus tracer la moindre lettre ; l'hébétude de la face et l'insignifiance des traits ; l'absence de toute conscience surtout de l'état de dégradation morale, intellectuelle et physique ; une sensiblerie puérile qui porte l'individu à pleurer lorsqu'il essaye seulement de bégayer quelques mots ; une faiblesse musculaire plus marquée d'un côté ou de l'autre ; enfin, cet état se complique le plus souvent d'attaques de congestion cérébrale ou bien d'attaques épileptiformes ; dans un grand nombre de cas, la marche devient celle d'une paralysie progressive.

A travers cet affaiblissement de toutes les facultés, on peut voir persister quelques accidents se rattachant à l'intoxication alcoolique ; des troubles spéciaux de la sensibilité générale et spéciale réapparaissent de temps à autre, et se manifestent avec une intensité plus ou moins grande. Mais les explications inintelligibles fournies par les malades rendent alors très difficile l'appréciation exacte de semblables symptômes. Ces formes de démence, compliquées de paralysie, ne peuvent plus se distinguer de la paralysie générale arrivée à une période avancée.

CHAPITRE X

PARALYSIE GÉNÉRALE

La paralysie générale présente un intérêt considérable, et par sa fréquence, et par les recherches nombreuses dont elle a été l'objet. Dans certaines contrées, on l'observe chez le quart, et même le tiers des hommes atteints d'aliénation mentale. Son étude est donc de la plus haute importance.

Malgré les travaux remarquables auxquels elle a donné lieu, on est loin cependant d'être fixé sur sa nature. Souvent confondue avec d'autres maladies, elle a été considérée par les uns comme représentant des affections diverses, par d'autres comme une véritable entité morbide.

Pour nous, elle constitue une affection spéciale, comprenant un groupe clinique de cas ayant des caractères propres, une marche, des symptômes, des lésions déterminées, présentant en un mot une physionomie très nette.

Avant d'entrer plus avant dans son étude, nous examinerons rapidement les opinions des auteurs qui se sont occupés de cette maladie.

Baillarger (1) a présenté des considérations du plus grand intérêt que nous mettrons à profit.

Haslam (2) parle le premier de la fréquence de la folie comme cause des affections paralytiques ; il remarque que les malades qui en sont atteints ont des idées d'orgueil, qu'ils sont incurables, qu'ils tombent dans l'imbécillité et le marasme, et meurent d'apoplexie. Esquirol, puis Georget, commençaient à entrevoir l'existence et la gravité de la paralysie générale.

Pour Esquirol, elle était une terminaison particulière de la démence, il la considérait comme une complication de la folie.

« Le premier, en 1805, dit-il, j'ai attiré l'attention sur les lésions du mouvement, et j'ai constaté l'incurabilité de la folie compliquée de paralysie. Cette paralysie est souvent le signe d'une inflammation chronique des méninges et ne doit pas être confondue avec les paralysies consécutives aux hémorrhagies cérébrales, aux cancers, aux tubercules, aux ramollissements du cerveau (3). »

(1) Baillarger, *Appendice* à la traduction française du *Traité* de Griesinger.
(2) Haslam, *Folie et mélancolie*. Londres, 1798.
(3) Esquirol, t. II, p. 263.

Georget, en 1820, enseignait de la même manière la paralysie générale ; il donnait à la description de cette maladie des développements plus complets, mais il admettait la doctrine d'Esquirol, son maître. La démence qui terminait, suivant lui, toutes les folies incurables, lorsque les malades vivaient assez longtemps pour que cette transformation eût lieu, la démence était la conséquence d'une désorganisation cérébrale qui, dans la moitié des cas, amenait la paralysie musculaire, partielle ou générale. Elle était par conséquent la cause de la paralysie musculaire. Georget décrit en même temps les différents stades de la marche particulière qu'affecte cette forme de paralysie.

Peu d'années après, Delaye (1) considère la paralysie des aliénés comme une nouvelle forme de paralysie dont il cherche à établir le diagnostic différentiel. Elle n'est caractérisée pour lui que par un seul ordre des symptômes essentiels, la lésion générale et progressive du mouvement. Il lui donne le nom de *paralysie générale incomplète*, parce que rarement elle détermine une résolution aussi complète des membres que les autres paralysies. Il la décrit comme une maladie à part, survenant surtout chez les aliénés, mais ne leur étant pas exclusive ; suivant lui, elle dépendrait du ramollissement du cerveau, avec adhérence des méninges à la surface de la substance cérébrale.

A.-L.-J. Bayle, en 1822 (2), puis en 1826 (3), cherche à établir, pour caractériser cette affection, la connexion des deux ordres de symptômes : d'une part les lésions de l'intelligence, d'autre part l'altération du mouvement se développant dans un ordre déterminé et parallèlement. Il n'y aurait donc pas là pour lui deux maladies, mais une seule et même affection. Il en a fait, en conséquence, une unité morbide qu'il a désignée, suivant la cause anatomique qu'il lui assignait, sous le nom d'*arachnitis chronique*, ou encore de *méningite chronique* et de *monomanie ambitieuse avec paralysie*.

« Les symptômes de l'arachnitis chronique peuvent tous, dit-il, se réduire à une paralysie générale et incomplète et au dérangement des facultés intellectuelles. Ces deux ordres de phénomènes marchent d'un pas égal et proportionnel, et s'observent dans les trois périodes de cette maladie. »

Les lésions de l'intelligence seraient, suivant lui, caractérisées dans la première période par une *monomanie ambitieuse*; dans la deuxième période par une manie avec prédominance de délire ambitieux ; enfin dans la troisième période elles auraient pour caractère la démence, c'est-à-dire l'affaiblissement plus ou moins considérable des facultés

(1) Delaye, *Considérations sur une espèce de paralysie qui affecte particulièrement les aliénés*, 1824.

(2) A.-L.-J. Bayle, *Recherches sur l'arachnitis chronique*. Paris, 1822.

(3) A.-L.-J. Bayle, *Traité des maladies du cerveau*. Paris, 1826.

intellectuelles. Comme le fait remarquer Baillarger (1), si les signes de paralysie sont tous de même nature (embarras de la prononciation, faiblesse générale des membres, paralysie des sphincters, etc.), il n'en est pas de même des lésions de l'intelligence. Ces dernières, très variables, caractérisent les formes par lesquelles la paralysie générale se manifeste.

A la même époque, en 1826, Calmeil (2) considère la paralysie générale comme une affection distincte, dépendant de l'inflammation de la couche corticale du cerveau ; elle donnerait lieu d'abord à des symptômes de paralysie, et plus tard à des désordres de l'intelligence qui, dans ce cas, doivent être considérés comme une complication de la paralysie. En 1859, Calmeil (3) s'attacha à décrire les modifications histologiques que l'on observait chez les malades atteints de paralysie générale, et il donne à cette affection le nom de *péri-encéphalite chronique diffuse*. Celle-ci se présente tantôt à l'état de complication et, dans ce dernier cas, par le fait de l'extension du processus inflammatoire, on peut observer des lésions des méninges et diverses altérations intra-crâniennes.

Parchappe avait aussi dirigé ses recherches de ce côté. En 1838 (4) il a émis l'opinion que la paralysie générale, à laquelle il donne le nom de *folie paralytique*, se rattachait au ramollissement de la couche corticale. Cette forme particulière de folie était caractérisée par la lésion simultanée de l'intelligence et de la motilité ; la marche en était généralement aiguë et la terminaison constamment funeste. Elle déterminait des altérations diverses de l'encéphale, mais le ramollissement de la couche corticale était la lésion constante, pathognomonique.

Citons enfin les importantes recherches de Baillarger, au point de vue surtout de la symptomatologie. En 1846, cet auteur cherche à démontrer que, chez les paralytiques aliénés, les lésions du mouvement, et surtout l'embarras de la parole, précèdent le plus souvent les manifestations délirantes (5). Cette maladie n'est pour lui ni une complication de la folie ni une forme particulière d'aliénation mentale, mais une affection spéciale, indépendante de l'aliénation mentale, ayant pour caractère essentiel la lésion des mouvements, avec ou sans délire, mais s'accompagnant toujours d'un affaiblissement intellectuel, qui ne tarde pas à revêtir le caractère d'une démence confirmée.

Plus tard on signala, dans les hôpitaux, des malades qui présentaient une affection identique, mais avec cette différence qu'il n'existait aucun trouble des facultés, et Requin, frappé de cette circonstance,

(1) Baillarger, *op. cit.*, p. 601.
(2) Calmeil, *De la paralysie générale*. Paris, 1826.
(3) Calmeil, *Traité des maladies inflammatoires du cerveau*. Paris, 1859.
(4) Parchappe, *Des altérations de l'encéphale dans l'aliénation mentale*. Paris, 1838.
(5) Baillarger, *Ann. méd.-psych.*, 1847, p. 343.

proposa de remplacer le nom de *paralysie générale des aliénés* par celui de *paralysie progressive*.

Depuis, des travaux nombreux furent publiés en vue d'élucider les points les plus obscurs de cette maladie. Nous y aurons recours dans la suite de cette étude.

Définition. — Sous le nom de *paralysie générale progressive des aliénés*, on désigne une affection cérébro-spinale, qui a pour caractère des troubles du mouvement, l'embarras de la parole, l'inégalité pupillaire, un délire plus ou moins accentué, et l'affaiblissement progressif des facultés intellectuelles et morales.

La dénomination de *paralysie générale* est sans doute une expression défectueuse. La paralysie désigne, en effet, la perte de la contractilité musculaire; celle-ci peut occuper différentes parties du corps, une région plus ou moins étendue, mais il ne saurait exister à proprement parler, de paralysie générale; la perte absolue et complète des mouvements de toutes les parties du corps serait, on le comprend, incompatible avec la vie. La paralysie générale est caractérisée seulement par un affaiblissement étendu à un plus ou moins grand nombre de muscles de l'économie. Malgré la confusion à laquelle elle peut prêter, il serait difficile, dans l'état actuel de la science, de lui donner une autre désignation.

§ 1er. — SYMPTÔMES.

Deux ordres de phénomènes caractérisent cette affection : 1° les *signes physiques*, dus à la lésion du mouvement et de la sensibilité; 2° les *troubles psychiques*.

I. — Signes physiques.

Les symptômes, tirés des lésions du mouvement, forment pour ainsi dire le caractère pathognomonique et ce sont ceux que nous examinerons tout d'abord.

Embarras de la parole. — La gêne apportée à la prononciation, à l'articulation des mots, est souvent le premier signe qui frappe l'attention de l'observateur; c'est un symptôme d'une très grande importance et que l'on ne parvient quelquefois à reconnaître qu'avec beaucoup d'habileté, quand l'embarras de la parole est peu marqué.

On l'observe, d'après Baillarger (1), à des degrés différents, parfois longtemps avant l'invasion d'autres troubles. Les malades sont, à certains moments, arrêtés brusquement pour la prononciation de quelques mots. Il leur faut faire un grand effort, et, cet effort surmonté, leur parole devient brusque et précipitée.

L'*hésitation de la parole* ne serait pas due, suivant Baillarger, à un

(1) Baillarger, *Appendice* à la traduction du *Traité* de Griesinger, p. 624.

commencement de paralysie de la langue, mais elle serait le résultat d'un état spasmodique, étendu à une partie plus ou moins grande du système musculaire. Toutefois l'hésitation de la parole, en tant que phénomène spasmodique, aurait beaucoup moins de gravité, tandis que l'embarras de la parole, une fois établi, ne disparaît plus jamais complètement.

C'est un symptôme précurseur auquel on doit attacher la plus grande importance; mais il ne faut pas oublier qu'on peut l'observer dans d'autres circonstances, par exemple chez des sujets faisant des excès alcooliques, chez des malades atteints de pertes séminales, enfin chez certaines personnes sous l'influence d'une émotion intense.

A cette simple difficulté dans la prononciation de quelques mots, de quelques syllabes, à cette espèce de bredouillement, de bégaiement, qu'on retrouve surtout dans l'ivresse, on voit bientôt succéder l'*embarras de la parole* définitif, bien caractérisé.

Le malade fait des efforts considérables pour répondre aux questions qu'on lui adresse; les mots sont précipités, ou il les prononce lentement, en traînant; il répète les syllabes de certains mots avant de les achever; il dira par exemple: *je vou-ou-ou-re-con-nais.* Pour peu qu'on le presse, il bégaye et devient inintelligible. Il est aussi des mots difficiles, par exemple *prononciation, brigade d'artillerie*, que le malade est dans l'impossibilité absolue d'articuler. A un degré plus avancé, l'articulation devient encore plus difficile; l'individu fait les plus grands efforts pour dire quelques mots, il contracte tous les muscles de la face. Le langage finit par n'être plus intelligible, et il est impossible de deviner ce que le malade veut dire.

L'embarras de la parole est un des symptômes les plus caractéristiques. C'est un trouble de coordination qui dépend, il est à peine nécessaire de le faire remarquer, de la paralysie des muscles qui concourent à l'articulation. Ces muscles, ainsi que le fait observer Broca, sont souvent paralysés à un degré suffisant pour produire de grands troubles du langage, sans que la langue ait cessé d'exécuter les mouvements d'ensemble; les malades peuvent tirer la langue, la porter à gauche, à droite, et cependant leur parole est très altérée. Pour parler, il ne suffit pas en effet de pouvoir contracter les muscles de l'articulation, il faut pouvoir les maîtriser entièrement et leur imprimer des mouvements de précision, extrêmement délicats et combinés de mille manières; de sorte qu'un trouble d'innervation qui, pour les membres ne produirait qu'un affaiblissement à peine appréciable, peut, lorsqu'il existe pour la langue, amener une altération très notable de l'articulation. C'est pourquoi aussi, le tremblement de la voix et la difficulté de la parole constituent très fréquemment le premier symptôme physique, quelquefois même le seul, du début de la paralysie générale

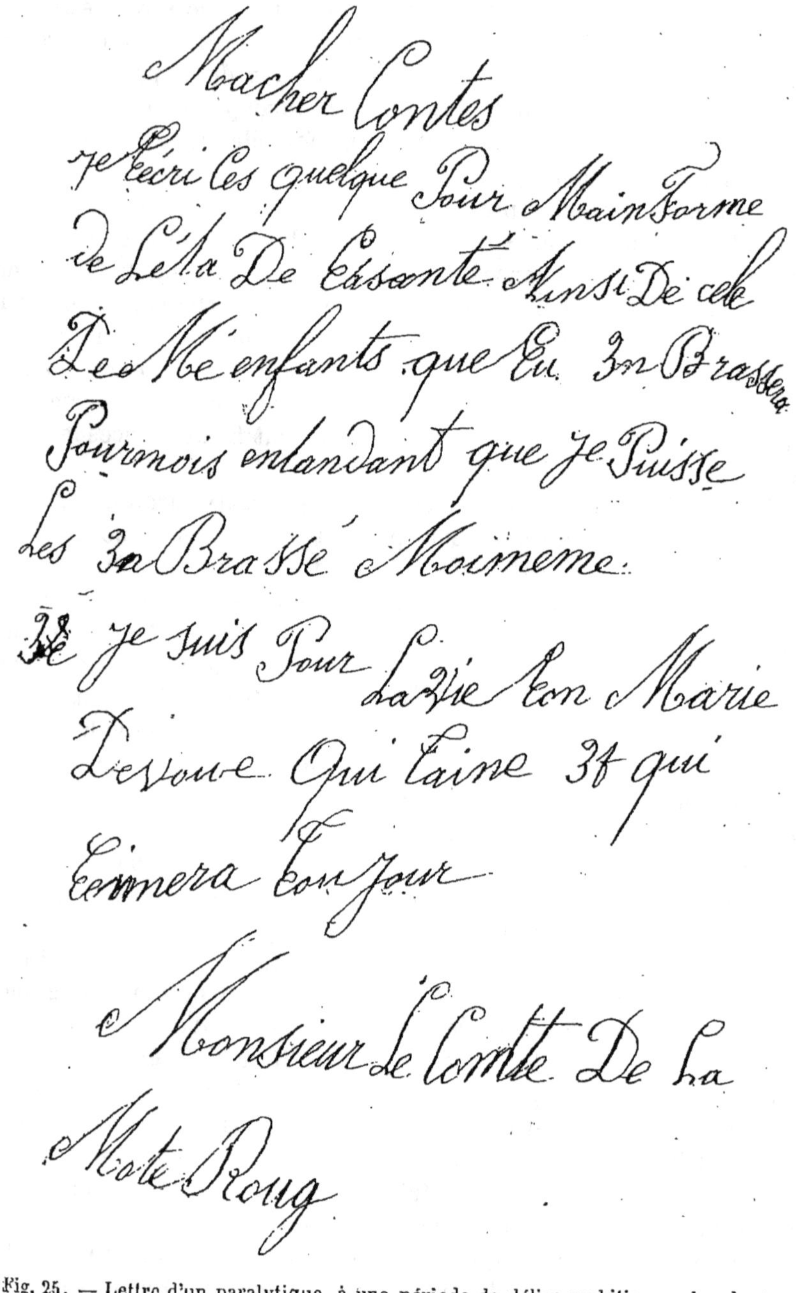

Ma cher Contes
Je Lécri Ces quelque Pour Mainforme
de Léta De Césante Ainsi De cele
De Me enfants que Eu 3n Brassera
Pournois entandant que Je Puisse
Les 3a Brasse Moimeme
Je je suis Pour La Vie ton Marie
Devoue Qui taine 3t qui
tinmera toujour

Monsieur Le Comte De La
Mote Roug

Fig. 25. — Lettre d'un paralytique, à une période de délire ambitieux; abondance de majuscules; la débilité mentale est très prononcée; oubli d'un mot à la première et à la seconde ligne. La femme du malade est concierge.

La *voix* présente elle-même des modifications caractéristiques, elle peut devenir nasonnée, chevrotante comme dans l'égophonie, ce qui tient à des phénomènes de même ordre, à la paralysie des muscles du voile du palais ou des cordes vocales.

A côté du trouble d'articulation, il faut penser aussi aux troubles qui dépendent de l'affaiblissement psychique. Schüle a bien fait ressortir certains de ces troubles intéressants et souvent *caractéristiques* :

« Dans le domaine psychique de l'*écriture* et de la parole, dit-il, on doit mentionner les *paragraphies* et les *paralexies* de certains paralytiques (souvent observées au début). Les malades faussent les mots en les lisant, sans être le moins du monde aphasiques ; les mots composés de plusieurs syllabes sont surtout dénaturés. Ils ne peuvent écrire les mots qu'ils entendent qu'en les estropiant, ensuite ils ne peuvent plus les relire. Ils peuvent encore compter d'une façon mécanique, mais ils se trompent dans les calculs les plus simples, si l'intelligence doit intervenir (1). » Le paralytique ne s'aperçoit pas des erreurs qu'il commet, il est incapable de suivre le sens des phrases qu'il lit.

Plus tard, les paralytiques répètent souvent certains mots dénaturés ou dénués de sens, avec des gestes monotomes, et dans un éternel refrain : c'est l'*aphasie maniaque* de Wernicke.

Nous reproduisons quelques spécimens de l'*écriture* des paralytiques. On verra qu'au début le paralytique (fig. 25) passe des mots, des syllabes (2) ; plus tard les modifications de l'écriture tiennent plus particulièrement aux troubles de la motilité, ils ont un caractère organique, les lettres sont tremblées, irrégulières ; enfin l'écriture devient illisible (fig. 26 et 27).

Tremblement. — En même temps que l'hésitation et l'embarras de la parole se produisent, on ne tarde pas à voir apparaître le tremblement musculaire. Il affecte particulièrement la langue, la face, les membres inférieurs et supérieurs. Si l'on fait tirer la langue au malade, on remarque d'abord que ce mouvement, au lieu de se faire régulièrement et en quelque sorte d'un même coup, a lieu par une succession de mouvements désordonnés. En outre, si l'on engage le malade à maintenir la langue au dehors, on observe à la surface de l'organe des mouvements vibratiles, *vermiculaires*, comme les a appelés Baillarger, sortes d'ondulations qui se produisent principalement sur les parties latérales. Le tremblement se remarque surtout d'une manière très manifeste dans les muscles qui entourent la bouche, lorsque le malade s'apprête à parler, ou quand il cesse de le faire ; les lèvres, les joues, les paupières sont le siège de cette trémulation, mais on l'observe particulièrement à la lèvre supérieure au moment où l'individu veut s'exprimer.

(1) Schüle, *Traité des maladies mentales*, p. 335.
(2) Voir chapitre *Symptomatologie*, p. 102.

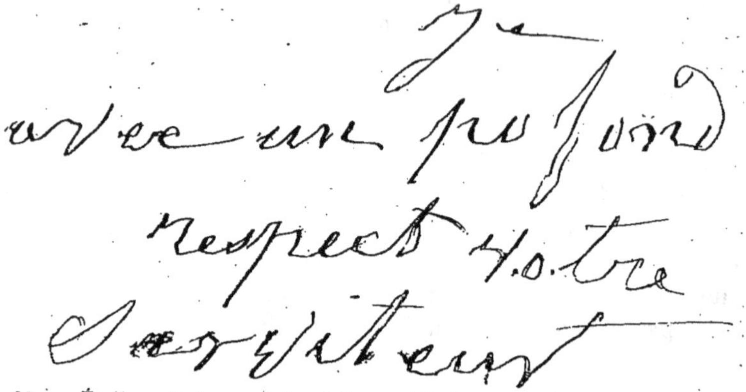

Fig. 26. — Écriture légèrement tremblée ; oubli d'un mot et d'une lettre, dû à l'affaiblissement psychique. On a appelé ce trouble *agraphie par amnésie*.

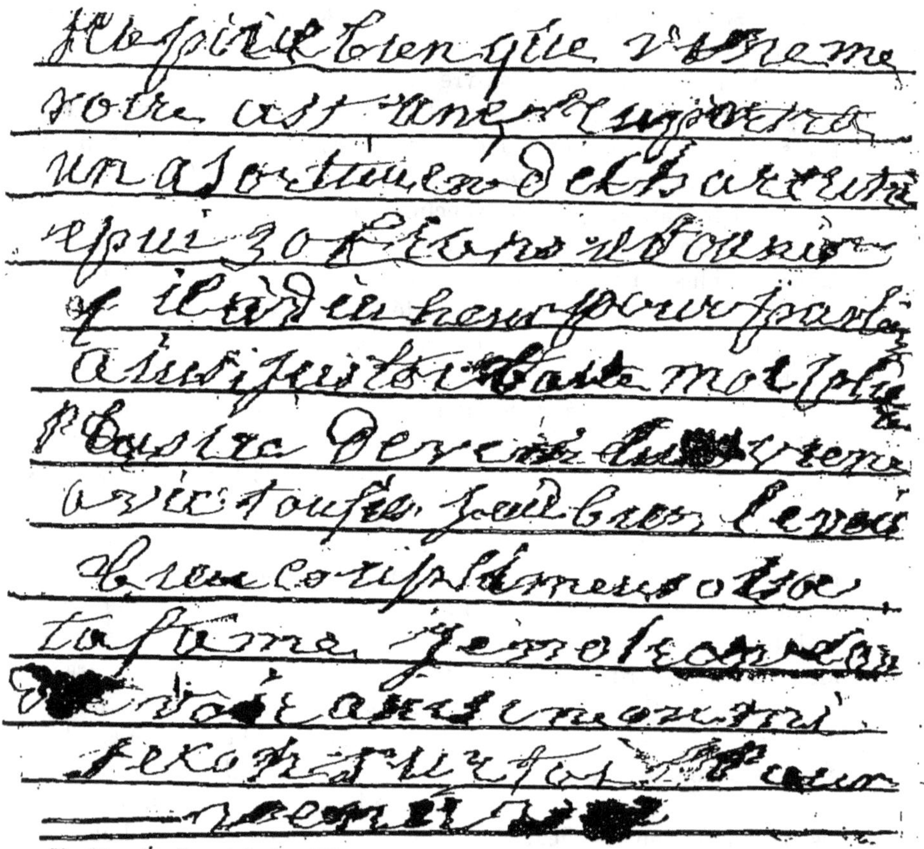

Fig. 27. — Écriture très tremblée, presque illisible (3e période de la maladie). Il s'agit d'un trouble paralytique (mécanique) ; la lettre *h* du mot charcuterie, à la troisième ligne, montre le tremblement en zigzag d'une manière fort nette. Cette écriture est un spécimen d'*agraphie ataxique*.

Le *tremblement fibrillaire* se manifeste aussi dans d'autres parties du corps ; on peut le constater lorsqu'on fait appliquer à plat, sur une table, le bras de certains paralytiques, et lorsqu'on examine avec soin le trajet des extenseurs. On reconnaît alors que les muscles sont agités de contractions presque imperceptibles. Joint aux troubles particuliers des facultés, à l'embarras de la parole et à d'autres signes que nous aurons à indiquer, le tremblement constitue un des bons symptômes diagnostiques de la paralysie générale des aliénés.

Ce phénomène est plus marqué à certains moments; il est quelquefois dissimulé par la forme même du délire ; on le remarque dans l'état de repos plutôt que dans une conversation animée, en un mot, quand rien ne vient exciter le système nerveux, qui va s'affaiblissant. Le tremblement résulterait, suivant le Dr Judée (1), des efforts du système musculaire affaibli par l'envahissement de la paralysie. Tout effort considérable, d'un bras par exemple, exécuté dans l'état de santé, est suivi, on le sait, du tremblement de ce membre, qui sera surtout sensible chez les personnes débilitées ou convalescentes.

Suivant Marey, la contraction normale du muscle se compose d'une série de secousses produites successivement, mais à de courts intervalles, si bien qu'elles se fusionnent, chacune n'ayant pas le temps de se produire en entier avant que la suivante arrive; de même les vibrations sonores disparaissent pour nos sens, dans le son continu qu'elles engendrent. Quant à la secousse elle-même, élément primitif de la contraction, elle est due à la formation, sur chacune des fibres musculaires, d'une onde qui parcourt cette fibre dans toute sa longueur et semble être constituée par une sorte de tassement des disques de Bowman. Les secousses musculaires sont d'autant plus courtes, d'autant plus rapides et fréquentes, que l'excitation qui les a provoquées a été plus intense : elles seront faibles et prolongées, lentes et rares, en raison du peu d'énergie de l'excitant qui les provoque. Le tremblement musculaire ne serait autre chose qu'un mouvement musculaire naturel, une contraction normale, faible et décomposée en ses éléments successifs, par suite de la faiblesse et de la lenteur de l'agent stimulant.

En un mot, toutes les causes qui diminuent considérablement la puissance de l'excitation musculaire, donnent à la secousse de la contraction des caractères de plus en plus semblables aux secousses du tremblement ; et ce qui prouve que cette modification du mouvement part bien du système nerveux et des centres de ce système, c'est que, si l'on vient à exciter directement les muscles ou les nerfs périphériques, le mouvement provoqué sera composé de contractions naturelles et sans tremblement. Telle est l'explication la plus ration-

(1) Judée, *Union méd.*, 1865, p. 151.

nelle que l'on puisse donner du tremblement de la paralysie générale et du tremblement alcoolique (1).

Affaiblissement musculaire. — En même temps, on ne tarde pas à constater l'affaiblissement progressif des extrémités supérieures et inférieures. La marche devient plus difficile, les membres sont plus raides; le malade se tient mal sur ses jambes, la démarche est lourde, mal assurée, il marche moins droit, il écarte les jambes pour mieux se tenir. Chez quelques paralytiques, la progression paraît s'exécuter par une succession d'élans, et, quand ils essayent de courir, on les voit ne plus pouvoir se retenir ni s'arrêter.

A un degré avancé, la marche devient plus vacillante, les membres abdominaux tremblent dans la station verticale; bientôt enfin la station devient impossible, et les malades ne peuvent plus même rester assis dans un fauteuil, à moins d'y être fixés.

On observe, du côté des membres thoraciques, le même affaiblissement progressif. C'est d'abord un défaut remarquable de précision dans les mouvements. Le malade ne peut plus écrire ; il a de la peine à boutonner ses vêtements, il ne peut saisir de petits objets, il porte difficilement son verre à la bouche, on est obligé de le faire manger, le tremblement général se montre de plus en plus marqué.

A une dernière période, la paralysie s'étend aux muscles de la *déglutition*, à ceux du pharynx ; elle se traduit par la difficulté d'avaler; les aliments liquides sont déglutis de travers, rejetés dans les fosses nasales; ils font entendre un gargouillement au moment où ils pénètrent dans le pharynx, provoquent des quintes de toux et des accès de suffocation, par suite de l'introduction d'une partie des liquides dans le larynx. Les aliments solides finissent eux-mêmes par ne plus pouvoir être poussés dans l'estomac ; ils s'amassent à la partie supérieure de l'œsophage et viennent comprimer le larynx.

On observe aussi des phénomènes paralytiques du côté de la *vessie*, du *rectum* ; ils donnent lieu à l'incontinence d'urine, des matières fécales; d'autres fois à une constipation opiniâtre et à la rétention d'urine. Aussi faut-il toujours examiner le malade au point de vue de la nécessité du cathétérisme.

Le Dr Descourtis (2) a recherché au dynamomètre l'état de la force musculaire chez 54 paralytiques généraux. Il est arrivé aux résultats suivants: les forces des paralytiques généraux sont diminuées le plus souvent dès le début de la maladie. L'affaiblissement porte sur les deux côtés, mais il y a moins d'écart entre la force de la main droite et celle de la main gauche qu'il n'y en a à l'état normal, preuve que le côté droit est le plus atteint et que la lésion porte surtout sur l'hémisphère

(1) Ferrand, *Union méd.*, 1868, p. 790.

(2) Descourtis, *L'état des forces chez les paralytiques généraux* (*Ann. méd.-psych.*, 1885, p. 468).

gauche. La déchéance des forces ne suit pas une marche continue; cependant chez les paralytiques qui ont des attaques, il y a, immédiatement après l'attaque, une paralysie absolue, et les forces reviennent petit à petit, sans atteindre le point où elles étaient auparavant. Mais chez ceux qui n'ont pas d'attaques, il y a des alternatives irrégulières, et des écarts parfois considérables montrent bien que, même en l'absence des attaques, la paralysie générale procède par poussées successives. Il arrive parfois que les deux côtés s'équilibrent, ou bien qu'un côté recouvre une énergie inaccoutumée, tandis que les forces de l'autre côté déclinent. Les accidents du gâtisme ne sont pas dus à un affaiblissement général de l'organisme; on les observe alors que les forces sont encore conservées; de même ils peuvent manquer lorsque le dynamomètre marque un chiffre très inférieur.

Il résulte des expériences de Duchenne (de Boulogne) (1), que l'irritabilité musculaire est conservée dans la paralysie générale, comme cela a lieu dans les paralysies consécutives aux lésions du cerveau; la contractilité musculaire peut être affaiblie; mais elle peut se montrer encore très marquée, dans une période avancée de la maladie.

Le Dr Christian (2) démontre qu'en réalité l'*appareil musculaire tout entier est atteint simultanément et dès le début*, et c'est là un des caractères pathognomoniques de la paralysie générale. Aussitôt que l'on constate l'embarras de la parole, on peut constater la gêne dans les mouvements du bras et dans ceux du membre inférieur. Seulement, dans les membres, ces troubles du début sont peu apparents, tandis que, dans l'appareil musculaire si délicat de la phonation, le moindre trouble fonctionnel est tout de suite évident.

Il n'y a pas là de paralysie à proprement parler, mais un état d'*ataxie*, un défaut de coordination dans les mouvements. Lorsque, plus tard, les lésions encéphaliques ont progressé, lorsqu'elles ont déterminé des altérations secondaires, alors la parésie ou la paralysie véritable vient remplacer l'ataxie du début. La démarche est chancelante, les jambes sont projetées par secousses ou ne peuvent se détacher du sol, finalement le malade doit s'aliter.

Marcé avait déjà fait la remarque que cette paralysie ne ressemblait à aucune autre, que l'abolition de la contractilité musculaire n'était pas uniquement en jeu; qu'une fois assis ou couchés les malades remuent très bien les bras et les jambes, et que, dans les moments d'agitation, ils retrouvent des forces surprenantes; seulement il se produit un défaut de coordination.

L'état des réflexes tendineux varie suivant les différentes altérations

(1) Duchenne (de Boulogne), *De l'électrisation localisee*, 3e édit. Paris, 1872.

(2) Christian, *Nature des troubles musculaires dans la paralysie générale des aliénés* (*Ann. méd.-psych.*, janvier 1879, p. 32).

de la moelle que présente le paralytique général; à une époque avancée de la maladie les réflexes sont abolis.

En résumé, dit Christian, la paralysie générale des aliénés n'est pas une affection de nature paralytique; le malade conserve jusqu'à la fin la *volonté* de contracter ses muscles et la *possibilité* de les contracter avec force.

Hémiplégie incomplète. — Les paralytiques généraux sont sujets à des *attaques apoplectiformes*, avec perte plus ou moins complète de la connaissance; au bout de quelques heures la connaissance se rétablit, mais il reste fréquemment à leur suite des troubles paralytiques ou une *hémiplégie*. Cette hémiplégie semble tenir à des phénomènes congestifs des hémisphères et à de la compression cérébrale.

On voit souvent aussi les malades inclinés, pendant la marche, beaucoup plus d'un côté que de l'autre. Cette hémiplégie incomplète et transitoire paraît avoir lieu plus souvent à gauche, mais elle peut changer de côté; elle semble se rattacher dans quelques cas à l'hydropisie des ventricules ou à l'œdème cérébral, plus marqué à l'un ou à l'autre des deux hémisphères.

Les paralysies partielles cessent après la disparition des phénomènes congestifs ou avec la résorption de l'œdème cérébral.

Attaques paralytiques. — Les attaques, qui sont particulièrement fréquentes dans le cours de la paralysie générale, se rattachent à deux types, nettement caractérisés : ce sont des attaques *apoplectiformes* ou *épileptiformes*.

Les *premières* consistent en phénomènes congestifs, d'une durée habituellement courte. Au début de la paralysie générale, elles ont une importance très grande au point de vue du diagnostic; à une période plus avancée, elles reviennent plus ou moins souvent, suivant la forme clinique que revêt la paralysie générale et elles laissent après elles des troubles paralytiques plus ou moins marqués (paralysie partielle, embarras de la parole plus accentué, aphasie (1), etc.).

Dans les attaques *épileptiformes*, les mouvements cloniques et toniques sont limités habituellement à certaines régions (convulsions faciales, etc.), puis ils se généralisent. Ces attaques, sur lesquelles nous ne pouvons insister, se produisent souvent par séries, elles peuvent se succéder et constituer un *état épileptoïde* qui dure quelques jours. Elles présentent toutes les variétés possibles. L'état de conscience des malades varie aussi suivant l'intensité de l'attaque, parfois même le malade peut répondre aux questions qu'on lui adresse, pendant l'état épileptoïde.

Les attaques épileptiformes sont d'un pronostic grave, elles peuvent être accompagnées de fièvre et de sueurs, et suivies de mort.

(1) Duhamel, *De l'aphasie dans la paralysie générale.* Thèse de Paris, 1885.

La *température* a attiré particulièrement l'attention des observateurs. Le professeur Mendel (1) dit que l'on espérait pouvoir distinguer à l'aide du thermomètre les attaques apoplectiformes des attaques épileptiformes. Charcot, Hanot (2) pensaient, en effet, que pour ces dernières, il y avait toujours une élévation de température plus ou moins marquée, mais Mendel ajoute très justement qu'il a vu de nombreuses attaques épileptiformes sans élévation de température. Ce symptôme n'accompagne donc pas nécessairement l'attaque épileptiforme; lorsqu'il se produit, c'est principalement vers la fin de l'attaque. On peut observer 40 et 41°, lorsque la mort est proche, mais, malgré des températures élevées, tout peut revenir à l'état normal. Cette phrase de Charcot « que la mort suit les accès paralytiques, lorsque la température dépasse 40° », n'est donc pas applicable à tous les cas.

« L'élévation de température est d'origine cérébrale, elle est produite par les troubles de circulation qui affectent un centre thermique. Ce trouble (congestion veineuse, œdème) est certainement différent du trouble anémique de l'épilepsie.

Mendel fait remarquer aussi qu'un abaissement de température peut suivre l'attaque épileptiforme. Westphal a observé une température de 35°,9 après une attaque d'une heure et demie.

Pupilles. — L'examen des pupilles présente, chez les malades atteints de paralysie générale, une véritable importance. On rencontre très souvent chez eux soit la dilatation, soit plutôt la contraction exagérée de l'ouverture pupillaire, qui peut être punctiforme (myosis); mais chez le plus grand nombre, c'est l'inégalité pupillaire que l'on observe. Ce symptôme est fréquent; on le remarque quelquefois dès le début de la maladie ; en général, cependant, il ne se présente que plus tard. Cette inégalité pupillaire indique, suivant la remarque de Baillarger, la différence des lésions dans les deux hémisphères, lésions qui ne sauraient se produire à un même degré des deux côtés.

On doit aussi ne pas oublier que l'inégalité n'est pas un signe absolument constant ni pathognomonique; on peut la constater dans d'autres formes d'aliénation, en dehors de l'aliénation mentale, et même à l'état normal, où elle est plus fréquente qu'on ne le pense d'ordinaire. A la clinique de Breslau, le professeur Magnus (3) a noté 256 fois l'inégalité pupillaire sur 14 392 personnes venant se faire soigner pour les yeux. Parmi ces 256 personnes, si l'on retranchait les cas de paralysie générale, de tabès, de névralgie sus-orbitaire, hémicranie, atrophie des nerfs optiques, décollement de la rétine, ptosis, synéchies, etc., tous les cas enfin où les pupilles ne réagissent pas ou réagissent mal pour la lumière et l'accommodation, il restait 143 cas

(1) Mendel, *Die progr. Paralyse*. Berlin, 1880.
(2) Hanot, *Gaz. médicale*, 1873.
(3) Voir Reche, *Inégalité pupillaire* (*Deutsche med. Woch.*, 1893, n° 13).

d'inégalité pupillaire, c'est-à-dire 1 p. 100, pour des personnes normales (85 hommes et 58 femmes), et cela à tous les âges de la vie.

D'après les recherches de Lasègue, l'inégalité pupillaire se produirait chez les malades atteints de paralysie générale, dans le tiers des cas.

L'examen ophthalmoscopique ne donne pas de résultats bien importants. Au début de l'affection, cependant, on a noté une injection rosée de la papille, un œdème péripapillaire, suivant la description de Galezowski. Nous ne parlerons pas de l'atrophie des papilles observée dans quelques cas compliqués de tabès (1).

Sensibilité. — La sensibilité est-elle altérée, et diminue-t-elle au fur et à mesure des progrès et de la marche de la lésion du mouvement? Les troubles de la sensibilité sont difficiles à constater, et nous ne possédons sous ce rapport que des données insuffisantes. Suivant Calmeil, ces troubles apparaîtraient les derniers et ne se manifesteraient que lorsque l'intelligence et les mouvements seraient déjà depuis longtemps lésés.

C'est un fait digne de remarque, dit le Dr Linas (2), que dans cette maladie qui atteint si gravement les fonctions musculaires, la sensibilité puisse demeurer intacte presque jusqu'aux derniers moments. Le plus souvent cependant, vers la fin de la deuxième période ou au début de la troisième, la sensibilité s'émousse peu à peu, pour s'éteindre presque complètement.

La sensibilité spéciale, celle *des sens*, de la vue, de l'ouïe, du goût, de l'odorat, paraissent en général conserver plus ou moins longtemps leur intégrité. Cependant le goût et l'odorat peuvent être pervertis et l'on voit les malades manger sans répugnance des choses repoussantes. S'il existe des signes de paralysie partielle, ils sont dus à diverses lésions, à celles des nerfs, etc.

L'*état des réflexes* varie suivant les altérations si variables de la moelle, qui viennent compliquer la paralysie générale. Le plus habituellement les réflexes diminuent.

II. — Troubles psychiques.

Les symptômes qui se rapportent à l'altération des facultés intellectuelles dans la paralysie générale sont bien plus remarquables que les troubles moteurs, et ils sont souvent caractéristiques.

Troubles intellectuels. — On peut tout d'abord les réduire à deux formes principales.

Dans la *première*, on trouve, dès le début, l'*affaiblissement progressif* des facultés, sans manifestations délirantes bien accentuées. Dans une seconde forme, on observe des *idées délirantes* souvent très mar-

(1) Pour l'examen du champ visuel, voir plus loin : *Diagnostic avec la neurasthénie.*
(2) Linas, *Recherches clin. sur la paral. génér.*, 1858.

quées et qui s'accompagnent tantôt d'un état d'expansion ou de dépression morale, tantôt d'un état d'agitation maniaque plus ou moins aigu.

Le délire est essentiellement variable et il peut revêtir toutes sortes de formes : *mélancolie anxieuse*, *délire des persécutions* (1), etc. Nous décrirons ici les formes particulièrement caractéristiques, le délire ambitieux, le délire hypochondriaque et l'excitation maniaque.

Délire ambitieux. — Le délire ambitieux, des grandeurs et de richesses, est le plus remarquable et le plus fréquent : il présente une physionomie véritablement significative. Il est empreint d'une exagération qui est à la fois insensée et ridicule ; l'*affaiblissement des facultés* qui l'accompagne ne permet pas aux malades d'entrevoir l'absurdité de leurs convictions et les contradictions singulières dans lesquelles ils ne cessent de tomber. Leur grandeur imaginaire fait un étonnant contraste avec leur faiblesse réelle ; s'ils veulent parler, leurs muscles s'y opposent, s'ils veulent marcher, leurs jambes fléchissent sous eux ; et malgré toutes les preuves d'impuissance que leur fournit leur triste infirmité, ils se disent d'une force herculéenne, ils prétendent être les meilleurs marcheurs, jouir d'une santé dont rien ne saurait approcher (idées d'euphorie, satisfaction morbide).

Les idées de grandeurs, que l'on observe dans la paralysie générale, diffèrent essentiellement de celles qui caractérisent les délires systématisés ambitieux. Elles n'ont rien de logique ; elles n'ont aucune fixité, elles ne reposent sur aucun système, elles ne sont pas coordonnées. Loin de là, elles sont marquées au coin de la faiblesse intellectuelle ; elles sont mobiles, fugaces, contradictoires, elles n'ont aucune espèce de base ; elles offrent enfin, dans leurs manifestations, une uniformité qui les fait ressembler les unes aux autres, qui leur donne à toutes la même physionomie.

Dans la *mégalomanie*, le malade conserve toute sa force intellectuelle, ses idées ont de la suite, ses raisonnements pour expliquer sa grande élévation sont plus ou moins plausibles, le point de départ seul est faux. Les idées sont invariables, elles s'enchaînent d'une manière logique ; le malade ne sort pas du système qui rattache toutes ses conceptions. C'est tout le contraire pour le paralytique général ; les explications qu'il donne sont vagues, absurdes, insensées, on voit au fond la démence, l'affaiblissement intellectuel plus ou moins considérable.

Les paralytiques, dans la forme ambitieuse de leur délire, qui est la plus commune, ont un sentiment de vive et entière satisfaction ; ils sont heureux, extrêmement contents d'eux-mêmes. Ils forment des projets grandioses, gigantesques, absolument irréalisables. Ils s'élèvent bien au-dessus de leur condition sociale ; ou bien ils disent avec la joie la plus

(1) Voir p. 365.

grande qu'ils sont les ouvriers les plus habiles dans leur métier; ils sont les meilleurs cordonniers, les plus grands tailleurs, les plus intelligents mécaniciens. Leurs idées ambitieuses prennent souvent les proportions les plus inconcevables; ils sont à la fois généraux, ministres, empereurs, dieux, etc.; ils possèdent tous les talents possibles, ils ont des milliards, l'univers entier leur appartient, leur pouvoir n'a pas de bornes; leur force est extraordinaire, elle leur permet de soulever des montagnes, ils font cent mille lieues par jour. Un paralytique, cité par Trélat, commandait pour son déjeuner 2300 mètres de saucisses. Un de nos malades, qui avait des habitudes alcooliques, prétendait boire par jour 600 litres de vin et 100 absinthes; un autre affirmait que ses enfants avaient deux millions de mètres de hauteur, etc. Sous l'influence de ces idées, ils se livrent à des *achats absurdes*.

Ces malades n'ont *aucune conscience* de leur pénible situation et cette connaissance leur manque dans toutes les phases que suit leur maladie. Ils sont incapables de réflexion, et quand ils sont arrivés au dernier degré de leur affection, qu'ils ne peuvent plus soulever leurs membres, exprimer leurs idées, lorsqu'ils sont couverts d'eschares, on les entend bégayer encore des paroles par lesquelles ils tentent d'exprimer une félicité sans bornes.

Ce délire des paralytiques, en dehors même de tout autre symptôme, a une valeur considérable, comme l'a fait observer Baillarger, souvent même il a servi à diagnostiquer la paralysie générale dès le début de son apparition.

« N'est-ce pas une chose bien singulière, dit cet auteur, que ces idées d'ambition qui sont le prélude presque constant de la destruction lente de l'intelligence et des mouvements? Le délire ambitieux, précurseur de la paralysie générale, s'observe dans les conditions les plus différentes. L'explication de ce délire est encore à trouver. Dans un très grand nombre de cas il se manifeste à la suite de poussées de congestion cérébrale; on l'observe avec les mêmes caractères d'absurdité chez les individus les plus misérables, comme chez les hommes qui appartiennent aux professsions libérales. M. Moreau a observé un épileptique qui avait des idées de grandeur à la suite de chaque attaque (1). »

Les *hallucinations*, quoique peu fréquentes, se remarquent à certaines périodes, et surtout dans certaines formes de paralysie générale, celles par exemple qui s'accompagnent d'excitation maniaque.

Telle est la manifestation délirante la plus commune; on avait même pensé qu'elle était essentiellement caractéristique; mais, plus tard, les observateurs ont signalé une autre forme de délire aussi remarquable, le délire dépressif, hypochondriaque, sur lequel Baillarger a particulièrement appelé l'attention.

(1) Baillarger, *Appendice* au *Traité* de Griesinger, p. 617.

Délire hypochondriaque. — Ce délire a aussi une sorte d'uniformité, une physionomie particulière que l'on retrouve à peu près la même chez tous les malades; ce sont les mêmes idées fixes, les mêmes préoccupations tristes. Ils sont affaissés, découragés, ils refusent de manger, prétendent qu'ils n'ont plus de bouche, plus de ventre, plus d'intestins; les aliments ne vont plus dans l'estomac, la digestion est devenue impossible, ils ont le fondement bouché, ils sont morts, ils sont même entrés en décomposition, et ils prétendent exhaler une odeur cadavérique.

C'est une sorte de *micromanie* qui peut être opposée au délire ambitieux. Tout est absurde dans ce délire hypochondriaque. On observe en même temps les signes qui caractérisent la lésion du mouvement, le bégaiement, l'embarras de la parole, l'inégalité pupillaire, l'affaiblissement intellectuel, la perte de la mémoire, etc. Ces malades *maigrissent rapidement*; ils sont facilement atteints d'affections gangréneuses. Ce délire dépressif avec prédominance d'idées de négation se combine et alterne le plus souvent avec des idées de grandeurs et de richesses. Un paralytique, cité par Baillarger, se plaignait d'avoir l'anus bouché, le prépuce enlevé, puis il se vantait en même temps d'avoir une érection éternelle, de posséder une chambre toute dorée, etc.

Baillarger reconnaît, d'ailleurs, que ce délire dépressif peut être d'une nature toute différente chez les paralytiques; mais cette forme d'hypochondrie, par sa fréquence relative et ses *caractères spéciaux*, mérite de prendre dans ses rapports avec la paralysie générale une place à part; elle peut être dans quelques cas un signe diagnostique d'une grande importance.

Les conceptions délirantes dépressives, plus ou moins hypochondriaques, entraînent souvent de fâcheuses conséquences. Beaucoup de malades refusent avec plus ou moins d'énergie de prendre des aliments et quelquefois il faut recourir à l'emploi de la sonde œsophagienne. Le plus grand nombre, pour peu que le délire se prolonge, ne tardent pas à tomber dans un état de marasme cachectique.

Nous devons ajouter que le délire dépressif peut être porté dans quelques circonstances jusqu'à l'état de *stupeur* (1). Nous aurons l'occasion de revenir sur ce sujet.

Non seulement on peut observer dans la forme dépressive de la paralysie générale le mélange des idées ambitieuses et des idées tristes; mais il n'est pas rare de rencontrer une *forme alternante* et des périodes qui peuvent durer plusieurs jours, et même plusieurs semaines, pendant lesquelles le malade se présente sous ces deux aspects différents, tantôt en proie au délire ambitieux le plus carac-

(1) Voir *Stupeur*, p. 345.

térisé, tantôt au contraire dominé par les idées fixes les plus pénibles et les plus déraisonnables. Mais il n'est pas difficile, à travers les conceptions délirantes, de constater les autres signes caractéristiques de la paralysie générale.

Excitation maniaque. — Une autre forme non moins fréquente peut se présenter dans la paralysie générale, c'est l'*excitation maniaque*, si bien décrite par Bayle.

Les malades sont alors dans une agitation continuelle, c'est une mobilité de tous les instants; on les voit errer sans cesse dans les chambres de leur quartier, les cours, les corridors, les jardins qu'ils parcourent successivement et sans s'arrêter nulle part. Ils ne savent ce qu'ils font, où ils vont; ils brisent, déchirent, cassent tout ce qui tombe sous leurs mains. Ils expriment en même temps des idées ambitieuses.

Sous la dénomination d'*agitation spasmodique*, Bayle décrit le degré le plus élevé de cette surexcitation musculaire. « Les malades sont dans un état d'agitation et de fureur aveugle, continuelle, incoercible... Ils frappent, brisent, cassent, déchirent... renversent tous les objets qu'ils rencontrent... l'appareil locomoteur tout entier exécute sans cesse les mouvements les plus violents et les plus désordonnés; les malades chantent, crient, vocifèrent, s'agitent dans tous les sens, étendent, fléchissent les membres, se raidissent, frappent le plancher, impriment à leur tête des mouvements de toutes sortes... La face participe toujours à ce désordre général, elle est décomposée et dans une agitation continuelle (1). » On peut en même temps observer de la céphalalgie, des vertiges, des attaques congestives de courte durée avec perte de connaissance, le tremblement fibrillaire de la langue, des lèvres, etc.

Cette excitation maniaque, qui peut se produire soit au début de la paralysie générale, soit aux différentes périodes que présente cette affection, vient masquer en quelque sorte les autres symptômes caractéristiques tels que l'embarras de la parole, l'affaiblissement intellectuel, les préoccupations ambitieuses, hypochondriaques, et, par suite, il en résulte pour le diagnostic certaines difficultés et l'on doit alors attendre, pour porter un jugement autorisé, la fin de l'excitation maniaque.

Telles sont, au point de vue de la lésion du mouvement et des troubles intellectuels, les particularités les plus saillantes de la paralysie générale.

Il nous reste à examiner succinctement la *marche* que suit cette affection, ses périodes, et diverses autres questions qui se rattachent à son histoire.

(1) Bayle, cité par Baillarger, *op. cit.*, p. 623. Voir aussi *Délire aigu*, p. 296.

§ 2. — MARCHE, VARIÉTÉS, DIAGNOSTIC.

Incubation. Prodromes. — La paralysie générale présente une période d'incubation et des prodromes qu'il n'est pas toujours facile de bien déterminer.

Son *début* se fait ordinairement d'une manière *lente* ; les individus qui doivent en être frappés offrent souvent, longtemps à l'avance (plusieurs mois, une année et même plus), des modifications dans le caractère qui, sans avoir rien de tranché, n'en sont pas moins importantes à signaler. Les parents s'étonnent de ce changement, mais il est bien rare au début qu'on le rattache à un état cérébral grave, et c'est seulement plus tard, quand le délire vient faire explosion, que tout s'explique.

Les prodromes, si légers en apparence, de cette grave maladie, passent très souvent inaperçus. On avait remarqué que le malade était devenu, longtemps avant de commettre les actes insensés et de tenir des propos incohérents pour lesquels on vient consulter le médecin, d'une humeur capricieuse, irrégulière ; sa conduite, ses habitudes, sa manière d'être avaient subi une transformation dont on avait peine à se rendre compte.

Le malade avait pu ressentir des douleurs de tête, de la pesanteur, des vertiges, des étourdissements ; son sommeil était souvent interrompu.

D'autres fois il s'était montré d'une gaieté exagérée, d'une insouciance que rien ne pouvait justifier, négligeant son travail, commettant de singuliers oublis, distrait, maladroit, ayant du reste la plus grande confiance en lui-même, plein d'illusion, concevant les espérances les plus exagérées, ne voyant plus d'obstacle à l'accomplissement de ses désirs, faisant des dépenses qui n'étaient pas en rapport avec ses ressources.

Chez certains malades, des écarts de conduite, des idées érotiques, et une propension au vol indiquaient déjà un commencement d'affaiblissement intellectuel et particulièrement d'affaiblissement du sens moral. On a remarqué avec raison que les vols commis par les malades, même à cette période d'incubation, étaient ordinairement de médiocre importance, et accomplis avec une maladresse qui devait déjà éveiller l'attention. Lélut et d'autres médecins ont rapporté sous ce rapport de curieux exemples de *paralytiques condamnés pour vol*, et dont la maladie avait été méconnue. Nous avons aussi observé les faits les plus remarquables.

Souvent aussi la maladie débute lentement, progressivement, par de la céphalalgie et par la lésion du mouvement. On observe alors le tremblement, le bégaiement ; puis l'embarras de la parole se prononce de plus en plus ; en même temps l'on remarque des signes qui dénotent déjà l'affaiblissement intellectuel prononcé; le malade devient oublieux, il omet dans ses écrits des lettres, des syllabes, des mots entiers.

Dans quelques cas la paralysie générale fait explosion d'une manière presque subite : tantôt ce sont des *attaques* de congestion cérébrale avec perte de connaissance plus ou moins complète, sortes de poussées congestives qui laissent après elles de la paralysie de la langue, un embarras de la parole qui ne tarde pas à se dissiper, pour revenir après de nouvelles attaques.

L'excitation maniaque et le délire peuvent enfin se manifester, presque tout à coup, avec les caractères qui leur sont propres et que nous avons déjà indiqués.

On s'est demandé, à propos du début de la paralysie générale, si les symptômes somatiques précédaient ou suivaient les troubles intellectuels; c'est là, comme le fait remarquer le docteur Linas, une question difficile à trancher; nous croyons, avec cet auteur, que l'étude des faits semble établir que l'invasion de la maladie est marquée le plus souvent soit par la lésion mentale seulement, soit par les troubles musculaires et l'altération psychique simultanément.

Rarement les troubles intellectuels, l'affaiblissement psychique et la lésion des mouvements progressent de front; tantôt c'est l'un, tantôt c'est l'autre qui domine, sans qu'on puisse à cet égard rien observer d'assez constant pour formuler une loi pathologique.

L'ordre d'apparition des symptômes, leur évolution, les oscillations, les irrégularités qu'ils subissent dans leur marche, sont évidemment subordonnés au mode d'invasion de la phlegmasie, à son siège primitif, à son étendue, à son mode de développement et à son intensité. On ne doit pas oublier, en effet, que la lésion a une continuelle tendance à s'étendre en surface et en profondeur, et à gagner ainsi les diverses parties de l'organe cérébral (1).

Quoi qu'il en soit, la paralysie générale une fois déclarée parcourt plus ou moins régulièrement différentes périodes.

Première période. — A une première période on remarque l'hésitation dans d'abord, une certaine difficulté de la prononciation. La langue est d'abord affectée dans la très grande majorité des cas. Ce n'est que par une grande habitude que l'on peut reconnaître, dès le début, l'existence et l'importance des troubles qui existent de ce côté, tellement ceux-ci sont quelquefois peu prononcés. La parole est traînante, quelques mots sont mal articulés, on observe le tremblement fibrillaire de la langue, des muscles qui entourent la bouche quand surtout le malade vient à parler.

Le délire se caractérise, à cette première période, par des manifes-

(1) Linas, *Rech. clin. sur la paral.*, 1858, p. 26.

tations qui ont pour base l'*exagération du sentiment de la personnalité* ; le malade est satisfait, content, il ne s'inquiète de rien, il est plein d'illusions, tout prend à ses yeux des proportions grandioses; en même temps les idées deviennent mobiles, changeantes, et on observe déjà un commencement d'affaiblissement intellectuel.

Deuxième période. — On voit à une deuxième période les symptômes s'accentuer davantage.

Le malade est souvent agité, il est bavard, expansif; son délire ambitieux prend des proportions considérables. Il forme mille projets; ses idées de grandeur se manifestent par des actes absurdes et extravagants. La marche est devenue plus difficile, moins assurée; l'altération de la motilité est plus accentuée dans les différentes parties du corps.

On peut enfin déjà observer à cette période des *attaques épileptiformes*.

Troisième période. — Dans une troisième période, la maladie continue à progresser.

La prononciation est très difficile, la parole devient quelquefois inintelligible, la marche à peu près impossible, le malade ne peut presque plus se tenir sur les jambes. La paralysie gagne les muscles de la déglutition, les aliments cheminent difficilement vers l'estomac, ils s'amassent dans l'œsophage et deviennent une cause de suffocation.

Les malades sont très anémiés, ils maigrissent rapidement, leurs traits s'altèrent; les attaques épileptiformes se répètent plus ou moins fréquemment, et peuvent se prolonger, par une succession d'accès, des heures et des journées entières. L'affaiblissement intellectuel, suit la même marche progressive; la mémoire s'éteint, l'expression de la figure revêt un caractère d'hébétude et de nullité. (Voir fig. 28.)

La vessie, le rectum sont paralysés, le malade laisse aller sous lui. Lorsque les muscles de la déglutition ne peuvent plus suffire à leurs fonctions, le paralytique périt pour ainsi dire d'inanition; il succombe quelquefois à la suite de vastes *eschares* qui se forment sur les parties du corps qui servent de point d'appui; ou bien ces malades sont pris d'*affections intercurrentes*, de congestions passives, de pneumonie hypostatique, d'affections gangréneuses provoquées par l'état de marasme cachectique qui résulte des progrès de la paralysie.

Les *eschares* se produisent à la région sacrée, aux talons, etc. Les régions comprimées deviennent érythémateuses, s'écorchent, ou l'on voit se produire une phlyctène remplie d'un liquide sanguinolent et au-dessous de laquelle les tissus se mortifient. Les eschares sont nettement délimitées des parties saines, elles s'éliminent lentement, produisent parfois des délabrements très considérables et sont causes de complications de toutes sortes, d'abcès gangréneux, etc. Elles peuvent cependant, malgré leur pronostic défavorable, cicatriser.

Les escharres sont un *trouble trophique* ; on sait comme ces troubles sont fréquents dans la paralysie générale. Gudden les attribue au traumatisme comme les othématomes (1).

On observe enfin, à cette dernière période, des attaques épileptiformes avec fièvre et sueurs profuses, qui terminent quelquefois l'existence.

Comme le dit le professeur Binswanger (2), on a distingué autrefois la paralysie générale agitée, dépressive et circulaire qu'on opposait à la

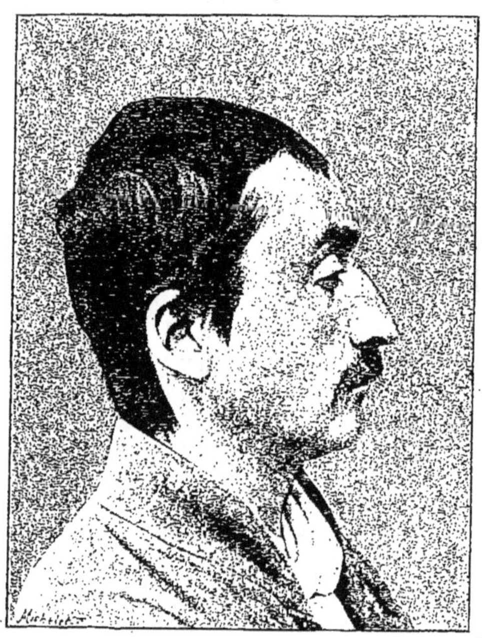

Fig. 28. — Paralysie générale progressive ; le malade est amaigri, la physionomie a une expression de démence très caractéristique. (Collection du Dr Cayré.)

paralysie générale typique ; puis on a admis une succession de stades, *prodromes*, *stade mélancolique* ou *hypochondriaque*, *stade maniaque* et *démence*. On pourrait tout aussi bien construire d'autres types, *hallucinatoire*, *catatonique*, etc. Aujourd'hui, il faut rejeter ces types, se baser sur la marche. Binswanger décrit les prodromes, le stade initial, le stade d'acmé et le stade de décroissance de la paralysie générale.

La paralysie générale ne présente pas toujours cette marche régulière et uniforme ; il peut survenir des complications fâcheuses qui précipitent les progrès de la maladie ; dans quelques autres cir-

(1) Voir chap. *Symptomatologie générale*, p. 108.

(2) Binswanger, *Die path. Histologie der allg. progr. Paralyse*. Iéna, 1893.

constances, on observe des périodes de rémission dont nous résumerons plus loin les principaux caractères.

Variétés. — La paralysie offre dans ses manifestations les formes, les nuances les plus diverses. Jules Falret a décrit, dans un excellent travail, les formes principales sous lesquelles on peut l'observer communément. Cet auteur reconnaît une variété *congestive*, une variété essentiellement *paralytique*, enfin une variété *mentale*.

Variété congestive. — Dans la variété congestive, on observe des congestions cérébrales fréquentes à la période prodromique de la paralysie générale ; ce sont des étourdissements, des pertes de connaissance plus ou moins complètes, des attaques épileptiformes, qui se reproduisent à des intervalles plus ou moins éloignés. Ces congestions sont ordinairement suivies d'accidents paralytiques variables et ordinairement temporaires : d'une amnésie, d'un embarras de la parole, intense d'abord puis moins marqué, d'un affaiblissement intellectuel, ou bien de quelques phénomènes délirants. Puis ces accidents disparaissent, pour se reproduire de nouveau peu de temps après.

Variété paralytique. — Dans la variété paralytique, les malades offrent tout d'abord les phénomènes caractéristiques de la paralysie, le tremblement est plus marqué, l'écriture devient plus difficile, presque impossible ; l'embarras de la parole est très prononcé ; les pupilles présentent une dilatation inégale ; les facultés subissent un affaiblissement marqué, tous les actes commis par le malade trahissent l'état de faiblesse intellectuelle. Cette forme est plus communément observée dans les hôpitaux.

Variété mentale. — Dans les cas les plus fréquents, la maladie débute par le délire, par des phénomènes d'excitation cérébrale. Ce peut être un état de dépression morale, des angoisses, une sorte d'hypochondrie, l'expression d'un extrême découragement. Mais, le plus souvent, la maladie s'annonce par le délire ambitieux si remarquable, que nous avons déjà décrit. Le malade se montre d'une activité désordonnée, il conçoit les projets les plus insensés, s'imagine que tout lui appartient. Il commet des vols nombreux et fait toutes sortes d'excès, sans avoir la moindre conscience de la gravité des actes auxquels il se livre, et de la responsabilité qui peut en résulter ; les actions du paralytique sont en effet marquées au coin de l'imprévoyance, de la bizarrerie, et de l'affaiblissement intellectuel.

Telles sont les variétés que la paralysie générale offre le plus ordinairement, surtout à sa période de début ; mais, dans toutes ces variétés, au fur et à mesure que la maladie fait des progrès, l'état de démence s'accentue chaque jour davantage.

Le Dr J. Mickle pense que la meilleure division des variétés que présente la paralysie générale est celle qui a pour base l'anatomie pathologique. Mais les lésions anatomiques qu'il résume concordent difficilement avec les groupes cliniques qu'il propose d'établir, et, dans l'état actuel de la science, cette classification nous paraît impossible à admettre.

Quoi qu'il en soit, il ne faut pas attacher une trop grande importance aux variétés et aux types qu'on a voulu créer dans la paralysie générale : ils sont tous plus ou moins artificiels.

Pronostic. — La paralysie générale est une maladie chronique, à marche lente mais *progressive*. Une fois confirmée, elle doit être considérée comme incurable ; les cas de guérison rapportés par les auteurs ne sont souvent qu'apparents ; ils s'expliquent soit par les *rémissions* si remarquables de cette maladie, soit, dans quelques circonstances, par une erreur de diagnostic : on peut, en effet, comme nous le verrons plus loin, la confondre avec d'autres affections.

La durée est variable et il est difficile, la plupart du temps, de la déterminer. De même, on ne saurait prévoir facilement si la marche sera lente ou rapide. Dans quelques cas exceptionnels, on voit les progrès s'arrêter et les malades restent indéfiniment dans un état stationnaire de démence ; la maladie dure alors un très grand nombre d'années ; mais c'est là, nous le répétons, une exception. Quelquefois, au contraire, la marche est rapide, pour ainsi dire galopante ; dans l'espace de quelques mois, ou même de quelques semaines, la paralysie a parcouru ses différentes périodes pour arriver à la terminaison fatale.

Le plus souvent sa marche est lentement progressive, sa durée moyenne de deux à trois ans ; cela dépend surtout, on le comprend, des soins dont les malades sont l'objet. On a prétendu, sans que l'expérience paraisse justifier cette assertion, que la paralysie générale, lorsqu'elle se caractérisait par des idées délirantes, avait une marche plus rapide que celle qui s'accompagnait de démence simple. Il nous a semblé que la forme dépressive hypochondriaque présentait, au point de vue de la marche et de la durée, un pronostic plus défavorable.

Rémissions. — Dans le cours de la maladie, des périodes de rémission fort remarquables peuvent se produire, pendant lesquelles les symptômes pathologiques semblent disparaître entièrement. On voit, dans quelques cas, les malades revenir presque complètement à leur état normal et cela après avoir présenté les accidents les plus effrayants. Les manifestations délirantes se dissipent, la lésion de la motilité disparaît presque totalement, l'embarras de la parole et le bégaiement cessent plus ou moins, et l'on voit avec surprise l'individu reprendre avec plus ou moins d'intelligence ses anciennes occupations. On pourrait croire à une entière guérison, mais le médecin expérimenté observe encore certains troubles de la motilité, une difficulté particulière pour les mouvements de précision, difficulté qui rend l'individu maladroit, un léger embarras de la parole, de l'inégalité pupillaire et un affaiblissement psychique plus ou moins marqué.

L'affaiblissement des facultés intellectuelles, et surtout l'affaiblissement du sens moral, quelque légers qu'ils puissent paraître, constituent un signe caractéristique pendant la période de rémission ; ils permettent d'établir le contraste que présentent la situation psychique actuelle du malade et celle qu'il offrait dans l'état de santé.

Sous l'influence de la moindre cause et même sans cause appréciable, on voit les anciens symptômes se produire de nouveau et la marche progresser avec une rapidité plus ou moins grande.

Le Dr Sauze (1) a établi les formes suivantes dans les périodes de rémission : tantôt il y a disparition entière des signes de la paralysie et persistance de l'affaiblissement intellectuel; tantôt l'intelligence se rapproche de l'état normal et les symptômes paralytiques persistent ; tantôt enfin les deux ordres de symptômes sont amendés parallèlement ou persistent à un faible degré.

La durée des rémissions est très variable, elle peut se prolonger pendant plusieurs mois, et quelquefois des années. Sur dix-neuf cas réunis par Baillarger, le retour des accidents s'est produit après un mois, quelques mois, une année, deux années. Sur six cas observés par Legrand du Saulle, la rechute est survenue quatre fois au bout de dix mois, une fois au bout de dix-huit mois, et une fois après trois ans. Quelques auteurs ont rapporté des exemples de rémittence beaucoup plus longue, mais ces faits sont exceptionnels.

Quoi qu'il en soit, on ne doit pas oublier, au point de vue médico-légal, que l'individu, dans cette période de rémission de la paralysie générale, présente un certain état de débilité mentale, et que l'on ne saurait lui attribuer l'entière responsabilité de ses actes.

Voici les conclusions qui ont été formulées par le Dr Ch. Vallon (2) :

« Les rémissions se produisent environ dix fois sur cent ; c'est dans la forme maniaque qu'elles sont le plus fréquentes, surtout à la première période. Elles paraissent plus fréquentes chez l'homme que chez la femme, rares dans la paralysie générale précoce, plus fréquentes chez les héréditaires surtout vésaniques, quand la paralysie générale est liée à l'alcoolisme, quand le sujet est hystérique.

» Les rémissions *vraies* peuvent être *complètes* : tous les symptômes disparaissent définitivement, c'est la guérison ; temporairement, c'est une intermission ; ou *incomplètes* : arrêt des symptômes, suspension, atténuation ou disparition partielle des symptômes.

» Elles sont *durables* : rémission proprement dite ; ou *éphémères* : rémittence. Dans les *fausses* rémissions, certains symptômes (excitation,

(1) Sauze, *Ann. méd.-psych.*, 1858.

(2) Vallon, *Des rémissions dans la paralysie générale*. Prix Civrieux de l'Académie de médecine, 1891.

délire) disparaissent ; les autres (démence, paralysie) progressent.

» Les rémissions se produisent le plus souvent sans causes connues, assez fréquemment à la suite de suppurations.

» Les rémissions (du moins les rémissions complètes) ne peuvent s'expliquer que par ce fait que les symptômes observés étaient sous la dépendance d'un état congestif passager du cerveau, mais que les lésions n'étaient pas encore organisées.

» L'état mental du paralytique général en rémission varie suivant les formes et les variétés de rémission. Dans quelques cas de paralysie générale à double forme, on observe entre la phase maniaque et la phase mélancolique une rémission. »

Diagnostic différentiel. — La paralysie générale, au moins lorsqu'elle se présente avec l'ensemble des caractères qui lui sont propres, ne saurait être confondue avec une autre forme d'aliénation.

On la distinguera facilement des différentes sortes de *manie*, dans lesquelles on n'observe aucun signe paralytique. On ne la confondra pas davantage avec le *délire systématisé*, ambitieux, la mégalomanie, dans laquelle le délire ambitieux est nettement accusé, franchement systématisé, et qui ne comporte aucun signe d'affaiblissement intellectuel ni de paralysie.

On peut observer chez les *épileptiques*, à la suite de quelques-unes de leurs attaques, des troubles variables du côté des facultés intellectuelles, de la motilité et de la sensibilité, qui peuvent les faire prendre jusqu'à un certain point pour des malades atteints de paralysie générale. On remarque, en effet, chez eux, de la lenteur dans la production des idées et une notable incohérence. Leur défaut de mémoire, leur visage hébété et leur regard sans expression contribuent à leur donner l'allure propre aux déments. Il n'est pas rare de rencontrer en même temps l'embarras de la parole, l'inégalité pupillaire, le tremblement de la langue, des lèvres, des doigts, etc., mais dans ces cas, les commémoratifs et la diminution progressive des symptômes contribueront à mettre sur la voie. La démence consécutive à l'épilepsie ne survient que lorsque l'affection convulsive est invétérée, et que l'affection a pu être parfaitement appréciée. Le délire ambitieux, d'autre part, est rare en pareille circonstance, et les individus tombent dans la dépression physique et intellectuelle sans passer par la période expansive des paralytiques généraux (1).

Il ne saurait être question ici, à propos du diagnostic de la paralysie générale, de résumer toutes les formes de *paralysie symptomatique*, secondaire, qui peuvent être la conséquence des affections les plus diverses. Telles sont la syphilis cérébrale, les tumeurs du cerveau, exostoses, etc., qui donnent lieu à de la céphalée, à des lésions des

(1) Voir Drouet, *Étude clin. sur la paralysie génér.* (*Ann. méd.-psych.*, 1871).

organes des sens, à de la cécité, à de la surdité, à des paralysies partielles qui ne se généralisent que plus tard.

Les *lésions en foyer*, les hémorrhagies et les ramollissements cérébraux, peuvent déterminer quelques symptômes analogues, et une démence paralytique, qui peut parfois ressembler à la période ultime de la paralysie générale.

Les *paralysies saturnines* s'accompagnent quelquefois aussi d'embarras de la parole, d'une faiblesse extrême du système musculaire; mais on observe en même temps, avec l'absence des désordres intellectuels, le liséré blanchâtre des gencives, des vomissements, des coliques, la teinte de la peau, etc.

L'*alcoolisme chronique*, porté à un haut degré de gravité, peut présenter des symptômes analogues à ceux de la paralysie générale; mais, outre les symptômes si caractéristiques que l'on remarque dans cette affection, tels que le tremblement, les fourmillements, les hallucinations spéciales, etc., on ne tarde pas à voir tous ces accidents disparaître sous l'influence du traitement et de la privation des boissons alcooliques. Nous avons vu ailleurs que de vraies paralysies générales pouvaient succéder à l'alcoolisme chronique.

La *manie congestive* s'observe fréquemment à la suite d'excès alcooliques. Les symptômes qui la caractérisent l'ont fait confondre avec la paralysie générale. On peut observer, comme Baillarger et Ach. Foville (1) en citent des exemples, une excitation maniaque avec prédominance d'un délire de grandeurs, avec propos diffus, contradictoires, incohérents, embarras de la parole, se terminant par la guérison. Le médecin doit être mis sur ses gardes lorsqu'il s'agit de fixer le pronostic. Si la manie congestive constitue une maladie à part, qui ne doit pas être confondue avec la paralysie générale, elle y dispose, et elle y conduit le plus souvent.

Il existe certaines affections du système nerveux qui peuvent avoir quelques traits communs avec la paralysie générale. Il en est ainsi pour l'affection désignée sous le nom de *paralysie labio-glosso-laryngée*, décrite par Duchenne (de Boulogne) (2) affection qui se rattache surtout à une destruction atrophique des cellules motrices du bulbe. On observe au début une faiblesse musculaire générale, l'affaiblissement des membres inférieurs et supérieurs sans paralysie de la vessie et du rectum, et sans trouble de la sensibilité. Peu à peu surviennent la contracture, l'émaciation, les secousses fibrillaires; enfin l'atrophie s'étend à tous les muscles, la langue, les lèvres, le pharynx, et le malade meurt par les complications ordinaires résultant de la paralysie des pneumogastriques. Le pouls s'élève sans qu'il y ait

(1) Foville. *Étude clinique de la folie avec prédominance du délire des grandeurs.* Paris, 1871.

(2) Duchenne, *Électrisation localisée* p. 564.

exagération de la température, l'anxiété est extrême, la respiration devient impossible, etc. Là encore on ne rencontre pas la même marche ni les manifestations caractéristiques de la paralysie générale des aliénés, la démence et les idées délirantes, quoique certains symptômes bulbaires soient communs à ces deux affections.

La *neurasthénie* peut présenter parfois l'aspect de la paralysie générale. Comme elle, cette affection est produite par un épuisement du système nerveux central, mais si l'étiologie est en partie commune, la marche et la terminaison diffèrent totalement. L'affaiblissement progressif des facultés, les actes inconscients, les troubles pupillaires, les attaques paralytiques, etc., caractériseront la paralysie générale.

Krafft-Ebing (1) dit que l'examen du *champ visuel* peut permettre également ce diagnostic. Son assistant, le Dr Kornfeld a constaté chez un grand nombre de paralytiques et de neurasthéniques les faits suivants :

Chez les *neurasthéniques*, le champ visuel est habituellement normal; dans quelques cas seulement il variait pour le blanc et les couleurs (phénomène de fatigue);

Chez les *paralytiques généraux*, il y avait souvent un rétrécissement concentrique très marqué pour le blanc et les couleurs, et dans les cas avancés, la vision était seulement centrale ou presque centrale, etc., les faits existaient, sans que l'examen ophthalmoscopique permît de les expliquer.

§ 5. — ÉTIOLOGIE. PSEUDO-PARALYSIES.

1° L'*étiologie* de la paralysie générale présente encore une certaine obscurité.

L'*hérédité* joue un rôle assez important dans la production de cette affection. Il n'est pas rare, en effet, de rencontrer, dans la famille de ceux qui en sont atteints, des individus qui ont été paralytiques, déments, ou atteints de l'une ou l'autre des différentes formes d'aliénation.

Cette maladie est beaucoup plus fréquente chez les *hommes* que chez les femmes. Elle se déclare communément après l'âge de trente ans, surtout de trente à quarante-cinq ans. Elle devient rare après soixante ans, comme au-dessous de trente ans.

L'*hyperhémie cérébrale* exerce une influence incontestable sur son développement; toutes les circonstances qui viennent déterminer la congestion cérébrale sont autant de causes occasionnelles de la folie paralytique; au nombre de ces influences, on doit ranger les températures extrêmes, le froid excessif, une chaleur intense.

Les *excès* alcooliques et vénériens, la *syphilis*, exercent une influence

(1) Krafft-Ebing, *Festschrift-Illenau*. Heidelberg, 1892, p. 96.

qui ne peut être mise en doute. On trouve, d'après Trélat, parmi les jeunes femmes qui sont atteintes de paralysie générale, une très forte proportion de filles publiques.

Suivant le professeur Fournier, certaines causes rendent la syphilis grave au point de vue surtout de son atteinte sur le système nerveux; parmi elles, on doit compter l'alcoolisme, la scrofulo-tuberculose et le surmenage physique et intellectuel. La syphilis se retrouve avec une fréquence infiniment plus grande dans les antécédents des aliénés paralytiques généraux que dans ceux des aliénés non paralytiques.

Cette prédominance de la syphilis, comme cause adjuvante de la paralysie générale, n'a rien qui puisse étonner depuis que les recherches de M. Alfred Fournier ont contribué à établir victorieusement la part de la syphilis dans la genèse du tabès.

Le *surmenage* intellectuel, les émotions, les peines morales répétées, agissent dans le même sens, aussi la paralysie générale est-elle plus fréquente dans les classes élevées de la société. Cette affection paraît être plus souvent observée dans les contrées septentrionales que dans les régions méridionales. Les importantes agglomérations de population fournissent aussi, toute proportion gardée, un nombre de paralytiques plus considérable que les campagnes.

Il semble résulter des recherches statistiques que la fréquence de cette maladie ait subi une augmentation réelle depuis quelques années, surtout dans les classes inférieures de la société.

On voit dans quelques cas la paralysie générale survenir à la suite de *traumatismes* crâniens. Certaines maladies infectieuses, l'*érysipèle de la face*, d'après Baillarger, peuvent être une cause de paralysie générale; il en a rapporté quelques exemples, etc. D'autres fois elle est une complication de l'*ataxie locomotrice*; c'est la paralysie générale ascendante ; cependant, comme nous l'avons fait remarquer, ces faits ne sont pas fréquents et on peut observer avec l'ataxie les formes d'aliénation les plus diverses, de même aussi que le plus grand nombre des ataxiques ne deviennent pas aliénés.

2° Sous le nom de *pseudo-paralysies*, on a décrit des formes de paralysie générale compliquées de syphilis, de saturnisme, d'alcoolisme. On ne saurait nier qu'il n'y ait là des causes puissantes, déterminantes de paralysie générale, mais, ainsi que le fait remarquer le Dr Mesnet (1), si le *saturnisme* et l'*alcoolisme* peuvent compter au nombre des facteurs de la paralysie générale, ils ne la constituent pas d'emblée et à eux seuls; et le plus souvent ces malades, improprement désignés sous le nom de pseudo-paralytiques, retrouvent l'intégrité de leurs facultés intellectuelles après des soins et un traitement qui les aura soustraits à l'action nocive du plomb ou de l'alcool.

(1) Mesnet, *Rapport sur le prix Civrieux*. Académie de médecine, 1892.

Ce ne sont donc point là des paralytiques généraux. Quelle que soit l'analogie apparente des symptômes communs à ces deux états — ils n'ont eu du paralytique général que les apparences — leur symptomatologie n'a été que l'expression d'accidents essentiellement toxiques, dont l'intensité et la durée, proportionnées au degré d'intoxication, s'atténuent à mesure que l'organisme se débarrasse de l'agent toxique.

Si ces malades ne guérissent pas dans la période aiguë de leur intoxication, ils arrivent à l'une ou à l'autre de ces deux terminaisons fatales : ou ils verseront dans la paralysie générale, si tel doit être l'événement, et ils en parcourront les étapes successives ; ou ils marcheront lentement dans la voie des dégénérescences physique et intellectuelle qui caractérisent l'alcoolisme ou le saturnisme chronique.

Entre ces deux états, M. Mesnet dit avec raison qu'il ne voit pas de place pour un état intermédiaire, pour une nouvelle entité. Telle lui semble être la solution du problème relatif aux pseudo-paralysies alcoolique et saturnine.

L'importance de cette question des pseudo-paralysies nous engage à reproduire les conclusions suivantes du mémoire du Dr Ch. Vallon (1) :

« Les premiers auteurs qui ont écrit sur la paralysie générale n'avaient observé que les dernières périodes de la maladie, aussi avaient-ils pu poser en principe que cette affection est toujours régulièrement progressive et aboutit fatalement à la mort.

» Plus tard, quand on connut bien le début de la paralysie générale, on s'aperçut qu'elle pouvait sinon guérir, du moins s'arrêter dans sa marche, revenir même sur ses pas, autrement dit, présenter des rémissions et des intermissions.

» C'est du besoin d'expliquer les rémissions ou les guérisons survenant dans le cours de la paralysie générale qu'est née la théorie des *pseudo-paralysies*. L'idée que la paralysie générale ne peut pas s'arrêter dans sa marche était tellement ancrée dans les esprits que, en présence de malades ne présentant plus les signes de la paralysie générale qu'on avait observés chez eux antérieurement, on aima mieux avouer qu'on avait fait une erreur de diagnostic. D'autres médecins, voulant concilier les traditions et leur amour-propre, imaginèrent la théorie des pseudo-paralysies générales.

» En présence d'un paralytique guéri, on ne songea plus à une erreur de diagnostic, mais on se dit : sa paralysie générale n'était pas une vraie paralysie générale, mais une fausse paralysie générale. On vit alors créer successivement la pseudo-paralysie générale *saturnine*, la la pseudo-paralysie générale *alcoolique*, la pseudo-paralysie générale *syphilitique*, etc., c'est-à-dire qu'il y eut autant de pseudo-paralysies qu'on trouva ou qu'on crut trouver de causes à la maladie.

(1) Ch. Vallon, *Des pseudo-paralysies générales saturnine et alcoolique*. Mémoire couronné par l'Académie de médecine, prix Civrieux, 1892.

» Le caractère primordial des pseudo-paralysies est donc la *curabilité*. Or, d'une part, la plupart des faits publiés comme des cas de pseudo-paralysies générales guéries ne sont que des observations incomplètes, le malade amélioré a été perdu de vue ; d'autre part, on sait bien aujourd'hui que les paralysies générales les plus authentiques peuvent s'arrêter dans leurs premières périodes. Il n'y a donc pas là un signe absolument distinctif.

» Beaucoup de faits publiés comme des cas de pseudo-paralysie générale ne sont que des cas de saturnisme ou d'alcoolisme ; d'autres sont, au contraire, des cas de paralysie générale vraie. En présence d'un cas douteux, porter le diagnostic de pseudo-paralysie générale, c'est faire, suivant l'expression de M. Pierret (1), un *pseudo-diagnostic*... Ce que l'on a décrit sous le nom de pseudo-paralysie générale alcoolique ou saturnine ne constitue pas une maladie, mais simplement une des phases d'une évolution morbide...

» Après une intoxication plus ou prolongée par le plomb ou l'alcool, apparaissent des symptômes de paralysie générale mêlés à ceux de l'intoxication et alors ou bien ils s'accentuent et la paralysie générale se constitue définitivement, ou bien, au bout d'un certain temps, ils disparaissent en totalité ou en partie. Dans ce dernier cas se trouve réalisé le tableau clinique auquel on a donné le nom de pseudo-paralysie générale. Le plus souvent le sujet n'est pas guéri ; tôt ou tard il présente de nouveau tous les symptômes de la paralysie générale et il finit par succomber à cette affection ; le processus pathologique un instant interrompu reprend sa marche pour aboutir à la mort. Dans ce cas, ce qu'on avait pris pour une entité morbide particulière et décoré d'un nom spécial n'était qu'une phase de la maladie ; on avait eu affaire à un de ces cas, plus communs qu'on ne le croit généralement de paralysie générale vraie en rémission.

» La paralysie générale était, de toutes les maladies mentales, celle qui semblait constituer l'entité morbide la mieux définie : on tend aujourd'hui à y distinguer des variétés anatomiques ; mais prétendre qu'il n'y a plus de paralysie vraie que celle qui n'est ni alcoolique, ni syphilitique, ni saturnine, ni mercurielle, ni pellagreuse, ni associée à une sclérose des cordons postérieurs, etc., autant dire qu'il n'y a de vraie paralysie générale que celle qui survient sans cause. L'endocardite est le plus souvent une manifestation du rhumatisme, mais elle peut reconnaître bien d'autres causes : la scarlatine, la variole, la chorée, etc. A-t-on jamais songé à créer autant de pseudo-endocardites qu'il y a de causes pouvant produire cette maladie ?

» Malgré l'avis de Baillarger que, dans la classification des maladies mentales, il faut assigner une place à part aux pseudo-paralysies géné-

(1) Pierret, *Lyon médical*, 15 juin 1890, n° 24.

rales (1), nous pensons qu'il n'existe pas de maladie méritant la dénomination de pseudo-paralysie générale, saturnine ou alcoolique. Les faits dont il s'agit ne sont que des périodes de transition, des périodes intermédiaires entre le saturnisme ou l'alcoolisme et la paralysie générale; tout au plus pourrait-on accepter le terme de pseudo-paralysie comme un *diagnostic provisoire*, un diagnostic *d'attente.* »

§ 4. — ANATOMIE PATHOLOGIQUE.

Les lésions que l'on rencontre dans la paralysie générale, surtout quand cette affection est arrivée à un stade avancé, sont complexes. Prises isolément, ces lésions n'ont pas de caractère pathognomonique, c'est par leur ensemble qu'elles permettent le diagnostic anatomo-pathologique de la paralysie générale. Les lésions ne portent pas seulement sur l'encéphale et sur les méninges, mais elles sont généralisées à tout le système nerveux. Aussi pouvons-nous dire tout de suite qu'il n'existe pas de dénomination anatomo-pathologique satisfaisante pour cette maladie et qu'il est préférable de lui laisser encore son nom clinique « d'ensemble », comme on l'a dit, de *paralysie générale progressive.*

On a insisté tout d'abord sur des lésions de *méningo-encéphalite :* on observe, en effet, l'injection, l'épaississement des *méninges*, leur opacité et leur aspect laiteux, l'œdème du tissu sous-arachnoïdien, considéré par Bayle comme la lésion primordiale, les *adhérences* plus ou moins étendues avec la couche corticale du cerveau. Ces adhérences existent au niveau de la scissure longitudinale où siègent de nombreux corpuscules de Pacchioni hypertrophiés, sur la convexité et à la face interne des hémisphères et plus particulièrement sur les lobes frontaux. Lorsque l'on détache les méninges dans les parties adhérentes, elles entraînent avec elles des parcelles de substance cérébrale : les parties correspondantes du cerveau offrent alors un aspect tomenteux et ulcéré, et, comme nous l'avons dit, surtout vers les régions antérieures. Cette prédominance des lésions dans les lobes frontaux avait fait dire au professeur Meynert que la paralysie était une *psychose motrice par excellence.*

Calmeil a trouvé les *adhérences des méninges* 28 fois sur 35 paralytiques : elles ne sont donc pas constantes; elles peuvent exister aussi en dehors de la paralysie générale, mais elles n'en constituent pas moins un fait anatomo-pathologique d'une grande importance. Comme le dit le professeur Mendel, « jamais les adhérences ne sont aussi nettes que dans la paralysie générale »; il rapporte aussi une opinion contraire de M. Magnan, citée également par le professeur Hitzig (2). D'après M. Magnan, les adhérences dans la paralysie géné-

(1) Baillarger, *Ann. méd.-psych.*, mars 1889.
(2) Hitzig, *Ziemssen's Handb.*, vol. XI, p. 1052.

rale sont moindres lorsqu'il y a œdème cérébral; il ajoute qu'en injectant de l'eau par la carotide on peut les faire disparaître en partie dans l'un ou l'autre des hémisphères. Je ne crois pas que l'on puisse tirer de conclusion bien formelle de telles expériences et je n'en aurais pas parlé s'il n'y avait pas ici une erreur à relever. Les professeurs Mendel et Hitzig attribuent à M. Magnan des faits qui ont été signalés par Marcé. En effet, Marcé (1) ne semble pas attribuer une importance prédominante aux adhérences des méninges, *qui*, dit-il, *peuvent être détruites soit par un épanchement séreux, soit même par une injection artificielle, ainsi que je l'ai constaté dans des expériences qu'il n'est pas opportun de relater ici.* Durand-Fardel (2) avait déjà fait remarquer que les méninges se séparent d'autant plus facilement qu'elles contiennent plus de sérosité.

La *dure-mère* est épaissie, adhérente au crâne, sa face viscérale est parfois recouverte de néomembranes plus ou moins organisées (pachyméningite interne), qui peuvent être l'origine d'hématomes. Baillarger a observé les hématomes une fois sur huit.

Les *os du crâne* aussi sont altérés; ils sont injectés et épaissis. Cet épaississement a été considéré par certains auteurs, entre autres par le professeur Kraepelin, comme une hypertrophie par compensation, causée par la diminution et l'atrophie du cerveau; il est bien plus naturel d'attribuer le rôle de compensation à l'œdème qui serait un œdème *ex vacuo*, d'après Hitzig, et de penser que l'hypertrophie osseuse est due aux états congestifs qui se produisent si fréquemment pendant la marche de cette affection chronique.

Du côté du *cerveau*, les altérations sont également nombreuses : il existe une *hydrocéphalie chronique*, les cavités ventriculaires sont dilatées et renferment comme les espaces sous-arachnoïdiens une quantité parfois considérable de sérosité. La surface des ventricules présente de nombreuses granulations qui lui donnent un aspect chagriné et rugueux. Les *granulations de l'épendyme* ont été signalées anciennement en 1694, par Brunner, dans l'hydrocéphalie (d'après Virchow), et dans la paralysie générale par Bayle. Elles ne sont donc pas une lésion nouvelle de la paralysie générale, comme le disait Joire en 1861, ni caractéristiques, car elles existent dans d'autres affections chroniques. « On observe, dit Rokitansky (3), ou un épaississement de l'épendyme ou des néoformations d'aspect varié comme dans l'hydrocéphalie sénile, par exemple; on voit des granulations transparentes ou opaques d'aspect papillaire, et parfois les granulations adhèrent et unissent la paroi des ventricules, comme Esquirol l'a montré. »

(1) Marcé, *Ann. méd.-psych.*, 1863, fasc. 2, p. 438.
(2) Durand-Fardel, *Ramollissement*, 1844.
(3) Rokitansky, *Traité d'Anatomie pathologique*, 3e édit., 1856.

La substance cérébrale peut présenter des dépressions cavitaires dues à des *kystes séreux* des méninges, ou bien elle est *atrophiée* dans son ensemble et plus particulièrement vers les régions antérieures dont les circonvolutions sont atrophiées. La consistance de la substance blanche peut être plus grande, *indurée* : aussi, disaient Parchappe et Baillarger, peut-on enlever la substance grise avec le manche d'un scalpel et voir apparaître des crêtes résistantes et élastiques. Il ne faut pas attacher une grande importance à ce fait qui s'explique en partie par le ramollissement des couches profondes de la substance grise. C'est, en effet, dans ces régions que les lésions vasculaires sont le plus marquées et que les vaisseaux changent de direction. Lubimoff (1) montre que les vaisseaux pénètrent le cortex d'une manière radiée, tandis que vers les limites du cortex et de la substance blanche les vaisseaux deviennent horizontaux.

L'atrophie est accusée anatomiquement par la *diminution de poids*, souvent considérable, de l'encéphale.

Toutes ces lésions présentent une intensité variable : les plus constantes paraissaient être les lésions des méninges et l'atrophie cérébrale. Ces lésions des méninges et d'autre part l'atrophie cérébrale ont fait dire à Duchek (2) que la paralysie générale était une atrophie sénile précoce (*senium præcox*), l'atrophie cérébrale étant consécutive à la méningite chronique ; et il avait même cherché à distinguer ces deux stades dans la symptomatologie.

Cette opinion de Duchek était déduite des idées de Bayle et Calmeil. Bayle considérait la paralysie générale comme une méningite chronique, et Calmeil comme une méningo-encéphalite superficielle chronique et diffuse.

Des recherches *histologiques* furent faites pour découvrir les lésions primitives de la paralysie générale. Calmeil déjà disait avoir trouvé à l'aide du microscope, à tous les degrés de la paralysie, les modifications histologiques de la *phlogose* ; il avait observé, à une première période, l'augmentation de la vascularité, la stagnation du sang dans les vaisseaux distendus et tortueux ; à une période plus avancée, la transsudation à travers leurs parois d'un liquide qui, d'abord séreux et rougeâtre, ne renfermait que la matière colorante du sang dissoute ; plus tard, on voyait se former dans cette sérosité un dépôt constitué par des globules granuleux mêlés à des globules moléculaires. Il existait ainsi d'épaisses traînées autour des vaisseaux et les fibres nerveuses comprimées ne tardaient pas à s'altérer.

Ces *accumulations de noyaux* si bien observées par Calmeil autour des vaisseaux, dans les gaines adventitielles, sont parfois considérables et elles ont été constatées depuis par les nombreux auteurs

(1) Lubimoff, *Virch. Arch.*, vol. LVII.
(2) Duchek, *Prayer Vierteljahreschrift*, 1851.

qui se sont occupés de l'anatomie pathologique de la paralysie générale.

Avec Rokitansky commence une autre période; cet auteur attribue au *tissu interstitiel* le principal rôle dans les lésions histologiques de la paralysie générale. Il s'exprime ainsi :

« Dans la *substance grise*, la *prolifération du tissu conjonctif* se voit surtout dans l'écorce cérébrale et à la convexité des hémisphères. C'est là une des lésions les plus importantes, car elle désorganise les éléments nerveux ; c'est la cause de la démence, comme on l'observe dans la paralysie générale, de la manière la plus nette. Cette prolifération est provoquée parfois par une inflammation allant avec la méningite; mais, plus ordinairement, elle est causée par l'hyperhémie (1). »

D'après lui, l'examen minutieux montre que le tissu conjonctif devient rigide et prend la forme de *fibres*; il désorganise peu à peu les éléments nerveux, les tubes nerveux se désagrègent et les cellules nerveuses deviennent colloïdes ou se remplissent de gouttelettes graisseuses. A côté de la substance grise, il y a la *substance blanche*. « Cette dernière, ajoute Rokitansky, est rétractée et la prolifération conjonctive qu'on y observe fréquemment peut être suivie dans les pédoncules, le pont de Varole, la moelle allongée et la moelle spinale. »

L'opinion de Rokitansky fut partagée en Allemagne par un certain nombre d'auteurs, entre autres par Demme (2), et combattue par Westphal. En même temps Wedl décrivait dans la paralysie générale, autour des vaisseaux du cerveau et de la pie-mère, une *néoformation du tissu conjonctif* (3).

En Suède, le docteur Salomon se rangeait sous le drapeau de l'école allemande. Dans l'analyse de ce travail, le docteur Mesnet (4) s'exprime ainsi :

« Pour l'école allemande, l'évolution de la paralysie générale est marquée par deux états anatomiques :

» 1° Une dégénération des parois vasculaires d'où résultent les troubles de la circulation et de la nutrition ;

» 2° Une hypertrophie du tissu connectif qui envahit la substance corticale et cause la destruction des tubes nerveux et des cellules;

» Telle est l'idée qui conduit à rapprocher la paralysie générale de la *cirrhose du foie* et de la *maladie de Bright*. »

Dans la discussion, Marcé insistait sur l'importance des résultats anatomo-pathologiques consignés dans le travail de Salomon et il ajoutait qu'avec l'aide de Robin et Ordonnez il avait vu, dans les capillaires de la couche corticale, une hypergenèse d'éléments em-

(1) Rokitansky, *Traité*, 1856, 3e édit., t. II, p. 466.
(2) Demme, *Beiträge zur path. Anatomie einiger Krankheiten des Nervensystems*. Leipzig, 1859.
(3) Wedl, *Beitr. zur path. Blutgefässe*. Vienne, 1859 et *Corr. Blatt*. 15 sept. 1860.
(4) Mesnet, *Ann. méd.-psych.*, 1863, 2e fasc., p. 434.

bryoplastiques. « Ces éléments peuvent être accumulés parfois en nombre assez considérable pour égaler le diamètre du capillaire. »

En France, Regnard admettait les lésions scléreuses. M. Magnan (1), défendait aussi l'opinion de l'école viennoise : « Il se passe dans le cerveau, pour la paralysie générale, quelque chose d'analogue à ce que l'on observe dans le foie pour la cirrhose; la lésion primitive est interstitielle et la lésion secondaire est parenchymateuse(p. 24). » Il disait avoir constaté, avec Hayem, *la prolifération nucléaire du tissu interstitiel* dans la substance blanche et la totalité de l'organe, et il insistait sur la valeur de cette lésion, « qui est une et toujours la même (p. 9) » pour conclure ainsi : « Nous connaissons à présent *la lésion* de la paralysie générale (p. 26). »

Malheureusement, on remarque dans cette thèse l'absence de détails histologiques, et l'origine interstitielle ou névroglique de la prolifération nucléaire n'est pas démontrée ; aussi peut-on penser à cette explication du professeur Meyer, qui, en décrivant les accumulations des noyaux autour des vaisseaux, met en garde « contre l'erreur qui consisterait à prendre cette prolifération nucléaire pour des noyaux de névroglie, parce que ces noyaux paraissent être libres dans la substance cérébrale (2). »

Nous ne pouvons plus aujourd'hui considérer la paralysie générale d'une manière schématique, ni en faire une simple encéphalite interstitielle qui évoluerait comme une néphrite interstitielle ou une cirrhose du foie, suivant l'école allemande. Les progrès accomplis depuis Rokitansky, et ils ont été particulièrement nombreux dans ces dernières années, nous montrent que les lésions histologiques sont, elles aussi, des plus complexes; prises isolément, elles n'ont pas de caractère pathognomonique. Ces lésions se groupent diversement ; aussi ne faut-il pas considérer la paralysie générale comme étant « une et toujours la même », mais bien plutôt comme un complexus anatomo-pathologique, dont on détachera dans l'avenir des types caractérisés.

Ce qui frappe tout d'abord, c'est la *répartition inégale des lésions* : on voit des territoires où les lésions sont des plus marquées, et d'autres qui paraissent normaux. Les lésions elles-mêmes ne présentent pas la corrélation à laquelle on pouvait s'attendre, mais très souvent des degrés d'intensité variables.

Tüczek, à qui l'on doit la découverte de faits du plus haut intérêt, celle de la disparition des fibres nerveuses de l'écorce cérébrale, a insisté sur cette *indépendance des lésions* entre elles. On observe souvent des lésions parenchymateuses très accentuées avec peu de

(1) Magnan, *Sur la lésion anat. de la paralysie générale*. Thèse de Paris, déc. 1866, 36 pages.

(2) Meyer, *Virchow's Arch.*, vol. LVIII.

lésions vasculaires et interstitielles, ou inversement. La comparaison de la paralysie générale avec une néphrite interstitielle ou une cirrhose, suivant l'école viennoise, n'est donc pas justifiée. La pie-mère peut être aussi très épaissie et les fibres nerveuses sous-jacentes resteront normales. Il n'y a donc pas de relation absolue entre les lésions méningitiques, les lésions interstitielles et celles des fibres nerveuses : c'est ce que Zacher a aussi démontré.

Disparition des fibres nerveuses. — La *disparition des fibres nerveuses à myéline* dans l'écorce cérébrale a été constatée par Tüczek (1) en 1882, à l'aide des méthodes d'Exner et de Weigert et étudiée dans une série de mémoires. Ce sont les fibres les plus fines qui disparaissent; celles qui sont situées sous les méninges (voy. fig. 29), c'est-à-dire les plus superficielles ou fibres *tangentielles ;* celles qui sont *transversales*, c'est-à-dire celles qui vont dans la substance grise d'un faisceau radiaire à l'autre, enfin les fibres *radiaires* ou en éventail qui se continuent avec les fibres de la substance blanche. Cette disparition des fibres à myéline, qui se produit dans les deux hémisphères cérébraux a d'abord été contestée, puis observée dans d'autres affections que la paralysie générale (Emminghaus, Fürstner, etc.). Tüczek a reconnu l'exactitude de ces faits, mais jamais la disposition des fibres n'était aussi étendue ni aussi constante que dans la paralysie générale. En 1887, Strümpell (2) disait : « Cette question est résolue et ne peut plus soulever de controverses; tout le monde admet comme démontrée cette disparition des fibres nerveuses de l'écorce cérébrale dans la paralysie générale (3). »

La disparition des *fibres d'association* ne se produit pas dans l'ordre que Tüczek avait primitivement indiqué. Pour cet auteur, les fibres les plus superficielles disparaissent les premières, puis la lésion, gagnant en profondeur, s'étendait à la deuxième et à la troisième couche ; il indiquait certaines circonvolutions, etc. Les travaux d'autres auteurs (Wille, Zacher, Friedmann), ont montré que cette disparition des fibres d'association pouvait s'étendre plus ou moins, que le processus d'atrophie était très inégal ; on l'observait, il est vrai, à la face inférieure du lobe frontal, dans le gyrus rectus, dans les circonvolutions frontales, le gyrus fornicatus, etc., mais on pouvait le constater ailleurs et jusque dans le lobe occipital, ce qui n'avait pas été admis par Tüczek. Les lésions étaient plus marquées dans les parties antérieures des hémisphères, mais elles pouvaient porter sur l'insula, la capsule externe, la substance blanche, l'écorce cérébelleuse (4), etc.

(1) Tüczek, *Neurologisches Centralblatt*, 1882-1883, etc., et *Beiträge z. path. Anat. der Dementia paralytica*. Berlin, 1884.

(2) Strümpell, *Lehrbuch der spec. Path.*

(3) Le Dr Chaslin, (*Journal des conn. méd.* 1887, p. 146) est le premier auteur qui, en France, ait vérifié la découverte de Tüczek.

(4) Meyer, *Arch. f. Psych.*, 1889.

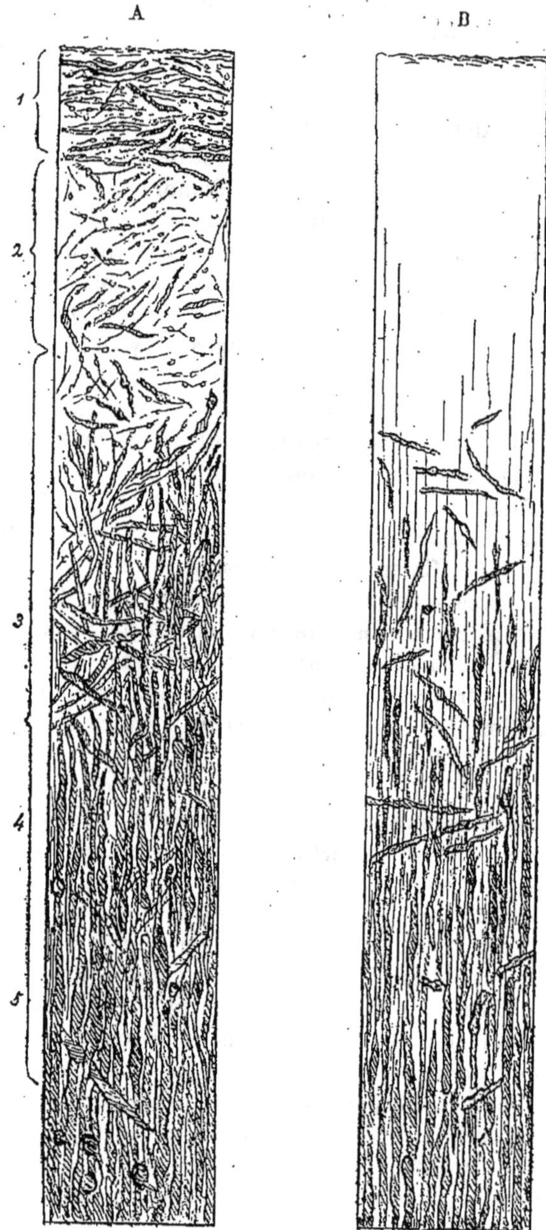

Fig. 29. — Figure demi-schématique, représentant, d'après Tüczek, les fibres à myéline dans l'écorce cérébrale (méthode d'Exner).

A, État normal ; les chiffres 1, 2, 3, 4 et 5 désignent les différentes couches suivant la nomenclature de Meynert. — B, disparition de ces fibres dans la paralysie générale.

Les lésions corticales ou celles de la couronne rayonnante peuvent, à leur tour, produire des lésions plus éloignées, dans les *couches optiques*, comme Monakow l'a montré expérimentalement. Lissauer (1) a étudié chez quelques paralytiques généraux les altérations des couches optiques ; il a montré qu'elles étaient comme un index des lésions des hémisphères ; ces lésions consistent en des foyers dégénératifs avec disparition des fibres à myéline et des cellules nerveuses, et siègent plus particulièrement dans la partie postérieure de la couche optique, dans le pulvinar. Ces lésions expliqueraient pour Lissauer certains symptômes en foyer que l'on observe si fréquemment dans la paralysie générale, aphasie sensorielle, hémiopie, troubles de la sensibilité d'une main, etc. Le *ganglion géniculé interne* était souvent dégénéré, tandis que le ganglion externe restait normal.

La découverte de Tüczek peut être considérée comme le pas le plus important qui ait été fait dans l'anatomie pathologique de la paralysie générale, depuis la découverte des lésions interstitielles par Rokitansky. Elle a suscité de nombreuses controverses.

S'agit-il d'une *lésion primitive* comme le dit Tüczek, ou bien la lésion des éléments nerveux est-elle secondaire et consécutive à la sclérose comme l'école viennoise l'admettait ? Au Congrès de Berlin (2), en 1890, le professeur Mendel s'était chargé de faire un rapport sur l'anatomie pathologique de la paralysie générale ; il terminait ainsi : « Les psychiatres sont d'accord sur l'ensemble des lésions histologiques, mais en désaccord, si l'on pose cette question : quel est le point de départ des altérations pathologiques ? Deux opinions se présentent. Les uns pensent que le point de départ est la dégénérescence des fibres nerveuses, tandis que les lésions des vaisseaux, de la névroglie, des cellules nerveuses sont secondaires ; les autres attribuent aux vaisseaux le rôle principal, le processus inflammatoire gagne la névroglie et la conséquence en est la destruction des fibres nerveuses et les altérations des cellules nerveuses. »

Le professeur Mendel se range parmi ces derniers ; son assistant Kronthal a vu que les *capillaires* de l'écorce cérébrale étaient très dilatés, leurs parois étaient épaissies et il existait une multiplication des noyaux. Ces lésions étaient beaucoup plus marquées que les autres ; c'est un argument en faveur de la lésion vasculaire primitive. Un *deuxième* argument est fourni par l'*expérimentation*. Expérimentalement, en 1887, il a pu produire chez les chiens des lésions et des symptômes qui rappelaient la paralysie générale de l'homme. Son élève Gerdes (3) a depuis répété ces expériences. Les chiens étaient soumis, deux à trois fois par jour, à la rotation. L'appareil centrifuge faisait 100 tours

(1) Lissauer, *Deutsche med. Woch.*, 1890.
(2) Mendel, *Verh. des int. Congresses*. Berlin, 1891, vol. IV, Abth. 9.
(3) Gerdes, Thèse de Berlin, 1891.

à la minute; l'expérience durait quatre à cinq minutes. Chez les chiens âgés, on trouvait, au bout de sept jours déjà, des lésions vasculaires très marquées, l'intima et la tunique musculaire étaient épaissies : les espaces adventitiels étaient très dilatés, on y voyait beaucoup de noyaux, tandis que les fibres nerveuses et les cellules ne présentaient pas de lésions. Cliniquement, on avait observé de la démence, des symptômes paralytiques; anatomiquement, il y avait épaississement et adhérences des méninges, atrophie cérébrale, hydropisie ventriculaire. Enfin, comme *troisième* argument, le professeur Mendel invoque la *pathologie*: les symptômes du début, qui se produisent avant les troubles intellectuels, sont des vertiges, des attaques apoplectiformes, symptômes passagers qui indiquent nettement les troubles vasculaires. Pour lui, la paralysie générale est donc une *encéphalite interstitielle diffuse avec atrophie cérébrale* ; les vaisseaux sont les premiers altérés, les stases et les hyperhémies qui en résulent produisent la diapédèse des globules sanguins, l'inflammation de la névroglie, et secondairement la destruction des éléments nerveux.

Tüczek maintient au contraire que les lésions les plus précoces et les plus constantes sont la destruction des fibres nerveuses ; elles sont localisées dans les régions antérieures, motrices, du cerveau. Elles se montrent dans l'atrophie sénile du cerveau, dans certaines intoxications, la pellagre, etc., mais cette disparition n'a pas les mêmes caractères et elle est diffuse. La *lésion des fibres est primitive* et il l'a constatée dans plusieurs cas de *paralysie au début*, sans pouvoir trouver de traces de lésions interstitielles. Les expériences de Mendel sur les chiens ne permettent pas de conclure, car on ne peut comparer ces lésions à celles de la paralysie générale chez l'homme.

Zacher insiste aussi sur l'intérêt que présentent les *cas récents* pour trancher la question. Il a examiné deux cas de paralysie galopante ayant duré quatre semaines et trois mois ; les lésions dégénératives des éléments nerveux étaient primitives, les autres lésions paraissaient secondaires. « Dans les *formes chroniques*, ajoute-t-il, les lésions vasculaires et interstitielles semblent primitives, mais on n'a pu le démontrer avec certitude ; en tout cas, la disparition des fibres nerveuses et les altérations des cellules ne manquent pas. »

Mendel répond à Tüczek que Greppin avait publié un cas où la disparition des fibres à myéline manquait, et Friedmann un autre cas dont la durée avait été de deux mois et qui présentait des altérations vasculaires très marquées. On ne peut donc pas tirer de conclusions de ce fait que tantôt les lésions interstitielles et tantôt les lésions nerveuses sont plus prononcées. « Si les cas *aigus*, dit-il à Zacher, sont une dégénérescence primitive des éléments nerveux et les cas *chroniques* une altération primitive des vaisseaux et du tissu interstitiel, cette argumentation serait en faveur de la thèse que je soutiens, les cas chroniques étant les cas habituels de la paralysie générale. »

Je me permettrai ici de dire que la critique du professeur Mendel ne me semble pas justifiée. Pourquoi Zacher dit-il « Dans les formes chroniques, les lésions interstitielles semblent *primitives* » ? Il affirmait tout d'abord, et cela avec juste raison, que les cas aigus pourraient seuls nous renseigner sur le mode de début des lésions ; les cas de longue durée sont complexes et, par suite, peu utilisables. Il nous paraît donc que Zacher emploie à tort pour ces derniers l'épithète de lésions primitives ; il suppose une évolution qu'il n'a pas suivie ; il voulait dire : « Dans les formes chroniques, les lésions interstitielles sont plus *marquées* que les lésions parenchymateuses ».

Dans un travail important où il étudie trente et un cas différents, Zacher (1) se rallie nettement à l'opinion de Tüczek ; il admet l'altération primitive des fibres nerveuses tout en critiquant, comme nous l'avons déjà vu, certaines assertions inexactes (ainsi la disparition des fibres se produit aussi dans les démences sénile, épileptique, alcoolique, le *gyrus rectus* n'est pas toujours la circonvolution la première atteinte et la plus altérée ; on peut observer ces lésions dans les lobes pariétal et occipital, etc.) et il conclut en disant : *Nous ne pouvons plus penser que la destruction des fibres nerveuses soit la conséquence des lésions interstitielles. Cette destruction est un processus primitif.*

Le cas publié par Greppin (2) est celui d'une paralysie générale à marche rapide ; l'auteur n'a pu démontrer avec certitude une diminution notable dans le nombre des fibres nerveuses, même dans les couches superficielles, alors que les lésions interstitielles étaient très marquées. Plus loin (p. 595), il ajoute cependant qu'une *légère disparition des fibres* nerveuses montrait que ces lésions existaient.

Que conclure de ces faits?

Pour notre part, après l'étude de cette question et autant que nous pouvons conclure de nos propres recherches, nous n'hésitons pas à admettre l'opinion de Tüczek.

Un grand nombre de cas démontrent nettement que la destruction des fibres nerveuses peut être primitive. Ce fait n'a-t-il pas été observé ailleurs aussi, dans la moelle, dans les nerfs ? Weigert, par exemple, a démontré que, dans la dégénérescence grise des cordons postérieurs de l'ataxie locomotrice, les éléments nerveux dégénèrent les premiers, tandis que la *sclérose est secondaire*. « Toutes les scléroses des cordons médullaires, dit le professeur Wernicke, doivent être considérées ainsi. »

Dans les cas aigus de paralysie générale, cités par Zacher, les lésions parenchymateuses et la disparition des fibres nerveuses étaient très étendues, sans encéphalite. Il s'agissait aussi de lésions dégénératives,

(1) Zacher, *Arch. f. Psychiatrie*, vol. XVIII.
(2) Greppin, *Arch. f. Psych.*, vol. XVIII, p. 578.

et non inflammatoires. Dans le cas de Greppin, ces mêmes lésions étaient peu marquées, mais doit-on s'étonner de rencontrer des variétés dans une affection dont les formes cliniques sont multiples? La paralysie générale constitue un groupe pathologique, elle est un nom clinique d'ensemble, comme la fièvre puerpérale, suivant la comparaison de Schüle. D'après la localisation, l'intensité, l'évolution des lésions pathologiques, le tableau clinique diffère. L'anatomie pathologique semble ici concorder en tout point avec la symptomatologie.

A côté des *formes galopantes* avec destruction étendue des éléments nerveux, Flechsig, Wollenberg et Binswanger ont aussi décrit d'autres variétés anatomiques. Ainsi le professeur Binswanger (1) dit que l'on observe des formes où il y a peu d'altérations inflammatoires, peu de prolifération cellulaire dans les parois vasculaires, et peu de destruction des éléments nerveux. Le fait anatomique prédominant consiste en hémorrhagies, en amas de pigment granuleux ou en masses amorphes de pigment. C'est là une forme spéciale, *forme hémorrhagique* de la paralysie générale. Il pense que le point de départ des lésions peut être différent et les altérations primitives variées.

En terminant, nous dirons que les travaux récents confirment tous l'opinion de Tüczek sur l'altération primitive des fibres nerveuses ; nous ne rapporterons que celui de Schütz qui est de beaucoup le plus important. Cet auteur affirme également que l'altération des fibres nerveuses qu'il a examinées était primitive et indépendante des lésions inflammatoires.

Dans des recherches faites dans le laboratoire du professeur Flechsig, Schütz (2) a étudié *les fibres de la substance grise centrale*, ventriculaire (*Höhlengrau*).

Meynert comprenait sous ce nom la masse qui entourait la surface centrale et s'étendait du *tuber cinereum* au *conus medullaris*. Schütz décrit, sous l'épendyme du quatrième ventricule, un *faisceau dorsal longitudinal* de fibres nerveuses. Celui-ci est plus ou moins détruit dans la paralysie générale ; dans quelques cas, la disparition des fibres s'étendait à tout le faisceau depuis l'entre-croisement des pyramides jusqu'au troisième ventricule, d'autres fois jusqu'à l'aqueduc de Sylvius. A côté de ce faisceau, il y a le *réseau des fibres des noyaux* et les *fibres radiaires*, allant à la formation réticulaire. Ces fibres nerveuses disparaissent aussi ; on le constate dans les noyaux des nerfs moteurs. Le réseau du noyau de l'*hypoglosse* disparaît le premier, puis vient le noyau du *facial*. *Jamais il n'y avait de lésions dans les noyaux des nerfs sensitifs.*

Ces fibres forment un *système* au point de vue du développement; il semble donc qu'elles doivent avoir même fonction. Schütz les consi-

(1) Binswanger, *Neurol. Centralbl.*, 1891.
(2) Schütz, *Neurol. Centralbl*, 1889 et *Archiv für Psychiatrie*, vol. XXII, p 527.

dère comme des fibres d'association entre les différentes cellules des noyaux ganglionnaires, servant à la synergie de ces centres nerveux. Les altérations de ces fibres produisent des troubles dans l'articulation de la parole, donnent à la physionomie du paralytique l'expression caractéristique de démence, etc. Quand il y avait eu du myosis pendant la vie, les fibres sous-épendymaires, situées à la partie supérieure de l'aqueduc de Sylvius et dans le troisième ventricule, avaient disparu.

A côté de ces recherches sur les fibres de la substance grise centrale, Schütz a examiné aussi les *tubercules quadrijumeaux antérieurs* et constaté que les fibres superficielles avaient disparu.

Il s'agit donc, d'après Schütz, dans la paralysie générale progressive, *d'une disparition générale des fibres s'étendant à tout le système nerveux central.* Ce sont les fibres les plus fines qui sont atteintes. Ces fibres forment un système caractérisé par ce fait qu'elles reçoivent très tard leur gaine de myéline, à partir de la cinquième semaine après la naissance. Le réseau du noyau de l'*oculo-moteur commun* fait exception et se recouvre de myéline très tôt, vers le septième mois de la vie fœtale.

Dans ce système de fibres, Schütz fait rentrer les fibres tangentielles de l'écorce.

La disparition de toutes ces fibres, ajoute-t-il, *doit être considérée comme une lésion de système, comparable à la dégénérescence des cordons latéraux et des cordons postérieurs de la moelle.*

Le travail de Schütz, en montrant l'analogie de la paralysie générale et des dégénérescences des cordons médullaires, fait ressortir par cela même le rôle secondaire des lésions interstitielles et la justesse de l'observation de Wernicke.

Le professeur Wernicke considère également les lésions interstitielles de la paralysie générale, et la multiplication des cellules araignées, comme étant de nature secondaire. « Les cellules araignées, dit-il, remplissent la place où le système nerveux a été détruit, comme dans la moelle où on les voit apparaître en grand nombre, à la place des cellules nerveuses détruites des cornes antérieures. » L'atrophie musculaire progressive peut donc être à ce point de vue comparée à la paralysie générale (1).

Lésions inflammatoires et trophiques. — Lorsque la paralysie générale a présenté une longue durée, les lésions sont devenues complexes. Les altérations vasculaires et interstitielles se sont accentuées à ce point qu'elles ont longtemps absorbé tout l'intérêt des anatomo-pathologistes.

Nous les résumerons brièvement :

(1) Wernicke, *Gesamm. Aufsätze z. Path. des Nervensystems.* Berlin, 1893.

Au nombre des lésions inflammatoires, on a décrit l'*épaississement* et les *adhérences des méninges* avec l'écorce cérébrale : ces adhérences ont été signalées par Parent-Duchâtelet, Rostan, Bayle et Parchappe, et bien étudiées par Besser (1). Pour cet auteur, elles se produisent dans différentes conditions : ainsi lorsqu'il existe un état de sécheresse des tissus, on voit les méninges appliquées plus étroitement à la surface des circonvolutions ; des lésions nécrobiotiques dans le cortex feront croire à des adhérences, alors qu'il s'agit, suivant Guislain, d'absence de cohésion. Les adhérences *réelles* se voient dans les processus exsudatifs et enfin, comme le montre Besser, lorsque la névroglie adhère plus intimement à l'adventice des vaisseaux ; dans la paralysie générale, cette union avec la paroi des petits vaisseaux est telle qu'il est impossible de les détacher sans détruire les éléments, et les couches superficielles se laissent rompre.

« L'*épaississement* des méninges, dit très justement Binswanger (2), doit être considéré comme n'étant pas autre chose que l'extension des lésions prolifératives de l'adventice des vaisseaux cérébraux. »

Granulations de l'épendyme et névroglie. — Rokitansky (3), en 1857, parlant de la prolifération interstitielle, a fait cette belle remarque : « La masse interstitielle dans le système nerveux forme un tout avec l'épendyme, un *continuum*. Cette masse conjonctive peut être appelée *tissu conjonctif de la formation épendymaire.* » Aujourd'hui encore, il faut admettre cette opinion de Rokitansky. Toutefois la nature de la névroglie est mieux connue ; il s'agit d'un *tissu épithélial* et non pas conjonctif comme on l'a cru longtemps. Les granulations des parois ventriculaires étaient pour Rokitansky des épaississements de l'épendyme.

Virchow (4) les a étudiées complètement en 1846. Il dit que l'on se rend mieux compte de leur forme en étalant une légère couche de sang sur les parois ventriculaires ; le sang reste dans les dépressions, les granulations se détachent et l'on voit qu'elles forment un réseau avec de petits nodules. D'après Virchow, ces granulations ont été découvertes par Brunner, en 1694, entre autres, dans un cas d'hydrocéphalie chez un enfant atteint de *spina bifida*, à la surface des corps striés qui « luci exposita exhibuerunt innumeras papillulas ». Brunner pensait que ces granulations étaient des appareils servant à la sécrétion de la lymphe. Virchow montre que cette opinion n'est pas admissible, il n'a pas vu de vaisseaux lymphatiques dans les granulations et il n'a pu les injecter avec le mercure.

« Ces granulations, dit-il, consistent dans le *même tissu* conjonctif que l'*épendyme* lui-même, mais elles sont plus épaisses. Au micro-

(1) Besser, *Allgem. Zeitschr. f. Psych.*, vol. XXIII.
(2) Binswanger, *Die path. Hist. der Grosshirnrinden. Erkr.* Jena, 1893.
(3) Rokitansky, *Sitzungsber.*, vol. XXIV.
(4) Virchow, *Allg. Zeitschr. f. Psych.*, vol. III.

scope, on voit nettement leur structure fibrillaire ; ces petites granulations consistent en un tissu de fibres plus ou moins concentriques ; au-dessus des fibres se trouvent des noyaux allongés très nombreux et très nets. » Ces noyaux sont ceux des cellules de la couche épendymaire de revêtement.

Le travail de MM. Magnan et Mierzejewski (1) sur le même sujet prête plus à la critique que celui de Rokitansky et de Virchow. En effet ces auteurs ont été particulièrement mal inspirés en appelant les granulations de l'épendyme des *fibromes*. Pour eux le point de départ de ces *fibromes* est la couche réticulaire sous-épendymaire ; l'épendyme est soulevé, puis se rompt pour livrer passage à cette *touffe conjonctive*. Plus loin, ils ajoutent : « Dans *quelques* cas, l'épithélium lui-même semble prendre part à l'irritation du tissu de nouvelle formation qui l'entoure, il prolifère comme celui-ci, il forme de petits amas de cellules épithéliales. » Ils admettent donc une néoformation conjonctive et épithéliale : c'est la définition du cancer ; aussi ces auteurs auraient-ils dû se souvenir de la remarque de Rokitansky sur l'identité du tissu épendymaire et de la névroglie.

Dans les granulations de l'épendyme que nous avons examinées, nous avons été frappé de voir les capillaires conserver des parois d'une grande délicatesse. Le tissu conjonctif ne nous a jamais paru prendre la moindre part à la formation de ces granulations, constituées par un tourbillon de fibres épaisses de *névroglie*. Les *cellules de l'épendyme*, de même nature épithéliale que la névroglie, jouent un rôle actif dans cette néoformation ; elles prolifèrent et s'étirent pour se transformer en fibres. La description de Virchow doit donc être conservée : il s'agit là de gliose, ou de *sclérose névroglique*, suivant l'expression du Dr Chaslin.

Rokitansky a décrit les *fibrilles* hypertrophiées et entre-croisées de *névroglie*. L'écorce cérébrale peut prendre un aspect fibrillaire diffus dans les couches les plus superficielles ; parfois cet aspect fibrillaire est disséminé, comme Tuke l'aurait indiqué en 1859 (2).

Les *cellules araignées* prennent part à ce feutrage. Elles sont très volumineuses et en grand nombre dans les couches les plus superficielles et dans l'écorce, plus rares dans la substance blanche. Lubimoff a décrit des processus de karyokinèse dans les noyaux des cellules araignées, mais cela n'a pas été admis par d'autres auteurs ni par Fischl (3) ; ces cellules pourraient contenir deux noyaux d'après Mendel. Elles ont une signification pathologique évidente : en effet, on ne les observe pas dans les cerveaux normaux avec les caractères qu'elles présentent dans la paralysie générale et dans quelques autres proces-

(1) Magnan et Mierzejewski, *Arch. de physiol.*, 1873.
(2) Voir Mendel, *Die prog. Paralyse*. Berlin, 1880.
(3) Fischl, *Prager Zeitschrift f. Heilk.*, 1888.

sus pathologiques; elles émettent des prolongements rigides et multiples qui vont se fixer parfois sur l'adventice des vaisseaux, aussi sont-ils hérissés de prolongements épineux. Mierzejewski a pensé que ces cellules pouvaient se creuser et se transformer en néo-vaisseaux. « Les cellules ramifiées qui se trouvent dans le tissu interstitiel et qui sont liées par leurs prolongements avec les parois des vaisseaux peuvent concourir à la néoformation des capillaires (1). »

La néoformation des vaisseaux, tout en étant probable, n'a pas encore été démontrée ; d'autre part le mode de développement des vaisseaux est fort bien connu et il est le même dans tous les organes. Aussi pouvons-nous dire que l'opinion de Mierzejewski sur le rôle des cellules épithéliales de la névroglie est une hérésie. Peut-être faut-il rechercher l'origine de cette opinion dans ce fait que le professeur Meynert avait considéré les cellules araignées comme des *cellules plasmatiques*. Plus loin, dans le même travail, nous trouvons une idée non moins fantaisiste sur ces mêmes cellules : Mierzejewski pense que les cellules araignées peuvent être aussi des noyaux conjonctifs fusionnés par de la fibrine coagulée!

Prolifération nucléaire. — Il existe de nombreux noyaux dans la paralysie générale, dans l'écorce et dans la substance blanche et surtout à la limite de ces deux substances, d'après Meynert. Ces noyaux sont disséminés, ou, comme Lubimoff l'a indiqué, on rencontre des *nids* de noyaux ; les petits foyers d'infiltration cellulaire autour des cellules et dans le parenchyme ont été comparés par Binswanger à ceux de la leucémie du foie et des reins.

On a admis généralement, depuis MM. Regnard et Magnan, que ces noyaux provenaient des cellules de la névroglie. Si l'on peut admettre ce fait, cette origine névroglique des noyaux n'a pas cependant été démontrée et les auteurs qui se sont occupés depuis de la question ont montré que les noyaux étaient de nature différente. Pour Lubimoff, beaucoup de ces noyaux ont le caractère d'*éléments lymphoïdes*. On en voit de libres, il y en a dans les espaces péricellulaires où ils semblent séjourner par le fait de la stase lymphatique; après les attaques, l'infiltration des petites cellules est très marquée. Mais c'est surtout autour des vaisseaux que les noyaux forment des accumulations énormes, comme Calmeil l'a indiqué, et ils distendent l'adventice. La multiplication et la prolifération des noyaux sont surtout marquées à la bifurcation des vaisseaux, d'après Wedl et Meyer.

En effet, comme le fait remarquer Binswanger (2), des processus actifs se produisent dans l'endothélium adventitiel des vaisseaux et surtout des veines; ils consistent dans l'épaississement et la prolifération des *noyaux endothéliaux*.

(1) Mierzejewski, *Arch. de phys.*, 1875.
(2) Binswanger, *loc. cit.*

« Les noyaux semblent se souder entre eux ou avec les parois des vaisseaux, ils proviennent en partie des parois vasculaires; les autres sont des éléments lymphoïdes émigrés, » dit le professeur Mendel, qui a surtout étudié leurs variétés. Ces noyaux sont ronds ou ovales; les uns, petits, se colorent vivement par le carmin et l'hématoxyline, les autres plus volumineux restent pâles.

Gaines adventitielles. — Dans les gaines adventitielles, on trouve, à côté des noyaux, des corps granuleux, parfois des globules sanguins, et toujours du pigment sanguin provenant des hyperhémies ou des hémorrhagies adventitielles.

On observe aussi des *globules brillants, hyaloïdes,* signalés par Adler. J'ai insisté particulièrement sur ces globules auxquels il me semblait qu'on n'avait pas accordé une attention suffisante. Ces globules sont disposés en rosace ou ils sont échelonés le long des capillaires, ce qui donne au capillaire une forme en chapelet (fig. 30). C'est, d'après nous, ce que le professeur Mendel a décrit, à tort, sous le nom de *dilatation ampullaire des capillaires* (1).

Ces globules brillants sont parfois en nombre considérable; ils cheminent dans les gaines lymphatiques et forment des accumulations dans la pie-mère, le long des vaisseaux. Normalement, on peut les observer en petit nombre dans le cerveau comme dans d'autres organes (foie, rate), mais jamais ils ne sont en aussi grand nombre que dans le cerveau des paralytiques. Nous considérons ces globules brillants comme un déchet de la vie cérébrale, comme un produit du dédoublement de la myéline, en rapport avec la destruction des fibres nerveuses : ce sont des gouttelettes de cérébrine (2).

La *dilatation* des gaines et des espaces lymphatiques produit ce que l'on a appelé l'*aspect criblé*, c'est-à-dire qu'une coupe cérébrale présente un grand nombre d'orifices béants. La stase lymphatique est due à l'hyperhémie et aux lésions des parois vasculaires (le vaisseau se laisse distendre et peut effacer par places l'espace périvasculaire (Meynert), à l'accumulation des noyaux dans les gaines adventitielles et aux adhérences des méninges : celles-ci empêchent l'écoulement de la lymphe qui revient des parties profondes (Arndt). Au microscope, la gaine lymphatique est épaissie, distendue, plissée; parfois on voit des anévrysmes miliaires (Mendel).

Vaisseaux. — Les vaisseaux ont surtout attiré l'attention des auteurs, et cela était bien naturel dans une affection où l'on observe des troubles si nombreux de circulation. On a signalé différentes altérations des vaisseaux et des capillaires.

Nous avons déjà parlé de la *prolifération* des noyaux et de l'épaississement des parois, signalés par Wedl; les noyaux de l'adventice

(1) J. Dagonet, *Verh. des X int. Congresses*. Berlin, 1891. Vol. IV, Abth. 9.
(2) J. Dagonet, *Soc. de biologie*, 1892.

sont plus nombreux, ainsi que ceux de la tunique musculaire. Les petits vaisseaux sont habituellement injectés et *remplis de globules sanguins*, souvent inégalement dilatés et flexueux. Comme ils semblent très nombreux, Wedl et d'autres auteurs ont pensé qu'il y avait une *néoformation* des vaisseaux, mais cette illusion est due peut-être à la plénitude de ces vaisseaux qui les rend plus apparents (Westphal), et à l'atrophie de la substance cérébrale.

Dégénérescences des vaisseaux. — Enfin, il existe des lésions de dégé-

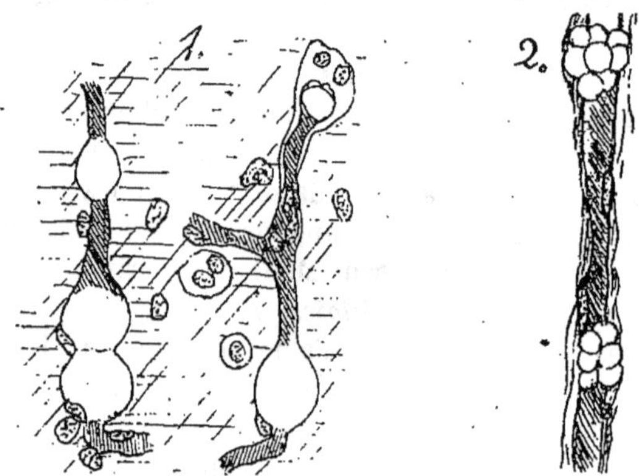

Fig. 30. — Globules hyaloïdes dans la paralysie générale.

1. D'après Mendel. Capillaires ayant la forme en chapelet (dilatation ampullaire). Les globules sont échelonnés le long des capillaires. — 2. Grossissement plus faible. Les globules hyaloïdes sont disposés en rosace et cheminent dans la gaine adventitielle d'un vaisseau (J. Dagonet).

nérescence des parois. La plus commune est la *dégénérescence hyaloïde*; cette expression est de Arndt.

Les auteurs qui se sont occupés des altérations des vaisseaux dans la paralysie générale ont signalé l'aspect *homogène* que présentaient les parois. Lubimoff (1) a examiné, de 1871 à 1872, les paralytiques généraux de la clinique psychiatrique de Meynert et observé que les parois des vaisseaux étaient *cireuses*; il se sert de cette expression parce qu'il n'a pu essayer la réaction amyloïde ou colloïde, mais il n'est pas douteux que cet auteur n'ait eu affaire à la dégénérescence hyaloïde. Il en est de même pour Meyer qui, à l'aide de la dissociation, a trouvé les vaisseaux et les capillaires épaissis et *vitreux*. Parfois aussi il a noté la *dégénérescence graisseuse* des parois. Nous pensons que cette dernière forme n'est pas fréquente dans la paralysie générale, alors qu'elle est commune dans les foyers apoplectiques.

Kronthal (2), a étudié plus particulièrement les *capillaires*, qui sont distendus et irréguliers et présentent tantôt une multiplication des

(1) Lubimoff, *Virch. Arch.*, vol. LVII.
(2) Kronthal, *Neurol. Centralbl.*, 1890.

noyaux, tantôt un *épaississement* des parois. Il a rencontré ces lésions dans le lobe frontal, les circonvolutions centrales et le cervelet.

Ce que Mendel décrit comme *sclérose des capillaires* doit, d'après nous, rentrer dans la dégénérescence hyaloïde.

Dans les *artères de la pie-mère*, on peut observer, en dehors de la couche musculaire, une couche hyaline et la tunique adventitielle qui la recouvre prend un aspect fibreux. Fischl a insisté sur cette forme de dégénérescence. Il l'appelle *dégénérescence hyaline de la tunique moyenne* des artères, et il n'a pas observé d'endartérite, ce qui distingue cette dégénérescence des autres formes décrites par Thoma (1), par Holschewnikoff (2) où les gouttelettes hyalines provenaient des cellules endothéliales, des capillaires, etc.

Nous avons souvent constaté la dégénérescence hyaline, décrite par Fischl, sans lésions de l'intima. L'artère dans ces cas prend un aspect perlé de place en place, la cellule musculaire devient sphérique et brillante.

Tigges (3) a décrit aussi la *dégénérescence amyloïde* des vaisseaux. Il dit que les artères dans les couches profondes de la pie-mère et les couches superficielles du cerveau sont amyloïdes; les fibres musculaires se gonflent et se transforment en cylindres transparents qui peuvent se fusionner, de sorte que les parois vasculaires deviennent entièrement homogènes. Il a toujours vu ces altérations dans la périencéphalite. Mendel remarque à juste titre qu'il n'a jamais observé de dégénérescence amyloïde; mais ici encore, ne s'agit-il pas de dégénérescence hyaloïde appelée à tort dégénérescence amyloïde?

Dégénérescence colloïde. — Arndt (4), en 1867, a signalé, chez une femme morte de paralysie générale à l'asile de Halle une dégénérescence particulière et fort intéressante des vaisseaux cérébraux, qu'il a appelée la *dégénérescence colloïde*. Dans la troisième et la première circonvolution frontale du côté droit, il avait trouvé, entre la substance grise et la substance blanche, des corpuscules gélatineux du volume d'un grain de millet à celui d'une lentille. Chez un homme ayant succombé à la même affection, dans la troisième circonvolution frontale droite, il existait des nodules grisâtres gélatineux qui se laissaient énucléer. C'étaient les *deux seuls* cas sur 55 autopsies, et Köppe aurait rencontré cette même altération, exceptionnellement, sur 300 autopsies. Ces nodules étaient formés par des couches concentriques de substance colloïde ou des cellules devenues énormes et infiltrées de substance colloïde. Dans les interstices de ces masses qui se coloraient par le carmin on voyait des noyaux brillants; à leur centre existait un

(1) Thoma, *Virch. Arch.*, vol. LXXI.
(2) Holschnewnikoff, *Virch. Arch.*, vol. CXII.
(3) Tigges, *Allgem. Zeitsch. f. Psych.*, 1863.
(4) Arndt, *Virch. Arch.*, vol. XLI.

vaisseau dont les parois brillantes et gélatineuses se confondaient avec la masse colloïde; la lumière du vaisseau restait normale. Schüle (1) a appelé cette dégénérescence *schollige Degeneration*. M. Magnan (2) a publié un cas identique à celui de Arndt.

Notre ami, le Dr Darier, nous a montré une altération que nous croyons analogue et qu'il avait rencontrée autour des vaisseaux cérébraux d'un dément; la dégénérescence colloïde qui partait des vaisseaux formait des îlots étendus.

Ces altérations intéressantes des parois vasculaires, signalées par Arndt, ne doivent pas être confondues avec les lésions si fréquentes que nous avons décrites plus haut; elles paraissent exceptionnelles et les auteurs que nous avons cités ont tous parlé de leur rareté dans la paralysie générale.

Œdème cérébral. — Avec les altérations des parois de vaisseaux, constantes dans la paralysie générale, on comprend que les troubles de circulation deviennent permanents et ne puissent plus disparaître. La dégénérescence hyaloïde empêche la contraction des vaisseaux, il existe une stase permanente et l'œdème cérébral devient persistant, d'où une série de lésions diffuses dans la substance nerveuse, taches vitreuses de Greiff, dégénérescence cystoïde de Ripping, etc. Nous ne pouvons insister sur ces faits et nous rappellerons seulement les altérations des cellules nerveuses qui ont été étudiées par de nombreux auteurs et qui semblent dues également aux troubles de la circulation.

Cellules nerveuses. — Meschede a décrit la dégénérescence *granulo-graisseuse et pigmentaire* de ces éléments : elle a été constatée par tous les auteurs. Le protoplasma se remplit de granulations pigmentaires et graisseuses, la cellule forme comme un sac rempli de ces granulations et finit souvent par disparaître. Cette dégénérescence, si commune dans la sénilité, est loin d'être une lésion banale : on la trouve dans la paralysie générale à un degré d'intensité remarquable.

A côté de cette lésion, on en a décrit une autre. Les cellules peuvent perdre leur aspect granuleux, elles deviennent brillantes et homogènes et s'atrophient; leurs prolongements sont grêles et en tire-bouchon. Lubimoff dit que ces cellules sont *sclérosées*, et Liebmann qu'elles sont en *dégénérescence hyaline*. C'est la même lésion.

Les *vacuoles* dans les cellules nerveuses sont fréquentes, malgré l'affirmation contraire du professeur Fischl. Nous les avons rencontrées en grand nombre dans les cellules de la moelle, à côté des granulations pigmentaires et graisseuses. Elles sont moins fréquentes dans les cellules de la moelle allongée, et rares dans les cellules cérébrales. Nous avons pu nous convaincre que les vacuoles des cellules nerveuses étaient des

(1) Schüle, *Allgem. Zeitschr. f. Psych.*, 1868.
(2) Magnan, *Arch. de physiologie*, 1869.

masses sphéroïdales de *substance hyaline* (1). Nous pensons donc qu'il faut rattacher cette variété de dégénérescence hyaloïde à la précédente.

Les *noyaux* et les *nucléoles* des cellules nerveuses persistent fort longtemps, comme on le voit avec la safranine. Fischl a nié à juste raison la mitose des noyaux.

Mierzejewski et le professeur Pick (2) ont décrit une sclérose partielle du *cylindre-axe*, au voisinage de la cellule nerveuse : on voit en effet le cylindre-axe se colorer par places, dans une certaine étendue, avec quelques matières colorantes d'aniline. Le professeur Pick a eu l'obligeance de nous montrer ses préparations, mais nous n'avons pas pu nous convaincre de la valeur de cette lésion.

Les lésions que nous venons de décrire peuvent porter sur tout le système nerveux central et périphérique. Ainsi Bonnet et Poincaré (3), ont signalé les altérations des ganglions du *grand sympathique* : elles étaient pour ces auteurs le *primum movens* dans la pathogénie de la paralysie générale. Leur ingénieuse théorie n'a pu être conservée ; des recherches ultérieures ont montré qu'il s'agissait là de lésions secondaires.

Dans la *moelle*, dit Westphal, chez presque tous les paralytiques généraux, il y des lésions ; on a noté des foyers de myélite avec la présence de corps granuleux, et des lésions fasciculées. Parmi ces dernières, Köberlin (4) a trouvé dans 23 cas de paralysie générale : 6 fois la dégénérescence des cordons postérieurs, 4 fois la dégénérescence des cordons postérieurs et latéraux simultanément, et 2 fois la sclérose des cordons pyramidaux latéraux.

Ces lésions ont des symptômes qui leur sont propres. Rappelons aussi que la paralysie générale peut compliquer d'autres affections, le tabès (forme ascendante de la paralysie générale) etc.

Les *nerfs crâniens* (olfactif, optique, etc.), les nerfs *rachidiens* peuvent être lésés, de même que les *racines* antérieures et postérieures de la moelle (5) (lésions interstitielles ou de dégénérescence et d'atrophie avec disparition des fibres nerveuses), et les *nerfs périphériques*. Cette dernière lésion expliquerait les réactions de dégénérescence dans les muscles des paralytiques généraux, mais le professeur Fürstner (6) ne sait si dans ce cas il y a relation avec les lésions centrales ou s'il ne faut pas tenir compte des états fébriles et de la cachexie qui se produisent dans le cours de la paralysie générale.

En *résumé* les lésions sont multiples : les unes sont des lésions inflammatoires et de sclérose (multiplication des noyaux des vaisseaux,

(1) J. Dagonet, *Société de biologie*, 1890, p. 200.
(2) Pick, *Neurol. Centralbl.*, 1890, p. 674.
(3) Bonnet et Poincaré, *Ann. méd.-psych.*, sept. 1868.
(4) Köberlin, *Zeitschr. f. Psych.*, vol. XLVI.
(5) Hoche, *Neurol. Centralbl.*, 1891.
(6) Fürstner, *Congrès des aliénistes allemands*. Carslruhe, nov. 1891.

hypertrophie et prolifération de la névroglie, etc.), les autres sont de altérations de dégénérescence et d'atrophie.

« Les lésions chroniques inflammatoires semblent s'établir, dit Schüle (1), dans le territoire de l'artère carotide et plus tard dans d'autres territoires vasculaires. Les vaisseaux sont la cause du processus de sclérose. »

Si la compression des éléments nerveux par le tissu interstitiel, agissant à la manière d'une cirrhose du foie, est une ancienne conception qui ne saurait plus être admise de nos jours, il n'en est pas moins vrai que les troubles circulatoires et la stase lymphatique, sur lesquels nous avons insisté, jouent un rôle des plus néfastes dans la paralysie générale : ils favorisent la dégénérescence et l'atrophie des éléments nerveux dont les échanges nutritifs se font d'une manière défectueuse.

Schüle a admis, chez les paralytiques, la vulnérabilité des parois vasculaires : ce serait l'expression anatomique de la prédisposition individuelle dont parle Morel.

D'autres auteurs pensent, avec Zacher, à la vulnérabilité des éléments nerveux des fibres d'association. Ce sont là les deux principaux facteurs de la paralysie générale.

§ 3. — TRAITEMENT.

Le traitement de la paralysie générale ne présente malheureusement que des indications d'une efficacité douteuse ; il n'existe pas d'agent thérapeutique capable d'enrayer les progrès de cette triste maladie ; le traitement devra en quelque sorte se résumer dans l'emploi des *moyens préventifs et hygiéniques.*

Si cette affection résiste presque toujours aux médications les plus actives dirigées contre elle, il est cependant possible, dans un grand nombre de cas, d'en ralentir la marche.

La première condition à remplir est surtout, au début de la maladie, d'isoler le malade, de l'éloigner de sa famille, de l'empêcher, particulièrement, dans la période d'excitation, de se livrer aux écarts de conduite et aux excès de toutes sortes auxquels son affection l'entraîne facilement. Les discussions, les émotions, les reproches que lui attire de la part des personnes qui l'entourent sa conduite désordonnée et qui est pour tous un objet de surprise douloureuse, toutes ces causes irritantes ne peuvent que hâter les progrès de la maladie.

Les *médications* les plus diverses ont été employées contre la paralysie générale. Bayle, convaincu de la nature inflammatoire de la maladie, proposait les saignées, les purgatifs, et ce mode de traitement, malgré le peu de succès qu'il en a retiré, a été préconisé aussi par Calmeil.

(1) Schüle, *Sectionsergebnisse.* Leipzig, 1874.

Les sétons, les moxas, les onctions mercurielles, les vésicatoires appliqués sur une large surface du cuir chevelu, qui ont surtout été mis en pratique en Allemagne, n'ont pas donné de résultats plus satisfaisants. Esquirol avait repoussé ces moyens comme dangereux, et comme pouvant donner lieu à des méningites promptement mortelles; il en est de même pour l'émétique à haute dose, employé par Royer-Collard et qui fut bientôt abandonné, parce qu'il aggravait l'état des malades. Rech, après avoir fait de nombreuses expériences avec la digitale, avait fini par renoncer aussi à l'emploi de ce moyen.

L'iodure de potassium n'a pas donné les résultats favorables qu'on en attendait, pas plus que les frictions mercurielles dans les cas où la syphilis avait été notée dans les antécédents du malade.

On devra donc, avant tout, placer le paralytique dans les *conditions les plus favorables de tranquillité*. Tout en ne le laissant pas livré à lui-même, il importe qu'il puisse prendre le plus d'exercice possible; les mouvements, la fatigue corporelle tendent toujours à diminuer l'excitation cérébrale. Les bains tièdes, d'autant plus prolongés que l'excitation sera plus longue, exerceront une influence heureuse. On pourra recourir aussi à quelques médicaments calmants, au chloral, mais avec certaines précautions et après avoir examiné l'état du cœur.

La maladie, tendant à faire des progrès, il est utile de recourir aux *toniques* et de prendre toutes les précautions hygiéniques, qui sont habituellement indiquées, lorsqu'il s'agit de combattre l'état de faiblesse croissante et de stimuler les différentes fonctions.

On surveillera particulièrement le régime alimentaire : on choisira des aliments d'une digestion facile, on défendra toute nourriture irritante et les boissons alcooliques, mais, on le comprend, il y a là des indications individuelles.

Le traitement de la paralysie générale sera surtout celui des *symptômes* prédominants que la maladie présentera. L'état congestif, les attaques, seront combattus par l'application de quelques sangsues, l'emploi de légers purgatifs, au besoin par les injections d'ergotine.

On veillera à ce que les fonctions s'accomplissent aussi bien que possible; on sondera le malade s'il y a de la rétention d'urine; l'incontinence des matières et de l'urine nécessiteront des soins particuliers. On le lotionnera avec de l'eau phéniquée, on le saupoudrera d'amidon, on tâchera d'éviter les eschares en surveillant le couchage ou à l'aide de matelas d'eau; et, si elles se produisent, on fera des pansements appropriés avec de la poudre de quinquina, avec de l'iodoforme, etc.

C'est avec les soins d'hygiène que l'on empêchera de nombreuses complications et que l'on arrivera à prolonger la vie de ces malheureux malades.

CHAPITRE XI

DÉMENCE

Synonymie. — *Incohérence, Stupidité; Amentia, Narrheit, Blödsinn.*

La démence est caractérisée par l'affaiblissement plus ou moins considérable des facultés morales et intellectuelles. Elle peut être une conséquence des affections cérébrales et des affections mentales les plus diverses. Elle présente, naturellement, des degrés variables et des formes particulières dont nous aurons à étudier les caractères principaux.

La démence, d'après Esquirol, ne doit pas être confondue avec l'*imbécillité* ou l'*idiotie*. L'imbécile n'a jamais eu ni l'entendement ni la sensibilité assez développés; celui qui est en démence a perdu une grande partie de ces facultés. Le premier ne vit ni dans le passé ni dans l'avenir ; ses propos et ses actions tiennent de l'enfance ; le second conserve des souvenirs et des réminiscences, toute sa manière d'être porte l'empreinte de son état antérieur.

Dans le *langage judiciaire* on confond, sous cette expression de *démence*, toutes les variétés de la folie, et c'est le synonyme d'aliénation mentale : c'est là une confusion regrettable. Dans un cas, en effet, on a affaire à des formes de maladie qui présentent des chances de guérison ; dans l'autre cas, au contraire, l'affection est au-dessus des ressources de l'art, et elle doit, au point de vue légal, entraîner pour celui qui en est atteint, certaines conséquences.

Symptômes. — D'une manière générale, on peut observer plusieurs périodes dans la démence.

A un premier degré, ce sont des signes souvent difficiles à bien caractériser, quelquefois même de simples nuances, mais qui n'en indiquent pas moins le commencement de l'affaiblissement des facultés.

Les malades deviennent insensibles et indifférents, ils ne réagissent plus comme autrefois sous l'influence des diverses impressions. Ce phénomène pathologique peut, sans doute, déjà tenir en partie à une diminution d'activité que commencent à éprouver les organes chargés de transmettre au cerveau les diverses sensations; mais il tient avant tout à l'affaiblissement qui envahit les parties centrales du cerveau, où les impressions sont recueillies, élaborées et transformées en manifestations psychiques.

Quoi qu'il en soit, les sujets atteints de démence se montrent insouciants et imprévoyants, puérils dans leurs désirs comme dans leurs projets, négligés dans leur tenue. Leurs sentiments affectifs sont affaiblis, ils témoignent de l'indifférence pour les personnes qui leur étaient les plus chères, ils les quittent sans regret et les revoient sans plaisir.

L'organe de la pensée, en perdant de son énergie, les rend incapables d'une attention soutenue; ils ne peuvent plus comme autrefois comparer, juger, associer entre elles des idées, et même s'élever aux abstractions les plus ordinaires.

Ils soutiennent encore assez bien une conversation peu longue, mais ils se fatiguent promptement, ils perdent vite le fil de leurs idées, oublient ce qu'ils ont dit un instant auparavant et deviennent incohérents. « S'ils écrivent, les premières lignes sont convenables, mais les autres présentent bientôt la même dissociation des idées, plus vite même que dans la conversation (1). »

La diminution de la mémoire est le symptôme caractéristique de la démence; c'est d'abord une simple défaillance qui s'exerce particulièrement sur les faits les plus récents; les malades perdent progressivement le souvenir des faits qui se sont passés depuis l'invasion de leur maladie, et conservent intact celui des événements qui ont eu lieu auparavant. C'est ainsi que des déments, à un premier degré, ne perdent pas le souvenir de ce qu'ils ont appris autrefois; on trouve parmi eux de bons musiciens, de bons dessinateurs, quelques-uns sont aptes à continuer l'exercice de leur profession; tous les asiles d'aliénés renferment des cordonniers, des tailleurs, des couturières, des repasseuses qui peuvent continuer à se montrer habiles dans leur métier et qui n'en présentent pas moins un affaiblissement plus ou moins marqué des facultés.

« Chez quelques-uns cependant, dit Marcé, la mémoire ne semble atteinte que partiellement et, par un contraste saisissant, certaines facultés restent intactes au milieu de la dégradation générale de l'intelligence : on ne voit pas sans étonnement, comme le fait remarquer Calmeil, des malades jouer aux dominos, aux dames, aux échecs, prévoir et calculer habilement toutes les combinaisons de ces jeux difficiles, tandis qu'ils ne sauraient indiquer leur ancienne profession, le lieu où ils habitaient la veille, etc. »

La diminution de la mémoire peut encore présenter d'autres particularités remarquables, ne porter que sur certains mots, sur les chiffres, sur les dates, etc. On voit des malades qui ne se rappellent plus que les substantifs, qui ne conservent des verbes que l'infinitif, etc., et dont le langage est par suite empreint de bizarrerie. Ce phénomène,

(1) Marcé, *op. cit.*, p. 398.

rare d'ailleurs, se manifeste plus particulièrement à la suite d'attaques d'hémorrhagie cérébrale, ou après certaines intoxications.

A un degré plus avancé, la mémoire s'affaiblit de plus en plus, et le souvenir des faits antérieurs à la maladie s'efface peu à peu. Le malade reconnaît difficilement ses parents, ses amis; il ne retrouve plus son lit, sa chambre, la rue qu'il habite. Cet affaiblissement intellectuel a pour conséquence un état d'incohérence plus ou moins prononcé; on pourrait appeler cette période de la maladie la période de l'incohé-

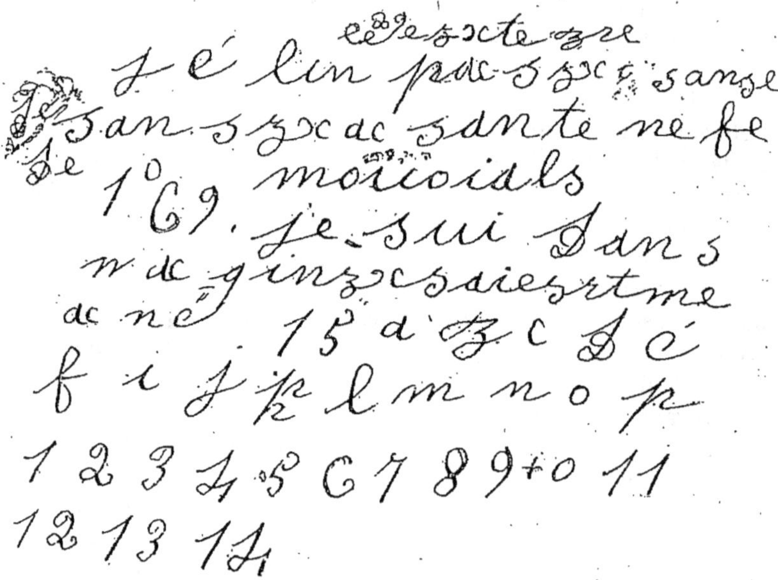

Fig. 31. — Écriture incohérente dans la démence. Les lettres et les chiffres se suivent sans qu'il soit possible de comprendre les idées que la malade voulait exprimer.

rence; celle-ci passe bientôt des idées aux mots, les phrases n'ont plus de suite, la pensée semble ne plus exister, et, comme nous l'avons dit précédement, les mots viennent, en se heurtant pour ainsi dire, se placer les uns à côté des autres sans ordre et sans but.

Comme nous l'avons également fait remarquer ailleurs (1), l'incohérence chez le dément diffère essentiellement de celle que l'on rencontre dans la manie aiguë; chez le maniaque, elle tient à une excitation cérébrale, à une sorte d'éréthisme par suite duquel les idées se présentent tumultueusement à l'esprit, sans que le malade puisse en suivre ni développer l'enchaînement; il n'a pas le temps de trouver des mots pour les exprimer. Chez le dément, au contriare, il y a inertie et faiblesse intellectuelle; de là, la lenteur de conception

(1) Voir chap. *Symptomatologie*, p. 47.

et l'inaptitude à raisonner; les idées flottent au hasard et se produisent d'une manière incomplète. L'*écriture* fournit un signe important pour juger l'état mental du malade; on le voit passer des mots dans les phrases, des lettres dans les mots; souvent le sens de la phrase reste suspendu, la fin est oubliée, ou encore les lettres se suivent d'une manière tout à fait incohérente (voir fig. 31).

Dès cette période, les malades ne comprennent plus qu'avec peine les paroles qu'on leur adresse: ils semblent avoir oublié le sens des mots.

On remarque, en outre, des signes caractéristiques du côté de la volonté qui, elle aussi, participe à l'anéantissement progressif des facultés. Les déterminations des déments sont vagues, incertaines et sans but. Ils sont sans initiative, s'abandonnent et se laissent conduire sans la moindre opposition; leur obéissance est toute passive; on comprend qu'ils puissent alors devenir des dupes faciles à exploiter; s'ils se montrent quelquefois irascibles, leur colère ne dure qu'un moment, et se manifeste souvent sans motifs plausibles.

Quelques déments ont des tics, et répètent les mêmes actes, les mêmes gestes comme par une sorte d'habitude; les uns marchent sans cesse dans le même sens, celui-ci frappe constamment du pied, cet autre balance toujours son corps de la même manière, avec une désespérante monotonie.

La *physionomie* revêt une expression caractéristique, elle révèle à l'observateur la nullité de la pensée, ou du moins le degré plus ou moins avancé de déchéance intellectuelle. Les traits sont relâchés, le regard est terne, morne, dénué d'expression; il a quelque chose de vague et d'indéterminé; les pupilles sont souvent dilatées, et la face quelquefois bouffie revêt le cachet d'une vieillesse anticipée (fig. 32).

Les fonctions de la vie organique conservent en général, dit Esquirol, leur intégrité; le sommeil parfois se renouvelle souvent dans la journée; l'appétit va jusqu'à la voracité; les malades prennent beaucoup d'embonpoint; il arrive souvent lorsqu'une des formes de l'aliénation tend vers la démence, que cette fâcheuse terminaison s'annonce par l'obésité.

A un dernier degré, l'intelligence est véritablement anéantie; les déments n'ont plus qu'une existence en quelque sorte végétative. Ils ont perdu le souvenir de tout ce qui pouvait les intéresser jadis, et n'ont aucune conscience de leur triste situation. Incapables de pourvoir à leurs propres besoins, ils sont malpropres, laissent aller sous eux l'urine et les matières fécales; dans cet état ils dépériraient rapidement, s'ils n'étaient l'objet de soins particuliers.

En *résumé*, les symptômes généraux de l'affaiblissement intellectuel qui caractérisent la démence, dépendent du degré de diminution de la vie psychique.

Les opérations intellectuelles d'abord altérées sont bientôt anéanties par suite de la difficulté qu'éprouve le malade à comprendre, à juger et à se rappeler; ses idées deviennent confuses et plus tard tout à fait incohérentes.

Le caractère subit lui aussi un changement considérable, il devient apathique, puis il passe à un état de complète indifférence.

La déchéance intellectuelle et morale présente naturellement les nuances et les degrés les plus variables; la vie psychique peut être réduite au minimum, sans que l'état somatique soit particulièrement

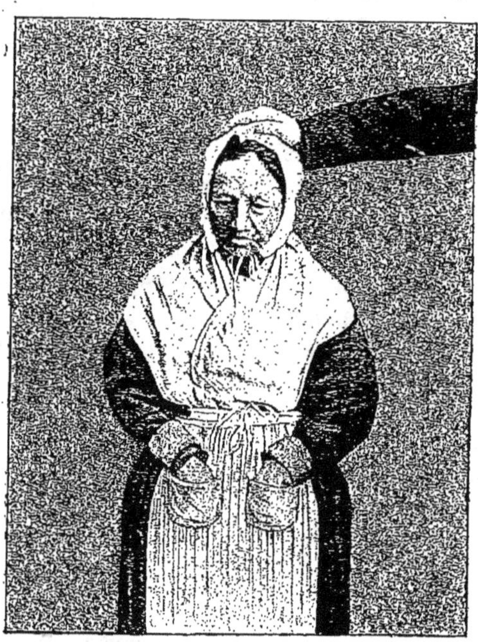

Fig. 32. — Démence suite de délire mélancolique; hallucinations persistantes de la vue et de l'ouïe; idées de damnation et de persécution, il faut faire manger la malade de force. (Collection du D. Bonnet.)

affecté; les fonctions organiques continuent à s'accomplir d'une manière régulière. L'expression de la physionomie dénote, comme nous l'avons dit, le degré d'obtusion des facultés intellectuelles.

Marche. — La démence, dit Guislain, suit une marche progressive pendant laquelle on voit la dégradation des facultés intellectuelles s'opérer insensiblement, jusqu'à ce qu'enfin le malade tombe dans un anéantissement moral plus ou moins complet; l'intelligence s'use d'abord, puis l'instinct; l'homme ainsi réduit finit par n'être plus qu'un estomac.

La marche de la démence est quelquefois rapide, le plus souvent elle est lente. Les déments peuvent vivre longtemps dans cette situation, leur existence peut se prolonger vingt, trente, quarante ans, sans offrir d'autres particularités. La mort survient parfois d'une manière brusque; les malades ne présentent pas la moindre apparence de fièvre, ils continuent à ingérer les aliments qu'on leur donne; on les couche le soir, et le lendemain on les trouve morts, ne différant presque pas à l'état cadavérique de ce qu'ils étaient pendant la vie. Ou bien c'est une diarrhée, un état scorbutique, une hydropisie qui amènent rapidement la mort.

La démence bien constatée est une affection incurable.

Variétés. — La démence affecte des formes diverses; elle est *complète* ou *incomplète*; dans le premier cas, l'anéantissement des facultés mentales est pour ainsi dire entier. Lorsqu'elle est incomplète, elle ne revêt que quelques-uns des caractères que nous avons décrits. Le malade reconnaît les membres de sa famille, il se rappelle quelques faits antérieurs, ses réponses ne sont pas tout à fait dépourvues de bon sens.

Quelquefois même les signes qui caractérisent la démence sont si peu apparents, qu'il faut l'œil exercé du praticien pour les distinguer, et souvent ce n'est qu'en vivant avec les individus qui en sont atteints, qu'on s'aperçoit que leur intelligence est plus ou moins affaiblie.

Démence sénile. — La démence sénile offre quelques traits spéciaux. L'homme, insensiblement poussé par la vieillesse, voit s'affaiblir sa sensibilité, et par suite le libre exercice de ses facultés. Ses sensations deviennent plus faibles, l'attention difficile et pénible; la mémoire s'amoindrit, la volonté est plus incertaine et les mouvements se ralentissent. Assez souvent aussi la démence sénile s'annonce par une excitation maniaque, qui persiste plus ou moins longtemps. C'est alors une activité insolite, une grande susceptibilité, des désirs érotiques qui semblaient devoir être entièrement disparus, et qui poussent les malades à des actes contraires à leurs habitudes antérieures; en même temps l'on voit le caractère égoïste des vieillards s'exagérer; les sentiments de défiance qu'ils manifestent envers leur entourage se transforment souvent en idées de persécution. Des hallucinations, des troubles de la sensibilité leur font dire qu'on les maltraite et qu'on les vole (1).

La démence dite sénile, fait observer Marcé, qui survient chez les vieillards par suite des progrès de l'âge, et que l'on s'efforce de distinguer de la démence simple, n'existe pas à titre de maladie essentielle, et c'est en vain que l'on a tenté d'en faire une espèce nosologique. Elle est le plus souvent une extension de lésions que l'on constate en remontant dans les antécédents trop souvent oubliés des malades; des ramollissements, des apoplexies accompagnés d'hémiplégies variables par leur durée et leur intensité. Bientôt l'intelligence s'est affaiblie consécutivement, la mémoire a perdu sa sûreté, le caractère

(1) Voir *Délires systématisés*, p. 364.

est devenu violent, irritable ; et l'excitation incohérente, l'insomnie, l'agitation nocturne, les pleurs sans motifs, sont venus compléter cet état morbide, dont le point de départ est toujours facile à saisir à l'aide d'une enquête bien suivie (1).

Démence primaire, secondaire. — La démence peut être primitive ou consécutive. Dans le premier cas elle survient d'emblée, avec les

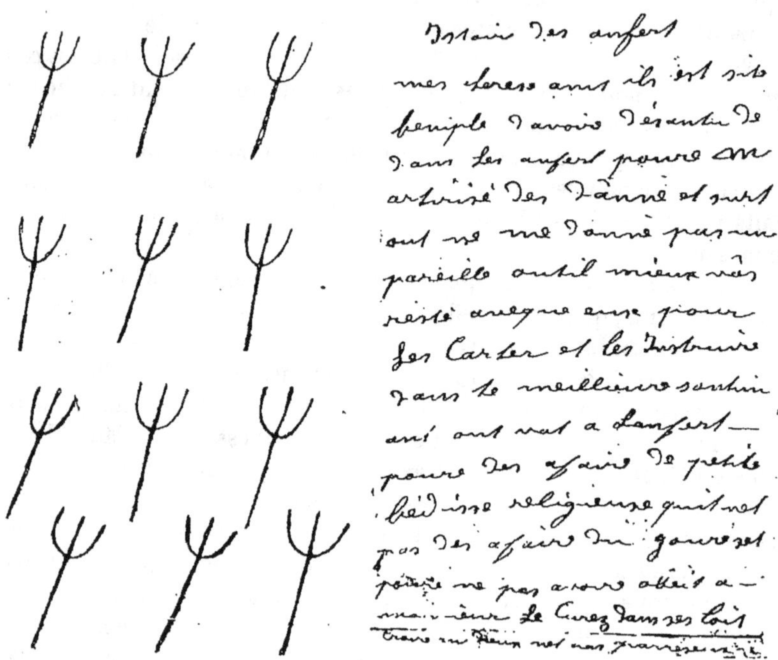

Fig. 33. — Démence consécutive à un délire systématisé chronique ; prédominance d'idées mystiques et mélancoliques. Le malade (un Alsacien) écrit l'*Histoire des enfers*, qu'il illustre d'une manière fort singulière.

caractères qui lui sont propres ; elle surprend l'individu au milieu même de la santé morale et physique.

Elle est dite consécutive ou *secondaire*, quand elle succède à une autre forme d'aliénation. Elle présente alors *deux types* principaux : tantôt elle s'accompagne d'une légère agitation, sans que, toutefois, le malade devienne jamais violent ; les idées se succèdent sans ordre, il exprime une foule de désirs, de réclamations non motivées. C'est la *démence secondaire versatile* de Schüle. Tantôt, au contraire (démence secondaire apathique), cet état d'affaiblissement psychique est caractérisé par une torpeur habituelle ; les malades sont indifférents à tout, hébétés, malpropres. Il arrive parfois qu'il se produise des épisodes

(1) Marcé, *Mal. ment.*, p. 409.

d'agitation plus ou moins violents, qui viennent interrompre momentanément cette torpeur.

On retrouve, dans ces démences consécutives à une affection mentale, les symptômes atténués de la psychose : elles renferment les éléments de l'ancien délire. Ainsi il y a des démences avec manie, avec persistance d'hallucinations, avec tendances au suicide, à l'homicide, avec loquacité, accès d'agitation ; ou bien l'affaiblissement intellectuel est associé à la mélancolie, et s'ajoute au sentiment plus ou moins profond de tristesse.

Dans les écrits on retrouve, à côté de l'affaiblissement psychique, quelques-unes des idées délirantes de la psychose primitive. (Voir fig. 33 et 34.)

Ces divers troubles, étrangers à l'affection elle-même, peuvent en faire connaître l'origine et le mode d'évolution.

Schüle a bien décrit les différentes formes que présente la démence qui succède à l'un ou l'autre des types principaux de l'aliénation mentale. Chaque psychose, comme il le fait justement remarquer, donne une physionomie particulière à l'affaiblissement psychique qui en est la conséquence et qui, malgré la diversité des formes, en est le caractère commun.

La démence, par exemple, lorsqu'elle termine un délire systématisé aigu ou chronique, conserve les idées délirantes qui caractérisent ce délire; mais la perception obscurcie se montre de plus en plus défectueuse. Les malades deviennent plus indifférents, rient ou parlent seuls; leur tenue est tout à fait négligée ; ils parlent rarement et souvent ne peuvent pas répondre aux questions les plus simples, ou répondent toujours par les mêmes phrases. L'incohérence de leurs paroles est un signe clinique des plus caractéristiques. Peu à peu la déchéance intellectuelle devient plus profonde, tantôt d'une manière continue, tantôt par des aggravations périodiques, et se transforme enfin en démence apathique où les hallucinations toujours plus confuses et les actes réflexes violents restent fixes et persistants ; mais assez souvent hallucinations et réflexes disparaissent dans l'apathie de la démence.

De même, après une manie ou une mélancolie, on voit apparaître des périodes où l'on retrouve les restes de l'ancienne psychose. Le malade reproduit les accès d'agitation, les angoisses, les idées hypochondriaques qui le tourmentaient auparavant. Il émet des plaintes incohérentes, s'excite, accuse ceux qui l'entourent ; on observe chez lui, par intervalles, des hallucinations caractéristiques de son ancien délire, puis il retombe dans son état habituel de torpeur et d'apathie.

Démence compliquée. — Enfin la démence peut être compliquée d'épilepsie, de convulsions et surtout de paralysie. Les déments paralytiques constituent surtout cette classe d'infortunés que l'on a désignés sous le nom de gâteux, et que l'on est obligé d'isoler dans des quartiers spéciaux.

La démence qui se complique de paralysie, à laquelle on peut donner le nom de démence paralytique, et qui est la conséquence des lésions cérébrales les plus variables, ne doit pas être confondue avec cette autre affection, bien différente sous tous les rapports, et décrite sous le nom de paralysie générale. Aussi le nom de *dementia paralytica*, donné par les auteurs allemands à la paralysie générale, ne nous paraît pas heureusement choisi.

L'affaiblissement musculaire qui, chez un grand nombre de déments,

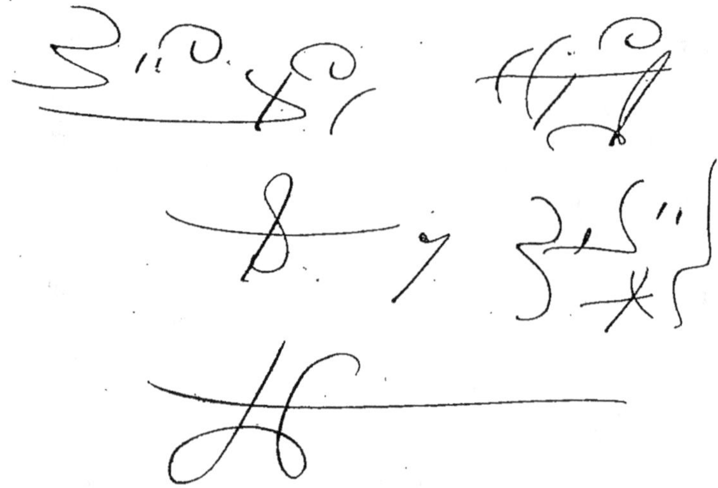

Fig. 34. — Démence, suite de délire systématisé chronique. Depuis plusieurs années, la malade a transformé son écriture, sous l'influence d'idées délirantes ; elle croit écrire en tonkinois, elle ne parle plus que par monosyllabes incompréhensibles.

se montre à titre de complication, est souvent le résultat même des progrès de l'affection mentale, et de l'extension de la maladie aux parties du cerveau qui président aux fonctions de la motilité. On comprend que, dans quelques cas, le diagnostic différentiel de ces deux affections présente de sérieuses difficultés ; d'ailleurs, le dernier degré de la paralysie générale se confond avec celui de la démence paralytique.

Diagnostic différentiel. — La démence offre, avec l'idiotie et l'imbécillité, une ressemblance qui pourrait, comme nous l'avons déjà dit, la faire confondre avec ces deux états.

Chez l'idiot, la pensée a toujours été nulle; chez l'imbécile, l'arrêt de développement des facultés se produit dans les premières années de l'existence, de sorte que la vie intellectuelle ne se compose plus que des idées et des sentiments qui, ayant reçu dans le jeune âge un premier développement, sont restés depuis à l'état imparfait. Chez l'idiot et l'imbécile, il y a le plus souvent quelque irrégularité saillante dans la conformation normale du crâne, ce qu'on ne remarque pas d'habitude chez le dément. Les traits du dément conservent encore quelques traces d'intelligence, tandis que chez l'imbécile, et plus encore chez l'idiot, ils sont frappés d'un cachet particulier que l'observateur ne peut méconnaître, et qui indique que la pensée n'a jamais exercé son empire sur ces êtres disgraciés. Les circonstances commémoratives offrent un moyen sûr de reconnaître la démence de l'idiotie et de l'imbécillité. Les déments ont été doués d'intelligence, les idiots et les imbéciles en ont toujours été dépourvus.

Le doute, du reste, ne saurait exister que dans le cas de démence complète ; or celle-ci survient rarement tout d'un coup ; presque toujours elle est précédée de démence partielle. Cette dégradation successive de chacune des facultés de l'entendement n'a point lieu chez l'idiot et l'imbécile ; ils sont et restent ce qu'ils ont toujours été ; ils ne vivent ni dans le passé ni dans l'avenir ; le dément, au contraire, peut avoir des souvenirs et des réminiscences.

Il est une autre affection mentale avec laquelle la démence pourrait être confondue, c'est, nous l'avons vu, avec la stupidité. Cette dernière est caractérisée par la suspension accidentelle, plus ou moins complète, des facultés intellectuelles, morales et instinctives, ainsi que des mouvements. Elle reconnaît pour cause une secousse physique ou morale, souvent brusque et violente ; elle se distingue de la démence par la rapidité de son apparition, par les troubles caractéristiques de la motilité, l'intensité de ses symptômes, leur rémission et leur exacerbation fréquente, et surtout par la possibilité d'une guérison complète (1).

Étiologie. — C'est à partir de l'âge de quarante ans que la démence se montre le plus ordinairement; elle est plus fréquente chez les hommes. Comme la plupart des autres formes d'aliénation, elle reconnaît un grand nombre de causes, les unes physiques, les autres morales : ces deux ordres de causes peuvent se combiner entre elles. Ainsi, chez les nouvelles accouchées, des chagrins, sous l'influence de l'état puerpéral, peuvent amener un état de démence. Les désordres et la cessation de la menstruation, les congestions cérébrales répétées, les inflammations chroniques du cerveau et des méninges, les écarts de régime, les excès de toutes sortes, l'onanisme, les traumatismes crâniens, telles sont les causes que l'on rencontre dans la généralité des cas.

Nous l'avons dit, toutes les formes de la folie peuvent se terminer par la démence ; Esquirol a trouvé qu'un septième environ des individus

(1) Ferrus, *Leçons cliniques*, in *Gazette des hôpitaux*, 1834.

atteints de manie, de monomanie et de lypémanie, devenaient déments. Cette affection est souvent provoquée par un régime débilitant, auquel les aliénés sont quelquefois soumis, autrefois surtout par l'abus des saignées; il n'est peut-être pas de cause plus efficace pour hâter le progrès de cette redoutable maladie.

Nous avons encore observé, comme causes déterminantes, un traitement hydrothérapique trop rigoureusement suivi, le froid humide, l'érysipèle de la face, etc.

L'épilepsie existe parfois longtemps sans entraîner un trouble grave de l'intelligence, mais le plus souvent elle se complique d'un état de trouble mental qui peut affecter les différentes formes de la folie et qui offre fréquemment tous les symptômes de la démence ; elle constitue alors la démence épileptique.

Certaines substances toxiques agissent sur le cerveau, soit en excitant, soit en stupéfiant ses fonctions ; par un usage prolongé elles finissent par produire aussi un état d'affaiblissement des facultés mentales, constituant une véritable *démence par intoxication*. Telle est la démence de l'alcoolisme chronique, de l'empoisonnement chronique par le plomb, par le mercure, etc.

Anatomie pathologique. — Les individus morts en état de démence offrent un bien plus grand nombre de lésions cérébrales que dans les autres espèces de folie. « On comprend, dit Esquirol, que dans la démence, qui est la terminaison de tous les désordres intellectuels et moraux, qui est le résultat des progrès de l'âge, qui est souvent compliquée de paralysie et de convulsions, on comprend que dans cette affection le crâne, les méninges et le cerveau aient subi un grand nombre d'altérations qui donnent la raison de l'affaiblissement de l'intelligence et de la sensibilité (1). »

Les lésions cérébrales que l'on rencontre le plus fréquemment sont tantôt isolées, tantôt combinées entre elles :

L'hydrocéphalie chronique par hydropisie des ventricules, l'infiltration séreuse des membranes du cerveau, devenues opaques, surtout à la partie supérieure des hémisphères cérébraux ; la pachyméningite, l'inflammation plus ou moins récente des méninges avec exsudats, etc. ; dans ces cas, la pie-mère adhère entièrement avec la substance corticale du cerveau.

Les foyers de ramollissement, l'apoplexie hémorrhagique de la substance cérébrale se rencontrent, de temps à autre, ordinairement compliqués d'autres états pathologiques du cerveau et de ses membranes. Les foyers ont pu faire place, suivant leur degré d'ancienneté, à des kystes séreux plus ou moins volumineux ; dans quelques cas, enfin, l'hémorrhagie s'est produite sous la forme diffuse et capillaire.

(1) Esquirol, *Mal. ment.*, t. II, p. 244.

Les circonvolutions du cerveau sont souvent *atrophiées*, écartées les unes des autres, souvent aplaties, comprimées. On peut même voir quelquefois une ou deux circonvolutions de la convexité du cerveau déprimées, atrophiées, presque détruites, et l'espace vide rempli par de la sérosité.

L'atrophie cérébrale, sur laquelle le Dr Cotard nous a donné une intéressante relation (1), se rencontre dans la plupart des cas de démence arrivée à une période avancée ; elle est en effet le terme auquel aboutissent les maladies cérébrales les plus diverses. « Lorsqu'une portion limitée des centres nerveux, dit l'auteur que nous citons, vient d'être détruite, d'autres parties de l'encéphale et quelquefois de la moelle s'atrophient secondairement ; telles sont les atrophies secondaires du pédoncule cérébral, de la protubérance et de la moelle, bien connues depuis les recherches de Turck, de Charcot et Turner et de M. Bouchard (2).

Le crâne présente aussi des particularités qui rendent compte du développement de l'affection. Les os crâniens sont parfois épaissis et sclérosés ; on peut rencontrer des productions osseuses, des exostoses partielles, des enfoncements, l'épaississement et l'hyperostose de différentes parties de la boîte crânienne.

L'étude microscopique des altérations cérébrales dans la démence a été faite par Marcé. Voici les principales combinaisons :

Un examen attentif de l'ensemble de la couche corticale et des circonvolutions, fait à l'œil nu et au microscope, révèle bien vite dans tous les cas de démence tout un ordre de lésions que nous indiquerons de la manière suivante :

1° Atrophie des circonvolutions ;

2° Altération des cellules nerveuses et des tubes nerveux ;

3° Altération des capillaires.

Aux caractères déjà connus de l'atrophie des circonvolutions, il ajoute l'aspect rugueux et la teinte jaunâtre, ambrée, de la substance corticale, qui sont toujours l'indice de la dégénérescence graisseuse des tubes et des cellules nerveuses, ainsi que des parois capillaires.

« Les tubes nerveux et les cellules nerveuses offrent à un degré variable la dégénérescence graisseuse. Les cellules, déchiquetées sur leurs bords, irrégulières, méconnaissables, offrent une coloration jaune ambré ; leurs prolongements sont rompus, elles sont couvertes de granulations graisseuses, jaunâtres, et finissent par disparaître, laissant à leur place des amas granulo-graisseux. Tantôt les cellules ainsi malades sont en petit nombre, tantôt, au contraire, on en trouve à peine quelques-unes ayant conservé quelques traces de l'aspect normal.

(1) Cotard, Thèse, Paris, 1868, *Études sur les maladies cérébrales et mentales*, Paris, 1891.

(2) Bouchard, *Comptes rendus de la Société de biologie*, 1866.

» Les tubes nerveux déformés, rétractés, se couvrent d'abord de granulations ; plus tard le contenu a disparu, et il ne reste plus qu'un cylindre d'apect noueux, de teinte jaune ambrée, qui fait place à un degré plus avancé, aux parois de la gaine revenue sur elle-même ; en dernier lieu, tube et gaine ont disparu. La paroi des capillaires apparaît incrustée de granulations graisseuses, jaunâtres, qui la recouvrent complètement, s'accumulent de manière à faire saillie dans l'intérieur du vaisseau, et parfois même remplissent toute sa cavité. Souvent on rencontre, à côté des granulations graisseuses, des granulations et des cristaux d'hématine, ou des incrustations calcaires qui contribuent à diminuer la perméabilité du vaisseau et même à l'oblitérer complètement. »

Marcé ajoute que ce rétrécissement graduel des capillaires, qui peut aller jusqu'à leur entière oblitération, lui paraît la cause de la destruction des cellules et des tubes. « Les éléments ne recevant plus qu'une quantité insuffisante de sang s'atrophient, subissent la dégénérescence graisseuse et deviennent incapables de fonctionner. L'affaiblissement de l'intelligence et de la motilité suit les progrès des lésions. Lorsque celles-ci sont très accusées, elles se traduisent à l'œil nu par l'atrophie et la coloration jaunâtre des circonvolutions ; mais lorsqu'elles sont récentes, elles ne peuvent être reconnues qu'à l'aide du microscope. »

De ce qui précède, dit Achille Foville (1), nous croyons être en droit de conclure que la démence est anatomiquement caractérisée par une atrophie, qui affecte d'abord la substance corticale des circonvolutions du cerveau, et s'étend ensuite à la substance blanche ; que le degré de la démence est, d'une manière générale, proportionnel au degré de cette atrophie ; que sa cause histologique est la dégénérescence graisseuse des cellules, des tubes et des capillaires, de la substance nerveuse, et qu'ainsi se trouve nettement caractérisée la lésion propre à la démence.

Parchappe avait, un des premiers, constaté que la *moyenne du poids de l'encéphale* dans la folie chronique était inférieure à la moyenne dans la folie aiguë, dans le rapport de 1363 grammes à 1449 chez l'homme, et dans celui de 1186 grammes à 1295 chez la femme. De plus, ayant réparti les cas de folie chronique en quatre séries, d'après le degré de plus en plus avancé de l'affaiblissement intellectuel, il obtint quatre séries de moyennes de poids graduellement décroissantes, ainsi exprimées :

Poids moyen de l'encéphale dans la folie chronique.

	Hommes.	*Femmes.*
1er degré	1402	1216
2e —	1395	1231
3e —	1374	1202
4e —	1297	1152

(1) A. Foville, *Nouv. Dict. de méd. et de chir.*, art. Démence, t. XI.

Parchappe a, en outre, démontré que c'est surtout sur la partie antérieure des hémisphères que s'exerce l'atrophie, et, se basant sur ces résultats, il considère, comme hors de doute, la loi de l'atrophie graduelle du cerveau en rapport avec la dégradation progressive de l'intelligence.

D'autres observateurs, et particulièrement Bucknill, sont arrivés à des résultats identiques. Dans le cas de folie chronique et surtout dans la démence, l'atrophie était proportionnelle au degré de la décadence intellectuelle et à sa durée (1).

Nous avons accumulé de nombreux documents et noté le poids des diverses parties de l'encéphale chez huit cents aliénés environ. Voici en ce qui concerne les démences les conclusions formulées par notre ancien interne le Dr Bra (2) :

Les moyennes étaient pour l'encéphale :

	Hommes.	*Femmes.*
Formes mélancoliques	1389.75	1244.55
— maniaques	1381.48	1207.53
Démences	1272.60	1150.94

et pour le cerveau :

	Hommes.	*Femmes.*
Formes mélancoliques	1212.50	1082.50
— maniaques	1210.10	1052.42
Démences	1094.69	993.07

Dans les démences, la perte de poids est plus particulièrement supportée par les hémisphères cérébraux.

Les moyennes les plus faibles appartiennent à la *paralysie générale*, le cervelet conservant un poids normal :

	Hommes.	*Femmes.*
Encéphale dans la paralysie générale	1293.25	1136.54
Cerveau	1080.	952.59
Cervelet	176.48	161.59

La *démence épileptique* fait exception à la loi de la diminution du poids de l'encéphale et du cerveau dans les démences. Dans aucune autre forme d'aliénation on ne rencontre de moyennes aussi élevées.

	Hommes.	*Femmes.*
Encéphale	1400.61	1319.13
Cerveau	1203.82	1150.85
Cervelet	157.23	155.14

Traitement. — Bien des moyens ont été mis en usage pour combattre la démence, ou du moins pour en arrêter les progrès : vésicatoires, sétons, moxas, frictions irritantes, bains de mer, électricité, etc.,

(1) Ach. Foville, *loc. cit.*, p. 97.
(2) Bra, *Étude sur le poids de l'encéphale*, Thèse de Paris, 1882.

stimulants de toutes sortes ; tous ces moyens n'ont malheureusement eu pour résultat que des succès bien rares et souvent éphémères. La démence étant une affection incurable, c'est à l'hygiène qu'on devra emprunter les moyens d'améliorer la position de ceux qui en sont atteints, dans le cas surtout où la démence se complique de paralysie.

Il arrive quelquefois que l'on fixe les malades sur un fauteuil, en vue de leur éviter les chutes fréquentes auxquelles leur état de faiblesse les expose; c'est là un moyen fâcheux et ce repos prolongé peut être l'origine de différentes complications.

Chez quelques déments, la parésie des muscles de la déglutition peut devenir une cause d'asphyxie; ces malades mangent avec gloutonnerie et amassent dans l'arrière-bouche des aliments qu'ils ne peuvent avaler; ceux-ci s'arrêtent brusquement à l'entrée de l'œsophage, et viennent comprimer le larynx ; dans ce dernier cas, il faut se hâter de débarrasser l'œsophage des substances qui ne peuvent être ingérées.

La constipation est un symptôme fréquent. Le rectum étant paralysé, la défécation peut être presque impossible. Les matières séjournent plus ou moins longtemps, sans que les malades s'en plaignent, surtout quand ils sont mal surveillés. Si l'on ne fait cesser cette constipation les intestins peuvent s'enflammer et même se gangréner.

D'autres fois les matières sont tellement durcies dans le rectum, que l'on est obligé de débarrasser le gros intestin par des moyens mécaniques. La rétention d'urine réclame aussi une attention particulière ; elle oblige de recourir au cathétérisme. Un grand nombre de déments restent dans un état habituel de malpropreté ; il faut alors redoubler de soins. On les accoutume, autant que possible, à satisfaire leurs besoins à des heures réglées. C'est surtout à ces malades qu'il convient de donner une nourriture fortifiante, de facile digestion, et quelques boissons légèrement stimulantes.

Le séjour au grand air, l'exercice, corrigent chez un grand nombre l'habitude qu'ils ont de se salir. « Quelquefois, dit Guislain, en les habillant proprement, en les couchant dans un appartement convenable, dans un bon lit, on constate la cessation de toute incontinence urinaire ou fécale. »

CHAPITRE XII

ÉTATS CONGÉNITAUX. IMBÉCILLITÉ, IDIOTIE.

Synonymie. — *Imbecillitas*, *Fatuitas ingenii* (Sagar, Vogel). — *Versandesschwäche*, *Dummheit*, *Blödsinn*, *Schwachsinn*.

Ce serait à tort que l'on comprendrait, parmi les aliénés, les individus atteints d'idiotie (1). Les idiots sont, pour le plus grand nombre, des êtres affligés d'anomalies variables de l'axe cérébro-spinal. L'imperfection de cet axe a entraîné celle des sens et des facultés intellectuelles.

L'idiotie se rencontre généralement à l'état sporadique; néanmoins, il est des contrées où cette affection semble endémique.

« Quoiqu'on n'ait encore, sur le nombre relatif des idiots dans divers pays, que des données doublement insignifiantes, et en ce que le chiffre des idiots n'a été que rarement distingué du chiffre des autres aliénés, et en ce que la démence a été souvent confondue avec l'idiotisme, il paraît assez bien établi que les pays de montagnes sont plus féconds en idiots que les autres régions. »

Esquirol a émis cette opinion rendue fort vraisemblable, par ce que l'on sait du crétinisme, et par les observations suivantes :

En Norvège, les idiots de naissance entrent pour un tiers dans le nombre total des aliénés;

En Écosse, et dans le pays de Galles, le nombre des idiots est plus considérable qu'en Angleterre;

Dans le département des Basses-Alpes un préfet comptait, en 1800, 3000 crétins (2).

A Paris, où l'idiotie est sporadique, on trouve dans les hôpitaux 1 idiot sur 29 aliénés à peu près; 1 sur 39 d'après M. Calmeil. Sur 1002 aliénées admises à la Salpêtrière pendant quatre ans moins trois mois, on ne trouve que 36 idiotes (3). De 1804 à 1814, les relevés du même hospice présentent 98 idiotes sur 2804 aliénées admises (4).

(1) Dans ce chapitre nous avons reproduit en partie, l'excellent travail de M. le docteur Barth, notre ancien interne de Stéphansfeld (Thèse de Strasbourg, 1862).

(2) Parchappe, *Recherches statistiques sur les causes de l'aliénation mentale*. Rouen, 1839.

(3) Pinel, *Traité de la manie*, 2e édit., tabl. gén. des aliénés.

(4) Calmeil, *Dict. de méd.*, en 25 vol.

A l'asile de Stéphansfeld, sur 3398 aliénés nous avons trouvé 63 idiots et 93 imbéciles.

Il ne faut pas confondre les expressions d'*idiotie* et de *crétinisme*. Cette dernière dénomination ne doit servir qu'à désigner la dégénérescence spéciale dont le crétin des Alpes est le prototype, et qui se montre surtout à l'état endémique. Nous décrirons dans le chapitre suivant cette forme particulière de dégénérescence.

Divisions. — Quelques auteurs ont admis une *idiotie congénitale* et une *idiotie consécutive*; d'autres ont divisé l'idiotie en deux genres; *idiotie propre* et *imbécillité*.

Esquirol avait d'abord classé les idiots en deux séries : dans la première sont les *imbéciles*, dans la seconde les *idiots proprement dits*. Dans la première série, l'organisation est plus ou moins complète, les facultés intellectuelles et sensitives sont plus ou moins développées ; les imbéciles ont des sensations, des idées, de la mémoire, des affections, des passions et même des penchants, mais à un faible degré. Ils sentent, ils pensent, ils parlent; ils sont susceptibles de quelque éducation. Dans la seconde série, l'organisation est incomplète, les sens sont à peine ébauchés; la sensibilité, l'attention, la mémoire sont nulles ou presque nulles.

Les idiots n'ont qu'un très petit nombre d'idées, limitées ainsi que leurs passions aux besoins instinctifs, qu'ils expriment par quelques gestes, par quelques mots, par quelques monosyllables ou par des cris. La raison ne dirige point leurs actions qui, peu nombreuses, se répètent par habitude ou par imitation (1).

Ailleurs, Esquirol donne une division en degrés, fondée sur un seul symptôme, la parole :

« La parole, cet attribut essentiel de l'homme, qui lui a été donnée pour exprimer sa pensée, la parole étant le signe le plus constamment en rapport chez les idiots, avec la capacité intellectuelle, donne le caractère des principales variétés de l'idiotie.

» Dans le premier degré de l'imbécillité, la parole est libre et facile; dans le second degré, la parole est moins facile, le vocabulaire plus circonscrit.

» Dans le premier degré de l'idiotie proprement dite, l'idiot n'a à son usage que des mots, des phrases très courtes.

» Les idiots du deuxième degré n'articulent que des monosyllabes ou quelques cris.

« Enfin, dans le troisième degré de l'idiotie, il n'y a ni paroles, ni phrases, ni mots, ni monosyllabes. »

Cette division des idiots, comme le dit Bücknill (2), basée sur la faculté plus ou moins développée de la parole, est certainement con-

(1) Esquirol, *Traité des mal. ment.*, t. II, p. 288.
(2) Bucknill et Hack-Tuke, *op. cit.*, *Idiocy*, p. 93.

forme à l'observation des faits; on peut rencontrer des idiots, il ne faut pas l'oublier, qui peuvent parler plus ou moins correctement, mais qui, sous d'autres rapports, appartiennent à un type très inférieur; c'est là une faculté dont le développement dépend plus ou moins d'un instinct particulier de l'imitation, ce qui a lieu par exemple chez les perroquets.

Pinel (1) considère l'idiotie comme une maladie de naissance, caractérisée par la nullité morale et intellectuelle, mais présentant dans cette dégradation trois variétés distinctes :

1° L'abrutissement, état de dernière abjection humaine, où il n'y a ni sensations, ni sentiments de besoins physiques ;

2° La stupidité, où l'on trouve quelques perceptions, et au moins quelque sentiment des besoins physiques ;

3° La bêtise, se distinguant des deux états précédents par quelques fragments d'intelligence, et notamment par la possibilité de parler.

Ces trois degrés forment l'idiotisme qui, bien que congénital et incurable, est néanmoins susceptible de quelque amélioration, et presque d'éducabilité.

4° L'imbécillité a un caractère inverse, c'est-à-dire qu'elle affecte des individus qui ont eu leur raison, et va toujours en s'aggravant.

Dubois (d'Amiens) admet trois classes d'idiots : dans la première il place ceux qui présentent le plus haut degré d'abrutissement et sont réduits à l'automatisme ; la seconde comprend les idiots qui ne possèdent que des instincts; enfin, la troisième appartient à ceux qui offrent des instincts et des déterminations raisonnées.

Spielmann (2) admet trois degrés :

Le premier degré comprend les faibles d'esprit, les imbéciles, *die Beschränkten, die Schwachsinnigen;*

Le deuxième degré renferme les individus stupides, *die Stumpfsinnigen.*

Enfin, dans le troisième degré, il place les idiots apathiques, *die apatisch Blödsinnigen.*

Hoffbauer (3) admet cinq degrés pour l'imbécillité et l'idiotie. Griesinger pense qu'il est inutile de multiplier ces divisions, et d'admettre un trop grand nombre de groupes qui ne présenteraient entre eux que de très légères différences. Il suffit, suivant lui, de distinguer les deux grandes catégories suivantes, faciles à reconnaître : 1° les cas graves, dans lesquels l'intelligence est nulle; 2° les cas légers où il y a simplement faiblesse intellectuelle.

(1) Pinel, *Physiol. de l'homme aliéné, appl. à l'analyse de l'homme social.* Paris, 1833.

(2) Spielmann, *Diagn. der Geisteskrankh.*, p. 268.

(3) Hoffbauer, *Méd. lég. relative aux aliénés,* trad. par Chambeyron. Paris, 1827.

B.-A. Morel (1) admet trois catégories : les *simples d'esprit*, les *imbéciles*, les *idiots*.

Le simple d'esprit a un langage plus ou moins perfectionné, répondant à une intelligence qui se développe dans un cercle étroit, il est vrai, mais qui lui permet de se rendre utile encore et de remplir une fonction.

L'imbécile, plus restreint dans le développement de ses facultés intellectuelles, a un langage infiniment plus pauvre, et son but fonctionnel est amoindri dans la même proportion.

L'idiot, enfin, n'aura plus que quelques mots à peine articulés ; il exprimera ses sensations par des gestes, ou, à la manière des animaux, par des cris étranges qui frappent d'effroi et de stupeur celui qui les entend pour la première fois. Son but fonctionnel n'est pas seulement amoindri, il est nul ; et si l'humanité intelligente ne prenait pas ces êtres malheureux sous sa protection, ils périraient, faute de posséder l'instinct de leur propre conservation.

Nous nous arrêterons là, et nous ne citerons pas un plus grand nombre de classifications. L'on pourrait dire qu'il existe autant de divisions différentes qu'il y a eu d'auteurs qui ont écrit sur ce sujet.

Nous adopterons la division suivante, qui nous paraît la plus rationnelle, la plus conforme aux opinions émises par les autorités scientifiques en fait d'aliénation : Esquirol, Georget, Leuret, Parchappe, etc. Nous la reproduisons, mais en admettant quatre degrés dans l'idiotie, au lieu de trois que proposent les auteurs.

Premier degré. — *Simplicité d'esprit.* — Les simples d'esprit sont conformés comme tout le monde ; leur langage est plus ou moins perfectionné; ils ont des sentiments et ne sont pas dénués de sens moral ; ils deviennent facilement les victimes du charlatanisme et de la superstition.

Deuxième degré. — *Imbécillité* d'Esquirol. — Les imbéciles sont généralement bien conformés, et leur organisation diffère peu de l'organisation normale, mais leurs facultés sont extrêmement bornées.

Troisième degré. — *Idiotie proprement dite* d'Esquirol. — Défaut d'intelligence et de sensibilité, en rapport avec des vices d'organisation assez prononcés.

Quatrième degré. — *Automatisme* de Dubois (d'Amiens). — Absence complète de facultés et d'instincts, coïncidant avec des vices d'organisation en général très prononcés.

§ 1er. — SIMPLICITÉ D'ESPRIT OU PREMIER DEGRÉ.

Nous renvoyons, pour la description de cet article, au chapitre *Dégénérescence mentale*, page 408.

(1) Morel, *Études cliniques*. Paris, 1851-53.

§ 2. — IMBÉCILLITÉ OU DEUXIÈME DEGRÉ.

Définition. — Esquirol dit que l'imbécillité est un état dans lequel les individus, par la faiblesse des organes destinés à la manifestation de la pensée, sont d'une médiocrité telle, qu'ils sont incapables de s'élever aux connaissances et à la raison communes à tous les individus du même âge, du même rang et de la même éducation qu'eux.

L'imbécillité est un état dans lequel les facultés se sont développées jusqu'à un certain point, mais pas assez pour que les individus qui en sont atteints puissent s'acquitter convenablement de tous les devoirs de la vie sociale (1).

Selon Séguin (2) l'imbécillité est un arrêt du développement physiologique et psychologique.

Parchappe (3) définit l'imbécillité un « affaiblissement de l'intelligence produit par une cause quelconque autre que la folie ».

Habitude extérieure. — Les imbéciles sont généralement bien conformés, et leur organisation diffère peu de l'organisation normale.

La conformation du crâne offre peu d'anomalies. Les cheveux sont ordinairement abondants; chez les uns ils sont crépus, chez les autres droits et couchés à plat sur le cuir chevelu, ou bien raides, s'irradiant dans plusieurs directions et récalcitrants à la brosse. La barbe est généralement peu fournie. La peau est blanche et souple. Dans la majorité des cas, les yeux sont petits, enfoncés dans l'orbite, sans vivacité et sans expression; le regard vague, incertain, se dérobe. La physionomie est empreinte d'un cachet d'indécision, et parfois de timidité, qui semblerait témoigner de la conscience de l'infériorité morale. On remarque rarement une disproportion entre les membres et le tronc.

Ces individus ont peu de soin d'eux-mêmes; leur mise est généralement négligée. La parole est ordinairement libre et facile, quelquefois cependant on observe un vice particulier de la prononciation.

Sens. — Les sens, s'ils ne sont parfaitement intacts, ne sont du moins que légèrement émoussés, et si les imbéciles ont souvent l'air de regarder sans voir et d'écouter sans entendre, cela ne tient nullement à l'imperfection du sens de la vue et de l'ouïe chez eux, mais plutôt à l'affaiblissement intellectuel qui ne leur permet que des sensations faibles et fugaces, et les rend incapables d'attention.

Motilité. — Les imbéciles ont généralement une enfance tardive et maladive, ils apprennent à marcher tard, et restent longtemps sans pouvoir articuler distinctement. Leur démarche est le plus souvent

(1) Briand et Chaudé, *Méd. lég.*, 10e édition. Paris, 1879.
(2) Séguin, *Traitement des idiots*. Paris, 1846.
(3) Parchappe, *Traité théorique et pratique de la folie*. Paris, 1841, p. 355.

lente, ils sont embarrassés de leurs bras, tous leurs mouvements sont incertains et disgracieux. Ils sont très paresseux, et resteraient assis ou couchés toute la journée, si on ne les stimulait ; on dirait qu'ils ont peur de se mouvoir, tant il y a d'indolence dans les mouvements qu'ils font pour se lever et pour se mettre en marche ; mais, une fois en mouvement, ils ne savent pas davantage s'arrêter.

Facultés intellectuelles. — Le succès ne vient jamais couronner les efforts qu'on fait pour développer l'intelligence de ces enfants. Ils n'apprennent à lire et à écrire qu'avec une grande difficulté. Les imbéciles sont incapables d'attention. Ils sont nuls par eux-mêmes, dit Esquirol, ils ne produisent rien, tous leurs mouvements intellectuels et

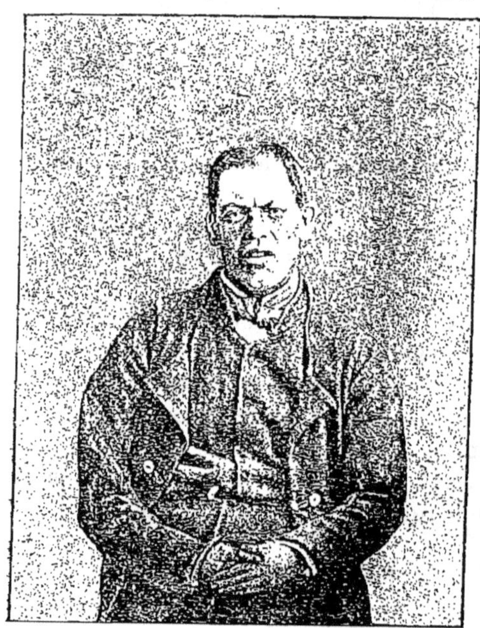

Fig. 35. — Imbécillité. Malade âgé de quarante et un ans, docile, vagabond. (Collection du Dr Bonnet.)

moraux sont provoqués par des impulsions étrangères. Ils ne pensent et n'agissent que par autrui, leur volonté est sans énergie ; ils veulent et ne veulent pas ; ils ne peuvent suivre une conversation, encore moins une discussion ; ils ne sauraient conduire à ses fins un projet. Ils prennent au sérieux les choses les plus plaisantes et rient des choses les plus tristes. Quelque chose les intéresse-t-il, leurs yeux sont fixes, mais ils ne voient pas ; ils écoutent, mais ils ne comprennent pas, quoiqu'ils affectent d'avoir vu et d'avoir compris. Ils répondent juste, mais ne leur faites pas beaucoup de questions, n'exigez pas d'eux des réponses qui les forcent de réfléchir, ou qui soient hors de leurs habitudes. S'ils ne sont point dirigés pour ce qu'ils font, dans l'accomplissement des usages et des devoirs sociaux, dans la gestion de leurs affaires, ils sont victimes de leur incapacité, de leur imprévoyance. Ils apprennent la lecture, l'écriture, la musique ; ils exercent des arts mécaniques, mais ils font imparfaitement tout ce qu'ils font. Leur mémoire est peu active et peu sûre ; ils peuvent combiner, comparer, mais ils ne peuvent s'élever à des notions générales et abstraites. Ils sont susceptibles d'une certaine éducation (Esquirol).

En général, les imbéciles ne possèdent pas de jugement, ou n'ont qu'un jugement erroné.

L'imbécile n'est rendu attentif que par les choses objectives à action vive et subite, il ressemble en cela à l'enfant qui est plus spécialement impressionné par les couleurs les plus éclatantes d'un objet, ou par les notes les plus aiguës d'une musique, tandis que les couleurs moins vives et les notes intermédiaires échappent à ses sens. Il diffère de l'enfant, en ce que la conception intellectuelle de celui-ci progresse du jour au lendemain, grâce à l'attention qu'il porte aux choses objectives, tandis que l'imbécile reste stationnaire, ne s'intéressant qu'aux choses subjectives.

Les imbéciles, manquant de volonté, obéissent facilement aux injonctions qu'on leur fait, aussi s'en sert-on avec avantage dans les travaux journaliers qui n'exigent aucune participation de l'esprit. Une fois que l'impulsion leur est donnée, ils accomplissent machinalement leur tâche, mais ils manquent totalement d'initiative. S'ils combinent un plan quelconque, ils ne réussiront jamais à l'exécuter, faute d'avoir prévu les plus simples obstacles.

Instincts, passions. — « Puisque les imbéciles ne sont pas dépourvus de toute intelligence, ils ont des désirs et des passions proportionnés au développement de leurs facultés sensitives et intellectuelles. Ils ont des penchants plus ou moins impérieux, et quelquefois des penchants pervers : ils *volent* pour satisfaire leur gloutonnerie ; ils volent pour se procurer des objets de toilette ou pour tout autre motif. Il y a des imbéciles *incendiaires*. A l'époque de la puberté, l'instinct de la reproduction se développe, les imbéciles deviennent amoureux, se livrent à l'*onanisme* d'une manière d'autant plus effrénée qu'ils ignorent les maux auxquels les expose cette horrible habitude. Les hommes recherchent les femmes ; les filles sont coquettes, et l'on conduit souvent dans les hospices des filles âgées de quatorze à dix-huit ans qui, devenues pubères, courent après les hommes, sont indociles et méconnaissent la voix de leurs parents (1). »

Les imbéciles ne sont pas totalement privés de sentiments affectifs ; il en est qui sont reconnaissants des soins qu'on prend d'eux, et qui s'attachent aux personnes de leur entourage, plutôt peut-être par

(1) Esquirol, *op. cit.*, t. II, p. 301.

habitude que par véritable besoin d'affection, car généralement ils perdent leurs parents et leurs amis sans manifester de regret. On peut affirmer que les sentiments affectifs, s'ils existent, sont pervertis et en tous cas de courte durée. Les imbéciles sont très vaniteux et se laissent facilement exploiter. Ils sont rusés, menteurs, voleurs et gloutons ; ils sont très irascibles, grâce à une susceptibilité outrée, due à leur orgueil. Malgré cette irascibilité ils sont très poltrons, obéissent volontiers, et se laissent diriger par le premier venu. Ils s'attaqueront toujours à plus faibles qu'eux.

Le nommé R... est âgé de vingt et un ans ; sa taille est de $1^m,63$. Les cheveux sont blonds, la barbe manque totalement. La circonférence de la tête est de 56 centimètres. Le front est étroit et légèrement fuyant, l'occiput est aplati, les bosses pariétales sont très marquées. Les yeux sont assez grands ; ils fuient les regards et manquent de vivacité et d'intelligence. Les dents sont longues et larges ; celles de la mâchoire supérieure sont fortement obliques de haut en bas et d'arrière en avant. Les oreilles sont grandes et mal implantées. Les membres sont proportionnés au tronc. La verge, à l'état de flaccidité, a 12 centimètres de longueur ; le pubis est recouvert de poils rares ; les testicules sont petits, le scrotum peu développé. Le malade se tient mal, ses gestes manquent de grâce et d'harmonie ; sa mise est entièrement négligée, jamais ses boutons ne se trouvent dans les boutonnières correspondantes ; ses poches sont constamment remplies de débris d'aliments. Il mange beaucoup et avec avidité.

Le vocabulaire est très restreint ; il faut insister pour avoir des réponses, toujours courtes, et l'on fixe difficilement son attention ; lorsqu'on y est parvenu, ses yeux s'ouvrent largement et son front se couvre d'une multitude de rides transversales. La mémoire est très courte, l'imagination nulle ; il en est de même du jugement. La volonté est abolie, si toutefois elle a jamais existé ; on fait de R... ce que l'on veut. Les sentiments affectifs n'existent pas. Il n'y a chez lui ni intelligence ni initiative ; il travaille machinalement sous une impulsion étrangère. Cet état paraît congénital.

Orphelin de père et de mère et livré à lui-même, R... travaillait parfois, mais le plus souvent s'abandonnait à sa paresse innée et vivait de la charité publique. Dans les derniers temps, il est devenu très impudique, il se mettait tout nu, et parcourait ainsi tout son village. Il poursuivait les femmes dans un état fort indécent, et a dû par conséquent être séquestré. Il recherchait beaucoup la société des enfants ; ces derniers l'approchaient sans crainte, en faisaient leur jouet et avaient l'habitude de le mener en laisse. Il est d'un naturel très doux, il obéit volontiers aux injonctions qu'on lui fait et peut être très bien utilisé dans le service de l'intérieur. Il recherche de préférence la société des jeunes gens, et surtout celle de ceux qui s'adonnent à la masturbation ; on est obligé, sous ce rapport, de le surveiller de près. Lorsque le dîner est servi, on ne parvient plus à détourner son attention de la table, la vue des aliments l'absorbe complètement.

Résumé. — L'imbécile, tout en n'offrant au premier aspect aucune anomalie de conformation dans l'ensemble, ne laisse pas que d'en offrir dans les détails : ainsi le front sera plus ou moins fuyant, l'angle facial plus ou moins ouvert; presque toujours l'oreille, mal implantée, aura le pavillon déformé et l'hélix mal arrondi. Les fonctions de la vie de nutrition sont normales.

Les imbéciles sont indolents, paresseux, peu soigneux de leur personne, inertes; leur enfance est tardive, leur intelligence a de la peine à être cultivée, et cette culture ne porte d'autres fruits que l'aptitude à lire, écrire, calculer un peu sur les doigts, faire de la musique, et exécuter des travaux manuels toujours mal réussis. Ils sont incapables de raisonner et de gérer leurs affaires, ont le jugement erroné, l'imagination nulle ou très pauvre. Ils sont onanistes, susceptibles d'amour et de haine, vaniteux, gloutons, rusés, dissimulés, hypocrites, menteurs, voleurs, luxurieux et très irascibles. Ils n'ont aucune initiative, sont très susceptibles, poltrons, faciles à mener et se laissent duper par le premier venu.

L'imbécillité est très souvent compliquée de manie ou d'épilepsie. Les imbéciles maniaques sont très méchants, très obstinés et très vindicatifs.

§ 3. — IDIOTIE PROPREMENT DITE D'ESQUIROL, OU TROISIÈME DEGRÉ.

Synonymie. — *Morosis* (Linné), *Stupiditas* (Willis), *Amentia* (Sauvage). *Démence innée* (Cullen et Fodéré), *Gefühllosigkheit*, *Stumpfsinn*.

Étymologie : du mot ἴδιος, *privatus*, *solitarius*, exprimant l'état d'un homme qui, privé de sa raison, est seul, isolé en quelque sorte dans la nature.

Définition. — Pinel (1) a défini l'idiotisme : une abolition plus ou moins absolue, soit des fonctions de l'entendement, soit des affections du cœur.

Esquirol recommande de ne pas confondre l'idiotie avec la démence : l'idiotie n'est pas une maladie ; c'est un état dans lequel les facultés intellectuelles ne se sont jamais manifestées, ou n'ont pu se développer assez pour que l'idiot ait pu acquérir les connaissances relatives à l'éducation que reçoivent les individus de son âge, placés dans les mêmes conditions que lui. L'homme en démence est privé des biens dont il jouissait autrefois; c'est un riche devenu pauvre. L'idiot a toujours été dans l'infortune et la misère.

Georget définit l'idiotie : un défaut de développement des facultés intellectuelles. Il range les idiots parmi les monstres.

Selon Calmeil (2), l'idiotie est une absence des facultés mentales et affectives, une nullité presque absolue des fonctions cérébrales, provenant d'un vice congénital ou pseudo-congénital de l'organe la pensée.

(1) Pinel, *Traité méd. sur l'aliénat. ment.* Paris, 1809, p. 181.
(2) Calmeil, *Dict. de méd.* en 25 vol.

Pour Foville (1) elle consiste dans l'oblitération, la destruction plus ou moins complète de l'intelligence.

Griesinger (2) la définit ainsi : un état dans lequel il existe, depuis la naissance ou depuis le plus jeune âge, une faiblesse intellectuelle qui empêche, ou du moins enraye le développement des facultés psychiques.

« Par idiotisme ou idiotie, dit Brandes, on entend cette variété de la faiblesse intellectuelle (*Schwach-und-Blödsinn*) dans laquelle les facultés intellectuelles n'ont pas paru, ou ne se sont développées que très imparfaitement ; ou encore dans laquelle ces facultés, ayant primitivement suivi leur évolution naturelle, ont été entravées de bonne heure dans leur développement ou même ont plus ou moins rétrogradé (3). »

Belhomme dit que l'idiotie est un état dans lequel il y a oblitération des facultés affectives et intellectuelles.

Pour Séguin, il s'agit d'une infirmité du système nerveux qui a pour effet radical de soustraire tout ou partie des organes et des facultés de l'enfant à l'action régulière de sa volonté, qui le livre à ses instincts et le retranche du monde moral.

En définitive, le troisième degré de l'idiotie sporadique, ou l'idiotie proprement dite d'Esquirol, est une affection cérébrale presque toujours congénitale, caractérisée par l'état rudimentaire, l'arrêt de développement des facultés de l'intelligence, de la sensibilité morale et de l'instinct, correspondant ordinairement à des altérations du système nerveux central et du squelette, et par conséquent à des vices de forme extérieure plus ou moins marquée (4).

Habitude extérieure. — Suivant Esquirol, les idiots sont rachitiques, scrofuleux, épileptiques ou paralysés. Leur tête, trop grosse ou trop petite, est mal conformée, l'occipital, aplati, est petit relativement à la face. Les traits de la face sont irréguliers, le front est court, étroit, presque pointu, très fuyant en arrière, plus saillant à droite qu'à gauche ; les yeux sont convulsifs, louches, d'inégale grandeur ; les lèvres sont épaisses. La bouche, largement fendue, entr'ouverte, laisse écouler la salive ; les gencives sont fongueuses, les dents cariées.

Bourneville (5) a noté avec soin les altérations que présentait la conformation de la bouche chez les idiots. Suivant lui, l'ouverture buccale est généralement grande et souvent béante, les dents ont une coloration noire ou jaunâtre ; elles sont très souvent mal plantées, cariées, le bord libre des incisives est dentelé comme une scie et l'évolution des dents est retardée et irrégulière. La voûte palatine est

(1) Foville, *Dict. de méd. et de chirurg. prat.* Paris, 1829, t. I, p. 512.
(2) Griesinger, *Des maladies mentales.* Paris, 1864.
(3) Brandes, *Der Idiotismus.* Hannover, 1862.
(4) Voir *Stigmates physiques de dégénérescence*, p. 395.
(5) Bourneville, *Condition de la bouche chez les idiots.* Paris, 1863.

plus étroite que dans l'état normal, quelquefois creusée en forme de gouttière. A ces caractères, il faut joindre quelques troubles fonctionnels, la perversion du goût et un vice dans l'articulation des mots.

Guéneau de Mussy a insisté sur le vice de conformation des dents. C'est une rainure transversale à la face antérieure de la couronne dentaire, coupant perpendiculairement les stries longitudinales que cette face présente. On les rencontre surtout sur les incisives et les canines. Cette altération permet d'établir que le sujet qui la présente a été, durant son enfance, atteint d'une maladie assez sérieuse, fièvre typhoïde ou fièvre éruptive, à l'époque de la deuxième dentition. Si la rainure est très voisine du sommet de la couronne, c'est que la maladie a eu lieu au commencement de la deuxième dentition, vers l'âge de sept à huit ans. Si, au contraire, elle est rapprochée de la racine, c'est que la maladie s'est développée vers la fin de la poussée dentaire, de dix à douze ans. La raison physiologique consiste dans le trouble apporté à la nutrition au moment du développement des dents (1). Les altérations des dents ont été étudiées récemment par Bourneville et par M. Sollier (microdontisme avec molaires géantes; dents surnuméraires, absence de dents, fusion de plusieurs dents: incisives médianes supérieures énormes, etc.).

Les idiots ont les bras d'inégale longueur, contractés, atrophiés: les mains sont déformées, tordues, minces; les doigts sont effilés, crochus, estropiés ou privés de mouvement; la peau est épaisse, rugueuse et insensible. Les idiots tendent les bras et les mains d'une manière vague, convulsive; ils saisissent gauchement les corps, ne peuvent les retenir, et les laissent échapper de leurs mains; ils marchent lourdement, en canetant, par saccade, etc., sont facilement renversés à terre. Les fonctions digestives s'accomplissent ordinairement très bien, ils mangent beaucoup, et même avec voracité. Chez les femmes, la menstruation est régulière et abondante. Quelques idiots ont des tics très singuliers; ils semblent être des machines montées pour produire toujours les mêmes mouvements, etc. (Esquirol).

En général, les membres ne sont pas en proportion avec le tronc, ni la face avec le crâne, qui est mal conformé. Les idiots ont le front bas, plus ou moins fuyant et étroit. La tête est le plus ordinairement en pain de sucre, la région occipitale tantôt développée, tantôt formant une paroi aplatie et verticale (ce dernier cas est le plus fréquent). Les oreilles sont mal implantées. Les os malaires sont volumineux, l'arcade zygomatique est très marquée, l'angle de la mâchoire est saillant, et proémine en dehors de chaque côté. La disposition de ces os et la structure rétrécie du crâne rendent la face d'une étendue trop considérable, relativement au reste de la tête, et imprime à l'idiot ce

(1) Guéneau de Mussy, *Union médicale*, 13 septembre 1866.

cachet particulier qui le fait connaître à première vue (fig. 36). Le cou est gros et court. Le nez est épaté, les narines sont obliquement dirigées de bas en haut, et de dehors en dedans; la racine du nez, très large, forme une séparation anormale entre les yeux, qui sont le plus souvent strabiques, et se meuvent dans des orbites plus larges, mais moins profondes qu'à l'état normal. La peau est rugueuse, épaisse, et comme enduite d'un vernis jaunâtre et poisseux; sa sécrétion répand une odeur *sui generis* très pénétrante, et particulière à beaucoup d'idiots. Les cheveux sont épais, tantôt droits et raides, tantôt crépus.

Les organes génitaux sont généralement développés. Esquirol a vu un idiot qui, dès l'âge de sept ans, avait tous les signes de la virilité, le pénis très volumineux et le pubis couvert de poils; il paraissait ne vivre que pour l'onanisme.

Les idiots sont très voraces, très malpropres, ennemis des bains et des ablutions. La plupart laissent aller sous eux pendant la nuit. On remarque souvent chez eux l'œdème des extrémités inférieures. Ils sont toujours mal habillés, et leurs poches sont le réceptacle d'une multitude de choses hétéroclites, parmi lesquelles les restes d'aliments se trouvent en plus grand nombre.

Généralement leur lèvre supérieure est le siège d'un exanthème dû aux mucosités nasales qui la baignent constamment, et à l'habitude qu'ils ont d'y porter le bout de leur langue.

Sens. — Les sens sont imparfaits.

L'*ouïe* est dure ou manque tout à fait; cependant il est parfois difficile de distinguer si la surdité existe réellement, ou si l'on n'a affaire qu'à un manque absolu d'attention. Quelques-uns sont sourds et muets. Chez ces derniers la respiration est tantôt faible, tantôt bruyante, comme soufflée, ce qui tient sans doute à la conformation vicieuse du thorax d'abord, et peut-être au défaut de la parole, le manque d'exercice de l'organe pulmonaire pouvant entraver la respiration normale.

La *vue* est moins distincte, en raison du défaut de symétrie des yeux, qui sont fréquemment strabiques; il existe souvent de l'amblyopie. Le *goût* et l'*odorat* sont peu développés, et ne transmettent que des sensations imparfaitement perçues; le plus souvent ces deux sens sont pervertis au point que l'idiot ingère, sans s'en rendre compte, les substances les plus nauséabondes et les plus fétides. Le *toucher* est obtus.

Quoique les idiots ne soient pas complètement insensibles à la douleur, il en est qui restent impassibles, soit qu'on les pince ou qu'on les pique.

Les fonctions cutanées sont en partie enrayées; la température est au-dessous de la normale. Certains idiots ne sont pas insensibles aux changements de la température ambiante, aussi les voit-on s'éloigner ou se rapprocher du feu ; d'autres, au contraire, paraissent être peu influencés par le froid et la chaleur extrêmes, car ils ne songent pas à se garantir du rayonnement solaire ou de celui d'un calorique artificiel intense, ni à se soustraire à un froid capable de geler leurs pieds. Il en est qui ne se plaignent pas lorsqu'ils sont malades; cependant la plupart indiquent, par des gestes, le siège de leurs souffrances, et continuent à gémir jusqu'à ce qu'ils se trouvent soulagés.

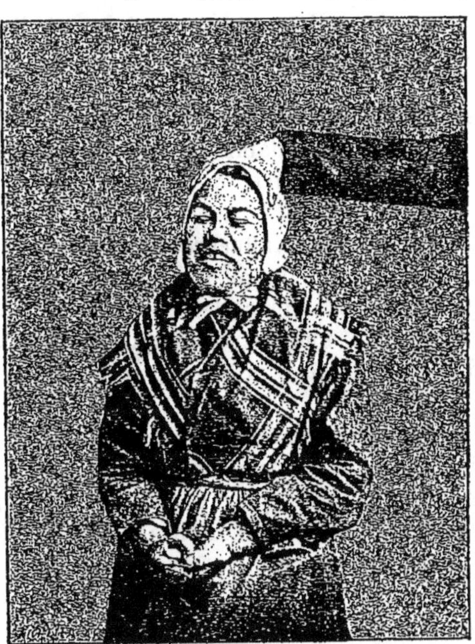

Fig. 36. — Idiotie, dernier degré. Malade âgée de vingt ans; malformation crânienne, perversions instinctives; vie végétative; gâtisme. (Collection du Dr Bonnet.)

Dès qu'un idiot refuse la nourriture, il faut l'explorer attentivement, car on peut être certain qu'en ce cas il couve une maladie.

Esquirol a vu une idiote, devenue enceinte, accoucher sans se douter de ce qui lui arrivait.

Motilité. — Le développement physique est très tardif chez les idiots; ils tètent mal, et, plus tard, apprennent difficilement à mâcher et à avaler les aliments. Les mouvements sont généralement bornés. Les idiots sont apathiques, endormis; ils aiment le repos et ne se meuvent volontairement que pour rechercher la place où l'habitude les a condamnés à passer leur triste existence, et où ils restent cloués, tantôt les bras croisés sur les genoux et le tronc penché en avant, tantôt assis sur leurs mains et imprimant à leur corps un balancement quelconque, monotone, et toujours le même.

Leur démarche est titubante, les jambes sont écartées et le tronc s'appuie alternativement à droite et à gauche, à mesure que la jambe gauche ou droite se meut; les talons restent tout près du sol et le pied glisse plutôt qu'il ne se soulève pour s'appuyer de nouveau. Le corps est penché en avant, pendant la marche sur un terrain horizontal; ce n'est qu'en descendant un plan incliné que l'idiot redresse son tronc et le porte en arrière, tout en avançant ses bras, comme s'il cherchait en tâtonnant un appui dans le vide. Il est facilement renversé, et le moindre obstacle détermine une chute.

Tous ses mouvements sont gauches, incertains et disgracieux; les objets appréhendés sont mal tenus et le plus souvent s'échappent de ses mains. Les mouvements sont comme convulsifs, la plupart sont involontaires; tels sont les convulsions partielles des muscles de la face, le grincement des dents et certains mouvements spasmodiques du tronc, et surtout de l'épaule, ceux qui, en un mot, constituent ce qu'on a appelé des tics.

Lorsque les idiots sont sous l'influence de la colère, ils se meuvent en tous sens, frappent le sol du pied, se démènent et gesticulent beaucoup; leurs mouvements, plus étendus en ce cas, offrent néanmoins une gêne évidente et une restriction que l'on n'observe ni chez l'homme doué d'une intelligence ordinaire, ni même chez l'imbécile, lorsque la colère les agite.

Facultés intellectuelles. — Les facultés intellectuelles, en rapport avec l'imperfection des sens, se trouvent chez l'idiot à l'état rudimentaire. Nous dirons avec Esquirol qu'on peut juger du degré de l'intelligence des idiots par l'étendue de leur vocabulaire.

Les idées sont excessivement restreintes; le jugement est nul; les idiots sont totalement privés de la capacité de juger et de comparer les faits; aussi la mémoire, lorsqu'ils en sont doués, leur est presque inutile, quoiqu'elle paraisse diriger quelques-uns de leurs actes.

Ils sont dépourvus de toute imagination; on constate chez eux le défaut de toute initiative, le manque de toute *spontanéité*, l'absence de toute volonté. Leurs sens incomplets, en leur faisant éprouver des sensations confuses, leur enlèvent la faculté de percevoir; ils ne sauraient donc se rendre compte de leurs impressions; il leur est impossible de les analyser, de les rapporter à une cause connue, et de les comparer à des impressions antérieurement reçues.

Griesinger s'exprime ainsi : « Les impressions des sens ne fournissent à l'entendement que fort peu d'idées, et ces idées sont si fugaces et si superficielles qu'elles s'effacent aussitôt après leur formation. L'abstraction est une opération presque entièrement inconnue, de sorte que ces individus ne peuvent jamais s'élever au-dessus des idées individuelles et presque entièrement matérielles. Ce qui leur manque, c'est non seulement la production des idées, mais encore leur association et leur transformation, et surtout leur appropriation par la réflexion et la méditation. Ce qui leur manque encore, c'est un fond de pensées sur lequel les idées nouvelles puissent s'appuyer, la volonté prendre une détermination, le jugement se former, en un mot, le moi se constituer. Il n'y a donc plus chez ces individus ni attention, ni application de la pensée, ni mémoire, ni jugement, ni spontanéité psychique. Dans les cas complets, toutes ces anomalies ne se présentent pas seulement sous des formes très diverses, mais encore elles se produisent avec des symptômes très variés. Chez l'un, il n'y a aucune production d'idées, tandis que chez un autre l'idée s'efface aussitôt qu'elle a été produite. Chez l'un, c'est la perfection sensorielle qui manque; chez un autre c'est seulement l'idée abstraite, et ainsi de suite. »

Les idiots ne sauraient être capables d'attention. Archambault cite une idiote qui avait le plus grand désir de se laisser mouler le visage; quelque attention qu'elle y apportât, on ne put réussir ; elle essayait en vain de conserver la pose qu'on lui donnait, elle ne pouvait fermer les yeux plus d'une ou deux minutes.

Il est rare, sinon impossible, de pouvoir enseigner aux idiots la lecture, et surtout l'écriture; on parviendra tout au plus à les faire épeler et tracer quelques lettres éparses.

Ils ne parviendront jamais à savoir calculer; c'est tout au plus si on arrive à les faire compter jusqu'à dix, sans qu'ils intervertissent l'ordre des unités. Il en est de même de l'alphabet : ils diront tout au plus les cinq ou six premières lettres dans leur ordre successif; puis, de l'*f*, ils sauteront à l'*u*, pour revenir au *b*.

Le vocabulaire des idiots est très restreint ; ils articulent à peine et ne prononcent distinctement que des monosyllabes (1); d'autres fois, ils répètent automatiquement les mots (*écholalie*). Chez quelques-uns la mémoire locale est assez développée. La faculté de comparer n'est pas complètement abolie, mais les notions abstraites leur restent étrangères.

Avec beaucoup de patience, et une surveillance incessante, on peut faire arriver les idiots à un certain degré d'éducabilité ; degré très minime, il est vrai, si on le compare à celui dont est susceptible l'homme doué d'une intelligence ordinaire, mais manifeste, lorsqu'on considère le même idiot livré à lui-même d'abord, puis soumis à des soins intelligents.

Quelques-uns ont des aptitudes spéciales pour les arts, tels que le dessin, la musique, etc.

Il se trouvait à Stéphansfeld une idiote dont le vocabulaire était très restreint ; on la comprenait à peine, et elle n'avait commencé à prononcer quelques mots qu'à l'âge de neuf ans; on n'était jamais parvenu à lui enseigner quoi que ce fût ; elle n'avait aucune notion des notes ; néanmoins elle faisait preuve d'une aptitude remarquable pour

(1) Voir Berkhan, *Störungen der Sprache*. Braunschweig, 1889.

la musique : ainsi, elle répétait sur le piano les airs, sans doute peu compliqués, qu'elle entendait pour la première fois. Elle était, du reste, fille et sœur de musiciens distingués.

Morel (1) cite un idiot privé de la parole qui avait un talent particulier pour battre la caisse. Un jour, on avait fait venir un tambour pour exercer un infirmier ; à la vue de cet instrument, l'idiot s'anime, murmure quelques mots dans son langage, finit par s'emparer des baguettes, et fait signe qu'il veut battre de la caisse. On céda à son désir, et on fut très étonné, lorsque après plusieurs essais infructueux, quelques motifs de marche se firent remarquer au milieu des roulements pour ainsi dire convulsifs qu'il produisait sur son instrument. Au bout de quelques essais il réussit, et finit par faire marcher toute la population, lorsqu'il s'agissait de la conduire au travail ou à la promenade. Il est résulté de renseignements ultérieurs que jamais cet idiot n'avait connu cet instrument. Son grand-père avait été tambour, puis tambour-major, son père tambour, et son frère n'avait jamais aspiré qu'à devenir tambour au régiment dans lequel il avait servi.

Instincts et passions. — L'idiot est d'autant plus susceptible de sensibilité morale, qu'il est moins dégradé ; mais les sensations agréables ou désagréables qu'il éprouve ne sont jamais que corporelles. Il semble parfois que ces sensations ne soient nullement motivées, mais elles se rapportent à des modifications mystérieuses survenues dans le cerveau ou dans le système nerveux (Griesinger).

La personnalité prédomine dans tous les actes des idiots. La plupart ne vivent absolument que pour manger : lorsque la table est servie, on les voit se remuer, se tordre pour ainsi dire sur la place où ils sont assis, rien ne saurait plus les distraire. Ils mangent avec voracité et ne prennent pas le temps de mâcher ; la plupart ne savent pas se servir de la cuiller.

Les idiots sont presque tous onanistes, parfois sodomistes. Il y a néanmoins chez certains d'entre eux plutôt affaiblissement qu'exaltation de l'appétit sexuel, et si généralement ils passent pour être très lubriques, c'est plutôt parce que, n'ayant aucun sentiment de pudeur, ils se livrent ouvertement à la satisfaction de leurs désirs. Le membre viril, quoique souvent développé, n'atteint pas toujours une rigidité absolue.

Les passions mauvaises semblent prévaloir, plutôt que les bons instincts. Les idiots sont dissimulés, généralement voleurs et enclins à l'avarice. Archambault parle d'un aliéné de Bicêtre qui, en quelques années, était parvenu à amasser une somme de plus de 500 francs, en faisant des commissions dans l'intérieur de l'hospice.

Les idiots sont très irascibles, vindicatifs, et parfois susceptibles

(1) Morel, *Études clin.*, t. I, p. 49.

d'exaltation passionnée. Esquirol cite l'exemple d'une idiote qui, après avoir été frappée par une de ses compagnes, en conçut un si grand chagrin qu'elle se laissa mourir de faim. Ils sont cruels, en ce sens que, incapables d'apprécier la portée de leurs actes, ils commettront un meurtre avec une impassibilité extraordinaire. Harder raconte qu'un idiot égorgea un homme après avoir vu égorger un cochon. Un autre, après avoir tué deux enfants de son frère, vint en riant raconter à ce malheureux père ce qu'il venait de faire (Gall).

Les idiots ne sont pas étrangers aux sentiments affectifs, et reconnaissent fort bien les soins que l'on prend d'eux. Il en est qui montrent une préférence marquée pour telle ou telle personne, tandis que telle autre leur inspire un profond éloignement. Cette affection et cette haine n'ont aucune raison d'être. Chez d'autres, les sentiments affectifs sont nuls; ainsi il y a des idiotes qui accouchent sans avoir le moins du monde le sentiment de la maternité; elles ne regardent même pas leur enfant, ne s'en inquiètent seulement pas et le laissent là; les pères ne connaissent pas leurs enfants.

En général, le caractère des idiots dépend beaucoup de leur entourage et de la manière dont ils sont traités : ainsi, dans les établissements consacrés à l'idiotie, la plupart des enfants se montrent doux, obéissants et éveillés; ils sont de bonne humeur et sociables. Si, au contraire, on les traite mal, ils s'aigrissent et deviennent méchants et hargneux (1).

J. F... est née dans un pays où l'idiotie est endémique. Elle est âgée de vingt ans. Sa taille est de 142 centimètres; la circonférence de la tête en mesure 54. Le front est bas et légèrement fuyant; il n'est pas étroit, les bosses coronales sont assez développées. Le crâne paraît peu voûté : ainsi toute la région limitée par les bosses coronales et les bosses pariétales forme une sorte de section de prisme dont la surface médiane est presque plane, oblique d'arrière en avant, et dont la base se trouve vers l'occiput; ce dernier est aplati. Le développement des os malaires et la saillie des angles de la mâchoire inférieure rendent la face disproportionnée au crâne. La racine du nez est large, les yeux ne sont pas symétriques; les oreilles sont mal implantées. Les cheveux sont droits et bien fournis. La bouche est grande et limitée par des lèvres épaisses et renversées en dehors. Les membres ne sont pas proportionnés au tronc; celui-ci est très haut, tandis que les membres pelviens sont très courts; on ne remarque aucune déviation de la colonne vertébrale. Les mamelles sont développées, pendantes, ridées et coniques. Le pubis est couvert de poils, les petites lèvres font saillie. La peau est blanche, mais elle est poisseuse et exhale une odeur rance toute particulière. Les règles ont apparu à l'âge de dix-huit ans; elles sont assez abondantes et mensuelles. Les mains saisissent et retiennent mal les objets; la marche est canetante.

Le vocabulaire est très circonscrit; lorsque F. parle, la langue nage dans

(1) Voir aussi le travail récent de M. Sollier, *Sur la psychologie de l'idiot*. Paris, 1891.

la salive et vient heurter les arcades dentaires; on parvient tout au plus à comprendre une syllabe des mots qu'elle prononce et qu'elle ne parvient pas à articuler. Elle est douée d'une mémoire locale assez développée. Elle sait fort bien distinguer les objets les uns des autres, seulement lorsqu'on lui en demande le nom, elle ne spécialise pas; elle s'en tient à la forme générale; ainsi un flacon est pour elle une bouteille, un encrier à soucoupe une écuelle; tout ce qui porte un couvercle est une boîte, etc. Elle connaît par leur nom la majeure partie de ses compagnes; si la sœur du service la charge de porter les aliments aux malades qu'elle lui désigne par le nom, les aliments arrivent exactement aux destinataires. Cette jeune fille a été susceptible d'une certaine éducabilité. Lors de son arrivée, elle était complètement abrutie; elle offrait le tic du balancement latéral, crachotait, bavait de manière à tremper son fichu, ne se mouchait jamais et léchait constamment sa lèvre supérieure qui avait fini par devenir le siège d'un exanthème rebelle. A force de patience et de soins on est parvenu à lui faire réciter une prière, quoique d'une manière inintelligible, elle fait le signe de la croix, sait se rendre utile dans le service de l'intérieur, ne bave plus, ne crachote plus, se tient assez proprement et a perdu le tic du balancement; seulement, n'étant pas occupée, elle balance une de ses jambes lorsqu'elle est assise sur le banc. Elle est tellement maladroite de ses mains qu'on n'est pas parvenu à la faire tricoter ni coudre; elle fait de la charpie, mais les fils sont mal tirés. Elle s'habille elle-même, mais elle fourre entre ses vêtements tous les chiffons qu'elle peut trouver. Elle a l'habitude de porter, sous sa robe, de chaque côté du thorax, deux larges morceaux de bois, tels qu'on en met dans les poêles, et dont elle se sert en guise de castagnettes dans ses moments de récréation. Elle mange beaucoup et avec avidité; elle n'est pas voleuse, et ne prend les aliments de ses compagnes que lorsque celles-ci n'en veulent plus. Elle est douce de caractère et ne s'emporte que rarement. Elle n'a aucun sentiment de pudeur. Elle n'est pas étrangère aux sentiments d'affection et de reconnaissance : ainsi elle se montre très dévouée à la sœur du service, et paraît savoir apprécier les soins qu'on prend d'elle; toute intelligence, enfin, n'est pas éteinte dans ce corps à formes lourdes et ramassées. Elle ne sait ni lire ni écrire. On est parvenu à lui enseigner l'alphabet, elle sait en dire les lettres, mais toujours dans un ordre inverse; il en est de même de la numération parlée.

§ 4. — AUTOMATISME OU QUATRIÈME DEGRÉ.

Définition. — Nous définirons l'automatisme, un état d'infirmité cérébrale, essentiellement congénital, caractérisé par l'absence complète des facultés de l'intelligence, de la sensibilité morale et de l'instinct, correspondant toujours à une altération profonde du squelette primordial, et par conséquent à des vices de forme extérieure très marqués.

Habitude extérieure. — Dans tous les cas, mais particulièrement dans les cas les plus graves, il est intéressant d'observer les faits et les gestes spontanés des idiots. Il y a, dans ces ébauches de la vie psychique quelque chose d'énigmatique qui attire singulièrement l'observateur.

Chez les uns, c'est un balancement continuel du corps, accompagné d'un certain bourdonnement ou fredonnement, destiné sans doute à marquer la mesure des mouvements. D'autres branlent constamment la tête, se lèchent les doigts, battent des mains, frappent contre le mur, soufflent avec la bouche, etc. Un geste caractéristique qui n'est pas très rare, c'est de les voir porter les mains vers l'une des paupières, frotter l'œil, le presser ou étirer la paupière.

Dans tous les traits de la face, et dans le maintien de ces idiots, on lit l'hébétement le plus complet, interrompu seulement de temps en temps par des rires ou des pleurs superficiels, ou les signes fugitifs d'autres impressions passagères.

Chez beaucoup d'entre eux les fonctions sexuelles manquent entièrement ; les parties génitales sont petites, rabougries ; la menstruation ne se présente qu'après la vingtième année, ou même pas du tout ; cependant l'on rencontre aussi des cas où elle se montre à l'époque habituelle, et régulièrement. Quelquefois l'on voit des idiots des deux sexes se livrer avec fureur à des habitudes vicieuses (1).

La forme de la tête est très variable ; les automates sont tantôt microcéphales, tantôt macrocéphales. Généralement les différents diamètres normaux sont dépassés ou ils ne sont pas atteints ; le crâne est tantôt allongé, tantôt plat, raccourci, oblique en divers sens, en pain de sucre, etc.

L'ensemble de la face résume les traits de l'enfance confondus avec ceux de la vieillesse, de sorte qu'à première vue il est difficile de fixer l'âge des automates. L'expression de la physionomie est le plus souvent hébétée et porte le cachet du néant psychique.

La face est bouffie, vultueuse, couverte d'éruptions papuleuse, lichénoïde, etc. ; elle est rarement en proportion avec le crâne ; ainsi chez les macrocéphales elle est comparativement trop petite, tandis qu'elle est trop grande chez les microcéphales. Les yeux sont strabiques, le plus souvent petits, enfoncés dans l'orbite ; le nez est épaté, à racine plate et large ; les lèvres sont épaisses, renversées en dehors, et écartées l'une de l'autre par une langue épaisse, charnue, gonflée : la bouche est remplie de salive, les automates bavent presque tous ; les dents sont inégales, difformes, écourtées et cariées : les oreilles sont anguleuses et mal implantées ; les cheveux sont crépus ou raides et hérissés ; la barbe manque le plus souvent ; le cou est épais et court, parfois allongé outre mesure ; la tête est généralement penchée en avant ; la peau est, dans la plupart des cas, rugueuse et couleur de bistre ; elle est enduite d'une espèce de vernis poisseux qui exhale une odeur rance très prononcée.

La colonne vertébrale offre diverses formes de déviation ; le bassin est de même dévié, le plus souvent atrophié. Les membres ne sont pas en

(1) Griesinger, *Des mal. ment.* Paris, 1864.

proportion avec le tronc ; les os sont tordus en divers sens, raccourcis, épaissis, amincis. Les articulations sont épaisses, difformes ; fréquemment les cavités cotyloïdes manquent ; la tête des os n'offre presque pas de volume, et ces êtres déshérités, incapables de marcher, sont obligés de passer leur triste existence assis sur leurs jambes entre-croisées ou blottis dans leur lit. On remarque des contractures musculaires, des rétractions tendineuses : pied-bot, pied équin, varus ; des fausses ankyloses, etc. Un ventre énorme surplombe un bassin et des cuisses atrophiées. Le thorax est étroit, aplati, asymétrique. Les mamelles sont peu développées ou flasques, pendantes et ridées. Les parties génitales sont ou rabougries ou démesurément developpées ; mais l'érection est incomplète.

La marche, si elle est possible, est canetante, incertaine ; tous les mouvements sont disgracieux. La plupart des automates offrent le tic du balancement ; presque tous se lèchent la lèvre supérieure ou gardent constamment un doigt dans la bouche. Ils font sous eux, et croupiraient dans l'urine et les excréments, s'ils n'étaient soumis à des soins charitables. Il en est auxquels il faut porter les aliments jusque vers l'œsophage ; d'autres prennent les aliments avec leurs mains pour les porter à la bouche ; ces derniers mangent avec avidité et ne prennent pas le temps de mâcher. Ils ne sauraient se servir d'aucun ustensile de table. L'épilepsie complique fréquemment l'automatisme, et la cachexie scrofuleuse en est la compagne presque inséparable.

Sens et sensibilité générale. — Les sens sont à peine ébauchés chez les uns, nuls chez les autres.

Chez les uns la vue est bornée, d'autres sont aveugles ; presque dans tous les cas la pupille reste immobile, de sorte qu'il est difficile de décider s'il y a cécité ou non ; en tous cas l'impression de la lumière est mal perçue et ne transmet que des sensations fugaces.

L'ouïe, l'odorat et le goût sont presque toujours affaiblis : les automates mettent à leur bouche les choses les plus sales : ils mangent des orties, des excréments, de la paille, du tabac, etc. Esquirol a trouvé dans l'estomac d'une idiote des fragments de linge qui avaient fait partie de ses vêtements ; chez une autre, le cæcum était distendu par un tampon de paille qui avait déterminé une inflammation, et la gangrène des membranes intestinales.

Le toucher est obtus ; les automates saisissent et tiennent mal les objets ; ils les laissent tomber sans paraître s'apercevoir que l'objet n'est plus entre leurs mains.

Le plus souvent il y a anesthésie et analgésie de la peau et des muqueuses ; dans certains cas, l'analgésie existe seule.

La plupart semblent peu sensibles à la douleur. Esquirol a vu une idiote qui, avec ses doigts et ses ongles, avait percé sa joue, et qui, jouant avec un doigt placé dans l'ouverture, avait fini par déchirer la joue jusqu'à la commissure des lèvres, sans paraître souffrir. Les automates sont généralement peu sensibles aux variations climatériques ; il en est qui s'exposent au froid de manière à avoir les extrémités gelées et qui y paraissent totalement insensibles.

« Ces infortunés, dit Esquirol, sont dans un tel état d'insensibilité et d'abrutissement, qu'ils ignorent quelle est la cause de leurs douleurs, qu'ils ne distinguent pas si cette cause est en eux ou hors d'eux ; ils ont si peu le sentiment du moi, qu'ils ne savent pas si la partie affectée leur appartient : aussi en est-il plusieurs qui se mutilent ; lorsqu'ils sont malades ils ne se plaignent point ; ils restent couchés, roulés sur eux-mêmes, sans témoigner la moindre souffrance, sans qu'on puisse deviner les causes et le siège du mal ; ils succombent sans qu'on ait pu les secourir. »

Motilité. — Les anomalies du mouvement consistent en spasmes, contractures et paralysies.

Les spasmes sont généraux et locaux. Dans le premier cas le malade est atteint d'une sorte de chorée ; dans le second cas l'affection spasmodique porte ordinairement sur les orteils, sur un bras, une jambe, on observe souvent le nystagmus, etc. Les plus graves sont les convulsions épileptiformes, dont le pronostic est d'autant plus grave qu'elles sont plus précoces.

Parmi les contractures, on remarque surtout celles des orteils, le *caput obstipum* (torticolis), le pied-bot, etc. On en voit d'une nature plus étendue, par exemple dans l'articulation fémoro-tibiale ; en ce cas, les talons sont fortement maintenus contre les fesses.

La paralysie est beaucoup plus fréquente : beaucoup d'idiots ne peuvent ni marcher ni se tenir debout ; leurs extrémités inférieures sont flasques ou raidies, ou encore atrophiées, et parfois le siège de contractions involontaires ou de mouvements athétosiques. Quelquefois, outre l'atrophie musculaire, on remarque une obésité prématurée, une taille de nain, des extrémités froides et bleuâtres. En un mot on observe un état semblable à celui qu'on désigne sous le nom de paralysie infantile (*Kinderlähmung*).

Le développement physique des automates est très tardif : les enfants sont presque incapables de prendre le sein ; on est obligé le plus souvent de les nourrir en leur versant le lait jusque dans l'isthme du gosier. La puberté aussi est en retard ; le plus souvent les femmes ne sont réglées qu'à l'âge de vingt ans, d'autres ne le sont jamais.

Le plus grand nombre de ces malheureux se trouvent dans l'impuissance de marcher, parce qu'ils sont paralytiques, hémiplégiques, ou parce que le rachitisme a tordu leurs membres pelviens et les a atrophiés. Ceux qui peuvent se livrer à la progression ont la démarche incertaine, chancelante ; la plupart d'entre eux s'adossent au mur et s'avancent ainsi en prenant un point d'appui avec le dos, pendant que les pieds se soulèvent imperceptiblement et se remplacent en glissant sur le sol. Les membres thoraciques, le plus ordinairement inégaux, ne se meuvent pour ainsi dire que d'une manière convulsive. Ce que Duchenne (de Boulogne) (1) appelle *conscience musculaire*, le sens musculaire leur manque ; chez eux les mouvements sont désordonnés et irréguliers comme ceux des aveugles qui procèdent en tâtonnant; les muscles ont, pour ainsi dire, perdu la sensation de leur propre contraction.

L'obtusion du toucher rend la palpation incomplète ; aussi écraseront-ils entre leurs mains les objets susceptibles d'être écrasés, car la perception du tact ne saurait leur faire connaître ce qui est dur de ce qui ne l'est pas ; il est inutile de dire qu'ils ne peuvent se livrer à aucune espèce de travail manuel. La plupart impriment à leur tronc un balancement monotone qui tantôt est latéral, et tantôt s'exécute d'arrière en avant.

Beaucoup d'entre eux se ruent sur leur entourage en donnant des coups de tête; d'autres encore cherchent à enfoncer le mur avec leur crâne, et paraissent totalement insensibles à la douleur qui devrait résulter d'une pareille commotion. Ceux qui ne peuvent marcher restent blottis dans leur lit, se remuant à peine, et faisant entendre un grognement sourd lorsqu'on les dérange de leur position ou qu'on leur enlève la couverture; ce grognement n'est qu'un éclair de colère, ils ne cherchent pas à se recouvrir; une fois découverts, ils le resteraient indéfiniment, soit par apathie, soit parce qu'ils demeurent insensibles aux variations de la température.

En un mot, tous les mouvements sont pénibles, convulsifs, saccadés ; une apathie constante et invincible cloue ces malheureux sur le fauteuil ou le lit dans lequel ils végètent, et une somnolence apparente ou réelle les réduit pour ainsi dire à l'état de cadavre vivant.

Facultés intellectuelles. — Chez beaucoup d'idiots on ne trouve aucun symptôme de vie psychique : ce sont des enfants déshérités de la nature qui, ignorant absolument ce que sont le monde et le temps, traversent l'existence sans se soucier aucunement de ce qui se passe autour d'eux; toute leur spontanéité consiste à avaler la nourriture qu'une main étrangère a placée dans leur bouche. L'animal perçoit le monde extérieur; son organisation spécifique est complète; il a des moyens pour faire connaître à ses semblables ou à l'homme ses instincts, ses affections, ses sensations, ses désirs; les créatures dont nous parlons sont donc placées beaucoup plus bas que l'animal sain.

Un des caractères principaux de tous les cas graves, c'est l'absence du langage; jamais les idiots du plus haut degré ne font un effort pour parler; c'est-à-dire que le caractère essentiel, distinctif de l'idiotie au

(1) Duchenne (de Boulogne), *Électrisation localisée*, 3e édition. Paris, 1872.

plus haut degré, c'est le mutisme idiotique, qu'il ne faut pas confondre avec celui des sourds-muets. Le mutisme idiotique a sa raison d'être soit dans l'absence des idées, soit dans l'impuissance du sujet à les reproduire mécaniquement (anomalie des organes de la parole). Dans le premier cas, le sujet n'a rien à dire : celui qui ne pense pas ne parle pas; dans le second cas le sujet n'éprouve pas le besoin de communiquer ses quelques pensées ; et comme on ne peut penser qu'avec des paroles, en parlant intérieurement, il s'ensuit que l'idiot muet est incapable de former toute idée abstraite (Griesinger).

L'intelligence est nulle, toutes les facultés sont abolies ; il existe tout au plus un peu de mémoire locale, applicable seulement aux besoins habituels. Les automates sont des êtres sans volonté aucune ; on ne trouve pas chez eux la moindre trace d'initiative. Leur vocabulaire consiste en quelques cris plus ou moins rauques ou stridents. Les impressions qu'ils sont susceptibles de recevoir n'ont que la durée d'un éclair. Il en est qui expriment leurs désirs, s'ils en ont, par des signes ou par un langage particulier, compris seulement de ceux qui vivent avec eux; les automates qui sont arrivés à ce perfectionnement ne l'ont atteint que par imitation et par habitude ; il n'y a chez eux aucune spontanéité qui leur ait fait adopter cette manière de s'exprimer. Privés de toute faculté intellectuelle, incapables par conséquent de juger, comparer et raisonner, ils ne sauraient avoir conscience des dangers qui les menacent ; aussi, comme le dit Ferrus, tel idiot que le moindre geste menaçant effraye, reste impassible en présence d'un grand péril. C'est à peine si les automates reconnaissent les personnes qui les soignent constamment; en tous cas ils n'en gardent aucun souvenir : leurs serviteurs les plus dévoués peuvent être successivement remplacés sans qu'ils paraissent avoir la moindre conscience de ce changement. En un mot, toute vie psychique est éteinte en ces corps atrophiés.

Instincts et passions. — Quelquefois les idiots n'ont même pas les facultés instinctives : ils sont au-dessous de la brute, car les animaux ont l'instinct de leur conservation, de la reproduction, et ces idiots n'ont pas cet instinct ; ils n'ont pas le sentiment de leur existence ; ils n'ont ni douleur, ni plaisir, ni haine, ni amour; ce sont des êtres avortés ; ce sont des monstres voués par conséquent à une mort prématurée, si la tendresse des parents ou la commisération publique ne protégeait pas leur existence (Esquirol).

Chez les uns l'appétit sexuel est complètement aboli ; d'autres se livrent avec fureur à l'onanisme, en public, sans le moindre sentiment de pudeur. A part le penchant à l'onanisme et le besoin d'ingérer des aliments, les automates ne manifestent aucun désir. Il en est qui ne sentent même pas le besoin de nourriture, et que la vue des aliments ne saurait tirer de leur torpeur ; d'autres manifestent leur voracité par de l'agitation, des grognements sourds, des cris aigus ou des rires stridents.

Là où pas une lueur de sentiment affectif ne saurait trouver sa place, il ne saurait exister non plus de haine ; aussi les automates sont-ils complètement indifférents à tout ce qui se passe autour d'eux, et leur vie se réduit au mécanisme plus ou moins parfait des fonctions de digestion, de respiration et de circulation. Ceux qui peuvent marcher s'emparent de tout ce qu'ils trouvent, sans qu'on puisse en conclnre qu'ils sont voleurs, car ils prennent les choses publiquement, et n'emploient ni ruses ni détours pour arriver à les posséder. Ils sont aussi vite calmés qu'ils sont faciles à irriter, car toutes leurs sensations sont fugaces.

Catherine M... est âgée de treize ans et demi ; elle a une taille de naine. La tête présente les mesures suivantes :

Circonférence		48	centimètres	0	millimètres.
Diamètre	occipito-frontal	22	—	4	—
—	bi-pariétal	44	—	0	—
—	bi-temporal	10	—	5	—
—	occipito-mentonnier.	21	—	0	—

Les cheveux sont droits, raides et assez fournis. Les oreilles sont petites et bien implantées. Le front est bas, étroit et fuyant ; les bosses coronales sont peu développées, les bosses pariétales le sont davantage, la droite plus que la gauche ; l'occipital est assez convexe. La forme de la tête est allongée, oblique d'arrière en avant, et un peu de droite à gauche. La face n'est pas anguleuse, elle est ovoïde, allongée ; le menton fait fortement saillie. Le nez est petit et arrondi, les os propres du nez font peu de saillie, sa racine est concave ; il existe une distance de 3 centimètres entre les angles internes des yeux. La bouche est grande, les lèvres sont légèrement déjetées en dehors. La langue est épaisse, et semble plus longue qu'à l'état normal. Les dents sont mal implantées, leurs bords tranchants sont dentelés, les molaires sont énormes. Les yeux sont légèrement strabiques et les pupilles dilatées. La face, les lombes et les fesses sont le siège d'une éruption lichénoïde. La peau est rugueuse et exhale une odeur rance toute particulière. Le cou est très court et très épais ; le thorax est rétréci, aplati d'arrière en avant ; la colonne vertébrale est fortement déviée à droite. Le bassin est oblique à droite et à gauche ; il est atrophié, et ne mesure que 9 centimètres de la crête iliaque postérieure à la crête iliaque antérieure. Les seins ne sont que rudimentaires, le ventre est énorme. Les bras sont longs, les muscles en sont atrophiés ; le radius et le cubitus sont tordus, bosselés, renflés en certains endroits, amincis en d'autres. Les doigts, longs et effilés, ne présentent pas de nodosités. Les cuisses ne paraissent tenir au corps que par la continuité de la peau et l'implantation de leurs muscles atrophiés. La cavité cotyloïde manque, la tête des fémurs est à peine perceptible ; les fémurs eux-mêmes sont contournés, très amincis à leur tiers inférieur, fortement épaissis et bosselés au tiers moyen et de nouveau très frêles à leur tiers supérieur. L'articulation fémoro-tibiale est épaisse ; des muscles atrophiés recouvrent des tibias et des péronés frêles et contournés ; les pieds sont déjetés en dehors. On ne remarque de contractures ni aux doigts ni aux orteils. La malade lèche constamment sa lèvre supérieure ou suce l'un de ses doigts; elle est toute la journée assise sur ses jambes à la manière des tailleurs. Les sens ne manquent pas absolument. La vue paraît assez étendue, les pupilles se contractent à une lumière vive et subite; l'ouïe n'est pas dure. La peau et les muqueuses n'offrent ni anesthésie ni analgésie; lorsqu'on la pince ou qu'on la pique, l'idiote se met à pleurer; elle refuse les mets trop chauds. Le goût n'est pas non plus totalement aboli, il en est de même de l'odorat: ainsi elle se montre très friande des sucreries, et lorsqu'on lui offre du vin, elle se recule dès qu'on porte le verre sous ses narines. Elle ne peut pas boire dans un verre, elle lape lorsqu'on veut la faire boire ainsi. Ses fonctions digestives s'exécutent très bien. Elle mange avec voracité et ne mâche pas les aliments, mais elle les retourne néanmoins plusieurs fois dans la bouche avant de les avaler. On est obligé de la nourrir, parce qu'il lui est impossible de se servir de cuiller; elle porte cependant elle-même à la bouche le pain et les sucreries qu'on lui donne, mais elle s'y prend mal; ainsi, lorsqu'on lui donne un morceau de pain, elle cherche à l'introduire par le milieu, et ce n'est qu'en tâtonnant qu'elle finit par entamer un des bouts; elle mord dans des raisins sans les égrainer, et si on n'y fait attention elle avale la grappe après les grains. Elle mange pour ainsi dire toute la journée. A la vue des aliments ou des sucreries elle s'agite sur son siège et pousse une sorte de clameur rauque et prolongée, en tendant les mains vers l'objet de sa convoitise. Elle laisse tout aller sous elle. Elle n'est pas absolument dénuée de mémoire, et son éducabilité a pu être poussée assez loin pour qu'on soit parvenu à lui faire retirer le doigt de la bouche lorsqu'on le lui ordonne. Elle paraît reconnaître la sœur du service, lorsque celle-ci s'approche d'elle, mais elle ne lui témoigne aucune affection; elle paraît du reste indifférente à tout, et mène, assise dans son fauteuil matelassé, une vie végétative dans laquelle ne perce d'autre désir que celui de manger. L'épilepsie complique un état déjà si grave. Les accès sont rapprochés; il y a des jours où ils se produisent jusqu'à quatre ou cinq fois. La malade ne jette aucun cri; les bras sont simplement portés en pronation forcée, les yeux tournés en haut, et une espèce de tremblement convulsif secoue, pendant l'espace de dix minutes environ, la masse informe et rachitique de cette malheureuse.

Étiologie de l'idiotie. — L'idiotie peut être produite par des causes de deux ordres; cet arrêt de développement est dû à des causes dégénératives le plus souvent, et parfois accidentelles.

a. *Causes dégénératives.* — Elles sont très nombreuses. Notons tout d'abord ce point essentiel que les idiots représentent les derniers termes d'une famille en voie de dégénérescence. Morel a bien établi cette loi. On constate d'ailleurs souvent que les frères ou sœurs d'idiots sont idiots eux-mêmes, ou épileptiques, ou aliénés (1).

Toutes les causes de dégénérescence peuvent donc être rencontrées chez les ascendants : aliénation mentale, épilepsie, hystérie, alcoolisme, syphilis, intoxication palustre. On a attribué aussi une importance, peut-être exagérée, aux mariages consanguins.

(1) Voir Bourneville et Séglas, *Les familles d'idiots*.

b. *Causes accidentelles.* — Ce sont : des maladies fœtales, des violences exercées sur l'enfant pendant l'accouchement, des coups portés sur le ventre de la femme pendant la grossesse ; l'habitude déplorable qui existe encore dans certaines localités de comprimer et de déformer la tête du nouveau-né par des serre-tête, ou rubans ; les maladies cérébrales dans l'enfance, les maladies infectieuses, la fièvre typhoïde, etc.

L'arrêt définitif du développement cérébral et intellectuel résulte assez fréquemment d'altérations du cerveau et des méninges survenues pendant la première enfance, méningites, hémorrhagies méningées, etc.

Pronostic. Marche. Terminaison. — L'idiotie, dit Esquirol, commence avec la vie ou dans cet âge qui précède l'entier développement des facultés intellectuelles et affectives ; les idiots sont ce qu'ils doivent être pendant tout le cours de leur existence ; tout décèle, en eux, une organisation imparfaite ou arrêtée dans son développement. On ne conçoit donc pas la possibilité de changer cet état. Ils ne parviennent pas à un âge avancé ; il est rare qu'ils vivent au delà de trente ans. Cependant, dans l'idiotie endémique on a vu des exemples remarquables de longévité.

Morel, après avoir déduit les conséquences pathologiques des lésions de l'appareil circulatoire, lésions qu'il attribue au défaut d'innervation, et après avoir parlé de l'insuffisance fonctionnelle du système cutané, s'exprime ainsi :

« Les relations intimes qui existent entre les fonctions de la peau et celles de la membrane muqueuse intestinale, peuvent expliquer jusqu'à un certain point les diarrhées si communes chez eux ; mais ce n'est pas dans cette circonstance que gît l'unique cause d'une affection si fréquente chez les idiots et les imbéciles. Ils mangent gloutonnement, et le défaut de perfectionnement de leurs sens ne les rend pas difficiles sur le choix des aliments... La mauvaise conformation du thorax, le défaut de la parole, sont des causes essentielles qui s'opposent au libre développement des poumons. Ces circonstances ne sont pas les seules dignes d'être appréciées ; et ce que nous avons dit jusqu'à présent des fonctions physiologiques des idiots et des imbéciles, de leurs mauvaises habitudes et de leurs instincts dépravés, nous instruit à propos de la fréquence de la phthisie pulmonaire qui, concurremment avec les affections diarrhéiques, amène ces malades au marasme cachectique, et termine leur existence à un âge peu avancé.

» La brièveté de la vie chez ces individus incomplets mérite de fixer notre attention ; ce fait se rattache à des lois générales que nous retrouvons en étudiant les êtres organisés ; leur longévité est en rapport, on le sait, avec le plus ou moins de développement intellectuel. En vain objectera-t-on que l'accomplissement parfait des phénomènes de la vie purement végétative, un sommeil que rien ne trouble et qui va jusqu'à la torpeur, une menstruation abondante et régulière, l'absence des émotions pénibles, ainsi que la soustraction à cette dévorante activité de l'esprit qui consume tant d'êtres intelligents, sont des conditions d'une existence plus longue; nous ne pouvons adopter cette explication pour ce qui regarde les imbéciles, les idiots et les crétins. Elle est tout au plus admissible pour les simples d'esprit qui offrent, en effet, des exemples assez remarquables de longévité (1). »

Il est, on le comprend, dit le docteur Griesinger, difficile de donner un aperçu général de la marche d'affections cérébrales aussi variées que le sont celles qu'offre l'idiotie dans ses diverses formes. Il peut arriver que la cause qui produit l'arrêt de développement agisse dès la naissance, et donne lieu à l'impossibilité d'apprendre à parler, à une faiblesse native des facultés mentales, etc., et par suite à un état stationnaire; ou bien l'affection cérébrale, quoique ayant sa source dans l'hérédité, peut ne survenir que plus tard, après l'exercice normal des facultés, et apparaître alors à l'état aigu, ou se développer lentement et à l'état chronique; en ce cas, il y a arrêt de développement psychique; les facultés rétrogradent, la parole s'oublie, et la pauvreté intellectuelle imprime sur la face son cachet d'hébétude. Les enfants hydrocéphales, surtout, sont sujets à des attaques aiguës d'irritation cérébrale plus ou moins graves et accompagnées d'un état congestif; on remarque qu'après chacune de ces attaques, l'apathie et la torpeur deviennent plus marquées et plus persistantes.

La coexistence de l'épilepsie exerce dans tous les cas une influence fâcheuse sur les manifestations psychiques. La nature de la lésion cérébrale, chez les idiots, est le plus souvent telle qu'elle devient par elle-même une cause de mort : c'est ce qui arrive par exemple dans les degrés élevés d'hydrocéphalie et peut-être aussi d'atrophie cérébrale. Ou bien encore cette lésion provoque des affections cérébrales intercurrentes telles que : méningite, épanchements aigus, etc. Abstraction faite des lésions cérébrales, beaucoup d'idiots n'en meurent pas moins dans le premier âge de la vie, soit que les influences délétères aient plus d'empire sur eux que sur les enfants sains, soit qu'ils opposent moins de résistance à la maladie. Il est donc rare que les idiots atteignent un âge avancé.

Anatomie pathologique. — Nous étudierons successivement le crâne et la face, l'encéphale, le thorax, le bassin et les membres.

Anomalies de conformation, de volume et de capacité du crâne. — Les idiots ont généralement la tête ou trop petite ou trop grande (micro et macrocéphalie).

Dans le dernier cas, ils sont le plus souvent hydrocéphales; néan-

(1) Morel, *Maladies ment.*, t. I, p. 12.

moins l'hydrocéphalie peut exister chez eux sans volume extraordinaire de la tête, mais le plus souvent ce volume est exagéré, on observe alors une saillie exagérée des bosses frontales et pariétales, et une sorte de refoulement des os du nez et des voûtes orbitaires, il en résulte un aspect caractéristique (Voir fig. 37). L'ossification ne se fait que lentement, les fontanelles ne se ferment que très tard ou pas du tout, l'espace qui sépare les os persiste, et ces derniers, amincis, presque transparents, peuvent acquérir la flexibilité du parchemin, mais ce dernier cas est est rare.

D'un autre côté, on rencontre des idiots à tête énorme, sans que pour cela il y ait hydrocéphalie; en ce cas, l'exagération du volume peut tenir à une ostéose trop active, ou à l'interposition surabondante d'os wormiens, ou bien enfin à différents autres vices de conformation, dont nous mentionnerons la cause dans le cours de cet exposé (1). Les différentes mensurations sur le vivant, à moins de les multiplier à l'infini, ne sauraient donner la configuration exacte du crâne, pas plus qu'elles ne peuvent déterminer sa capacité : un crâne volumineux peut avoir une capacité très petite et renfermer un cerveau exigu, grâce à l'épaisseur de ses os; en outre, on ne saurait jamais parvenir à tenir exactement compte de tous les renflements et de toutes les dépressions que présentent le plus souvent les têtes des idiots. Parfois les os du crâne ne renferment pas de diploé, et les lames, immédiatement juxtaposées et épaissies, forment une paroi éburnée; d'autres fois, la substance diploïque est hypertrophiée et tient les tables osseuses largement écartées. Parfois encore, le frontal, fortement développé, donne à l'idiot une apparence d'intelligence et paraît augmenter la capacité du crâne; mais la nécropsie prouve que ce développement n'est dû qu'à la dilatation trop grande des sinus frontaux. Le plus souvent néanmoins les sinus manquent, mais alors les os sont d'une épaisseur remarquable.

Dans la microcéphalie, beaucoup plus fréquente que la macrocéphalie, les os sont peu écartés, parce que le cerveau ne se développe que faiblement; les sutures, qui se réunissent de bonne heure, sont vite effacées, surtout en avant, où elles ne laissent que des traces à peine sensibles; on ne trouve jamais non plus d'os wormiens interposés, comme dans la macrocéphalie, et particulièrement chez les hydrocéphales.

En général, chez l'homme doué d'intelligence, la réunion des sutures est tardive et le cerveau est susceptible d'un accroissement lent et continu; tandis que chez l'idiot les sutures se réunissent trop vite, et d'une manière tellement intime, que le plus souvent la trace de leur existence n'est décelée que par une simple ligne flexueuse. Chez

(1) Behrend, *Synostose prématurée des os du crâne chez les enfants et sur ses suites* Union méd., mars 1864).

l'homme intelligent, l'ossification des fontanelles, surtout celle de la fontanelle antérieure, suit une évolution lente et graduelle, tandis que chez les idiots, les fontanelles ou se ferment très vite, excepté chez les hydrocéphales, ou même n'existent pas.

Baillarger a eu l'occasion d'observer des idiots provenant de la même mère : cette femme avait eu cinq enfants, les deux premiers bien conformés, les trois autres au contraire atteints de microcéphalie. Or elle

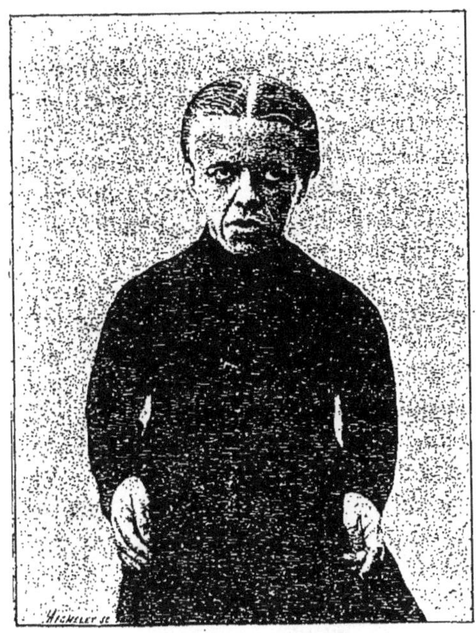

Fig. 37. — Hydrocéphalie ; arrêt de développement. Cette malade n'est pas une idiote, mais une débile. Elle a des idées confuses de persécution et quelques hallucinations de l'ouïe et de la vue. (Collection du Dr Malfilâtre.)

affirmait que les trois microcéphales « étaient nés avec le crâne dur, et qu'ils n'offraient pas, comme les deux premiers, l'espace mou qu'on observe sur la tête de tous les enfants nouveau-nés ».

Depuis lors il a vu un autre idiot microcéphale, âgé de deux ans, dont la mère, qui avait eu quatre autres enfants bien conformés et qu'elle avait nourris, prétendait aussi que l'idiot seul était né avec le crâne complètement dur.

Dans le même compte rendu, Baillarger parle d'un crâne qu'il a présenté à l'Académie de médecine (1), et qui est celui d'un enfant de quatre ans complètement idiot ; les dimensions en sont très petites, et la grande circonférence est à peine de 35 centimètres. Examiné au point

(1) Baillarger, *Ossification précoce du crâne chez les microcéphales* (*Bull. de l'Acad. de méd.*, 1855-1856, t. XXI, p. 954 et *Ann. médico-psychologiques*, t. II, 1856).

de vue de l'ossification, il offre cette particularité remarquable que la suture lambdoïde est déjà complètement soudée en dedans, et remplacée même dans une partie de son étendue par une crête saillante. Vers le quart postérieur une barre osseuse transversale très épaisse réunit encore les deux os en un seul. En dehors, la suture est visible, excepté dans le point occupé par la saillie dont je viens de parler. La suture frontale est soudée dans ses parties externe et inférieure, et l'on perd complètement sa trace en dedans. Au point de section de l'os, le coronal et les pariétaux ne semblent, dans ce point, former

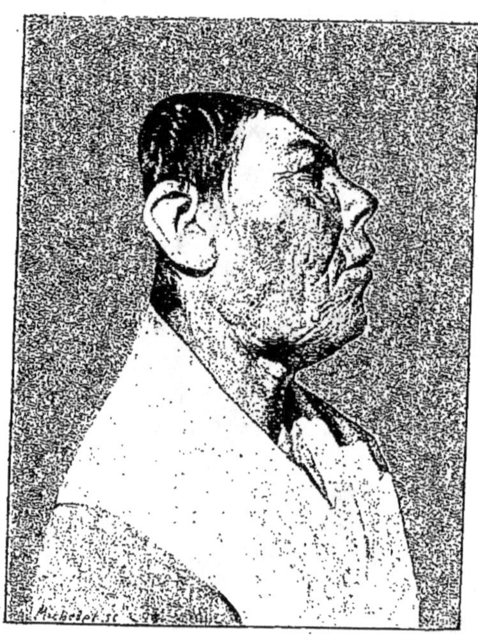

Fig. 38. — Idiotie congénitale. Microcéphalie. Cette malade, âgée de soixante et un ans, prononce quelques paroles, elle mange seule, est propre; accès de fureur assez fréquents. (Collection du Dr Cayré.)

qu'un seul os. Quant à la suture médio-frontale, qui disparaît la première, mais à un âge plus avancé, elle semble déjà effacée depuis longtemps. On n'en voit plus aucune trace, ni en dedans ni en dehors; elle est remplacée par une crête éburnée assez saillante à la partie inférieure. La suture lambdoïde est la seule qui persiste intacte, mais elle est comme la suture frontale, presque linéaire, sans apparence d'os wormiens, et il est probable que la soudure n'aurait pas non plus ici tardé à avoir lieu.

Baillarger cite Vrolik et Cruveilhier, qui ont rencontré des cas analogues.

Vrolik a vu un fait semblable d'ossification prématurée chez un idiot microcéphale âgé de sept ans, et dans le crâne duquel les sutures étaient déjà soudées.

Le cas observé par Cruveilhier (1) est plus remarquable : il s'agit en effet d'un enfant de dix-huit mois dont tous les os du crâne, surtout ceux de la voûte, étaient déjà soudés et sans sutures. L'occiput offrait au niveau de sa protubérance externe, et de la ligne demi-circulaire supérieure, une crête transversale très proéminente, analogue à la crête occipitale des animaux. Le diamètre vertical du crâne n'était que d'un pouce. Cet enfant n'avait d'ailleurs donné aucun signe d'intelligence.

Chez les simples d'esprit, la conformation du crâne n'est généralement pas défectueuse.

Chez les imbéciles, les différentes mesures donnent déjà un total plus petit : on trouve un front étroit, légèrement fuyant en arrière, parfois une tête en pain de sucre, un occiput vertical, etc.

Chez les idiots proprement dits, la conformation du crâne laisse beaucoup à désirer; le front est bas, étroit et fuyant; le crâne est restreint en certaines régions, développé en d'autres; il existe différentes obliquités; l'occiput est ou anormalement développé ou tout à fait aplati; la tête est trop grosse, ou trop petite. Toutes ces défectuosités se rencontrent à un degré élevé chez les automates, sauf de rares exceptions.

Belhomme dit qu'il n'y a pas forme de tête particulière à l'idiotie. Séguin (2) pense qu'il eût pu ajouter qu'il y a telles formes de la tête qui comportent nécessairement l'idiotie dans leur expression la plus caractérisée; or ces formes sont : 1° l'excès de développement antérieur, latéral et supérieur; 2° l'extrême saillie par hauteur et prolongement de l'arcade temporale sur des crânes, d'un beau style d'ailleurs; 3° les dépressions frontales et temporales jointes à un renflement de la base des pariétaux près l'apophyse mastoïde du temporal; 4° les dépressions postérieures des bosses du crâne correspondant au cervelet; 5° les dépressions circulaires et coniques, à partir d'une base large et arrondie; 6° les inégalités choquantes des deux côtés de la boîte osseuse.

Nous dirons avec Esquirol qu'il n'y a pas de forme de crâne propre aux idiots. Leur crâne offre, en général, des vices de conformation plus ou moins prononcés, et sa forme et son volume présentent autant de variétés que le volume et la forme du crâne des hommes complets.

Nous extrayons d'un travail de Parchappe les passages suivants :

La coïncidence de l'idiotie avec une conformation défectueuse de la tête est une des vérités d'observation les mieux démontrées, et il n'est guère possible de contester que cette défectuosité n'influence le

(1) Cruveilhier, *Traité d'anatomie pathologique générale*. Paris, 1856, t. III, p. 164.
(2) Séguin, *Traitement moral, hygiène et éducation des idiots*. Paris, 1846.

volume, de manière à ce que la tête ne soit, en général, sensiblement plus petite chez les idiots de naissance que chez les individus à intelligence normalement développée. Suivant Meckel, qui cite Greding, le rapetissement de la tête chez les idiots tient surtout à l'aplatissement du crâne dans sa partie antérieure, et à son rétrécissement transversal. Pinel a comparé à une tête d'enfant de sept ans la tête d'une idiote de onze ans ; il a trouvé les mesures suivantes :

	Chez l'enfant :	Chez l'idiote :
Longueur de la tête........	180 millimètres.	130 millimètres.
Largeur...................	130 —	90 —
Hauteur...................	160 —	130 —

Gall a formulé en loi absolue le rapport constaté entre la petitesse de la tête et l'état d'idiotisme. Il n'admet pas la possibilité d'une intelligence ordinaire coïncidant avec un volume de la tête au-dessous d'une limite déterminée. Au-dessous de cette limite de volume il y a idiotie. Esquirol ne regarde pas le rapetissement de la tête comme un phénomène constant dans l'idiotie. Suivant lui, les imbéciles ont souvent un crâne volumineux et épais. Chez les idiots, la tête, toujours mal conformée, est tantôt trop petite, tantôt trop grosse. Les opinions émises par Georget sur l'état de la tête chez les idiots sont tout à fait analogues à celles d'Esquirol.

Les différences, très considérables si on compare les têtes des idiots à des têtes d'hommes ordinaires, encore très sensibles si on les compare même à des têtes de femmes, portent sur toutes les dimensions, et sont surtout très grandes pour les mesures dans le plan vertical, qui expriment le développement du crâne au-dessus de sa base, et pour la courbe antérieure dans le plan horizontal, qui représente le dévelopement de la partie antérieure. De ce résultat incontestable il ne faudrait pas pourtant conclure que, chez les individus, il y a, comme l'a pensé Gall, une liaison nécessaire entre l'imbécillité ou l'idiotisme, et une petitesse déterminée de la tête. Une telle limite n'existe pas, etc (1).

Dans ces mêmes recherches, Parchappe donne les mesures prises sur six têtes d'imbéciles et sur trois têtes d'idiotes; il en résulte que la moyenne proportionnelle de la circonférence de la tête est représentée par 528 millimètres pour les premiers, et par 504 pour les autres ; la moyenne pour les neuf têtes est de 522. Le crâne des idiots est, comme on le voit, plus étroit que celui des imbéciles. En faisant la somme des chiffres qui représentent les différentes courbes et les différents diamètres de 90 têtes d'hommes et de 70 têtes de femmes à intelligence normale, le volume chez l'homme est représenté par 1636 et chez la

(1) Parchappe, *Recherches sur l'encéphale, sa structure*, etc., 1er mémoire. Paris, 1836.

femme par 1551,2 ; sur 6 têtes d'imbéciles, le volume moyen est de 1484 ; sur 3 têtes d'idiots, il est de 1440. On voit, par ces chiffres, que les dernières têtes s'éloignent sensiblement du volume normal. Pour l'idiotie, les différences de volume sont partout considérables. Les têtes d'idiots sont à la fois petites, courtes, et surtout très étroites. En général, selon Parchappe, la tête chez l'homme sain est à la tête chez l'homme idiot, comme :

Total général	100	est à	91,	différence	9.
Diamètre antéro-postérieur		—	93	—	7.
Diamètre latéral		—	90	—	10.

Esquirol dit que, généralement le sommet du crâne est surbaissé ; le diamètre fronto-occipital est étendu ; les pariétaux sont aplatis vers la suture temporale, ce qui rend le front de quelques idiots presque pointu ; l'aplatissement de l'occipital, celui du coronal, l'inégalité des deux portions droite et gauche de la cavité crânienne sont les phénomènes les plus constants et les plus dignes d'attention. Le même auteur donne, dans le tableau suivant, les moyennes résultant de mesures prises sur des femmes bien portantes et sur le plâtre moulé, après la mort, de 36 femmes aliénées, de 17 femmes imbéciles et de 17 idiotes. Les mesures des trois idiotes, dont la tête était extrêmement petite, ont été prises sur le crâne :

	Circonférence.	Courbe ant.-post.	Diamètre ant.-post.	Diamètre transverse.	Totaux.
Femmes à l'état sain.	0,555 $^{6}/_{16}$	0,338 $^{1}/_{10}$	0,177 $^{5}/_{10}$	0,134 $^{5}/_{10}$	1,205 $^{7}/_{10}$
Aliénées.	0,529 $^{20}/_{24}$	0,292 $^{31}/_{36}$	0,177 $^{19}/_{36}$	0,144 $^{16}/_{36}$	1,144 $^{18}/_{36}$
Imbéciles.	0,513 $^{10}/_{17}$	0,292 $^{3}/_{17}$	0,170 $^{9}/_{17}$	0,143 $^{13}/_{17}$	1,119 $^{1}/_{17}$
Idiotes.	0,506 $^{4}/_{17}$	0,286 $^{1}/_{17}$	0,171 $^{1}/_{17}$	0,137 $^{15}/_{17}$	1,101 $^{5}/_{17}$
Idiotes microcéphales.	0,383 $^{1}/_{3}$	0,191 $^{2}/_{3}$	0,124 $^{2}/_{3}$	0,106 $^{1}/_{3}$	0,807

Esquirol tire de ce tableau les conclusions suivantes :

1° La circonférence de la tête, mesurée chez des femmes jouissant de la raison, sur des femmes aliénées, imbéciles et idiotes, diminue dans une proportion presque égale de la femme ordinaire à l'idiote privée même d'instinct.

2° La courbe fronto-occipitale diminue singulièrement de la femme saine d'esprit à la femme aliénée, tandis que cette courbe ne varie point de l'aliénée à l'imbécile, et qu'elle ne perd que 6 millimètres de celle-ci à l'idiote.

3° Le diamètre fronto-occipital ne varie point de la femme ordinaire à la femme aliénée, et ne diminue que de 6 millimètres de l'aliénée à l'idiote, tandis que la différence est énorme si on passe au dernier degré de l'idiotie.

4° Le diamètre bi-temporal est plus considérable chez la femme aliénée, et même chez l'imbécile et l'idiote, que chez la femme d'une intelligence ordinaire.

5° En supposant que la somme de ces quatre mesures exprimât le volume du cerveau, il en résulterait que le volume de cet organe, diminuant dans la même proportion que la capacité intellectuelle, le volume du crâne serait l'expression de cette capacité.

Follet (1) a trouvé, comme moyenne des mensurations du crâne chez les idiots, les mesures suivantes :

Circonférence occipito-frontale............	50	centimètres.
Courbe supérieure occipito-frontale........	28	—
Diamètre antéro-postérieur................	17	—
Courbe supérieure interauriculaire.........	28	—
Diamètre bilatéral.........................	14	—

Du grand nombre de mesures comparatives qu'il a prises, l'auteur conclut qu'à l'égard de l'oblitération congénitale ou acquise, les moyennes céphalométriques sont faibles en général, sauf des cas particuliers où la mensuration externe fait exception.

Lunier (2) a trouvé dans 38 malades du sexe féminin, dont 13 idiots et 5 imbéciles, une ou plusieurs des déformations suivantes qu'il décrit ainsi :

1° Les uns ont le front déprimé, fuyant, comme déjeté en arrière. Il semble que l'os coronal ait cédé à l'action permanente d'une force agissant d'avant en arrière et de haut en bas. Aussi la convexité de cet os est-elle alors moins prononcée que dans l'état normal, en même temps que la suture qui l'unit aux pariétaux est située plus en arrière que de coutume.

2° Chez d'autres, le crâne est aplati au niveau de la fontanelle antérieure et un peu en dehors de cette fontanelle. Une surface plane a remplacé la convexité qu'on observe habituellement sur cette partie de la calotte du crâne. Cette déformation coïncide presque toujours avec un allongement de la tête et quelquefois aussi avec une saillie de la partie postérieure de cet organe.

3° A un degré plus avancé, ce n'est plus même une surface plane qui a remplacé la convexité normale, mais bien une véritable dépression transversale, qui se prolonge parfois sur les parties latérales du crâne.

4° Quelquefois cette dépression transversale, extrêmement prononcée, se prolongeait sur les côtés et en arrière, au-dessus du pavillon de l'oreille et au-dessous de la protubérance occipitale externe ; elle formait comme un sillon circulaire qui divisait le crâne en deux segments de sphère, à la façon d'une calebasse.

Outre ces déformations, Lunier a rencontré chez une imbécile une saillie du bord antérieur des pariétaux par suite de la dépression du frontal. Chez une autre, il y avait saillie du bord postérieur du fron-

(1) Follet, *Annales médico-psych.*, t. III, 1857.

(2) Lunier, *Recherches sur quelques déformations du crâne* (*Ann. médico-psych.*, t. IV, 1852) et *Dict. de médecine* de Jaccoud, art. CRANE.

tal, à la suite d'abaissement des pariétaux. Chez d'autres, il n'a trouvé la dépression du crâne que du côté droit.

D'autres, enfin, ont présenté un défaut de symétrie entre les deux côtés du crâne. Il ajoute que ce défaut de symétrie consiste presque toujours dans la proéminence de l'un des pariétaux, et plus souvent encore de l'une des moitiés du frontal.

Schnepf (1), après avoir donné l'observation d'une idiote chez laquelle il avait constaté la déformation des os du crâne, et l'asymétrie de celui-ci, donne l'énumération suivante de certaines difformités que les auteurs signalent chez les idiots :

A la périphérie du crâne existe le plus souvent, dans la région occipitale, un aplatissement prononcé. De la direction moins oblique de l'occipital résulte un rétrécissement du trou occipital, sur le diamètre duquel Stahl s'explique longuement (2). Les bosses pariétales sont plus saillantes et plus éloignées de la suture lambdoïde que dans l'état normal ; elles correspondent le plus souvent à la portion la plus culminante du crâne ; au-dessous et en arrière d'elles, paraît exister presque constamment une dépression que les auteurs allemands appellent *empreinte crétine*. Stahl localise cette dépression au niveau de l'angle postérieur et supérieur du pariétal. L'asymétrie porte le plus souvent sur le frontal et sur l'occipital. La charpente osseuse de la face, d'après les recherches de Stahl, offre fréquemment aussi de l'asymétrie.

Quant à la structure propre des os du crâne, elle varie à l'infini, pour ainsi dire ; mais la présence si considérable du diploé dans le frontal et les pariétaux, en même temps que son absence à peu près complète dans l'occipital, est particulièrement digne de remarque. Schnepf a trouvé les sutures parfaites, et sans aucun os wormien, quoiqu'il paraisse en exister le plus souvent, surtout dans la suture lambdoïde, d'après la description que Stahl donne du crâne des idiots.

Foville, en parlant des dimensions du crâne, dit que Lélut a mesuré cent crânes d'individus idiots ou imbéciles à différents degrés ; il a trouvé que la moyenne de la mesure de ces infirmes était inférieure, absolument parlant, à la moyenne dans l'état normal. Chose remarquable, la plus grande diminution chez les imbéciles et les idiots a lieu dans la moitié postérieure de la circonférence du crâne. La moitié frontale de cette même circonférence se rapproche davantage des proportions de l'état normal. Il ne faudrait pas conclure de ce fait que c'est le développement des parties occipitales du cerveau qui influe le plus sur le développement de l'intelligence. La raison de la différence observée par Lélut est tout autre.

(1) Schnepf, *Ann. médico-psych.*, t. V, 1853.
(2) Stahl, *Neue Beiträge zur Physionomik. De idiotia endemica*, 1848.

La partie antérieure de la base du crâne, combinée avec les os de la face, est la partie la moins variable de la boîte crânienne, par cela précisément qu'elle est combinée avec la face. Toutes les fois que la mâchoire supérieure, les fosses nasales, les cavités orbitaires, seront bien développées, il est inévitable que la moitié antérieure de la base du crâne offrira également un développement normal; et c'est cette moitié antérieure de la circonférence du crâne qui change le moins chez les imbéciles. Celle qui change le plus est celle qui obéit le plus exclusivement au cerveau, c'est-à-dire la voûte, dans ses parties les plus élevées et les plus postérieures; et ce sont aussi ces dernières parties qui se renflent le plus dans le cas de grand développement général de l'encéphale (1).

Virchow combat cette opinion : il dit que cette explication ne saurait s'appliquer à tous les cas, et que le développement du crâne se trouve particulièrement sous la dépendance de l'état des sutures; il ajoute que les plus fortes difformités du crâne peuvent être ramenées à une cause constante, qui est l'*ossification prématurée des sutures*. Le même auteur classe les différentes difformités crâniennes de la manière suivante :

1° *Macrocéphalie simple :* elle comprend les *hydrocéphales*, *Wasserköpfe*, et les *macrocéphales*, *Grossköpfe*, *Kephalones ;*

2° *Microcéphalie simple*, *Zwergköpfe*, *Nannocephales ;*

3° *Dolichocéphalie*, *têtes longues*, *Langköpfe :* cette forme est due à une réunion prématurée des sutures, soit de la région supérieure moyenne, soit des régions latérales inférieures.

L'ossification supérieure moyenne donne lieu : *a*) A la *dolichocéphalie simple*, qui est le résultat de la réunion prématurée de la suture sagittale; *b*) A la *tête cunéiforme*, *Keilköpfe*, *Sphenocephales*, qui est due à la réunion prématurée de la suture sagittale, avec développement compensateur de la région de la grande fontanelle.

L'ossification prématurée des régions latérales inférieures produit : *a*) Les *têtes étroites*, *Schmalköpfe*, *Leptocéphales :* elles sont le résultat de la réunion prématurée des sutures fronto-sphénoïdales ; *b*) Les *têtes en forme de selle*, *Sattelköpfe*, *Klinocephales :* elles sont produites par la réunion prématurée des sutures, soit sphéno-pariétales, soit temporo-pariétales ;

4° *Brachycéphalie*, *têtes courtes*, *Kurzköpfe :* elle est le résultat de la réunion prématurée, soit des sutures de la région postérieure du crâne, soit de celle des régions supérieure, antérieure et latérales, soit de la région inférieure et moyenne.

L'ossification prématurée postérieure produit : *a*) Les *grosses têtes*, *Dickköpfe*, *Pachycéphales* : cette forme est le résultat de la réunion

(1) Foville père, *Traité du syst. nerv. cérébro-spinal.*

prématurée de la suture lambdoïde de chaque côté ; *b*) Les *têtes pointues ou en pain de sucre*, *Spitz-oder Zuckerhutköpfe* : elles sont dues à la réunion prématurée des sutures qui unissent les pariétaux à l'occipital et aux temporaux, avec développement compensateur de la région de la fontanelle antérieure.

L'ossification prématurée des régions supérieure, antérieure et latérales donne lieu : *a*) Aux *têtes plates*, *Flachköpfe*, *Platycéphales* : cette forme est due à la réunion prématurée du coronal avec les pariétaux; *b*) Aux *têtes rondes*, *Rundköpfe*, *Trochocéphales* : cette forme est le résultat de la réunion prématurée partielle du coronal et des pariétaux à la région moyenne de la suture fronto-pariétale de chaque côté; *c*) Aux *têtes obliques*, *Schiefköpfe*, *Plagiocéphales* : elles sont dues à la réunion prématurée du coronal et du pariétal, soit d'un côté, soit de l'autre.

L'ossification prématurée de la région inférieure et moyenne donne lieu à la *brachycéphalie simple*, qui est le résultat de la réunion prématurée du sphénoïde et de l'apophyse basilaire.

Telles sont les principales difformités crâniennes signalées par Virchow. Selon lui, d'autres causes encore qu'une réunion prématurée des sutures donnent lieu aux différentes déviations du crâne ; parmi elles il signale surtout l'*interposition* surabondante des *os wormiens*. Il entend par là, non la formation de ces os en cas de sutures écartées, comme cela a lieu chez les hydrocéphales, mais une ossification prématurée, due à un superflu d'organisation, et s'irradiant de points insolites. Le but de cette interposition n'est pas, comme dans l'hydrocéphalie, de remplir l'espace qui sépare les bords des sutures; le résultat qu'elle fournit est plutôt coarctant, en même temps qu'elle donne lieu à l'écartement des os normaux ; elle les déplace, et produit ainsi des difformités, particulièrement à la région occipitale. Il peut en résulter une dolichocéphalie particulière par suite d'une proéminence exagérée de l'occiput; d'autres fois elle produit une obliquité du crâne telle, que la croix, formée par l'intersection de la suture fronto-pariétale avec la suture sagittale, est complètement déplacée, et que la suture sagittale interrompue dans son parcours se trouve divisée en deux portions qui ne sont plus contiguës (1).

Gosse (de Genève) (2), pose d abord en principe qu'un crâne est déformé lorsque, étant privé de sa mâchoire inférieure et placé sur un plan horizontal, sur lequel portent les dents incisives et les apophyses mastoïdes, la ligne abaissée du point d'intersection de la suture médiane et de la suture transverse du coronal ne correspond pas au conduit auditif externe. Partant de là, il ramène toutes les dé-

(1) Virchow, *Ges. Abhandlungen*, 1856.

(2) L.-A. Gosse, *Essai sur les déformations artificielles du crâne* (*Ann. méd. psych.* 1856, t. II).

formations à seize groupes principaux : 1° tête cunéiforme; 2° tête symétrique allongée; 3° tête irrégulièrement comprimée et dilatée; 4° tête quadrangulaire; 5° tête trilobée; 6° tête aplatie sur le front; 7° tête avec dépression ou saillie du nez; 8° tête mongole; 9° tête prognathe; 10° tête aplatie sur les côtés; 11° tête aplatie sur le côté et le front; 12° tête sphérique; 13° tête annulaire; 14° tête bilobée; 15° tête déprimée par derrière; 16° tête conique tronquée.

Griesinger (1) formule les considérations suivantes, que nous nous bornerons à résumer : Certaines difformités reposent tout particulièrement sur une pénurie de dépôt calcaire, dont la cause est parfois constitutionnelle, mais le plus souvent due à un état maladif et inflammatoire des bords des sutures; état qui entraîne la réunion prématurée de ces dernières. A l'endroit où se fait cette réunion, un rétrécissement se forme, en même temps que l'ossification qui devait émaner de la suture se trouve anéantie. Les conséquences d'un pareil rétrécissement peuvent s'irradier au loin; ainsi une réunion prématurée des sutures de la voûte arrête en même temps le développement osseux de la base. Dans un certain nombre de cas, les difformités du crâne ne sont dues qu'à ce rétrécissement, mais dans beaucoup d'autres cas il se forme en même temps des développements compensateurs dus à la tendance qu'a le cerveau à augmenter de volume vers les points les moins résistants. Il résulte de là que la capacité de la cavité crânienne n'est que peu ou point diminuée, mais les difformités sont plus grandes que s'il n'y avait que rétrécissement sans développement compensateur.

Ces différentes difformités peuvent être ramenées à quelques types principaux; ainsi, s'il y a réunion prématurée de toutes ou d'un grand nombre de sutures, il en résultera une microcéphalie simple et régulière, surtout si la suture sphéno-basilaire est en même temps réunie; la tête gardera alors toutes ses proportions. Si, au contraire, la suture sphéno-basilaire n'éprouve pas en même temps que les autres sutures une ossification prématurée, la base du crâne subira une dilatation anormale, et donnera lieu à un type tout particulier celui des Aztèques.

Des crânes trop étroits transversalement proviennent surtout de la réunion prématurée de la suture sagittale; lorsque la région frontale offre ce rétrécissement, il y a eu réunion prématurée de la suture sphéno-frontale de chaque côté. Lorsque, des deux côtés, la suture occipito-temporale est prématurément ossifiée, l'espace qui loge le cervelet se trouve considérablement rétréci; en pareil cas les compensations ont lieu suivant le sens longitudinal et donnent un développement plus grand de la région frontale, ou une voussure en forme de capsule à la région occipitale.

(1) Griesinger, *Path. der psych. Krankh.* II Aufl., p. 368.

Les têtes trop courtes sont surtout le résultat de l'ossification prématurée des deux branches de la suture lambdoïde; cette difformité, poussée au plus haut degré, est caractérisée par l'absence totale de région occipitale, ce qui lui a fait donner le nom de masque. Les têtes trop courtes présentent un développement compensateur de la région de la grande fontanelle, ce qui donne lieu aux têtes pointues ou en pain de sucre.

L'ossification prématurée des sutures fronto-pariétales, dans une certaine étendue, engendre un raccourcissement antérieur et un crâne bas et peu voûté; d'autres têtes trop basses doivent leur conformation anormale à la synarthrose des ailes du sphénoïde avec le frontal, et à la réunion prématurée des sutures temporo-pariétales et temporo-frontales.

Les têtes asymétriques, obliques et obliquement rétrécies, sont dues à des sutures prématurées d'un seul côté du crâne. Cette difformité a lieu, en avant, par suite de l'ossification prématurée de l'une des moitiés de la suture coronale; en arrière, par suite de celle de l'une des moitiés de la suture lambdoïde; les compensations se font par un développement plus grand des parties opposées. La formation surabondante des os wormiens, dans la suture lambdoïde, engendre ordinairement les têtes longues. Enfin, chez les enfants rachitiques, les difformités peuvent résulter d'un déplacement partiel des os du crâne, par suite du peu de résistance de ces os, de leur peu de densité, et de l'écartement prolongé des sutures; ou bien par suite d'un développement disproportionné dans le mode d'ossification, soit d'un côté du crâne, soit de l'autre.

Le docteur Karl Stahl (1) n'attribue pas aux sutures un rôle aussi important. Nous citerons ici le résumé de son mémoire : Quand on examine avec attention le mode d'évolution de la configuration de la tête, on reconnaît que le développement des sutures n'y joue pas un rôle de causalité aussi marqué qu'on serait tenté de le croire au premier abord. Les difformités apparaissent ordinairement dès les premiers moments qui suivent la naissance, et l'auteur en a constaté un assez grand nombre où l'agrandissement des sutures n'était évidemment pour rien. La consolidation des sutures est évidemment la clef de voûte qui maintient et rend invariable une certaine déformation du crâne; mais, en fait, cette déformation avait son origine soit dans la vie fœtale, soit dans la première période de la vie, et elle est plutôt en rapport intime avec le développement même du cerveau. Le rétrécissement des sutures diminue l'espace crânien. Enfin, les difformités du crâne n'ont d'influence ultérieure sur la vie psychique qu'autant qu'elles n'ont pas obéi à une certaine loi de compensation dans le développe-

(1) Stahl, *Allgemeine Zeitschrift für Psychiatrie*, et *Annales médico-psychologiques*, 2e série, t. VII.

ment de certaines parties. C'est ce que démontre l'auteur dans deux cas de dolichocéphalie dont il donne la figure. Chez l'un, dolichocéphale d'une remarquable intelligence, la compensation se trouve dans le développement du front et de la région postérieure aux dépens des parties latérales, tandis que chez un autre dolichocéphale, atteint d'aliénation mentale, la région frontale est loin de présenter la même compensation. La platycéphalie, difformité qui forme l'antithèse de la précédente, est la plus fréquente, et se combine très souvent avec les autres anomalies; c'est là surtout que l'on observe le défaut de symétrie entre les deux parties latérales. Le caractère pathologique consiste en ce que la synostose n'existe que d'un seul côté. Les compensations sont plus rares, et, chose assez remarquable, c'est que dans ce cas le défaut de symétrie s'étend à tout le squelette. Cette platycéphalie est partielle ou générale, antérieure ou postérieure, et ce sont surtout les idiots et les crétins qui présentent cette difformité.

Face. — Virchow (1) avance qu'il faut nécessairement faire remonter l'asymétrie des os de la face aux anomalies des sutures de la base du crâne. Suivant cet auteur, outre la forte saillie des os maxillaires et l'épaississement du derme et du tissu cellulaire sous-cutané, qui lui-même entraîne l'épaississement des lèvres et leur projection en dehors; outre la laxité des joues et le gonflement des paupières, on remarque surtout au premier abord, et presque constamment, la dépression de la racine du nez et sa largeur anormale. Sur un crâne nu cette difformité est plus apparente : les os propres du nez sont très courts, et leur surface, vers leur point d'insertion, est ordinairement incurvée : leur insertion même est profondément située, et toute la racine du nez est très large; il en résulte que les orbites sont plus distantes les unes des autres, et en même temps plus larges et moins profondes. En examinant attentivement la disposition des os de la base du crâne, on arrive nécessairement à en conclure que, si la racine du nez est déprimée, cela tient uniquement au peu de proéminence des os de la base; ceci admis, il est plus que probable que l'apophyse basilaire, le sphénoïde et l'ethmoïde ont subi une restriction due soit à une réunion prématurée des sutures, soit à un arrêt de développement intrinsèque.

Griesinger attribue principalement les anomalies de la base du crâne à un manque, ou plutôt à un désordre de nutrition dans les os et les cartilages de cette base. De même que l'évolution osseuse se trouve à la voûte, sous la dépendance des sutures, de même elle se trouve influencée à la base par les symphyses cartilagineuses; l'ossification prématurée de ces cartilages arrête surtout le développement en longueur de l'apophyse basilaire, arrêt qui doit nécessairement entraîner

(1) Virchow, *Ges. Abhandlungen.*

à sa suite le raccourcissement général de la base du crâne. Les conséquences de cette anomalie sont multiples et peuvent s'irradier au loin : ainsi elles donnent lieu à une déformation de la face, à la physionomie crétine caractérisée par un nez retroussé à racine large et fortement déprimée, d'où il résulte que la distance qui sépare les yeux est augmentée; les orbites, plus larges, sont moins profondes; les os malaires proéminent d'une manière anormale, ainsi que les os maxillaires. L'arrêt du développement de la base du crâne produit en outre une direction plus plane et plus transversale des rochers, ainsi qu'un rétrécissement des grandes ailes du sphénoïde, et par conséquent de la fosse moyenne de la base du crâne.

Nous lisons dans Esquirol : « Les imbéciles et les idiots ont une physionomie toute particulière qui les fait reconnaître dès qu'on les aperçoit. » Lavater dit que le front rejeté en arrière et dont la courbure est sphéroïde, que de grandes lèvres proéminentes et ouvertes dont les commissures sont très élevées, que le menton en forme d'anse, ou qui se retire en arrière, signalent l'idiotie.

Camper, qui, au reste, n'a cherché dans la ligne faciale qu'un caractère de beauté de la face, fixe à quatre-vingt-dix degrés le terme extrême de la ligne faciale.

Il est des idiots dont l'angle facial a plus de quatre-vingt-dix degrés, et des individus très raisonnables dont l'angle facial n'en a pas quatre-vingts (Camper).

Quant aux *oreilles* qui sont généralement mal implantées et de grandeur inégale, leur difformité tient à la déformation même du crâne, s'il est vrai toutefois, comme l'affirme de Blainville, que les connexions qui rapprochent la forme générale de la tête de la forme générale de l'oreille externe, sont tellement étroites, que jamais on ne trouve deux oreilles semblables quand les moitiés de la tête ne le sont pas. Le défaut de symétrie du crâne entraîne nécessairement le défaut de symétrie des oreilles. La proportion inverse n'est pas également vraie : on peut trouver deux oreilles dissemblables, une d'elles atrophiée, par exemple, appartenant à une tête symétrique (1).

Quant à présent, nous ne chercherons pas à discuter la valeur absolue des opinions de Blainville, par rapport aux connexions étroites qui rendent la symétrie des oreilles tributaire de la symétrie des moitiés de la tête. Nous nous contenterons de faire observer que l'idiote automate, dont nous avons cité l'observation, possède des oreilles très bien implantées, très bien conformées, et parfaitement égales et symétriques, malgré l'asymétrie qu'offrent entre elles les deux moitiés de la tête.

Poids et volume de l'encéphale. — La pesanteur moyenne de tout

(1) Foville, *Traité complet de l'anat. et de la path. du syst. nerv.* Paris, 1844, t. I.

l'encéphale chez des hommes d'une intelligence ordinaire et saine, et de l'âge de vingt à cinquante ans, est, suivant Lélut, de 1346 grammes; celle du cerveau de 1170 grammes, celle du cervelet de 176 grammes.

Chez les idiots (les idiots observés par Lélut présentaient tous un degré très élevé d'idiotie), la moyenne du poids de l'encéphale est de 1218 grammes; celle du cerveau de 1043 grammes, celle du cervelet de 165 grammes.

Il résulte de ces chiffres : 1° que le poids moyen de l'encéphale des idiots est, au poids moyen de l'encéphale des hommes d'une intelligence ordinaire, comme 922 est à 1000, c'est-à-dire que l'encéphale des premiers est plus léger d'environ 1/13 que celui des seconds; 2° que le poids moyen du cerveau des idiots est au poids moyen du cerveau des hommes d'une intelligence ordinaire, comme 891 est à 1000, c'est-à-dire que le cerveau des premiers est plus léger que celui des seconds d'environ 1/11 ; 3° que le poids moyen du cervelet des idiots est, au poids moyen des hommes d'une intelligence ordinaire, comme 931 est à 1000, c'est-à-dire que le cervelet des premiers est plus léger que celui des seconds d'environ 1/17; 4° que, chez les idiots, les rapports de l'encéphale au cervelet (:: 133 : 135) et du cerveau au cervelet (:: 150 : 149) sont plus considérables que chez les hommes d'une intelligence ordinaire, tandis que, au contraire, le rapport de l'encéphale au cerveau (:: 886 : 856) est moins considérable chez les premiers que chez les seconds. Les poids les moins élevés, que Lélut ait trouvés, sont ceux-ci : encéphale 1025 grammes; cerveau 890 grammes; cervelet 135 grammes; mais Parchappe a vu un idiot dont l'encéphale pesait 970 grammes, le cerveau 852 grammes, le cervelet 118 grammes; chez un autre l'encéphale ne pesait que 720 grammes (1).

Les poids les plus élevés que Lélut ait rencontrés sont les suivants : encéphale 1380 grammes, cerveau 1188 grammes, cervelet 192 grammes.

Altérations de structure de l'encéphale. — Chez les idiots de tous les degrés on a vu l'encéphale être parfaitement normal, ne présenter aucune altération appréciable (Parchappe). D'autres fois le cerveau offre un très petit volume, mais il est parfaitement régulier : il constitue comme la miniature d'un cerveau ordinaire. Leuret a plusieurs fois rencontré cette disposition. Dans la grande majorité des cas, néanmoins, le cerveau des idiots offre des vices de conformation, des défauts de développement plus ou moins nombreux, plus ou moins prononcés. Il est impossible d'énumérer toutes les altérations de ce genre qui ont été observées : les plus fréquentes sont le petit développement

(1) Parchappe, *Traité théorique et pratique de la folie*. Paris, 1841, p. 369-371.

des circonvolutions et le peu de profondeur des anfractuosités, l'induration de plusieurs circonvolutions, des destructions plus ou moins étendues (porencéphalie), l'atrophie des lobes antérieurs, qui sont souvent comme tronqués ; l'atrophie de l'un des lobes cérébraux, du corps strié, de la couche optique, du cervelet ; le rétrécissement des ventricules latéraux (Esquirol) ; l'absence du corps calleux, du septum médian (Reil) ; des lobules antérieurs (Breschet) ; une augmentation de consistance de la substance blanche (Belhomme) ; une diminution de la substance grise ; une inégale répartition des vaisseaux de l'encéphale et une diminution de leur calibre (Nat. Guillot). On observe parfois une véritable hypertrophie du cerveau (Boulanger, Calmeil, Baillarger, etc).

Skae (1) a publié une longue série de recherches sur les poids absolus, relatifs et spécifiques des régions partielles du cerveau chez les aliénés. Ces recherches l'ont amené à constater que le cervelet participe le moins aux anomalies qu'on rencontre si fréquemment dans les affections mentales ; le contraire a lieu, paraît-il, pour les idiots, chez lesquels, selon l'opinion de plusieurs auteurs (Malacarne, Niepce), le cervelet présente le plus souvent un arrêt de développement. L'atrophie de l'une des moitiés du cerveau s'observe presque toujours en même temps que la synostose crânienne du même côté, c'est-à-dire en même temps que la réunion prématurée de la moitié de la suture coronale correspondant à l'hémisphère atrophié. Outre cette atrophie, on en rencontre d'autres qui occupent des régions partielles, les lobes antérieurs, par exemple ; il n'est pas rare de trouver en même temps les circonvolutions incomplètement développées. Ces altérations sont assez régulièrement accompagnées de la réunion prématurée des os crâniens correspondants. Enfin, l'arrêt de développement peut avoir eu lieu soit dans une seule, soit dans une série de circonvolutions non avoisinantes ; en pareil cas, les circonvolutions sont ordinairement très grandes, très larges, tantôt profondes, tantôt superficielles. Virchow attribuait toutes ces anomalies à l'influence des sutures prématurées.

Lésions et anomalies cérébrales. — En second lieu, on rencontre les différentes lésions dépendantes de l'encéphalite. Les épanchements internes sont les plus fréquents. On peut rarement constater l'inflammation franche des méninges (2).

Nous terminerons par le résumé d'un travail de Griesinger sur les lésions et les anomalies cérébrales rencontrées chez les idiots.

En tête de ces anomalies se trouve l'atrophie cérébrale avec ses différentes modifications. La microcéphalie doit être considérée comme un arrêt dans la croissance, et dont le siège peut aussi bien être l'encéphale que le crâne ; ce dernier cas est le plus fréquent, et c'est principalement à l'ossification prématurée de tout le crâne qu'est dû l'arrêt de

(1) Skae, *Monthly Journ.*, oct. 1854, p. 289.
(2) Virchow, *Ges. Abhandlungen.*

développement général de l'encéphale (1). L'ossification prématurée des fontanelles, qui parfois même ont déjà disparu dès la naissance, ainsi que celles des différentes sutures du crâne, s'oppose à la croissance rapide de la masse encéphalique dans les premiers temps de la vie, et influe d'une manière d'autant plus active sur l'arrêt du développement cérébral, que la dilatation d'autres régions ne vient pas établir une compensation. L'encéphale lui-même peut, quoique étant très petit et réduit pour ainsi dire à l'état de miniature, n'offrir aucune autre anomalie et présenter de justes proportions dans toutes ses parties; mais le plus souvent la microcéphalie est accompagnée d'induration cérébrale, d'épanchement, d'inégalité dans les hémisphères, d'autres asymétries enfin. Il existe des microcéphales chez lesquels le volume de l'encéphale est de beaucoup inférieur à celui qu'eût dû faire présumer l'aspect extérieur du crâne, soit que les os de ce dernier aient subi un épaississement considérable, soit que sa capacité renferme, outre l'encéphale, un épanchement abondant. Dans l'atrophie générale on trouve ordinairement les circonvolutions aplaties, peu profondes, n'offrant que peu d'anfractuosités, et par conséquent une surface moindre.

On rencontre très fréquemment chez les idiots des atrophies partielles ; ainsi les hémisphères sont souvent le siège d'un arrêt de développement partiel, qui frappe le plus souvent les lobes antérieurs ; d'autres fois, les bulbes olfactifs sont sensiblement diminués, parfois encore l'atrophie occupe les lobes postérieurs, au point que ces derniers ne recouvrent plus qu'imparfaitement le cervelet. Il arrive presque toujours, dans ces cas, que les circonvolutions correspondantes sont plus petites, rabougries, et semblent ne plus s'être développées depuis l'enfance. Lorsque les deux hémisphères sont inégaux, il est rare que l'on puisse attribuer cette inégalité à l'hypertrophie de l'un d'eux; elle est plutôt le résultat de l'atrophie du plus petit, et peut être due soit à une difformité même du crâne, soit à un arrêt de développement primordial; ou bien encore elle est la conséquence de lésions antérieures, telle qu'une encéphalite, des foyers apoplectiques, etc. On peut trouver tous les degrés de l'atrophie, depuis le rétrécissement le plus léger jusqu'à une lésion où tout un hémisphère a complètement disparu, pour être remplacé par une sorte de réseau à mailles infiltrées de sérosité; même dans les degrés moins avancés, le parenchyme de l'hémisphère atrophié est devenu racorni, rugueux, induré; le ventricule latéral correspondant est dilaté, et offre un épendyme épaissi. L'asymétrie s'étend très fréquemment jusqu'à la protubérance, la moelle allongée et le cervelet. Ce dernier offre une atrophie du même côté, lorsque l'hémisphère a subi un arrêt de développement à la suite

(1) Actuellement, on admet que l'ossification prématurée est consécutive à l'arrêt de développement de l'encéphale. Voir *Dégén. mentale*, p. 395.

d'un raccourcissement du crâne ; lorsque, au contraire, l'atrophie est due à une autre cause, elle est croisée. Très souvent cette lésion entraîne soit une atrophie des membres, soit une paralysie, soit des contractures dans la moitié du corps opposée à l'hémisphère lésé.

Sous le nom de *porencéphalie*, Heschl (1) a décrit une lésion caractérisée par une absence complète d'une partie des circonvolutions et du centre semi-ovalaire, de manière à permettre à la vue de pénétrer dans le ventricule. La substance cérébrale qui manque est remplacée par une sérosité abondante contenue dans une poche formée par la pie-mère. La porencéphalie ne paraît pas être due à un arrêt de développement, elle est plutôt le résultat d'une maladie fœtale qui a détruit le parenchyme manquant. Elle entraîne après elle, presque constamment, l'idiotie avec paralysie ou contracture des membres du côté opposé.

On a encore trouvé dans les différentes régions du cerveau des idiots, mais plus rarement, toute sortes d'autres défectuosités partielles : telles sont par exemple : absence de tout le cervelet, de la glande pinéale ; imperfection de la voûte ; arrêt de développement des olives, des pédoncules, des corps mamillaires, des couches optiques, des corps striés ; racornissement du chiasma ; état rudimentaire ou absence totale du corps calleux, etc.

Parmi les lésions les plus fréquentes, rencontrées chez les idiots, on peut ranger l'hydrocéphalie chronique, soit congénitale, soit survenue à un âge peu avancé, offrant tous les degrés, et accompagnée ordinairement d'un épaississement très marqué de l'épendyme. Dans certains cas, l'hydrocéphalie semble être le point de départ de la lésion primordiale et principale : dans beaucoup d'autres cas, au contraire, l'épanchement séreux qu'on rencontre dans le crâne de certains idiots est consécutif à un arrêt de développement, à des atrophies partielles, en un mot à des imperfections cérébrales quelconques, et dans lesquelles il figure comme complication accidentelle. Le volume de l'encéphale est nécessairement diminué dans l'affection dont nous venons de parler.

Dans beaucoup de cas d'idiotie, les lésions principales qu'on rencontre sont dues à l'encéphalite : elles sont plus ou moins étendues, tantôt sous forme de foyer, tantôt diffuses, et ont donné lieu à divers résultats qui consistent soit en une induration du parenchyme cérébral, soit en une atrophie des endroits lésés. Ces phénomènes morbides, qui datent de la vie fœtale, ou des premiers mois de la vie extra-utérine, ou de la première période de dentition, ou enfin de l'âge de quatre à cinq ans, sont devenus à peine appréciables à la vue, lorsque l'idiot meurt seulement à un certain âge : les endroits atrophiés ne se distinguent alors de ceux qui ont simplement subi un arrêt de dévelop-

(1) Heschl, *Prager Vierteljahrsschr.*, Bd. LXI, 1859, p. 59.

pement que par un tissu condensé, comme cicatriciel, et par des dépôts pigmentaires, etc. L'épilepsie, l'hémiplégie, sont les compagnes fréquentes de l'idiotie en pareil cas.

On rencontre bien plus rarement l'hypertrophie cérébrale chez les idiots. Il est du reste impossible, pendant la vie, de la distinguer de l'hydrocéphalie, parce que, comme cette dernière, elle peut produire une tête volumineuse. Baillarger (1) cite le cas d'un enfant de quatre ans, dont le cerveau avait un poids de 1305 grammes ; le même auteur cite un autre cas (2), où le corps de l'enfant pesait 46 livres, tandis que le poids de l'encéphale était de 1160 grammes. Briquet et Delasiauve ont cité des faits semblables.

Un phénomène assez curieux, peu observé jusqu'ici, et dont Stahl, Rœsch et Niepce ont fait mention, c'est la grande richesse en substance grise trouvée dans l'encéphale de quelques idiots : cette substance occupait du reste les places qu'elle occupe normalement, seulement sa masse dépassait de beaucoup la masse de la substance blanche. On rencontre parfois aussi de la substance grise qui s'est déposée dans des places insolites (3).

A propos de porencéphalie, nous relaterons l'autopsie d'une fille idiote épileptique, décédée à la suite de la phthisie pulmonaire, et chez laquelle on observa les lésions suivantes :

La dure-mère est épaisse et plissée, au niveau de la partie antérieure de l'hémisphère droit. Il s'écoule à son incision une grande quantité de sérosité. L'arachnoïde est mince et décolorée. L'hémisphère droit semble atrophié ; il est beaucoup plus petit que l'hémisphère gauche, et porte latéralement, au niveau de la scissure de Sylvius, un enfoncement recouvert par une membrane translucide très mince. Lorsqu'on enlève cette membrane, on voit une cavité de la circonférence d'une pièce de 2 francs ; elle est due à l'absence totale des circonvolutions sur la partie correspondante du centre ovale qui forme le fond immédiat de cette cavité, dont la direction est obliquement inclinée vers la couche optique droite. Un peu plus en arrière, et en haut, se trouve une autre cavité en forme d'entonnoir; elle communique avec la partie postérieure du ventricule latéral du même côté, et l'on peut voir dans le fond une partie du plexus choroïde. Le temporal, de ce côté, est bien plus épais que celui du côté opposé. On ne remarque aucune différence de volume dans les lobes du cervelet. L'encéphale est généralement petit, pâle, généralement empâté, et ne pèse que 975 grammes.

Se basant sur les diverses lésions que révèle l'anatomie pathologique chez les idiots, M. Bourneville (4) propose de distinguer les formes suivantes :

(1) Baillarger, *Ossification précoce du crâne chez les microcéphales* (*Bull. de l'Acad. de méd.* Paris, 1855, t. XXI, p. 954).
(2) Baillarger, *Gazette hebdom.*, 1859.
(3) Griesinger, *Mal. mentales*. Paris, 1864.
(4) Bourneville, *Progrès médical*, 24 juin 1893.

1° Idiotie hydrocéphalique, ou symptomatique de l'hydrocéphalie;

2° Idiotie symptomatique de microcéphalie, ou idiotie microcéphalique;

3° Idiotie symptomatique d'un arrêt de développement des circonvolutions;

4° Idiotie symptomatique d'une malformation congénitale du cerveau (porencéphalie vraie, absence du corps calleux), ou d'une malformation pathologique (pseudo-kystes, foyers ocreux, pseudo-porencéphalie, etc.);

5° Idiotie symptomatique de sclérose hypertrophique ou tubéreuse;

6° Idiotie symptomatique de sclérose atrophique : *a*) sclérose des deux hémisphères ou d'un hémisphère; *b*) sclérose d'un lobe du cerveau; *c*) sclérose de circonvolutions isolées; *d*) sclérose chagrinée du cerveau;

7° Idiotie symptomatique de méningite ou de méningo-encéphalite chronique, ou idiotie méningitique;

8° Idiotie avec cachexie pachydermique ou idiotie myxœdémateuse, liée à l'absence de la glande thyroïde;

9° Idiotie symptomatique de tumeurs de l'encéphale.

Thorax, bassin et membres. — Nous ne nous étendrons pas sur l'ostéomalacie, les cyphoses, les lordoses, les scolioses et les déviations du bassin qui en sont la conséquence, l'étude de ces phénomènes morbides étant celle du rachitisme.

Traitement. — On s'attend bien, dit Esquirol, à ce que je n'aie rien à dire sur le traitement d'un état constitutionnel; néanmoins on peut, jusqu'à un certain point, améliorer le sort des imbéciles en donnant une bonne direction à leurs habitudes, à leurs actions, en les astreignant à quelque travail qui tourne au profit de l'imbécile pauvre, ou serve de distraction à l'imbécile riche. Les idiots réclament des soins domestiques très attentifs et très assidus.

Sans imiter l'espèce de culte qu'on rendait aux idiots et aux crétins dans quelques contrées, où l'on regardait comme une faveur du ciel d'avoir un idiot ou un crétin dans sa famille, on entourera de soins assidus et actifs ces infortunés qui, abandonnés à eux-mêmes, sont exposés à toutes les causes de destruction. Par l'habitude on les accoutume à un régime convenable; leur paresse, leur apathie, leur résistance à tout mouvement, leurs infirmités, leur état habituel de malpropreté, leur disposition à l'onanisme, exigent une surveillance éclairée et très active.

Au milieu de leur dégradation, l'imbécile, l'idiot et le crétin conservent encore, dit Morel, quelques aptitudes que l'on peut utiliser, quelques éléments de régénération morale. Or l'expérience prouve, comme le dit avec beaucoup de justesse Delasiauve, qu'il n'est pas impossible, même chez l'idiot, de féconder tous ces germes dans une certaine mesure, d'agrandir la sphère restreinte de son intelligence en multipliant autour de lui les impressions extérieures, de développer en lui quelques sentiments de sociabilité, de l'initier par l'imitation et l'usage à la pratique de diverses professions manuelles, sous une direction intelligente. La gymnastique, qui augmente la vigueur de la constitution en même temps qu'elle imprime à l'attitude de la grâce, aux mouvements de la rectitude, détruit ou modifie ses tics si disgracieux, ses balancements si choquants pour la vue. La constante activité à laquelle on l'oblige amortit la violence de ses penchants brutaux, corrige les appétits déréglés, les habitudes vicieuses qui parfois contribuent à augmenter l'infirmité de son esprit. Une communication permanente avec le monde qui l'entoure, ses rapports avec ses maîtres et ses camarades, les récompenses qu'il obtient, les privations qu'on lui inflige, tout cela suscite dans cette imagination, inerte en apparence, une notion confuse du bien et du mal, du plaisir et de la peine, soulève des sensations affectueuses, avive l'amour-propre. La pitié se fraye un chemin dans son âme : il vivait dans la fange, objet de dégoût : la propreté et la décence lui sont devenues familières. C'était en un mot un fardeau pénible, embarrassant; l'éducation en a fait un être supportable et parfois même un serviteur utile (1).

« Dans la triste situation congénitale où sont réduits les êtres dégénérés, dit Morel (2), tous ont besoin de soins hygiéniques appropriés à leur situation maladive. Livrés à eux-mêmes, ils sont incapables de manger, de se vêtir, de satisfaire à leurs besoins les plus naturels.

» Tantôt il y a chez eux une exagération du système locomoteur, tantôt torpeur, apathie du mouvement; les exercices gymnastiques qui leur conviennent sont donc différents, selon les indications de l'état pathologique.

» Si nous pénétrons dans la sphère des facultés intellectuelles, sentimentales, instinctives, que de diversité encore n'avons-nous pas observées, depuis l'absence complète de ces facultés jusqu'à la persistance de quelques autres, sur lesquelles il faut savoir s'appuyer afin de développer « ce qui existe » selon l'aphorisme de Félix Voisin (3).

» Il ne faut pas craindre de le répéter, dit un juge très compétent en cette matière, Delasiauve, l'éducation de l'idiot, vue d'ensemble, doit être tout émotion, tout action. Stimuler sans cesse par des sensations et des œuvres en rapport avec sa sensibilité morale, par l'attention, les comparaisons, le désir, le goût, est l'unique moyen de faire

(1) Morel, *Études cliniques* et *Traité des maladies mentales*, Paris, 1851-53.
(2) Morel, *Traité des maladies mentales*. Paris, 1860.
(3) Félix Voisin, *De l'idiotie chez les enfants et des autres particularités d'intelligence ou de caractère qui nécessitent pour eux une instruction et une éducation spéciales*. Paris, 1843.

éclore en lui l'idée. Plus le progrès est tardif, moins il faut risquer de le compromettre par une précipitation maladroite et des soins avortés. La lecture, l'écriture, le calcul, petits talents, ne sont véritablement pour l'être privé d'intellect, que des outils défectueux entre des mains incapables. »

« Ce n'est pas que Delasiauve rejette les initiatives intellectuellles, lorsque surtout il existe chez ces êtres dégénérés de ces aptitudes originelles spéciales dont j'ai parlé ; mais il est des indications plus positives et qui sont en rapport avec ces natures défectueuses. Je veux parler du développement de la sensibilité morale, au moyen des soins affectueux dont on les entoure, et de l'application du plus grand nombre à des travaux manuels et à des exercices réguliers qui leur apprennent à coordonner leurs mouvements et à se rendre utiles et serviables. Plusieurs ont été trouvés capables d'apprendre un métier et d'exercer quelques-uns de ces états où l'homme n'a besoin que d'employer des mouvements automatiques. Il ne faut pas oublier non plus que les résultats du traitement intellectuel, physique et moral, dans ces cas, ne doivent pas tendre à amener une comparaison entre ces êtres congénitalement frappés dans leurs facultés et les individus nés intelligents. Il s'agit de les comparer à ce qu'ils seraient si on les avait laissés dans l'état d'abjection et de dégradation où les avait placés la maladie. »

La première condition de toute amélioration psychique des idiots, pour Griesinger, c'est la cessation graduelle et enfin complète de l'altération cérébrale qui fut la cause première de l'idiotie. Il faut donc entendre, par guérison de l'idiotie, la guérison radicale du mal physique qui engendra le mal psychique. Ce n'est qu'après que cette guérison a eu lieu, que doit commencer l'œuvre éducatrice consistant dans le développement régulier des facultés, mais ce n'est que dans les cas de seul trouble fonctionnel que ce résultat peut être obtenu ; ou bien encore, lorsque l'altération physique a pu être arrêtée dès la première enfance. En règle générale, lorsque l'idiotie est constatée dès le jeune âge, il est déjà trop tard pour y remédier, car l'affection est devenue incurable. Dans ces cas, qui forment l'immense majorité, ce qu'il y a de mieux à faire, c'est de tirer le meilleur parti possible des restes psychiques survivant à la ruine de l'intelligence et de la sensibilité morale ; c'est que Guggenbühl nomme le *sauvetage de l'idiot*.

En fait d'idiotie, il ne peut donc être question que d'amélioration et non de guérison ; or ceci est déjà beaucoup, d'abord pour les malheureux eux-mêmes, puis pour leurs familles. C'est là ce qui doit faire désirer de plus en plus la création ou la désignation, par les autorités, d'asiles spécialement consacrés au soulagement des idiots.

Ces établissements spéciaux doivent chercher à réaliser, autant que possible, une direction à la fois médicale, pédagogique et religieuse ;

mais, comme le dit avec raison Brandes, l'une ne doit pas être appliquée à l'exclusion de l'autre; un traitement purement médical, une éducation purement intellectuelle ne sauraient qu'aboutir aux déceptions les plus fâcheuses.

On doit se proposer pour but de fortifier la santé, de régulariser les fonctions, d'imprimer aux individus de bonnes habitudes, de leur apprendre à devenir propres, convenables, à s'habiller et se déshabiller eux-mêmes, à manger proprement; beaucoup qui étaient muets peuvent apprendre à parler. Parfois on parvient à leur enseigner un métier, celui de cordonnier, tailleur, ébéniste, etc. Quelquefois on peut tirer parti chez eux d'une aptitude spéciale pour la musique, la peinture, la mécanique. Quelques-uns sont capables d'acquérir des idées, il est enfin possible d'éveiller chez le plus grand nombre des sentiments religieux; chez tous, les travaux de la campagne exerceront la plus heureuse influence.

Séguin cherche d'abord à habituer les enfants idiots au travail soit manuel, soit intellectuel; mais, pour réussir, il faut, dit-il, que le redressement des instincts et l'éducation morale dominent l'ensemble de l'enseignement. En un mot, Séguin fait d'abord l'éducation du système nerveux, et enfin l'éducation morale. Nous renvoyons, pour plus amples détails, à l'ouvrage de Séguin (1).

Nous sommes absolument de l'avis de Morel et nous pensons, comme lui, que les effets salutaires produits par le traitement moral ne vont pas jusqu'à pouvoir rendre l'intelligence de l'idiot comparable à celle d'un homme ordinaire; et que, s'il y a lieu à comparaison, cette comparaison ne peut être établie qu'entre ce qu'est l'idiot abandonné à lui-même et ce qu'il est lorsque des soins assidus l'environnent de toutes parts.

Ces malheureux, déshérités de la nature, doivent être l'objet de toutes les marques possibles de dévouement et d'affection, de manière qu'à la longue on obtienne d'eux qu'ils finissent par s'attacher à leurs bienfaiteurs, ce qui n'arrive pas toujours. Bien certainement toute notre sympathie doit être acquise aux hommes courageux qui se vouent à l'éducation ingrate des idiots; on ne peut que regretter seulement l'exagération qu'on a cru devoir quelquefois donner aux succès obtenus.

En 1878, le docteur Fuller (de Montréal), a pratiqué pour la première fois, à ce qu'il semble, une opération hardie, destinée à permettre l'expansion du cerveau qu'on supposait arrêtée par la synostose prématurée des os du crâne. C'était la *crâniectomie*, dont l'idée fut reprise plus tard par M. Guéniot, et qui fut, en 1890, l'objet d'une communication intéressante faite à l'Académie des sciences par M. le professeur Lannelongue.

(1) Séguin, *Traitement moral, hygiène et éducation des idiots*. Paris, 1846.

Le professeur Lannelongue a publié deux autres mémoires sur cette question; et il a été suivi dans cette voie par de nombreux imitateurs, en France et à l'étranger.

Le Dr Bourneville (1) s'est élevé contre ce traitement chirurgical de l'idiotie; il lui reproche de reposer sur une hypothèse que ne confirme pas l'anatomie pathologique, à savoir que le développement cérébral est arrêté par l'ossification prématurée des sutures et que les lésions décrites dans les cerveaux d'idiots coïncident avec la synostose prématurée. Il estime que les lésions auxquelles sont dues les diverses formes d'idiotie sont d'ordinaire profondes, étendues, variées, et par conséquent peu susceptibles d'être modifiées par la craniectomie.

D'après la plupart des chirurgiens, les résultats obtenus par l'intervention opératoire sont légers, douteux ou nuls; des accidents graves, (paralysie, convulsions, etc.), et la mort même peuvent s'en suivre.

Il conclut que « le traitement médico-pédagogique reposant sur la méthode imaginée par Séguin et perfectionnée par l'introduction de procédés nouveaux, appliquée judicieusement et prolongée un temps convenable, permet d'obtenir à peu près toujours une amélioration sérieuse et souvent même de mettre les enfants idiots et arriérés en état de vivre en société ».

§ 5. — IDIOTIE MYXOEDÉMATEUSE, CACHEXIE PACHYDERMIQUE.

La cachexie pachydermique nous paraît devoir prendre place entre l'idiotie proprement dite et le crétinisme. En effet, ces malades, au point de vue intellectuel, sont des idiots, bien qu'ils ne présentent pas les caractères de l'idiotie profonde (tics, balancements, salacité), qu'ils soient assez doux, et susceptibles d'affection et d'une éducation rudimentaire. Ils se rapprochent des crétins par ce fait que chez eux tout l'organisme est atteint, et qu'il ne s'agit pas seulement de lésions cérébrales ou d'un arrêt de développement du cerveau; chez les crétins, dit Ferrus, existe une cachexie, un état constitutionnel anormal, comme cela s'observe chez les myxœdémateux.

Cette question a été particulièrement étudiée par M. Bourneville (2).

C'est une maladie rare, il n'en existerait que quarante-cinq observations; elle se rattache à la suppression anatomique ou fonctionnelle de la glande thyroïde. Tantôt il s'agit d'une absence congénitale de cette glande, tantôt de lésions pathologiques survenues pendant les premiers temps de l'existence. On a relevé, au point de vue étiologique, la fréquence de l'alcoolisme et de la tuberculose chez les parents, puis les impressions vives et les traumatismes subis par la mère pendant la grossesse.

(1) Bourneville, *Congrès de Blois*, 1892, et *Progrès médical*, 24 juin 1893.
(2) Bourneville, *De l'idiotie avec cachexie pachydermique*, 1890.

Les premiers symptômes sont observés en général vers le dix-huitième mois. Pour M. Bourneville, ils ne sauraient, dès la fin de la première année, échapper à un œil exercé. L'enfant cesse de grandir, sa physionomie change, n'exprime plus d'intelligence, la peau devient sèche, rugueuse, épaisse. Lorsque l'on observe un sujet atteint de cachexie pachydermique, on constate trois ordres de faits : 1° l'arrêt de développement intellectuel, l'idiotie; 2° un arrêt de développement physique, le nanisme, avec troubles profonds de la nutrition; 3° l'absence du corps thyroïde.

Ce n'est pas, nous l'avons dit, une idiotie profonde; ces malades, en effet, ne présentent pas de surdité; l'odorat et le goût sont normaux; la sensibilité générale est conservée, et, en particulier, ils sont très sensibles au froid.

Leur appétit est médiocre ; ils ne se jettent pas sur les aliments avec voracité; ils sont propres ou peuvent, en tout cas, le devenir; ils ont un certain sentiment de pudeur et ne se livrent pas à l'onanisme comme les idiots. Enfin ils sont jusqu'à un certain point éducables; « les moyens pédagogiques, dit M. Bourneville, comprennent tous ceux que nous employons dans l'éducation des idiots, depuis les exercices destinés à apprendre à se tenir debout et à marcher jusqu'à l'enseignement primaire et professionnel (1). »

La taille est très peu élevée (de 90 centimètres à 1m,10); et il existe des déformations rachitiques des vertèbres, des membres et du bassin. La tête est aplatie de chaque côté du front, grosse en arrière, la fontanelle antérieure persiste jusqu'à trente ans et plus. Les dents sont cariées, la seconde dentition se fait tard et incomplètement ; la langue est grosse, épaisse; les lèvres grosses et renversées en dehors ; la salive s'écoule hors de la bouche. Les paupières sont pâles et gonflées; il existe ordinairement de la blépharite ciliaire. Le cuir chevelu est souvent le siège d'un eczéma tenace. Les joues sont gonflées, pendantes. Les oreilles sont grandes, d'une teinte cireuse, et comme gonflées. Le cou est gros et court ; on trouve de chaque côté des pseudolipomes, dans le creux sus-claviculaire. Le bassin est rétréci. Le ventre est large (ventre de batracien); il existe presque toujours des hernies ombilicales ou inguinales. Les organes génitaux sont atrophiés. La puberté ne vient jamais. Les membres supérieurs et inférieurs sont gros et courts, incurvés par les déformations rachitiques.

La peau est sèche, épaisse, cireuse, glabre ; elle donne absolument l'impression d'un œdème généralisé.

La marche est difficile ; ces malades répugnent à tout mouvement. Leur parole est lente et traînante, la voix aiguë ou rauque.

Il existe deux autres sortes de myxœdème. Une forme, décrite par

(1) Bourneville, *loc. cit.*

Gull (1), Ord (2) et Charcot, débute insidieusement, de trente à cinquante ans ; l'autre correspond au myxœdème opératoire décrit par Reverdin (de Genève) ; la cachexie, dans ce dernier cas, succède à une thyroïdectomie. C'est la *cachexia strumipriva* de Kocher (de Berne).

Dans ses trois formes, la cachexie pachydermique est un syndrome clinique résultant de la suppression anatomique ou fonctionnelle du corps thyroïde. Il se produit des troubles de l'hématopoièse. Schiff a cherché à expliquer cette cachexie par l'hypothèse suivante : le corps thyroïde sécréterait un liquide qui serait versé dans le sang et qui jouerait un rôle important dans la nutrition des centres nerveux. Horsley (3) pensait à l'action de la mucine sur le système nerveux central ; il montrait la similitude du myxœdème produit expérimentalement chez les animaux avec le myxœdème de l'homme. Chez les animaux, privés de la glande thyroïde, on observe des phénomènes nerveux particuliers, puis un stade mucinoïde, suivi d'un stade d'atrophie. La mucine s'accumule dans la peau, dans le sang, dans les glandes salivaires et la parotide (myxœmie). Cette théorie du rôle de la mucine, ne semble pas prouvée.

On a songé à améliorer la cachexie pachydermique en suppléant la glande atrophiée ou disparue : on a pratiqué des injections sous-cutanées d'un liquide extrait de la glande. D'autre part, Schiff ayant greffé, chez des animaux qu'il avait privés de corps thyroïde, des fragments de cette glande, on a essayé le même procédé chez l'homme, et fait des greffes thyroïdiennes, tantôt péritonéales, tantôt sous-cutanées; on a employé dans ce but soit des portions saines d'une glande thyroïde enlevée pour une affection goitreuse, soit des fragments du corps thyroïde de mouton, comme Horsley (4) l'a recommandé.

Ce procédé mérite évidemment d'être utilisé dans le traitement de l'idiotie myxœdémateux, bien qu'il n'ait pas donné encore de résultats bien probants. On aura cependant recours aux toniques, aux médicaments antiscrofuleux, à l'hydrothérapie, aux bains salés, à la gymnastique.

Le pronostic de cette affection est des plus défavorables, et les malades qui en sont atteints ont en général une vie assez courte.

(1) Gull, *Transactions*. Londres, 1874.
(2) Ord, *Transactions*. Londres, 1878.
(3) Horsley, *Brit. med. Journ.*, 1885.
(4) Horsley, *Brit. med. Journ.*, 1890.

CHAPITRE XIII

CRÉTINISME

Aperçu historique. Bibliographie. — Le crétinisme n'a guère attiré l'attention d'une manière particulière qu'à partir du commencement de ce siècle (1).

Les plus anciennes indications paraissent remonter au XIe siècle, et sont relatives aux crétins des Pyrénées. « Dans les deux Navarres, dit Ramond, ils s'appellent quelquefois *caffos* : c'est ainsi que les nomme l'ancien for, compilé vers 1074. »

Les premières observations, qui en ont été faites en Suisse, ne remontent pas au delà du XVIe siècle. Paracelse (2), qui est mort en 1541, paraît avoir fourni les premières notions connues sur les idiots et les goitreux de la Suisse. Suivant lui, les idiots, *stulti*, sont mal conformés et mal proportionnés; le goitre, *struma*, ne leur est pas propre, mais leur est commun avec d'autres hommes; il est seulement très fréquent chez eux : il tire son origine des eaux métalliques et minérales, en des lieux déterminés.

Viennent ensuite les indications de Stumpf (3) sur les crétins de la Suisse et de la Styrie; de Simler (4), qui a décrit les crétins du Valais sous le nom de *Gouchen*; de Plater (5), qui s'exprime ainsi : « L'idiotie est une maladie fréquente dans certaines contrées, ainsi que je l'ai observé dans le Valais, à Bremis et dans le Bintzgerthal, en Carinthie, où elle affecte beaucoup d'enfants, idiots de naissance, qui ont souvent une tête difforme et une langue énormément gonflée, qui sont muets, souvent goitreux, et d'un aspect informe. » D'autres mentions se trouvent encore dans les ouvrages de Wagner (9), de Hoffmann (7), de Haller (8).

(1) Cette étude si complète sur le crétinisme, a été rédigée par notre ami et ancien collègue à la Faculté de Strasbourg, le D[r] Kœberlé ; nous lui avons fait subir quelques modifications, en y ajoutant les nouvelles recherches.

(2) Paracelse, *Opera*, Genève, 1658, t. II, p. 384, *De generatione stultorum*.

(3) Stumpf, *Chronik*. Zurich, 1586, p. 588.

(4) Simler, *Valesiæ et Alpium descriptio*. Leyde, 1633, l. I, p. 19.

(5) Plater, *Praxeos med.*, t. I, chap. III. Bâle, 1656.

(6) Wagner, *Hist. nat. Helvetiæ curiosa*. Zurich, 1680.

(7) Hoffmann, *De morbis certis regionibus et populis propriis*. Halle, 1705.

(8) Haller, *Elementa physiologiæ*, L. XVII, S. 1, § XVII. Lausanne, 1763.

Des notions plus étendues ont été fournies par de Saussure (1), qui détermina dans les Alpes l'altitude et la situation de quelques localités où la dégénérescence était endémique, et en rechercha les causes; par Coxe (2), qui a donné quelques indications sur les crétins du Valais; par Ramond (3), qui a rapproché les crétins des Pyrénées, désignés sous le nom de *cagots*, de ceux que l'on rencontre dans les Alpes.

Alors parurent les écrits de Malacarne (4), de Michaelis sur les crétins de Salzbourg (5), d'Ackermann (6), qui développa les idées de Malacarne, rattacha le crétinisme au rachitisme, et préconisa l'utilité de la transplantation des jeunes crétins sur des montagnes élevées audessus des limites de l'endémie, qu'il attribuait à un excès d'humidité de l'air; — enfin de Fodéré (7), qui attira particulièrement l'attention des observateurs, et détermina un certain nombre d'entre eux à étudier le crétinisme en Suisse, en Savoie, aux environs de Salzbourg, etc. Tels sont: Wenzel frères (8), Odet (9), comte de Rambuteau préfet du département du Simplon (10); Iphofen, qui considéra le crétinisme comme un degré de la maladie scrofuleuse (11) Knolz, (12), Sensburg (13), Häussler (14), Brunner (15).

Pendant dix à quinze ans il ne fut presque plus question du crétinisme, ou au moins aucun travail important ne fut produit jusqu'aux intéressantes recherches de Guggenbühl, sur l'établissement d'une maison de santé pour les crétins, en 1841.

A partir de cette époque, des travaux très nombreux ont été publiés, qui tout en semant parfois des hypothèses nouvelles, ont néanmoins jeté un grand jour sur l'étiologie, les caractères, l'anatomie pathologique, le traitement et la prophylaxie du crétinisme.

Nous indiquerons, par ordre chronologique, les plus importants de ces travaux.

(1) Saussure, *Voyages dans les Alpes*. Neuchâtel, 1780.
(2) Coxe, *Lettres sur la Suisse*, trad. de l'anglais. Paris, 1732, t. II, p. 32.
(3) Ramond, *Observations faites dans les Pyrénées*. Paris, 1789, c. XI, p. 204.
(4) Malacarne, *Su i gozzi e sulla stupidità che in alcuni paesi gli acompagna*. Turin, 1783; *Riccordi della anatomia chir. spettanti al capo al collo*. Padoue, 1801.
(5) Michaelis, *Blumenbach's med. Bibl.*, III, 640.
(6) Ackermann, *Ueber die Kretinen, eine besondere Menschenabart in den Alpen*. Gotha, 1790.
(7) Fodéré, *Traité du goitre et du crétinisme*. Paris, 1800.
(8) Wenzel, *Ueber den Cretinismus*. Vienne, 1802.
(9) Odet, *Idées sur le crétinisme*. Montpellier, 1805.
(10) De Rambuteau, *Mémoire sur le crétinisme*, 1813 (*Ann. méd.-psych.*, mai 1871).
(11) Iphofen, *Der Cretinismus, philosophisch und medicinisch Untersucht*. Dresde, 1817.
(12) Knolz, *Oesterr. Jahrb., N. F.* 1826.
(13) Sensburg, *Der Cretinismus mit besonderer Rücksicht auf dessen Erscheinung im Unter-Main und Rezat Kreise des Kœnigr. Bayern*. Würzbourg, 1825.
(14) Häussler, *Ueber die Beziehungen des Sexualsystemes zur Psyche überhaupt und zum Cretinismus insbesondere*. Würzbourg, 1826.
(15) Brunner, *Ueber Kretinismus im Aostathale* (*Verhandl. der vereinigt. ärztl. Gesellschaft der Schweiz*, 1829).

Troxler, *Der Kretinismus und seine Formen*. Zurich, 1836. — Rosenthal, *Ueber den Cretinismus*. Munich, 1839. — Hoffmann, *Einiges ueber Cretinismus und dessen mögliche Ausrottung in den Orten Markt-Einersheim und Iphofen*. Würzbourg, 1841. — Müller, *Ueber Cretinismus in hessischen Neckarthale* (*Ann. méd. de Heidelberg*, t. V). — Buek, *Vortrag ueber Cretinismus und die Möglichkeit demselben vorzubeugen*. Hambourg, 1842. — Marchant, *Obs. faites dans les Pyrénées pour servir à l'étude des causes du crétinisme*. Paris, 1842. — Thieme, *Der Cretinismus*. Weimar, 1842. — Berchtold-Beaupré, *Diss. sur le crétinisme*. Fribourg, 1843. — Michaelis, *Skizzen von der Verbreitung des Cretinismus im Kant. Argau*. Aarau, 1843. — Stahl, *Beitrag zur Pathologie des Idiotismus endemicus* (*Nov. Act. Naturæ Curiosorum*, t. XXI, 1843) ; *Cretinismus in Sulzheim und Gerolzhofen* (*Nov. Act. N. C.*, 1845, p. 368). — Rösch, *Untersuchungen über den Cretinismus in Würtemberg*. Erlangen, 1844 ; *Beobachtungen ueber den Cretinismus*, 1850. — Maffei, *Der Cretinismus in den nordischen Alpen*. Erlangen, 1844. — Maffei et Rösch, *Neue Untersuch. ueber den Cretinismus*. Erlangen, 1844. — Wells, *Essay upon cretinism and goitre*. Londres, 1845. — Behrend, *Ueber den Cretinismus grosser Städte, dessen Ursachen und dessen Analogie mit dem Cretinismus der Alpen*. (*Journal für Kinderkrankh.* juin 1846). — Meyer-Ahrens, *Zur Etiologie des Cretinismus* (*Henle's und Pfeuffer's Zeitschrift*, t. IV, 1, 1846). — Fauconneau-Dufresne, *Du crétinisme, de ses causes, du traitement et de l'éducation des crétins* (*Rev. méd.*, Paris, juin 1846). — Mgr Billiet, archevêque de Chambéry, *Observations sur le recensement des personnes atteintes de goitre et de crétinisme dans les diocèses de Chambéry et de Maurienne*, 1847 ; *Observ. sur le goitre et le crétinisme, avec des réflexions*, par M. Morel (*Ann. médico-psych.*, Paris, 1854-1855). — Gallo, Despine, Riberi, Viano, Bonino, Lismonda, Cantu, Bertini, *Rapport de la commission créée par S. M. le roi de Sardaigne pour étudier le crétinisme*. Turin, 1848. — Stahl, *Neue Beiträge zur Physionomik und pathol. Anat. der Idiotia endemica*. Erlangen, 1848, et *Damerow's Zeitschrift*, 1854. — Boudin, *Recherches sur le crétinisme en général, et compte rendu du rapport de la commission sarde* (*Arch. gén. de méd.*, 1850, p. 65). — Chatin, *Présence générale de l'iode dans les trois règnes de la nature* (*Journ. de chimie méd.*, nov. 1850) ; *Recherche de l'iode dans l'air, les eaux et le sol des Alpes* (*Bull. de l'Acad. de méd.*, 12 février 1852 et 10 avril 1860 ; et *Gaz. méd.*, Paris, 1862, p. 37). — *Zeitschrift für den Cretinismus*, Tubingue, 1850. (Il n'a paru que 3 livr.) — Ferrus, *Mém. sur le goitre et le crétinisme* (*Bull. de l'Acad. de méd.*, t. XVI, p. 200, Paris, 1850), et *Gaz. des hôp.*, 1838. — Brierre de Boismont, *Examen du rapport de la commission créée par S. M. le roi de Sardaigne pour étudier le crétinisme* (*Ann. médico-psych.*, 2e série, t. II, p. 205, Paris, 1850). — Grange, *Rapports sur les causes du goitre et du crétinisme et sur les moyens d'en préserver les populations* (*Arch. des missions scientifiques*, déc. 1850) ; *Rech. sur les causes du goitre et du crétinisme* (*Ann. de chimie et de phys.*, 3e série, t. XXVI, p. 129). — Niepce, *Traité du goitre et du crétinisme*, 1851 et *Gaz. méd.*, Paris, 1853, p. 11. — Morel, *Sur les causes du goitre et du crétinisme endémiques à Rosières-aux-Salines*, 1851 ; *Traité des dégénérescences phys. intellect. et morales de l'espèce humaine*. Paris, 1857 ; et *Arch. de méd.* 1863-1864-1868. — Fourcault, *Caractères pathol. et tératol. du crétinisme*, (*Gaz. méd.*, Paris, 1852, p. 144). — Virchow, *Ueber den Cretinismus und ueber pathologische Schädelformen ; Ueber die Verbreitung des Cretinismus in Unter-*

Franken, 1852; *Zur Entwicklung des Cretinismus und der Schädeldifformitäten* (*Gesammelte Abhandlungen*, Francfort-s-M., 1856); *Fœtale Rachitis. Cretinismus u. Zwergwuchs* (*Virch. Arch.*, 1883). — G. Tourdes, *Statistique du goitre et du crétinisme dans le dép. du Bas-Rhin* (*Gaz. méd.*, Strasbourg, 1852). — Guggenbühl, *Die Heilung und Verhütung des Cretinismus und ihre neuesten Fortschritte* Berne, 1853. — Baillarger, *Rech. sur le crétinisme* (*Ann. médico-psych.*, Paris, 1854); *Enquête sur le goitre et le crétinisme* (*Recueil des travaux du Comité consultatif d'hygiène*, Paris, 1873); et *Dict. Dechambre*. — Vrolik, *Beschryving von gebrecklichen Hersen und Schädel-Vorm*, Amsterdam, 1854 et *Schmidt's Jahrb.*, 1855, p. 359. — Bories, *Du recrutement au point de vue du goitre et du crétinisme dans le dép. des Hautes-Alpes*. Paris, 1854. — Köstl, *Der endemische Cretinismus als Gegenstand der öffentlichen Fürsorge*. Vienne, 1855. — Arthaud, *Observation de crétinisme*. Lyon, 1855. — Strambio, *Sul cretinismo nella Valtellina* (*Gaz. med. ital. lombarda*, 1856). — Blackie, *Cretins and cretinism*. Édimbourg, 1856. — Fabre, *Traité du goitre et du crétinisme et du rapport qui existe entre ces deux affections*. Paris, 1857. — Eulenberg et Marfels, *Zur pathologischen Anatomie des Cretinismus*. Wetzlar, 1857. — Wunderlich, *Der cretinöse Blödsinn* (*Handbuch der Pathologie und Therapie*. Stuttgart, 1857, t. III). — Verga, *Sul cretinismo nella Valtellina*. Milan, 1858. — Damerow, *Zur Cretinen und Idioten-Frage*, Berlin, 1858. — Hirsch, *Handbuch der historisch-geographischen Pathologie*. Erlangen, 1859, p. 394. — Leven, *Parallèle entre l'idiotie et le crétinisme*, Paris, 1861. — Saint-Lager, *Étude sur les causes du crétinisme et du goitre endémique*, 1868. — Lunier, *Crétinisme* (*Ann. médico-psych.*, 1868-1869), et *Dict. de méd. et de chirurg.* de Jaccoud, t. X, 1869, art. CRÉTINISME). — Burdel, *Dégénérescence palustre* (*Union méd.*, août-sept. 1874). — Parchappe, *Étude sur le goitre et le crétinisme, Documents ann. par Lunier*. Paris, 1874. — Garrigou, *Goitre et crétinisme dans les Pyrénées* (*Gaz. hebd.*, 1874). — Wilson, *Causes of goitre and cretinism* (*Lond. med. Gaz.*, 1874). — Klebs, *Ueber Cretinismus u. Microcephalie* (*Arch. f. exp. Pathol.* II, 1874); *Zur Kenntniss des Cretinismus in Böhmen* (*Allg. Wien. med. Zeit.*, 1876), et *Verbreitung des Cretinismus in Oesterreich*. Prague, 1877). — Foville, *Le goitre et le crétinisme* (*Ann. d'hygiène*, juillet 1876). — Fletcher Beach, *A Case of sporadic cretinism* (*Transactions*, XXVII, 1876). — Seidlitz, *Verbreitung des Kropfes u. Kretinismus in Kaukasus* (*Virchow's Arch.*, vol. 86). — Ortner, *Ueber Cretinismus* (*Med. chir. Centralb.*, Wien, 1879). — Eberth, *Fœtale Rachitis u. Cretinismus* (*Correspondenzbl. f. schweiz. Aerzte*, 1879). — Rüdel, *Cretinismus in Mittelfranken* (*Aerztl. Intell.-bl.*, 1882). — Hermann, *Ueber Kropf, Cretinismus u. Idiotismus* (*Friedreich's Blaetter*, 1882). — Gamba, *Sull cretinismo* (*Arch. di psichiatria*, 1882). — Ball, *Le crétin des Batignolles* (*Encéphale*, 1883); *Deux crétins de Paris* (*Gaz. des hôp.*, 1885). — Verdan, *Pathogénie du crétinisme* (*Revue de médecine*, 1883). — Kratter, *Der alpine Kretinismus in Steiermark* (*Oesterr. Ges. f. Gesundheitspflege*, Vienne, 1884). — Verga e Brunnati, *Etiologia del cretinismo* (*Gaz. med. ital. lomb.*, 1884). — Kirk, *Sporadic cretinism in Scotland* (*The Lancet*, août 1884); *Tetanic spasms in a cretinoïde Woman* (*Lancet*, 1888). — Philipps (Sidney) *Sporadic cretinism* (*Brit. med. Journ.*, mai 1885). — Grawitz, *Fœtus mit cretinistischer Wachsthumstörung* (*Arch f. pathol. Anat.*, 1885). — Collineau, *Le crétin, l'homme*. Paris, 1886. — Schmid, *Kropf u. Kretinismus* (Brackenheim, *Med. Correspondenzbl. d. Wurt. Ver.*, 1886). — Giroud, *Le crétin,*

Paris, 1886. — Lorena, *Bocio y cretinismo en Vilcomayo* (*Cron. med. Lima*, 1886). — Krauss, *Der Ausgang d. Kretinismus* (*Zeitschr. f. die Beh. Schwachsinnig.* Dresde, 1886). — Ottolenghi, *Un cretinoso ladro* (*Arch. di psichiatria*, Turin, 1887) ; *Delinquente-nato-cretinoso* (*Arch. di psychiatria*, 1889) ; *Endemia del cretinismo e dell gozzo* (*Annali di agricoltora*, Rome, 1887). — Bircher, *Das Myxœdem u. die cretinische Degeneration* (*Volkmann's Samml.*, n° 357). — Targett, *Fœtal cretinism* (*Transactions*. Londres, 1888). — Fuhr, *Der Kropf im Alterthum* (*Virchow's Arch.*, 1888). — Antonini, *Pseudo-ermafroditismo in una famiglia cretinosa* (*Arch. di psych.*, 1888). — Arnozan, *Un cas de crétinisme sporadique* (*Journ. de méd. de Bordeaux*, 1889). — Arnozan et Régis, *Un cas de crétinisme sporadique* (*L'Encéphale*, 1888). — Bourneville, *Idiotie crétinoïde* (*Arch. de neurologie*, 1888) ; *Idiotie myxœdémateuse* (*Progrès méd.*, 1890). — Luckling, *Sporadic cretinism* (*Brit. med. J.*, 1889). — Giweno, *La paquidermia cretinoides* (*Med. pract.*, Madrid, 1889). — Capus, *L'endémie goitro-crétineuse* (*Bull. Soc. anthropol.*, Paris, 1889). — Fischbourne, *Sporadic cretinism* (*Australian M. J.*, Melbourne, 1889). Suckling, *Sporadic cretinism* (*Illust. M J.*, Londres, 1889). — Sutton, *Sporadic cretinism* (*Illustr. M. J.*, Londres, 1889). — Baginsky, *Bezieh. zur Macroglossie, Cretinismus u. Rachitis* (*Baginsky-Henoch's Jubelschrift*, 1890). — Manning, *Sporadic cretinism* (*Transactions*, 1890). — Stirling, *Sporadic cretinism in South Australia* (*Transactions*, 1890). — Hanau, *Cretinism and myxœdema* (*Brit. med. Journ.*, 1890). — Wilken, *Struma en Cretinisme in den indischen Archipel.* La Haye, 1890. — Jones, *A case of sporadic cretinism* (*Lancet*, 1890). — Rennie, *Notes on a case of sporadic Cretinism.* (*Austr. M. Gaz.*, Sidney, 1890). — Thomson, *Sporadic Cretinism* (*Trans. med. chir. Soc.* Édinburgh, 1890). — Railton, *Sporadic Cretinism* (*Brit. med. J.*, London, 1890). — Dolega, *Ein Fall von Cretinismus* (*Beitr. z. path. Anat.*, Iéna, 1890). — Bramwell, *Sporadic Cretinism* (*Atlas of clin. med.* Edinburgh, 1891). — Symington, *Defective ossification in a cretinoïd fœtus* (*Proc. Roy. Soc. of Edinb.*, 1892). — Allara, *Sulla causa del cretinismo.* Milan, 1892. — Townsend, *A case of sporadic Cretinism* (*Arch. Pediatr.* New-York, 1892). — Richardson, *Cretin-child* (*Brit. med. Journ.*, février 1892). — Railton, *Sporadic cretinism* (*Brit. med. Journ.*, mars 1892). — Kocher, *Verhütung des Cretinismus* (*Zeitschr. f. Chirurgie*, XXXIV, 1892).

Définition. — On désigne, sous le nom de *crétinisme*, une dégénérescence particulière qui s'observe chez l'homme, presque exclusivement dans certaines localités, et qui est caractérisée par un développement anormal, tardif ou exagéré de diverses parties de l'organisme, par la disproportion des formes corporelles et par un degré plus ou moins prononcé d'idiotie.

Morel (1) regarde le crétinisme comme une affection du système cérébro-spinal, signalée par un arrêt de développement qui imprime à l'organisme un cachet typique, et entrave plus ou moins complètement l'évolution des facultés intellectuelles et affectives. Suivant Baillarger (2), le crétinisme est une dégénérescence caractérisée par

(1) Morel, *Annales médico-psych.*, 1854.
(2) Baillarger, *Enquête sur le goitre et le crétinisme*, 1873, p. 26.

un degré plus ou moins prononcé d'idiotie et par une dégradation spéciale de la conformation physique.

Étymologie. — Synonymie. — Il paraît difficile de remonter à l'étymologie exacte du mot *crétin*, qui sert à désigner, dans la vallée d'Aoste et en Savoie, les individus atteints de cette affection, et qui a été adopté dans la littérature médicale depuis Haller et de Saussure.

Suivant Stahl, le mot crétin dériverait de *creta*, craie, parce que l'on rencontre les crétins sur des terrains crétacés, banchâtres. D'autres le font dériver d'un mot de la langue romane, *cretira* (?), créature. Fodéré le fait dériver de *chrétien*, parce que, pauvres d'esprit, les crétins étaient autrefois, ainsi qu'ils le sont encore aujourd'hui dans quelques localités, considérés comme bienheureux, béats, innocents, incapables de commettre aucun péché, ou chrétiens par excellence.

Suivant la couleur de leur teint, les crétins sont aussi désignés par les noms de *marrons* et de *bleichlinge*, *weisslinge*, c'est-à-dire pâles, blanchâtres. Il est possible que la dernière dénomination ait été traduite en latin par *cretatus*, ou par corruption par *cretinus* (crayeux, d'un blanc de craie).

La dénomination de *fous*, d'*idiots*, de *simples*, est très répandue. C'est ainsi que dans le Valais on les désigne sous les noms de *gouchen*, *trissel*, *tscheitten*, *tschengen*, *tschollinen*, etc. Dans le pays de Salzbourg, on les nomme *fexe*. En Alsace, on les appelle dans le langage patois des *tolle*, *tscholle*, mots dérivés de *toll*, insensé, des *gäutche* (maladroits, stupides). Dans les Pyrénées on leur donne le nom de *cagots*. Ramond a fait, d'après une croyance populaire, une race à part de ces malheureux êtres dégénérés sur lesquels la superstition s'est longtemps attachée. « C'est dans la race infortunée des cagots, dit Ramond, que je trouvais les crétins de la vallée de Luchon. Ce fut avec une pudeur dont il me fut difficile de triompher, que les habitants de cette contrée m'avouèrent que leurs vallées renfermaient un certain nombre de familles qui, de temps immémorial, étaient regardées comme faisant partie d'une race infâme et maudite; qu'on n'avait jamais compté au nombre des citoyens ceux qui la composent; que partout ils étaient désarmés; et que nulle profession ne leur était permise, hormis celle de bûcheron ou de charpentier, qui est devenue ignoble comme eux; que, charpentiers, ils sont obligés de marcher les premiers au feu; qu'esclaves, ils doivent rendre aux communautés tous les services réputés honteux; que la misère et les maladies sont leur constant apanage; que les goitres appartiennent ordinairement à leur race; que ce n'est pas seulement dans la vallée de Luchon, mais encore dans toutes les vallées du Comminges, de la Bigorre, du Béarn et des deux Navarres que cette infirmité afflige un grand nombre; que leurs misérables habitations sont ordinairement reléguées dans des lieux écartés; et que si les francs habitants du pays ont maintenant un peu moins d'aversion pour ces infortunés, et si des mœurs plus douces tempèrent un peu la rigueur de leur ancienne condition, il n'y a encore entre les deux races nul commerce et nulle alliance qui ne soit, dans les villages qui en sont témoins, un objet de scandale. Ce sont ces cagots ou capots que, dans le XIe siècle, je vois donner, léguer et vendre comme esclaves, réputés ici comme partout, ladres et infects, n'entrant à l'église que par une petite porte séparée et y trouvant leur bénitier particulier et leurs sièges à part; qu'en plusieurs lieux les prêtres ne voulaient point recevoir à la confession; auxquels l'ancien for de Béarn croyait faire grâce, en prenant sept témoins d'entre eux pour valoir un témoignage; qui furent, en 1460, l'objet d'une réclamation des états de Béarn, voulant qu'il leur fût défendu de marcher pieds nus dans les rues, de peur d'infection, et qu'ils portassent sur leurs habits leur ancienne marque distinctive, le pied d'oie ou de canard (1). »

Les crétins sont encore désignés parfois sous le nom de *lalle*, bègues, d'où quelques auteurs allemands ont dénommé le crétinisme *das Lallen*, le bégaiement. Ferrus l'a considéré comme une hydrocéphalie œdémateuse chronique.

§ 1er. — ÉTIOLOGIE.

Recherches des causes du crétinisme. — La recherche des causes du crétinisme a longtemps exercé la sagacité des observateurs. On en a donné des explications variées qui, successivement, ont été trouvées insuffisantes ou inadmissibles à un point de vue général, à mesure que des observations ont été faites sur une plus large échelle.

Contrées. Latitude. Races humaines. Espèces animales. — Le crétinisme se trouve, en général, confiné dans des limites territoriales restreintes, peu nombreuses, où cette dégénérescence est endémique, et qui sont comprises en diverses contrées de la surface du globe.

D'abord signalé dans les Alpes, dans certaines localités du Valais et de la Savoie, dans le Salzbourg, il a été observé ensuite dans les contrées les plus variées : en France, dans les Pyrénées, les Vosges, le Jura, la vallée du Rhône, la Lorraine, l'Alsace, l'Auvergne ; en Angleterre, dans le Sommersetshire ; en Bavière ; en Wurtemberg; dans la Prusse Rhénane; dans le duché de Bade; dans le Palatinat; dans les monts Carpathes ; dans les chaînes de montagnes de l'Asie, dans les vallées de l'Himalaya, dans le Thibet, le Bengale, la Chine, la Tartarie, dans l'Oural ; en Amérique, dans les Cordillères.

Dans l'Amérique du Nord, dans l'Australie, dans l'Afrique, dans les îles océaniques, le crétinisme paraît inconnu ; ou du moins les auteurs (2) n'ont publié que de très rares observations. Il en est tout autrement du goitre, avec lequel on a généralement confondu jus-

(1) Ramond, *Observations faites dans les Pyrénées*, 1789, p. 208.
(2) Voir *Bibliographie*.

qu'ici le crétinisme, et qui est bien plus répandu et plus commun.

Le crétinisme, ayant été rencontré dans les contrées les plus variées de la terre, ne peut être considéré comme affectant spécialement une race humaine, ni comme devant dépendre de la latitude.

La dégénération ne s'observe guère chez les animaux domestiques qui vivent sur le sol où elle est endémique pour l'homme. Suivant Rougieux, vétérinaire de Rosières (Meurthe), où l'on trouve beaucoup de crétins, les chiens et les chevaux deviennent goitreux et offrent des caractères très accusés de crétinisme (1). Cependant cela est loin d'être général, et surtout ne s'applique pas à l'espèce bovine qui est magnifique dans le val d'Aoste, où les crétins abondent.

Dégénérescence progressive de la population. — Dans quelques localités la population est tellement abâtardie, que le recrutement ne peut arriver au chiffre du contingent, tout en la privant de tous les jeunes gens valides, ainsi que Bories l'a fait remarquer pour certaines communes du département des Hautes-Alpes. Bories explique la dégénérescence progressive de leur population par ce fait que, depuis quarante ans, tous les hommes valides sont appelés au service de l'État, et qu'ils émigrent généralement en des contrées plus heureuses. La population s'appauvrit ainsi d'hommes vigoureux et bien constitués, et il ne reste que des infirmes, des goitreux, des crétins, dont la génération, de plus en plus abâtardie, subit nécessairement l'influence pernicieuse des lieux avec plus d'intensité. Bories a pu se persuader que, si le goitre existait endémiquement dans les vallées de la haute Durance, le crétinisme y est de récente invasion, et qu'on ne peut le faire remonter qu'à la génération passée. En effet, en interrogeant la mémoire des vieillards, tous assurent que, il y a cinquante ans à peine, il n'existait pas d'idiots dans leur population. Saint-Crépin, Val-Louis, Puy-Saint-Vincent, Risoul, Champcella, Lapisse, Les Vigneaux fournissaient un très beau recrutement. Les tableaux statistiques pour les deux cantons de Guillestre et de l'Argentière prouvent, d'une manière évidente, que la population perd tous les jours de sa valeur depuis trente ans. Dans la période décennale de 1820 à 1829, le contingent a été fourni intégralement, et 309 jeunes gens sur 1475 ont échappé à l'examen du conseil de revision, qui n'a constaté que 244 crétins et goitreux. De 1830 à 1850 le contingent n'a presque jamais été fourni, et dans cette période, sur 3218 inscrits, 11 jeunes gens seulement n'ont pas été appelés devant le conseil de revision. Ce dernier a constaté 512 crétins et goitreux de 1830 à 1840, et 728 de 1840 à 1850. Les levées en masse de 1813 semblent avoir été le début de l'invasion et de la propagation du crétinisme (2).

(1) Morel, *Observations sur le goitre et le crétinisme* (*Ann. méd.-psych.* Paris, 1854).

(2) Bories, *Du recrutement au point de vue du goitre et du crét. dans le dép. des Hautes-Alpes*. Paris, 1854, *passim*.

Vallées. Altitude. Plaines. Insolation. Climat. — Les premières observations ayant été faites dans les hautes vallées des Alpes, et de Saussure ayant affirmé que les crétins ne se rencontrent pas au delà de 1200 mètres au-dessus du niveau de la mer, on en a conclu que l'altitude de la région habitée influait sur le développement de la dégénération ; mais des observations ultérieures ont démontré que l'altitude des localités où règne l'endémie est très variable, et monte au-dessus de celle qu'on a d'abord déterminée dans les Alpes.

Albiez-le-Vieux, à 1566 mètres, compte 90 goitreux ou crétins pour 1000 habitants. D'après Rösch, dans le Wurtemberg on n'observe plus de cas de crétinisme au-dessus de 430 mètres au-dessus du niveau de la mer. Aux environs de Strasbourg, le niveau du sol n'est élevé que de 140 mètres, tandis que dans les Cordillères de la Nouvelle-Grenade, dans l'Himalaya, l'altitude des localités où l'on observe le goitre et le crétinisme, atteint jusqu'à 2000 à 3000 mètres au-dessus du niveau de la mer.

Donc le crétinisme est indépendant de l'altitude de la localité.

On a cru pendant longtemps que la dégénération ne s'observait que dans les grands massifs de montagnes, dans les vallées étroites, profondes, plus ou moins privées de soleil, où l'on rencontre de grandes variations dans la température (1), comme dans la Suisse, la Savoie, la Styrie, et où cette dégénération est en quelques endroits extraordinairement fréquente. C'est ainsi que, dans la vallée d'Aoste, la population en est atteinte dans la proportion de 2,79 p. 100, et dans la commune d'Issogne jusqu'à 18,77 p. 100.

Depuis on a trouvé des crétins, en moins grand nombre il est vrai, sur le versant des chaînes de montagnes, et jusqu'au milieu de larges plaines parfaitement exposées au soleil, comme dans la vallée du Rhin, aux environs de Strasbourg.

On a de même remarqué que la partie de la vallée d'Aoste, qui est infectée de crétins, est exposée en plein midi, et qu'il en est de même du village de Branson, dans le Valais, etc.; tandis que dans les villages situés en face, et exposés en grande partie à l'ombre, le crétinisme est inconnu.

Si l'endémie s'observe dans les plaines découvertes et dans les vallées étroites, dans les lieux bien exposés au soleil et dans ceux qui en sont plus ou moins dépourvus, dans les conditions de climat les plus variables, on ne peut évidemment l'attribuer à la topographie ou aux accidents de terrain de la localité, ni au plus ou moins d'insolation de cette dernière, au défaut de courants d'air, etc.

Le comte de Rambuteau (2) divise les causes qui engendrent le crétinisme et en favorisent le développement en deux espèces : les

(1) Zschokke *Die Alpenwälder*. Tubingue, 1804, p. 83.
(2) Rambuteau, *Ann. médico-psych.*, mai 1871.

unes qu'il appelle les *causes premières* et *naturelles*; les autres, les *causes secondaires* ou *aggravantes*.

Les premières, qui portent le germe de la maladie, tiennent principalement de la nature du climat; telles sont : la situation topographique du pays, la composition et les variations de l'atmosphère, l'usage des eaux viciées, surtout de celles qui sont chargées de tuf, et les vapeurs pestilentielles qui s'élèvent continuellement des marais.

Les causes secondaires ou aggravantes sont celles qui contribuent à développer, dans le sujet, le germe de la maladie et à en favoriser l'accroissement ; elles tiennent particulièrement du fait de l'homme, telles sont la misère, la malpropreté, les excès alcooliques, etc.

Nous ne nous occuperons ici que des causes premières. L'auteur que nous citons fait observer que des habitations et des hameaux entiers, quoique faisant partie de la même commune, sont souvent placés dans une position toute différente, et que les communes ou sections de communes qui comptent le plus de crétins sont justement celles qui sont situées dans des vallées entourées de hautes montagnes contre lesquelles elles sont adossées; exposées pendant quatre mois de l'année aux rayons d'un soleil ardent, la chaleur réfléchie par les rocs brûlants y est tellement concentrée, qu'on n'y respire qu'un air étouffant et embrasé. On y voit régner habituellement le vent du midi, dont les qualités pernicieuses ont été connues de toute antiquité et signalées par Hippocrate, d'accord avec tous les savants qui l'ont suivi.

En effet, l'atmosphère naturellement pesante et déjà si pernicieuse, est encore viciée par les miasmes pestilentiels et les gaz délétères qui, mis en fermentation par l'action d'un soleil brûlant, se dégagent avec abondance des marais et des bourbiers remplis d'une eau infecte et croupissante que renferment la plupart de ces localités. L'action bienfaisante du vent du nord, qui pénètre quelquefois dans ces vallées, est souvent neutralisée par les bois et les arbres qui environnent presque toujours les habitations.

On a fait jouer aux eaux potables un grand rôle dans la production du crétinisme; mais les opinions ont été très divergentes, suivant l'observateur d'une localité donnée. C'est ainsi que la manifestation du crétinisme et de l'affection goitreuse a été attribuée, par Fischer, Richter, Freind, etc., aux eaux provenant de la fonte des neiges, et privées par conséquent de sels ; par Sensburg, Stahl, Hoffmann, Mac Clelland, aux eaux chargées soit de carbonate, soit de sulfate de chaux ; par Grange, aux eaux contenant beaucoup de magnésie (eaux séléniteuses); par Borgella, aux eaux contenant en supension des argiles alumineuses; par Chatin, aux eaux dépourvues d'une suffisante quantité d'iode; par Boussingault, aux eaux dépourvues d'une suffisante quantité d'air ou d'oxygène.

L'usage des eaux viciées est certainement l'une des causes premières du crétinisme ; l'on peut penser en effet, avec nombre d'habitants et quelques auteurs estimables, que les eaux que l'on boit dans les vallées où l'on voit le plus de crétins et de goitreux, et qui, en descendant des montagnes et en parcourant de longues distances, se chargent de substances hétérogènes et sont imprégnées de chlorure, de carbonate de chaux, et principalement de tuf, sont vraiment pernicieuses; mais l'on doit rejeter absolument l'opinion de ceux qui attribuent cette mauvaise qualité aux eaux qui proviennent des glaciers et de la fonte des neiges, car l'expérience atteste que les habitants des hautes montagnes qui en boivent toute l'année sont sains et robustes.

Il est constant, ajoute M. de Rambuteau, que les contrées où l'on voit des crétins et des goitreux se rapprochent infiniment du Valais par leur nature, qu'on y trouve également des montagnes élevées, de profondes vallées soumises à la malignité des vents du midi qui y soufflent habituellement, qu'elles sont infectées par les miasmes pestilentiels qui s'échappent des marais qui les couvrent, et que les eaux dont on y fait usage sont viciées et imprégnées de tuf et autres matières calcaires. Tels sont, par exemple, le val d'Aoste, le Dauphiné, la Maurienne, le Tyrol, une partie de la Suisse, etc.

Cette opinion, émise dans l'excellent mémoire de M. de Rambuteau, nous paraît être d'autant plus fondée, que partout où il a été possible de réaliser des travaux d'assainissement, lorsqu'on a pu dessécher les marais, régulariser les cours d'eau, déboiser les localités où l'air ne pouvait pas circuler et se renouveler, on a vu du même coup disparaître pour les générations suivantes les causes du crétinisme et du goitre : c'est ce qu'on a pu observer, par exemple, à la suite des travaux pratiqués à la Robertsau, près de Strasbourg, où le crétinisme existait à l'état endémique. La composition de l'air, les principes minéralisateurs de l'eau et du sol n'ont pas changé, et cependant le crétinisme y a complètement disparu sous l'influence de l'assainissement du sol et de l'amélioration des conditions de l'existence. A Maréville (Meurthe), où le goitre était endémique, cette infirmité a disparu, suivant Morel, par de simples précautions hygiéniques, en donnant de l'air et de la lumière aux habitations, sans qu'il ait été nécessaire de modifier en rien la nature des eaux potables.

On ne peut pas non plus, dans l'état actuel de nos connaissances, accuser spécialement un terrain d'une période géologique quelconque, ni la constitution minéralogique du sol, ni un principe minéralisateur donné d'une eau potable, comme cause essentielle du crétinisme. Cependant on remarque que ce dernier est surtout répandu sur les formations les plus anciennes. On paraît ne pas l'avoir observé jusqu'ici sur le terrain houiller, sur le terrain crétacé, sur le terrain parisien et sur le terrain subapennin.

Les notions que nous possédons sur les terrains sont très incomplètes, mais néanmoins elles nous indiquent que le crétinisme a été observé en des localités où l'on ne trouve ni gypse (sulfate de chaux), ni muschelkalk (calcaire conchylien, carbonate de chaux), ni keuper (marnes irisées, argiles magnésiennes), ni alluvions anciennes (*leuss*, *læss*), ni dolomies; on le trouve sur des alluvions modernes, sur des terrains primitifs, sur le zechstein (calcaire compacte), sur le grès; enfin, dans les conditions où les principes minéralisateurs des eaux potables sont les plus variables.

Recherche par induction de la cause essentielle du crétinisme. — Nous avons déjà fait remarquer que, dans les contrées où le crétinisme a disparu ou tend à disparaître, la constitution minéralogique du sol, les principes minéralisateurs de l'eau n'ont pas changé. La diminution est survenue sous l'influence de l'assainissement du sol et de l'établissement de meilleures conditions d'existence et d'hygiène. Le paupérisme prédispose à la dégénérescence; les influences débilitantes, résultant de la misère, en favorisent évidemment l'évolution; mais elles ne paraissent pas être par elles-mêmes la cause essentielle, puisque le crétinisme ne s'observe que dans certaines localités, et que le paupérisme est très répandu. C'est donc surtout dans les conditions générales d'insalubrité du sol qu'il faut chercher cette cause essentielle.

Or, si le sol n'est pas insalubre et crétinisant par lui-même, par ses principes minéraux solubles dans l'eau ou vaporisables, il ne peut l'être ou le devenir que par des principes, par des émanations qui s'y développent accidentellement en plus ou moins grande abondance, sous l'influence de circonstances locales et qui se répandent dans l'air, qui se dissolvent ou qui restent en supension dans l'eau.

Le fait suivant, emprunté à Niepce, médecin inspecteur des eaux minérales d'Allevard (Isère), fait très bien ressortir l'influence de l'insalubrité du sol, des lieux habités, occasionnée par des circonstances locales. « Il y a dix ans, il existait à Allevard une rue dont les habitations, d'un seul côté, renfermaient beaucoup de goitreux et de crétins. A cette époque, de ce côté de la rue, les maisons étaient enterrées, et en partie construites sur un ruisseau qui la traversait en dessous. On n'arrivait dans ces habitations que par des allées humides, sombres, où le soleil ne pénétrait jamais. Au côté opposé, dont les maisons étaient saines, mieux bâties, mieux aérées, et qui recevaient les rayons du soleil levant, on ne rencontrait ni goitreux ni crétin. Les habitants de cette rangée de maisons formaient un contraste frappant par leur air de santé, avec les êtres chétifs, étiolés, goitreux qui vivaient au milieu des émanations humides et pestilentielles du ruisseau servant à l'écoulement des marais de Saint-Pierre, et de l'atmosphère fétide de leurs tanières. Depuis la création des établissements sulfureux d'Allevard, cet état d'insalubrité a disparu. Tout le côté de la rue où vivait une population goitreuse et crétine a été démoli et reconstruit suivant les lois d'une bonne hygiène. Depuis lors, il ne naît plus de goitreux ni de crétins dans cette rue et cependant, depuis que les nouvelles maisons ont été réédifiées, la population fait usage de l'eau d'une source amenée de fort loin, source qui est partagée entre l'établissement thermal et ce quartier, et qui est fortement saturée de magnésie (1). L'affection goitreuse et le crétinisme se trouvaient ici évidemment sous la dépendance des principes organiques en suspension ou en dissolution dans l'eau, et des émanations pestilentielles crétinisantes du lieu, du sol humide.

Principe miasmatique. — Ces émanations crétinisantes, ces principes, hâtons-nous de le dire, n'ont pu être jusqu'ici déterminés ou mis en évidence, mais, en procédant par voie d'exclusion et par analogie, on se trouve conduit à reconnaître que le crétinisme paraît être le résultat d'un empoisonnement par des principes miasmatiques, dont le développement est favorisé par l'humidité et par une certaine température.

Historique du principe miasmatique du crétinisme. — Avant de Saussure, on considérait déjà les vapeurs des marais qui occupent le fond de quelques vallées des Alpes, comme la cause principale de l'endémie. Comme de Saussure n'avait remarqué aucun marais dans le voisinage d'Aoste, il crut devoir admettre, sans rejeter toutefois l'influence des exhalaisons des marais, que l'air renfermé dans de profondes vallées, fortement échauffé par le soleil, y contractait un genre de corruption dont la nature ne nous était pas connue (2). Fodéré (3) attribuait le crétinisme à l'action de l'air humide, dont l'humidité était entretenue par l'influence de marécages et d'arbres fruitiers, et il avait fait remarquer que la diminution de l'affection coïncidait avec le desséchement des marais et l'assainissement des habitations. L'influence des marécages et des eaux stagnantes, que l'on observe près de la plupart des villages crétineux, a été signalée aussi par la Commission sarde.

Gugger, Schaussberger (4), Virchow (5), ont émis directement l'idée que le crétinisme pourrait être produit par un agent diffusible, par un principe miasmatique dont on peut rapprocher les effets sur l'organisme de ceux du miasme paludéen. Guggenbühl croit aussi que le crétinisme est produit par une sorte de *malaria*. Sous l'influence du principe miasmatique, les individus qui s'y trouvent soumis deviennent en quelque sorte inertes, obtus, et comme frappés de stupeur.

(1) Niepce, *Bull. de l'Acad. de méd.*, t. XVI. Paris, 1850, p. 654.
(2) De Saussure, *Voyages dans les Alpes*. Genève, 1786, t. IV, p. 300.
(3) Fodéré, *Traité du goitre et du crétinisme*. Paris, 1800, p. 207.
(4) Schaussberger, *Oest. med. Wochenschrift*, 1842.
(5) Virchow, *Ueber den Cretinismus* (*Phys. med. Ges. zu Würzb.*, 1851).

Depuis, Morel s'est aussi particulièrement attaché à faire ressortir l'analogie de l'intoxication paludéenne et de l'affection crétineuse. Suivant cet éminent aliéniste : « le crétinisme est dû à une action spéciale qu'un principe intoxicant exerce, à la manière d'un miasme délétère sur le système cérébro-spinal, soit par l'air qu'on respire, soit par les substances que l'on ingère, et qui paraît surtout être en rapport avec les terrains où prédomine le calcaire magnésien, sans qu'on puisse affirmer d'une manière absolue que cette infirmité ne se trouve pas dans d'autres constitutions géologiques (1). »

Hypothèses relatives au principe organique occulte du goitre. Influence des terrains d'alluvion, des iodures. — Dès la fin du dernier siècle, Barton avait donné au goitre, dans l'Amérique du Nord, une origine commune avec celle de la fièvre intermittente. G. Tourdes est aussi disposé à rattacher en grande partie le goitre à l'influence palustre (2), et Ferrus a déclaré que les altérations auxquelles les eaux sont sujettes en traversant des terres cultivées, au milieu de débris animaux et végétaux, lui ont paru mériter une attention toute particulière au point de vue de l'étiologie du goitre et du crétinisme. Moretin (3), Vingtrinier (4), etc., ont même attribué le goitre à un principe miasmatique provenant de détritus organiques. Si, en effet, le goitre paraît pouvoir se produire sous l'influence d'émanations méphitiques des habitations, du sol, il paraît surtout se produire sous l'influence de l'usage d'une eau tenant en suspension ou en dissolution des principes organiques en quantité très minime, il est vrai, que les analyses chimiques signalent, mais qu'elles ne spécifient pas. On peut en évaluer la proportion par la quantité de permanganate de potasse qu'elles réduisent. Ainsi que le prouve l'expérience journalière en bien des localités, et ainsi que l'ont fait remarquer Stœber et Tourdes (5), beaucoup d'eaux chargées de matières organiques sont limpides, sans odeur, sans goût particulier au moment où on les puise ; c'est plus tard, quand on laisse reposer l'eau à une température de 15 à 25 degrés, qu'elle entre en fermentation et qu'elle exhale une odeur fétide.

Ces principes organiques sont entraînés par l'eau, surtout dans les terrains d'alluvion (6) qu'elle traverse sous forme de nappe souterraine ;

(1) Morel, *Traité des dégénérescences phys., intell. et mor. de l'esp. hum.* Paris, 1857, p. 670 et suiv.

(2) G. Tourdes, *Du goitre à Strasbourg* (*Gaz. méd.* Strasbourg, 1854).

(3) Moretin, *De l'étiologie du goitre endémique et de ses indications prophylactiques et curatives.* Paris, 1854.

(4) Vingtrinier, *Du goitre endémique dans le dép. de la Seine-Inférieure.* Rouen, 1854 (*Bull. de l'Acad. de méd.*, t. XXV, 1860, p. 504).

(5) Stœber et Tourdes, *Hydrographie méd. de Strasbourg et du dép. du Bas-Rhin.* Strasbourg, 1862.

(6) D'après Bach, le goitre et le crétinisme ne se rencontrent que sur les terrains humides formés par des alluvions modernes. Le goitre est dû à une intoxication hydro-alluvienne, et l'état permanent d'intoxication donne lieu à la cachexie

mais on en trouve également dans l'eau de pluie, et dans l'eau provenant de la fonte des neiges et des glaciers. L'eau se charge surtout de principes organiques, en traversant des terrains tourbeux et marécageux. La présence d'une quantité suffisante d'iodures ou de bromures dans l'eau s'oppose peut-être à la transformation, ou à la décomposition de ces principes, ou neutralise leur action. On peut ainsi expliquer comment, par l'assainissement du sol, en donnant écoulement aux eaux stagnantes, en desséchant les marais, on a observé une diminution de l'affection goitreuse, sans que les principes minéralisateurs des eaux aient été changés, et pourquoi on n'observe pas de goitre dans les pays où l'eau potable est suffisamment iodurée, ou dont les habitants font usage d'aliments ou de sel contenant des iodures.

La relation du fait suivant est très instructive sous le rapport de l'influence du sel ioduré sur le développement du goitre. « A Mariquita, dit Roulin (1), j'acquis la certitude que cette ville, qui maintenant m'offrait un si triste spectacle de misère et de dégradation de l'espèce humaine, cinquante ans auparavant, dans le temps de sa prospérité, était renommée pour la beauté de ses filles, et que le goitre y était en quelque sorte inconnu. Je ne laissai pas de chercher la cause d'un fait aussi singulier. Enfin je crus l'avoir trouvée. Je savais qu'une liqueur appelée *aceyte de sal*, employée contre le goitre, était retirée du sel de la province d'Antioquia. J'appris que ce sel avait été longtemps en usage dans la province de Mariquita, et que depuis un certain nombre d'années il avait été remplacé par le sel de Zapaquira. On me dit qu'on obtenait l'*aceyte de sal* en suspendant dans un sac le sel, après l'avoir obtenu par évaporation, et en recueillant le liquide qui commence à tomber goutte à goutte. De retour à Santa-Fé, j'engageai mon ami, Boussingault, à faire l'analyse de l'*aceyte de sal* : il la fit, et y découvrit l'iode en quantité assez notable, pendant que dans le sel de Zapaquira il ne put en reconnaître aucune trace. » Boussingault (2) a fait connaître d'autres faits analogues qui démontrent que, dans la vallée du Cauca, à Cartago, à Sonson, dans la province d'Antioquia, où l'on use de sel contenant une petite quantité d'iode, le goitre était inconnu, tandis qu'il était endémique à Mariquita, à Santa-Fé-de-Bogota, où le sel ne renfermait pas d'iode, et qu'il avait fait invasion à Cartago, depuis qu'on avait substitué le sel non ioduré de Zapaquira au sel de Galindo.

Eaux insuffisamment aérées. — La quantité d'air contenue dans l'eau est variable. L'eau dissout une moins forte proportion d'air sur les

hydro-alluvienne, qui est le crétinisme (Communication d'après un mémoire manuscrit couronné en 1855).

(1) Roulin, *Gazette de Santé*. Décembre 1825.

(2) Boussingault, *Recherches sur la cause qui produit le goitre dans les Cordillères de la Nouvelle-Grenade* (*Annales de chimie et de physique*, t. XLIII. 1831).

hautes montagnes en raison de la diminution de la pression atmosphérique; elle perd une partie de l'air qu'elle tenait en dissolution par la congélation; elle s'appauvrit d'oxygène en traversant des terrains contenant des détritus organiques.

A la suite de ses observations dans les Andes, dans la Nouvelle-Grenade, Boussingault a cru devoir attribuer le goitre aux eaux insuffisamment aérées qui proviennent de la fonte des neiges, ou qui ont traversé des terrains chargés de détritus organiques. Relativement à ces dernières, il s'exprime ainsi : « Les eaux qui sont pendant longtemps en contact avec des feuilles mortes, du bois pourri ; celles qui coulent lentement ou qui filtrent à travers une terre végétale riche en *humus*, sont peu aérées, et elles produisent le goitre; c'est le cas à Santa-Anna, à Peladero, etc., dans les plaines où l'eau séjourne sur un terrain tourbeux. »

On peut objecter à cette théorie que le goitre ne s'observe pas, tant s'en faut, sur toutes les montagnes; qu'il devrait être plus fréquent dans les vallées les plus élevées; qu'il ne règne pas dans toutes les localités dont les habitants font usage d'une eau qui provient immédiatement de la fonte des neiges ou des glaciers. Si le goitre, il est vrai, n'est pas endémique dans les endroits situés dans les plaines et à une assez grande distance des Cordillères de la Nouvelle-Grenade, on l'observe dans l'Himalaya (1), à la fois dans les vallées situées jusqu'à 2000 mètres, et très fréquemment dans celles qui n'ont que 500 mètres d'élévation au-dessus du niveau de la mer. Dans les Alpes (2), dans les Pyrénées, etc., le goitre devient plus fréquent à mesure qu'on descend dans la plaine. Relativement à l'influence des eaux des glaciers, Fodéré (3) s'exprime comme il suit : « A mesure que l'on s'éloigne des glaciers et des masses de neige des véritables Alpes, à mesure que l'on boit une eau qui a déjà serpenté par les cailloux, les bois et les prairies, et qui est déjà suffisamment imprégnée d'air et de calorique, on découvre des goitres, tandis que les habitants qui séjournent au pied des glaciers en sont généralement exempts et sont agiles et sveltes. »

Quant à la déperdition d'oxygène que l'air dissous dans l'eau éprouve, en traversant des terrains contenant des détritus végétaux, etc. (Faivre n'a trouvé que de l'azote dans l'eau de sources réputées pour donner lieu au goitre dans diverses contrées du Brésil), nous croyons encore que ce n'est pas à l'absence d'oxygène qu'il faut attribuer le goitre, mais à la présence dans l'eau d'une matière organique inconnue dans

(1) Brambley, *Some account of the goitre of Nepal and of the cis and trans Himalayan regions* (*Transact. of the med. and. phys. Society of Calcutta*. Calcutta, t. VI, 1833).

(2) Dans certaines localités de la Suisse, le goitre est tellement commun, que les habitants le considèrent comme un ornement naturel donnant à ceux qui en sont dépourvus le nom de *Ganskrägen*, cous d'oie. (Wagner p. 130.)

(3) Fodéré, *Traité du goitre et du crétinisme*. Paris, p. 82, 1800.

son essence, et qui paraît se développer spécialement dans les eaux de certaines sources, de certains puits, etc.

Faits démontrant l'influence exclusive des eaux potables sur la production du goitre. — L'influence des eaux potables sur la production du goitre est incontestable. On peut citer des faits nombreux, précis, irrécusables, des expériences directes. Wagner (1), dès le XVIIe siècle, a indiqué des fontaines réputées pour donner lieu au goitre dans les Grisons, à Zizers, à Trimmis, à Sonders. Aux faits cités par Wagner, Hoffmann (2) a ajouté les suivants : « A Flach, bourg du canton de Zurich, se trouve une fontaine dont les eaux donnent lieu au goitre, d'où lui vient le nom populaire de *Kropfbrunnen*. A Steinseiffen le goitre a disparu presque complètement depuis qu'on s'est abstenu de faire usage de l'eau de certaines fontaines qu'on supposait devoir en être la cause. » Bouchardat, dans la discussion qui a eu lieu à l'Académie, à la suite de la lecture du mémoire de Ferrus sur le crétinisme (3), a très bien fait ressortir que c'est à la qualité des eaux qu'il faut attribuer l'origine du goitre. Nous citerons, avec Bouchardat, quelques-uns des faits caractéristiques suivants :

Mac Clelland, chirurgien de l'armée du Bengale, ayant passé plusieurs années dans la vallée de Shore, habitée par trois classes d'Hindous, les brahmines, les rajpoots et les domes qui se nourrissent exactement de la même manière, a fait une étude très attentive des circonstances dans lesquelles se développe le goitre dans cette contrée, et a signalé le fait suivant : dans le village de la Deota, on a des eaux incrustantes, de mauvaise qualité ; les domes, qui s'en servent exclusivement, ont tous le goitre, tandis que les brahmines, qui boivent de l'eau provenant d'un aqueduc construit à grands frais, ne présentent pas un seul cas de cette affection. Les rajpoots partageaient cette immunité, mais les malheurs de la guerre ne permettant pas d'entretenir l'aqueduc, et son mauvais état étant tel qu'il ne peut pas alimenter à la fois les brahmines et les rajpoots, depuis que ceux-ci ont été obligés de recourir aux eaux des villages, le goitre a fait parmi eux de nombreuses victimes (4).

A Montmeillan, dit Grange, dans la basse ville, tant qu'on se servait pour la boisson de l'eau de puits creusés dans les alluvions, les goitres étaient très communs. On a remplacé les eaux de puits par les eaux d'Arbin, qui proviennent des calcaires oxfordiens, et depuis cette époque les cas de goitre et de crétinisme qu'on observait dans cette ville sont devenus assez rares pour qu'on puisse dire que ces affec-

(1) Wagner, *Hist. nat. Helvetiæ curiosa.* Zurich, 1680.
(2) Hoffmann, *De morbis certis regionibus et populis propriis.* Halle, 1705, p. 5.
(3) Bouchardat, *Bull. de l'Acad. de méd.*, t. XVI, 1850.
(4) Mac Clelland, *Some inquiries in the Province of Kemoan relative to geology, including an inquiry on the causes of goitre.* Calcutta, 1835. Cité d'après M. Grange.

tions ne s'y montrent plus. Au Puiset, suivant Mgr Billiet, sur dix-huit familles, l'une a une citerne, les autres s'abreuvent de mauvaises eaux; la première est saine, toutes les autres sont gravement atteintes de goitre. A Saint-Jean-de-Maurienne il est bien connu que les eaux, dites de Bourieux, entretiennent le goitre et le crétinisme dans la rue du même nom, tandis que la fontaine dite de la Pierre passe pour être très saine. Il est certain, dit Mgr Billiet, que plusieurs fois des jeunes gens en ont fait usage pendant un mois ou deux, avant la conscription, pour se donner le goitre ou pour rendre plus volumineux celui qu'ils avaient déjà, afin d'obtenir l'exemption du service militaire. La Commission sarde et Grange s'expriment de la même manière.

Selon Boussingault (1), « il existe, dans la Nouvelle-Grenade, une opinion générale qui attribue l'origine du goitre aux propriétés nuisibles de certaines eaux; cette opinion vulgaire est fondée sur des observations journalières, et qui sont à la portée de tout le monde. Des personnes fixées dans des lieux où le goitre est fortement endémique se sont guéries, ou se sont mises à l'abri de cette maladie, en ayant la précaution d'envoyer chercher l'eau pour leur usage à une rivière dont l'eau était réputée bonne, et en s'abstenant ainsi de boire celle de leur résidence. »

Différences étiologiques du goitre et du crétinisme. — De ce que l'hypertrophie, les dégénérescences du corps thyroïde sont fréquemment associées au crétinisme, ou du moins s'observent d'ordinaire dans les mêmes localités, un grand nombre d'auteurs ont considéré le goitre comme un attribut du crétinisme, ou comme le premier degré, la première manifestation de cette affection. Cette confusion a singulièrement compliqué la recherche des causes du crétinisme; car ce qui s'applique à ce dernier ne peut pas toujours s'appliquer au goitre, et réciproquement : le crétinisme et le goitre sont des états morbides essentiellement distincts, indépendants. Dans un grand nombre de localités où le goitre est extrêmement fréquent depuis une époque très reculée (2), on n'observe néanmoins pas de crétinisme, même alors que l'hypertrophie thyroïdienne arrive à ses limites extrêmes.

L'influence exclusive de l'usage de certaines eaux sur la production du goitre est évidente, ainsi que le démontrent les faits cités plus haut. Le goitre se développe par conséquent sous l'influence d'un principe dissous, ou en suspension dans l'eau. Ce principe n'appartient certainement pas au monde inorganique minéral, et ne se rapporte à aucun des principes minéralisateurs que l'on rencontre ordinairement dans les eaux potables. Parmi ces principes, on ne peut accuser ni le sulfate ni le carbonate de chaux, ni les sels magnésiens, ni les argiles qui s'y

(1) Boussingault, *Annales de chimie et physique*, t. XLVIII, p. 55.

(2) Il suffit de rappeler le vers de Juvénal :
Quis tumidum guttur miratur in Alpibus? (Sat. XIII, v. 162).

trouvent en suspension, ni l'absence de sels ou d'oxygène (eaux provenant de la fonte des neiges), ni le défaut d'iodures, etc. ; car on peut toujours citer des faits où l'usage des mêmes eaux, ou d'eaux encore plus chargées ou plus dépourvues des mêmes principes incriminés ne donne pas lieu à la manifestation du goitre.

Si l'on considère, d'autre part, que le goitre est d'ordinaire endémique sur des terrains d'alluvion, humides, marécageux ; que les eaux des puits, etc., traversent ces terrains sous forme de nappes souterraines et s'y chargent tout autant de sels que de principes organiques fixes ou en décomposition, surtout si les eaux ont un faible écoulement, ou restent stagnantes ; que l'on observe parfois le goitre à l'état épidémique, ainsi que Simonin (1), Guyton, Nivet (2), Reuss (3), Hancke (4), en ont rapporté des observations, dans les saisons où les transitions brusques de température, la chaleur et l'humidité, combinant leur action, favorisent, activent probablement les décompositions ou les transformations organiques, on se trouve naturellement amené à assigner à ces matières organiques le rôle qu'on a fait jouer, sans pouvoir s'entendre jusqu'ici, à la présence ou à l'absence de tel ou tel principe minéralisateur dans les eaux potables.

D'ailleurs l'observation a prouvé que le goitre a diminué ou a disparu dans certaines localités par suite de l'assainissement du sol, lorsqu'on a facilité l'écoulement des eaux stagnantes, établi des canaux d'arrosement ou de dérivation, empêché le débordement des rivières, obvié aux causes d'humidité permanente du sol ou du voisinage des habitations, sans que les principes minéralisateurs des eaux potables aient changé. Il nous paraît par conséquent bien démontré par les faits et par le raisonnement, en procédant par voie d'exclusion, que le goitre se développe sous l'influence de l'usage d'une eau renfermant en dissolution ou en suspension un principe organique.

On trouve des matières organiques dans la plupart des eaux potables, notamment dans celles qui donnent lieu au goitre, mais ces matières n'ont pas été déterminées jusqu'ici.

Quoique le goitre règne le plus souvent à proximité de marécages, d'eaux stagnantes, sur des terrains où l'on observe des débordements de cours d'eau, les grands marécages, qui sont des centres de fièvres paludéennes, ne sont pas toujours en relation avec l'affection goitreuse. Le goitre ne s'observe pas nécessairement dans les lieux où les fièvres paludéennes exercent leurs ravages. Les principes qui donnent lieu à ces deux sortes d'affection sont très certainement différents, et ne paraissent pas être absorbés par la même voie. L'action du principe infectieux

(1) Simonin, *Rech. topogr. et médicales sur Nancy*. Paris, 1854.
(2) Nivet, *Gaz. méd.* Paris, 1852, p. 144.
(3) Reuss, *Würtemb. med. Corresp.*, t. VI, p. 163.
(4) Hancke, *Hufeland's Journal*, LXXXVI, l. V, p. 77.

du goitre peut être neutralisée par l'iode, tandis que celle du principe infectieux des fièvres paludéennes est neutralisée par la quinine. Or, si les traitements, comme l'a dit Hippocrate, démontrent la nature des maladies, on peut conclure de là que le principe du goitre et que le principe des fièvres paludéennes sont différents dans leur essence.

D'après ce qui précède, et suivant notre manière de voir, le goitre dépendrait surtout de l'usage d'eau contaminée par un principe infectieux de nature organique, et le crétinisme se développerait sous l'influence d'un air vicié par un miasme *sui generis*.

Moretin rappelle, à l'appui de cette opinion, que dans les vallées où cette endémie sévit avec le plus d'intensité, on a souvent signalé la richesse de la végétation qui fait un singulier contraste avec la dégénérescence des populations; et il se demande s'il n'y a pas, dans ces contrées, de ces sources qu'on a appelées fertilisantes et qui doivent leurs propriétés à des matières organiques azotées.

Il cite encore ce fait que Bonjean a trouvé un produit analogue à la glairine dans les terrains principalement composés de marnes, de dolomies, de chaux carbonatée, etc.

Saint-Lager fait aussi remarquer que les tufs du Valais, de la Maurienne, de la Tarentaise et du pays d'Aoste, contiennent une matière mucilagineuse particulière, et il conclut de tous ces faits choisis à dessein dans les pays à endémie goitreuse, que l'hypothèse d'une matière organique goitrigène mérite d'être prise en considération.

Malheureusement, ajoute Baillarger (1), la chimie jusqu'ici est impuissante pour isoler, si elles existent, les matières organiques spéciales dont l'action comme celles des miasmes pourrait être très énergique à une dose infiniment petite.

L'idée d'une intoxication miasmatique, comme cause du crétinisme, gagne tous les jours du terrain dans les esprits, au fur et à mesure que l'étude des causes locales est approfondie davantage. Il en est de même des lésions du corps thyroïde. Reverdin a montré le rôle important du corps tyroïde dans l'organisme; et le myxœdème opératoire (2) est la conséquence de l'ablation de cette glande.

Il nous reste à rechercher maintenant ou à mettre en lumière, autant que l'état actuel de nos connaissances le permet, de quelle manière les émanations crétinisantes se développent, agissent, et parviennent à imprimer à tout l'organisme le cachet d'une dégradation intellectuelle, physique et morale, plus ou moins prononcée.

Influence combinée de la température et de l'humidité sur la décomposition des matières organiques. — Le miasme crétinique se produit très probablement dans certaines conditions de température et d'humidité qui activent, dans un sens spécial, les décompositions ou les fermen-

(1) Baillarger, *Enquête sur le goitre et le crétinisme*, 1873, p. 275 et suiv.
(2) Voir *Idiotie myxœdémateuse*, p. 694.

tations des matières organiques. Il se produira partout où les conditions de sa génération se trouveront réalisées, quelle que soit la latitude ou l'altitude des lieux, dans les vallées ou dans les plaines, sur n'importe quel terrain géologique. L'influence palustre et celle de la malpropreté sont manifestes. On trouve des marécages au voisinage de presque toutes les localités crétinisantes. Les habitations sont généralement basses, humides, à fleur de sol et non parquetées; elles sont percées d'ouvertures étroites et exhalent une odeur repoussante. La malpropreté y règne de toutes parts, et des immondices accumulées à leurs alentours en augmentent encore l'insalubrité.

La situation géographique des lieux, le défaut d'aération, la nature du sol, certaines particularités topographiques, etc., favorisent la formation du miasme. Celle-ci pourra être entravée ou empêchée par le renouvellement de l'air, par le défaut de stagnation de l'eau, par la nature de certains principes contenus dans le sol ou dans l'air (par exemple par l'iode et peut-être par d'autres principes), par l'abondance de l'ozone, par l'état électrique de la localité, etc.

Mode d'action du principe miasmatique sur l'économie. — Le principe miasmatique, dont dérive le crétinisme, infecte l'air, donne lieu à une sorte de *malaria* qui produit une intoxication du sang. Son action se porte principalement sur le système nerveux, sur lequel il exerce une action dépressive, stupéfiante, pareille à celle de quelques carbures d'hydrogène.

Le développement du système nerveux central cérébro-spinal s'arrête sous l'influence de cette intoxication. L'évolution incomplète du système nerveux réagit ensuite sur l'économie tout entière.

L'influence miasmatique agit principalement sur les organismes délicats. L'intoxication a surtout des effets funestes pendant la vie embryonnaire et toute la durée de la grossesse, pendant les premières années de l'enfance, et chez les sujets dont la constitution est faible ou viciée. Ces circonstances ont été remarquées depuis longtemps; et déjà, avant de Saussure, les femmes aisées allaient faire leurs couches dans la montagne, à des hauteurs où l'endémie était inconnue. L'arrêt de développement du système nerveux cérébro-spinal est suivi de celui des organes qui sont sous sa dépendance, et qui se trouvent alors en quelque sorte dans les conditions de ceux des monstres acéphales. Virchow a établi ce rapprochement et a fait remarquer que, chez les crétins comme chez les monstres acéphales, la peau était hypertrophiée d'une manière caractéristique. L'épaississement de la peau ne se rencontre pas chez les simples imbéciles et chez les idiots ordinaires : leur cerveau seul est imparfait, tandis que leur système nerveux spinal bien développé n'a nullement entravé ou faussé le développement du reste de l'organisme. Chez les crétins, au contraire, tout l'organisme se trouve retardé, arrêté dans son essor.

L'influence crétinisante agit rarement dans une étendue restreinte de localité ; cependant on peut voir le crétinisme apparaître, à l'état *sporadique*, chez des individus d'une organisation faible et languissante. On peut rencontrer accidentellement, dans tous les pays, des individus plus ou moins dégénérés physiquement et intellectuellement, que l'on peut rapprocher des crétins endémiques (fig. 39). Behrend (1) a attribué le crétinisme que l'on observe dans les grandes villes, à l'encombrement de la population dans les quartiers pauvres, à l'atmosphère froide, humide, saturée de vapeurs pernicieuses, au défaut d'aération et d'insolation, à l'insuffisance de la nourriture, à l'absence de la culture intellectuelle, à la malpropreté et à l'incurie. Suivant lui, les mauvaises conditions hygiéniques au milieu desquelles vivent les individus, donnent lieu à l'anémie, à la scrofule, au rachitisme, tandis que les sens, faute d'exercice, restent émoussés.

Causes secondaires. — *Alliances. Défaut de croisement. Hérédité. Immigration.* — Les alliances entre les habitants des villages infectés favorisent la dégénérescence. Ces alliances sont les plus communes, parce que ces habitants plus ou moins entachés de crétinisme ne trouvent guère à se marier au dehors. Les documents statistiques de la Commission sarde nous apprennent, en effet, que ce n'est que dans un petit nombre de cas que l'un ou l'autre des parents des crétins est étranger à la localité. A plus forte raison la dégénérescence est favorisée dans les localités où elle règne à l'état endémique, par les alliances entre les demi-crétins, les crétineux ou les individus ayant des crétins dans leur famille. Sur 4899 crétins sardes, 3915 pères et 3881 mères provenaient des localités où le crétinisme est endémique ; mais cependant dans 2494 cas, les pères, et dans 2262 cas, les mères n'étaient ni goitreux ni crétineux.

Remarquons que l'influence de l'hérédité ne se fait guère sentir que dans les localités où le crétinisme est endémique ; car les individus présentant des indices de crétinisme qui émigrent dans des localités exemptes de l'endémie, ne procréent plus de crétins, ou du moins donnent lieu à une génération très améliorée, et les générations successives restent affranchies de la dégénérescence. On peut conclure de là que la dégénérescence n'est pas héréditaire, mais est seulement favorisée ou aggravée par l'hérédité, dans les localités où l'on voit naître ou se développer des crétins.

La transmission de la faiblesse intellectuelle, de l'idiotie, est au contraire bien établie : les idiots sont moins nombreux dans les villes que dans les campagnes, surtout dans la classe pauvre, où la faiblesse intellectuelle, la microcéphalie sont beaucoup plus fréquentes. Par conséquent, on doit considérer l'état d'infériorité intellectuelle des

(1) Behrend, *Ueber den Cretinismus grösser Städte*, etc. (*Journ. für Kinderkrankheiten*, juin 1846).

parents comme une circonstance favorable au développement du crétinisme; mais la prépondérance des influences des localités est indiquée, est démontrée par l'apparition de crétins dans les familles qui viennent s'y établir dans les meilleures conditions d'hygiène et d'habitation, et qui jusqu'à leur immigration n'avaient vu naître dans leur sein que des enfants bien conformés et bien portants. Ces familles engendrent de nouveau des enfants sains, lorsqu'elles se sont éloignées des localités infectées de crétinisme.

Age des parents. — L'âge des parents ne peut être considéré comme

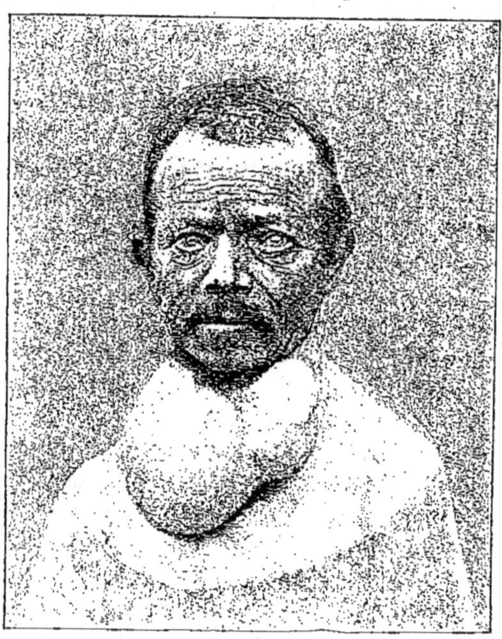

Fig. 39. — Crétinisme sporadique; goitre; excès alcooliques avec hallucinations terrifiantes. Il était mégissier et préparait des peaux de mouton; dans son délire, il s'imaginait que les têtes de mouton l'apostrophaient.

une cause de la dégénérescence. On a vu de jeunes époux procréer des crétins, tandis que les enfants d'un second lit, et par conséquent à un âge plus avancé, ont été sains et intelligents. La procréation d'enfants crétins à un âge plus avancé des parents, alors que les premiers-nés ont été intelligents, s'explique par l'influence croissante de la misère qui résulte de l'augmentation de la famille, par l'entassement, et par les mauvaises conditions de l'existence qui favorisent l'action des causes crétinisantes.

État sanitaire des parents. — L'état sanitaire des parents exerce sur le développement du crétinisme, dans leur génération directe, une influence incontestable. Si la constitution des parents est chétive, si leur santé est détériorée, si leur organisation a été profondément modifiée par l'influence palustre, par la scrofule, par la misère, etc., les enfants s'en ressentent nécessairement et se trouvent par là, au moins, disposés à l'action des principes ou des causes qui donnent lieu à la dégénérescence crétineuse.

Conditions hygiéniques. Alimentation. Habitation. Paupérisme. — L'influence du climat, de l'alimentation, les conditions particulières de l'existence impriment à l'économie de l'homme et des animaux des modifications plus ou moins profondes, dans un sens favorable ou défavorable, suivant que leur action est conforme ou non à leur nature; mais les mauvaises conditions d'hygiène, d'habitation et d'alimentation, le paupérisme en un mot, ne sont pas la condition essentielle du dévoloppement du crétinisme. Les habitations de la classe pauvre, dans les localités où cette dégénération endémique n'existe pas, sont aussi mal tenues, aussi humides, aussi obscures, aussi insalubres que dans les lieux où les crétins foisonnent; enfin, la nourriture n'y est guère meilleure. La Commission sarde a constaté que, si 1361 crétins appartenaient il est vrai à des familles pauvres, 1728 sortaient de familles d'une condition moyenne, et que 866 appartenaient à des familles aisées.

Le paupérisme, les mauvaises conditions de l'existence, ne peuvent être considérées que comme favorisant le développement du crétinisme dans des localités spéciales.

Sexe. — Suivant Baillarger, la prédominance de l'idiotie et de la surdi-mutité que l'on observe chez les garçons existe aussi pour le crétinisme, mais peut-être à un moindre degré.

D'après l'enquête de 1864, on a trouvé 3979 crétins contre 3291 crétines; les relevés de l'enquête sarde ont donné 3073 crétins et 2850 crétines; en additionnant les chiffres fournis par les deux enquêtes, on trouve une proportion de 7 hommes pour 6 femmes (1).

Il résulte de ces faits que les crétins ne se propagent pas par hérédité, ni comme race ou comme variété distincte en dehors de certaines localités qu'on peut appeler crétinisantes. Le crétinisme est surtout inhérent à des influences locales.

Age auquel se développe le crétinisme. — De nombreuses recherches, faites à ce sujet, semblent établir que le crétinisme est presque toujours une affection congénitale, et alors les moyens proposés pour arrêter les progrès de cette fâcheuse transformation chez les enfants restent absolument inefficaces. « Cependant, dit Baillarger, il existe des cas incontestables de crétinisme survenus après la naissance: seulement il est impossible de savoir si ces cas sont ou non très nombreux. La dissidence qui divise les auteurs sur cette question s'explique

(1) Baillarger, *Enquête sur le crét.*, 1873, p. 28.

par l'extrême difficulté que l'on éprouve, le plus souvent, de décider d'une manière certaine, à la naissance, qu'un enfant est ou non atteint de crétinisme. Il n'en est pas moins très probable, d'après l'ensemble des faits, que les causes endémiques suffisent non seulement pour aggraver les symptômes du crétinisme, mais même pour les provovoquer dans un grand nombre de cas, pendant le premier mois, ou même pendant les premières années de la vie (1). »

Causes adjuvantes de la dégénération crétineuse. — Lorsqu'à l'arrêt de développement intellectuel et physique, qui est la conséquence de l'influence miasmatique crétinisante, viennent s'adjoindre encore des vices organiques contractés pendant la vie intra-utérine (tels que l'hydrocéphalie, l'atrophie ou l'agénésie partielle du cerveau, etc.), ou contractés après la naissance (tels que la surdité, l'hydrocéphalie, des synostoses crâniennes, le rachitisme, etc.), qui à eux seuls sont à même de produire une dégradation intellectuelle ou physique, alors le crétinisme arrive à son plus haut degré, et l'organisme humain revêt définitivement l'empreinte de la plus triste, de la plus profonde dégénérescence.

Énumération des lésions propres, des complications congénitales et subséquentes du crétininisme. — Dans le crétinisme il faut donc distinguer les lésions propres, et les complications qui sont très variables, et qui ne peuvent être considérées comme caractéristiques, puisqu'elles varient d'un sujet à l'autre.

Les caractères propres du crétinisme résultent de l'arrêt, ou du retard du développement du système nerveux central cérébro-spinal. Ces caractères consistent : dans la faiblesse intellectuelle ; dans l'obtusion des sens ; dans le défaut d'énergie fonctionnelle du système musculaire ; dans le développement imparfait, irrégulier du squelette ; dans l'hypertrophie du tissu connectif sous-cutané ; dans l'évolution tardive du système dentaire, des organes de la génération, de la puberté, des facultés intellectuelles.

Les complications congénitales les plus communes sont l'agénésie partielle du cerveau et l'hydrocéphalie, qui ont pour conséquence une idiotie plus ou moins prononcée. D'autres complications plus rares sont le strabisme, le torticolis, diverses variétés de pieds-bots, etc.

Les complications subséquentes sont nombreuses : elles sont le résultat de maladies survenues après la naissance, des mauvaises conditions du milieu dans lequel les individus ont vécu, ou d'un vice constitutionnel. Telles sont les déformations rachitiques, l'hydrocéphalie, les synostoses crâniennes, la surdité et le mutisme, la cachexie palustre, des paralysies et des contractures musculaires, le goitre, des tumeurs blanches et des lésions consécutives à la tuberculose des os,

(1) Baillarger, *Ibid.*, p. 40.

des affections cutanées, et toute la série des affections morbides que l'on peut retrouver chez les individus non affectés de crétinisme.

L'idiotie crétineuse est aggravée par l'action continue du principe délétère et des mauvaises conditions hygiéniques. C'est surtout par l'influence ordinairement combinée des causes d'idiotie que le crétinisme arrive à sa plus haute expression, alors même que les individus ne présentent que peu d'indices de la dégénération au moment de la naissance.

Examinons maintenant les conditions dans lesquelles la faiblesse intellectuelle ou l'idiotie se développent chez les crétins.

Des causes de l'idiotie dans le crétinisme. — L'idiotie est constamment le résultat de lésions organiques du cerveau. Ces lésions peuvent être congénitales ou ne survenir qu'après la naissance.

L'idiotie congénitale est la conséquence soit d'un arrêt général de développement des centres nerveux céphalo-rachidiens, soit d'un arrêt partiel de développement du cerveau résultant d'une lésion de cet organe pendant la vie intra-utérine, et survenue en général à la suite d'une hydrocéphalie. La distension des ventricules du cerveau ou de la cavité épendymaire de la moelle par le liquide céphalo-rachidien produit parfois la destruction partielle de ces organes (1). L'anencéphalie plus ou moins complète, l'agénésie de certaines parties du tronc ou des membres, des vices de conformation divers, en sont le résultat. Des arrêts de développement partiels du cerveau peuvent encore être la conséquence d'une inflammation primordiale, d'une disposition vasculaire anormale, d'une hémorrhagie, de la formation d'un kyste, d'un ramollissement, d'une compression, d'une cause traumatique, etc.

Ces lésions se compliquent fréquemment de modifications profondes qui entraînent la paralysie, l'atrophie de certaines parties, des contractures de muscles, etc.

L'idiotie peut ne se manifester qu'après la naissance, sous l'influence de causes analogues à celles qui peuvent agir pendant la vie fœtale.

A l'influence miasmatique crétinisante, qui détermine un arrêt, un retard dans le développement général du système nerveux central, peuvent s'adjoindre les lésions ou les états morbides qui donnent lieu, en général, à l'imbécillité et à l'idiotie. Partant, un individu peut ne présenter que des caractères peu prononcés du crétinisme, et néan-

(1) Consécutivement à la destruction ou à l'agénésie d'une partie des circonvolutions ou du corps calleux, les ventricules du cerveau peuvent être complètement à découvert. C'est à cet état pathologique du cerveau que Heschl a donné le nom de *porencéphalie*. Cependant les individus qui le présentent ne sont pas toujours idiots. Nous avons observé, chez un jeune garçon, remarquable dans son intelligence, mort de méningite, une porencéphalie très large, symétrique, à l'extrémité postérieure et inférieure de l'hémisphère de chaque côté.

moins, eu égard à son idiotie, être classé parmi les crétins du dernier degré.

Influence de l'éducation. — L'influence de l'éducation, de la culture intellectuelle sur le développement des facultés est incontestable. L'expérience a prouvé que l'on parvient à améliorer plus ou moins notablement l'état physique, moral et intellectuel des imbéciles et même des idiots, avec des soins persévérants. Si les crétins du dernier degré sont sous ce rapport, complètement réfractaires, surtout lorsqu'ils sont sourds, on peut du moins améliorer leur condition, et tirer quelque parti des demi-crétins. Les crétineux sont très susceptibles d'éducation ; à force de soins et de persévérance on parvient à développer très avantageusement leurs facultés engourdies. La faiblesse de l'intelligence, l'idiotie, ne peuvent que s'aggraver par défaut de culture des facultés intellectuelles plus ou moins imparfaites des malheureux crétins.

Surdité chez les crétins. — La surdité est très commune; c'est un fait presque général chez les individus considérés comme crétins complets. Baillarger a remarqué qu'il y avait, parmi les crétins, un plus grand nombre de sourds-muets qu'on n'en observe parmi les idiots et les imbéciles. D'après Strambio (1), sur un nombre de 733 crétins, il y avait 65 sourds et 269 sourds-muets. Les otites internes sont très fréquentes chez les enfants soumis à de mauvaises conditions d'hygiène.

Étiologie de l'ossification des sutures crâniennes. — Comme on a fait jouer dans ces derniers temps un grand rôle aux synostoses crâniennes, ou aux ossifications des sutures crâniennes dans la production de l'idiotie et du crétinisme, il importe d'en étudier l'étiologie et les conséquences.

L'ossification des sutures du crâne reconnaît différentes causes. L'ossification normale peut être simplement plus rapide, prématurée, par suite de circonstances qu'il est impossible de déterminer. Ces variations s'observent non seulement chez les crétins, mais chez les individus bien conformés de toutes les races humaines. Il suffit de rappeler que les deux parties latérales du frontal peuvent rester isolées jusqu'à l'âge le plus avancé, ou se souder dès l'âge de un à trois ans. Néanmoins Gratiolet a remarqué que la synostose des différentes pièces du crâne débute par les sutures postérieures chez les races blanches, et par les sutures antérieures chez les nègres. Chez les crétins on ne remarque rien de constant. Cependant Virchow a considéré l'ossification prématurée de la suture sphéno-basilaire, qu'il a observée chez un crétin nouveau-né (2), et chez un autre crétin (?) nouveau-

(1) Strambio, *Sull cretinismo nella Valtelina* (*Gaz. med. ital. lombard.*, 1856).

(2) Virchow, *Zur Entwicklungsgeschichte des Cretinismus und der Schädeldifformitäten* (*Gesammelte Abhandl.* Francfort-sur-le-Mein, 1858, p. 353).

né rachitique (1) comme caractéristique du crétinisme, et a assigné à cette ossification prématurée une action prépondérante sur le développement de l'affection. Chez les crétins l'ossification prématurée de la suture sphéno-basilaire est très commune, mais elle n'est pas constante. Nous en avons observé l'ossification incomplète à vingt-huit ans, et Stahl prétend qu'on a souvent remarqué la persistance de la séparation de l'os basilaire et du sphénoïde, ce qui, après vingt ans, est tout à fait inhabituel. Chez un crétin âgé de quarante-quatre ans nous avons même trouvé une séparation permanente des deux parties latérales du frontal (2).

Si les synostoses osseuses sont plus fréquentes chez les crétins, chez les idiots, cela tient à des circonstances particulières. Elles dépendent en général d'une hyperhémie locale soit interne, soit externe. Les hyperhémies internes des os du crâne s'observent dans les hyperhémies et dans les inflammations des enveloppes cérébrales, qui sont très fréquentes chez les crétins, lesquels sont presque tous hydrocéphales. Les hyperhémies externes des os du crâne sont consécutives à des lésions des téguments extérieurs, à des affections exanthématiques, etc., du cuir chevelu. Ces affections sont parfois accompagnées d'une injection plus ou moins prononcée des parties voisines du péricrâne et quelquefois de ce dernier, circonstance qui favorise, qui active l'incrustation calcaire du tissu fibreux ossifiable des sutures. Il en résulte des synostoses plus ou moins étendues, lorsque les éruptions cutanées correspondent aux sutures, ainsi que nous avons eu occasion de le vérifier sur quelques têtes de jeunes sujets. Les crétins, les idiots de naissance, par suite de l'incurie et de la malpropreté auxquelles ils sont fréquemment abandonnés, sont très sujets aux affections éruptives parasitaires du cuir chevelu, et se trouvent ainsi spécialement dans les conditions favorables aux synostoses crâniennes.

Conséquences de l'ossification des sutures crâniennes. — De même que les os longs sont arrêtés dans leur accroissement en longueur lorsque les cartilages intermédiaires aux points d'ossification ont été envahis par le dépôt calcaire, ou, en d'autres termes, lorsque les épiphyses se sont soudées, synostosées avec les diaphyses, de même les os du crâne synostosés s'arrêtent dans leur accroissement au niveau des synostoses.

Stahl paraît avoir signalé, le premier, l'influence de l'ossification des sutures sur l'irrégularité des formes du crâne. Gibson, Sœmmering, ont les premiers démontré l'importance du rôle du tissu fibro-cartilagineux intermédiaire aux sutures dans l'accroissement des os. Hyrtl, Engel, etc., en ont étendu les applications, et Virchow a fait sur les synostoses crâniennes un travail très remarquable et très complet. Le

(1) Virchow, *Knochenwachsthum und Schädelformen mit besonderer Rücksicht an Cretinismus* (*Archiv für pathol. Anat. und Physiol.* Berlin, 1853, t. XIII, p. 353).

(2) *Gaz. méd.* Strasbourg, 1857, p. 483.

célèbre professeur de Berlin a développé, avec son talent habituel, toutes les conséquences de ces anomalies osseuses, et a établi les règles qui permettent de déterminer à l'examen de la forme de la tête quelles sont les sutures primitivement synostosées.

Lorsque l'ossification a envahi de bonne heure un grand nombre de sutures, ou toutes les sutures à la fois, le crâne se trouve fortement entravé dans son développement ou cesse de s'accroître dans toutes ses parties. Consécutivement, les centres nerveux renfermés dans la cavité crânienne se trouvent aussi entravés ou arrêtés dans leur développement; la circulation s'y fait difficilement par suite d'anémie cérébrale, et la stupeur, l'idiotie se prononcent de plus en plus et irrémédiablement. Nous possédons deux crânes d'enfants de deux à trois ans dont toutes les sutures ont été ossifiées simultanément; les deux enfants sont morts avec des symptômes de compression cérébrale, et seraient probablement devenus des idiots s'ils avaient continué à vivre. Rösch a rencontré l'ossification presque complète de toutes les sutures sur le crâne d'une crétine âgée de treize ans, et Vrolik sur le crâne d'un crétin âgé de neuf ans. Neumann (1) rapporte l'observation d'un enfant de deux ans, hydrocéphale, dont les sutures crâniennes s'ossifièrent à la suite d'une éruption cutanée, et qui mourut à la suite de symptômes de compression cérébrale. Les synostoses générales ont nécessairement pour conséquence la microcéphalie, pourvu toutefois que la tête n'ait déjà eu un volume considérable par hydrocéphalie, comme dans le cas précédent. Baillarger a trouvé des ossifications prématurées de sutures chez un idiot âgé de quatre ans, et Cruveilhier chez un enfant idiot âgé de dix-huit mois.

Lorsque l'ossification des sutures est partielle, les os cessent seulement de s'accroître au niveau des parties synostosées. L'accroissement de la cavité crânienne peut se continuer aux dépens du tissu fibro-cartilagineux des sutures non encore envahies par le dépôt de sels calcaires. L'accroissement y devient même plus actif. Il en résulte un développement inégal, irrégulier des os et des formes du crâne, et des dilatations compensatrices des parties dont l'accroissement a été arrêté; par suite, le crâne devient irrégulier, asymétrique, difforme. L'ossification partielle peut être : médiane (ossification des sutures sphéno-basilaire, interfrontale, interpariétale); unilatérale (ossification de l'une ou de plusieurs des sutures occipito-pariétale, occipito-mastoïdienne, temporo-pariétale, fronto-pariétale, etc.); bilatérale symétrique (soit par exemple l'ossification complète de la suture lambdoïde, ou des deux sutures occipito-mastoïdiennes, etc.); bilatérale irrégulière (soit par exemple, l'ossification de la suture fronto-pariétale droite et de la suture pariéto-temporale gauche, etc.).

(1) Neumann, *Journ. der pract. Heilk.* de Hufeland, Berlin, t. XX, l. II, p. 30.

Le crâne des crétins peut être rétréci dans toutes ses parties, ou présenter des arrêts de développement partiels (crânio-sténose), variables suivant les individus. Suivant les variétés de synostoses, le diamètre longitudinal, vertical, transversal, oblique de l'un ou de l'autre côté, peut être augmenté ou diminué.

Les difformités crâniennes, consécutives à l'ossification des sutures, peuvent donner lieu à des lésions cérébrales lorsqu'elles sont trop prononcées; mais elles n'influent en général sur le développement du cerveau qu'autant que l'ossification a envahi un certain nombre de sutures, toutes les sutures d'un même côté ou toutes les sutures à la fois, parce que, dans les cas où il n'existe que peu de synostoses, ou seulement quelques synostoses peu étendues, il se produit des augmentations compensatrices des parties de la cavité crânienne dont les sutures ont échappé à l'ossification. Nous avons à plusieurs reprises examiné des crânes difformes, irrégulièrement synostosés, d'individus très intelligents, dont le cerveau, sauf l'irrégularité ou l'asymétrie de ses formes, n'a présenté rien d'anormal. L'ossification prématurée de la suture sphéno-basilaire, qui est très commune chez les crétins, n'apporte pas un obstacle considérable au développement du cerveau lorsqu'il n'existe pas d'autres synostoses : la base du crâne s'agrandit aux dépens de la suture sphéno-frontale, et il se forme des augmentations compensatrices d'autres parties de la cavité crânienne. L'ossification prématurée de la suture occipito-pariétale ou fronto-pariétale des deux côtés, ou même d'un seul côté, apporte au contraire de grands obstacles au développement du cerveau, surtout si elle se combine avec celle de la suture interpariétale (1).

Conclusions. — De cette revue étiologique, de cette analyse des influences crétinisantes ressortent les conclusions suivantes :

1° Le crétinisme existe dans les parties du globe les plus différentes par leur climat, par leur élévation au-dessus du niveau de la mer, par leur constitution géologique, par leur topographie, et par les mœurs de leurs habitants.

2° Le crétinisme paraît résulter d'une cause essentielle, d'un principe délétère, miasmatique, encore inconnu dans sa nature, qui se développe surtout dans certaines localités dont la constitution géologique, secondée par les circonstances locales, est propre à sa génération, et qui sont situées principalement sur des terrains argileux, gypseux, marneux, ou alluvionnaires.

3° Les émanations miasmatiques produisent une intoxication de

(1) Dans la riche collection de crânes synostosiques et difformes du Musée anatomique de Strasbourg existe un crâne très irrégulier, oblique, d'un fœtus de sept mois environ, dont l'origine est inconnue, et dont la suture fronto-pariétale gauche a complètement disparu. L'hémisphère gauche a dû être singulièrement entravé dans son développement, malgré l'écartement exagéré des sutures du côté droit et des sutures médianes.

l'organisme. Elles exercent une action stupéfiante sur le système nerveux, dont le développement est entravé, et qui réagit sur la constitution tout entière; elles impriment ainsi à l'organisme le cachet d'une dégénération plus ou moins profonde. Leur action s'étend proportionnellement à leur activité sur toute la population qui s'y trouve soumise; mais elle ne devient manifeste que sous l'influence de causes prédisposantes individuelles et de causes occasionnelles.

4° Les causes prédisposantes individuelles sont : l'hérédité, la faiblesse intellectuelle des parents, le tempérament lymphatique, la faiblesse constitutionnelle ou l'affaiblissement par des maladies, le défaut d'acclimatation.

5° Les causes occasionnelles sont : la malpropreté, le défaut d'insolation et d'aération, l'humidité des habitations, la mauvaise qualité des aliments et des boissons, l'absence de l'iode dans l'eau, les maladies intercurrentes.

6° Le crétinisme est aggravé ou est favorisé dans son évolution par toutes les causes qui agissent d'une manière débilitante sur la constitution et sur le développement physique; par les mauvaises conditions d'hygiène, d'habitation, d'alimentation et d'éducation; par les maladies, l'incurie, et le défaut de culture intellectuelle. Comme le fait remarquer avec justesse Morel, les enfants pauvres et négligés deviennent spécialement les victimes du mauvais milieu physique et moral dans lequel ils continuent à se développer. La dégénérescence tend à se prononcer d'autant plus que les individus sont prédisposés par leur constitution déjà affaiblie, par leur tempérament lymphatique, par l'hérédité ; qu'ils sont plus mal nourris, et qu'ils vivent dans des maisons humides, privées d'air et de lumière. La manifestation de la dégénérescence se produira avec d'autant plus d'intensité que la cause essentielle sera plus active, que son action sera plus prolongée, et se montrera à un âge plus tendre, au moment où les organes sont encore le moins formés et résistent moins à son influence; la manifestation de la dégénérescence se produira encore, avec d'autant plus d'énergie, qu'un plus grand nombre de causes secondaires (causes prédisposantes et occasionnelles) combineront leur action. Elle sera, au contraire, amoindrie ou empêchée dans ses effets par la résistance de la constitution des individus, par de bonnes conditions d'hygiène, d'alimentation et d'éducation, et peut-être avant que le crétinisme soit manifeste, par l'usage de l'iode qui neutralise probablement, ou rend inactives les émanations crétinisantes, de même qu'il remédie à l'hypertrophie du corps thyroïde.

7° L'hypertrophie du corps thyroïde, ou le goitre, se développe sous l'influence de l'usage d'une eau tenant en suspension ou en dissolution un principe encore inconnu dans son essence. Ce principe paraît dériver de la décomposition de matières organiques, dont l'eau se charge de façon plus ou moins appréciable dans les terrains d'alluvion qu'elle traverse, ou bien se développer dans l'eau de certains puits, etc., sous l'influence d'un voisinage impur ou de circonstances locales. Le goitre est une affection indépendante du crétinisme. On l'observe constamment dans les localités où ce dernier est endémique; mais le crétinisme ne s'observe pas toujours dans les localités sujettes au goitre.

Cependant les recherches de Schiff et la connaissance du myxœdème opératoire de Reverdin montrent que les altérations du corps

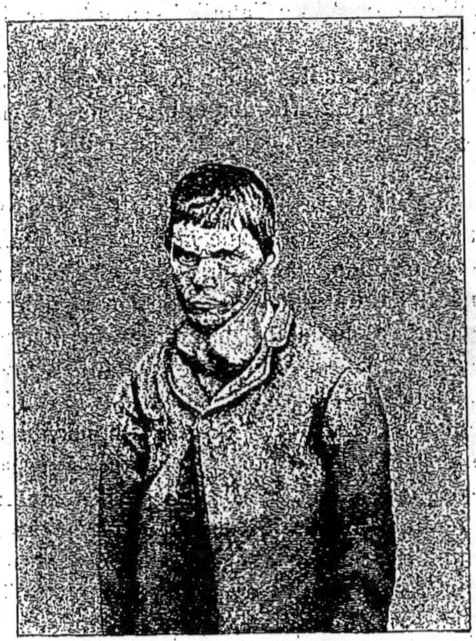

Fig. 40. — Crétinisme. Malade âgé de quarante et un ans; sourd-muet; incapable d'aucune espèce de travail. (Collection du Dr Alliod, médecin de l'hôpital Mauricien à Aoste, Haute-Italie.)

thyroïde ou sa destruction retentissent d'une manière très fâcheuse sur l'organisme. L'idiotie myxœdémateuse, le crétinisme sporadique, le crétinisme sont des affections voisines, dans lesquelles la glande thyroïde joue très certainement un rôle pathogénique important.

8° Le crétinisme est constamment accompagné d'une faiblesse intellectuelle qui résulte de l'arrêt, ou du retard du développement de l'organisme. L'idiotie est une conséquence du crétinisme au dernier degré, c'est-à-dire de l'arrêt général du développement du système nerveux céphalo-rachidien. Le développement imparfait du cerveau peut être aggravé par une affection cérébrale, surtout par l'hydrocéphalie ou par une cause accidentelle d'arrêt forcé produit par la synostose des os du crâne. Ces complications donnent généralement lieu à une idiotie complète, de même que la surdité survenue dans l'enfance chez les individus entachés de crétinisme.

9° Lorsque le crétinisme n'est pas compliqué dès la naissance, il ne devient complet, extrême, qu'autant que l'enfant offrant déjà des indices de crétinisme, reste soumis à l'action prolongée ou permanente du miasme crétinisant, qu'il est dépourvu d'éléments de réaction, qu'il est abandonné à l'incurie, à la malpropreté, qu'il est mal nourri, que son intelligence reste inculte, et que son état se trouve aggravé, com-

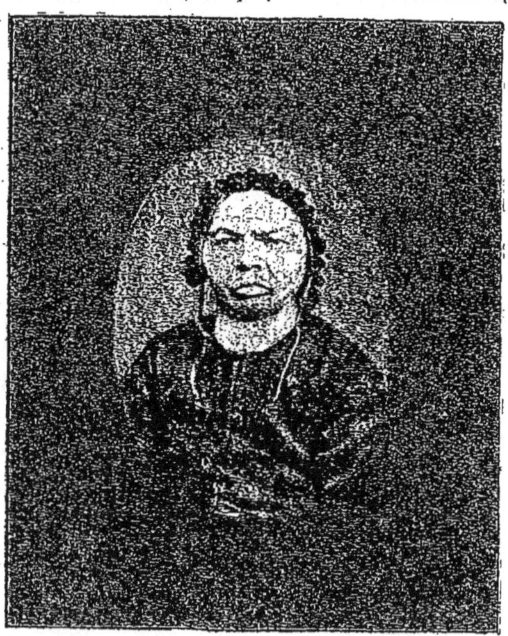

Fig. 41. — Crétinisme (dernier degré). Malade âgée de vingt-neuf ans; sait à peine manger; très irritable; méchante. (Collection du Dr Alliod.)

pliqué par des lésions accidentelles, par l'influence paludéenne, par le rachitisme, par la carie tuberculeuse des os, par des affections cutanées, par des synostoses crâniennes, par des maladies du cerveau et de ses enveloppes, par une otite interne qui donne lieu à la surdité complète et par suite au mutisme, etc. Si, au contraire, l'enfant se trouve soumis à de bonnes conditions hygiéniques, si on parvient à le soustraire aux influences pernicieuses qui par elles-mêmes engendrent un état morbide et détériorent la constitution; si l'on cherche à développer ses facultés par une éducation intellectuelle et morale bien entendue, son état s'améliorera sensiblement au lieu de tendre à empirer et à arriver à un degré extrême d'abrutissement moral et intellectuel.

§ 2. — CARACTÈRES DU CRÉTINISME.

Degrés du crétinisme. Classification. — Les individus affectés de crétinisme offrent des caractères spéciaux, variables, et différents degrés. Les frères Wenzel les ont classés en trois catégories, qui ont été conservées depuis : les crétins, les demi-crétins et les crétineux.

1° Les *crétineux* ont l'intelligence faible. Ils sont capables de conceptions, d'actes raisonnés. Souvent ils ne diffèrent pas des individus d'une portée d'intelligence médiocre; mais ils offrent plus ou moins d'indices des caractères propres du crétinisme, c'est-à-dire la physionomie générale, la démarche, une taille peu élevée, la maladresse, la nonchalance, les tendances apathiques. Leur langage est plus ou moins embarrassé.

2° Les *demi-crétins* ont une intelligence obtuse. Ils peuvent être employés à quelques travaux très simples. Leur langage est imparfait, ils bégayent, ne peuvent articuler, et accompagnent souvent leurs paroles de gesticulations exagérées. La dégénération crétineuse des formes corporelles est plus ou moins accusée chez eux.

3° Les *crétins* (*crétins complets*, vrais crétins, crétins au dernier degré) sont complètement idiots ou dans un profond état de torpeur intellectuelle, dépourvus de langage, et ordinairement très dégénérés physiquement (fig. 40 et 41).

Cette classification, quoique peu rigoureuse, est néanmoins utile dans la pratique. Les crétins au dernier degré sont très rares. Chaque auteur en a donné la description d'après les individus qu'il avait en vue, et dont la conformation présente quelquefois les différences les plus prononcées : c'est ainsi, par exemple, qu'ils peuvent avoir une tête petite ou volumineuse, des membres grêles ou trapus, une taille très petite ou grande, des organes génitaux rudimentaires ou d'une grosseur énorme, etc. En réunissant les caractères saillants observés chez divers crétins, on crée un type en quelque sorte idéal. Les mêmes difficultés se rencontrent pour la détermination des caractères des demi-crétins et des crétineux, dont certaines parties peuvent présenter les formes très prononcées de la dégénération crétineuse. Quelques-uns en offrent seulement quelques indices, et sont néanmoins remarquables par la faiblesse de leur intelligence. Relativement à l'intelligence, à l'instinct et aux qualités morales, on ne peut établir des caractères différentiels prononcés entre les crétins de divers degrés et les simples idiots ou les imbéciles. Sous ce rapport, il existe des transitions graduelles de l'idiotie simple à l'idiotie crétineuse. La confusion de ces deux états est d'autant plus facile que l'on observe, dans les localités où règne le crétinisme, des idiots, souvent en grand nombre, n'offrant aucun des caractères physiques du crétinisme, et réciproquement des idiots chez lesquels on remarque certains traits que l'on rencontre chez les crétins, tels que les formes du visage, le volume de la tête, le développement imparfait du squelette, l'hypertrophie du corps thyroïde, etc. Enfin, on rencontre parfois dans la même famille des crétins et des idiots nés des mêmes parents. Baillarger a fait remarquer avec raison (1) que les crétins n'apparaissent en grand nombre, qu'au milieu de populations qui ont déjà subi une dégradation physique et intellectuelle assez prononcée. D'après Baillarger, les simples idiots sont caractérisés par l'arrêt de développement du cerveau seulement, tandis que les crétins sont caractérisés par l'arrêt de développement du cerveau et de la constitution tout entière.

Caractères propres du crétinisme. — L'auteur que nous venons de citer assigne au crétinisme les caractères suivants :

1° Taille petite, ramassée et trapue ;

2° Tête grosse avec développement exagéré du diamètre bilatéral ;

3° Face large, aplatie, avec écartement des yeux, écrasement du nez à sa racine, bouche grande et lèvres épaisses, surtout la lèvre inférieure ;

4° Col court et large, et très souvent déformé par l'existence d'un goitre plus ou moins volumineux ;

5° Désharmonie du tronc et des membres ;

6° Peau terreuse et blafarde, rides profondes.

Le caractère principal de cette dégradation physique paraît, d'ailleurs, consister essentiellement dans le développement exagéré ne largeur de la tête, de la face, du cou, du tronc et des membres (2).

A ces symptômes spéciaux on peut encore ajouter la faiblesse intellectuelle, l'obtusion des sens, le défaut d'énergie fonctionnelle du système musculaire, l'évolution tardive du système dentaire, de la puberté, des facultés intellectuelles.

Nous passerons rapidement en revue ces différents caractères.

Manifestation des caractères du crétinisme. — La manifestation des caractères du crétinisme se produit surtout dans les premières périodes de l'existence, et d'autant plus que le système nerveux est encore moins développé. L'organisme est déjà soumis, pendant la vie fœtale, aux influences qui lui impriment le cachet du crétinisme. Ces influences exercent leur empire avec d'autant plus d'énergie qu'elles sont plus puissantes, plus actives, et que l'organisme de l'individu offre moins de résistance. C'est pendant les deux premières années que les caractères de la dégénérescence crétineuse se révèlent ordinairement.

Dans les localités où le crétinisme est répandu, on en observe parfois des indices plus ou moins manifestes dès la naissance. La confor-

(1) Baillarger, *Bull. de l'Acad. de méd.*, t. XVI, p. 485.
(2) Baillarger, *Enquête sur le crétinisme*, 1873.

mation crétine se laisse alors déjà reconnaître à la disproportion des formes et une empreinte particulière de dégradation physique et d'abrutissement. Souvent ces caractères sont à peine tranchés et ne se développent que peu à peu. Les crétins nouveau-nés ont une tête volumineuse ou petite, quelquefois irrégulière, munie de fontanelles ordinairement larges. Leur physionomie déjà ridée, vieillotte, bouffie par suite de l'hypertrophie de la peau et du tissu connectif sous-dermique, offre une expression stupide. Le front est bas, ridé; les paupières sont épaisses, presque dépourvues de cils, cernées de rides profondes; le nez est aplati et ordinairement très déprimé à sa racine; les pommettes sont plus ou moins saillantes; le maxillaire supérieur proémine en avant chez les microcéphales; la bouche est grande; leur langue volumineuse fait saillie entre les lèvres épaisses; le cou est parfois goitreux; le thorax est étroit. Les membres sont grêles et la main est d'une forme grossière. Le poids du corps est ordinairement peu considérable. Ces enfants saisissent difficilement le sein, et sont plus ou moins maladroits dans l'action de téter; ils sont peu impressionnables, et leurs sensations visuelles et auditives se développent tardivement; ils ne font pas de différence entre leur nourrice et une étrangère; ils ont toujours un air endormi; leur physionomie stupide ne s'éclaire jamais d'un sourire et n'exprime ni la joie, ni le désir, ni la sensation du bien-être.

A l'époque ordinaire de la puberté, sous l'influence de l'éducation et de bonnes conditions hygiéniques, les premiers symptômes du crétinisme disparaissent plus ou moins, en même temps que la constitution s'améliore. Dans les circonstances défavorables la dégénération s'aggrave de plus en plus. Les crétins passent alors de l'adolescence à la vieillesse, tout en conservant encore certains attributs de l'enfance. Le plus souvent le crétinisme ne devient manifeste qu'au moment de la première dentition, qui s'opère difficilement. On s'aperçoit alors que les enfants ne font plus de progrès : ils ont le regard vague, hagard; leur physionomie est sans expression et leur intelligence devient de plus en plus obtuse. Ils ont l'apparence de la santé et un embonpoint considérable; mais leurs mouvements sont dénués d'énergie et le développement de leur corps se ralentit, s'arrête. Ils ne peuvent parvenir à se tenir debout, et n'apprennent ni à marcher ni à articuler les mots.

L'idiotie et les caractères physiques du crétinisme se révèlent encore assez souvent seulement au bout de la deuxième année, et quelquefois ils ne se manifestent que tardivement. Cependant il est rare que l'arrêt du développement se montre au delà de quatre à cinq ans. Parmi 4888 crétins sardes, le crétinisme apparut 4440 fois dès la naissance et jusqu'à la fin de la deuxième année; 187 fois de deux à cinq ans; 202 fois de cinq à douze ans; 31 fois de treize à vingt ans; 28 fois après l'âge de vingt ans.

Conformation corporelle. — La conformation corporelle des individus affectés de crétinisme ne présente pas souvent des caractères bien marqués, définis; cependant, dans la grande majorité des cas, elle se reconnaît aisément à des caractères propres qui permettent de séparer plus ou moins nettement les crétins des simples idiots. Lorsque la dégénérescence crétineuse est peu prononcée, lorsque les individus n'en offrent que des indices, l'appréciation de ces caractères devient parfois très difficile; car, ainsi que l'a dit Ferrus, le crétinisme commence à l'état presque normal pour se terminer à la dégradation complète de l'organisme et de l'intelligence. La taille est ordinairement petite, ramassée, de 1 mètre à $1^m,60$, et plus ou moins exempte de difformités. En général les extrémités sont disproportionnées; les membres inférieurs, souvent contrefaits, sont courts, épais, renflés aux articulations, et nullement proportionnés au tronc et aux membres supérieurs. La tête est petite ou volumineuse, presque toujours irrégulière. La partie du corps située au-dessus du pubis, au lieu d'avoir une longueur égale à la partie inférieure, est souvent plus longue de 10 centimètres et davantage. Les membres supérieurs sont longs et grêles, les mains sont larges et épaisses; le pouce est d'ordinaire très court; la longueur de la main, depuis le pli du poignet jusqu'à l'extrémité digitale, n'a parfois que 13 centimètres chez les individus âgés. Enfin les crétins ont fréquemment des pieds-bots ou des pieds plats. Les pieds-bots sont rarement congénitaux chez ces individus. Thieme en a rapporté un cas. Ils résultent ordinairement des contractures, succédant à des convulsions. L'accroissement du corps est le plus souvent retardé ou arrêté prématurément. Cependant il existe des individus remarquables par l'élancement du tronc, la gracilité des membres, la longueur du cou, les formes anguleuses du visage, ainsi que l'a observé Ferrus à l'hôpital de Sion (1). Il n'est pas rare de trouver des crétins de $1^m,65$ et au-dessus.

Système osseux. — Le système osseux offre de grandes irrégularités dans son développement. L'ossification est tantôt régulière, tantôt ralentie, tantôt accélérée et excitée d'une manière extraordinaire. L'épaisseur des os du crâne est variable : assez souvent diminuée en certains endroits, elle est quelquefois cinq à six fois plus considérable (hyperostose), et le volume des os des membres est exagéré. D'autres fois on n'observe rien d'anormal. Les fontanelles se ferment parfois très tardivement chez les crétins hydrocéphales (2). L'ossification suit une marche à peu près régulière chez certains individus; mais le plus souvent dans des conditions ou par suite d'influences qu'il n'est pas toujours facile de déterminer, les sutures des os du crâne et les car-

(1) Ferrus, *Bull. de l'Acad.*, t. XVI, p. 211.

(2) Stahl mentionne le cas d'un homme de cinquante ans, Eulenberg et Marfels citent une crétine de vingt ans, dont les fontanelles n'étaient pas encore ossifiées.

tilages d'ossification des os longs ont une grande tendance à s'ossifier prématurément chez certains sujets. Il en résulte un arrêt dans l'accroissement de la taille et une déformation variable du crâne suivant les sutures qui se sont primitivement ossifiées. Partant, la tête peut être ronde, pointue, aplatie, allongée d'avant en arrière, irrégulière. Le crâne est petit (crétins microcéphales) ou volumineux (crétins macrocéphales), suivant qu'il renferme une plus ou moins grande quantité de liquide (l'hydrocéphalie est commune), que le cerveau est plus ou moins développé, et que l'ossification des sutures est plus ou moins générale. On observe fréquemment des os wormiens le long de la suture lambdoïde. Le trou occipital est normal, rétréci, allongé d'avant en arrière, ou asymétrique. Les trous de la base du crâne peuvent être rétrécis en général, mais alors tout le système osseux est exubérant, et il n'est pas rare de rencontrer des exostoses sur les os du tronc et des extrémités. Le rétrécissement des trous de la base du crâne a été mentionné en premier lieu par Malacarne (1). Il n'estpas constant, pas plus que la direction horizontale de l'os basilaire, que le même auteur a signalée chez les crétins. L'apophyse basilaire de l'occipital n'affecte une direction horizontale qu'autant qu'il existe des synostoses des os de la voûte du crâne, par suite de son refoulement en bas par le cerveau. Les os de la face ont très souvent un développement exagéré. La colonne vertébrale peut être courbée vicieusement, mais elle présente rarement un degré prononcé de scoliose ou de cyphose, ce qui influe alors comme à l'ordinaire sur la régularité des formes du bassin. Les os des extrémités sont plus ou moins difformes ou rabougris, trop minces ou trop épais, trop longs ou trop courts.

Système dentaire. — Les dents apparaissent tardivement et irrégulièrement le plus souvent ; elles se carient et tombent de bonne heure. C'est ainsi que nous avons trouvé, chez une crétine âgée de vingt-huit ans, les dents canines et les petites molaires encore profondément ogées dans les alvéoles. His a même trouvé, chez un crétin âgé de cinquante-huit ans, dans le maxillaire inférieur, trois incisives qui n'avaient pas encore fait éruption (2). Les dents de lait persistent quelquefois jusqu'à l'âge de vingt ans, et au delà. Baillarger a, le premier, attiré l'attention sur l'évolution tardive et irrégulière des dents chez les crétins, dont il a fait un des caractères les plus importants.

Système musculaire. — Le système musculaire est en général peu

(1) Bach a émis l'assertion que les trous de la base du crâne sont généralement rétrécis. Il prétend même que le crétinisme est le rachitisme des os du crâne (Communication manuscrite.)

(2) His, *Zur Casuistik des Cretinismus* (*Virchow's Archiv für pathol. Anat.* Berlin, 1861, p. 104).

développé, cependant il est des exceptions : celles-ci se rencontrent surtout chez les demi-crétins et les crétineux que l'on a pu habituer à quelques travaux mécaniques, et qui parviennent parfois à acquérir une vigueur peu commune. L'atrophie musculaire porte surtout sur le membres inférieurs, dont les formes sont grêles, et contrastent d'ordinaire avec celles du tronc et des membres supérieurs. Les bras restent presque toujours pendants. La démarche est ordinairement inégale, chancelante. Quelques crétins sont incapables de marcher, de se mouvoir dans un sens déterminé et peuvent parfois à peine supporter leur tête : en général l'activité musculaire est proportionnelle au degré de l'intelligence. Chez certains individus la langue fait saillie hors de la bouche, soit par suite de son hypertrophie, soit par suite du refoulement qu'elle éprouve par un défaut de profondeur, assez commun, de la voûte palatine, ou par une hypertrophie du corps thyroïde.

Peau. — La peau est épaisse, flasque, plissée, ridée. L'épiderme est rude et grossier. Les jeunes crétins offrent ordinairement un certain degré d'embonpoint. Leur tissu connectif graisseux sous-cutané est plus ou moins hypertrophié, comme chez les monstres acéphales, suivant la remarque de Virchow. Cette hypertrophie s'observe principalement chez les crétins au dernier degré. L'embonpoint disparaît plus tard ; la peau se ride, devient blafarde (1), grisâtre ou d'un gris jaunâtre (2). Les rides profondes et précoces de la figure et des mains leur donnent ainsi, dès le jeune âge, l'apparence de la vieillesse.

Système pileux. — Le système pileux est peu développé. Les cheveux sont grossiers, rudes, incultes ; les sourcils sont peu prononcés ; les cils sont petits et rares ; la barbe est très rudimentaire ; les poils des aisselles et des parties génitales sont clair-semés. Le pubis reste glabre jusqu'à vingt, vingt-cinq ans, et au delà.

Organes glandulaires. — La plupart des organes sont hypertrophiés. Le thymus (d'après Virchow), la rate, le corps thyroïde présentent ordinairement un volume considérable ; le foie, les glandes salivaires ont parfois un développement exagéré. Les mamelles sont tantôt rudimentaires, tantôt pendantes jusque sur l'abdomen.

Lorsque l'hypertrophie du corps thyroïde peut être constatée dès la naissance dans les localités où le crétinisme est endémique, c'est ordinairement un signe certain de cette dégénérescence. L'hypertrophie du foie, celle de la rate sont ordinairement consécutives à des fièvres intermittentes.

Les testicules ne présentent, en général, qu'un développement incomplet. Les glandes lymphatiques sont fréquemment engorgées.

Organes génitaux. — Les organes génitaux, souvent rudimentaires, sont parfois énormes. Les parties extérieures de la génération des cré-

(1) D'où probablement le mot *crétin*, de *creta*, craie, d'après Stahl.
(2) Ce qui a fait donner à cette variété le nom de *marrons*.

tines ne présentent parfois rien d'anormal; les petites lèvres, comme le scrotum chez les crétins, sont souvent hypertrophiées.

Système nerveux. — Le cerveau présente ordinairement des modifications dans sa forme, son volume, sa consistance. Les hémisphères sont parfois asymétriques, ou inégalement développés : les lobes antérieurs sont le plus souvent peu volumineux. Les circonvolutions sont tantôt peu marquées, tantôt séparées par de profonds espaces. La consistance de la masse cérébrale est variable. Le poids du cerveau est en général très inférieur au poids ordinaire, surtout chez les crétins au dernier degré. Chez un crétin hydrocéphale, d'une intelligence très bornée, dont le crâne avait 14 à 15 centimètres dans le diamètre vertical et le diamètre transverse, et 18 centimètres dans son diamètre antéro-postérieur, le cerveau pesait 1200 grammes et le cervelet 190 grammes. Chez une crétine idiote non hydrocéphale, dont le crâne mesurait 45 centimètres de circonférence, le cerveau pesait 850 grammes et le cervelet 145. La moelle épinière et la moelle allongée sont atrophiées plus ou moins. Les tubes nerveux ne nous ont pas semblé altérés d'une manière appréciable. Les cellules nerveuses des circonvolutions et des centres de substance grise ont été, en moyenne, moins volumineuses qu'à l'ordinaire, dans deux cas où nous avons examiné la substance cérébrale, etc., au microscope (1). L'hypophyse est tantôt atrophiée, tantôt plus volumineuse qu'à l'état normal. L'épendyme est parfois épaissi. La pie-mère présente souvent des taches laiteuses, indices d'anciennes inflammations encéphaliques. Le liquide céphalo-rachidien est souvent augmenté de manière à constituer une véritable hydrocéphalie : il distend plus ou moins fortement les ventricules chez les crétins macrocéphales : son poids s'élevait dans un cas de 220 à 230 grammes ; mais il est peu abondant chez la plupart des microcéphales. Rarement l'hydrocéphalie est en même temps extraventiculaire (œdème cérébral). Ferrus, se fondant sur les assertions de Stahl et d'Ackermann, a considéré le crétinisme comme étant caractérisé par une hydrocéphalie œdémateuse. Nous avons observé, ainsi que Eulenberg, Marfels et Thieme, un cas où l'hydrocéphalie faisait complètement défaut.

Physionomie. — La physionomie offre un type particulier de laideur et d'abrutissement. Le front est ridé. Les paupières sont épaisses et sillonnées en dehors de rides divergentes profondes. La mâchoire supérieure et les pommettes sont le plus souvent très saillantes. Le nez est aplati, ordinairement très déprimé à sa racine (2), et plus ou moins

(1) On a trouvé chez les idiots une abondance relativement plus grande de substance grise, ce qui peut s'expliquer par l'absence ou l'agénésie de tubes nerveux destinés à établir des commissures, des connections entre les différents centres de substance grise. C'est aussi ce que nous avons rencontré chez une petite idiote, âgée de quatre ans, chez laquelle le corps calleux faisait défaut.

(2) Cette conformation dépend surtout de la forme et des inclinaisons des os nasaux.

relevé à sa pointe. La bouche est grande ; la lèvre inférieure est flasque et pendante. Les oreilles sont informes, grossières, souvent implantées d'une manière asymétrique, comme cela s'observe aussi fréquemment chez les idiots, ce qui s'explique d'ailleurs par l'irrégularité très fréquente des formes du crâne. Le regard est stupide, fixe, égaré.

Facultés intellectuelles, morales, physiques. — Les facultés intellectuelles, morales et physiques, présentent des différences prononcées suivant le degré du crétinisme. De même que la dégradation physique peut descendre jusqu'à l'abrutissement, de même la faiblesse intellectuelle peut aller de l'imbécillité à l'état d'idiot le plus complet.

Chez les crétins au dernier degré, les organes des sens sont plus ou moins émoussés, engourdis, et les perceptions sont en général très imparfaites. La plupart des sensations paraissent même faire complètement défaut chez eux : de tous les organes des sens, celui de la vue est en général le plus développé : l'ouïe manque à peu près constamment, ou du moins est presque nulle ; la surdité est probablement le plus souvent consécutive à une otite interne survenue dès les premières années. Chez les individus affectés de crétinisme, la membrane du tympan offre une direction plus ou moins horizontale, suivant qu'ils sont macrocéphales ou microcéphales. Chez ces derniers, elle ne présente d'ordinaire rien de particulier. Nous avons trouvé dans un cas, sur le cadavre d'un demi-crétin dont l'ouïe était très obtuse, une perforation de la membrane tympanique des deux côtés. La portée de l'intelligence des crétins au dernier degré, est à peine comparable à celle d'un enfant de quelques mois. Ils sont complètement dépourvus de sentiments instinctifs de conservation personnelle : certains d'entre eux se laisseraient mourir d'inanition, si on ne veillait à leur alimentation, et si on ne leur donnait à manger comme aux petits enfants. Ils parviennent tout au plus à se servir maladroitement d'une cuiller. Ils ne se rappellent ou ne reconnaissent qu'à la longue un objet maintes fois présenté. Ils sont apathiques, indifférents à ce qui les environne, paresseux, malpropres, immondes, insensibles à la vermine qui les envahit lorsqu'ils manquent de soins. Ils passent la journée sans manifestation extérieure d'intelligence, leur regard est ébahi, hagard ; ils mangent instinctivement tout ce qu'on leur donne, ou se laissent alimenter sans opposer de résistance ; ils restent à l'endroit où on les a placés, et laissent leurs urines et leurs excréments s'échapper sans plus de préoccupations qu'un enfant nouveau-né. Ils ne paraissent éprouver ni plaisir ni désir. Quelques-uns sont accessibles au sentiment de la peur, et expriment aussi le sentiment de la colère. Ils gesticulent rarement, et alors leurs contorsions sont souvent sans signification appréciable, ou ne peuvent être interprétées que par les personnes qui se trouvent toujours autour d'eux. Leur voix est rauque, dissonante, convulsive, et leur langage se borne à des hurlements et à des cris inarticulés.

Chez les demi-crétins les sensations sont moins obtuses : ils sont doués, dans des limites restreintes, de la faculté de comparer, d'imaginer, de se rendre compte de leurs actions; mais leur intelligence bornée est incapable de concevoir une idée abstraite d'un ordre supérieur. Ils apprennent difficilement à lire et à articuler les mots; ils parlent en bégayant, d'une manière confuse, plus ou moins inintelligible, et en substituant les lettres les unes aux autres. En exprimant leurs sensations et leurs idées, ils accompagnent ordinairement leurs paroles de gesticulations exagérées et disgracieuses. Ils sont tantôt plus ou moins indifférents à ce qui les entoure, tantôt d'humeur revêche, irritable; ils se laissent facilement surexciter et se mettent en colère pour le moindre motif. Leurs sentiments affectifs sont peu prononcés. Ils manifestent un certain attachement pour ceux qui leur donnent des soins; mais les affections vives et durables leur sont étrangères. Ils sont ordinairement sans retenue dans leurs actions et se laissent dominer par leurs sensations ou par leurs instincts. Par des soins persévérants, on peut arriver à leur apprendre à se tenir proprement, à triompher de leur extrême maladresse, et on les habitue à des travaux faciles dont ils s'occupent parfois avec zèle. On peut même parvenir à apprendre à quelques-uns à écrire, à faire de la musique, à se servir avec quelque dextérité de leurs mains; mais leurs productions sont en général grossières et informes. Toujours disposés à la paresse et à l'indolence, ils se complaisent dans l'isolement, ou errent çà et là en mendiant, lorsqu'ils sont abandonnés à eux-mêmes.

Sous le rapport intellectuel et moral, les crétins au dernier degré peuvent être rapprochés des idiots, et les demi-crétins et les crétineux peuvent être rapprochés des imbéciles. Cependant les simples idiots diffèrent parfois des crétins, en ce que l'on trouve chez quelques-uns d'entre eux quelques facultés à peu près intactes, tandis que chez les crétins au dernier degré, toutes les facultés font défaut, et tous les sens sont obtus. Les imbéciles, comme les demi-crétins et les crétineux, se laissent en général guider par leurs instincts. Ils sont également pauvres d'esprit, dit Ferrus, mais les imbéciles ordinaires ont pourtant en général plus de certitude dans le jugement, plus de sentiments affectifs, plus de sociabilité, une moralité moins suspecte, et une compréhension moins incomplète de leurs intérêts.

Les crétineux, les demi-crétins, les crétins sont des individus dont la liberté morale est faible, troublée, abolie, et auxquels on peut appliquer les dispositions législatives relatives à l'incapacité intellectuelle.

Les crétins restent d'ordinaire profondément endormis, jusqu'à ce qu'on les réveille en les secouant ou en leur criant dans l'oreille. Quelques-uns se réveillent à des heures régulières ; mais ils ont grand'peine à se remettre de l'étourdissement dans lequel ils restent plongés pendant quelque temps.

Respiration. — La respiration est lente et peu active ; elle peut être plus ou moins gênée par la présence d'un goitre.

Circulation. — La circulation est en général ralentie ; néanmoins Cerise et Baillarger ont noté la fréquence du pouls chez certains individus.

Digestion. — La digestion s'exerce convenablement, malgré les matières souvent difficiles à digérer, inertes ou repoussantes, que quelques individus ingurgitent dans leur gloutonnerie. Cependant la diarrhée est assez fréquente. Le ventre est ordinairement ballonné, distendu par du gaz.

Sécrétions. — Les sécrétions sont les unes normales, les autres diminuées ou augmentées. La sécrétion de l'urine et de la bile n'offrent rien d'anormal ; celle de la salive est parfois augmentée ; celle des larmes est exceptionnelle. La peau reste ordinairement sèche, même à la suite d'efforts musculaires très prolongés. La sécrétion du sperme fait défaut, ou est imparfaite chez les crétins et les demi-crétins.

Époque de la puberté. — L'époque de la puberté est parfois indéfiniment retardée, et les individus conservent une physionomie enfantine. La puberté ne s'établit quelquefois qu'à vingt-cinq ans ou plus tard.

Menstruation. — La menstruation fait défaut, est irrégulière ou régulière.

Reproduction. — La reproduction ne s'observe pas chez les individus affectés du crétinisme au dernier degré. Les demi-crétins et les crétineux sont souvent lubriques, adonnés à la masturbation. Les crétineux, plus rarement les demi-crétins, se reproduisent entre eux, ou par croisement avec des individus sains ; mais leurs enfants sont ordinairement plus ou moins dégénérés, idiots, ou deviennent crétins complets dans de mauvaises conditions hygiéniques, etc. Le croisement avec des individus sains améliore la génération.

Grossesse. — La grossesse ne présente rien d'anormal ; mais les accouchements d'enfants mort-nés sont fréquents.

Mortalité ; maladies. — La mortalité paraît très faible chez les crétins de dix à quarante ans ; mais peu d'entre eux arrivent à une vieillesse avancée. Müller a vu une crétine au dernier degré qui, à l'âge de soixante-dix-sept ans, conservait encore une santé excellente.

Parmi 4955 crétins sardes, dont l'âge était indiqué, 331 avaient moins de dix ans ; 1332 avaient de dix à vingt ans ; 1339 de vingt à trente ans ; 1021 de trente à quarante ans ; 442 de quarante à cinquante ans ; 322 de cinquante à soixante ans ; 160 étaient âgés de plus de soixante ans.

En général, les crétins sont peu sujets aux maladies, en raison de leur vie sobre, de leur sensibilité physique et morale obtuse, de leur peu d'impressionnabilité au froid, à la chaleur, à l'humidité. Ils parviennent ainsi à un âge beaucoup plus avancé qu'on ne devrait s'y attendre, si l'on ne tenait compte que de leurs imperfections physiques. Au début de leurs maladies, ils présentent des symptômes fonctionnels et subjectifs peu accusés.

Beaucoup d'entre eux succombent aux maladies auxquelles ils sont sujets dans les premiers âges, à des lésions cérébrales, à l'hydrocéphalie, aux convulsions, à la diarrhée, etc. A un âge plus avancé, les uns succombent à une hydropisie, les autres meurent à la suite de paralysies, d'affections des organes de la respiration, de dysenterie, etc. Dans les localités où l'on observe le crétinisme, les fièvres intermittentes règnent d'ordinaire à l'état endémique : elles affaiblissent la constitution, donnent lieu à des hypertrophies du foie, de la rate, prédisposent les malheureux crétins aux épanchements séreux, et produisent dans leur économie de profondes modifications.

Ils sont souvent scrofuleux, rachitiques. Les hernies sont communes. Les affections cutanées sont fréquentes. Un certain nombre de crétins sont sujets à des convulsions, à l'épilepsie. La surdi-mutité est fréquente, surtout chez les crétins au dernier degré. On a vu des crétins atteints d'ostéomalacie (1), de pellagre, etc.

§ 3. — PROPHYLAXIE ET THÉRAPEUTIQUE DU CRÉTINISME.

Le développement de la civilisation et l'amélioration des conditions d'existence et d'hygiène ont suffi, dans plusieurs localités, pour faire disparaître le crétinisme d'une manière à peu près complète. Depuis que l'on a établi des routes dans la Tarentaise et dans la Maurienne, le crétinisme ne s'y observe plus que dans les localités écartées.

Le docteur Clivaz a fait remarquer que le village de la Battiaz, près Martigny, tristement célèbre autrefois par les ravages du crétinisme, ne compte plus aucun crétin aujourd'hui, bien que sa population soit triplée. Ce changement a coïncidé très exactement avec la disparition des terres incultes, couvertes de bois, et qui se prolongeaient jusqu'aux maisons du village. Le sol, défriché de nos jours, est couvert d'abondantes moissons ; des habitations bien construites et bien aérées ont pris la place de cabanes où la lumière pénétrait à peine, et dont les fenêtres ne s'ouvraient jamais (2). La génération actuelle de la Robertsau, aux portes de Strasbourg, où le goitre et le crétinisme étaient très répandus au commencement de ce siècle, ne compte plus de crétins depuis plus de cinquante ans, par suite des travaux d'assainissement et des améliorations hygiéniques qui ont été réalisés, et grâce à l'impulsion intelligente et aux soins dévoués du docteur François.

On a signalé la décroissance progressive du crétinisme dans presque toutes les localités, depuis la fin du siècle dernier, au fur et à mesure

(1) Eulenberg et Marfels, *op. cit.*

(2) Ferrus, *Mém. sur le goitre et le crétinisme* (*Bull. de l'Acad. de méd.*, t. XVI, p. 271).

que la civilisation, l'industrie et le commerce sont venus apporter le bien-être, et améliorer les conditions hygiéniques de la population et du territoire.

L'éducation, l'hygiène, la civilisation, les mesures de salubrité générale peuvent donc être opposées, d'une manière efficace, à l'extension du crétinisme et à son développement.

Dans ce but, on devra encore recourir aux mesures suivantes : — soustraire les habitants à l'isolement et à l'inactivité, en ouvrant des routes pour faciliter les relations sociales, le commerce, et développer la civilisation ; — créer des industries pour faire pénétrer dans la classe pauvre, laborieuse, le bien-être qui est la conséquence de l'activité commerciale ; — établir des écoles, des salles d'asile pour l'éducation des enfants dont on devra s'attacher à développer également l'intelligence, les sentiments moraux et affectifs et les forces physiques ; — créer dans les localités saines des établissements spéciaux destinés à l'éducation des crétins provenant des contrées où le crétinisme est commun.

Les institutions, pour l'éducation des crétins ou des enfants disposés au crétinisme, doivent être dirigées d'une manière dévouée et intelligente. Elles peuvent rendre de très grands services. On doit s'y attacher à proportionner, à graduer, à diriger l'enseignement suivant les dispositions individuelles et à la portée de l'intelligence. Les enfants doivent y être habitués à la propreté, aux travaux manuels, aux travaux agricoles, etc., suivant leur force, leur adresse. Ainsi que l'a fait remarquer Ferrus, et, comme l'expérience le prouve d'ailleurs, l'éducation agit d'une manière plus favorable sur les crétins que sur les simples idiots, parce que ces derniers sont ordinairement affectés d'agénésie et d'altérations de la substance cérébrale ; tandis que la faiblesse intellectuelle des crétins se rattache simplement à un arrêt, à un retard dans l'organisme, et que ces derniers peuvent être modifiés avec succès par le changement de lieu, de régime, d'hygiène. Il ne faut pas perdre de vue que l'éducation des crétins ne peut être suivie de succès qu'autant que le crétinisme n'est pas compliqué d'une idiotie résultant d'une agénésie primordiale, ou d'une destruction des centres nerveux encéphaliques, ou d'une autre cause irrémédiable. Dans ce cas, les résultats ne compenseraient pas les soins, car les crétins idiots se trouvent dans des conditions pires que celles des simples idiots, chez lesquels survivent quelquefois encore certaines facultés psychiques que l'on peut parvenir à développer à force de soins et de patience, quelquefois à un degré que ne sauraient atteindre même des hommes supérieurs par leur intelligence : par exemple, la faculté musicale. — Les habitations, les écoles doivent être spacieuses, bien aérées, tenues proprement, exposées au soleil, bien éclairées. — On doit s'attacher à introduire l'usage de la gymnastique et des exercices corporels parmi les enfants et les adultes ; — les enfants nés dans les localités où règne le crétinisme doivent être élevés dans de bonnes conditions d'hygiène et d'alimentation; — le régime doit être tonique, fortifiant, stimulant, autant que possible; — on doit éviter, s'il est possible, de passer le temps de la grossesse, au moins les premiers mois, dans les localités crétinisantes ; — donner aux nouveau-nés des nourrices bien constituées, non issues de familles crétines; — soustraire les enfants nés de parents crétineux, les enfants crétineux ou présentant des indices de crétinisme au sol où cette génération est endémique, au moins pendant les premières années de la vie ; — mettre les enfants à l'usage permanent des iodures alcalins; — empêcher l'usage des préparations opiacées dans le but d'endormir les petits enfants.

Malheureusement ces indications ne sont pas toujours praticables, ou ne sont accessibles qu'aux personnes riches, ou ne peuvent être appliquées que par suite de soins constants des autorités locales. Des comités sanitaires, des conseils d'hygiène éclairés peuvent seuls indiquer les mesures pratiques applicables à chaque localité, suivant les circonstances. On ne peut guère obtenir de résultats que par l'initiative des gouvernements. L'apathie et l'esprit de routine des habitants, la misère dans laquelle vit le plus grand nombre, l'insuffisance des ressources des communes ne permettent pas de s'en rapporter à l'initiative individuelle.

Enfin, comme l'état de crétinisme des parents influe sur les enfants, il faut susciter des obstacles au mariage entre les personnes qui offrent les indices de crétinisme, soit par des considérations religieuses, soit par des dispositions législatives et policières, en leur appliquant les articles du code, relatifs aux individus dont la liberté morale n'est pas complète (1). — Les crétins incurables, ou dont la société ne peut tirer aucun parti seront placés dans un hospice, dans le but de les soustraire à l'incurie et à la malpropreté, de les protéger contre les abus de confiance, de leur donner des soins appropriés à leur incapacité psychique et à leurs imperfections physiques et morales.

(1) Au point de vue moral et médico-légal, a dit Ferrus (*Mém. sur le goitre et le crétinisme*, in *Bull. de l'Acad. de méd.*, t. XVI, p. 255), les crétins, suivant le degré qu'ils ont atteint, sont de véritables idiots ou simplement des imbéciles. Dans les deux cas, il serait urgent de leur appliquer les mesures d'administration et de les soumettre aux règles législatives que le code civil et la nouvelle jurisprudence sur les aliénés prescrivent, à l'égard des individus chez lesquels la liberté morale est faible, troublée ou abolie, au point d'assurer à leurs actes le bénéfice de l'irresponsabilité.

LIVRE III

MÉDECINE LÉGALE ET ADMINISTRATION

CHAPITRE PREMIER

MÉDECINE LÉGALE DES ALIÉNÉS

ARTICLE Ier

DE L'EXPERTISE.

La médecine légale des aliénés comprend un ensemble de connaissances que doit posséder le médecin, chargé par la justice de donner son avis motivé sur l'état mental d'un individu inculpé d'un crime ou d'un délit.

Le rôle du médecin est dans ce cas considérable ; il lui faut discuter en présence de la justice la question importante de la liberté morale, soulevée par la défense en faveur d'accusés dont il s'agit de déterminer le degré de responsabilité dans tel ou tel acte. C'est le langage de la science qu'il lui faut rendre accessible à tous.

Les lumières scientifiques se sont aujourd'hui généralement répandues et les magistrats n'hésitent plus, dans la crainte d'apporter un jugement imparfait, à s'entourer de toutes les garanties dont ils peuvent disposer.

« Le bon sens ne suffit pas, dit M. Proal (1), pour distinguer, dans les cas difficiles, la santé de l'esprit de l'insanité ; sans études spéciales, on peut voir la folie où elle n'est pas et ne pas la voir là où elle est. Que de personnes s'imaginent que la folie ne peut se concilier avec la préméditation, avec la ruse, avec une défense habile, etc. »

La science des maladies mentales s'est de plus en plus affirmée ; on ne constitue plus, comme le dit avec raison le docteur Bonnet (2), la folie d'après chaque genre d'actes ; on l'a davantage synthétisée en subordonnant les actes à telle conception délirante, rattachable à une forme ; on raisonne actuellement les impulsions subites, etc. ; on peut

(1) Proal, *Ann. méd.-psych.*, juillet 1890.
(2) Bonnet, *Ann. méd.-psych.*, 1867, t. II, p. 422.

rattacher certains crimes ou délits à des troubles physiologiques indéniables; les déséquilibrés à divers titres ne sont plus méconnus, les simulations sont clairement démontrées. La médecine mentale enfin parcourt tous les degrés depuis l'exonération de la liberté morale jusqu'à son atténuation et son existence entière. C'est à son impartialité et à sa rigueur que les magistrats ont dû d'être moins prévenus et d'appliquer davantage aux aliénés, imputés de culpabilité, le bénéfice de l'article 128 du code d'instruction criminelle.

Le médecin expert a donc besoin de connaître non seulement les formes principales que présente l'aliénation mentale, mais les difficultés qu'il peut rencontrer sur son chemin, les règles qu'il devra employer pour rédiger avec clarté le rapport qui lui est demandé, de manière à faire pénétrer dans l'esprit du juge la conviction dont il est animé lui-même.

Sans doute cette appréciation est facile lorsque l'état d'aliénation mentale ne saurait faire aucune espèce de doute, comme cela existe dans la généralité des cas; mais il est des circonstances où cet examen présente de grandes difficultés : le juge ne saurait accepter de simples affirmations, il lui faut une démonstration rigoureuse, et le problème ne saurait se résoudre si le médecin expert ne possédait pas lui-même la connaissance des situations si variables en présence desquelles il peut se trouver. Ce sont les considérations qui se rapportent à cet objet que nous nous proposons de développer dans cette dernière étude sur l'aliénation mentale.

Dans la première partie de ce chapitre nous examinerons successivement les connaissances particulières que le médecin légiste doit posséder au point de vue de l'aliénation mentale, l'appréciation qui mesure la responsabilité encourue suivant le caractère, la forme de la maladie mentale; enfin la méthode à suivre pour l'examen, l'interrogatoire de l'inculpé qu'on suppose atteint d'aliénation, et la rédaction du rapport médico-légal.

§ 1er. — RESPONSABILITÉ MORALE ET PÉNALE DES ALIÉNÉS.

« Le libre arbitre de l'homme (sain d'esprit) comme fait psychologique primordial, et la responsabilité morale et légale comme sanction de ce principe, dans la pratique dans la vie individuelle de l'homme comme dans le fonctionnement des sociétés, voilà le grand fait qui domine l'existence humaine et qui sert de base à la morale, au droit, et à toutes les législations (1). »

L'homme normal est reconnu responsable de ses actes, librement voulus; mais cette liberté, et par suite, cette responsabilité sont modifiées et même détruites par certains états psychopathiques et par

(1) J. Falret, *Resp. légale des aliénés*, in *Les aliénés et les asiles d'aliénés, assistance, législation et médecine légale*. Paris, 1890.

l'aliénation mentale. Il est aujourd'hui admis que l'aliéné est irresponsable.

Code pénal, art. 64. — Il n'y a ni crime, ni délit, si le prévenu était en état de démence au temps de l'action.

On sait que le terme de *démence* est ici pris dans un sens très étendu, et désigne non pas un état d'affaiblissement psychique, mais bien toutes les formes caractérisées d'aliénation mentale.

L'absence de toute responsabilité chez un aliéné ne nous paraît pas devoir être mise en doute dans la grande généralité des cas. L'état d'aliénation modifie si profondément et d'une manière si complexe l'organisation morale de l'individu, elle lui enlève si profondément la conscience de cette transformation qui s'est faite en lui, qu'on ne saurait en vérité, distinguer les limites dans lesquelles sa liberté morale peut encore être conservée, surtout lorsqu'il est placé sous l'influence d'une exacerbation de sa maladie. Admettre une semblable responsabilité, ne serait-ce pas en quelque sorte reconnaître que l'individu est libre de ne pas être aliéné, de ne pas avoir des sentiments en rapport avec ses idées fixes, des impulsions et des déterminations subordonnés à sa nouvelle manière de penser et de sentir, etc. ?

Hack-Tuke rappelle à ce sujet l'opinion de Coke, à savoir que l'exécution d'un aliéné est un spectacle déplorable qui ne saurait jamais avoir la moindre influence sur d'autres aliénés et les détourner d'actions dangereuses.

La notion des *monomanies* et du *délire partiel* a été souvent mal comprise, comme le remarque Mittermaïer (1). Un individu ne peut être aliéné sur un seul point sans l'être sur beaucoup d'autres; ce n'est là qu'une question de mots ; le délire, si restreint qu'il paraisse, au point de vue du raisonnement, ne constitue pas à lui tout seul l'état d'aliénation mentale; il s'accompagne d'une perturbation profonde dans d'autres facultés principales, dans la manière de sentir, de réfléchir, d'apprécier les impressions étranges et anormales qui sont ressenties et, par suite, de réagir contre les déterminations auxquelles l'individu se trouve entraîné.

Une question encore a été posée, celle de savoir si un aliéné pourrait commettre un crime avec la pensée qu'il peut le faire impunément puisqu'il est considéré comme un aliéné; ce fait, rare heureusement, n'en est pas moins véritable. Quelques auteurs en ont rapporté des exemples indiscutables. Le docteur Winslow disait à un malade : « Si tu enfonçais un couteau dans ma poitrine qu'en adviendrait-il? — Je vous tuerais. — Et quel en serait le résultat?

(1) Mittermaïer, *Expertises méd. légales*, traduites et annotées par H. Dagonet (*Ann. méd.-psych.* 1865, 1866, 1867 et 1868).

— Ce serait un meurtre, fut la réponse, mais on ne pourrait rien me faire, parce que je suis aliéné. »

Des exemples de ce genre se rencontrent dans les cas de *folie morale* et lorsque la perversion des sentiments prédomine sur le délire de l'intelligence.

L'aliénation mentale peut avoir des périodes de *rémission* plus ou moins longues ; ce sont alors les *intervalles lucides* dans lesquels il y a apparence de raison mais sans qu'on puisse admettre un état réel de santé. Nous renvoyons pour les considérations développées à ce sujet au chapitre : *Marche de l'aliénation*, page 157.

Mais, si l'irresponsabilité de l'aliéné est absolue, il faut aussi considérer les cas où un état psychopathique vient modifier, diminuer la responsabilité morale et pénale. Les épileptiques, par exemple, dans l'intervalle de leurs accès, sont ordinairement susceptibles, méfiants, irritables et emportés. Baillarger et Delasiauve avaient proposé pour ces malades une atténuation de pénalité.

Legrand du Saulle (1) soutenait que certains aliénés sont en partie responsables de leurs actes; et il admettait une responsabilité partielle, proportionnelle, ou atténuée. « Les philosophes, disait-il, peuvent contester cette doctrine, mais le médecin doit s'incliner devant les nécessités de la clinique et les besoins de la pratique médico-légale. »

Nous ne saurions accepter cette opinion. Toutes les fois qu'une forme d'aliénation mentale sera nettement reconnue chez un inculpé, nous estimons qu'il faut conclure à l'irresponsabilité complète. Mais certains états pathologiques, en dehors de l'aliénation confirmée, peuvent déterminer une atténuation de la responsabilité; tels sont l'affaiblissement psychique consécutif à une hémorrhagie cérébrale ou à un ramollissement, l'hystérie, l'épilepsie. L'imbécillité peut également donner lieu à une responsabilité amoindrie, lorsque l'individu qui en est atteint commet des actes nuisibles ; cette responsabilité disparaît lorsque l'excitation alcoolique s'ajoute à l'état d'imbécillité, ou lorsque l'individu souffre d'états corporels particuliers, tels par exemple qu'une affection du cœur qui donne lieu à l'angoisse précordiale (2), etc.

L'absence d'un ou de plusieurs sens place le plus souvent l'homme dans des conditions tout à fait exceptionnelles et par cela même peut affaiblir chez lui la responsabilité morale. Les sourds-muets offrent entre eux des différences nombreuses, suivant qu'ils ont ou non reçu une éducation appropriée à leur situation. L'impossibilité où ils se sont trouvés de cultiver leur intelligence, la difficulté qu'ils éprouvent à se faire comprendre, développent chez quelques-uns d'entre eux une

(1) Legrand du Saulle, *Traité de médecine légale.*
(2) Mittermaïer, *op. cit.*

extrême irritabilité. D'après Chambeyron, il n'y aurait qu'une différence peu sensible entre l'imbécile et le sourd-muet *non instruit*. La différence est d'autant plus grande que le sourd-muet aura reçu une éducation plus complète. Leur disposition à la colère et à l'emportement, une intelligence inculte, l'impossibilité où ils sont d'apaiser leur exaltation par un flux de paroles vives et précipitées, devront toujours être prises en sérieuse considération. On conçoit, que dans l'examen de ces diverses questions, il est de toute importance de recourir aux lumières d'experts instruits et initiés aux différentes habitudes des sourds-muets.

Les impulsions maladives peuvent aussi se rencontrer dans quelques situations qui ne se rattachent pas directement à la folie ; chez les individus, par exemple, qui ont pris des habitudes d'immoralité, qui ont par suite perdu toute force morale et tout ascendant sur eux-mêmes ; chez ceux qui ne s'efforcent pas de dominer une affection qui prend sur eux-mêmes un empire de plus en plus grand, à tel point que les plus légères excitations les portent à des actes criminels. On retrouve encore ces impulsions dans des accès de fièvre, à la suite d'attaques d'épilepsie, etc.

En dehors de l'état confirmé d'aliénation mentale et dans des conditions nettement déterminées, les *impulsions* prétendues irrésistibles ne sauraient entraîner l'irresponsabilité. « Il ne faut pas oublier, dit Mittermaïer (1) pour l'appréciation de cette irrésistibilité supposée que les hommes les plus honnêtes ont souvent à combattre dans leur vie les impulsions les plus fâcheuses. »

On ne doit pas en effet méconnaître cette vérité, qu'entre la parfaite intégrité des facultés et l'aliénation qui exclut la responsabilité des actes, il existe une infinité de situations intermédiaires qui déterminent également le degré de responsabilité. C'est ce que pensent les médecins expérimentés et les jurisconsultes, qui admettent diverses situations mentales dans lesquelles la responsabilité diffère ; en général, l'exaltation, l'excentricité, certaines influences physiques atténuent la responsabilité et par suite le degré de culpabilité.

On ne saurait trop recommander aux médecins interrogés, lorsqu'ils ne peuvent constater en réalité aucune forme d'aliénation mentale, mais lorsqu'ils ont cependant la conviction qu'il existe un état mental particulier qui doit faire admettre une responsabilité restreinte, d'avoir soin de mentionner cette opinion, alors même qu'il ne leur est posé aucune question à cet égard. C'est ce que font d'ailleurs maintenant les médecins chargés d'un rapport sur un accusé ; ils reconnaissent ainsi que, sans cela, leur rapport, qui doit embrasser la vie intellectuelle de l'accusé, serait incomplet et trop exclusif.

(1) Mittermaïer et Dagonet, *Ann. méd.-psych.*, mars 1867, p. 234.

Un cas intéressant à ce sujet s'est produit à Paris en 1862.

L'acteur D...., comparaissait devant les assises pour tentatives de meurtre et d'autres délits; les dépositions établirent que c'était un homme irascible, exalté et que sa conduite bizarre faisait douter de l'intégrité de ses facultés. Sur la demande du défenseur, les débats furent ajournés et l'accusé fut soumis, dans l'intervalle, à l'observation du savant médecin aliéniste, le Dr Parchappe.

Dans les débats qui eurent lieu ultérieurement, ce médecin déclara qu'il ne pouvait regarder l'accusé comme aliéné, mais que son état d'irritabilité, d'exaltation et de vanité, devait avoir faussé chez lui le sens moral. Les jurés rapportèrent un verdict fort mitigé, et l'accusé ne fut condamné qu'à quatre ans de réclusion (1).

La *responsabilité atténuée* était autrefois reconnue officiellement en Allemagne (2); elle ne l'est plus actuellement, et on la remplace, incomplètement il est vrai, par les circonstances atténuantes dont on fait profiter l'inculpé. Presque tous les auteurs cependant, et les plus illustres, admettent cette atténuation; le professeur Mendel et quelques médecins la rejettent. Sur cette question de responsabilité le médecin seul est juge, car elle ne peut être résolue que par celui qui connaît toute la vie psychique de l'accusé ; or pour avoir cette connaissance, il faut posséder les sciences de la psychiatrie, de l'anthropologie et de la sociologie, qui ne sont pas l'affaire du juriste; d'où ce mot du professeur Benedikt : « *Melius est cognoscere corpus et animum humanum quam cognoscere corpus juris* (3). »

En définitive, le médecin doit avoir pour tâche de relever toutes les particularités qui ont rapport à la maladie physique ou morale de l'accusé: il doit examiner l'influence qu'elle a exercée sur le trouble intellectuel; enfin il importe de rechercher dans quelle situation se trouvait le malade lors de la perpétration du délit.

Si le médecin ne peut pas déclarer que l'accusé est atteint d'aliénation, mais qu'il y a des raisons de croire que celui-ci s'est trouvé dans un état de surexcitation qui excluait toute réflexion, ou dans une sorte d'égarement avec perte de la conscience provoqué par divers événements, il ne doit pas hésiter alors à faire connaître son opinion tout entière.

Une question particulièrement importante est celle-ci : *Quelle est la responsabilité d'un individu qui a commis un crime ou un délit pendant une période d'intermission, de rémittence, ou d'intervalle lucide?* « Toutes les législations ont reconnu l'existence des intervalles lucides, les

(1) Voir journal *le Droit*, 1862, nos 271 et 297.

(2) Parmi les auteurs qui, en Allemagne, se sont occupés de la médecine légale des aliénés, nous citerons particulièrement Mœli, Sander et Richter.

(3) Nœcke, *Verbrechen u. Wahnsinn beim Weibe*, 1893.

unes pour leur accorder le privilège de la responsabilité et de la validité des actes civils, les autres, comme le code français, pour dire que l'interdiction des aliénés doit être prononcée, lorsque l'individu est dans un état habituel d'imbécillité, de démence ou de fureur, alors même qu'il existerait de temps en temps quelques intervalles lucides (1). »

On ne peut, assurément, nier qu'il existe dans les *folies circulaires* où les phases différentes sont séparées par un assez long intervalle, dans les formes intermittentes de manie et de mélancolie, des périodes de lucidité tantôt complète, tantôt incomplète. Dans certains cas, on est véritablement en présence d'une guérison temporaire, suivant l'expression de J. Falret, « et l'on doit dès lors lui appliquer la règle applicable à la guérison elle-même, c'est-à-dire considérer l'individu qui se trouve dans cet état comme jouissant de toute sa raison, partant de toute sa responsabilité légale et de sa capacité civile. »

La difficulté, pour le médecin expert, consiste à poser nettement son diagnostic, à bien établir qu'on se trouve en présence d'une intermittence véritable et non pas d'une période de rémission pendant laquelle la conscience reste troublée, le jugement et la volonté pervertis par la persistance d'idées délirantes dissimulées par le malade. Toutes les fois que l'on pourra établir l'existence de troubles psychopathiques se rattachant à la maladie mentale dont le sujet a été antérieurement frappé, il nous paraît juste de conclure à l'irresponsabilité totale ou à la responsabilité atténuée, suivant les différents cas, minutieusement analysés.

Quant aux intervalles lucides de courte durée, de quelques heures, d'un jour, venant interrompre le cours d'une affection mentale chronique, nous nous refusons à admettre qu'ils puissent suffire à rendre, momentanément, au malade sa capacité et sa responsabilité.

Les *rémissions dans la paralysie générale* ont été l'objet de travaux particulièrement nombreux et intéressants (Baillarger, Sauze, Legrand du Saulle, etc.); s'il est vrai que certains sujets pendant la période de rémission, présentent encore une notable diminution intellectuelle et morale, nous en avons aussi observé qui se montraient alors tout à fait semblables à ce qu'ils étaient avant la première atteinte de la maladie; et certains actes délictueux ou criminels pourraient être, en de telles circonstances, l'objet d'une peine véritablement méritée, car ils ont été voulus et appréciés par celui qui les a commis. Mais, l'analyse minutieuse des faits est absolument indispensable, ainsi que l'étude des motifs de l'action.

En *résumé* l'irresponsabilité absolue doit être posée en principe dans le cas d'aliénation mentale confirmée; en dehors de cet état le

(1) J. Falret, *loc. cit.*

médecin expert doit nettement faire connaître les conditions pathologiques qui doivent être considérées comme une atténuation plus ou moins importante de la liberté morale.

§ 2. — EXAMEN ET INTERROGATOIRE DE L'INDIVIDU QU'ON SUPPOSE ÊTRE ATTEINT D'ALIÉNATION MENTALE.

L'examen et l'interrogatoire de l'individu qu'on suppose atteint d'aliénation mentale constitue une des parties les plus importantes de l'expertise médico-légale. De grandes difficultés peuvent se rencontrer suivant certaines circonstances, suivant surtout la forme même que peut présenter le trouble intellectuel.

Kraepelin (1) a donné, sous le rapport de la méthode à suivre, des indications intéressantes.

L'*examen personnel* du malade doit être tout d'abord, suivant lui, l'objet de l'attention du médecin. Il importe de vérifier l'état physique général, d'examiner les malformations crâniennes, les cicatrices provenant de traumatismes crâniens, de chercher si l'individu paraît plus jeune ou plus âgé qu'il ne l'est réellement, s'il existe des troubles de croissance, des difformités (bec-de-lièvre, anomalies génitales, cryptorchidie), des troubles de la nutrition (anémie, cachexie), etc., tout ce que l'on a désigné enfin sous le nom de *stigmates de la dégénérescence.* Mais on ne peut leur donner une importance réelle que dans le cas où ils font partie d'un ensemble pathologique. L'expression du regard est d'une importance considérable : il révèle souvent le fond de la pensée de l'individu ; on doit encore noter les troubles moteurs de la face, de la langue et d'autres parties du corps, les mouvements involontaires, les troubles de la parole, l'attitude bizarre du corps, etc. Ces symptômes peuvent avoir un certain rapport avec la maladie mentale et indiquer une altération du système nerveux central.

L'*examen des fonctions psychiques* vient ensuite et se déduit particulièrement de l'interrogatoire.

L'auteur que nous citons fait remarquer que, de l'attitude, de la mimique, de l'expression de la physionomie, on peut déjà tirer des conclusions sur la disposition morale de l'individu, sur son état d'angoisse, de désespoir, sur son calme, son indifférence, sa passivité. Quelques questions simples sur son nom, son âge, son métier, permettront déjà de voir si sa conscience est troublée ou claire ; si la réflexion, la possibilité de concevoir les perceptions extérieures sont conservées.

En même temps, par ce premier interrogatoire, on pourra se rendre un compte approximatif de la marche des idées, savoir si elles sont plus rapides ou ralenties. On jugera du degré de la mémoire, si, par

(1) Kraepelin, *Psychiatrie*, 1889.

exemple, le sujet ne se rappelle plus son âge, la manière dont il exerce son métier, etc. En continuant l'entretien avec lui, on tâchera d'établir s'il a conservé le souvenir de différentes époques, s'il sait apprécier la nature de ses relations avec les personnes qui forment son entourage, s'il a la conscience de sa maladie. On verra d'après ce premier interrogatoire si les idées sont associées, incohérentes ou stéréotypées, se reproduisant toujours de la même façon.

En même temps, nous aurons acquis d'autres points de repère pour juger les autres fonctions psychiques, et nous permettre de découvrir d'autres troubles. Il n'est pas toujours facile de constater l'existence des erreurs sensorielles, des *hallucinations* et des *illusions*. Une simple question sur ce point suffira rarement, soit que le malade ne puisse pas distinguer ce qui est hallucination de ce qui est perception réelle, soit que, pour un motif quelconque, il conçoive de la défiance et qu'il montre une réserve particulière pour révéler les sensations qu'il éprouve. Malgré les dénégations des malades, on pourra affirmer quelquefois de la manière la plus certaine la présence d'hallucinations, en observant l'attitude du malade. On le voit, par exemple, écouter, et persister dans cette attitude particulière plus ou moins longtemps; on observe enfin des actes brusques, non motivés, des rires, des paroles bizarres, etc.

Il en est de même pour les *idées délirantes* ; il y a un grand nombre de malades qui cachent avec le plus grand soin leurs conceptions fausses, surtout au début de leur maladie et en présence d'étrangers. Ils se dérobent à toute tentative d'examen jusqu'à ce qu'un point soit touché qui provoque chez eux une sorte de surexcitation, ou bien lorsqu'on arrive, par toutes sortes de questions successives, à une association d'idées qui entraîne l'exposition de tout leur système délirant, et alors ils l'exposent fort naturellement. Assez souvent ce qui mettra sur la trace du délire, c'est l'attitude même du malade et sa conduite. S'il paraît méfiant ou craintif, on pensera aux idées de persécution : s'il est satisfait, expansif, on pensera aux idées ambitieuses ; s'il s'agenouille, s'il joint les mains, s'il a une physionomie contractée, s'il pleure, on pensera qu'il a des idées de culpabilité, de mysticisme, etc. Malgré l'innombrable variété des idées délirantes, les traits généraux des différents délires sont souvent assez caractéristiques pour permettre à l'observateur de faire avouer au malade, tout surpris, ses idées délirantes avec une étonnante rapidité. Des difficultés se présenteront dans le cas où le malade apportera une certaine méfiance vis-à-vis du médecin, soit qu'il n'ait pas conscience de sa maladie, soit que des troubles psychiques, une grande angoisse, de l'agitation l'empêchent d'exposer ses idées. Le paralytique confiant, le mélancolique conscient, le neurasthénique à idées obsédantes saisiront au contraire très volontiers l'occasion de confier au médecin le tableau de leur bonheur ou de leurs tourments.

En examinant ainsi les idées délirantes, on appréciera de plus en plus exactement l'état de l'intelligence et de la mémoire; de même la relation faite par le sujet de son passé, de son éducation, nous montrera l'étendue de ses connaissances, de ses affections et de son jugement.

A cet examen verbal, on doit ajouter d'autres recherches, faire lire le malade, le faire écrire, lui demander de faire par écrit la description non seulement des idées qui le dominent, mais des actes auxquels il a pu être entraîné, des mobiles qui l'ont dirigé ; les lettres apportent une lumière parfois inattendue sur l'état psychique. De même pour la recherche des tendances morales, l'aspect extérieur, la physionomie, l'irritabilité, la haine, d'autres passions non motivées, nous renseigneront sur ces tendances. Nous constaterons enfin les propensions pathologiques au suicide, aux excès sexuels, à la boisson, aux achats absurdes, etc.

Pour compléter ce tableau, il faudra nécessairement recourir aux *commémoratifs.*

Sans doute cet examen ressemblera plus à l'interrogatoire d'un juge qu'à une recherche réellement scientifique. Il est évident qu'on ne saurait adopter une méthode plus pratique pour arriver à la découverte de la vérité ; il arrive même souvent qu'on est dans l'impossibilité d'appliquer en pareil cas d'autres procédés d'examen, qui auraient une véritable utilité. Toutes ces difficultés, on ne les surmontera souvent que par beaucoup de patience, un tact parfait et une grande expérience dans l'appréciation de la manière dont se manifestent les symptômes psychopathiques.

En *résumé*, ce que l'on aura à examiner et à discuter ensuite, c'est l'état des perceptions, de l'attention, de la mémoire, ce sont les associations d'idées, la logique, la conscience, en un mot les facultés intellectuelles et morales, les passions, et leurs réactions psychomotrices.

Dans quelques cas, un simple examen ne suffira pas, mais il faudra une *observation prolongée* pour apprécier la forme, la marche de la maladie, et alors on devra recourir, comme nous l'avons déjà indiqué, au placement de l'individu dans l'asile d'aliénés où il pourra être surveillé et où l'observation pourra se faire d'une manière plus sûre et plus complète.

Kraepelin fait encore cette remarque, c'est que, pour décider qu'il y a un véritable état de folie, un trouble psychique évident, on devra non seulement constater des modifications profondes dans la pensée, les sentiments et les actes, mais encore observer des symptômes saillants se groupant de manière à former un tableau clinique connu ; et les causes de cet état devront être précisément celles que l'on observe généralement dans le développement de la maladie (1).

(1) Voir Kraepelin, *Psychiatrie*, 1889.

Préméditation. — L'aliéné (et c'est là bien souvent une de ces causes d'erreurs que l'ignorance et la force des préjugés rendent difficiles à détruire), l'aliéné, disons-nous, peut apporter dans l'exécution de ses actes un sang-froid et une intelligence capables d'étonner; c'est ce qu'on observe journellement chez les malades atteints de délire partiel. Il peut y avoir *préméditation*, guet-apens, mais cette dissimulation qu'ils montrent alors, n'en donnent-ils pas à chaque instant la preuve, soit qu'en présence d'une personne étrangère ils veuillent lui cacher leur véritable situation, soit que, dans leur animation, ils accumulent contre les employés chargés de leur surveillance les insinuations les plus perfides, soit qu'ils complotent quelque tentative d'évasion? On ne saurait donc arguer, de la preuve qu'il y a eu préméditation, que l'aliénation mentale n'existe pas.

Les conséquences psychiques qui suivent l'acte commis offrent encore des caractères qu'il importe de ne pas négliger. Celui qui se sent coupable a nécessairement un grand intérêt à dissimuler les motifs qui l'ont déterminé, les circonstances dans lesquelles il s'est trouvé ; au contraire l'aliéné se met en général aussi à découvert que possible ; il ne nie rien, il tâche seulement de convaincre ses juges de la réalité des chimères qui l'ont obsédé; il croit à la supériorité des arguments qu'il oppose à l'accusation ; il n'a pas l'habitude des réticences, ne paraît pas chercher à faire triompher un système de défense; il ne craint rien sur l'issue de l'affaire qui l'amène devant la justice.

Le *remords* n'existe pas chez l'aliéné après le crime commis; pourquoi du repentir? n'est-il pas convaincu de ses droits, ne s'est-il pas conformé aux lois divines et à celles de la justice? Non seulement il ne se repent pas, mais il est fier de ce qu'il a fait; il a agi d'après sa conscience et si la raison vient plus tard à lui dessiller les yeux, le remords ne l'agite pas, puisqu'il ne se sent pas coupable; il ne fait que regretter le dommage qu'a pu causer sa fatale erreur.

« L'aliéné, dit M. Proal (1), en perdant sa liberté morale par le fait de la maladie, perd du même coup le sentiment de sa responsabilité ; voilà pourquoi il n'éprouve pas de remords, ne cherche pas à se cacher, raconte tranquillement les crimes atroces qu'il a commis et quelquefois déclare qu'il serait prêt à recommencer. »

Simulation. — Parfois la maladie est postérieure à l'acte commis; c'est là un point essentiel à déterminer. Si le médecin doit avoir à cœur de soustraire à la vindicte de la loi celui qui ne l'a pas sciemment violée, et qui n'a été que l'instrument aveugle d'une volonté malade, il ne doit pas être moins actif pour démasquer la fraude et découvrir une *simulation* qui n'a d'autre but que de soustraire un coupable à la juste punition qu'il a méritée.

(1) Proal, *op. cit.*

Nous devons tout d'abord faire remarquer que la simulation est difficile. Celui qui a intérêt à faire cette simulation doit connaître tant de choses, tant de minutieux détails, que rarement il peut montrer dans cette tâche la persévérance qu'elle devrait comporter. Il peut tromper un instant, pendant quelques jours, mais rarement il est conséquent avec lui-même, et quelque habileté qu'il apporte à cette œuvre, elle offre toujours quelque côté défectueux qu'un œil exercé doit découvrir. C'est surtout dans un asile d'aliénés que cette simulation est le plus facilement reconnue. L'accusé croit d'abord que sa séquestration met fin à des poursuites; à quelques exagérations succède un calme inusité, et sous les yeux d'un personnel nombreux auquel il parait indifférent, il arrive bientôt à laisser apercevoir la ruse au moyen de laquelle il comptait se soustraire aux châtiments mérités.

« Ce serait une erreur, dit le Dr Paul Garnier (1), de croire que cette feinte d'une maladie mentale est de rencontre fréquente chez les prévenus ou les condamnés. C'est là un rôle écrasant qui, pour être soutenu valablement, exige de celui qui se l'impose une énergie peu commune, une opiniâtre ténacité, des aptitudes spéciales convergeant vers l'artifice, la ruse et la dissimulation. » Ce que le simulateur a de la peine à imiter, comme le remarque Kraepelin, c'est un véritable tableau clinique. Il lui faut pour cela faire preuve de connaissances étendues, d'une grande habileté et d'une grande patience. L'idée que le public a de la folie diffère tellement de la réalité que ce sera une facilité de plus pour le médecin de découvrir la simulation. Le plus fréquemment les simulateurs imiteront la bêtise la plus profonde, une mélancolie stupide ou l'excitation maniaque furieuse. On remarquera enfin chez eux une tendance à exagérer les symptômes, ce qui entraîne d'inévitables contradictions. Les cas dans lesquels une observation suffisante ne parviendrait pas à découvrir la simulation sont véritablement exceptionnels.

« Quels que soient, dit Paul Garnier, les dehors que le simulateur emprunte, son imitation est le plus souvent trop grossière pour tromper longtemps le médecin familiarisé avec les manifestations cliniques de la folie. Presque toujours, sinon toujours, c'est par l'exagération même de son jeu que sa supercherie se dénonce. Il grossit ses effets, et ne donne pas l'image, mais la parodie de l'aliénation.

» Laurent, auquel on doit une bonne monographie sur la question, a judicieusement insisté sur l'importance des signes que révèle l'examen attentif du regard, du jeu de la physionomie, des gestes de l'individu suspecté. Il est particulièrement difficile au simulateur de se composer un maintien, de mettre sa physionomie, ses gestes, sa tenue, mais

(1) Paul Garnier, *La simulation de la folie et la loi sur la relégation* (*Ann. d'hygiène publique*, février 1888, t. XIX, p. 97).

surtout son regard, « ce miroir de l'âme », en harmonie avec son langage. Le plus souvent il n'adoutit qu'à une choquante discordance.

» C'est à la faveur de ces caractères, empruntés à l'*habitus*, que bon nombre de simulateurs peuvent être reconnus, au premier abord, par un œil exercé.

» Le simulateur peut se renfermer dans un mutisme absolu ; il prive, par cela même, l'observateur d'un précieux élément de contrôle, et donne moins prise sur lui. C'est ce qu'exprime fort bien A. Tardieu (1) : « Assis par terre dans un coin de l'asile, les yeux baissés, les mains jointes, le trompeur peut souvent et longtemps déjouer les investigations du médecin expert et prête, en réalité, le moins possible, à sa pénétration, sans toutefois réussir à la désarmer complètement.» Mais derrière cette inertie, cette passivité, le clinicien exercé sait reconnaître la pensée active, le cerveau en travail d'idées pénibles, angoissantes, idées qui donnent à la physionomie, au regard, une expression que le simulateur le plus habile ne saurait que bien difficilement emprunter. L'attitude du mélancolique stupide, la torpeur du dément, l'insignifiance de son regard, qui le caractérisent d'une façon permanente, ne sont pas faciles à imiter : les signes suffiront presque toujours à découvrir la supercherie. »

Quelquefois, ajoute l'auteur que nous citons, la difficulté de la distinction entre la folie vraie et la folie simulée se trouve accrue par le fait que l'imposteur a déjà séjourné dans un asile d'aliénés, soit qu'il y ait été employé, soit qu'il ait réussi à tromper une première fois la perspicacité des médecins, soit qu'il y ait été placé à l'occasion d'un véritable accès de folie. Il peut, s'il est habile à reproduire ce qu'il a vu et entendu, tenir longtemps l'expert dans l'embarras et l'indécision. Voir une observation remarquable de simulation de folie par Morel (2).

La tâche du médecin peut être alors rendue embarrassante ; il lui faudra dépister des exagérations et des extravagances volontaires, indiquant un système nettement arrêté par l'accusé, dans le but de se faire passer pour un être inconscient ; sous les dehors qu'il affecte, on le voit, en réalité, rester maître de sa pensée, de son jugement, de sa volonté et partant responsable de ses actes (3).

§ 3. — PARTICULARITÉS QUE PRÉSENTE L'ALIÉNATION MENTALE AU POINT DE VUE MÉDICO-LÉGAL

L'aliénation mentale présente certaines particularités que le médecin expert devra avoir toujours présentes à l'esprit.

Nous ferons une première remarque, c'est qu'il est de toute né-

(1) Tardieu, *Études médico-légales sur la folie*, 2e édition, Paris, 1880.

(2) Morel, *Ann. méd. psych.*, 1857.

(3) Legrand du Saulle, Motet et Paul Garnier, *Rapport médico-légal sur le nommé L...* (*Ann. d'hygiène*, février 1888, t. XIX, p. 109).

cessité, pour tout ce qui se rapporte à l'examen médico-légal des aliénés, de bien préciser la forme même d'aliénation mentale et de ne pas admettre légèrement des espèces qui peuvent en réalité ne pas exister (1).

Un des caractères particuliers de l'aliénation mentale, c'est que, si elle éclate quelquefois subitement, par exemple dans certaines formes de manie, ou encore à la suite d'une violente secousse morale, il arrive le plus souvent qu'elle se développe lentement. La période de *début* est alors marquée par des phénomènes qui frappent d'étonnement l'entourage du malade; celui-ci devient plus irritable, il s'emporte pour les moindres motifs, il se livre sans raison à des actes ridicules; il a de la peine à maîtriser ses désirs; à certains moments, cette résistance lui échappe entièrement. L'accès maniaque peut être la *transition* d'une forme de maladie à une autre; il peut se combiner avec d'autres affections, la mélancolie, l'imbécillité. Quelquefois encore l'affection mentale se montre sous *forme périodique* et donne lieu à des périodes de calme et à des intervalles lucides. Dans ces différentes circonstances, le trouble mental se trahit souvent par une activité exubérante, quelquefois par des envies de briser, de détruire ou encore par des impulsions violentes au meurtre, au suicide, etc.

A cette période de développement, lorsque l'impulsion n'est pas devenue prédominante, il est impossible d'apprécier cette lutte intérieure du malade, sensé en apparence, et qui peut encore se maîtriser. Tel est le cas de la servante de Humboldt, qui était poussée par le désir irrésistible de tuer l'enfant confié à ses soins; peu de temps après qu'elle fut congédiée, elle fut prise de manie et placée dans un établissement d'aliénés.

Les *hallucinations* et surtout les *illusions* exercent naturellement une influence dangereuse sur la volonté du malade.

Lorsqu'il s'agit d'*impulsions* maladives, on ne saurait accorder trop d'attention aux particularités suivantes : quelques aliénés déploient une remarquable habileté pour dissimuler leur situation même aux yeux d'observateurs exercés. Roller a observé des aliénés qui ont pu cacher leur maladie pendant des mois entiers.

Il arrive souvent aussi que la personne réellement aliénée se trouve, après l'accomplissement du crime, dans un état de calme et de véritable lucidité; l'acte a mis fin à la crise et a été comme la dernière expression de l'accès paroxystique.

Il s'est alors produit une sorte de détente, et une période de calme et de lucidité intellectuelle a succédé à la crise, comme Morel en avait déjà fait la remarque (2). Comment alors conclure en présence de cette

(1) Voir Mittermaïer et H. Dagonet, *Expertises médico-légales en matière d'aliénation mentale* (*Ann. méd.-psych.*, 1865, 1866, 1867 et 1868).

(2) Morel, *Traité de méd. légale*, p. 39.

nouvelle situation que l'individu a agi ou non en connaissance de cause? Pour arriver à une observation satisfaisante, l'accusé, sur la responsabilité duquel s'élèvent des doutes, doit être alors transféré dans un asile d'aliénés et examiné d'une manière suivie par des médecins aliénistes expérimentés.

On a décrit sous les noms de *manie sans délire*, *folie morale*, *manie raisonnante*, etc., une forme assez remarquable d'aliénation mentale qui a pour caractère prédominant une perversion profonde des sentiments, avec l'intégrité *plus ou moins apparente* des facultés intellectuelles. L'individu est sans cesse dominé par les impulsions les plus mauvaises, qu'il est incapable de maîtriser; le délire, s'il n'est pas facile à constater, n'en existe pas moins au fond (1).

Dans tous ces cas, lorsque surtout l'appréciation de l'état maladif a quelque chose de vague et d'indéterminé, il importe au plus haut degré de s'entourer de tous les renseignements qui permettent d'apprécier les conditions étiologiques, les phases diverses, etc., que l'affection a présentées. Un malade par exemple, sort de l'établissement où il était traité parce qu'il avait l'air raisonnable; à peine remis en liberté, il se livre à toutes sortes d'actes nuisibles, il prend plaisir à jeter le trouble dans les familles par l'envoi de lettres anonymes, remplies d'insinuations plus ou moins perfides.

Les expressions de *folie partielle*, de *manie sans délire*, de *monomanie*, dernier terme créé par Esquirol et que les médecins aliénistes tendent de plus en plus à repousser, peuvent, en faisant croire qu'une partie de l'âme seulement peut être malade, entraîner à des subtilités psychologiques fâcheuses, surtout au point de vue de la médecine légale,

L'expression générique de folie comprend toutes les formes, toutes les nuances par lesquelles se manifestent les troubles intellectuels, le délire partiel, systématisé, aussi bien que le délire général. Du moment où la folie existe, quelle qu'en soit la manière d'être, elle a changé les conditions morales de l'individu et cette transformation exerce sur le libre arbitre une influence qui doit, dans tous les cas, exclure la responsabilité morale; seulement le médecin expert a le devoir de faire ressortir dans son rapport les particularités qui donnent à l'aliénation mentale sa forme spéciale.

« Qu'importe que le délire soit partiel, si la liberté morale n'est plus intacte, si l'individu n'a plus la possession de lui-même, s'il n'a plus cet empire que l'homme en état de santé exerce sur ses actes et qui constitue la plus belle de ses facultés. » (Proal.)

Ce que l'on désigne sous le nom de *manie transitoire* (Voir chap. *Manie*, p. 280), doit être aussi l'objet d'un examen particulier. C'est un trouble qui se manifeste brusquement, qui détermine des actes violents,

(1) Voir chap. *Folie morale et impulsive*, p. 437.

dont le malade n'a même pas conscience, lorsque cet état a disparu.

Le fils d'un négociant de Bordeaux se retire subitement dans sa chambre après avoir déjeuné, en sort peu de temps après et tire sur sa belle-mère. Ce jeune homme avait mené jusque-là une vie exemplaire. Sur l'avis des médecins, il fut acquitté.

Les annales de la science renferment un certain nombre de cas semblables. En pareille circonstance on doit, on le comprend, procéder à un examen minutieux, scruter la vie antérieure du malade, les raisons qui ont agi sur la détermination, etc.

« La manie transitoire, dit justement Mittermaïer, peut se présenter dans différentes conditions. Elle peut être la conséquence d'une idée fixe et d'illusions existant depuis longtemps, mais méconnues par les personnes formant l'entourage du malade ; ou bien elle est l'acte précurseur et déterminant de la folie ; mais elle se manifeste surtout par le fait d'une modification brusque, déterminée par des attaques d'épilepsie, des excès de boisson, une violente commotion, une congestion cérébrale, suite d'insolation, etc. »

§ 4. — RÉDACTION DU RAPPORT MÉDICO-LÉGAL.

L'expert a procédé aux différentes opérations préliminaires que nous venons d'exposer ; il s'est livré à l'étude des éléments de l'instruction, il a analysé et groupé les témoignages, les a mis en rapport avec ses observations personnelles, et a formé sa conviction du rapprochement de tous les faits qu'il a recueillis : à plusieurs reprises, il a visité le prévenu ; c'est alors qu'il pourra songer à la rédaction de son rapport. Celui-ci doit en général se résumer en trois parties.

Dans la *première* se trouve énoncée l'exposition historique du fait, telle qu'elle résulte de l'instruction et de l'analyse des principales dépositions. Cette exposition conduit l'expert à discuter dans la *deuxième partie* les diverses questions qui se sont posées à ce sujet ; c'est de cette discussion que découle naturellement l'appréciation exacte de l'état mental du sujet avant, pendant et après l'acte incriminé, et l'examen d'une simulation possible. Dans une *troisième partie*, qui comprend les conclusions de l'expertise, le médecin résume son diagnostic, et en déduit la part de responsabilité que le sujet doit encourir.

Ces conclusions, qui terminent le rapport, sont, en somme, une redite ayant pour but de résumer en peu de mots et très nettement la pensée de l'expert et sont habituellement au nombre de deux ou de trois :

1° Diagnostic ;

2° Déduction à tirer du diagnostic au point de vue de la responsabilité ;

3° S'il s'agit d'un aliéné ne pouvant être laissé en liberté sans inconvénients, indiquer qu'il doit être mis à la disposition de l'autorité administrative pour être placé dans un asile.

Quoique les magistrats n'aient aucune répugnance à faire examiner l'état mental des prévenus lorsqu'il y a des doutes sur l'intégrité des facultés intellectuelles, on voit encore, de temps en temps, transférer de la prison à l'asile des aliénés ayant subi une condamnation qui est une véritable erreur judiciaire, car la folie est reconnue après le jugement, alors qu'elle aurait dû l'être avant. Ce fait regrettable se produit surtout en police correctionnelle, en matière de flagrants délits, et ce sont surtout des individus atteints de paralysie générale qui en sont victimes.

Paul Garnier a signalé, au Congrès d'anthropologie criminelle de Bruxelles, la fréquence relative de ces faits à Paris (1). La procédure sommaire dans les flagrants délits explique ces erreurs et on n'a pas trouvé de solution pratique pour les éviter. Il existe, toutefois, des cas où le pourvoi en appel a permis d'effacer une condamnation imméritée.

ARTICLE II

DROIT CRIMINEL.

Nous avons résumé rapidement les circonstances et les difficultés en présence desquelles le médecin peut se trouver lorsqu'il est chargé d'apprécier l'état mental d'un aliéné inculpé d'un crime ou d'un délit; dans cette seconde partie, nous passerons rapidement en revue les crimes et les délits généralement observés et commis sous l'influence de l'une ou l'autre des diverses formes d'aliénation mentale.

Nous suivrons l'ordre que nous avons adopté dans un autre travail (2), et nous passerons successivement en revue les différents crimes et délits, homicide, incendie, vol, etc...

Homicide. Suicide. — Notre examen se portera tout d'abord sur l'homicide (3), crime plus fréquent et plus redoutable que les autres et auquel les magistrats hésitent le plus souvent à reconnaître pour cause réelle une aberration mentale.

Nous ferons à ce sujet une première remarque, c'est qu'il n'est guère d'aliénés dont les actes ne puissent revêtir un caractère nuisible. Si dans les asiles où ils sont recueillis on n'observe pas ces violences et ces meurtres si fréquemment commis par certains malades laissés en liberté et vivant au sein de leur famille, c'est que dans l'asile seulement sont prises les précautions que leur situation rend nécessaires; ils y sont l'objet d'une observation attentive; ils ne sauraient cacher aux yeux du médecin et de ceux qui les entourent les idées délirantes

(1) Paul Garnier, *Congrès international d'Anthropologie criminelle de Bruxelles* (*Annales d'hygiène*, 1892), t. XXVIII, p. 446.

(2) H. Dagonet, *Considérations médico-légales sur l'aliénation mentale*, Thèse, p. 97. Paris, 1849.

(3) L'homicide commis *volontairement* est qualifié meurtre (art. 295 du code pénal). Il entraîne la peine de mort (art. 302).

qui les préoccupent, et suivant la forme de leur délire, ils sont surveillés d'une manière plus ou moins active. Mais surtout ils se trouvent soustraits aux causes permanentes qui viennent exagérer leurs dispositions maladives quand ils jouissent chez eux de leur complète indépendance, et les influences qui pèsent ailleurs sur leur déterminations disparaissent ici.

Quel sentiment haineux pourraient-ils concevoir contre les malades qui les entourent! Les voit-on jamais contracter avec eux quelque lien d'amitié? Comment songeraient-ils à leur attribuer la responsabilité des souffrances qu'ils endurent? Ils comprennent parfaitement qu'ils sont au milieu d'individus privés de leur raison, dont ils apprécient souvent, avec beaucoup de jugement, les actes désordonnés et les paroles incohérentes. Ils ne peuvent pourtant se convaincre qu'ils aient eux-mêmes plus ou moins perdu la raison. Cet isolement particulier qui leur est imposé, cette vie commune au milieu de ceux dont ils jugent et comprennent la situation, contribuent encore puissamment à améliorer leur état.

Les aliénés sont poussés au meurtre par toutes sortes de raisons, les hallucinations et les illusions, les rêves ambitieux, les idées de persécution, l'exaltation religieuse, les impulsions instinctives, quelquefois irrésistibles, telles sont les causes que l'on rencontre le plus ordinairement; les imbéciles commettent encore un meurtre par imitation les idiots pour satisfaire de grossiers appétits.

Mais toutes ces causes n'ont pas la même influence, elles ne dirigent pas de la même manière la conduite de l'aliéné; elles diffèrent elles-mêmes suivant la nature de l'affection mentale, elles n'ont en réalité rien de commun que la perpétration du crime et les malades si différents par leurs manifestations délirantes n'ont entre eux d'identique que la privation de toute liberté morale. Il est donc essentiel d'apprécier le délire homicide suivant qu'il se présente dans telle ou telle espèce d'aliénation mentale.

L'*homicide* s'observe plus fréquemment dans le *délire systématisé des persécutions* que dans toute autre forme vésanique.

Ces malades font courir à la société, au milieu de laquelle ils sont souvent maintenus, des dangers incessants. Les signes qui caractérisent surtout le délire partiel systématisé dont ils sont atteints, sont significatifs : il roule constamment sur les mêmes idées; le doute, le soupçon, la méfiance ne cessent de se présenter à leur esprit, ils se croient environnés d'ennemis, de persécuteurs et d'empoisonneurs, dont l'unique occupation est d'imaginer chaque jour une nouvelle ruse pour attenter à leurs jours; ils se disent soumis, continuellement, à des influences occultes et funestes. Le persécuté se figure que la redoutable puissance que peuvent donner la physique et le magnétisme, la police et ses agents, est mise à la disposition de ses infâmes tourmenteurs. Tout est pour lui un sujet de défiance ; ses parents, ses amis les plus chers ne tardent pas à prendre part à cette indigne conspiration ; il s'isole pour échapper à toute cette conjuration ; plus son délire est restreint, plus il le dissimule pour cacher au monde la cause de ses douleurs ; il sait qu'on ajouterait difficilement foi à la bizarrerie de ses tourments, et pendant des années, il peut être atteint d'un pareil délire, vaquer même parfaitement à ses affaires et ne faire remarquer tout au plus qu'un peu d'excentricité dans ses habitudes. Sa patience finit enfin par se lasser, il a prévenu toutes les autorités administratives ou judiciaires des persécutions qu'il ne cesse d'endurer ; il a averti ses persécuteurs eux-mêmes des extrémités auxquelles il est résolu à se porter s'ils ne mettent un terme à leurs machinations ; nulle part il n'a trouvé justice, partout on l'a repoussé ; c'est alors que, poussé à bout, il met à exécution le projet qu'il a définitivement arrêté et, pour arriver à son but, il emploie toutes les ressources que son intelligence peut lui fournir. Il commet donc un *homicide* comme le seul moyen d'obtenir la satisfaction à laquelle il aspire depuis longtemps.

Parfois, aussi, persuadé qu'il ne saurait par aucun moyen se débarrasser de persécuteurs puissants, d'ennemis acharnés, à bout de souffrances et dégoûté de la vie, le *suicide* se présente à lui et vient se lier intimement à son délire partiel ; dans un moment de plus grande surexcitation, il tourne contre lui l'arme qu'il portait soigneusement cachée pour accomplir, quand le moment serait venu, sa funeste détermination.

C'est surtout dans cette forme de délire que l'on rencontre le plus fréquemment chez les aliénés, les circonstances qui se rattachent à la *préméditation*.

Dans les formes de délire partiel, systématisé, il est presque toujours possible de suivre l'enchaînement rigoureux des idées délirantes qui ont entraîné la détermination fatale. Ces idées, sans doute, sont loin d'avoir toutes entre elles la même ressemblance ; elles diffèrent suivant les formes si nombreuses que présente le délire lui-même, elles n'ont de commun qu'une intelligence troublée d'une manière spéciale, coïncidant avec des symptômes généraux identiques. Pour arriver à un diagnostic assuré, il importe d'en bien signaler les variétés.

L'*hypochondrie* détermine aussi chez celui qui en est atteint les mêmes dispositions morales. Presque toujours, lorsqu'elle est arrivée à un certain degré d'intensité, elle a présenté des lésions organiques spéciales, comme des maladies du foie et du tube digestif ; sa marche est rarement brusque, elle se développe graduellement, progressivement ; l'appétit devient capricieux, la constipation opiniâtre, et, par suite de la surexcitation générale, toute sensation se réfléchit dans la conscience du malade avec une incroyable intensité.

Au moral, le malade est affaissé sous le poids de ses douleurs, il s'inquiète de tout ce qu'il ressent, la plus légère sensation se rattache dans son esprit à un système qu'il s'est forgé ; il se touche et se tâte, s'examine continuellement; il analyse ses matières et dirige son traitement d'après les idées qu'il s'est mises en tête. Bientôt des conceptions délirantes viennent rattacher ces souffrances à des causes qui y sont complètement étrangères; la méfiance prend alors un caractère effrayant, tout devient poison, substance nuisible, on salit ses aliments de matières ignobles, on tache son linge à dessein, le complot est évident à ses yeux ; l'idée qui s'est fixée dans son cerveau malade ne peut plus être déracinée et les personnes qui lui prodiguent leurs soins courent dans ce cas de véritables dangers.

M. Aug.... passe sa journée à s'occuper de sa personne, il raisonne médecine et conforme sa manière de vivre aux idées médicales qu'il s'est faites. Cette préoccupation excessive de sa santé n'a pas tardé à éteindre chez lui tout sentiment affectif. Son irritabilité devenue considérable s'élève à une violence extraordinaire lorsqu'il croit qu'on porte quelque atteinte à son existence; ses parents sont devenus ses ennemis et un jour, armé d'un fusil, il s'est mis à la poursuite de sa femme qu'heureusement il n'a pu atteindre.

Marc rapporte l'observation d'un cocher, âgé de quarante-quatre ans, qui, depuis seize ans était atteint hypochondrie. Il avait à cette époque, dit le malade, gagné une fraîcheur dans les intestins, elle pouvait être guérie en huit jours, il suffisait pour cela de six bains de vapeur. Le médecin qu'il consulte lui fait prendre des bains chauds, ces bains chauds affaiblissent ses intestins ; il se plaint et le même médecin lui conseille des bains de rivière ; sous l'influence des bains froids, sa fraîcheur empire d'une manière abominable. Enfin il va consulter à Saint-Louis M. Biett, qui lui prescrit des bains de vapeur, il en prend plus de trois cents ; mais il était trop tard ; il n'éprouve aucun soulagement. Suit alors la description du traitement bizarre qu'il emploie, de quatre vésicatoires qu'il se pose sur le ventre, etc. Sa maladie empire, son animosité s'accroît contre le premier médecin, qui est seul la cause de tout ce qu'il souffre; il s'arme d'un pistolet et va guetter son malheureux ennemi, dont il veut tirer une éclatante vengeance; il manque heureusement son coup. Interrogé sur ce fait, il regrette vivement de n'avoir pu réussir, car, dit-il, il était réservé pour découvrir et punir les crimes des médecins.

Nous renvoyons aussi le lecteur à la description de l'hypochondrie (p. 311). Les malades qui sont atteints de cette maladie, malgré le délire caractéristique qu'ils présentent, peuvent ne montrer aucun signe extérieur de folie. On ne constate dans leurs paroles aucune espèce d'incohérence. Convaincus qu'on vient exprès pour porter atteinte à leur frêle existence et augmenter leurs souffrances, beaucoup d'entre eux, en commettant un meurtre, se croient dans le cas de légitime défense.

La *mélancolie* peut prendre encore une forme *misanthropique*, se caractériser par une lésion profonde de la sensibilité affective. Des circonstances particulières viennent exagérer cette disposition naturelle, la souffrance morale s'accroît rapidement et ne tarde pas à avoir pour conséquence des erreurs de sensation et de perception, des conceptions chimériques et les projets les plus dangereux. C'est chez ces sortes de malades que l'on rencontre souvent l'*impulsion instinctive* quelquefois *irrésistible* qui caractérise la folie impulsive que nous avons décrite précédemment. Les *hallucinations* jouent souvent dans ce cas un rôle prépondérant; elles épouvantent le malheureux qui en subit l'empire; elles l'entraînent avec force à l'homicide; souvent même en présence de cette puissance qui le domine, il se détermine à mettre lui-même un terme à une existence insupportable.

Sans doute, fait observer par Mittermaïer (1), il peut exister des cas où des *impulsions homicide* apparaissent sans trouble apparent des facultés intellectuelles, mais cette contrainte irrésistible, pour être innocentée au point de vue pénal, doit se rattacher à une forme d'aliénation généralement admise. L'observation suivante nous dépeint, avec une vérité bien frappante, la lutte, à laquelle quelques-uns de ces malades peuvent se trouver en proie :

Jeanne X.... est âgée de cinquante ans; elle a toujours joui d'une bonne santé jusqu'au moment de l'âge critique, qui s'est manifesté vers quarante huit-ans. A cette époque, la mort d'une de ses sœurs, à laquelle elle avait donné des soins assidus, vient l'impressionner vivement. Le délire, qui, peu à peu, se développe chez elle, se caractérise surtout par un dégoût instinctif de la vie, et un défaut remarquable de spontanéité : sa volonté est complètement impuissante.

Une force supérieure la contraint d'agir malgré elle. L'*impulsion* au suicide, qui la poursuivait, fait bientôt place à un autre ordre d'idées. Elle avait pour les enfants d'une autre sœur la tendresse d'une mère, et cependant elle se trouve prise tout à coup du violent désir de les faire mourir. Cette idée la révolte, elle ne peut la comprendre, car son affection n'a pas diminué un seul instant; aussi que d'efforts ne fait-elle pas pour ne pas les étouffer en les embrassant. Quand l'impulsion était trop forte, elle s'en séparait violemment, s'affectant vivement d'une situation qui l'éloignait de tout ce qu'elle aimait. C'est ensuite contre sa sœur que se tourna cette irrésistible impulsion, plus énergique, et d'autant plus pénible qu'elle cherchait à lutter avec plus de force. Rencontrait-elle un couteau, elle le jetait sous une table, bien loin d'elle. Le besoin de tuer devenait-il plus pressant, elle se levait, allait se promener dans une cour et ne rentrait qu'après avoir recouvré un peu de calme. Bientôt enfin des hallucinations religieuses, des idées de damnation ne tardèrent pas à venir assiéger son esprit. Elle souffrait d'un état général d'hyperesthésie; toutes les sensations devenaient douloureuses pour elle, la lumière lui était insupportable; le moindre mouvement qui se faisait autour d'elle suscitait une impression de

(1) Mittermaïer, *op. cit.*, p. 233.

crainte et d'angoisse. Cette malade s'est heureusement guérie après six mois de traitement dans l'établissement où elle avait été placée; c'est elle-même qui a raconté tous les détails que nous venons de rapporter (1).

L'homme peut donc, dans certaines conditions pathologiques, être poussé par un instinct aveugle auquel il se trouve parfois forcé d'obéir, suivre même malgré lui une impulsion qui n'a aucun but, aucun motif et qui le mène forcément au crime. Il peut commettre un meurtre froidement, sans être mû par une grande passion, un grand intérêt.

La folie impulsive homicide, proprement dite, se caractérise surtout par une lésion plus ou moins isolée de la spontanéité : le malade est impropre à repousser la pensée d'un meurtre qui se présente à son esprit, et cette terrible pensée, il est, malgré lui, obligé de la mettre à exécution. Cette forme d'aliénation mentale est heureusement rare, mais des faits authentiques empêchent de la mettre en doute; nous renvoyons pour de plus amples détails au chapitre consacré à la *Folie impulsive* (p. 445).

Les personnes qui sont atteintes d'une pareille affection sont ordinairement fort impressionnables; elles sont d'une susceptibilité considérable, elles sont mélancoliques et cette mélancolie est quelquefois causée elle-même par le chagrin de se voir en butte à des pensées de toute nature qui font leur supplice.

Marc a observé, dans une des maisons de Paris, une jeune dame qui éprouvait des désirs homicides dont elle ne pouvait indiquer les motifs. Elle ne déraisonnait sur aucun point, et chaque fois qu'elle sentait en elle sa funeste propension se reproduire et s'exalter, elle versait un torrent de larmes, et suppliait elle-même qu'on lui mît la camisole de force qu'elle gardait patiemment jusqu'à ce que l'accès, qui durait plusieurs jours, fût passé.

Les impulsions homicides sont particulièrement fréquentes chez les accouchées (*folie puerpérale*); le médecin légiste se trouve, dans ce cas, très fréquemment en présence d'accès transitoires, de durée très courte, et qu'il faut savoir reconnaître pour démontrer la réelle et complète irresponsabilité de certaines femmes accusées d'infanticide.

Quand le *délire systématisé* revêt un caractère *ambitieux* et surtout une *forme religieuse*, quand le fanatisme s'empare de l'esprit du malade, quand des hallucinations ou des illusions terribles viennent lui tracer sa ligne de conduite, que tout est pour lui ordre de Dieu, inspiration divine, alors l'aliéné devient redoutable, il n'hésite pas, quel que soit le châtiment qu'il puisse entrevoir sur la terre, à commettre les crimes les plus atroces avec un sang-froid et souvent une satisfaction capables d'inspirer la plus profonde horreur.

Un homme observé par Mittermaïer est accusé de meurtre sur son

(1) Voir Renaudin, *Cinquième rapport sur l'asile de Fains*.

père; il était obsédé par l'idée fixe qu'il était envoyé de Dieu pour punir les péchés des hommes. Placé dans un établissement d'aliénés, il déclarait avec beaucoup de logique que son père était un grand pécheur, et que c'est pour ce motif qu'il avait été autorisé à le tuer par le fait de sa mission divine (1).

Chez les aliénés dont nous venons de résumer le délire partiel et que l'on désignait autrefois sous le nom de *monomaniaques*, on voit l'acte, avant d'être accompli, suivre toutes les phases logiques que nous avons indiquées. Chez le *maniaque*, au contraire, il est instantané; il ne s'annonce par aucun symptôme précurseur, il ne se révèle par aucun symptôme consécutif, il n'a pas de corrélation avec aucun acte antérieur, il est isolé comme les pensées du malade; et l'on peut être sûr qu'un instant après le maniaque ne songera plus au mal qu'il semblait vouloir faire ; il tue, comme il casse un meuble, il frappe sans que ses coups aient un but ou un motif; s'il tue, c'est par hasard; il ne le voulait certainement pas, il a obéi à ses instincts du moment, à une violence aveugle, aux antipathies qui ont signalé le début du délire, qui l'ont rendu complètement insensible et dont il n'avait pas la conscience. Si l'action criminelle a été commise à une période avancée de la maladie, l'expertise ne présente presque jamais de difficultés sérieuses. Mais, comme nous l'avons dit au commencement de ce chapitre, l'affection peut être périodique et le médecin légiste doit alors considérer la succession des accès, leur forme et les intervalles de rémission, qui deviennent de plus en plus courts, au fur à mesure que la maladie devient en quelque sorte définitive.

Enfin, il est des maniaques qui ne délirent jamais en paroles, mais dont les actes sont incohérents et dont la conduite désordonnée et bizarre indique l'absence complète de raison. C'est cette variété que caractérise le délire d'action et qu'on a désignée improprement sous le nom de manie sans délire (Voy. chap. *Manie et Folie morale*).

Le *délire épileptique* a été justement signalé comme pouvant déterminer les accidents les plus redoutables; nous nous bornerons à présenter à ce sujet quelques courtes observations.

Personne n'ignore l'influence que vient exercer sur le caractère de l'individu cette terrible névrose; elle modifie profondément le tempérament moral et physique de l'individu; elle le rend susceptible, irritable; quelquefois même, avant ou après l'accès, on observe une altération plus ou moins sensible des facultés intellectuelles et presque toujours la liberté morale ne s'exerce chez lui que d'une manière incomplète. La gravité de la maladie n'est pas toujours en rapport avec l'intensité des symptômes apparents et ce serait à tort que l'on mesurerait la responsabilité à la violence des accès. Le simple *vertige*

(1) Mittermaïer, *Ann. méd.-psych.*, mars 1867, p. 283.

épileptique produit souvent dans l'exercice des facultés affectives ou intellectuelles un désordre beaucoup plus marqué que ces attaques foudroyantes, objet d'épouvante pour ceux qui n'en sont que rarement témoins.

L'épileptique, suivant les conditions pathologiques que détermine la triste affection à laquelle il est sujet, suivant la fréquence des accès, leur durée, leur violence, peut présenter diverses variétés de délire. Généralement ce dernier revêt un caractère hypochondriaque, le malade supporte difficilement tout ce qui semble porter atteinte à sa sécurité. Les hallucinations et surtout les illusions sont pour lui le mobile de déterminations pour ainsi dire instinctives.

Mais on observe dans quelques cas chez lui une fureur aveugle qui le rend absolument inconscient et le porte aux dernières violences (1).

La *fureur*, dans ce cas, paraît être une sorte de transformation de l'accès proprement dit, on a vu des exemples où l'accès d'épilepsie proprement dit n'avait été que la crise spontanée de cet état de fureur.

Le médecin légiste, en présence d'un acte violent commis par un épileptique, doit donc chercher à reconstituer, d'après l'ensemble des symptômes observés, le tableau général de la maladie (2).

Non seulement les accès présentent au point de vue physique et moral une physionomie spéciale, mais les *actes eux-mêmes accomplis pendant ces accès présentent des caractères significatifs;* ils sont violents, automatiques, instantanés et non motivés,

« C'est en s'appuyant sur cette base clinique, dit Jules Falret (3), que le médecin légiste trouvera les moyens d'éclairer la justice dans les actes dangereux commis par des épileptiques. En procédant ainsi, il séparera du groupe si mal défini des folies transitoires, folies instantanées, admises jusqu'à présent dans les traités de médecine légale, une catégorie de faits ayant des caractères particuliers et décrits à l'avance d'après les observations prises dans des conditions où les malades n'avaient aucun intérêt à simuler la folie. »

Nous n'insisterons pas davantage sur tous ces faits qui se rapportent à l'*homicide* chez les aliénés et que nous pourrions multiplier à l'infini. Ce que nous avons voulu établir, c'est la nécessité de rechercher avec soin tous les éléments du diagnostic, sans lequel l'esprit des jurés ne pourrait que flotter dans un doute, toujours préjudiciable à l'accusé ; la loi n'admet en effet l'irresponsabilité que s'il y a un fait pathologique qui exclut toute liberté morale. C'est ce que le médecin légiste doit avoir présent à l'esprit dans tous les cas où l'ap-

(1) Voir *Folie épileptique*, p. 473.

(2) Legrand du Saulle, *Médecine légale*, p. 825.

(3) J. Falret, *État mental des épileptiques*, 1861, et *Études cliniques sur les maladies mentales et nerveuses*. Paris, 1890.

préciation morale d'un crime lui est déférée. Nous résumerons rapidement les considérations qui nous restent à examiner et qui se rapportent aux actes criminels ou délictueux généralement commis par les aliénés.

Dans le *délire alcoolique*, les actes violents, délictueux et criminels sont extrêmement fréquents (homicide, suicide, viol, incendie, vol, scandales, etc.). La responsabilité est nulle dans les formes aiguës de l'alcoolisme, toutes les fois que le délit ou le crime a été commis pendant une période délirante, sous l'influence des conceptions fausses ou des hallucinations; il en est de même dans l'alcoolisme chronique, alors que des lésions cérébrales définitives ont compromis l'intégrité de l'organe et déterminé le trouble de la fonction (1). La responsabilité est atténuée pour les débiles qui ont une tolérance très affaiblie pour les boissons alcooliques. Elle est entière dans les cas d'ivresse simple ou si l'excitation alcoolique a été recherchée volontairement, sciemment pour aider l'accusé à commettre un crime ou un délit.

Suicide. — Le *suicide* est fréquent dans beaucoup de formes d'aliénation, particulièrement dans la mélancolie, dans la folie alcoolique, dans les délires systématisés. De plus, il faut considérer les cas où l'individu qui met fin à sa vie sous l'influence de ses idées délirantes, entraîne dans son suicide sa femme et ses enfants, et commet par conséquent un homicide, avant de se tuer. Signalons encore ces mélancoliques religieux qui, voulant à tout prix mourir, mais mourir réconciliés avec Dieu, tuent pour être tués, pour monter sur l'échafaud, après avoir reçu les secours de la religion.

Incendiaires. — Nous ne chercherons pas davantage à faire ici une espèce distincte de ce que l'on a désigné sous le nom de *pyromanie*, soit que l'acte de l'incendiaire soit le résultat d'une impulsion prédominante, plus ou moins irrésistible, soit qu'il se rattache au contraire à des idées délirantes qui en ont en quelque sorte préparé l'exécution.

M. Zabé (2) repousse avec raison la folie incendiaire *essentielle* tout autant que la folie homicide essentielle; les actes incendiaires ne sont pour lui qu'un épiphénomène survenant dans les conditions morbides les plus diverses, qu'il importe de rechercher cliniquement. La tendance incendiaire, fait-il remarquer justement, s'aperçoit avec des degrés différents et des diversités dans le mode d'action, depuis le maniaque instinctif jusqu'à l'imbécile ou celui qui sans être imbécile présente une véritable *misère mentale*.

Le feu est un moyen de destruction qui est à la portée de tous, qui excite la joie dans le *jeune âge*, et dont l'emploi s'accommode parfaite-

(1) Consulter à ce sujet l'excellent travail de M. le Dr Vétault, *Étude médico-légale sur l'alcoolisme*, juin 1887.

(2) Zabé, *Les aliénés incendiaires*, Thèse, 1867, et *Ann. méd.-psych.*, 1867, t. II, p. 421.

ment à toutes les impulsions mauvaises plus ou moins soudaines. Il a de l'attrait pour quelques individus dans certains cas d'idiotie ou d'imbécillité, parce que surtout c'est une action nuisible; mais, nous le répétons, ce n'est point l'acte en lui-même qui constitue le délit, ce sont les conditions de causalité qui l'ont préparé et qui doivent servir de base à une appréciation médico-légale. Dans les exemples que la science a recueillis, nous ne voyons guère l'*impulsion* à l'incendie dégagée de tout trouble intellectuel; on la rencontre surtout chez des sujets dont la débilité intellectuelle est manifeste, qui ne comprennent pas la moralité de leur action et qui ne saisissent pas l'étendue du mal qu'ils peuvent faire.

Une femme faible d'esprit est persuadée qu'on a jeté un sort sur son mari, ses enfants et sur elle ; elle ne tarde pas à être prise de mélancolie anxieuse; elle a de l'anxiété, des craintes chimériques, et l'état d'agitation qui caractérise ce genre de folie. Sous l'empire de cet état morbide, elle parvient à faire abandonner sa maison à son mari dont l'esprit paraît être également borné et elle y met le feu pour qu'il n'y revienne pas et ne subisse pas, ainsi que ses enfants, les effets des sortilèges (1).

Casper qui s'élève avec raison contre la création anciennement admise d'une monomanie incendiaire, indépendante de troubles intellectuels plus ou moins nettement accusés, fait également remarquer que la fréquence des incendies allumés par les enfants n'est pas aussi grande qu'on le croit. Il a constaté, en effet, dans des tableaux de statistique établis en Prusse sur les crimes commis pendant douze ans par des enfants, le résultat suivant : on comptait un enfant accusé d'incendie sur trente-six accusés de vol (2).

Etoc-Demazy (3) a cité des exemples de femmes hallucinées chez lesquelles les impulsions à mettre le feu se rattachaient aux autres circonstances d'un délire dont on pouvait suivre la marche et le développement. On trouve la relation d'une fille N... qui avait allumé un incendie; ce qu'il y avait de remarquable chez elle, c'est que cette fille, qui donnait fréquemment des signes de folie furieuse, était souvent préoccupée du souvenir de sa mère morte sur l'échafaud pour avoir incendié une maison, de complicité avec un homme qui l'avait séduite et entraînée au crime.

En résumé, dans l'appréciation de l'état mental d'un incendiaire, nous devrons suivre les préceptes que nous avons déjà indiqués pour nous guider dans le diagnostic du degré de liberté morale dont jouissait l'accusé, rechercher en un mot l'état de débilité intellectuelle ou

(1) Bonnet et Bulard, *Rapport médico-légal* (*Ann. méd.-psych.*, 1867, p. 32).
(2) Casper, *Traité de méd. légale*, t. I, p. 398.
(3) Etoc-Demazy *Observ. sur la monomanie incendiaire* (*Annales d'hygiène*, t. XXV, p. 445).

l'enchaînement des idées délirantes qui auront caractérisé l'affection mentale.

Attentats à la pudeur. — Il en est de même pour les attentats aux mœurs, quoique l'aliénation mentale soit assez rarement invoquée comme excuse pour des faits de ce genre; la science nous démontre cependant qu'il est des circonstances où ils sont le résultat d'une véritable perversion maladive, dominant irrésistiblement la liberté morale. L'impulsion érotique a quelquefois une exacte corrélation avec l'ensemble du délire; c'est ce que l'on observe par exemple dans certaines formes de mégalomanie.

Un aliéné peut croire dans son délire ambitieux qu'il est arrivé à l'apogée du pouvoir et que sa puissance doit contribuer à multiplier ses jouissances; il s'attribue sur toutes les femmes un pouvoir absolu et on le voit chercher à exercer ses droits imaginaires sur toutes celles qu'il rencontre.

L'attentat aux mœurs est un fait accessoire dans le délire, dont il peut être cependant une conséquence irrésistible. La passion érotique peut dominer exclusivement la liberté morale dans certaines formes de manie, dans celle, par exemple, qui détermine cette fureur érotique connue sous le nom de *satyriasis* et dont nous avons fait la description (1).

La déviation des impulsions érotiques et leur dépravation se remarquent particulièrement dans certaines variétés de la dégénérescence mentale. En raison de l'influence qu'elles exercent sur les déterminations, elles rendent nécessaires dans ce cas la séquestration et l'interdiction de celui qui en est atteint.

Nous n'insisterons pas sur tous les modes par lesquels s'exprime la *perversion sexuelle*, sur tous les actes qui ont dû, dans quelques circonstances, attirer l'attention de la justice. On les trouvera décrits dans quelques auteurs : Tardieu (2), Brouardel (3), Westphal, Tarnowski (4), Krafft-Ebing, Ball (5), P. Garnier (6), Magnan, avèc les plus minutieux détails dans leurs formes les plus diverses; tels sont l'onanisme, l'inversion du sens génital, la pédérastie, la sodomie, le saphisme, les excès sexuels et le libertinage dans toutes leurs variétés, même les obsessions génitales qui portent des individus à se rapprocher des jeunes femmes ou des filles, à couper leurs nattes de

(1) Voy. p. 279.

(2) Tardieu, *Étude medico-légale sur les attentats aux mœurs*, 7e édition. Paris, 1878.

(3) Bouardel, *Des attentats aux mœurs*, Paris 1884, et *Affaire Menesclou* (*Ann. d'hygiène*, 1880, 3e série, t. VII, p. 439).

(4) Tarnowski, *Aberrations du sens génésique chez l'homme* (*Ann. d'hyg.* 1886, t. XVI, p. 125).

(5) Ball, *La folie érotique*, 2e édition. Paris, 1893.

(6) Paul Garnier, *Perversions sexuelles* (*Ann. d'hyg.*, 1887, t. XVIII, p. 268).

cheveux, etc., comme M. Motet (1) en a rapporté une observation intéressante. Nous avons en partie mentionné ces faits à propos de la *dégénérescence*.

Ces habitudes vicieuses peuvent exister en dehors de toute tare héréditaire et de tout signe de dégénérescence ; elles prouvent surtout une exagération du tempérament érotique, une éducation vicieuse, des exemples pernicieux, etc.; l'absence du sens moral qu'elles semblent démontrer ne prouve pas par cela même la perte de la liberté morale et par conséquent l'irresponsabilité de l'individu. Chaque cas réclame, comme tout ce qui se rapporte à la médecine légale des aliénés, un examen particulier et approfondi ; il importe alors de détacher le phénomène accessoire de ce qui constitue véritablement l'état morbide ; on le retrouvera dans les formes d'aliénation mentales les plus diverses, chez les faibles d'esprit et dans quelques cas d'hystérie.

Nous nous bornerons à mentionner encore à ce sujet une forme d'aberration de l'instinct sexuel que Lasègue a décrite (2) ; a désigné sous le nom d'*exhibitionnistes* des sujets présentant une disposition maladive à l'étalage des organes génitaux, ce sont de véritables impulsifs à idées obsédantes : on a rencontré ces faits dans les affections cérébrales les plus diverses.

Vol. — Le *vol* sous toutes ses formes, est très fréquent parmi les aliénés. Nous l'observons dans toutes les variétés de la folie ; il se rattache aux aberrations mentales les plus diverses, on le voit se manifester chez les personnes que leurs antécédents et leur éducation rendaient le plus antipathiques à cette manière d'agir.

Nous avons publié ailleurs l'observation fort curieuse d'une jeune fille atteinte de folie religieuse et ambitieuse et qui avait été arrêtée comme prévenue de vols. Elle s'était présentée dans une toilette simple, mais de bon goût, à l'hôtel de la Ville de Paris à Strasbourg. Elle avait déclaré se nommer Anne de Châteaubourg et être venue pour attendre l'arrivée de sa tante, la vicomtesse de Holstein, que des affaires retenaient en Allemagne. Elle demande une chambre, tout en annonçant qu'elle ne couchera pas à l'hôtel parce qu'elle devait passer la nuit à la campagne de M. le baron X..., à la Robertsau.

L'étrangère avait les dehors d'une piété austère. Immédiatement après son arrivée, elle fait venir le Révérend Père X... de l'ordre des jésuites, auquel elle se confesse, etc. Différentes circonstances viennent cependant à appeler sur elle l'attention de la police ; on ne tarde pas à l'arrêter et à la reconnaître bientôt pour une simple ouvrière, appartenant à une famille honorable de la ville.

Une perquisition opérée dans son domicile amène la découverte d'un nom-

(1) Motet, *Etat mental de P. poursuivi pour avoir coupé les nattes de plusieurs jeunes filles* (*Ann. d'hyg.*, 1890, t. XXIII, p. 331).

(2) Lasègue, *Union médicale*, mai 1877.

bre considérable d'objets de toute sorte, dont la variété n'attestait que trop une origine illicite. Elle avoue d'ailleurs elle-même sans hésitation que ces objets provenaient de vols, et elle indique elle-même les maisons des différents quartiers de la ville dans lesquelles elle les avait dérobés.

Cette jeune fille était prise, depuis l'âge de treize ans, d'accès d'aliénation mentale revenant à des intervalles indéterminés et qui étaient particulièrement caractérisés par des idées de grandeur et diverses bizarreries. Elle affichait pour sa mère un singulier mépris, elle répétait qu'elle *n'était pas sa fille* et qu'on lui avait donné une certaine somme d'argent pour la soigner. Elle volait parce qu'elle voulait soulager les malheureux, pour faire aux pauvres des largesses plus abondantes.

Elle n'avait alors aucune espèce de remords : « Au contraire, j'étais contente, dit-elle, j'allais porter tous ces objets chez une pauvre femme de la rue du Foulon, qui était bien heureuse de ce que je lui apportais (1). »

Cette forme d'aliénation mentale présente un intérêt clinique particulier. Sander (2) a décrit cette forme sous le nom d'*originäre Verrücktheit* et Neisser en a fait plus tard une *Paranoïa confabulans*.

Une maniaque que nous avons observée, connue avant sa maladie comme étant d'une probité exemplaire, s'empare de tout ce qu'elle rencontre, le cache avec soin, et s'étonne qu'on puisse lui reprocher d'avoir repris *son bien ou elle l'a trouvé;* elle refuse obstinément de porter les vêtements appartenant à l'asile parce qu'elle ne veut se servir de rien qui ne soit sa propriété. Une autre dérobe avec adresse les objets les plus insignifiants auxquels elle attribue une valeur inappréciable.

Nous avons vu, pour ce qui concerne la *paralysie générale*, qu'il existait chez ceux qui en étaient atteints une tendance extraordinaire à s'approprier les objets qu'ils rencontrent et à en exagérer l'importance; les idiots et les imbéciles sont en général très voleurs. Le penchant au vol se trouve dans tous les cas intimement lié à d'autres aberrations mentales. Il existe toutefois des exemples où l'impulsion irrésistible est le caractère principal du délire.

Le Dr Girard (3) cite l'observation d'une dame ayant un penchant irrésistible au vol chaque fois qu'elle était prise d'une excitation maniaque *périodique*. Elle présentait une prédisposition héréditaire; sa mère avait une propension irrésistible pour les boissons alcooliques; une tante, un oncle, un de ses cousins sont mort aliénés; elle-même avait eu dans sa jeunesse quelques accès hystériformes.

C'est dans un de ces accès à forme maniaque qu'elle déroba chez un marchand différents objets de toilette, dont elle se para le lendemain même

(1) H. Dagonet et d'Eggs, *Rapport méd.-légal* (*Ann. méd.-psych.*, 1858.)
(2) Sander, *Arch. f. Psych.*, I, p. 387.
(3) Girard, *Ann. méd.-psych.*, t. VI.
(4) Legrand du Saulle, *op. cit.*, p. 788.

dans un bal public, où ils furent reconnus. La menstruation s'étant rétablie après ce bal, tous les accidents cessèrent, et la raison reprit entièrement son empire. Six mois plus tard les mêmes symptômes se reproduisent avec la même propension au vol; dans un de ses derniers accès, l'exaltation prend une teinte religieuse et c'est au milieu des projets d'une piété exagérée qu'elle dérobe dans un magasin diverses choses étalées sur un comptoir. Elle sait tout ce que cette action a de répréhensible, elle lutte d'abord contre son désir, mais sous l'impression d'accidents nerveux qui la tourmentent, elle succombe à la tentation et se hâte de rentrer chez elle pour cacher le vol qu'elle a commis.

L'*hystérie* est surtout caractérisée, on le sait, par les troubles moraux; les femmes hystériques sont en général mobiles, susceptibles, d'une imagination inquiète, irascibles, peu capables d'occupations sérieuses, riant ou pleurant pour les motifs les plus futiles. La perversité morale, la disposition à commettre des actes bizarres, dangereux se remarquent souvent chez elles.

Parmi les faits délictueux dont peuvent se rendre coupables les hystériques, il en est, dit Legrand du Saulle (3), d'un ordre spécial, qui ont depuis quelque temps particulièrement attiré l'attention. Ce sont les *vols dans les grands magasins* et *aux étalages*. Les grands magasins étalent aux regards les plus riches étoffes, les objets de toilette les plus luxueux, les superfluités les plus séduisantes qui exercent sur quelques hystériques, dont le passé a toujours été des plus recommandables, une fascination qui détermine à une incitation au vol soudaine, non préméditée, presque brutale (1).

Dans ces différents cas le diagnostic présente, on le comprend, des difficultés sérieuses, et l'expert doit s'entourer de tous les renseignements propres à dissiper dans son esprit les légitimes soupçons d'une simulation.

ARTICLE III

CODE CIVIL

Au civil comme au criminel la loi a voulu préserver l'individu contre les entraînements de passions violentes qui diminuent l'empire de la liberté morale. C'est dans cette pensée tutélaire qu'admettant, comme les médecins, divers degrés de liberté morale, la loi pourvoit d'un conseil judiciaire (*art.* 513, code civil) les prodigues et ceux qui, sous l'influence d'une passion énergique, sont amenés à dissiper leur patrimoine ou à compromettre les ressources de leur famille. C'est sur ces principes que le législateur a fondé des prescriptions relatives à l'interdiction et si nous ne partageons pas entièrement l'opinion des

(1) Voy. Motet, Lasègue, Brouardel, *Des vols aux étalages* (*Annales d'hygiène*, 1881, t. VI, p. 261 et suiv.).

jurisconsultes sur l'efficacité de cette mesure que nous regardons comme trop exclusive, il n'en faut pas moins convenir qu'elle repose sur la nécessité de protéger à la fois la société, l'individu et la famille contre les écarts d'une volonté délirante.

On trouvera dans la note ci-dessous, rédigée par le Dr A. Giraud, médecin-directeur de Saint-Yon, tout ce qui a trait à l'interdiction.

Interdiction. — L'interdiction est la mesure par laquelle l'individu majeur, jugé incapable d'administrer sa personne et ses biens, est assimilé à un enfant et pourvu d'un tuteur.

L'interdiction est prononcée par jugement du tribunal de première instance siégeant au chef-lieu de l'arrondissement où l'incapable a son domicile. Ce jugement est susceptible d'appel.

Nous ne pouvons, dans un court chapitre annexé à un Traité de pathologie mentale, entrer dans tous les détails abordés par ceux qui ont fait de l'interdiction une étude spéciale et nous devons nous borner à des notions générales.

L'*article* 489 du code civil, qui fixe les cas où l'interdiction doit être prononcée, est ainsi conçu : « Le majeur, qui est dans un état habituel d'imbécillité, de démence ou de fureur doit être interdit, même lorsque cet état présente des intervalles lucides. »

Le titre XI du code civil intitulé : *De la majorité, de l'interdiction et du conseil judiciaire*, a été promulgué le 18 germinal an XI. On ne doit donc pas s'attendre à y trouver le langage de la pathologie mentale actuelle. Le mot *imbécillité* n'a pas changé de sens, l'expression *démence* comprend, non seulement la déchéance intellectuelle acquise, mais encore les diverses formes de l'aliénation mentale ; quant au terme *fureur*, il s'applique aux aliénés dangereux pour la sécurité publique. On trouve une expression analogue dans la loi des 16-24 août 1790 qui donne aux corps municipaux « le soin d'obvier ou de remédier aux événements fâcheux qui pourraient être occasionnés par les insensés ou les furieux laissés en liberté, et par la divagation des animaux malfaisants et féroces ». La loi des 19-22 juillet 1791 se sert des mêmes termes en déclarant passibles de peines de police correctionnelle « ceux qui laisseront divaguer des insensés ou furieux ou des animaux malfaisants ou féroces ». C'est évidemment cette question de la sécurité publique que les auteurs du code civil ont eue en vue lorsqu'ils ont écrit les dispositions suivantes :

« Art. 490. — Tout parent est recevable à provoquer l'interdiction de son parent. Il en est de même de l'un des époux à l'égard de l'autre.

» Art. 491. — Dans le cas de fureur, si l'interdiction n'est provoquée ni par l'époux, ni par les parents, elle doit l'être par le procureur de la République qui, dans le cas d'imbécillité ou de démence, peut aussi la provoquer contre un individu qui n'a ni époux, ni épouse, ni parents connus. »

Cette distinction des incapables en deux catégories, suivant qu'ils sont considérés comme dangereux ou non dangereux pour la sécurité publique, a beaucoup moins d'intérêt aujourd'hui qu'autrefois. Le placement des aliénés dangereux étant réglé par les soins de l'autorité administrative en vertu de la loi du 30 juin 1838, qui a également prévu l'administration provisoire des biens, l'intervention des magistrats n'a plus la même raison d'être ; il est fort rare de voir maintenant le procureur de la République provoquer d'office l'interdiction.

On doit remarquer aussi que l'interdiction et le placement des aliénés à l'asile sont complètement indépendants l'un de l'autre. La loi du 30 juin 1838 n'a modifié en rien la procédure de l'interdiction. La grande majorité des aliénés traités dans les asiles y séjourne sans qu'on songe à poursuivre l'interdiction, et, d'autre part, le fait qu'un individu est interdit n'a pas pour conséquence le placement dans un établissement d'aliénés. La seule réserve faite à la sortie d'un aliéné interdit, traité dans un asile, est qu'il sera remis à son tuteur. La rareté relative des interdictions eu égard au nombre des aliénés traités dans les asiles tient à plusieurs causes. Les deux principales sont que la procédure est longue, onéreuse, et que la mesure est généralement sans grand intérêt quand l'aliéné n'est pas engagé dans des questions qui excèdent les pouvoirs de l'administrateur provisoire, désigné en vertu des articles 31 et 32 de la loi du 30 juin 1838.

La procédure débute par une requête au président du tribunal dans l'arrondissement où se trouve le domicile légal de la personne à interdire. La requête est présentée par ministère d'avoué, et formule les faits motivant la demande d'interdiction. Le tribunal rend un jugement ordonnant la convocation du conseil de famille : le jugement est enregistré. Le conseil de famille, présidé par le juge de paix du canton du domicile légal, délibère, et sa délibération est enregistrée. Suit une requête au président du tribunal du lieu de la résidence pour ordonner l'interrogatoire en chambre du conseil, ou, si l'aliéné ne peut s'y présenter, pour déléguer un juge chargé de procéder à l'interrogatoire. L'ordonnance du président du tribunal est enregistrée. Dans le cas de délégation d'un juge, requête à ce juge pour fixation du jour et de l'heure de l'interrogatoire, ordonnance enregistrée. Signification à la personne par ministère d'huissier de la procédure faite jusqu'à ce jour, et assignation à comparaître en chambre du conseil ou devant le juge délégué. Interrogatoire de la personne en chambre du conseil ou par le juge délégué, assisté d'un greffier et en présence du procureur de la République ou de son substitut. Enregistrement de l'interrogatoire. Signification de l'interrogatoire à la personne, et assignation à comparaître devant le tribunal au lieu du domicile légal.

Le jugement est rendu en audience publique. Si les faits de la cause paraissent insuffisants pour éclairer le tribunal, une enquête, ou même une expertise médicale peuvent être ordonnées. Si la personne dont l'interdiction est poursuivie n'a pas constitué avoué, le tribunal donne défaut et passe outre. Le jugement rendu est signifié à la personne par huissier.

Même dans les cas les plus simples, c'est-à-dire lorsque l'interdit n'a pas constitué avoué, et lorsque l'affaire n'est pas portée en appel, cette procédure exige en général plusieurs mois, et coûte plusieurs centaines de francs : elle est donc sans application dans les cas aigus de folie, et si le malade est indigent.

L'interdiction peut être prononcée sans qu'aucun médecin ait été appelé à donner son avis sur l'état mental de la personne à interdire. Les divers articles du code civil ne font mention d'aucun certificat médical. Il n'est pas rare que l'instance soit introduite sans une consultation médicale, mais en général le juge de paix, qui préside la réunion du conseil de famille, demande, à titre de renseignement, un certificat du médecin traitant. On peut ajouter qu'en règle générale, lorsqu'il s'agit d'un aliéné traité à l'asile, et lorsque l'interrogatoire a lieu à l'établissement, les magistrats chargés de procéder à l'interrogatoire voient volontiers le médecin les recevoir, et se font alors indiquer le genre de délire du malade.

L'interrogatoire ne reproduit pas toujours, d'une manière exacte, la manière d'être de l'interrogé. Le greffier écrit d'habitude les demandes et les réponses sous la dictée du juge. Or, avec le meilleur désir de bien faire, on peut difficilement éviter que la forme de la réponse ne soit changée ; parfois même, involontairement, le juge aide à répondre. Lorsque la personne parle avec une grande volubilité, on ne peut pas reproduire toutes ses paroles : il faut, en quelque sorte, faire un choix, ce qui nécessairement modifie l'ensemble. Si l'aliéné, atteint d'un délire partiel, se montre méfiant, et se tient sur la réserve, l'interrogatoire écrit peut être insuffisant pour caractériser la folie ; de même, dans d'autres cas tels que la folie morale, l'imbécillité, la démence sénile ou organique. Pour que l'interrogatoire réponde exactement à son but, il faut que le juge obtienne, d'une manière juridique, une sorte d'observation médicale, et ce n'est pas toujours facile quand on doit le faire sous forme d'un dialogue et faire présenter par le malade sa propre observation.

C'est dans les cas où l'interrogatoire ne paraît pas suffisant pour éclairer le tribunal, que la partie poursuivant l'interdiction a intérêt à produire une consultation médicale, ou à provoquer une expertise qui est alors ordonnée par le tribunal.

Que le médecin soit appelé à donner une consultation écrite devant être produite au tribunal, ou qu'il soit désigné comme expert, la forme à donner au rapport est toujours la même. Il ne s'agit pas d'un simple certificat affirmant la folie, comme on peut le faire, par exemple, quand un aliéné ne peut donner son consentement au mariage d'un de ses enfants, ou quand on demande la justification du placement dans un asile pour la nomination d'un administrateur provisoire spécial, conformément à l'article 32 de la loi du 30 juin 1838. En matière d'interdiction comme dans le cas d'expertise au criminel, le médecin doit formuler un diagnostic et le motiver par les faits observés. L'interdiction est considérée, à bon droit, comme une mesure grave, et le rapport doit témoigner d'un examen sérieux. Il faut donc préciser la forme de folie, montrer, si le rapport conclut à l'interdiction, que l'état mental n'est pas un état passager et de courte durée, et indiquer, en même temps, les circonstances qui rendent l'individu incapable d'administrer sa personne et ses biens. Ce rapport peut exiger, suivant les cas, des développements plus ou moins étendus, mais on ne doit jamais s'écarter de cette règle : donner un diagnostic fortement motivé.

On a discuté pour savoir si certains états tels que l'épilepsie, la surdi-mutité, la cécité, l'aphasie, et même la vieillesse pouvaient rentrer dans les cas prévus par l'article 489 du code civil. La surdi-mutité et la cécité sont considérées par les tribunaux comme des infirmités physiques ne motivant pas l'interdiction. Il en est de même de l'épilepsie, si l'on n'établit pas qu'il existe, en même temps, un véritable état de folie. L'aphasie est un symptôme d'une lésion du cerveau, mais ne suffit pas pour faire prononcer l'interdiction, si l'on ne démontre pas qu'il existe une démence organique. Enfin, la vieillesse ne peut être invoquée qu'en cas de démence sénile.

L'interdit est complètement assimilé à un mineur et tous les actes qu'il peut faire dans la vie civile sont entachés de nullité. Mais cette nullité de droit ne part que du jour où l'interdiction est prononcée. Ainsi, un testament fait au cours de la procédure, même après l'interrogatoire qui a motivé la décision des magistrats, n'est pas annulé par le jugement d'interdiction. Si, dans la suite, les héritiers se trouvent lésés, ils ont à introduire une nouvelle action pour établir que le testateur était en état de démence au moment de l'acte.

L'*article* 512 du code civil dit que « l'interdiction cesse avec les causes qui l'ont déterminée ; néanmoins, la mainlevée ne sera prononcée qu'en observant les formalités prescrites pour parvenir à l'interdiction, et l'interdit ne pourra reprendre l'exercice de ses droits qu'après le jugement de mainlevée ». Cette mainlevée est relativement rare, parce que l'état mental de l'interdit est, dans la grande majorité des cas, un état chronique presque toujours incurable ; et, par conséquent, les causes qui déterminent l'interdiction cessent rarement. Toutefois, on a des exemples où le fait se produit, et il existe des arrêts où l'interdit, quoique, en droit, il fût incapable d'ester en justice, a été admis à poursuivre contre son tuteur l'action en mainlevée de l'interdiction.

A la requête à fin d'interdiction, on joint assez souvent subsidiairement la demande qu'il soit pourvu, en cas de rejet, à la nomination d'un conseil judiciaire. C'est la mesure appliquée aux prodigues pour leur défendre de plaider, de transiger, d'emprunter, de recevoir un capital mobilier et d'en donner décharge, d'aliéner ou de grever leurs biens d'hypothèques sans l'assistance du conseil qui leur est donné par le tribunal. La procédure pour la nomination d'un conseil judiciaire est la même que pour l'interdiction, mais la mesure n'entraîne pas la perte des droits civils, et l'*article* 499 du code civil porte que le même jugement peut rejeter la demande en interdiction et nommer un conseil judiciaire. C'est à cette dernière mesure que s'arrêtent généralement les tribunaux lorsque, pour employer les termes du code civil, l'état habituel d'imbécillité, de démence ou de fureur ne leur paraît pas suffisamment caractérisé. (A. Giraud.)

Donations et testaments des aliénés. — La principale condition, pour donner leur force morale à toutes les conventions, c'est la liberté pleine et entière des parties contractantes. Il y a nullité toutes les fois qu'une violence quelconque a pu gêner la liberté de l'une ou de l'autre partie ; c'est pourquoi la loi permet d'attaquer en nullité les actes qui décèlent de la part de leur auteur une aberration mentale quelconque. Elle a voulu protéger les intelligences faibles ou débilitées contre la captation, et a prescrit des précautions qui assurent la sincérité des dispositions testamentaires.

L'*article* 901 du code civil est ainsi conçu : « Pour faire une donation entre vifs ou un testament, il faut être sain d'esprit. »

Le testament d'un interdit peut être attaqué ; mais les défendeurs peuvent invoquer la circonstance d'un intervalle lucide qui, une fois démontrée, peut faire valider l'acte, surtout si les dispositions testamentaires sont judicieuses et sages (Lutard). Lorsqu'il n'y avait pas interdiction, il faut établir l'état mental du défunt au moment où le testament a été rédigé. Pour l'annulation, il est indispensable qu'un état manifeste d'aliénation ait pu être constaté. Le médecin légiste a, dans ces cas, une mission importante et délicate à remplir. Que de familles sont indignement frustrées ! Les vieillards sont une proie facile pour certains individus, et cèdent aisément aux manœuvres de captation. En cette matière, les témoignages probatoires sont difficilement acceptés ; il y a presque toujours présomption en faveur de la liberté morale du testateur, et il est rare que le médecin ait à intervenir. Cette intervention est réclamée, au contraire, s'il existait un état de démence sénile.

Il faut bien reconnaître, dit Legrand du Saulle, qu'il existe, entre la plus imperceptible diminution de la mémoire et l'anéantissement complet de l'esprit, une foule de nuances et de degrés divers de capacité civile et de responsabilité. Le médecin s'égarerait dans l'examen de cet état mental et le magistrat serait exposé à des perplexités sans fin, si l'on ne se rattachait à une classification bien nette : 1° conservation de l'intelligence (état cérébral physiologique); 2° compromission de l'intelligence (état cérébral mixte); 3° perte de l'intelligence (état cérébral pathologique).

Pendant les intervalles lucides chez les aliénés ou les périodes de rémission dans la paralysie générale, des dispositions testamentaires peuvent être prises ; les actes des aphasiques, des sourds-muets présentent aussi des difficultés souvent très grandes d'appréciation. Dans tous ces cas, le médecin devra étudier avec le plus grand soin les circonstances dans lesquelles le testament a été rédigé; une analyse approfondie permettra seule de conclure à la validité ou à la non validité de l'acte.

Mariage. — Le mariage est un contrat qui n'est valable que par le consentement libre des deux parties. Il pourra donc être annulé si l'on établit qu'il a eu lieu alors que l'un des conjoints était en état de démence ou de fureur habituelle.

Puissance paternelle. — L'état d'aliénation prive les parents du droit de consentir au mariage de leurs enfants. Un certificat médical, établissant cet état de folie, doit être produit lors de la célébration du mariage par celui des parents qui est sain d'esprit, ou par le futur conjoint si l'un des parents est décédé.

Notre but a été d'indiquer simplement et clairement les rapports principaux de la médecine légale et de l'aliénation en résumant le travail que nous avons publié il y a longtemps déjà (1) et en y ajoutant des données nouvelles. Pour le médecin expert, nous le répétons, il est nécessaire d'établir un diagnostic médico-légal précis, non seulement en ce qui concerne la forme même de l'état morbide et des troubles intellectuels qui en résultent, mais encore en ce qui touche l'appréciation aussi exacte que possible du degré de la responsabilité qui peut être, suivant les cas, entière, atténuée, ou nulle.

(1) H. Dagonet, *Considérations médico-légales sur l'aliénation mentale.* Paris, 1849.

CHAPITRE II

ORGANISATION DES ASILES D'ALIÉNÉS, SOCIÉTÉS DE PATRONAGE.

ARTICLE Ier

PRINCIPES GÉNÉRAUX

Avant de résumer dans le chapitre suivant les règles principales qui se rapportent à l'administration des asiles d'aliénés, il nous paraît utile d'exposer, d'une manière succincte, les principes généraux qui doivent présider, suivant nous, à la fondation et à l'organisation de ces établissements.

Les asiles d'aliénés sont devenus, surtout depuis quelque temps, un juste motif de préoccupation. Les dépenses qu'ils occasionnent se sont progressivement accrues d'une manière effrayante, et l'on s'est demandé où devait s'arrêter cette progression extraordinaire.

Il nous paraît indispensable de présenter quelques observations à cet égard. Il importe, à un haut degré, que des principes invariables soient nettement posés, et que les asiles sortent enfin de la période d'expérience et de tâtonnements par laquelle ils ont dû passer. Des règles fixes, en imprimant à leur organisation l'unité d'action nécessaire, peuvent seules leur assurer une prospérité désirable, et leur permettre à la fois de donner satisfaction aux exigences de la science, et de rendre moins onéreuses les dépenses qu'entraîne le traitement des aliénés.

Il est très regrettable, comme le fait justement remarquer le Dr Cyon, dont nous avons analysé ailleurs le travail (1), quand une fois l'établissement a été construit et qu'il commence à fonctionner, de reconnaître seulement alors les inconvénients du système qu'on a cru devoir adopter. Il est trop tard pour remédier aux erreurs commises. La société n'est certainement pas en état d'abandonner à son gré certains établissements, pour en construire de nouveaux.

On peut, d'après le Dr Cyon, dont nous résumerons les idées, admettre, d'une manière générale, pour ce qui concerne les établissements d'aliénés, trois sortes de systèmes.

(1) Cyon, *Ann. méd.-psych.*, janv. 1876.

Le *premier système* a été suivi en Angleterre dans toutes ses conséquences : c'est celui des asiles fermés, on pourrait l'appeler le *système anglais.*

Il consiste à introduire dans les établissements, d'ailleurs complètement fermés, la disposition la plus confortable ; les malades y jouissent de la plus grande somme de liberté possible, ils y trouvent pour le travail des ressources considérables. Le travail y est employé comme moyen thérapeutique, et le produit sert à couvrir en partie les frais d'entretien.

Le *deuxième système* est celui qui est employé à Clermont, et dans les deux établissements de Bruges ; il a été essayé aussi dans le département de la Seine. Mais les établissements de Clermont et de Bruges sont des maisons privées, qui ont traité avec les départements pour l'entretien de leurs aliénés à un prix assez minime, et qui emploient en conséquence les malades à l'*exploitation de fermes.* Ces derniers y jouissent naturellement d'une grande liberté de mouvements, mais ils sont astreints à une occupation continuelle ; c'est là le côté caractéristique et fâcheux de ces entreprises particulières. Le prix de journée, relativement favorable, est la raison principale qui a engagé les départements à envoyer leurs malades dans ces établissements.

Le *troisième système* consiste à placer les *aliénés* dans les *familles*, c'est le *système* bien connu de *Gheel.* La liberté des malades, leur existence au milieu de la famille, aux occupations de laquelle ils prennent une part plus ou moins active, tel est le but de l'institution.

Tous les autres systèmes ne sont que des modifications de ces trois types principaux ; il importe donc de les examiner aux différents points de vue de l'économie, de la thérapeutique, et aussi au point de vue social.

La fondation de *colonies*, recommandée dans les derniers temps par des médecins aliénistes, d'après le système de Gheel, ne paraît pas devoir donner, surtout ailleurs qu'à Gheel, des résultats véritablement avantageux. Ce système consiste, on le sait, dans la création de villages où les aliénés peuvent être mis en traitement dans les familles de paysans.

Les partisans de ce système ont opposé le bon marché de cette colonie aux frais coûteux qu'exigent les asiles fermés. Ce résultat économique est plus apparent que réel, si l'on considère d'une part que l'argent donné par les communes pour l'entretien de leurs aliénés vient uniquement tourner au profit des seuls habitants de Gheel ; et, d'autre part, on ne saurait établir de comparaison pour ce qui concerne l'habitation, l'habillement, la propreté et surtout les soins hygiéniques entre Gheel et les autres établissements ; d'autre part le régime autorisé par le règlement est-il toujours donné en quantité et en qualité suffisantes ?

Non seulement le produit du travail, dans la colonie de Gheel, profite seulement au nourricier, mais il est très remarquable de voir que les malades y travaillent moins volontiers que dans les asiles fermés; on aurait pu, *a priori*, supposer le contraire. Leurs relations avec le nourricier sont loin d'être amicales, et ce dernier ne les fait travailler que pour en tirer le plus de profit possible. On rencontre en effet à Gheel très peu d'aliénés qui travaillent, encore ne le font-ils qu'avec répugnance et se plaignent-ils de l'obligation qu'on leur impose. Les nourriciers conviennent eux-mêmes qu'ils ne retirent de ce travail qu'un bien médiocre profit; souvent même ils n'en ont aucun, et s'ils prennent des pensionnaires, c'est uniquement pour l'argent comptant qu'ils reçoivent. Dans les asiles, au contraire, on voit beaucoup de malades travailler avec ardeur, s'enorgueillir de l'ouvrage qu'ils ont fait.

Les partisans de Gheel font remarquer que les malades jouissent dans cette colonie de la liberté de mouvements la plus complète. Cette question mérite d'être attentivement examinée; il n'est pas absolument certain que les nourriciers, à Gheel, n'attachent pas leurs malades lorsqu'ils sont obligés, pour aller à leur travail, d'abandonner toute surveillance; quelques-uns ont même avoué qu'ils n'avaient pas l'habitude d'aller faire leur déclaration à l'établissement central, chaque fois qu'ils étaient obligés de prendre momentanément une pareille mesure.

Si, du reste, les paysans de Gheel, qui pour la plupart sont d'une grande simplicité, font cependant une impression favorable en ce qui concerne surtout la douceur de leur caractère, en serait-il de même pour d'autres paysans, si l'on était tenté d'implanter ailleurs une colonie semblable? Un contrôle sérieux est absolument impossible à réaliser en pareille circonstance, et, pour en avoir la preuve, il suffit de se rappeler les difficultés que l'on éprouve dans un asile pour empêcher les gardiens de contracter, sous ce rapport, les plus détestables habitudes.

Le système des colonies d'aliénés ne pourrait donc rencontrer dans d'autres pays que les plus grands obstables. Il ne saurait aussi convenir qu'à un nombre de malades fort restreint; on ne peut, en effet, y placer les paralytiques, les épileptiques, les individus devenus malpropres, ceux qui sont atteints d'une forme aiguë et récente d'aliénation, qu'il importe de soumettre à l'observation de médecins spéciaux; enfin les malades que l'on doit soustraire aux diverses causes de surexcitation.

Nous devons ici mentionner la tentative faite par le département de la Seine, en fondant à Dun-sur-Auron (Cher) une colonie familiale pour ses aliénés incurables. M. le Dr Marie, chargé de la direction de cette colonie, a bien voulu nous remettre, à ce sujet, la note ci-dessous :

Conçue comme un des moyens de diminuer l'encombrement des asiles de la Seine par les chroniques incurables, la colonie de Dun représente en quelque sorte l'intermédiaire entre l'hospice de vieillards ordinaire et l'asile fermé, pour le traitement des aliénés curables (1).

Elle assiste jusqu'ici principalement les déments séniles ou vésaniques reconnus, après observation spéciale, inoffensifs et susceptibles d'être placés dans les familles sous une surveillance médicale constante (2).

Avec 82 malades en huit mois, la colonie n'a eu ni décès ni évasion et seulement neuf réintégrations. (Rapport du Dr Marie, 16 août 1893.)

Le prix payé pour les malades aux nourriciers est de 1 fr. 15 en moyenne (3) en échange du logement, du couchage et de l'alimentation.

L'habitation est relativement confortable ; l'alimentation exigée comporte la viande fraîche quatre jours par semaine ainsi qu'un litre de vin.

L'habillement, la chaussure et le linge de corps sont aux soins de l'admitration.

Celle-ci est représentée par un médecin des asiles de la Seine (Dr Marie) assisté d'un surveillant-régisseur, d'un commis aux écritures et d'une infirmière.

Un local contient les bureaux et les logements du personnel avec infirmerie centrale de 15 lits, lingerie, vestiaire, chambre d'isolement, bains, etc.

Le chiffre total des malades est en principe de 100 ; on disposerait immédiatement de places suffisantes pour un nombre double de placements.

Comparé à la colonie de Lierneux, créée en Belgique dans ces dernières années, la tentative de Dun n'est pas moins encourageante jusqu'à ce jour.

Quant à l'action curative du régime familial, elle se restreint forcément à l'amélioration possible des chroniques ainsi placés.

C'est ce que le Dr Turnbull appelle l'action tonique du *private dwelling system*. « Une amélioration de l'état mental, dit le Dr Fraser (4) se produit fréquemment pour les malades envoyés de l'asile en famille. Ce changement peut être attribué à l'influence inhibitoire du milieu ambiant, une fois que le malade est soumis à des soins particuliers.

» La société de personnes saines, l'exemple des nourriciers, la présence des enfants et différentes autres choses, tout, de près ou de loin, influe sur son caractère. Il en résulte souvent que le malade paraît plus raisonnable qu'il n'était en réalité, et quelquefois le devient réellement. Il comprend bien vite que les écarts de caractère ou de paroles choquent la famille où il est.

» Ayant toujours des exemples de gens raisonnables, il en subit l'influence constante et est amené naturellement à modeler sa conduite sur celle de ses compagnons.

» On observe ce changement très rapidement, et des malades qu'à une première visite on serait tenté de porter comme devant retourner à l'asile, après avoir été soumis à un second examen sont retrouvés transformés. »

Suivant l'éminent directeur de la colonie de Gheel, le Dr Peters, l'action

(1) Dr Marie, *l'Assistance des aliénés en Écosse*, chap. XI, *Rapport administratif (Mission médicale*, 1892), et Foville, *La législation relative aux aliénés en Angleterre et en Écosse*. Paris, 1885.

(2) *Instruction ministérielle* du 5 octobre 1892.

(3) Dr Deschamps, *Note au Congrès de La Rochelle*, 1893.

(4) Dr Fraser, *Rapport d'inspection des colonies familiales d'Écosse*, année 1889.

du régime familial serait aussi un premier appoint pour l'accélération de la convalescence des vésanies aiguës en voie de guérison.

« Il y aurait peut être lieu à ce point de vue d'étendre le système familial à l'hospitalisation transitoire d'aliénés convalescents sortants.

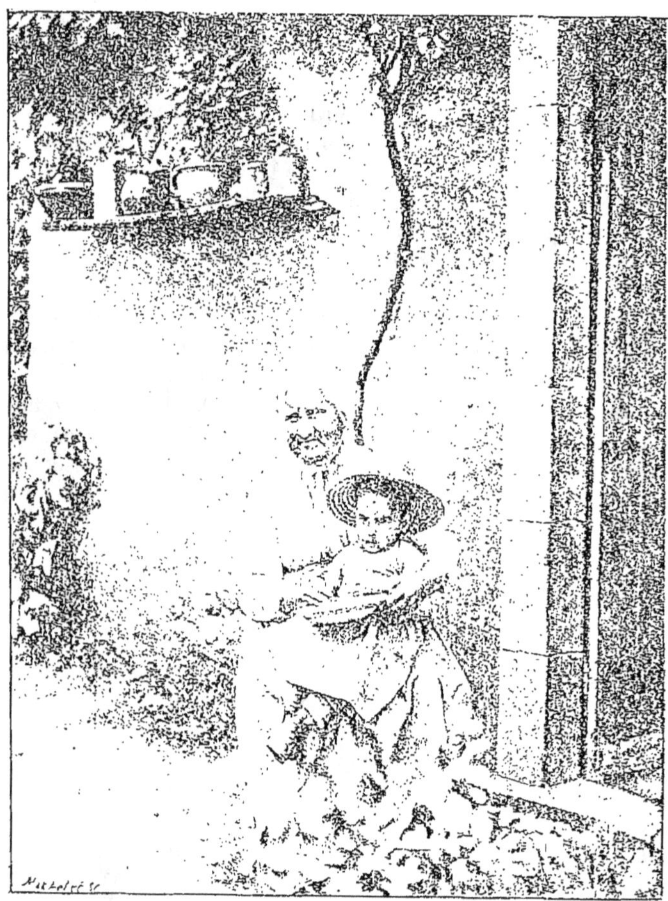

Fig. 12. — Colonie familiale de Dun (Cher).

» Ce serait alors une sorte de patronage familial, en même temps qu'un équivalent de l'asile de convalescence pour les maladies mentales ». (Marie.)

Les asiles fermés offrent donc, à tous les points de vue, pour les aliénés curables, des avantages véritables sur les colonies établies à l'instar de Gheel ; mais l'établissement mixte (modèle de Clermont), composé d'un asile auquel est annexée une colonie, avec des fermes placées à proximité, présente bien certainement les résultats les plus favorables. On peut même dire que les avantages économiques peuvent être tels, qu'après un laps de temps plus ou moins facile à déterminer, l'institution devrait être jusqu'à un certain point en état de se suffire à elle-même.

Les *asiles mixtes* ont surtout pour conséquence de donner aux aliénés la plus grande somme de liberté possible ; les malades travaillent dans les champs, vivent en quelque sorte librement, construisent des maisons, entretiennent les communications avec l'asile central, transportent ceux qui sont devenus agités ou plus malades de la ferme dans l'asile; et, réciproquement, ramènent dans la ferme ceux qui sont devenus tranquilles, etc.

L'expérience démontre aussi que la discipline d'un asile, la vie calme et convenablement réglée qu'on peut y rencontrer, ne tardent pas à diminuer, à apaiser les préoccupations délirantes et les accidents morbides qui en sont la conséquence.

Mais il ne faut pas oublier qu'une spéculation de cette sorte doit être soumise à une surveillance particulière; l'établissement doit être uniquement consacré au bien-être et à l'amélioration du malade ; et si l'on peut, en toute justice, tirer profit de son travail, c'est dans le seul but de diminuer les dépenses que les départements s'imposent. Le malade ne doit être, en tout cas, l'objet d'aucune espèce d'exploitation.

Il résulte des considérations qui viennent d'être sommairement exposées que les asiles seront toujours mieux placés à une certaine distance des villes.

Il est aussi une catégorie d'aliénés qui ne supportent qu'avec difficulté la vie en commun, au milieu d'un nombre de malades trop considérable ; dans ce cas, il serait possible de construire dans cette colonie, deux, trois, quatre pavillons à l'instar des cottages anglais, pouvant recevoir chacun trois à cinq malades. Dans ces pavillons, les aliénés peuvent être placés dans les ménages de gardiens, de surveillants, et prendre entièrement part à la vie de famille.

Il serait aussi à désirer que les médecins des asiles d'aliénés pussent avoir le droit de placer, exceptionnellement, certains malades dans quelques familles qui consentiraient à les recevoir, et où l'on serait assuré de leur voir donner les soins attentifs que leur situation rendrait nécessaires.

Enfin, il devrait être encore possible, pour les parents qui en exprimeraient le désir, de garder les malades pour lesquels le séjour chez eux n'offrirait pas d'inconvénients, à la condition de recevoir de la commune ou du département une indemnité qui leur permît de faire face à cette nouvelle charge, et à la perte de travail que la surveillance de l'aliéné viendrait leur imposer. Sous ce rapport, les colonies à l'instar de celle de Dun pour les malades incurables et non dangereux sont à recommander.

Nous avons résumé, d'après Cyon, les considérations principales qui se rapportent à la constitution des établissements d'aliénés; il nous reste à exposer quelques autres principes qui, suivant nous, doivent présider à leur organisation bien entendue.

« Une maison d'aliénés, a dit Esquirol, est un instrument de guérison; entre les mains d'un médecin habile, c'est l'agent thérapeutique le plus puissant contre les maladies mentales. » Il faut donc qu'elle reçoive dans toutes ses parties, si l'on veut qu'elle remplisse le but pour lequel elle est créée, l'organisation que l'expérience et les progrès de la science auront indiquée. On objecte souvent à l'organisation complète d'un asile des motifs d'économie. Comme le fait remarquer Esquirol, la véritable économie consiste justement dans l'emploi judicieux des fonds disponibles, mais il faut que l'établissement puisse remplir sa destination d'une façon complète (1).

L'une des premières conditions à satisfaire, c'est de procurer aux malades tous les moyens possibles de *travail*. Le travail est une nécessité pour une population d'aliénés; les médecins qui se sont occupés de cette question l'ont hautement proclamé; ils en ont fait la base même du traitement des malades atteints d'aliénation mentale.

« En les rappelant au travail, dit Esquirol, on les distrait, on arrête leur attention sur des sujets raisonnables, on les ramène à des habitudes d'ordre, on active leur intelligence, et l'on améliore le sort des plus intelligents. Que de bien peut faire l'administration éclairée par l'expérience. Des ateliers doivent être organisés, afin que chacun puisse choisir le métier qui a le plus de rapport avec ses goûts et ses habitudes; on peut occuper les malades aux travaux domestiques, à la culture des jardins, à l'agriculture, etc. (2). »

Ferrus a également insisté sur la nécessité du travail. Il fait remarquer que dans toutes les maisons, en France comme à l'étranger, où les aliénés ont été soumis à un travail manuel, les guérisons ont été plus nombreuses que dans les établissements où sont admis les aliénés d'un rang supérieur, ou d'une classe opulente, et dans lesquels on ne pratique aucun exercice de ce genre. Il serait nécessaire, ajoute cet auteur, d'avoir plusieurs espèces de travaux, afin de pouvoir les proportionner aux forces physiques et aux habitudes des malades, et de les y soumettre tous indistinctement : « Car, je dois le répéter ici, ce ne sont point des discours, des sermons, des preuves morales contre la réalité de leurs maux, de leurs tourments, de leurs craintes, de leurs superstitions, qu'il faut aux aliénés; tout cela pour l'ordinaire est inutile ou pernicieux. Physiquement, il faut activer l'action des autres organes, en donnant du repos au cerveau. Moralement ce sont, comme aux enfants, des distractions de tout genre qui sont néces-

(1) Voir chapitre *Administration*.
(2) Esquirol, t. II, p. 524.

saires aux insensés, et l'on ne doit pas oublier que Cicéron et Montaigne ont dit que la diversion était le plus puissant remède aux maladies de l'esprit (1). »

Un asile ne sera donc organisé d'une manière convenable qu'à la condition de posséder, sous ce rapport, toutes les ressources désirables ; le travail en plein air, celui des fermes, des jardins est peut-être le plus profitable, surtout pendant la belle saison ; mais il ne faut pas oublier que les travaux industriels sont aussi une nécessité pour les malades des grands centres de population, et par conséquent des *ateliers* doivent être organisés pour les menuisiers, les serruriers, les cordonniers, les tailleurs, les tisserands, etc. ; on trouve même une imprimerie dans un établissement anglais. Pour les femmes, en dehors des occupations de ménage, les travaux de couture doivent être encouragés ; quelques autres industries peuvent être établies, celles des métiers à coudre, de la broderie, etc.

On ne saurait croire tout ce que contient de forces vives un véritable établissement d'aliénés, et tout le profit que l'administration pourrait en retirer, s'il était organisé d'une manière intelligente. Il est certainement regrettable, comme le docteur Cyon le fait si justement remarquer, que les départements ne puissent pas arriver à fonder de semblables institutions. Pourquoi ne s'associeraient-ils pas entre eux pour créer, s'ils ne le peuvent faire sur leurs propres ressources, de telles maisons, sortes d'asiles régionaux, qui permettraient, avec une population suffisante et dans des conditions déterminées, de réaliser des bénéfices plus ou moins considérables ? Paris surtout pourrait facilement créer une semblable organisation.

Il importe aussi, à côté du travail manuel, de procurer aux malades des occupations d'une autre nature ; les bibliothèques, les salles d'études rendent sous ce rapport des services qu'on ne saurait trop recommander. C'est pour ainsi dire la base, la partie fondamentale du traitement moral. C'est un moyen puissant d'entretenir la vie et le mouvement si nécessaires pour une population d'aliénés. Le docteur Falret père a particulièrement insisté sur ce sujet dans son livre sur les maladies mentales.

« Les réunions de malades dans une salle d'étude, les bibliothèques constituent les meilleurs moyens de mettre en pratique la *diversion*, ce principe fondamental du traitement de la folie. Sans doute les travaux, les promenades ont le même avantage ; ils constituent un excellent moyen de diversion, mais s'ils étaient seuls employés, si l'on n'y ajoutait les occupations intellectuelles, on n'atteindrait qu'à moitié le but qu'on se propose. Ces réunions, en rendant plus fréquents les rapports des malades entre eux, les empêchent par cela même

(1) Ferrus, *Des aliénés*, p. 263 et suiv.

de se livrer au penchant qu'ils ont à s'isoler. Est-il en effet rien de plus triste que de voir ce que l'on peut encore observer dans quelques maisons, les malades végéter dans la plus profonde misère, errer des journées entières dans les cours en proie aux plus pénibles préoccupations, sans trouver aucune distraction (1)? »

La salle d'étude, dans un asile d'aliénés, a moins pour but d'instruire que de procurer aux malades une occupation utile et agréable. Il faut donc, de la part de celui qui en est chargé, des qualités particulières; il faut qu'il ait de l'expérience, du tact et l'esprit d'observation.

Il ne doit pas oublier qu'il a affaire à des aliénés dont le degré d'instruction est variable et inégal, qui présentent des aptitudes fort différentes, et pour lesquels il faut nécessairement varier les occupations.

Ce qu'il importe surtout, c'est d'éveiller l'attention, d'intéresser le malade, de combattre par des exercices faits en commun une disposition à l'isolement, à la concentration d'esprit, enfin à cet état d'inertie qui est l'un des symptômes habituels de la plupart des psychoses. Il y a encore là une source d'observations qui ne doit pas être négligée; l'instituteur peut chaque jour, dans une courte notice, rendre compte au médecin du résultat de ses propres investigations; et celui-ci, mieux renseigné, trouvera pour le traitement de nouvelles indications.

Il ne saurait entrer dans notre intention de passer ici en revue les divers moyens de traitement que doit posséder tout asile bien organisé; tels sont les bains, l'hydrothérapie, les moyens pharmaceutiques, etc. Ce sont autant de détails qui ont trouvé ailleurs leur place (2).

Si l'on veut que l'asile d'aliénés rende les services que l'on est en droit d'attendre de son organisation bien entendue, il sera encore nécessaire de remplir quelques autres conditions également indispensables. Il ne faut pas que des éléments étrangers à sa destination viennent, pour ainsi dire, en étouffer les forces vives, entraver son libre fonctionnement, en dénaturer le caractère et, par suite, nuire à sa prospérité comme aux intérêts du département.

Une population d'aliénés, dans un asile, se compose, d'une manière générale, des catégories suivantes de malades :

1° Ceux qui sont atteints d'une forme véritablement essentielle d'aliénation mentale, présentant des chances de guérison, et qui doivent être par conséquent l'objet d'un traitement suivi et approprié. C'est pour eux surtout que la loi a exigé la création d'asiles spéciaux, ayant une organisation particulière, renfermant les moyens de traitement recommandés par la science, et sur lesquels nous nous sommes étendu avec des détails suffisants.

(1) P. Falret, *Maladies mentales*, p. 700 et suiv.
(2) Voir chap. *Traitement*, p. 202.

2° Une seconde catégorie renferme les aliénés chroniques, dont on peut seulement améliorer la situation. Chez ces malades, le délire est devenu un fait pathologique définitif; il persiste avec une intensité plus ou moins grande et avec des périodes diverses d'excitation et d'apaisement. Ces individus, dans leur propre intérêt comme dans celui de la sécurité publique, ne peuvent être rendus à la liberté ; ils doivent être maintenus dans des établissements d'aliénés. Mais si leurs facultés tendent plus ou moins à un affaiblissement lentement progressif, il n'en est pas moins vrai qu'ils peuvent être, pour la plupart, très utilement appliqués à des travaux divers, industriels ou agricoles ; et, par conséquent, en prenant part à la vie commune et au mouvement de l'institution, ils viennent aussi concourir à sa prospérité.

3° Enfin, il est une dernière et trop nombreuse catégorie de malheureux pour lesquels la séquestration légale est plus ou moins juste. Ce sont ceux qui sont affectés de lésions cérébrales diverses et qui, par suite, présentent un état de démence et de paralysie plus ou moins avancée. Dans la majorité des cas, ce sont des êtres inoffensifs, affaiblis de corps et d'esprit, et qui ne doivent être placés qu'en vertu de l'article 25 de la loi de 1838, comme non dangereux.

Ces malades ne peuvent être abandonnés à eux-mêmes sans des inconvénients de toutes sortes, principalement dans les grands centres de population ; il est également impossible d'obliger leurs familles à exercer sur eux la surveillance nécessaire ; elles ne sauraient accepter une responsabilité trop grande et une charge trop lourde.

Par une extension abusive du terme d'aliénation mentale, on a considéré comme aliénés tous les individus dont l'intelligence s'est affaiblie, et on les a placés, à tort suivant nous, dans des services qui ne devaient être réservés qu'à ceux qui sont véritablement atteints d'aliénation mentale.

Ces malheureux malades ne peuvent plus être, en effet, que l'objet de soins hygiéniques ; il faut pourvoir à leurs besoins, les tenir dans un état de propreté convenable, leur affecter des lits spéciaux, faire manger un grand nombre d'entre eux ; en un mot, ils doivent être entourés de soins appropriés et soumis à une surveillance des plus faciles à exercer.

La démence avec paralysie peut être une conséquence de l'aliénation mentale, mais souvent aussi elle est une affection primitive ; et l'on envoie alors ceux qui en sont atteints dans des asiles d'aliénés, bien souvent après qu'ils ont déjà passé plus ou moins de temps dans différents services hospitaliers où ils étaient une cause de gêne et d'embarras. L'asile apparaît alors comme une suprême ressource, c'est un refuge pour ces pauvres malades ; c'est la meilleure solution, l'unique remède à des difficultés de toutes sortes ; et bientôt, au lieu de rencontrer ces infortunés comme une exception dans les établissements spéciaux, on les y trouve dans une proportion effrayante.

Un semblable état de choses ne peut avoir que les plus graves inconvénients. Les ressources de l'établissement ne sont d'aucune utilité pour ces malades ; ils sont une cause d'encombrement, et ils occupent des places que d'autres pourraient remplir avec plus de profit; ils deviennent par cela même un surcroît de dépenses pour le département, puisqu'ils sont recueillis dans des services coûteux qui n'ont pas été organisés pour eux, et pour lesquels ils deviennent une gêne véritable.

Nous croyons que ces malheureux, s'ils ne peuvent être laissés à la charge des administrations hospitalières, devraient être placés dans des *maisons de refuge* renfermant des infirmeries appropriées et qui, pour répondre au vœu de la loi, seraient rattachées comme annexes aux services des aliénés.

Nous pensons aussi que là peut-être est la solution de la question de l'encombrement des asiles, de leur bonne organisation, et par conséquent aussi de cette grave difficulté qui se rapporte aux dépenses départementales.

En *résumé*, l'asile d'aliénés, pour répondre à l'objet de sa destination, doit, avant tout, recevoir l'organisation médico-administrative la plus complète possible. Il importe que l'action médicale soit largement comprise et s'y fasse sentir partout; il doit renfermer tous les moyens de traitement moral et physique préconisés par la science.

En tête de ces moyens on doit placer les travaux de toute nature en rapport avec les aptitudes et les occupations habituelles des malades. Pour le traitement moral, les salles d'études, les bibliothèques, les promenades peuvent être recommandées ; en un mot, tout ce qui peut apporter une diversion utile aux idées délirantes, et tout ce qui contribuera à régulariser des actes désordonnés et des habitudes vicieuses que la maladie est venue déterminer.

Le travail convenablement dirigé peut être une source de profits légitimes, ainsi que l'expérience semble le démontrer ; il peut permettre de réaliser de sérieuses économies. C'est le seul moyen, pour les départements, d'arriver à voir diminuer peu à peu les charges que leur impose le traitement des aliénés.

Pour obtenir ce résultat, les asiles doivent posséder des fermes et des ateliers.

Mais ce but ne peut être atteint qu'à la condition de réunir une population d'aliénés valides assez considérable, groupée sur une surface de terrain suffisamment étendue pour devenir l'objet d'une exploitation rurale. Un préposé peut être chargé de la partie de l'exploitation, le service médical peut être partagé entre plusieurs médecins ayant chacun à sa charge un nombre plus ou moins grand de malades, 500 à 600 environ.

Dans ce système, il y aurait peut-être avantage pour les départements à instituer des asiles régionaux ; leur population d'aliénés serait sans cela bien souvent insuffisante pour arriver aux résultats économiques désirables.

Il est aussi indispensable, pour empêcher toute entrave au traitement des malades et aux rendements des forces vives, d'organiser des institutions mixtes peu coûteuses pour les individus atteints de démence, de paralysie, d'idiotie, d'épilepsie grave, qui, ne pouvant profiter des ressources mises à la disposition des autres malades, deviennent par cela même une cause de gène, d'encombrement, et une source de dépenses inutiles. Des infirmeries spécialement organisées pourraient être annexées à une distance plus ou moins grande de l'institution générale et confiées, s'il y a lieu, à un médecin spécial.

En un mot, l'asile d'aliénés doit être une image de la vie et du mouvement que présente la société elle-même, où toutes les aptitudes sont utilisées; à cette condition, seulement, il pourra entrer franchement dans la voie du progrès et dans celle de l'économie. Mais pour atteindre ce but, il faut des hommes dévoués, convaincus, et décidés à mettre sérieusement en pratique les principes qui seuls peuvent assurer la prospérité de l'établissement. « Il faut aussi, comme l'a dit G. Dagonet (1), mon père, des qualités spéciales au médecin qui se livre au traitement des aliénés; indépendamment des notions aussi complètes, aussi étendues que la science le comporte, il lui est besoin à un degré particulier de tact, de talent d'observation, d'esprit d'à-propos, surtout de dévouement ».

ARTICLE II

SOCIÉTÉS DE PATRONAGE POUR LES ALIÉNÉS (2).

Lorsqu'un aliéné, traité dans un asile, entre en convalescence, une des préoccupations du médecin est de rechercher ce que deviendra le convalescent à sa sortie de l'établissement. Si le malade a une famille dans l'aisance, on provoque sa sortie sans hésitation. Mais s'il s'agit d'un indigent qui doit se trouver sans ressource à sa sortie, on sent qu'il ne suffit pas de signer un exeat et qu'une assistance peut être encore nécessaire. Aussi a-t-on, depuis longtemps, signalé comme une lacune, l'absence de transition entre la séquestration à l'asile et la vie libre.

(1) G. Dagonet, *Considérations médicales et administratives sur les aliénés*, p. 72, Châlons-sur-Marne, 1838.

(2) Résumé du mémoire présenté au congrès des médecins aliénistes de La Rochelle, 1893, par le Dr A. Giraud, médecin en chef, directeur de l'asile Saint-Yon.

Deux systèmes ont été proposés. L'un de ces systèmes consiste à créer à l'asile un quartier de convalescents, l'autre système consiste à organiser des sociétés de patronage pour venir en aide aux nécessiteux au sortir de l'asile. Renaudin a exposé, dans le chapitre suivant, que les quartiers de convalescents lui paraissaient peu pratiques ; ce qui était vrai de son temps, l'est toujours, et l'essai tenté a été peu encourageant à imiter. C'est donc des sociétés de patronage qu'il convient de s'occuper. A l'asile, le malade aura toujours tous ses besoins assurés : au dehors, il peut se trouver aux prises avec des difficultés de toute sorte, et il rencontrera dans le monde de nombreux préjugés. On admet difficilement dans le public qu'un individu puisse guérir de la folie comme d'une autre maladie. Le fou n'inspire pas la pitié ; on en a peur ou l'on en fait volontiers un objet de risée. C'est tout à la fois pour venir en aide à des aliénés guéris, mais restés nécessiteux, et pour combattre les préjugés que des *sociétés de patronage* ont été fondées. Elles donnent de bons résultats là où elles fonctionnent, et un mouvement d'opinion s'est formé en leur faveur. On trouve de ces sociétés en Allemagne, en Angleterre, en Autriche-Hongrie, en France, en Italie et en Suisse; en Belgique, il y a le legs Guislain.

Nous ne pouvons pas entrer dans le détail d'organisation des sociétés de patronage existant actuellement, et nous ne pouvons en indiquer que les grandes lignes.

La plus ancienne société que nous connaissions est celle qui a été fondée en 1829 à Nassau pour les aliénés sortant de l'asile, et qui est remplacée aujourd'hui par la société d'Eichberg. Viennent ensuite celle qui a été fondée en 1841 par Falret père, et qui a pris une grande extension, puis celle dont David Richard a commencé l'organisation en en 1842, à Stéphansfeld (1).

Depuis vingt ans, le mouvement en faveur des sociétés de patronage pour les aliénés s'est accentué. En France, les pouvoirs publics s'y montrent favorables, et le conseil supérieur de l'assistance publique, à la suite d'un rapport très développé du Dr Bourneville, a émis le vœu qu'il existât dans chaque département une ou plusieurs sociétés de patronage chargées de seconder les malades à leur sortie des établissements d'aliénés publics ou privés. En Italie, des dispositions spéciales doivent être prévues dans le projet de revision de la loi sur les aliénés, pour organiser des sociétés de patronage. Mais c'est en Suisse que ces sociétés se sont plus particulièrement développées, et elles le doivent uniquement à l'initiative privée.

Une question de déontologie médicale a été soulevée à l'occasion des sociétés de patronage. A-t-on le droit de donner un patron à l'aliéné sortant de l'asile et cette recommandation même n'est-elle pas

(1) H. Dagonet, *Rapports méd. sur l'asile de Stéphansfeld* (*Gaz méd. de Strasbourg*, 1853, 1860).

une violation du secret médical? Ceux qui ont été traités dans un asile cherchent à cacher qu'ils ont été aliénés ne leur rend-on pas un mauvais service en s'occupant d'eux? Ne risque-t-on pas de les protéger malgré eux et d'agir contre leur gré?

Ces objections contre les sociétés de patronage ne paraissent pas fondées. Il s'agit ici d'une œuvre d'assistance. Or, il ne suffit pas d'avoir assisté les aliénés dans un asile, de les y avoir traités, d'avoir obtenu la guérison, si, au sortir de cet asile, on les laisse sans appui, sans ressources, sans secours et exposés à une rechute. La société de patronage n'a pas pour but de maintenir un malade guéri en tutelle malgré lui, mais de lui offrir un protecteur, un appui moral et matériel s'il est dans l'embarras, s'il est nécessiteux, s'il a besoin d'aide, en un mot, de combler une lacune dans notre système d'assistance des aliénés. On a, depuis longtemps, signalé cette lacune aussi bien au point de vue humanitaire qu'au point de vue économique et, à notre avis, le Congrès des médecins aliénistes de langue française à La Rochelle a eu raison d'adopter la proposition que tout asile devrait être, sinon pourvu spécialement d'une société de ce genre, au moins affilié à une œuvre de patronage, pour que l'assistance, si elle était encore nécessaire, ne s'arrêtât pas au seuil de l'asile (1).

Les sociétés de patronage existant aujourd'hui n'ont pas été organisées sur un type uniforme. La société Falret, reconnue d'utilité publique, possède un asile ouvroir où l'on peut recevoir ensemble trente et quelques femmes qui sont ensuite placées dans Paris ou rapatriées dans leur département d'origine. La société Falret a, en outre, organisé pour les deux sexes des réunions du dimanche, et donne aux nécessiteux, après leur sortie de l'asile, des secours à domicile.

En Angleterre, l'*After-cure Association* secourt les convalescentes qui lui sont recommandées :

1° En leur procurant, si c'est nécessaire, un changement momentané d'air et d'habitation, soit par le placement dans une maison de convalescence, soit par le placement à la campagne avec surveillance et soins appropriés ;

2° En leur distribuant de l'argent et des vêtements ;

3° En leur procurant une place.

En Italie, la société de patronage de Milan distribue des secours aux nécessiteux sortis de l'asile, et possède une maison isolée avec jardin, destinée à recevoir les convalescentes sans abri.

Dans la société organisée à Stéphansfeld par David Richard, le pa-

(1) La question des sociétés de patronage pour les aliénés a été mise à l'ordre du jour du Congrès des médecins aliénistes de langue française, réuni à La Rochelle en 1893. L'auteur de ces lignes a été avec le Dr Ladame, de Genève, rapporteur de la question. On ne doit pas s'étonner si les opinions exprimées ici présentent de l'analogie avec les conclusions du rapport présenté à La Rochelle, conclusions d'ailleurs approuvées par le Congrès. A. G.

tronage était intimement lié à l'administration de l'asile, qui continuait en quelque sorte l'assistance au dehors et à distance ; c'étaient alors les secours à domicile qui prédominaient, et comme l'asile ne desservait pas uniquement un grand centre de population, il fallait trouver un moyen de rester en relation avec les convalescents rentrés dans leur pays. David Richard avait surtout recours aux maires des communes.

A l'asile de Bailleul, on a adopté une organisation analogue à celle du patronage de Stéphansfeld.

En Allemagne et en Suisse, les sociétés de patronage cherchent tout à la fois à secourir les convalescents nécessiteux et à exercer une action morale dans le pays. Ainsi, pour en fournir un exemple, la société de secours pour les aliénés sortant des asiles de Pforzheim et Illenau a inscrit en tête de ses statuts :

« Le but de l'association est :

» 1° De donner des soins moraux et matériels aux malades pauvres et nécessiteux sortant des asiles de Pforzheim et Illenau pour faciliter leur retour dans la société et les préserver, autant que possible, des rechutes et de maladies graves.

» 2° De développer l'assistance publique des aliénés, de combattre les préventions à l'égard des aliénés et des asiles d'aliénés. »

On trouve un préambule analogue à la société de secours pour les aliénés de la province de Dusseldorf, à la société Brandebourgeoise, qui assiste les malades sortant des asiles d'Eberswald, Sorau et Landsberg, à la société de patronage du grand-duché de Hesse (1).

Le Dr Ladame (2) résume ainsi le but que poursuit la société Saint-Galloise de secours aux aliénés :

« 1° Protéger les malades indigents sortis guéris et améliorés de Saint-Pirminsberg et prévenir ainsi, autant que possible, l'aggravation de leur état ou les rechutes.

» L'expérience a appris que les rechutes sont, le plus souvent, causées par les nouveaux soucis, les chagrins et la misère qui assaillent les convalescents à leur sortie de l'asile. Le traitement fait à l'asile est donc stérile si on ne prend pas les mesures pour empêcher les rechutes. C'est la société de secours qui prendra ces mesures et ne laissera sortir de l'asile aucun malade indigent sans lui avoir préparé l'accueil dont il a besoin et aplani les voies en le recommandant à des patrons et correspondants qui s'occupent activement de lui, ne le perdent pas de vue, l'encouragent, le réconfortent et lui viennent en aide moralement et matériellement, lui fournissent, suivant ses besoins, de l'argent, des vêtements, des outils, une occupation appropriée, lui facilitent une cure de convalescence, etc. ;

(1) Nous devons à l'obligeance du Dr Schüle la communication de ces documents.
(2) Ladame, *Rapport au Congrès de La Rochelle*, 1893.

» 2° La société poursuit, en outre, un but plus élevé : l'amélioration et le perfectionnement de tout ce qui a rapport à l'assistance publique, à la protection et au traitement des aliénés. La société combat les préjugés qui existent envers les asiles et les aliénés. Elle s'efforce spécialement de faire comprendre au public la nécessité de placer immédiatement à l'asile les cas récents de maladies mentales, car c'est une des conditions essentielles de la guérison. »

Les sociétés de patronage de Thurgovie, de Lucerne, de Zurich, des Grisons, d'Argovie, de Berne, de Bâle ont été instituées dans le même esprit.

Dans les société allemandes et suisses, il y a un comité de direction, en relation directe avec l'asile, et généralement les principaux fonctionnaires de l'établissement sont membres de droit du comité : mais, ce qu'il y a d'intéressant à examiner, c'est l'organisation des intermédiaires entre le comité et les nécessiteux à assister. Ces intermédiaires sont, en Allemagne, les *hommes de confiance* (Vertrauensmœnner), en Suisse, les correspondants. Ils exercent, tout à la fois, l'assistance des nécessiteux, apportent des éléments de contrôle, font de la propagande pour recueillir des souscriptions et procurer des adhérents. Ce sont, entre les mains du comité, les agents actifs de l'œuvre. Ces hommes à qui on demande de remplir une mission de confiance, ne sont pas, dans certaines sociétés, astreints à verser une cotisation, même minime, de sorte qu'ils peuvent accepter sans avoir à supporter aucune charge pécuniaire.

Les ressources des sociétés de patronage sont fournies, pour partie, par la charité privée ; pour partie, par des subventions reçues des pouvoirs publics. Un autre élément est parfois dû au travail des aliénés. En Italie, le Dr Lolli a pu, dans son asile, faire attribuer à l'œuvre du patronage la valeur du travail des aliénés, et c'est avec cette ressource que la société de patronage d'Imola a réuni un capital suffisant pour assurer son existence légale.

En France, à l'asile de Bailleul et dans les asiles de la Seine-Inférieure, le pécule des aliénés décédés (qui aux termes du règlement de 1857, revisé en 1892, appartient à l'asile), est versé à l'œuvre de patronage pour les aliénés nécessiteux sortis de l'asile.

En présence des résultats obtenus sur des points très divers, on peut se demander pourquoi les sociétés de patronage ne se sont pas encore plus généralisées. Le principal motif invoqué est la difficulté d'organiser dans certaines villes une société de patronage, soit à cause de l'indifférence du public, soit parce que les sociétés de bienfaisance étant déjà nombreuses, il devient malaisé d'en organiser de nouvelles, attendu que les ressources de la bienfaisance sont limitées. Cette dernière objection perd beaucoup de sa valeur si la cotisation demandée est très minime. Dans quelques sociétés, en Suisse, les adhérents sont acceptés moyennant un versement annuel de un franc, et on a formé des sociétés populaires qui prospèrent. Le mouvement de population d'un asile peut n'être pas assez considérable pour que la société de patronage ait une activité suffisante. Si le département est peu peuplé, si la population de l'asile a un faible effectif, le nombre des membres de la société sera restreint, les ressources seront faibles, les individus à assister seront en petit nombre, et le but à atteindre sera moins frappant que dans un grand centre. Mais on peut alors imiter ce qui a été fait en Allemagne où la même société est commune aux malades de plusieurs asiles : par exemple, Illenau et Pforzheim dans le pays de Bade n'ont qu'une seule société de secours, et il en est de même dans la province de Brandebourg pour les asiles d'Eberswald, Sorau et Landsberg. Il faut alors instituer à proximité de chaque asile un sous-comité en relation avec le comité central de de la société.

On a aussi indiqué (1) que le patronage des aliénés sortants était à peu près sans objet dans les régions agricoles. Cette assertion, formulée d'une manière absolue, n'est pas exacte. Le besoin est moins apparent, mais, au fond, l'assistance fait souvent défaut dans les campagnes, et la société de patronage ne serait pas inutile. L'ouvrier des villes, lorsqu'il ne trouve pas à se placer au sortir de l'asile, est dans la misère la plus complète, et ne gagnant pas de salaire, n'a ni pain, ni abri. A la campagne il est rare qu'un travailleur ne trouve pas à se rendre utile, sauf à se contenter, pour salaire, d'un morceau de pain et d'une assiette de soupe, et s'il n'a pas de famille pour le recevoir, on lui permettra de passer la nuit dans une grange ou dans l'étable sur une botte de paille, son lit improvisé devant servir, le lendemain, de litière aux bêtes. Si on veut bien examiner la question de près, on verra qu'il y a des misères à soulager à la campagne comme à la ville et le succès qu'ont des sociétés de secours pour les aliénés dans des pays exclusivement agricoles, comme en Suisse, dans le canton de Thurgovie, montre bien qu'elles répondaient à un besoin réel.

En somme, les difficultés qui se soulèvent lorsqu'il s'agit d'organiser une société de patronage pour les aliénés ne sont pas insurmontables. On ne doit même pas considérer comme définitif un premier insuccès et on a vu des revirements d'opinion étonnants. Ainsi, en Suisse, dans le canton d'Argovie, les promoteurs de la société de patronage n'ont réuni, la première année en 1878, que vingt-quatre adhérents. On pouvait croire à un échec complet, et sept ans plus tard, en 1885, la société comptait douze cents membres.

Les sociétés de patronage pour les aliénés remplissent à la fois un

(1) *Rapport au Congrès de La Rochelle*, 1893.

rôle humanitaire et un rôle économique. Si elles parviennent à prévenir des rechutes, si elles facilitent le retour des aliénés convalescents à la vie commune, elles soulagent le budget de l'assistance publique qui paye les frais d'entretien des aliénés indigents à l'asile. C'est à ce dernier titre que les pouvoirs publics s'intéressent plus particulièrement aux sociétés de patronage et leur allouent des subventions. Mais, pour éviter les causes d'insuccès, il faut tenir compte de l'expérience acquise, et cette expérience est résumée dans la proposition suivante :

L'organisation des sociétés de patronage doit varier suivant qu'on se trouve dans une grande ville ou en dehors d'une grande agglomération de population.

Dans le premier cas, on doit se préoccuper, avant tout, de procurer un refuge temporaire aux nécessiteux sortant de l'asile, pour les mettre à l'abri de la misère en attendant qu'ils aient trouvé une occupation.

Dans le second cas, on doit surtout répondre aux nécessités de l'assistance par les secours à domicile. Il faut donc, tout d'abord, constituer une caisse de secours distincte de celle de l'asile, avec son capital de réserve, et s'attacher des correspondants affiliés à la société sur tous les points où l'assistance doit s'exercer. Le produit du travail des aliénés est appelé à jouer un rôle pour l'alimentation de la caisse de secours.

Le patronage des aliénés étant lié à l'assistance donnée à l'asile, le personnel médical et administratif des asiles doit former partie intégrante des agents actifs de l'œuvre, et le siège de la société doit être, sinon à l'asile, au moins à proximité de l'asile.

CHAPITRE III

ADMINISTRATION DES ASILES D'ALIÉNÉS

L'important chapitre du Dr Renaudin sur l'administration des asiles d'aliénés avait été reproduit dans les deux premières éditions de ce livre pour lequel il avait été écrit; depuis cette époque des changements et des règlements nouveaux ont été introduits dans la pratique administrative des établissements d'aliénés. Le Dr Ach. Foville s'était chargé, pour l'édition précédente, de faire connaître les modifications qui avaient été réalisées.

Il nous a paru indispensable de faire subir à ce chapitre une transformation analogue. De nouveaux projets, en effet, sont à l'étude pour la réforme de la loi de juin 1838, et les idées, encore indécises, ne tarderont sans doute pas à être fixées définitivement : tel est le projet qui a été présenté au Sénat par le Dr Th. Roussel.

Tout en maintenant les considérations développées par Renaudin sur le caractère spécial et la fondation des asiles, il y a lieu de n'accepter que sous réserves ses idées sur la construction des asiles, leur organisation au point de vue des services généraux, de l'accroissement progressif de la population, etc.

Le Dr A. Giraud a bien voulu se charger de reviser et de compléter ce chapitre; ses travaux antérieurs, son expérience personnelle lui donnaient toute la compétence voulue. Nous ne pouvons que le remercier d'avoir accepté notre proposition, de laisser à ce chapitre la forme que lui avait donnée un maître éminent, tout en lui faisant subir les modifications que le temps écoulé rendait nécessaires. H. D.

1° **Loi de juin 1838.** — Tous les aliénistes sont d'accord pour constater, qu'à de rares exceptions près, les aliénés ne peuvent être traités efficacement qu'autant qu'on les soustrait à l'influence de leur milieu habituel. Pour le plus grand nombre, et pour les indigents surtout, l'asile public est le refuge naturel où ils peuvent trouver les soins réclamés par leur situation.

Les progrès de la civilisation ne permettaient plus qu'on renfermât les aliénés pauvres dans les prisons, ou dans les dépôts de mendicité. On ne pouvait prolonger leur séjour dans les quartiers d'hospices, où ils n'avaient que les restes des autres malades. Enfin, la morale réclamait qu'on ne les livrât plus à des entreprises qui en faisaient des instruments de spéculation et de fortune. Ces malades avaient droit à des institutions spéciales. Ce droit, proclamé depuis longtemps, a été enfin consacré par l'article 1er de la loi du 30 juin 1838 portant que chaque département est tenu d'avoir un établissement public, spécialement destiné à recevoir et à soigner les aliénés, ou de traiter à cet effet avec un établissement public ou privé, soit de ce département, soit d'un autre département.

En réservant au ministre de l'intérieur le droit de valider les traités conclus, la loi n'a pas voulu proscrire les asiles privés, mais elle investisait l'autorité publique d'un pouvoir qui servait au contrôle de ces établissements quel qu'en fût le caractère, permettait de n'admettre que les institutions régulièrement constituées, et surtout avait pour résultat de protéger les malades contre un esprit de spéculation mercantile. Dans la majorité des cas, c'est l'asile public qui présente les garanties les plus sérieuses. C'est de cette institution que nous nous occuperons d'une manière toute spéciale. Puissent les préceptes dictés par une longue expérience fixer bien des incertitudes et préparer un progrès pour l'avenir !

En créant l'institution, la loi ne pouvait livrer au hasard les conditions essentielles de son existence; aussi voyons-nous, dans l'article 2, que les établissements publics consacrés aux aliénés sont placés sous la direction de l'autorité publique. Cette prescription formelle conférait dès lors au gouvernement le droit de régler le mode d'administration et le régime intérieur de ces établissements, non seulement par des dispositions générales et organiques, mais encore par l'approbation ministérielle donnée en vertu de l'article 7, aux règlements intérieurs destinés à coordonner toutes les parties du service.

2° Caractère spécial de l'asile d'aliénés. — L'asile d'aliénés étant une institution de création moderne, cette institution étant régie par une législation spéciale, on s'est demandé quel devait être son caractère. Des discussions sérieuses ont été soulevées à cet égard; la question de propriété de l'immeuble, notamment, a donné lieu à des débats importants; mais quelle que soit l'origine d'un asile, on ne saurait y éluder l'exécution des lois et règlements; le caractère spécial du service est d'y être essentiellement hospitalier, comme l'indique formellement l'article 16 de l'ordonnance du 18 décembre 1839, portant que les lois et règlements relatifs à l'administration générale des hospices et établissements de bienfaisance, notamment en ce qui concerne l'ordre de leurs services financiers, la surveillance de la gestion du receveur, les formes de la comptabilité, sont applicables aux établissements publics d'aliénés en tout ce qui n'est pas contraire aux dispositions de cette ordonnance.

Du moment donc qu'il est fondé, et que le service y est établi, l'asile est devenu une unité morale ayant une existence propre, ses ressources spéciales, en même temps qu'il est soumis à l'action directe de l'autorité publique. C'est en cela qu'il diffère des institutions hospitalières ordinaires, sur lesquelles l'autorité gouvernementale n'exerce qu'un droit de contrôle tutélaire.

3° **Fondation des asiles. Initiative départementale.** — Lorsque, en 1813, le gouvernement impérial conçut la pensée d'organiser le service des aliénés, et ordonna une enquête sur les établissements qu'on pourrait consacrer à cette destination, ses instructions révélèrent le projet de créer des asiles régionaux constitués sur une large base et dans des conditions économiques propres à assurer leur prospérité. Les événements rendirent stérile cette généreuse initiative. Esquirol a repris depuis cette idée, dont l'application aurait été féconde en heureux résultats. Mais la loi du 30 juin 1838 s'en rapporta à l'initiative départementale soumise à la direction du gouvernement. Aussi, tout en reconnaissant que ce concours d'efforts a largement satisfait à des besoins toujours croissants, nous sommes persuadé que l'initiative de l'État serait arrivée en moins de temps à des résultats d'autant meilleurs qu'ils auraient été moins disputés. Il est peu d'asiles qui n'aient souffert de ces discussions, et les lacunes qu'on observe dans beaucoup d'entre eux sont l'empreinte ineffaçable de cette hostilité systématique qui, dès le principe, se déclara dans bien des conseils généraux contre l'organisation du nouveau service.

Plusieurs questions importantes se rattachent aux conditions de la fondation, et nous croyons qu'il est utile de les aborder, parce que l'organisation du service, en raison de l'accroissement du nombre des malades, ne nous paraît pas avoir dit son dernier mot.

4° **Effectif de la population d'un asile.** — On s'est demandé, depuis longtemps, quel doit être le nombre des malades d'un asile, et si cet asile doit être ou non consacré aux malades des deux sexes. Les aliénistes ont longuement discuté ces questions, et nous n'avons pu constater que des divergences d'opinions, fondées bien plus sur des considérations toutes personnelles que sur la saine appréciation des véritables données du problème. Maintenant qu'en présence des faits, la plupart de ces aspirations théoriques ont perdu de leur valeur, l'expérience nous apprend que toutes les combinaisons ont leurs avantages, et qu'il est toujours possible et facile de corriger les inconvénients qu'on pourrait y signaler. La loi du 30 juin 1838 n'a pas, d'ailleurs, fourni d'aliment à ces discussions théoriques qui ont surgi en Allemagne. Si le législateur a eu d'abord en vue la nécessité de traiter les aliénés susceptibles de guérison, sa sollicitude ne lui a pas permis d'oublier ceux qui, moins utiles peut-être à la réputation médicale, n'en ont pas moins droit à l'assistance publique. Du moment que la circonscription d'un asile a été fixée, toute question de nombre ne saurait être résolue *a priori*, et cette solution ne peut être satisfaisante qu'autant qu'on aura interrogé les besoins du pays, constaté l'intensité du mal, apprécié les causes générales qui influent sur sa propagation, étudié les fluctuations possibles, et pris toutes les dispositions propres à satisfaire aux besoins du présent, tout en prévoyant ceux qui pourront surgir par la suite. La théorie des populations restreintes a subi, depuis vingt ans, trop de mécomptes, pour qu'on puisse songer à s'y rattacher désormais. Le nombre des aliénés s'accroît, les besoins de l'assistance deviennent plus pressants, et, loin de pouvoir être restreints, la plupart des asiles sont appelés à prendre une plus grande extension.

Il ne faut pas oublier, d'un autre côté, que l'effectif de la population d'un asile a une signification financière dont il faut nécessairement tenir compte. Un petit asile coûte fort cher, ou les malades n'y jouissent pas d'un bien-être suffisant. Ce n'est pas seulement ici une question de frais généraux qui n'a pas toujours été suffisamment comprise, mais c'est encore une question de production qui, aujourd'hui surtout, doit peser d'un certain poids dans la balance.

Les frais de construction d'un grand asile sont proportionnellement moins élevés que pour un petit, et, comme l'a très bien bien dit Esquirol, un grand établissement inspire plus de confiance, attire un plus grand nombre de pensionnaires, parce que l'administration y est plus fortement organisée, qu'il est dirigé par des hommes éprouvés, que les agents secondaires sont mieux choisis, que la vie y est plus active, que la classification y est mieux observée, et que les moyens de traitement y sont plus multiples.

Si, dans un petit asile, la réunion des deux sexes constitue souvent une onéreuse complication, dans un grand asile, au contraire, elle est un élément de prospérité par le concours simultané de forces vives dont l'une ne saurait suppléer à l'absence de l'autre. Chacun apporte son contingent dans les services généraux, et l'asile se suffit d'autant mieux à lui-même qu'il a moins besoin de recourir au dehors pour imprimer une bonne impulsion à son activité intérieure.

5° **Construction des asiles.** — La virtualité de l'asile une fois connue, on se demande d'après quel plan il devra être construit. Ici encore des systèmes différents se sont trouvés en présence; tous ont été appliqués avec plus ou moins de bonheur, et tous aussi ont donné naissance à des établissements prospères jouissant d'une réputation légitime. La discussion de ces systèmes n'aurait donc en ce moment aucune portée pratique, et serait d'autant moins opportune, que le Dr Parchappe a consacré à cette étude un ouvrage important, dans lequel il a fixé l'état de la science sous ce rapport. Néanmoins nous croyons devoir, pour ne rien omettre dans le cadre de ce travail, soumettre à l'attention du lecteur quelques considérations générales sur les principales données de ce problème.

La configuration du sol, son orientation, la nature des eaux qu'il fournit, ont, sur la distribution générale des constructions, une influence telle qu'on ne saurait *a priori*, et en dehors de ces données, formuler d'une manière absolue et dans tous ses détails le plan d'un bon établissement d'aliénés. Peu d'asiles ont d'ailleurs été construits de toutes pièces (1). Parmi les plus modernes, quelques-uns sont encore inachevés faute de ressources : aussi devons-nous moins faire du nouveau que rechercher les moyens de faire disparaître ces imperfections et ces lacunes.

On doit chercher, autant que possible, à isoler un tel établissement. S'il est utile qu'on le mette en rapport avec une voie principale de communication, il importe aussi qu'il en soit séparé par des terrains non bâtis, et qu'on n'y arrive qu'en traversant une avenue spéciale, desservant exclusivement l'asile. Construit isolément, au centre de ces terrains dont la superficie doit être au moins de 30 hectares (2), cet asile nous paraît devoir emprunter ses services généraux au système de concentration, et la classification de ses malades à celui de la dissémination. C'est celui, du reste, qui se prête le mieux à toutes les exigences et à toutes les indications. Homogénéité et spécialité des services, salubrité en même temps que prophylaxie contre la propagation des épidémies, assurance contre l'étendue des risques d'incendie, préservation contre les dangers d'un encombrement relatif : tels sont les avantages de ce système qui, en satisfaisant aux besoins du moment, laisse toute latitude pour l'avenir encore incertain, car tout porte à penser que l'assistance publique est loin d'avoir dit son dernier mot en ce qui concerne les aliénés. En un mot, si des conditions de topographie locale amènent nécessairement des variations dans la distribution des détails, nous pouvons néanmoins résumer la construction d'un asile dans la formule ci-après, extraite des préceptes posés par Esquirol à cet effet.

Centre d'une circonscription déterminée, situé en dehors et non loin d'un chef-lieu administratif ou judiciaire, assez étendu pour que tous les services y reçoivent une organisation plus large et moins dispendieuse, situé sur un terrain assez vaste, exposé au levant et un peu élevé, de manière que la pente du sol le mette à l'abri de l'humidité, ayant au centre ses principaux services généraux suivant un axe séparant les deux sexes, et de chaque côté des masses isolées et symétriquement placées en nombre suffisant pour classer tous les ma-

(1) Cette assertion, exacte au moment où Renaudin écrivait, a cessé de l'être aujourd'hui, au moins pour les asiles publics. A. G.

(2) Le rapport des inspecteurs généraux, publié en 1878, conseille de fixer l'étendue du domaine cultural de l'asile à dix hectares en moyenne par cent malades dans les établissements qui admettent les deux sexes, à quinze hectares dans les asiles d'hommes, et à cinq hectares dans les asiles de femmes. La superficie totale des terrains au milieu desquels est construit l'asile, doit donc être en rapport avec la population, ce qui est logique. A. G.

lades d'après le caractère et la période de la maladie, disposées de manière à permettre la vue sur de vastes jardins ou sur la campagne, en évitant surtout avec soin une triste uniformité, qui est un des principaux vices des asiles les mieux conçus, du reste.

6° **Services généraux. Ateliers. Exploitation rurale.** — Ces principes, dont l'intelligente application peut être diversifiée suivant la topographie du sol, ont pour corollaire essentiel des dispositions générales qui méritent de fixer un instant notre attention.

Les services généraux, dans un asile, doivent être constitués de manière à satisfaire à une triple indication. Rapports faciles avec le dehors et avec les divisions, sans enfreindre la règle de l'isolement de ces divisions, soit entre elles, soit avec le dehors ; surveillance de la régularité des opérations, coordination du service suivant les prescriptions réglementaires.

C'est d'après ces données essentielles que doivent être disposés les logements des principaux fonctionnaires, les parloirs, les bureaux de l'administration, de la recette, de l'économat, ainsi que les magasins généraux dans lesquels tous les approvisionnements doivent être classés et concentrés.

Sur un second plan nous placerions la cuisine et ses dépendances en y adjoignant la boulangerie.

Au centre sera placée la chapelle, en arrière de laquelle serait établi le dépôt des morts et ses dépendances.

Nous disposons sur un cinquième plan la lingerie, le vestiaire ayant pour dépendance, du côté des hommes, les ateliers de cordonniers, de tailleurs et de tissage ; tandis que, du côté des femmes, les ateliers de pliage, de repassage et de couture compléteront la symétrie.

Nous rencontrerons enfin, à l'une des extrémités de l'axe central, la buanderie, entourée de ses séchoirs à air chaud et à air libre, et située suivant les conditions d'approvisionnement de l'eau.

L'asile, avons-nous dit, reculé autant que possible dans les terres, se trouvera entouré de toutes parts d'une exploitation rurale proportionnée au nombre des bras dont il pourra disposer, et dans laquelle on établira avec avantage les éléments industriels de nature à la compléter. Les écuries, étables, granges, hangars, magasins de bois et de houille, cuves, pressoirs, ateliers de serrurerie, de menuiserie et autres continuations latérales des logements et de l'administration, constitueraient ainsi une première enceinte, reliée à toutes les parties de l'asile par un chemin de ronde, sorte de ceinture qui les relierait entre elles.

Ainsi que nous l'avons déjà dit plus haut, la configuration du sol et la direction des eaux sont susceptibles, sans porter atteinte au principe, d'en modifier l'application ; mais lors même qu'au lieu de faire table rase on aurait à étendre ou à approprier d'anciennes constructions, il serait toujours facile d'harmoniser le groupe des services généraux de manière à remplir les indications fondamentales.

7° **Éventualité de l'accroissement de la population.** — La plupart des asiles comprennent les deux sexes, et il est assez rare que, dans la disposition des groupes de constructions consacrées à chacun d'eux, on ait tenu suffisamment compte des fluctuations d'effectif qui peuvent survenir dans l'une ou l'autre des deux divisions, et des conditions spéciales d'hygiène physique et morale propres à chacune d'elles. On avait cru pouvoir, autrefois, poser à la population d'un asile et à l'effectif de ses divers éléments, certaines limites admises *a priori*, sans avoir étudié les besoins de l'assistance, ou par suite d'idées préconçues sur les données de cette assistance. L'attention, dans bien des cas, s'est moins fixée sur l'usage raisonné des prescriptions de la loi, que sur des abus possibles de son application irrationnelle. Presque partout nous avons vu surgir cette réaction en quelque sorte intermittente contre l'accroissement du nombre des aliénés, et il est peu de départements où l'autorité, cédant à la pression d'exigences parcimonieuses, n'ait opposé à cet accroissement des mesures inintelligentes dont l'expérience n'a pas tardé à démontrer les dangers ou l'inanité. Je ne reviendrai pas ici sur la discussion des théories qui ont surgi dans les délibérations de certains conseils généraux. Je me borne à constater qu'un asile ne saurait être un lit de Procuste, aux dimensions duquel on mesurerait l'assistance. Sans admettre l'accroissement indéfini de l'aliénation mentale, nous savons, par la statistique, le rapport des aliénés séquestrés à ceux qui ne le sont pas; nous constatons que le mouvement social rend chaque jour plus difficile la conservation de ces malades dans leurs familles, et les faits que nous observons nous démontrent que les admissions se recrutent surtout parmi les individus atteints depuis longtemps, conservés d'abord dans leurs familles dans l'espoir d'une amélioration qui n'arrive pas, et devenus enfin dangereux ou incommodes, soit en raison des progrès de l'affection, soit parce qu'ils ont perdu la protection tutélaire qui les dirigeait. L'aliénation mentale n'ayant certainement pas dit son dernier mot, les préoccupations du présent ne doivent pas faire perdre de vue celles de l'avenir, et l'on doit considérer comme incomplet l'asile dont l'installation ne se prête pas aux éventualités d'un accroissement ultérieur d'effectif, soit dans une division, soit dans une autre C'est dire assez que, tout en cherchant à harmoniser les constructions on ne doit pas oublier que chaque sexe fournit des indications qui lui sont propres.

8° **Organisation suivant les sexes.** — Il existe, entre la vie des hommes et celle des femmes, des différences si essentielles, qu'on est vraiment étonné de l'oubli dans lequel on est souvent tombé à cet égard.

Pendant que la vie des hommes se passe généralement au dehors, celle des femmes est, en général, plus sédentaire. Pendant que la majorité des hommes est peu influencée par les excitations externes, l'isolement a besoin d'être plus complet pour les femmes. Tandis qu'il existe parmi les hommes une variété professionnelle à laquelle on ne peut donner satisfaction qu'au dehors des quartiers, c'est dans leurs quartiers mêmes qu'il faut fournir un aliment à l'activité des femmes que les travaux de la buanderie, de la cuisine et de la lingerie appellent seules au dehors.

A ces différences essentielles entre les deux sexes, il faut encore joindre celles qui résultent de la symptomatologie même de la maladie. On sait très bien, qu'en général, l'excitabilité est plus vive chez les femmes que chez les hommes, que les nuances d'éducation sont plus tranchées chez les premières que chez les seconds, et qu'enfin les nuances d'excitation depuis l'irritabilité jusqu'à la fureur sont plus manifestes parmi les femmes, dont la classification méthodique mérite une attention plus sérieuse. On comprend dès lors que, sans repousser les avantages qui peuvent résulter du caractère monumental des constructions, tout en admettant l'utilité de l'harmonie des lignes et en reconnaissant que la symétrie de certains détails contribue à la beauté de l'ensemble, ces qualités ne deviennent qu'accessoires du moment qu'on leur sacrifie les principales indications médicales et administratives, et qu'on tombe dans cette monotonie désolante, privée de la vie que doit animer toute agglomération, et dénuée de ces pensées fécondes exerçant une influence irrésistible sur les malades.

9° Classification et divisions. — *Ordonnance du 18 décembre 1839.* — Nous ne saurions fournir ici des chiffres même approximatifs, pour exprimer la proportionnalité des éléments ou catégories dont se compose une population d'aliénés. Ces proportions ne sont pas les mêmes partout, et les variations de la constitution médicale contribuent à les modifier du plus au moins dans le même asile. Nous devons donc en conclure d'abord que c'est une faute de calquer les quartiers les uns sur les autres; que chacun doit avoir sa physionomie, et que les distributions intérieures doivent être appropriées aux indications de la discipline propre à chaque catégorie. L'application de ces principes est d'une nécessité d'autant plus rigoureuse, qu'ils sont l'âme de la réforme qui s'est accomplie, qu'ils ont fait disparaître le régime cellulaire si fort en honneur autrefois, et qu'ils font la base de la surveillance active à laquelle les malades doivent être soumis.

La vie commune, telle qu'on doit l'entendre, exige une classification méthodique, la possibilité d'échanges motivés par les phases de la maladie, et repose sur la réunion dans un même groupe des éléments qui peuvent être soumis au même régime disciplinaire; c'est elle qui contribue à réprimer, sans contrainte, les habitudes excentriques ou vicieuses, à favoriser le retour à la sociabilité, impose un frein salutaire aux mauvaises impulsions, et devient ainsi un auxiliaire efficace du traitement soit pour guérir, soit pour améliorer. Mais pour que la vie commune rende tous les services qu'on attend d'elle, il faut l'assujetir à certaines règles, dont quelques-unes ont été indiquées par le législateur lui-même.

L'article 22 de l'ordonnance du 18 décembre 1839 exige, en effet, une distribution suffisante d'eau potable dans tous les quartiers, la séparation des sexes, celle de l'enfance et de l'âge mûr, la distinction entre les paisibles et les agités, et des locaux spéciaux pour les épileptiques, les malades malpropres et les aliénés atteints d'affections incidentes.

Grâce aux progrès de la science psychiatrique, grâce aussi à l'organisation du service médical, le nombre des aliénés paisibles l'emporte de beaucoup sur les autres ; et on ne saurait, se maintenant dans les termes de l'article précité, former une seule et unique catégorie de tous ces malades, parmi lesquels l'observation nous oblige à établir quelques distinctions.

Trois données essentielles doivent être prises ici en très sérieuse considération. L'éducation, les aptitudes et les infirmités suite de l'âge ou conséquence de la marche de la maladie.

Si la création des pensionnats remplit, en partie, la première indication pour les malades jouissant d'une certaine aisance, il est assez rare que cet avantage soit réalisé en faveur de ceux qui sont compris dans le régime commun, et encore moins pour ceux qui sont secourus par l'assistance publique. Sans rien diminuer des privilèges de la fortune, on peut, on doit même faire quelque chose en faveur des convenances; et l'assistance est incomplète si, se bornant à une aumône, elle refuse au déshérité de la fortune le principal élément de traitement moral, c'est-à-dire un milieu qui ne blesse aucun sentiment légitime. C'est pour cette raison que nous admettons trois sections de paisibles. Dans les deux premières, les malades seront répartis suivant leur position antérieure et leur culture intellectuelle et morale, et nous placerons dans la troisième ceux pour lesquels la déchéance intellectuelle est entièrement consommée, et qui ne prennent plus qu'une part très incomplète au mouvement général de la maison. L'âge et les infirmités réclament des soins spéciaux, et si les malades de cette catégorie ne doivent pas être confondus avec ceux qui sont atteints d'affections intercurrentes, ils s'en rapprochent cependant par la nature des services dont ils ont besoin.

Malgré les objections qui ont été faites à notre opinion sur la constitution du quartier des agités, notre expérience nous entraîne à y persister et à considérer la *cellule* comme incompatible avec un bon système d'organisation. Ce mode d'isolement a plus d'inconvénients que d'avantages, et, en le proscrivant d'une manière absolue, nous ne précédons que de quelques pas ceux qui les ont réduites à la minime proportion de 3 ou 4 p. 100. La cellule, telle qu'on la voit non seulement dans des asiles déjà anciens mais encore dans des établissements de fondation récente, peut être à bon droit considérée comme une cause permanente d'excitation, comme exagérant les conséquences de l'état hallucinatoire, et comme favorisant le développement des conceptions délirantes les plus tenaces. Elle n'est pas moins nuisible sous le rapport hygiénique : la constitution s'y étiole, le jeu des fonctions s'y pervertit, il s'y produit une sorte de crétinisation, et le marasme est assez souvent la terminaison funeste d'une existence soumise à cette séquestration. Quoique l'habitation cellulaire nous ait fourni quelques exemples de longévité, elle doit, selon nous, être proscrite, et la solution de cette question d'humanité touche en même temps de près à un intérêt économique qui a d'autant plus de valeur que les ressources manquent souvent pour obtenir les améliorations les plus urgentes (1).

En proscrivant la cellule, qui ne réprime pas toujours l'agitation furieuse, en manifestant une prédilection marquée pour la vie commune, je suis loin de méconnaître les indications qui réclament l'*habitation particulière.* Ces indications, comme le dit Parchappe, se rattachent soit au milieu dans lequel les malades sont placés, soit à l'idiosyncrasie même de ces malades, tour à tour perturbateurs ou trop impressionnables. Il faut, surtout pendant la nuit, prendre des précautions contre un bruit assourdissant aussi bien que contre des impulsions dangereuses. Le maniaque, au déclin de son accès d'excitation, doit être protégé contre le bruit ou contre des impressions vives et douloureuses. Certains malades, par leur turbulence et leur malpropreté, deviennent des corps étrangers partout où on les place. Mais, pour classer ces éléments, la cellule est loin d'être nécessaire, et il suffit de constituer la section des agités de telle sorte que, si la vie commune en est la règle, quelques chambres réparties dans le bâtiment permettent exceptionnellement un isolement momentanément nécessaire, surtout pendant la nuit, car pendant le jour une sur-

(1) Malgré la proscription des cellules par Renaudin, on a continué à en établir quelques-unes dans les quartiers d'agités ou d'épileptiques des asiles les plus récemment construits. Ces cellules ne servent que très exceptionnellement d'habitation de jour ; mais elles sont fort utiles, la nuit, pour mettre coucher isolément des malades qui, par leurs cris ou leur violence, seraient trop bruyants ou trop dangereux dans un dortoir commun. Quoi qu'en dise Renaudin, il y a une différence considérable pour un asile d'aliénés, entre n'avoir aucune cellule ou en avoir une proportion de 3 ou 4 p. 100 de la population générale, et cette proportion n'est même pas atteinte dans les asiles les plus nouveaux. Du reste, on ne voit guère en quoi ces cellules diffèrent des chambres d'isolement dont Renaudin accepte lui-même le principe dans le paragraphe suivant. (A. Foville.)

veillance intelligente et active est plus efficace que la solitude.

Si, parmi les malades au régime commun, il importe de bien organiser la classification méthodique dont nous venons d'indiquer les données essentielles, on ne peut admettre dans le pensionnat la confusion qui y existe généralement. Mais comme on ne saurait exiger, en raison de la proportion des malades de cette classe, une catégorisation aussi minutieuse, nous pensons que, tout en attribuant un quartier spécial aux pensionnaires paisibles, il y aurait un avantage incontestable, pour le service et pour les malades, à rattacher aux autres quartiers, tout en les distinguant formellement des indigents, les pensionnaires épileptiques, malpropres ou agités, dont la présence au milieu des autres est presque toujours une cause de perturbation ou de dégoût.

Les considérations qui précèdent nous amènent donc à établir dans chaque division les sections ci-après : 1° trois sections de paisibles ; 2° une section d'agités et de turbulents ; 3° une section d'infirmes ; 4° une section d'épileptiques ; 5° une infirmerie ; 6° un pensionnat. Quant au nombre des places à établir dans chaque section, les indications locales sont si variées que nous ne saurions formuler des préceptes généraux à cet égard.

Quelques auteurs ont réclamé deux autres sections qui ne se trouvent pas comprises dans ce cadre. Nous voulons parler de la section d'épreuves ou de traitement, et de celle des convalescents. Outre que, dans les asiles peu populeux elles n'ont pas une raison d'être suffisante, par pénurie des éléments constitutifs d'un service distinct ; l'expérience nous apprend, en outre, qu'au point de vue du traitement elles n'ont pas l'influence qu'on serait tenté de leur supposer en théorie. A de rares exceptions près, l'admission des malades n'a guère lieu qu'autant que leur situation a été préalablement constatée, et que leur affection se manifeste par une symptomatologie nette et précise. On peut donc toujours, dès l'entrée, désigner la section à laquelle le malade doit appartenir. Pour des cas exceptionnels, qu'il est toujours utile de prévoir, une annexe à l'infirmerie peut très bien satisfaire aux indications d'une surveillance continue (1). Ce que nous disons

(1) Dans les grands asiles, voisins des villes populeuses, il nous paraît essentiel de donner plus d'importance au quartier de surveillance continue, destiné non seulement à l'observation, pendant quelques jours, des malades récemment admis, mais encore au séjour prolongé des aliénés qui, en raison de leurs idées d'homicide, de suicide ou d'évasion, doivent être constamment gardés à vue et surveillés d'une manière beaucoup plus rigoureuse que les autres. Au lieu de confondre ces malades avec ceux qui, à raison d'une affection incidente, doivent être temporairement soignés dans une infirmerie, nous pensons qu'il est préférable de constituer pour eux un quartier à part.

C'est, du reste, en restreignant davantage la liberté de ces individualités dangereuses, qu'il est possible de donner au reste de la population des asiles, c'est-à-dire à la majorité des aliénés séquestrés, les avantages d'une liberté relativement plus grande, sans compromettre l'ordre social ni la sécurité publique. A. F.

du quartier d'épreuves s'applique également aux convalescents, qui donnent lieu en outre aux observations ci-après : Plus la situation du malade s'améliore, plus il prend part à l'activité générale dont il s'était éloigné pendant la période aiguë de son affection. C'est donc parmi les tranquilles, et dans les ateliers, que s'écoule ordinairement cette période de la maladie consistant d'abord dans la disposition au délire sans manifestation, et plus tard dans la diminution graduelle de cette disposition, au fur et à mesure que les fonctions physiologiques se régularisent, et que la constitution s'améliore. Une plus grande somme de liberté, la jouissance de certaines immunités dans l'habitation, peuvent très bien constituer une transition suffisante, tout en rattachant le malade à la discipline, dont l'influence doit continuer à se faire sentir. La division que nous avons admise pour les tranquilles est, du reste, de nature à satisfaire à toutes les exigences, dans un petit asile aussi bien que dans un grand établissement. Dans ce dernier, toutefois, rien ne s'oppose à ce qu'on multiplie les sections dans le but de diminuer l'effectif de chacune d'elles. Ce que nous avons dit plus haut suffit pour qu'on se rende facilement compte des conditions de ce fractionnement.

10° **Réfectoires, dortoirs, salles de réunion, etc.** — Nous pensons, avec Parchappe, que, pour qu'une classification soit complète et homogène, elle doit être constituée de manière que chaque section corresponde, par son caractère, à toutes les conditions d'une résidence continue, tant que des indications précises ne motivent pas une plus grande somme d'activité. C'est pour satisfaire à cette prescription que nous réclamons d'abord, autour de chaque bâtiment, un espace suffisant pour que les malades puissent y satisfaire leur besoin de locomotion, se livrer à leur instinct d'isolement sans se soustraire à la surveillance, et pour qu'enfin des plantations artistement groupées charment la vue en procurant un ombrage utile. Des galeries couvertes constitueront un promenoir avantageux pendant la mauvaise saison. L'habitation de nuit sera soigneusement distinguée de celle du jour, le réfectoire sera autant possible indépendant de la salle de réunion, et si le dortoir doit être la règle générale, chaque section doit offrir les moyens de procurer à certains malades l'habitation isolée pendant la nuit, et même quelquefois pendant le jour. Une pièce spéciale sera consacrée aux soins de la propreté, en même temps qu'elle servira de dépense et de magasin local. L'infirmerie elle-même doit participer à ces avantages, qui ont une importance hygiénique incontestable. Si ces exigences réclament pour chaque bâtiment un peu plus de superficie, elles permettent d'un autre côté un étage de plus, sauf pour les infirmes et les épileptiques qui ont besoin d'habiter le rez-de-chaussée, et les infirmeries qu'on établit généralement au premier étage. Enfin il est peu d'asiles où la question des latrines ait été convenablement résolue. On ne saurait prendre trop de précautions à cet égard, soit pour le jour, soit pour la nuit ; dans tous les cas le système des tinettes mobiles avec désinfection par le sulfate de fer est le seul auquel on doive recourir, tant dans l'intérêt de la culture que dans celui de la salubrité (1).

11° Nous venons de faire connaître, dans les considérations qui précèdent, les principes qui servent de base à la constitution d'un asile, et nous avons eu soin d'indiquer que, nous mettant en dehors de toute idée systématique préconçue, nous avions eu surtout pour but de poser des préceptes généraux dont on pût faire l'application aux conditions les plus défavorables. Si, en général, on doit donner la préférence à des constructions établies après avoir fait table rase, il est des cas où des appropriations intelligentes arrivent à la solution du problème sans imposer une charge trop lourde à la fortune publique, et surtout en permettant d'achever l'œuvre dans un plus court délai. Mais l'immeuble, forme plastique de l'institution, est loin de la constituer tout entière ; c'est un élément d'action, mais ce n'est pas l'action elle-même : c'est le cadre dans lequel doit se développer la vie, mais ce n'est ni le moteur qui l'anime ni le rouage qui communique le mouvement. C'est le corps, mais ce n'est pas l'esprit. Aussi devons-nous examiner maintenant ce qu'a fait le législateur pour rendre son œuvre féconde (2).

(1) On a préconisé, dans ces derniers temps, le tout à l'égout avec utilisation agricole des eaux vannes. Les latrines avec tinettes mobiles constituent un système sans eau, répandent toujours une mauvaise odeur, et laissent à désirer au point de vue de la salubrité. A. G.

(2) La critique générale à faire à toute la partie qui concerne la construction des asiles est que Renaudin traite la question comme si l'organisateur de l'asile pouvait disposer à son gré de l'effectif de la population. L'idéal de Renaudin était l'asile régional, comme l'était, de son temps, Maréville, qui recevait les aliénés de cinq départements. Mais, depuis trente ans, le nombre des aliénés à assister a augmenté dans des proportions considérables et, presque partout, l'encombrement s'est fait sentir. Dans beaucoup de départements, il a fallu créer de toutes pièces des asiles nouveaux. C'est un inconvénient d'avoir à conduire à une grande distance les malades qui sont alors plus ou moins abandonnés par leurs familles. En outre, les progrès de l'hygiène exigent un cube d'air dont on ne tenait pas compte autrefois. On demande pour les salles d'infirmerie et pour les dortoirs de malades malpropres quarante mètres cubes par malade. Les bâtiments à deux et trois étages doivent être proscrits parce que les habitations de jour, situées au rez-de-chaussée, ne répondent pas aux habitations de nuit, situées aux étages. Les préaux des malades doivent être disposés de manière à ne pas être enserrés entre les bâtiments. Le système de Renaudin a pour inconvénient de trop agglomérer les bâtiments. On ne voit pas la nécessité de disposer dans l'axe de l'asile, la boulangerie, la salle des morts, la buanderie et une partie des ateliers, et c'est une lacune de n'y pas prévoir les *bains généraux* et l'*hydrothérapie*. On doit s'en référer, pour l'organisation des différents services, au rapport des inspecteurs généraux publié en 1878, en tenant compte de ce que les cubes d'air admis comme minima sont considérés comme insuffisants.

Les six sections proposées par Renaudin pour chaque sexe ne peuvent s'appliquer qu'aux asiles où la population ne dépasse pas cinq cents malades pour les deux sexes ; mais, dans les établissements où l'on trouve plus de mille malades

La surveillance exercée par l'autorité judiciaire au point de vue des garanties de la liberté individuelle, le contrôle auquel est soumise la question financière, l'inspection générale qui embrasse tous les services, le règlement des budgets qui coordonne tous les détails du service médico-administratif, enfin l'intervention de la commission de surveillance dans tous les actes qui préparent cette gestion, attestent toute la sollicitude du législateur, et définissent en même temps le caractère spécial de l'administration d'un asile.

12° Organisation médico-administrative ; directeur-médecin. — C'est en raison de ce caractère spécial que l'organisation administrative y diffère essentiellement de celle des hospices ordinaires, car la responsabilité y est trop grave pour être collective ; l'autorité doit s'y faire sentir d'une manière trop permanente pour être divisée, et les obligations y sont trop étroites pour être imposées à une action anonyme ; c'est donc avec raison que l'ordonnance du 18 décembre 1839 a décidé, par son article 1er, que les établissements publics consacrés aux aliénés seront administrés sous l'autorité du ministre secrétaire d'État au département de l'intérieur, et des préfets des départements, et sous la surveillance de commissions gratuites, par un directeur responsable, dont les dispositions ultérieures ont déterminé les attributions. L'importance et le caractère de cette direction ont été si bien compris, dès cette époque, que l'article 13 de la même ordonnance donnait au ministre la faculté d'autoriser, ou même d'ordonner d'office, la réunion des fonctions de directeur et de médecin. On conçoit parfaitement qu'à une époque où le nombre des médecins aliénistes était insuffisant, on n'ait pas posé un principe absolu, parce qu'il fallait avant tout organiser le service ; mais aujourd'hui tout milite en faveur d'un retour complet à un système que l'exposé des motifs de l'ordonnance précitée représentait comme devant produire plus d'unité et d'ensemble dans la direction de ces maisons, plus d'harmonie et d'appropriation dans les détails de tous les services.

On avait cru, dans le principe, que cette organisation n'était possible qu'autant que l'asile serait renfermé dans les limites assez restreintes, au delà desquelles des fonctions trop nombreuses excéderaient les forces d'un homme, quels que fussent son zèle et sa capacité. Aujourd'hui l'on ne saurait admettre une semblable objection, et quelle que soit l'étendue de l'asile, nous pensons que son administra-

d'un seul sexe, un pareil classement formerait une véritable confusion et il faut multiplier les subdivisions.

L'accroissement constant de la population dans les asiles d'aliénés n'est pas une éventualité, c'est un fait acquis, et on ne peut pas prévoir quand s'arrêtera cet accroissement, qui est peut-être lié à la dépopulation des campagnes et à l'augmentation de la population des villes. Renaudin, tout en prévoyant que les asiles, au moment où il écrivait, étaient appelés à prendre une plus grande extension, est resté bien au-dessous de la réalité. A. G.

tion doit être toujours confiée à un directeur-médecin ; qu'il faut associer d'une manière intime la direction morale et la direction matérielle, et que la réunion des fonctions médicales et administratives, loin d'être un cumul, est au contraire la consécration de l'unité qui seule peut assurer la marche régulière de tous les services. En partant de cette donnée, on comprend parfaitement que l'extension de l'asile ne soulève plus que des questions d'état-major ou d'employés secondaires, et que l'harmonisation hiérarchique, en prévenant les abus de plus d'un genre, supprime les chances de tiraillements et de rivalités qui ont compromis les services les mieux organisés du reste.

Si nous avons cru devoir signaler ce *desideratum* dans l'intérêt bien entendu de la marche des établissements, nous insistons sur l'utilité de ce principe dans l'intérêt du personnel lui-même, qui perd beaucoup à cet alliage d'éléments étrangers au corps médical. En effet, il arrive le plus souvent que les plus belles positions, au lieu de devenir la récompense de longs services, sont le partage de fonctionnaires qui, n'étant pas médecins, les ont, par cela seul, beaucoup moins méritées. Malgré les sages dispositions du décret du 24 mars 1858, qui classent les fonctionnaires supérieurs des asiles et atténuent les inconvénients que nous venons de signaler, nous persistons à penser que la direction des asiles doit être nécessairement médico-administrative, et que les médecins seuls doivent être appelés à l'honneur de les administrer et d'en diriger le service médical. Il est bien entendu que la résidence réelle, la renonciation à toute clientèle et la surveillance effective et permanente sont les corollaires obligés de ces prérogatives ; car jamais on ne doit séparer les attributions et les devoirs qui en découlent (1). C'est surtout du directeur d'asile qu'on doit toujours dire : *Vir probus, medendi peritus* (2).

(1) L'expérience consacre de plus en plus l'avantage considérable de la réunion des fonctions administratives et médicales entre les mains d'un directeur-médecin. C'est le mode d'organisation qui est adopté aujourd'hui dans la presque universalité des asiles anglais, américains, allemands, italiens, etc. On peut dire que c'est celui qui, à condition que les choix se portent sur des hommes instruits et actifs, donne de beaucoup les meilleurs résultats. On ne saurait trop en recommander la généralisation. A. F.

(2) L'organisation médico-administrative des asiles d'aliénés a soulevé les plus graves discussions. Elle doit avant tout conserver le caractère médical, qui seul peut rendre service aux malades et inspirer au public comme aux familles une véritable confiance. On a reproché aux médecins administrateurs de ne plus s'occuper que d'administration, laissant de côté les soins qu'ils doivent donner à leurs malades. On a dit encore que cette réunion des fonctions médicales et administratives, placées aux mains d'un seul homme, constituait un pouvoir excessif qui, s'il manque d'un contrôle suffisant, peut engendrer de graves abus. D'autre part, la séparation des fonctions médicales et administratives entre deux autorités que l'on a voulu rendre parallèles a déterminé, partout où on l'a établie, des situations fausses où le bien-être des malades disparaît devant des questions d'intérêt personnel. Elle tend presque toujours à effacer l'influence morale et légitime de médecin.

Tout est médical dans un hospice d'aliénés, comme l'a si judicieusement remar-

13° Commissions de surveillance. — Ces fonctions sont trop importantes et trop délicates, les attributions sont trop multipliées et se rattachent par trop de points à la responsabilité de l'administration supérieure, pour qu'on n'ait pas entouré cette direction de toutes les garanties d'un contrôle sérieux. Si l'action doit être unitaire, le conseil doit être collectif. La délibération doit précéder l'action. C'est à cette double indication que correspond l'institution des commissions de surveillance, définies par l'article 2 de l'ordonnance du 18 décembre 1839.

Les commissions de surveillance sont composées de cinq membres nommés par les préfets, et renouvelées chaque année par cinquième.

Elles sont chargées de la surveillance générale de toutes les parties du service des établissements, sont appelées à donner leur avis sur le régime intérieur, sur les budgets et les comptes, sur les actes relatifs à l'administration tels que le mode de gestion des biens, les projets de travaux, les procès à intenter ou à soutenir, les transactions, les emplois de capitaux, les acquisitions, les emprunts, les ventes ou échanges d'immeubles, les acceptations de legs, de donations, les pensions à accorder ; s'il y a lieu, les traités à conclure pour le service des malades.

qué Esquirol. Le traitement des aliénés consiste en effet dans un ensemble, dans un tout, dont l'organisation rationnelle de l'asile forme la première base. Il faut donc, comme corollaire logique, que le médecin y ait la haute main, et c'est ce qu'a bien compris le législateur en autorisant le ministre de l'intérieur à ordonner d'office, toutes les fois que cela sera possible, la réunion des fonctions de directeur et de médecin (art. 6, 8, 13 de l'ordonnance de 1839). Cette réunion est devenue à peu près la règle dans la plupart des pays à l'étranger.

Sans doute, il importe d'assurer la bonne gestion des intérêts matériels et des finances de l'établissement, mais cette bonne gestion ne peut être obtenue qu'à la condition de donner à l'institution l'organisation médicale qu'elle doit avoir et que l'on peut, d'ailleurs, entourer de toutes les garanties désirables. Lorsqu'on a voulu exagérer l'importance des intérêts matériels et légitimer pour ainsi dire la prépondérance administrative, on est arrivé à transformer en des services purement administratifs, avec toutes les restrictions et la réglementation qui en sont la conséquence, des institutions qui devaient conserver un caractère purement médical.

Si la prépondérance médicale est une question d'ordre vital pour la prospérité des asiles d'aliénés, nous croyons qu'elle peut être facilement assurée sans surcharger le médecin de détails administratifs et sans lui donner la responsabilité que l'inobservance des règles administratives pourrait faire peser sur lui. Un agent préposé responsable, placé sous son autorité, peut être chargé des différentes fonctions purement administratives, la préparation du budget, l'ordonnancement des dépenses dans les limites des crédits autorisés, la surveillance des serviteurs, le contrôle des diverses écritures, celles des économes, des receveurs, etc., le médecin-directeur conservant les droits de nomination, de révocation, en un mot, le pouvoir dirigeant. En cas de conflit, l'autorité supérieure interviendrait.

En 1881, le Dr Bourneville, rapporteur du cinquième groupe de la commission des aliénés à la Chambre des députés, avait proposé de créer à la place du directeur un administrateur placé sous le contrôle du service médical et correspondant directement avec la préfecture. Cet *agent-comptable*, ajoutait le Dr Bourneville, viendrait dans la hiérarchie après le médecin en chef et jouirait naturellement d'un traitement inférieur (Voir *Rapport au conseil général de la Seine*, année 1888, p. 56 et 57). (H. Dagonet.)

Les commissions de surveillance se réunissent tous les mois; elles sont en outre convoquées par le préfet toutes les fois que les besoins du service l'exigent.

Les réunions ordinaires ont lieu dans l'asile. Les séances extraordinaires peuvent être tenues en dehors.

Les délibérations ne seront valables qu'autant que trois membres au moins, non compris le directeur et les médecins, assistent à la séance.

Le directeur et les médecins assistant aux séances avec voix consultative, doivent se retirer au moment où la commission délibère sur les comptes de l'administration et sur les rapports qu'elle peut avoir à adresser directement au préfet.

Dans la séance ordinaire du mois de décembre, la commission désigne par une délibération, dont copie est immédiatement adressée au préfet, celui de ses membres dont le temps d'exercice est accompli.

Dans la séance ordinaire de janvier, elle nomme son président et son secrétaire, répartit entre ses membres les attributions de surveillance à exercer par chacun sur les diverses parties du service, et désigne celui d'entre eux qui doit remplir, pendant l'année, les fonctions d'administrateur provisoire des biens des aliénés.

Les délibérations de la commission sont transcrits sur un registre spécial, signé par les membres présents, et confié à la garde du directeur. Ce fonctionnaire peut être utilement chargé de la rédaction des délibérations que la commission ne juge pas à propos de se réserver.

Ces dispositions, extraites des articles 2, 4 et 5 de l'ordonnance du 14 décembre 1839, et de l'instruction ministérielle du 20 mars 1857, indiquent les attributions de la commission qui procède par voie d'avis, soit qu'elle délibère sur les propositions que le directeur soumet à son examen, soit qu'elle prenne elle-même l'initiative de propositions, qu'elle met sous les yeux du préfet.

C'est assez dire que l'avis qc la commission ne dégage pas le directeur de sa responsabilité directe vis-à-vis de l'autorité supérieure, soit qu'il propose, soit qu'il s'abtienne; car l'autorisation qui régularise un acte ne préjuge rien relativement à l'opportunité de cet acte, dont la responsabilité morale incombe toujours à celui qui en a pris l'initiative.

14° **Attributions du directeur.** — Depuis que l'instruction ministérielle du 29 mars 1857 a donné une exacte et complète énumération des obligations du directeur, il ne saurait plus y avoir de doute sur ses attributions souvent contestées, et cependant bien définies par l'article 6 de l'ordonnance réglementaire.

Le directeur, dit cet article, est chargé de l'administration intérieure de l'établissement et de la gestion de ses biens et revenus.

Il pourvoit, sous les conditions prescrites par la loi, à l'admission et à la sortie des personnes placées dans l'établissement.

Il nomme les préposés de tous les services de l'établissement; il les révoque s'il y a lieu. Toutefois les surveillants, les infirmiers et les gardiens devront être agréés par le médecin en chef; celui-ci pourra demander leur révocation au directeur. En cas de dissentiment, le préfet prononcera.

Ce dernier paragraphe suffirait, à lui seul, pour faire comprendre tous les inconvénients qui résultent de la séparation de fonctions qui ont entre elles tant de points de contact.

Ce qui confirme encore cette opinion, c'est l'article 7, portant que le directeur est exclusivement chargé de pourvoir à tout ce qui concerne le bon ordre et la police de l'établissement, dans les limites du réglement du service intérieur qui, conformément à l'article 8, place sous l'autorité du médecin le service médical en tout ce qui concerne le régime physique et moral, ainsi que la police médicale et personnelle des aliénés.

Les attributions étant bien définies, nous avons maintenant à faire connaître les conditions spéciales sous l'empire desquelles elles s'exercent.

15° **Placements volontaires et placements d'office** (1). — Le directeur pourvoit, sous les conditions prescrites par la loi, à l'admission des malades. L'accomplissement de ces formalités doit d'abord fixer l'attention.

On distingue les placements volontaires et les placements d'office.

Les premiers sont régis par l'article 8 de la loi du 30 juin 1838, portant :

« Les chefs ou préposés responsables des établissements publics et les directeurs des établissements privés et consacrés aux aliénés ne pourront recevoir une personne atteinte d'aliénation mentale, s'il ne leur est remis :

» 1° Une demande d'admission contenant les noms, profession, âge et domicile, tant de la personne qui la formera que de celle dont le placement sera réclamé, et l'indication du degré de parenté, ou, à défaut, de la nature des relations qui existent entre elles.

(1) Quoique la loi du 30 juin 1838 soit toujours en vigueur, nous ne pouvons pas passer sous silence le projet de revision de cette loi, projet qui a donné lieu au grand rapport de M. Théophile Roussel au Sénat, aux rapports de MM. Bourneville et Lafont à la Chambre des députés. Des discussions ont eu lieu au Sénat et au conseil supérieur de l'Assistance publique; de nombreux mémoires ont été publiés à ce sujet.

Le projet de revision de la loi de 1838 est à l'étude depuis longtemps et on ne peut pas prévoir le moment où il aboutira à une modification de la loi. Les pouvoirs publics paraissent aujourd'hui disposés à admettre l'intervention de la magistrature dans le placement des aliénés, proposition qui avait été rejetée dans la discussion de la loi de 1838, et dont l'utilité est fort contestable. Le traitement des aliénés à domicile serait l'objet d'une surveillance. Les malades pourraient être admis à l'asile sur leur propre demande. A. G.

» La demande sera écrite et signée par celui qui la formera, et s'il ne sait pas écrire, elle sera reçue par le maire ou le commissaire de police, qui en donnera acte.

» Les chefs, préposés ou directeurs, devront s'assurer, sous leur responsabilité, de l'individualité de la personne qui aura formulé la demande, lorsque cette demande n'aura pas été reçue par le maire ou le commissaire de police.

» Si la demande d'admission est formée par le tuteur d'un interdit, il devra fournir à l'appui un extrait du jugement d'interdiction.

» 2° Un certificat du médecin constatant l'état mental de la personne à placer, et indiquant les particularités de sa maladie et la nécessité de faire traiter la personne désignée, dans un établissement d'aliénés, et de l'y tenir enfermée.

» Le certificat ne pourra être admis, s'il a été délivré plus de quinze jours avant sa remise au chef ou directeur, s'il est signé d'un médecin attaché à l'établissement, ou si le médecin signataire est parent ou allié, au second degré inclusivement, des chefs ou propriétaires de l'établissement ou de la personne qui fera effectuer le placement.

» En cas d'urgence, les chefs des établissements publics pourront se dispenser d'exiger le certificat du médecin.

» 3° Le passeport, ou toute autre pièce propre à constater l'individualité de la personne à placer. »

Les placements d'office ont lieu conformément à l'article 18, portant : « A Paris, le préfet de police, et, dans les départements, les préfets, ordonneront d'office le placement, dans un établissement d'aliénés, de toute personne interdite ou non interdite, dont l'état d'aliénation compromettrait l'ordre public ou la sûreté des personnes.

» Les ordres des préfets seront motivés, et devront énoncer les circonstances qui les auront rendus nécessaires. »

« En cas de danger imminent, » dit l'article 1er, « attesté par le certificat d'un médecin ou par la notoriété publique, les commissaires de police à Paris, et les maires dans les autres communes, ordonneront, à l'égard des personnes atteintes d'aliénation mentale, toutes les mesures provisoires nécessaires, à la charge d'en référer dans les vingt-quatre heures au préfet, qui statuera sans délai (1). »

(1) La loi n'a pas spécifié quelles pouvaient être ces mesures provisoires nécessaires et, en pratique, elles sont loin d'être partout les mêmes. Dans certains départements, l'autorité supérieure, libérale dans l'application de la loi, autorise les maires à envoyer d'urgence les aliénés dans les asiles. Dans d'autres départements les conseils généraux, dans un but d'économie sans doute, ont refusé cette autorisation aux maires, et ces derniers n'ont d'autre droit que de faire surveiller et garder les malade, soit à leur domicile, soit dans une chambre d'auberge ou autre local d'emprunt, où l'on est souvent obligé de les tenir enfermés pendant plusieurs jours. Il est inutile de faire remarquer que la première de ces deux interprétations est de beaucoup la plus conforme à l'intérêt du malade et à celui de la société, et qu'à moins d'abus bien évidents, elle devrait être appliquée partout. A. F.

Enfin l'article 21, dans le but de protéger la sécurité publique contre l'incurie des familles, prescrit les dispositions ci-après :

« A l'égard des personnes dont le placement aura été volontaire, et dans le cas où leur état mental pourrait compromettre l'ordre public ou la sûreté des personnes, le préfet pourra, dans les formes tracées par l'article 18, décerner un ordre spécial, à l'effet d'empêcher qu'elles ne sortent de l'établissement sans son autorisation, si ce n'est pour être placées dans un autre établissement. »

Après avoir fait la part de la sécurité publique, la loi n'a pas négligé celle de l'assistance, et le paragraphe 2 de l'article 25 porte: « que les aliénés dont l'état mental ne compromettrait point l'ordre public ou la sécurité des personnes, y seront également admis dans les formes, dans les circonstances et aux conditions qui seront réglées par le conseil général, sur la proposition du préfet et approuvées par le ministre ».

Quoique ces articles soient conçus en termes clairs et précis, et semblent ne réclamer aucun commentaire, il importe que nous donnions à leur sujet quelques explications de nature à détruire plusieurs objections qui ont été soulevées contre quelques détails de leur application.

Outre que certains antagonistes de l'assistance que la loi accorde à tous les aliénés, ont voulu la restreindre aux seuls aliénés dangereux, des dissidences se sont élevées au sujet de la signification légale de cette expression. Peu de mots suffiront pour faire cesser toute incertitude à ce sujet. Pour admettre qu'un aliéné est dangereux, il ne faut pas attendre qu'il ait mis le feu à sa maison, qu'il ait tenté de tuer quelqu'un, ou qu'il ait commis quelque acte attentatoire à l'ordre public ou à la morale; la possibilité du danger suffit pour qu'on prenne des précautions, et qu'on ait recours à l'isolement. Si cette indication était mieux observée, les accidents seraient plus rares, en même temps que les guérisons seraient plus nombreuses. Cette éventualité ressort, non seulement des particularités de la maladie, mais encore du milieu dans lequel l'aliéné est placé. On ne doit jamais perdre de vue que les conceptions délirantes ont une logique fatale, que les causes d'excitation ont une influence sans cesse renaissante dans le lieu où l'affection a pris naissance, et que les impulsions instinctives sont d'autant plus irrésistibles, que l'élément douleur prédomine davantage ou qu'aucun frein disciplinaire n'est opposé à leur manifestation. D'après cela, il n'est aucune des formes de la folie qui ne présente un danger sérieux. Le malade qui, dominé par une idée fixe, veut réaliser ses projets délirants, ne reculera devant aucun acte pour vaincre tous les obstacles. L'érotomane poursuivra partout l'objet de son amour. Le lypémaniaque, toujours prêt à secouer le joug qui l'oppresse, médite adroitement ses moyens de vengeance, et le dément lui-même devient souvent tout aussi dangereux que le maniaque auquel, par une sorte de réminiscence, il emprunte l'excitation la plus vive ou les instincts de destruction les plus incoercibles. Qui n'a pas observé la violence du délire chez les épileptiques, soit avant ou après l'accès, soit lorsque cet accès, venant à avorter, est remplacé par une excitation maniaque dont la fureur est aveugle? Enfin, c'est en vain qu'on voudrait exclure du bénéfice de la loi les idiots et les imbéciles qui, assez inoffensifs en apparence, manifestent en général des instincts pervers, deviennent des instruments dangereux entre les mains qui les exploitent, et ajoutent à ce danger essentiel celui d'une excitation intercurrente assez difficile à contenir.

On croit moins au danger, et on est disposé à repousser ce qu'on appelle une exagération médico-aliéniste, quand on remarque l'ordre et le calme qui règnent dans nos asiles. Cependant, quand, se fiant à ces apparences, l'autorité ordonne des sorties inopportunes, la nécessité d'une réintégration ne tarde pas à se faire sentir. Il ne faut pas s'y tromper d'ailleurs, l'asile est un corollaire indispensable de la civilisation. Plus la société met en œuvre tous ses éléments d'activité, plus l'aliéné y fait l'office d'un corps étranger; car c'est une perturbation qu'il produit s'il se mêle au mouvement, c'est un obstacle qu'il crée s'il est inerte ou hostile.

On ne doit pas oublier que l'aliéné est un *malade qu'il faut traiter*, que le danger est loin de surgir dès le début de la maladie, que les chances de guérison ont souvent disparu quand le danger se manifeste, et que subordonner l'isolement au danger, c'est peupler l'asile d'incurables qui finissent par l'encombrer. Si on est si souvent obligé de recourir à l'article 18 de la loi, c'est parce qu'on n'a pas assez fait application de l'article 25. Si on prend si souvent une mesure de police, c'est qu'on a trop souvent refusé l'assistance.

Enfin, nous l'avons déjà indiqué plus haut, le danger, loin d'être absolu, est le plus souvent un fait relatif. Imminent au dehors, il disparait presque entièrement dans l'asile, et cette observation devrait suffire pour faire cesser une distinction qui n'est plus aujourd'hui qu'une question de tarif, et qui ne saurait être invoquée pour la dispensation des secours (1).

Quoique presque toujours le placement volontaire soit provoqué par des parents ou par des amis, il est pourtant arrivé que des aliénés, appréciant sainement leur situation, sont venus solliciter eux-mêmes les soins que leur état nécessitait. L'admission ne saurait être refusée,

(1) Dans certains départements, la distinction entre les malades, suivant qu'ils sont placés en vertu de l'article 18 ou en vertu de l'article 25, est tombée en désuétude, et tous les aliénés pour lesquels le département paye une partie ou la totalité des frais de traitement sont placés d'office, sans distinction de tarif ni de catégorie. A. F.

mais nous pensons qu'il est essentiel que cette demande soit reçue par le maire, et qu'on ne saurait se contenter de la demande écrite par le malade lui-même (1).

Cette admission, soumise du reste aux conditions de l'article 8 quand le malade peut payer sa pension, est, dans le cas contraire, soumise aux prescriptions du paragraphe 2 de l'article 25.

16° Dispositions diverses. Registre matricule. — Si, dans un intérêt d'humanité ou d'ordre public, la loi a permis de déroger pour les aliénés aux principes qui garantissent la liberté individuelle, elle a voulu en même temps assurer un contrôle efficace pour prévenir des abus qui en dénatureraient l'usage. Aux formalités à remplir, au moment de l'admission, elle a ajouté des mesures qui, pendant la durée du séjour, permettent de rectifier une erreur ou d'ouvrir la voie à l'examen judicieux de toute réclamation.

Conformément au dernier paragraphe de l'article 8, il doit être fait mention de toutes les pièces produites, dans un bulletin d'entrée qui sera envoyé dans les vingt-quatre heures, avec un certificat du médecin de l'établissement, et la copie de celui ci-dessus mentionné, au préfet de police à Paris, au préfet ou au sous-préfet dans les chefs-lieux de département ou d'arrondissement, et aux maires dans les autres communes. Le sous-préfet ou le maire en fera immédiatement l'envoi au préfet.

En vertu de l'article 10, c'est au préfet qu'il appartient de faire les notifications légales à l'autorité judiciaire.

Enfin, l'article 11 ordonne que, quinze jours après le placement d'une personne dans un établissement public ou privé, il sera adressé au préfet, conformément au dernier paragraphe de l'article 8, un nouveau certificat du médecin de l'établissement; ce certificat confirmera ou rectifiera, s'il y a lieu, les observations contenues dans le premier certificat, en indiquant le retour plus ou moins fréquent des accès ou des actes de démence.

Ces dispositions, applicables à tous les aliénés, quel qu'ait été le mode de leur placement, n'auraient qu'indirectement atteint le but du législateur, si la trace de ces pièces avait pu se perdre, ou si la situation des malades n'avait pas pu être soumise à un contrôle permanent. L'article 12 a satisfait à cette importante indication en prescrivant les dispositions ci-après:

« Il y aura, dans chaque établissement, un registre côté et parafé par le maire, sur lequel seront immédiatement inscrits les noms,

(1) Ce mode de placement, sur la demande de l'aliéné lui-même, est autorisé en Angleterre pour les malades qui ont déjà fait un séjour de cinq ans dans un asile; mais les malades entrés de la sorte sont également libres de sortir, de leur gré, quand bon leur semble. Quoi qu'en dise Renaudin, de semblables placements ne nous paraîtraient justifiés, en France, par aucune disposition légale, ce qui peut être parfois regrettable. A. F.

profession et domicile des personnes placées dans les établissements, la mention du jugement d'interdiction s'il a été prononcé, et le nom du tuteur, la date de leur placement, les noms, profession et domicile de la personne parente ou non parente qui l'aura demandé.

» Seront également transcrits sur ce registre :

» 1° Le certificat du médecin joint à la demande d'admission ;

» 2° Ceux que le médecin de l'établissement devra adresser à l'autorité conformément aux articles 8 et 11.

« Le médecin sera tenu de consigner sur ce registre, au moins tous les mois, les changements survenus dans l'état mental de chaque malade. Ce registre énoncera également les sorties et les décès.

» Ce registre sera soumis aux personnes qui, d'après l'article 4, auront le droit de visiter l'établissement, lorsqu'elles se présenteront pour en faire la visite. Après l'avoir terminée, elles apposeront sur le registre leur visa, leur signature et leurs observations.

» Conformément au paragraphe 2 de l'article 18, ces dispositions sont applicables aux placements d'office, et le registre matricule prescrit par l'article 12 doit recevoir copie des ordres d'admission, ainsi que de ceux qui seront donnés conformément aux articles 19, 20, 21 et 23. »

Nous n'avons pas besoin d'insister sur l'importance de ces prescriptions, sur la nécessité d'en observer la lettre et l'esprit. Si les considérations scientifiques doivent être réservées pour les observations cliniques, le registre matricule doit reproduire à leur date, et au fur et à mesure qu'elles se produisent, toutes particularités essentielles caractéristiques de l'affection. Ces constatations, régulièrement faites, répondent à toutes les réclamations, et concourent à la solution d'une foule de questions qui peuvent surgir, soit pendant le séjour des malades à l'asile, soit après leur sortie ou leur décès. Cette annotation a donc toute l'importance d'un acte médico-légal, et toute négligence engage gravement la responsabilité du directeur et du médecin.

En prescrivant les mesures propres à garantir la liberté individuelle avant l'entrée, et à sauvegarder tous les intérêts pendant le séjour des aliénés dans l'asile, le législateur aurait dû peut-être étendre sa sollicitude sur les séquestrations extra-légales que des familles imposent à leurs malades dans leur propre maison, soit pour éviter une dépense, soit dans un but de cupidité, soit pour se soustraire à certaines conséquences pouvant résulter de la constatation régulière du délire. Outre que les droits du malade sont méconnus, outre que sa santé en souffre toujours, des abus de plus d'un genre peuvent résulter et résultent souvent, en effet, d'une mesure qui, soustraite à l'action des garanties légales, a toujours un caractère d'arbitraire qui n'est plus dans nos mœurs. Nous savons très bien qu'il est des cas où le placement dans un asile ne saurait être rendu obligatoire; il en est même où certaines particularités de la maladie peuvent être une contre-indication à la séquestration; mais nous pensons qu'alors l'aliéné devrait être placé sous la protection de la loi, et que la maison dans laquelle il est retenu devrait être assimilée à un asile, et soumise à des dispositions analogues à celles qui régissent les établissements privés (1).

17° Administrateur provisoire, curateur. — La loi n'a pas eu seulement pour but d'assurer refuge et protection aux aliénés, l'intérêt de la société, les indications essentielles du traitement n'ont pas seuls préoccupé le législateur. Les droits des malades ont été protégés par de tutélaires dispositions, qui sont venues combler une lacune dans notre législation ; celle-ci, autrefois, exigeait en principe que l'interdiction précédât l'isolement ou le légalisât, si l'urgence mettait dans la nécessité d'y recourir avant l'accomplissement de cette formalité judiciaire. Ce n'est pas ici le lieu de revenir sur ce que nous avons dit pour démontrer les dangers et les abus résultant d'une interdiction inopportune (2). S'il est quelques cas où elle est indispensable, s'il en est d'autres où elle ne constitue qu'une dépense indifférente ou inutile, le plus souvent elle est dangereuse ou manque le but qu'on se propose. La loi de 1838, au contraire, sauvegarde tous les intérêts sans compromettre ceux du malade, et surtout sans lui imposer les frais d'une procédure dispendieuse. Elle s'adapte à la pluralité des indications, et c'est seulement quand une action s'épuise, qu'on peut recourir soit à la nomination d'un conseil judiciaire, soit à l'interdiction (3).

Les commissions administratives ou de surveillance des hospices ou établissements publics d'aliénés exerceront, à l'égard des personnes non interdites qui y seront placées, les fonctions d'administrateurs provisoires. Elles désigneront un de leur membres pour les remplir : l'administrateur ainsi désigné procédera au recouvrement des sommes

(1) Des mesures de ce genre ont été prévues dans le projet de revision de la loi du 30 juin 1838, qui a été soumis à l'Assemblée nationale sur la proposition de MM. Roussel, Jozon et Desjardins. Des prescriptions analogues existent déjà dans la loi belge, mais nous croyons savoir qu'elles sont d'une application excessivement rare. A. F.

(2) Renaudin, *Annales médico-psychologiques*, 1848.

(3) Nous devons signaler, néanmoins, une lacune importante dans cette administration. La loi du 30 juin 1838 n'ayant pas autorisé l'administrateur provisoire institué par l'article 31, à accepter les successions échues aux aliénés placés dans les asiles publics, ce n'est qu'après l'interdiction prononcée que le tuteur, nommé à la personne intérdite, peut, après y avoir été autorisé par le conseil de famille (article 46, code civil), accepter ou répudier la succession échue à celle-ci. Or, quand il s'agit des malades placés d'office dans les asiles, les frais de procédure, pour arriver à l'interdiction, absorbent souvent la plus grande partie de la succession quand ils n'en dépassent pas le montant. A. F.

Cette lacune disparaîtrait par l'adoption des dispositions votées par le Sénat dans le projet de revision de la loi de 1838. A. G.

dues à la personne placée dans l'établissement et à l'acquittemeut de ses dettes, passera des baux qui ne pourront excéder trois ans, et pourra même, en vertu d'une autorisation spéciale accordée par le président du tribunal civil, faire vendre le mobilier.

Les sommes provenant soit de la vente, soit des autres recouvrements, seront versés directement dans la caisse de l'établissement, et seront employées, s'il y a lieu, au profit de la personne placée dans l'établissement.

Le cautionnement du receveur sera affecté à la garantie desdits deniers, par privilège aux créances de toute autre nature.

Néanmoins les parents, l'époux ou l'épouse des personnes placées, les établissements d'aliénés, dirigés ou surveillés par des commissions administratives, ces commissions elle-mêmes ainsi que le procureur de la République, pourront toujours recourir aux dispositions des articles suivants (art. 31).

Sur la demande des parents, de l'époux ou de l'épouse, sur celle de la commission administrative, ou sur la provocation d'office du procureur de la République, le tribunal civil du lieu du domicile pourra, conformément à l'article 497 du code civil, nommer en chambre du conseil un administrateur provisoire aux biens de toute personne non interdite, placée dans un établissement d'aliénés.

Cette nomination n'aura lieu qu'aprèe délibération du conseil de famille, et sur les conclusions du procureur de la République. Elle ne sera pas sujette à appel (art. 32).

Le tribunal, sur la demande de l'administrateur provisoire ou à la diligence du procureur de la République, désignera un mandataire spécial à l'effet de représenter en justice tout individu non interdit et placé ou retenu dans un établissement d'aliénés, qui serait engagé dans une contestation judiciaire au moment du placement, ou contre lequel une action serait intentée postérieurement.

Le tribunal pourra aussi, dans le cas d'urgence, désigner un mandataire spécial à l'effet d'intenter, au nom des mêmes individus, une action mobilière ou immobilière. L'administrateur provisoire pourra dans les deux cas, être désigné pour être mandalaire spécial (art. 33).

Les dispositions du code civil sur les causes qui dispensent de la tutelle, sur les incapacités, sur les exclusions ou les destitutions de tuteurs, sont applicables aux administrateurs provisoires. Nommés par le tribunal sur la demande des parties intéressées, sur celle du procureur de la République, le jugement qui nommera l'administrateur provisoire pourra en même temps constituer sur ses biens une hypothèque générale ou spéciale, jusqu'à concurrence d'une somme déterminée par ledit jugement.

Le procureur de la République devra, dans le délai de quinzaine, faire inscrire cette hypothèque au bureau de la conservation. Elle ne datera que du jour de l'inscription (art. 34).

Dans le cas où un administrateur provisoire aura été nommé par jugement, les significations à faire à la personne placée dans un établissement d'aliénés seront faites à cet administrateur.

Des significations faites au domicile pourront, suivant les circonstances, être annulées par les tribunaux.

Il n'est pas dérogé à l'article 173 du code de commerce (art. 35).

A défaut d'administrateur provisoire, le président, à la requête de la partie la plus diligente, commettra un notaire pour représenter les personnes non interdites placées dans les établissements d'aliénés, dans les inventaires, comptes, partages et liquidations dans lesquelles elles seraient intéressées (art. 36).

Les pouvoirs conférés en vertu des articles précédents cesseront de plein droit, dès que la personne placée dans un établissement d'aliénés n'y sera plus retenue.

Les pouvoirs conférés par le tribunal, en vertu de l'article 32, cesseront de plein droit, à l'expiration d'un délai de trois ans. Ils pourront être renouvelés (art. 37).

Sur la demande de l'intéressé, de l'un de ses parents, de l'époux ou de l'épouse, d'un ami, ou sur la provocation du procureur de la République, le tribunal pourra nommer, en chambre du conseil, par jugement non susceptible d'appel, en outre de l'administrateur provisoire, un curateur à la personne de tout individu non interdit placé dans un établissement d'aliénés, lequel devra veiller : 1° à ce que les revenus soient employés à adoucir son sort et à accélérer sa guérison ; 2° à ce que ledit individu soit rendu au libre exercice de ses droits aussitôt que sa situation le permettra.

Le curateur ne pourra être choisi parmi les héritiers présomptifs de la personne placée dans un établissement d'aliénés (art. 39).

Participation de l'aliéné à certains actes. — Quoique le directeur soit légalement en dehors de l'application de ces articles, j'ai cru devoir néanmoins les citer *in extenso*, pour montrer que leurs dispositions constituent un système protecteur complet, adapté au plus grand nombre de circonstances correspondant aux besoins les plus ordinaires, et réservant l'interdiction pour des faits exceptionnels. C'est donc en s'appuyant sur les prescriptions formelles de la loi que le médecin, combattant l'interdiction comme le plus souvent inutile ou nuisible, pourra indiquer aux familles une marche tout aussi protectrice des intérêts matériels, et beaucoup moins onéreuse pour l'infortuné qui supporte tous les frais qu'on fait non pour lui, mais contre lui. Un membre de la commission pour les cas les plus simples, un administrateur, un mandataire, un représentant désigné par le tribunal pour des intérêts plus compliqués, constituent une gradation de mesures suffisamment protectrices, quand l'aliéné ne peut pas prendre lui-même à la gestion de ses affaires une part légitime, qu'on ne saurait lui refuser quand son état mental n'y met pas obstacle. La participation à certains actes est même, au point de vue du traitement, un moyen souvent efficace. Elle renoue les liens de famille, réveille les sentiments affectifs, et quand elle est soumise à une surveillance tutélaire, elle ne peut jamais présenter d'inconvénients.

Suivant nous, on doit la restreindre aux actes dont l'abstention ne pourrait interrompre l'exécution, et que le consentement rend moins dispendieux en abrégeant la procédure. De cette manière le père et la mère ne restent pas étrangers au mariage de leurs enfants, le mari peut encore venir en aide à sa femme, et si la tutelle médicale peut empêcher que le malade compromette ses intérêts, elle s'ingénie encore à le rattacher à la famille, en l'éclairant sur ses devoirs envers elle. La loi, d'ailleurs, a pris des précautions contre l'abus, en édictant l'article 38 ainsi conçu :

« Les actes faits par une personne placée dans un établissement d'aliénés, pendant le temps qu'elle y aura été retenue sans que son interdiction ait été prononcée, ni provoquée, pourront être attaqués pour cause de démence, conformément à l'article 1304 du code civil.

» Les dix ans de l'action en nullité courront, à l'égard de la personne retenue qui aura souscrit les actes, à dater de la signification qui lui en aura été faite, ou de la connaissance qu'elle en aura eue après sa sortie définitive de la maison d'aliénés.

» Et à l'égard de ses héritiers, à dater de la signification qui leur en aura été faite, ou de la connaissance qu'ils en auront eue après la mort de leur auteur.

» Lorsque les dix ans auront commencé de courir contre celui-ci, ils continueront de courir contre les héritiers. »

Ces dispositions légales et la gravité de leur conséquence possible, démontrent une fois de plus l'importance des prescriptions de l'article 12, et l'utilité d'annotations régulières pouvant toujours permettre de déterminer quel était, à un moment donné, l'état mental d'un malade.

Rapports semestriels. — Enfin les dispositions légales relatives au séjour des aliénés dans les asiles sont complétées par l'article 20, portant que :

« Les chefs, directeurs ou préposés responsables des établissements seront tenus d'adresser aux préfets, dans le premier mois de chaque semestre, un rapport rédigé par le médecin de l'établissement sur l'état de chaque personne qui y sera retenue, sur la nature de sa maladie et les résultats du traitement.

» Le préfet prononcera sur chacune individuellement, ordonnera sa maintenue dans l'établissement ou sa sortie.

Cet article est applicable aux placements d'office et aux placements volontaires ; toutefois à l'égard de ces derniers, c'est moins un ordre qu'une autorisation de maintenue, sauf le cas prévu par l'article 21.

18° Le séjour dans un asile répond à bien des indications, c'est une nécessité dans la plupart des cas, une opportunité dans beaucoup d'autres ; mais il importait que la loi indiquât les circonstances qui devaient y mettre un terme ou qui en rendaient la continuation obligatoire.

Déclaration de guérison. Sortie de l'aliéné. — L'article 13 est ainsi conçu : « Toute personne placée dans un établissement d'aliénés cessera d'y être retenue aussitôt que les médecins de l'établissement auront déclaré sur le registre énoncé en l'article précédent, que la guérison est obtenue.

» S'il s'agit d'un mineur ou d'un interdit, il sera donné immédiatement avis de la déclaration des médecins aux personnes auxquelles il devra être remis, et au procureur de la République. »

Cet article concerne exclusivement les placements volontaires ; les placements d'office sont réglés par l'article 23, qui stipule : « Si, dans l'intervalle qui s'écoulera entre les rapports ordonnés par l'article 20, les médecins déclarent sur le registre tenu en exécution de l'article 12, que la sortie peut être ordonnée, les chefs, directeurs ou préposés responsables des établissements seront tenus, sous peine d'être poursuivis conformément à l'article 30, d'en référer aussitôt au préfet, qui statuera sans délai. »

Enfin le législateur a voulu que la sortie pût être ordonnée, dans les cas mêmes où elle ne serait pas réclamée par le médecin ; et l'article 16 porte que le préfet pourra toujours ordonner la sortie immédiate des personnes placées volontairement dans les maisons d'aliénés.

Cette disposition s'étend évidemment aux placements d'office.

L'exécution de ces articles présente, malgré la clarté du texte, des difficultés que nous croyons devoir examiner dans un court commentaire.

Quoique la loi parle des médecins, c'est toujours du médecin en chef que doivent émaner les certificats ou constatations indiqués dans les articles qui précèdent.

Ces certificats ou ces constatations se rapportent à deux ordres de faits qu'on a souvent confondus, et qu'il importe cependant de bien distinguer.

Ou la sortie *doit* avoir lieu, ou elle *peut* avoir lieu.

Dans le premier cas, la question est résolue par la constatation de la guérison. Dans le second cas, il suffit que le certificat relate que le malade n'est nuisible ni pour les autres ni pour lui-même.

Opportunité de la sortie. Indications variables. — En ce qui concerne la guérison, on s'est demandé bien des fois quels en sont les caractères et à quel moment on peut ou on doit la constater. La cessation d'un accès de manie intermittente, la rémission de l'état hallucinatoire, la suppression de l'agitation, ou enfin la raison apparente des discours remplaçant l'incohérence, sont dans bien des cas des signes trompeurs auxquels on a souvent regret de s'être laissé prendre. La réapparition prochaine des accidents prouve, peu après, que la disposition morbide ne faisait que sommeiller, que la guérison n'était pas complète, et que le malade était à peine entré dans la période de convalescence. Ce serait peu, s'il ne s'agissait ici que d'un mécompte d'amour-propre ; mais combien de fois n'a-t-on pas observé que ces erreurs ne sont pas sans danger. L'aveu des malades eux-mêmes nous le prouve, et l'expérience nous apprend chaque jour qu'il y a une grande distance entre la cessation du délire et le retour complet à la raison.

Du reste la guérison est loin d'être la seule indication pour la sortie, qui peut être réclamée pour bien des motifs. Il est des cas où, si la séquestration a été nécessaire pour préparer la guérison, celle-ci ne peut être obtenue qu'en faisant cesser une mesure qui a donné tout ce qu'elle a pu. Une sortie opportune peut juger la nostalgie, qui devient quelquefois une complication de l'aliénation mentale.

Ces citations, auxquelles je pourrais en joindre beaucoup d'autres, nous prouvent donc qu'en dehors de la guérison, il est des cas où la sortie doit être provoquée soit auprès des familles, soit auprès des autorités, pour satisfaire à des indications thérapeutiques. Si nous nous élevons contre les sorties prématurées, nous ne blâmons pas moins les sorties tardives. Mais, dans tous les cas, on ne doit jamais oublier qu'avant de prendre une détermination il faut, tout en tenant compte de la situation du malade, ne pas perdre de vue la nature du nouveau milieu dans lequel on va le placer.

Opposition à la sortie, etc. — (*Articles 11, 14, 29*, etc., *loi de 1838*). — Les réflexions qui précèdent s'appliquent principalement aux cas dans lesquels le médecin a le devoir de prendre l'initiative des propositions de sortie. Mais il arrive aussi que son avis est demandé soit par l'autorité, soit par les familles qui le consultent sur l'opportunité de la sortie, ou qui, sourdes à toute observation, la réclament impérativement. L'article 14 de la loi résout cette dernière question ainsi qu'il suit :

« Avant même que les médecins aient déclaré la guérison, toute personne placée dans un établissement d'aliénés cessera également d'y être retenue dès que la sortie sera requise par l'une des personnes ci-après désignées, savoir :

« 1° Le curateur nommé en exécution de l'article 38 de la présente loi ;

» 2° L'époux ou l'épouse ;

» 3° S'il n'y a pas d'époux ou d'épouse, les ascendants;

» 4° S'il n'y a pas d'ascendants, les descendants;

» 5° La personne qui a signé la demande d'admission, à moins qu'un parent n'ait déclaré s'opposer à ce qu'elle use de cette faculté sans l'assentiment du conseil de famille;

» 6° Toute personne à ce autorisée par le conseil de famille;

» S'il résulte d'une opposition notifiée au chef de l'établissement par un ayant cause, qu'il y a dissentiment soit entre les ascendants, soit entre les descendants, le conseil de famille prononcera.

» Néanmoins, si le médecin de l'établissement est d'avis que l'état mental du malade pourrait compromettre l'ordre public ou la sûreté des personnes, il en sera donné préalablement connaissance au maire, qui pourra ordonner immédiatement un sursis provisoire à la sortie, à la charge d'en référer dans les vingt-quatre heures au préfet. Ce sursis provisoire cessera de plein droit à l'expiration de la quinzaine, si le préfet n'a pas, dans ce délai, donné d'ordres contraires, conformément à l'article 21 ci-après; l'ordre du maire sera transcrit sur le registre tenu en exécution de l'article 12. En cas de minorité ou d'interdiction, le tuteur pourra seul requérir la sortie. »

Pour que l'opposition à la sortie soit légale, il faut que l'état mental du malade puisse compromettre l'ordre public et la sécurité des personnes. Il est évident que le malade lui-même fait partie de ces personnes, et qu'on est en droit de s'opposer à la sortie pour prévenir le *suicide*, qui serait la conséquence nécessaire de la mise en liberté. Du reste, le médecin ne doit subordonner l'expression de son opinion à aucune considération étrangère, et cette opinion elle-même, fût-elle dictée par un scrupule exagéré, ne saurait jamais être abusive, puisque, conformément à l'article 16 de la même loi, le préfet pourra toujours ordonner la sortie immédiate des personnes placées volontairement dans les établissements d'aliénés.

L'utilité, la nécessité même de l'isolement dépendent, non seulement de l'état intrinsèque du malade, mais encore de ses conditions d'existence et de la nature du milieu dans lequel il vit. La question de la sortie emprunte donc les éléments de sa solution aux considérations qui ont motivé l'admission dans l'asile. C'est surtout pour les indigents, qu'il importe de prendre les précautions les plus minutieuses; c'est pour eux que la convalescence doit se prolonger, si l'on veut que la guérison soit durable. Enfin, tel qui, jouissant d'un revenu et entouré d'une famille, peut impunément promener au dehors ses conceptions délirantes, ne peut sortir de l'asile si la misère lui fait une loi d'un rude labeur dont il est incapable, et si surtout l'absence d'une famille aisée le laisse sans protection contre les conséquences d'un délire qui s'exagère quand il n'est pas contenu par un régulateur. Cependant, entre ces deux situations extrêmes, il en est d'intermédiaires qui permettent de tenter l'épreuve de la sortie, en usant toutefois de certaines précautions. C'est surtout à cette indication que répond l'article 15, ainsi conçu :

« Dans les vingt-quatre heures de la sortie, les chefs préposés ou directeurs, en donneront avis aux fonctionnaires désignés dans le dernier paragraphe de l'article 8, et leur feront connaître le nom et la résidence des personnes qui auront retiré le malade, son état mental au moment de sa sortie, et autant que possible l'indication du lieu où il aura été conduit. »

Enfin le législateur, voulant assurer toutes les garanties à la liberté individuelle, a dû prévoir le cas où l'intervention de l'autorité judiciaire devra suppléer celle de l'autorité administrative et la contrôler. C'est l'objet de l'article 29, renfermant les dispositions ci-après :

« Toute personne placée ou retenue dans un établissement d'aliénés, son tuteur, si elle est mineure, son curateur, tout parent ou ami, pourront, à quelque époque que ce ce soit, se pourvoir devant le tribunal du lieu de la situation de l'établissement, qui, après les vérifications nécessaires, ordonnera s'il y a lieu la sortie immédiate.

» Les personnes qui auront demandé le placement, et le procureur de la République, d'office, pourront se pourvoir aux mêmes fins.

» Dans le cas d'interdiction, cette demande ne pourra être formée que par le tuteur de l'interdit (1).

» La décision sera rendue sur simple requête, en chambre du conseil et sans délai. Elle ne sera pas motivée.

» La requête, le jugement et les autres actes auxquels la réclamation pourrait donner lieu, seront visés pour timbre et enregistrés en débet.

» Aucunes requêtes, aucunes réclamations adressées soit à l'autorité judiciaire, soit à l'autorité administrative, ne pourront être supprimées ou retenues par les chefs d'établissements, sous les peines portées au titre III ci-après. »

Nous ne saurions trop appeler l'attention sur l'importance des prescriptions légales que nous venons d'analyser. Ce serait à tort qu'on les regarderait comme des formalités facultatives qu'on peut impunément passer sous silence. Les articles 30 et 41 nous montrent que leur utilité a une sanction légale qu'il ne faut pas perdre de vue.

« Les chefs, directeurs ou préposés responsables, ne pourront, sous les peines portées par l'article 130 du code pénal, retenir une personne placée dans un établissement d'aliénés, dès que la sortie aura

(1) Cette clause de la loi n'est pas appliquée dans la pratique, et cela est de toute justice ; on comprend, en effet, qu'un tuteur pourrait avoir un intérêt coupable à retenir son pupille dans un asile, plus longtemps que cela ne serait nécessaire; il faut donc que ce pupille puisse faire parvenir ses réclamations à la justice aussi facilement que tout autre aliéné séquestré. A. F.

été ordonnée par le préfet, aux termes des articles 16, 20 et 23, ou par le tribunal, aux termes de l'article 29, ni lorsque cette personne se trouvera dans les cas énoncés aux articles 13 et 14 (*art.* 30).

» Les contraventions aux dispositions des articles 5, 8, 11, 12, du second paragraphe de l'article 13, des articles 15, 17, 20, 21, et du dernier paragraphe de l'article 29 de la présente loi, et aux règlements rendus en vertu de l'article 6, qui seront commises par les chefs, directeurs ou préposés responsables des établissements publics ou privés d'aliénés, et par les médecins employés dans ces établissements, seront punies d'un emprisonnement de cinq jours à un an, et d'une amende de 50 francs à 3000 francs, ou de l'une ou l'autre de ces peines.

» Il pourra être fait application de l'article 463 du code pénal (*art.* 41). »

Nous devons faire remarquer, à cette occasion, que l'article 463 du code pénal, permettant l'atténuation de la peine, n'est pas applicable au cas prévu par l'article 30, qui prononce une peine de six mois à deux ans d'emprisonnement, et une amende de 16 francs à 200 francs, sans préjudice des dommages-intérêts que la personne retenue ou sa famille seraient en droit de réclamer.

La destitution pour le directeur d'un établissement public, le retrait de l'autorisation pour celui d'un établissement privé, seraient en outre la conséquence administrative des peines encourues.

19° **Mort violente; instruction du 20 mars 1857.** — Les articles que nous venons d'analyser nous montrent la surveillance tutélaire de l'autorité publique, suivant le malade, au moment de son admission dans l'asile, pendant son séjour, et jusqu'à sa sortie. Les règlements ont encore pris soin de spécifier les mesures à prendre quand ils viennent à succomber. L'instruction ministérielle du 20 mars 1857 prescrit à cet égard les dispositions ci-après :

« En cas de décès d'un aliéné, le directeur est tenu d'en donner avis, dans les vingt-quatre heures, à l'officier de l'état civil, et de faire inscrire, sur un registre spécial, les détails et les renseignement nécessaires à la rédaction de l'acte de décès, conformément à l'article 80 du code Napoléon.

» En cas de décès par suite de suicide ou de meurtre, le directeur appelle un officier de police à constater, avec le médecin, l'état du cadavre et les circonstances se rapportant au décès.

» Le médecin en rédige un procès-verbal, qui est transcrit sur le registre légal à la suite des annotations mensuelles. »

C'est dire assez, comme le prescrit d'ailleurs un autre article de la même instruction, que chaque décès doit être constaté avec soin, et que si les autopsies sont faites en général dans un but scientifique, le procès-verbal qui en est rédigé devient quelquefois une précieuse garantie légale.

La même instruction décide en outre que, hors les cas d'investigation médico-légale, l'autopsie ne peut avoir lieu quand la famille a formé une opposition écrite.

20° **Dépôts provisoires pour les aliénés.** — Avant la loi de 1838, les aliénés étaient souvent séquestrés dans les prisons et confondus, pendant leur translation, avec des criminels de tout genre. La législation nouvelle ne pouvait tolérer un semblable abus, dont le renouvellement a été prévenu par l'article 24, ainsi conçu :

« Les hospices et hôpitaux civils seront tenus de recevoir provisoirement les personnes qui leur seront adressées, en vertu des articles 18 et 19, jusqu'à ce qu'elles soient dirigées sur l'établissement spécial destiné à les recevoir, aux termes de l'article 1er, ou pendant le trajet qu'elles feront pour s'y rendre.

» Dans les communes où il existe des hospices et hôpitaux, les aliénés ne pourront être déposés ailleurs que dans ces hospices et hôpitaux. Dans les lieux où il en n'existe pas, les maires devront pourvoir à leur logement, soit dans une hôtellerie, soit dans un local loué à cet effet.

» Dans aucun cas les aliénés ne pourront être ni conduits avec les condamnés ou les prévenus, ni déposés dans une prison.

» Ces dispositions seront applicables à tous les aliénés dirigés par l'administration sur un établissement public ou privé. »

Cet article ne donnerait lieu à aucun commentaire si, dans plusieurs départements, une inexacte interprétation de son premier paragraphe n'avait donné lieu à une mesure dont les conséquences sont souvent désastreuses. L'hospice, qui doit être un lieu de dépôt provisoire dans lequel le malade attend le moment de sa translation dans un asile, est quelquefois transformé en un lieu d'observation préalable où, au gré d'un médecin souvent incompétent, le malade reste pendant plusieurs mois enfermé dans un cabanon, privé des soins les plus essentiels que réclame sa position. Nous n'avons pas besoin d'insister sur les dangers d'une telle mesure, car il nous suffit de montrer qu'elle est illégale, à quelque point de vue qu'on se place. Si l'arrêté est motivé ainsi que le veut l'article 18, la séquestration n'est légale que dans un asile. Si l'ordre n'est pas suffisamment motivé, on crée ainsi une séquestration préventive qui n'est pas admise par la loi. C'est quand le malade est en liberté que toute constatation peut être utilement faite, et il ne saurait y avoir de séquestration intermédiaire dans un hospice, qui n'est et ne peut être qu'un gîte passager.

On avait pensé aussi, dans quelques départements, pouvoir placer dans des dépôts de mendicité des aliénés réputés incurables. Cette mesure, dictée par un esprit d'économie mal entendue, est une violation flagrante de la loi, et dès que l'autorité ministérielle en a eu connaissance, elle s'est empressée de faire cesser un abus que rien ne pouvait justifier. L'entretien des aliénés indigents constitue pour les départements une assez lourde charge, mais c'est une nécessité sociale qu'il faut subir et que l'illégalité ne saurait jamais atténuer.

21° Entretien des aliénés indigents. Dispositions légales. — Après avoir constitué les asiles d'aliénés, après avoir entouré l'isolement de toutes les garanties légales désirables, l'œuvre du législateur aurait été incomplète s'il n'avait assuré à l'institution les ressources financières, élément essentiel de la sanction des prescriptions légales. Autrefois on s'en serait rapporté aux élans de la charité; des legs, des donations auraient pourvu à tous les besoins; mais aujourd'hui on éprouverait des mécomptes, si on avait compté sur cette éventualité, et on apprécie d'autant mieux le mérite de la loi de 1838 quand on assiste, dans le sein de certaines assemblées, aux discussions économiques que soulève l'allocation des crédits à ouvrir dans les budgets départementaux pour cette partie importante de l'assistance publique. Les erreurs varient suivant les localités, mais toutes, à quelques exceptions près, aboutissent à marchander ou à réduire les secours; aussi, quoique sous ce rapport la situation se soit généralement améliorée partout, croyons-nous opportun d'analyser ici les dispositions légales qui assurent au service des aliénés la dotation qui lui est nécessaire.

Elles nous sont fournies par les articles 26, 27 et 28 qui complètent l'organisation du service, et ont donné à l'autorité publique une arme précieuse pour vaincre bien des résistances irrationnelles.

La dépense de l'entretien, du séjour, et du traitement des personnes placées dans les hospices ou établissements publics d'aliénés sera réglée d'après un tarif arrêté par le conseil général.

La dépense de l'entretien, du séjour et du traitement des personnes placées par les départements dans les établissements privés, sera fixée par le département, conformément à l'article 1er (*art.* 26).

Les dépenses énoncées en l'article précédent seront à la charge des personnes placées; et, à leur défaut, à la charge de ceux auxquels il peut être demandé des aliments, aux termes de l'article 205 et suivants du code civil.

S'il y a contestation sur l'obligation de fournir des aliments, ou sur leur quotité, il sera statué par le tribunal compétent, à la diligence de l'administrateur désigné, en exécution des articles 31 et 32.

Le recouvrement des sommes dues sera poursuivi et opéré à la diligence de l'administration de l'enregistrement et des domaines (*art.* 27) (1).

(1) Un arrêt de la cour de cassation, du 5 mai 1880, dit que la loi ne fait aucune distinction entre les dépenses des aliénés placés volontairement dans les asiles par leurs familles et les dépenses des autres aliénés.

D'après cet arrêt, l'administration de l'asile est sans qualité pour poursuivre judiciairement le payement de sommes dues pour la pension d'un aliéné volontairement placé par sa famille. La procédure à suivre, en cas de refus de payement, est

A défaut, ou en cas d'insuffisance des ressources énoncées en l'article précédent, il y sera pourvu sur les centimes affectés par la loi des finances aux dépenses ordinaires du département auquel l'aliéné appartient, sans préjudice du concours de la commune du domicile de l'aliéné, d'après les bases proposées par le conseil général sur l'avis du préfet, et approuvées par le gouvernement.

Les hospices seront tenus à une indemnité proportionnée au nombre des aliénés dont le traitement ou l'entretien était à leur charge, et qui seraient placés dans un établissement spécial d'aliénés.

En cas de contestation, il sera statué par le conseil de préfecture (*art.* 28).

La connaissance de ces articles, dont l'exécution rentre exclusivement dans les attributions de l'autorité publique, semble au premier abord intéresser fort peu le directeur d'un asile ; mais il faut y voir moins le texte même des dispositions, que la solution des questions soulevées par leur application. C'est en ce sens que nous allons mettre sous les yeux du lecteur quelques considérations d'une utilité incontestable.

22° **Prix de journée des diverses classes.** — Le prix de pension payé par ou pour les malades, doit comprendre toutes les dépenses qui leur sont propres, et fournir en même temps à l'administration les moyens nécessaires pour pourvoir aux indications générales du service et de la gestion. Il doit moins représenter une dépense annuelle déterminée, que constituer la moyenne d'une série d'années ; de telle sorte que, supérieur dans un temps à la dépense réelle, il produise alors un excédent de recettes propre à couvrir plus tard un déficit presque inévitable. C'est encore dans le prix de journée que l'asile doit puiser les ressources nécessaires au complément ou aux progrès d'un service qui s'accroît, et dont les exigences n'ont pas encore dit le dernier mot. Nous ne saurions trop nous élever contre ces fixations arbitraires consenties *a priori* sur la demande des conseils généraux, où la question d'économie l'emporte souvent sur celle d'humanité. Agir ainsi, c'est ordinairement méconnaître les indications les plus pressantes, ou faire descendre l'institution charitable au bas niveau d'une spéculation mercantile.

Le prix de journée est loin d'avoir une valeur absolue, il varie d'une région à une autre, et nous pourrions citer des asiles plus riches avec 90 centimes que d'autres avec 1 fr. 10. La situation de l'établissement en deçà ou au delà des limites de l'octroi, la fluctuation de certaines denrées sont des circonstances dont on ne saurait méconnaître l'influence. Mais ce dont il importe surtout de tenir compte, c'est le

celle qui est indiquée à l'article 618 de l'instruction générale sur la comptabilité (États rendus exécutoires par le préfet et transmis par le préfet au directeur de l'enregistrement). A. G.

nombre des malades qui, suivant qu'il augmente ou diminue, réduit ou accroît la part que prend dans le prix de journée la supputation des frais généraux. Il fut une époque où ces frais pouvaient être réduits à leur plus simple expression, où les administrations locales étaient libres de laisser subsister dans l'organisation du service les plus regrettables lacunes, et de mesurer les frais généraux, non à l'étendue des besoins, mais à l'exiguïté du prix de journée arbitrairement fixé. Aujourd'hui il n'en est plus de même ; le gouvernement a fixé à cet égard des principes dont on ne peut pas s'écarter, et c'est désormais le prix de journée qui doit compter avec les frais généraux.

Nous avons dit plus haut que le nombre des malades venant à s'accroître, la part individuelle des frais généraux tend à diminuer. Ce rapport a des limites, et il ne faudrait pas, donnant à ce principe une extension irrationnelle, admettre pour une institution de ce genre la possibilité d'un accroissement indéfini de population. Mais tout en nous abstenant de poser un chiffre absolu, nous croyons devoir faire connaître une donnée fondamentale à ce sujet. A de rares exceptions près, le prix moyen de la journée d'indigent varie de 1 franc à 1 fr. 20 (1). Dans ces conditions financières, un asile bien constitué peut marcher avec quatre cents malades, il pourra prospérer s'il en a cinq cents. Un asile de neuf cents malades ne coûte que le double d'un asile de trois cents. Enfin, dans un asile de douze cents malades, les frais généraux sont à celui de quatre cents comme 2 est à 3. Nous savons très bien que ces chiffres ont soulevé des objections sérieuses de la part de confrères qui, n'envisageant l'isolement qu'au point de vue du traitement, ne peuvent comprendre l'action du médecin s'éparpillant sur une masse aussi considérable. Mais nous envisageons l'asile sous un autre point de vue. Nous y voyons la solution de la question d'assistance, qui exclut la distinction admise en Allemagne entre les curables et les incurables. Les indications du traitement peuvent très bien marcher de pair avec celles de la bienfaisance ; et à cette époque surtout, où la valeur monétaire éprouve une notable dépréciation, les unes et les autres ne peuvent que se trouver très bien des mesures ayant pour résultat l'amélioration de la situation financière.

Le prix de journée, avons-nous dit plus haut, doit contenir toutes les dépenses : on ne saurait admettre qu'il soit suppléé à son insuffisance par un prélèvement sur le prix payé soit par les familles, soit par d'autres départements ; mais il peut être notablement atténué par des efforts de production qui se manifestent sous deux formes prin-

(1) Dans ces dernières années, et notamment depuis la guerre de 1870, par suite de la cherté croissante des principaux objets de consommation, il est devenu indispensable, dans la plupart des asiles, d'élever de quelques centimes le prix de journée des aliénés indigents. A. F.

cipales. La culture d'une part, le travail professionnel de l'autre sont moins un revenu qu'une réduction de dépense, et c'est en développant largement ces deux puissants moyens d'action, qu'on peut lutter avec avantage contre la dépréciation monétaire constatée plus haut. Ce sont les produits qui comblent le déficit existant presque partout, et l'intérêt financier, quoi qu'aient pu dire quelques critiques, se trouve parfaitement d'accord avec les principes d'hygiène physique et morale.

Après avoir fait la part de l'assistance proprement dite, les asiles publics ont été naturellement conduits à faire la leur en ouvrant largement leurs portes aux malades placés par les familles, et en établissant des classes de pension correspondant à des exigences plus ou moins coûteuses. Dans beaucoup d'asiles publics d'aliénés, on trouve aujourd'hui de ces pensionnats, où peuvent être placés les malades dont la situation de fortune est modeste.

Le prix de journée de ces différentes classes, presque toujours inférieur à celui des maisons de santé particulières, est néanmoins calculé de manière à procurer à l'établissement un excédent de recettes qui fait face aux dépenses extraordinaires, grossit le fond de réserve, ou permet de réaliser les progrès réclamés dans l'organisation. Quelques conseils généraux, méconnaissant le caractère de l'institution, ont voulu absorber ces bénéfices à titre de recettes départementales; c'est en partant de cette donnée que, dans quelques asiles, le prix de journée a été réduit au-dessous du prix de revient, et que l'établissement, soustrait indirectement à ses véritables conditions d'existence, s'est transformé en une industrie départementale où on ne juge le service qu'au point de vue du bénéfice qu'il rapporte. C'est un abus grave, contre lequel on ne saurait trop s'élever, et c'est au directeur qu'il appartient d'en faire ressortir le danger. Il doit résister à la pression morale qu'on exerce sur lui. Qu'il subisse une réduction excessive, il n'a pas le pouvoir de l'empêcher; mais ce serait une faute s'il lui donnait un imprudent assentiment.

23° **Répartition de la dépense entre les communes et le département. Aliénés dangereux et non dangereux.** — Aux termes de la loi, dont nous avons cité le texte plus haut, le directeur doit rester tout à fait étranger à la répartition, qu'opère le préfet entre le département et les communes, de la dépense des aliénés indigents. Du moment que la famille ne paye pas intégralement le taux du tarif, qui comprend, outre le taux du prix de la journée, les dépenses accessoires qui n'y sont pas comprises, c'est le département qui devient le principal débiteur de l'asile, auquel il doit payer l'intégralité du décompte, sauf son recours de droit contre la famille et la commune du domicile.

Si, comme nous venons de le dire, le directeur n'a pas à s'immiscer dans la répartition de la dépense entre le département et la commune, il exerce cependant une influence indirecte sur cette répartition, par les annotations au moyen desquelles il établit une distinction entre les aliénés *dangereux* et *non dangereux*. Pour ces derniers, la proportion du concours des communes est plus forte que pour les premiers, et il semble au premier abord qu'il en doive être ainsi, suivant que le placement a été sollicité par la commune ou ordonné par le préfet; mais la pratique est loin de se trouver en rapport avec la donnée théorique, surtout quand la répartition est subordonnée à la note fournie par le directeur-médecin en un moment donné.

Cette distinction, qui manque en général de précision, devrait, ce nous semble, cesser d'être la base incertaine d'une opération qui grève ou le département ou la commune, d'après une appréciation que nous pouvons à bon droit déclarer capricieuse. A l'époque où cette distinction a été établie, elle pouvait avoir sa raison d'être, parce que le régime intérieur des asiles n'avait pas encore reçu les améliorations qui ont été réalisées depuis. La physionomie primitive de l'aliénation mentale se conservait d'autant mieux que le nombre des cabanons était plus considérable; et, disons-le aussi, la constitution médicale de cette époque comportait davantage les formes expansives et bruyantes, auxquelles on attribue plus facilement des conséquences dangereuses. Depuis lors l'expérience nous a démontré que, dans quelques cas assez rares, le délire lui-même contient la virtualité d'un danger toujours imminent; le danger ou la prévision du danger est un fait relatif, dépendant moins de la situation du malade, que des conditions du milieu ou des stimulations extérieures. L'isolement fait alors cesser tout danger, et, tant qu'il est dans l'asile, l'aliéné est calme, serviable, et peut même jouir impunément d'une certaine somme de liberté. Quelle appréciation peut-on énoncer dans ce cas, qui se présente le plus souvent? Cet aliéné, qui n'est pas dangereux, le devient fatalement peu après être rentré dans sa famille. L'asile est le seul milieu où il puisse vivre. C'est la stimulation extérieure qui le rend dangereux, il ne l'est pas par lui-même; il entre comme dangereux, il est maintenu comme non dangereux.

Les bornes que je dois assigner à ce travail ne me permettent pas de pousser plus loin des citations, qui démontreraient que chaque cas a son commentaire, et qu'il est très difficile, pour ne pas dire impossible, d'être toujours vrai dans les limites tracées par les instructions. Si certaines qu'elles puissent être, ce sont toujours des présomptions qui dictent le diagnostic sur ce point, et nous avons le droit de dire qu'une situation financière ne saurait être établie sur une base aussi éphémère. En fait, cette distinction nous paraît devoir être effacée, parce que, d'une part, il n'est pas un seul aliéné qui ne puisse être dangereux à un moment donné, et que, d'autre part, il y a dans la même maladie des phases diverses qui font tour à tour surgir ou disparaître le danger. Plusieurs départements sont déjà entrés dans cette voie, d'autres les y suivront sans doute; et ce sera le premier pas, je crois, vers l'examen d'une question qui a déjà préoccupé quelques bons esprits.

24° **Administration intérieure des asiles.** — Après avoir exposé aussi sommairement que possible le texte et l'esprit des dispositions légales qui régissent le service des aliénés, notre devoir est d'entrer maintenant dans tous les détails de l'administration intérieure. Suivant le point de vue auquel nous nous placerions, le plan de notre étude serait susceptible de se modifier, selon que nous passerions successivement en revue les diverses sections composant le règlement du service intérieur, ou que nous présenterions un commentaire du budget de l'asile dont chaque article est, pour ainsi dire, l'expression numérique des indications du service. Ce dernier procédé nous a paru le plus pratique, parce que c'est dans la rédaction du budget que le directeur-médecin trouve l'occasion de tracer son programme médico-administratif. Nous avons donc adopté cette marche comme atteignant beaucoup mieux le but que nous devons nous proposer, et comme facilitant l'exposition de commentaires plus instructifs. Nous prévenons du reste le lecteur que nous nous sommes surtout inspiré de l'instruction ministérielle du 20 mars 1857, et de l'instruction générale sur la comptabilité, du 20 juin 1859.

Budget. — Le point de départ de la comptabilité d'un service se trouve dans le budget, ou état des prévisions de tout ce qui doit s'accomplir dans ce service pendant les douze mois de l'année qui donne son nom à cet acte. Cette durée constitue ce qu'on appelle un exercice. Aux termes du règlement du service intérieur, c'est le directeur qui prépare et propose le budget, et qui le soumet à l'examen de la commission de surveillance, de manière que ses propositions et la délibération à intervenir parviennent au préfet avant la session d'août des conseils généraux, investis par la loi du 18 juillet 1866 (art. 1er, § 15), et la loi du 10 août 1871 (art. 46, § 17), du droit de voter les budgets des asiles (1).

Chaque spécialité de recette ou de dépense y est désignée sous le nom de crédit.

L'exercice commence le 1er janvier et finit le 31 décembre de l'année qui lui donne son nom. Néanmoins il est accordé, pour en compléter les opérations, un délai qui est fixé au 31 mars de l'année suivante. A cette époque l'exercice est clos définitivement (art. 813 de l'instr. gén.) Il faut bien remarquer que ce délai n'est accordé que pour consommer des faits constatés, recouvrer des sommes dues, ou solder des dépenses faites avant le 31 décembre précédent.

En ce qui concerne les recettes, le crédit est une prévision approxi-

(1) Avant ces lois, les budgets des asiles étaient arrêtés par les préfets, sauf sanction du ministre de l'intérieur. A. F.

mative qui peut s'accroître. Il est limitatif quant aux dépenses, et son insuffisance ne peut être couverte que par une autorisation supplémentaire.

Les diverses opérations de la comptabilité réclament, soit en recettes, soit en dépenses, le concours de deux fonctionnaires agissant chacun dans la limite de leurs attributions. Si le receveur encaisse seul les recettes de toute nature, s'il est le seul dépositaire autorisé des fonds appartenant aux administrés, c'est à l'administrateur qu'il appartient de délivrer à ce comptable les pièces de recettes justifiant la perception. Toute dépense ne peut être soldée par le receveur qu'en vertu d'un mandat délivré par le directeur, imputé sur un crédit régulièrement ouvert, et accompagné de pièces justifiant que la dépense a été faite suivant les conditions prescrites. Les menues dépenses, soumises à des règles spéciales, se rattachent encore au principe fondamental par le mode final de leur liquidation. Elles doivent être restreintes dans les limites les plus étroites, et il faut toujours résister énergiquement aux tendances qui peuvent aboutir à leur accroissement. Toute personne qui, sans autorisation légale, s'ingère dans le maniement des deniers de l'établissement, se rend coupable de comptabilité occulte, et peut être poursuivie en vertu de l'article 258 du code pénal, comme s'étant immiscée sans titre dans des fonctions publiques.

Régulateur des recettes et des dépenses d'un exercice, le budget doit être remis avant l'ouverture de cet exercice au directeur, pour le guider dans l'ordonnancement des dépenses, et au receveur, qui refuse de payer tout mandat délivré en dehors de crédits régulièrement ouverts.

S'il arrivait que le budget d'un exercice ne fût pas approuvé, et remis tant au directeur qu'au receveur avant l'ouverture de cet exercice, les recettes et les dépenses ordinaires continueraient à être faites jusqu'à l'approbation de ce budget, conformément à celui de l'année précédente. Le directeur peut alors délivrer, et le receveur payer des mandats pour ces sortes de dépenses, dans la proportion des douzièmes échus, jusqu'au moment où le budget est réglé.

La forme du budget est réglée par les instructions ministérielles, et notamment par celle du 5 mai 1852, spéciale aux asiles d'aliénés; elle offre le résumé du cahier d'observations, dans lequel le directeur justifie les propositions soumises par lui à l'approbation de l'autorité supérieure. L'effectif moyen de la population, les rapports du prix de revient, le cadre de l'organisation du personnel sont résumés dans un tableau initial, dont la comparaison avec les résultats de l'exercice clos, constitue déjà un premier élément d'appréciation. Plus nous avançons, plus l'organisation des asiles se régularise, et l'adoption d'un règlement du service intérieur a mis, désormais, hors de toute discussion, des dépenses que, dans le principe, les directeurs avaient beaucoup de peine à faire admettre, et dont l'allocation ne résultait souvent que de l'intervention du Ministre dans le règlement du budget (1).

(1) Après cet exposé, Renaudin abordait l'examen des divers articles du budget d'un asile, passait en revue la forme à observer pour l'acquisition des diverses fournitures, le fonctionnement du service du receveur, de l'économe, et enfin le personnel prévu par le règlement-type du 20 mars 1857. Toute cette partie du chapitre a paru un peu surannée et n'intéresse pas directement ceux qui n'ont pas la charge de l'administration d'un asile. D'autre part, l'organisation des établissements publics spécialement consacrés au traitement des aliénés a fait des progrès, et un directeur entrant en fonctions n'éprouve aucun embarras quand il s'agit simplement de continuer ce qui est la règle courante depuis un grand nombre d'années. Nous avons donc pensé qu'il y avait lieu d'abréger les considérations dans lesquelles Renaudin était entré.

En ce qui concerne le budget d'un asile, on a, dans les librairies administratives, des formules imprimées portant les divers articles de recettes et de dépenses.

Pour remplir ces formules, la partie un peu délicate, est la prévision de la population, surtout quand, en dehors des malades au compte des départements, l'asile reçoit un grand nombre de pensionnaires se répartissant en plusieurs classes. Lorsque cette prévision est établie, on a les éléments nécessaires pour calculer, d'après le nombre de journées des aliénés et le prix de journée, les sommes qui devront être payées par le département et par les familles, c'est-à-dire les principaux articles de recette. Il y a même là une besogne matérielle qui est habituellement faite par le secrétaire de direction.

Le chapitre des dépenses du budget prévoit ce qui est nécessaire à l'entretien des aliénés, et aux soins que leur situation comporte, les traitements du personnel, les contributions, assurances contre l'incendie, etc., en un mot, tout ce qui est indispensable à la vie propre de l'établissement. Pour ce qui concerne la partie matérielle, le budget s'appuie sur un état des consommations présumées. Les denrées pour l'alimentation varient nécessairement en quantité selon la population prévue. Là encore, il y a un travail matériel exécuté dans les bureaux de l'asile, et sur lequel il est inutile d'insister ici.

Le budget ne pourrait pas être admis si les dépenses ordinaires dépassaient les recettes ordinaires ; mais le budget peut être en déficit par le fait de dépenses extraordinaires prévues, telles que : acquisition de terrains, construction d'un bâtiment ou grosses réparations, etc., à la condition, bien entendu, qu'on puisse faire face à la dépense, soit par les excédents des exercices antérieurs, soit par la réalisation d'un emprunt dûment autorisé.

Les crédits ouverts au budget ne peuvent pas être dépassés, et le receveur serait pécuniairement responsable si le total des mandats payés sur un article du budget excédait l'ouverture du crédit. Les virements, qui étaient autorisés par le préfet qui arrêtait le budget de l'asile, ont cessé d'être réguliers depuis que les comptes et budgets sont arrêtés par le conseil général. C'est, en effet, un principe que seule l'autorité qui fixe les crédits peut modifier. Lorsqu'une recette inscrite aux droits constatés n'a pas été effectuée à la clôture de l'exercice, elle figure aux *restes à recouvrer* et si elle devient irrécouvrable, l'intervention du conseil général est encore nécessaire pour la faire admettre comme *non valeur*.

Le *receveur* est un comptable public responsable de sa gestion, mais son service doit être contrôlé par le directeur. Aucune somme d'argent, si minime qu'elle soit, ne peut entrer dans la caisse sans qu'un titre de recette ait été délivré par le directeur, qui doit faire tenir état des titres de recette émis.

De même, tous les mandats de dépense sont enregistrés sur un carnet, au bureau de la direction. On peut demander au receveur de remettre, chaque jour, une situation de caisse faisant connaître les recettes et les dépenses effectuées dans la journée. Un simple pointage, fait par le secrétaire de direction, rend facile le contrôle des opérations, et permet d'établir la concordance des écritures du receveur avec la comptabilité tenue à la direction.

Les instructions prescrivent au receveur de tenir sa comptabilité en partie

25° Budget supplémentaire. — Nous venons de tracer, à grands traits, les diverses parties constitutives du budget d'un asile; en

double. Lorsque le comptable fait un encaissement, il doit pouvoir représenter la valeur reçue. Il en est donc débiteur. Par contre, lorsqu'il a fait un payement régulier, il est déchargé de la somme payée. Il inscrit alors les sommes reçues au débit de son compte caisse, et au crédit du compte auquel se rapporte la recette. Inversement, une dépense est portée au crédit du compte caisse et au débit du compte sur lequel la dépense est faite.

Cette comptabilité, si elle a l'inconvénient de paraître un peu compliquée au début, a l'avantage de se contrôler par elle-même. Une erreur est constatée tout de suite par le défaut de concordance des crédits et des débits dont les totaux doivent toujours être en balance.

Les recettes et les dépenses sont appuyées par des pièces justificatives dont l'énumération figure au tableau annexé à l'article 1542 de l'instruction générale sur la comptabilité.

Le receveur a comme livres : un journal à souche, d'où sont extraites toutes ses quittances, un journal général où sont portées toutes les recettes et les dépenses, à la journée où elles sont effectuées, un grand livre où les opérations figurent par comptes, un livre de détail où les recettes et dépenses sont portées par articles du budget, enfin des livres auxiliaires pour tenir le compte individuel des valeurs appartenant aux aliénés. Cette dernière comptabilité a pris beaucoup d'extension, depuis que la loi du 27 février 1880 a assimilé les valeurs mobilières appartenant aux aliénés à celles des mineurs.

Le receveur doit produire tous les mois une balance du compte du grand livre, sur laquelle on doit trouver par le total des comptes généraux, une somme égale aux encaissements portés au journal à souche. Le montant des opérations doit concorder avec le journal général. C'est pour le comptable lui-même, un mode de contrôle. Tous les trois mois, le receveur fait viser un bordereau trimestriel donnant le relevé des comptes du livre de détail. (Recettes et dépenses par articles du budget.) Enfin, il présente chaque année, en fin d'exercice, son compte de gestion. Tous ces documents sont soumis à la fois au directeur et au trésorier payeur général. Les comptes du receveur sont jugés en dernier ressort par la cour des comptes.

L'*économe* a, lui aussi, la qualité de comptable public et, comme le receveur, il a à déposer un cautionnement. Il est responsable des denrées contenues dans les magasins et de tous les objets portés à l'inventaire. En principe, rien ne doit entrer ni sortir des magasins sans un bon visé par le directeur ; or, la comptabilité de l'économe comporte un détail considérable. Le régime des malades et du personnel nourri est fixé par le règlement particulier de l'établissement, mais ce régime est modifié chaque jour par les prescriptions particulières faites par le médecin à la visite, et chaque classe de pension a un régime différent. L'économe a, par conséquent, tous les jours à faire établir un relevé des cahiers de visite, et chaque unité de la population à nourrir représente une ration de pain, viande, vin, cidre ou bière, comestibles divers, légumes, condiments, mets prescrits en remplacement, etc. Le relevé de ces rations se fait par la feuille dite de récapitulation. Les totaux obtenus servent alors à établir les quantités de denrées alimentaires à faire sortir des magasins pour être livrées à la consommation, c'est la feuille de justification qui est un véritable bon de sortie et dont les résultats sont portés sur les livres.

L'économe a un journal à souche pour inscrire tous les objets entrant dans sa comptabilité, aussi bien les objets achetés que les produits récoltés ou les objets confectionnés ; un journal général où sont portés au jour le jour les entrées et les sorties de ces divers objets ou produits, enfin un grand livre où les comptes sont établis par nature d'objets, et groupés suivant les divers articles du budget. Tous les mois, l'économe présente un relevé des comptes du grand livre, indiquant le mouvement des entrées et des sorties et l'état des produits restant en magasin. Le directeur peut, à l'aide de ce relevé, faire une rapide vérification des magasins, pour reconnaître si l'état qui lui est soumis répond à la réalité des faits.

La comptabilité des économes n'est pas spéciale aux asiles d'aliénés, et est réglée exposant les motifs de chaque article, nous avons résumé les principes qui doivent présider à l'organisation du service. Enfin, en montrant l'étendue des dépenses, nous avons naturellement indiqué la formule de recettes destinées à les couvrir. Il semblerait, d'après cela, que les prévisions ainsi établies ne sont soumises à aucune variation. Cependant cette fixité est assez rare, et c'est pourquoi les chapitres additionnels viennent combler les lacunes dont il importe d'apprécier les causes principales. Il faut se rappeler que le budget est le plus ordinairement préparé près de six mois avant l'ouverture de l'exercice ; que, dans cet intervalle de temps, les conditions d'effectif se modifient souvent d'une manière assez sensible, et que si les prévisions ont été calculées d'après les prix courants, l'adjudication consentie peu avant l'ouverture de l'année produit des insuffisances tout à fait inattendues. Enfin, les asiles de province, surtout, ont chaque année quelque progrès à accomplir, quelque complément d'organisation à réclamer, quelque construction nouvelle à faire élever. Il est assez rare que le budget primitif présente un excédent de recettes suffisant pour y faire face, et il n'est pas dans les règles d'une bonne comptabilité de régler un budget en déficit. C'est donc avec raison qu'on renvoie ces dépenses extraordinaires au chapitre additionnel, qui peut y faire face au moyen des excédents de l'exercice clos, dont l'importance ne peut être connue qu'au 31 mars.

D'après ce qui précède, et conformément à l'instruction du 10 avril 1835, le chapitre additionnel des recettes comprend les restes à recouvrer, et les recettes qui n'ont pu être prévues au budget primitif. Celui des dépenses est composé de trois sections : les restes à payer, les dépenses complémentaires et les dépenses extraordinaires ne sont jamais un danger, parce qu'ils s'appuient toujours sur une situation parfaitement définie, et qu'il existe une ressource pour les solder.

26° **Compte moral et administratif.** — S'il est indispensable de

par l'instruction du 20 novembre 1836, concernant tous les établissements de bienfaisance, autrement dit les hospices, et antérieur à la loi du 30 juin 1838. Cette comptabilité, dite *comptabilité matières*, surprend au premier abord en ce qu'on a créé une unité fictive appelée : *quantité* et toutes les *quantités* sont additionnées sans tenir compte de la nature des objets. Ainsi, 500 kilogrammes de pain, 200 litres de vin, 100 tonnes de houille, 100 stères de bois, 100 hectolitres de coke forment 1000 quantités. C'est un artifice de comptabilité ingénieux au point de vue du contrôle des écritures de l'économe, pour permettre d'établir une balance unique de tous les comptes. L'écart entre le total des quantités entrées et le total des quantités sorties forme les restes en magasin et la vérification en est facile. Les écritures sont arrêtées au 31 décembre et l'économe doit ensuite, chaque année, fournir son compte de gestion. Il a, en outre, à tenir un carnet d'inventaire de tous les objets mobiliers, et il doit, tous les ans, au début de l'année, procéder au récolement de l'inventaire sous le contrôle du directeur et d'un membre de la commission de surveillance.

Le mode d'acquisition des fournitures à faire aux asiles est réglé par l'ordonnance du 14 novembre 1837. La règle, sauf les exceptions prévues par l'ordonnance, est l'adjudication publique. A. G.

donner aux prévisions une exactitude que rendent possible les données mêmes du problème, si dans tout le cours de l'exercice il faut suivre avec une scrupuleuse attention l'exécution de ces prévisions, si on doit en outre noter avec soin toutes les fluctuations de nature à les modifier, c'est que l'administrateur est tenu en fin d'exercice de rendre compte de tous les actes de sa gestion, d'en préciser la valeur morale, et d'en déduire un enseignement pour l'avenir. Le compte moral et administratif se composera de deux parties essentiellement distinctes. Dans l'une, on explique l'exécution du budget et la situation financière de l'établissement; dans l'autre, au contraire, on étudie la population au point de vue du service médical. Enfin, dans le premier, on raconte ce qu'on a fait, tandis que dans le second on fait connaître ce qui reste encore à faire.

Les instructions n'ont déterminé que la forme du tableau résumant les détails du compte administratif, en indiquant les documents à fournir à l'appui; mais elles n'ont rien prescrit en ce qui concerne le cahier d'observations qui doit l'accompagner. Nous ne saurions avoir la prétention de tracer à cet égard des règles que chacun sait trouver dans son expérience.

Mais nous pensons que c'est dans un esprit essentiellement pratique que doivent être conçues les observations contenues dans le rapport sur le compte administratif. Après avoir examiné la population dans les phases de son mouvement, et comme principal élément de recettes, il faut faire ressortir les indications qu'elle a fournies sous le rapport de la dépense. L'organisation du personnel, les fluctuations auxquelles elle a été soumise, les mutations survenues dans son effectif, la manière dont le service a été fait, les infractions à la discipline, les mesures prises pour le maintien du bon ordre, enfin les détails de la dépense qui en est résultée, tels sont les principaux éléments de cette première partie du compte rendu.

La comptabilité deniers et matières se liant intimement à la prospérité de l'institution, l'examen de la gestion financière et économique doit trouver place dans un rapport où le directeur est appelé à en fixer la valeur morale.

Ces questions préliminaires et fondamentales ayant été examinées, la revue des dépenses peut se faire dans l'ordre des articles du budget, de manière à constater l'exécution des prescriptions réglementaires, et à expliquer les causes qui ont produit les différences remarquées entre les prévisions et les faits accomplis. Chaque fait essentiel doit être expliqué et commenté, chaque fait nouveau doit être interprété, et de même que les explications ressortent plus claires par la comparaison avec le passé, de même aussi cette expérience sert de jalon pour l'avenir. Il n'est pas un seul détail du service qui n'ait son expression numérique dans le compte administratif. La sollicitude pour les malades, l'activité intérieure de l'asile, sa tenue, le régime disciplinaire, son état sanitaire sont donc les commentaires naturels des crédits dépensés ou des économies réalisées. Un directeur peut rencontrer sur sa route des difficultés sérieuses qui embarrassent sa marche, mais il ne faut pas qu'il se décourage. Avec un sincère amour du bien, avec une ponctuelle exactitude dans l'accomplissement de tous ses devoirs, il peut rendre son compte moral confident des obstacles qu'il a rencontrés, et peut être sûr que justice lui sera rendue tôt ou tard.

Enfin, le compte administratif se résume dans la situation finale de l'exercice résultant de la balance entre les recettes et les dépenses, constatées ou accomplies. Ce résultat, qui est un excédent ou un déficit, se reporte aux chapitres additionnels dont il fait dès lors partie intégrante.

C'est du compte administratif analysé dans ses moindres détails que résultent l'appréciation du prix de revient dans chaque catégorie et la constatation des ressources dont le service peut disposer.

27° **Rapport médical.** — Si on ne peut qu'indiquer très sommairement le plan du compte moral, à plus forte raison le rapport dépend-il surtout de l'inspiration du moment. Néanmoins, nous pouvons y signaler quelques parties en quelque sorte obligatoires.

La statistique de la circonscription que dessert l'asile est aujourd'hui un sujet trop important pour être négligé. La proportionnalité des sexes, la recrudescence des admissions, la répartition des aliénés entre les villes et la campagne sont des faits dont la valeur se déduit, surtout, de la comparaison avec ce qui s'est passé dans des périodes antérieures. Rien ne doit être négligé pour bien préciser la constitution médicale du moment, et tout en faisant connaître la physionomie générale des admissions, il est bon de citer *in extenso* les faits les plus saillants qui se sont offerts à l'observation. L'étude des maladies incidentes, leurs rapports avec la marche de l'aliénation, les causes générales auxquelles elles se rapportent, la physionomie spéciale qu'elles ont présentée constituent un chapitre intéressant dont les données ne peuvent manquer de servir à l'avancement de la science. Enfin, l'histoire des guérisons, des sorties et décès doit compléter cette revue clinique, sur l'utilité de laquelle nous n'avons pas besoin d'insister.

Esquirol a dit depuis longtemps que l'asile est un instrument de traitement. C'est à ce titre que l'appréciation de son organisation doit trouver place dans le rapport médical. Mais cette appréciation ne doit jamais dégénérer en une critique stérile, et on doit au contraire y trouver le germe d'améliorations utiles. Signaler une lacune, c'est indiquer les moyens de la combler, et le médecin, plus que tout autre, doit se rappeler constamment que le diagnostic n'a de valeur qu'autant qu'il révèle les indications du traitement.

Prévoir, agir et rendre compte, telle est la trilogie de la vie médico-administrative. Mais il ne suffit pas qu'elle s'accomplisse dans l'enceinte des murs d'un asile. Nous formulons le vœu de voir ces travaux surgir à la lumière de la publicité. Le service y gagnerait de toute manière, car ce serait l'unique moyen d'assurer le triomphe de la vérité, seul but que nous devons poursuivre.

Nous sommes arrivé au terme de notre tâche. Le cadre dans lequel nous avons dû nous renfermer nous a forcé à restreindre certains développements.

Mais nous aurons suffisamment atteint le but que nous nous sommes proposé, si nos collègues trouvent dans ce programme toutes les indications propres à les guider dans les nombreuses sinuosités du labyrinthe administratif (1).

(1) Renaudin, en donnant son travail comme guide, n'a pas entendu faire un manuel complet d'administration. Il est évident que tous ceux qui sont chargés de l'administration d'un asile, en France, ont besoin de recourir au texte des instructions, et de consulter l'instruction générale sur la comptabilité, ainsi que les circulaires, lois, décrets, ordonnances, arrêtés qu'on trouve soit dans le *Bulletin du ministère de l'intérieur*, soit dans des recueils spéciaux, tels que la *Législation charitable*, de Watteville. A. G.

FIN

TABLEAU STATISTIQUE

DU

MINISTÈRE DE L'INTÉRIEUR (ANNÉE 1888)

ET CARTE DES ASILES DE FRANCE

Tableau statistique du ministère de l'Intérieur (année 1888) et carte des asiles de France.

DÉPARTEMENTS.	ÉTABLISSEMENTS.	—	POPUL.
1. AIN			
Bourg	Saint-Georges	p	423 h.
	Sainte-Madeleine	p	963 f.
2. AISNE			
Prémontré		pb	931 m.
3. ALLIER			
Yzeure	Sainte-Catherine	pb	418 m.
4. ALPES-MARIT.			
Nice	Saint-Pons	p	558 m.
5. ARDÈCHE			
Privas	Sainte-Marie	p	717 m.
6. ARIÈGE			
Saint-Lizier		pb	422 m.
7. AUDE			
Limoux		p	529 m.
8. AVEYRON			
Rodez		pb	337 m.
9. B.-DU-RHONE			
Marseille	Saint-Pierre	pb	1085 m.
Aix	Montperrin	pb	498 m.
Saint Rémy	Saint-Paul	p	38 m.
Le Canet	Maison de santé	p	19 m.
10. CALVADOS			
Caen	Le Bon Sauveur	p	1262 m.
11. CANTAL			
Aurillac		h	204 m.
12. CHARENTE			
La Couronne	Breuty	pb	483 m.
13. CHARte-INFre			
Lafond		pb	434 m.
14. CHER			
Bourges		pb	309 m.
15. CORRÈZE			
Monestier-Merlines	La Cellette St Marie	p	433 h.
16. COTE-D'OR			
Dijon	La Chartreuse	pb	483 m.
17. C.-DU-NORD			
Saint Brieuc		h	256 m.
Dinan	Léhon	p	521 h.
Bégard		p	626 f.
18. EURE			
Évreux		pb	855 m.
19. EURe ET LOIR			
Bonneval		pb	529 m.
20. FINISTÈRE			
Quimper	Saint-Athanase	pb	495 h.
Morlaix		h	310 m.
21. Hte GARONNE			
Toulouse	Braqueville	pb	837 m.
Maison Delaye		p	109 m.
22. GERS			
Auch		pb	487 m.
23. GIRONDE			
Bordeaux		pb	488 f.
Cadillac		pb	410 h.
Le Bouscat	Le Castel d'And.	p	40 m.
24. HÉRAULT			
Montpellier		h	352 m.
	Saint-Charles	p	27 m.
25. ILLE ET VIL.			
Rennes	Saint-Méen	pb	804 m.
26. INDre ET LOIRE			
Tours		h	428 m.
27. ISÈRE			
Sainte-Egrève	Saint-Robert	pb	846 m.
28. JURA			
Dôle	Les Chênes, St Ylie	pb	801 m.
	Les Capucins	p	41 m.
29. LOIR ET CHer			
Blois		pb	490 m.
30. Hte LOIRE			
Le Puy	Montredon	p	614 m.
31. LOIRE INFre			
Nantes	Saint-Jacques	h	676 m.
	Maison Gouin	p	23 m.
32. LOIRET			
Orléans		h	363 m.
33. LOZÈRE			
Saint Alban		pb	403 m.
34. LOT			
Leyme		p	670 m.
35. LOT ET GARne			
Agen		h	292 m.
36. MAINE ET LOIRE			
St Gemmes s. Loire		pb	790 m.
37. MANCHE			
Pontorson		h	363 m.
Pont-l'Abbé Picauville		p	707 m.
Saint-Lô		p	487 f.
38. MARNE			
Châlons-s.-Marne	Oziende	pb	300 m.
39. Hte MARNE			
Saint-Dizier		pb	593 m.
40. MAYENNE			
Mayenne	La Roche-Gandon	pb	620 m.
41. MEURTHE			
Laxou	Maréville	pb	1086 m.
St Nicolas du Port	Saint-François	p	95 f.
Jarville	La Malgrange	p	11 m.
42. MEUSE			
Fains		pb	535 m.
43. MORBIHAN			
Vannes		h	189 m.
44. NIÈVRE			
La Charité s. Loire		pb	531 m.
45. NORD			
Armentières		pb	718 h.
Bailleul		pb	1233 f.
Marquette	Lommelet	p	648 h.
46. OISE			
Clermont		pb	1426 m.
47. ORNE			
Alençon		p	550 m.
48. PAS-DE-CAL.			
Saint-Venant		pb	778 f.
49. PUY DE DOM.			
Clermont-Ferrand	Sainte Marie	p	673 m.
50. Bses PYRÉNÉES			
Pau		pb	636 m.
51. RHONE			
Lyon	Bron	pb	1397 m.
La Guillotière	Saint-Jean-de-Dieu	p	701 h.
	St-Vincent-de-Paul	p	71 f.
Lyon	Champvert	p	76 m.
Vaugneray	Saint-Joseph	p	16 f.
Villeurbanne	Verbe incarné	p	11 f.
52. SARTHE			
Le Mans		pb	604 m.
53. SAVOIE			
Bassens		pb	615 m.
54. SEINE			
Paris	Sainte-Anne	pb	921 m.
	La Salpêtrière	h	704 f.
Gentilly	Bicêtre	h	853 h.
Saint-Maurice	Charenton	e	616 m.
Villejuif		pb	982 m.
Ivry-sur-Seine		p	
St Mandé Gde Rue 106		p	
Neuilly	Château St James	p	
Sceaux	Villa Penthièvre	p	
Suresnes		p	
Vanves		p	
Paris	Faub. St Antoine 303	p	658 m.
	Rue Berton	p	
	Rue de Charonne	p	
	Rue Picpus, 10	p	
	Rue Picpus, 90	p	
	Rue de la Glacière	p	
55. SEINE INFre			
St Étienne de Rouv.	Saint-Yon	pb	1027 f.
Sotteville-lez-Rouen	Quatre-Mares	pb	705 h.
56. SEINE ET OISE			
Neuilly-sur-Marne	Ville-Évrard	pb	1016 m.
Épinay-sur-Orge	Vaucluse		801 m.
57. DEUX SÈVRES		pb	
Niort	La Providence	h	743 m.
58. TARN			
Albi	Le Bon Sauveur	p	370 h.
59. TARN ET GAR.			
Montauban		h	406 m.
60. VAR			
Pierrefeu		pb	72 h.
61. VAUCLUSE			
Avignon	Mont-de-Vergues	pb	1303 m.
62. VENDÉE			
La Roche-sur-Yon		pb	413 m.
63. VIENNE			
Poitiers		h	161 m.
64. Hte VIENNE			
Limoges	Naugeat	pb	604 m.
65. VOSGES			
Épinal		h	2 m.
Mattaincourt	Maison de santé	p	22 f.
66. YONNE			
Auxerre		pb	520 m.
	TOTAL		54 180

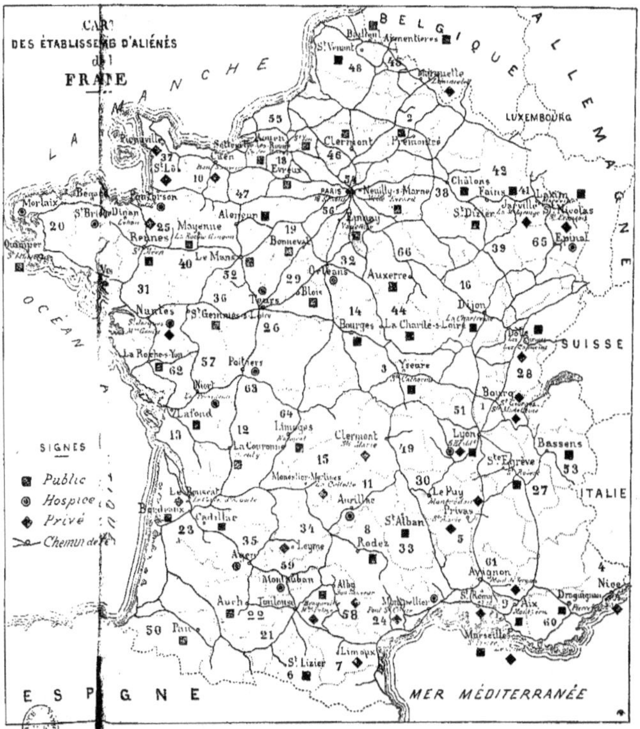

CARTE DES ÉTABLISSEMENTS D'ALIÉNÉS DE FRANCE

SIGNES

Public

Hospice

Privé

Chemin de fer

LA MANCHE

OCÉAN ATLANTIQUE

BELGIQUE

ALLEMAGNE

LUXEMBOURG

SUISSE

ITALIE

ESPAGNE

MER MÉDITERRANÉE

SIGNES : pb. Asile public; h. Hospice; p. Privé; h. hommes; f. femmes; m. mixte (hommes et femmes).

TABLE DES MATIÈRES

LIVRE II

PATHOLOGIE SPÉCIALE.

LIVRE III

MÉDECINE LÉGALE ET ADMINISTRATION

FIN DE LA TABLE DES MATIÈRES.

TABLE ALPHABÉTIQUE

CORBEIL. Imprimerie ÉD. CRÉTÉ.

5978-94. — CORBEIL. Imprimerie CRÉTÉ.